HANDBUCH DER ALLGEMEINEN PATHOLOGIE

HERAUSGEGEBEN VON

F. BÜCHNER　　E. LETTERER　　F. ROULET

ELFTER BAND

UMWELT II

ERSTER TEIL

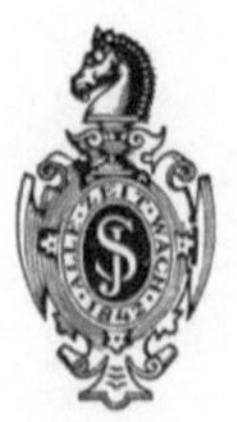

SPRINGER-VERLAG BERLIN HEIDELBERG GMBH

1962

ERNÄHRUNG

BEARBEITET VON

W. GIESE · H. GLATZEL · R. HÖRSTEBROCK · K. LANG
A. STUDER · E. UEHLINGER · G. ZBINDEN

REDIGIERT VON

F. ROULET

MIT 173 ABBILDUNGEN

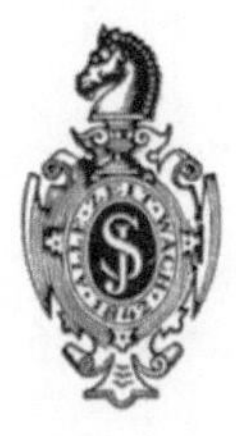

SPRINGER-VERLAG BERLIN HEIDELBERG GMBH

1962

ISBN 978-3-662-27160-5   ISBN 978-3-662-28643-2 (eBook)
DOI 10.1007/978-3-662-28643-2

Inhaltsverzeichnis.

Allgemeine Pathologie des exogenen quantitativen Nahrungsmangels. Von Professor Dr. W. Giese-Münster i. Westfalen und Professor Dr. R. Hörstebrock-Münster i. Westfalen. Mit 46 Abbildungen.

Die Physiologie der Vitamine.

Von

Konrad Lang - Mainz.

Einleitung.

Vitamine sind organische Verbindungen, welche dem tierischen Organismus mit der Nahrung entweder als solche oder in Form leicht in die eigentlichen Vitamine umwandelbarer Vorstufen (Provitamine) zugeführt werden müssen, da sie vom Organismus benötigt, aber nicht (oder nicht in ausreichendem Umfange) im eigenen Stoffwechsel erzeugt werden können. Die benötigten Vitaminmengen sind außerordentlich gering, da die Vitamine im Zellstoffwechsel gewissermaßen katalytische Funktionen ausüben. Vitamine sind durch ihre Wirkung definiert. Chemisch gehören sie zu den verschiedensten Stoffgruppen. In vielen Fällen ist die Konstitutionsspezifität recht gering. Der Ausdruck Vitamin wird daher zumeist im Sinne einer definierten biologischen Wirkung gebraucht und nicht im Sinne einer speziellen chemischen Substanz.

Seit langer Zeit pflegt man die Vitamine in die beiden Gruppen der fettlöslichen Vitamine und der wasserlöslichen einzuteilen:

Fettlösliche Vitamine	*Wasserlösliche Vitamine*
Vitamin A	Die B-Vitamine
Vitamin D	Thiamin
Vitamin E	Riboflavin
Vitamin K	Niacin
	Pyridoxin
	Pantothensäure
	Biotin
	Inosit
	Cholin
	Folsäuregruppe
	Cobalamine
	Ascorbinsäure

Diese Einteilung ist im Grunde genommen willkürlich, da sie nur ein einziges, und zwar äußerliches Kriterium, die Löslichkeit als Gesichtspunkt hat. Trotzdem ist sie von einem gewissen Nutzen, da schon allein durch die Fettlöslichkeit oder Wasserlöslichkeit einer Substanz gewisse biologische Eigenschaften gegeben sind: Speicherungsfähigkeit im Organismus, Wege der Ausscheidung. Die Kenntnisse über die biochemische Wirkung der Vitamine sind gegenwärtig nicht ausreichend, um ein befriedigendes Einteilungsprinzip dieser Substanzen aufstellen zu können. Jedoch lassen sich die B-Vitamine (und vielleicht auch das Vitamin K) klar von den übrigen abgrenzen:

1. Sie werden im Gegensatz zu den anderen Vitaminen von jeder lebenden Zelle (Mikroorganismus, Pflanze, Tier, Mensch) benötigt. Der Unterschied besteht nur darin, daß diese Substanzen nicht von allen Lebewesen im eigenen Stoffwechsel hergestellt werden können.

2. Sie haben im Stoffwechsel aller Zellen dieselbe Funktion und greifen in ganz bestimmte Reaktionen ein. In vielen Fällen hat sich der Mechanismus ihres Eingreifens aufklären lassen und zwar in dem Sinne, daß sie als Bestandteile der prosthetischen Gruppe von Enzymen fungieren.

3. Sie haben eine außerordentlich große Konstitutionsspezifität, welche auf Grund ihres Wirkungsmechanismus (Einbau in ein Enzymsystem) leicht verständlich ist. Strukturanaloge wirken daher als Antagonisten (Antivitamine). Auf Grund ihrer ähnlichen Struktur besetzen diese den Platz eines Vitamins in dem Enzymsystem, ohne jedoch die Funktion des Vitamins übernehmen zu können. Sie wirken durch Verdrängung des Vitamins das Enzymsystem blokkierend.

4. Ihre Konzentration in den Zellen und in der extracellulären Flüssigkeit ist weitgehend konstant.

5. Hypervitaminosen treten nicht auf. Denn begrenzend für ihre Wirkung ist im allgemeinen der Gehalt der Zellen an den Apoenzymen. Hinzu kommt, daß sie als wasserlösliche Substanzen vom Organismus nur in begrenztem Umfange gespeichert werden können.

Mangel an einem Vitamin gibt sich durch Mangelsymptome zu erkennen. Im Vordergrund können bei den einzelnen Species recht unterschiedliche Erscheinungen stehen. Die großen klassischen Avitaminosen, die von der menschlichen Pathologie her bekannt sind, wie z. B. Beriberi oder Pellagra sind zumeist „gemischte" Avitaminosen, d. h. durch das Fehlen mehrerer Vitamine bedingt. Bilder reiner Avitaminosen erhält man im allgemeinen nur im Tierversuch, wobei begreiflicherweise Standardbedingungen eingehalten werden müssen, um reproduzierbare Ergebnisse zu bekommen, da der Vitaminbedarf nicht konstant ist, sondern quantitative Unterschiede zeigt, die unter anderem von Alter, Geschlecht, Beanspruchung, also der Intensität des Stoffwechsels abhängig sind. Neben den speziellen und für jedes einzelne Vitamin typischen Ausfallserschei-

Tabelle 1. *Wirkformen und Funktion der B-Vitamine.*

Vitamin	Wirkform	Funktion im Stoffwechsel
Thiamin	Cocarboxylase	Stoffwechsel von α-Ketosäuren
Riboflavin	Isoalloxazin-nucleotide	Wasserstoff- bzw. Elektronentransport
Niacin	Diphosphopyridinnucleotid, Triphosphopyridinnucleotid	Dehydrierung von Substraten
Pyridoxin	Pyridoxal-5-phosphat	Decarboxylierung von Aminosäuren, Transaminierungen, Tryptophanstoffwechsel
Pantothensäure	Coenzym A	Transacetylierungen, Aktivierung von Fettsäuren, Bildung von Citronensäure und damit Einleitung der Endoxydation von Nährstoffen
Biotin	unbekannt	Carboxylierungen
Pteroylglutaminsäure	N^{5-10}-Formyltetrahydrofolsäure	Einbau von C_1-Verbindungen bei der Biosynthese komplizierterer Substanzen, z. B. von Purinen
Vitamin B_{12}	Cobamid-Coenzyme	Biosynthese labiler Methylgruppen, Nucleosidbildung

Tabelle 2. *Nomenklatur der Vitamine.*

Nomenklatur der internationalen Union für reine und angewandte Chemie	Gegenwärtig noch übliche Nomenklatur	Obsolete Namen
Noch keine Beschlüsse	Vitamin A Axerophthol	Antiinfektiöses Vitamin
Ergocalciferol	Vitamin D_2	Antirachitisches Vitamin
Cholecalciferol	Vitamin D_3	
Tokopherole	Vitamin E	Antisterilitätsvitamin
Noch keine Beschlüsse	Vitamin K	Antihämorrhagisches Vitamin Koagulationsvitamin Prothrombinfaktor
Thiamin	Vitamin B_1 Aneurin	Antineuritisches Vitamin Antiberiberi-Vitamin
Riboflavin	Vitamin B_2 Lactoflavin	
Nicotinamid	Niacin Nicotinsäure Nicotinsäureamid	PP-Vitamin PP-Faktor
Noch keine Beschlüsse	Pyridoxin	Vitamin H
Pantothensäure	Pantothensäure	
Biotin	Biotin	
myo-Inosit	Meso-Inosit	
Cholin	Cholin	
p-Aminobenzoesäure	p-Aminobenzoesäure	
Noch keine Beschlüsse	Folsäure Pteroylglutaminsäure	
Cobalamine	Cobalamine Vitamin B_{12}	
Ascorbinsäure	Vitamin C	Antiskorbutisches Vitamin

nungen findet man auch unspezifische Mangelsymptome, von denen die Wachstumsstörung junger Tiere eine große praktische Bedeutung hat, da sie vielfach als biologischer Test analytisch benützt wird. Wachstumsstörungen erhält man jedoch immer, wenn ein essentieller Nahrungsfaktor nicht in ausreichendem Maße zugeführt wird, also auch beim Fehlen essentieller Aminosäuren, essentieller Fettsäuren und der lebensnotwendigen Mineralstoffe.

Das Problem des Vitaminbedarfs ist jeweils bei den einzelnen Vitaminen dargestellt. Die Empfehlungen für die wünschenswerte Höhe der Vitaminzufuhr findet man in der Tabelle 3.

Über den Vitamingehalt von Lebensmitteln findet man in den Nahrungsmitteltabellen Angaben. Maßgeblich für die Vitaminversorgung ist jedoch nicht der Gehalt der Lebensmittel an Vitaminen, sondern die Vitaminmenge, die noch in der fertig zubereiteten Kost enthalten ist. Manche Vitamine sind nämlich gegen allerlei Eingriffe nicht völlig beständig sondern werden z. B. durch Hitze, Bestrahlung, Einwirkung von Luftsauerstoff in einem mehr oder minder großen Maße zerstört. Eine Übersicht über diese Verhältnisse vermittelt die Tabelle 4.

Tabelle 3. *Empfehlungen für die tägliche Vitaminzufuhr.*

Die Tabelle gibt keine Daten für den Vitaminbedarf, sondern Empfehlungen für die wünschenswerte Zufuhr. Nach den vorliegenden Erfahrungen bleiben gesunde Personen bei Aufnahme der empfohlenen Mengen in gutem Ernährungszustand.

a) Empfehlungen der Deutschen Gesellschaft für Ernährung. b) Empfehlungen des Food and Nutrition Board des National Research Council der USA (Revision von 1958).

	Vitamin A IE		Thiamin mg		Riboflavin mg		Ascorbinsäure mg	
	a	b	a	b	a	b	a	b
Mann, 25 Jahre . . .	5000	5000	1,7	1,6	1,8	1,8	75	75
45 Jahre . . .	5000	5000	1,5	1,5	1,8	1,8	75	75
65 Jahre . . .	5000	5000	1,7	1,3	1,8	1,8	75	75
Frau, 25 Jahre. . . .	5000	5000	1,5	1,2	1,8	1,5	75	70
45 Jahre. . . .	5000	5000	1,5	1,1	1,8	1,5	75	70
65 Jahre. . . .	5000	5000	1,5	1,0	1,8	1,5	75	70
Gravidität ab 6 Monat	6000	6000	2,1	1,5	2,0	2,0	100	100
Lactation	8000	8000	2,3	1,7	2,5	2,5	120	150
Kinder, 0—3 Monate	[1]	1500	0,3	0,3	[1]	0,4	30	30
4—6 Monate	[1]	1500	0,4	0,4	[1]	0,7	30	30
7—9 Monate	2000	2000	0,4	0,4	0,7	0,7	35	30
10—12 Monate	2000	1500	0,5	0,7	0,7	0,9	35	35
Kinder, 1—3 Jahre. .	2000	2000	0,7	0,6	0,8	1,0	40	35
4—6 Jahre. .	2500	2500	1,0	0,8	0,8	1,2	50	50
7—9 Jahre. .	3500	3500	1,3	1,0	0,9	1,5	60	60
Knaben, 10—14 Jahre	4500	4500	1,7	1,6	1,8	2,1	75	75
15—18 Jahre	5000	5000	2,0	1,8	1,8	2,5	75	90
Mädchen, 10—14 Jahre	4500	4500	1,4	1,2	1,8	2,0	75	75
15—18 Jahre	5000	5000	1,7	1,2	1,8	1,9	75	80

[1] Säuglinge bis zu 6 Monaten haben über die natürliche Brustnahrung hinaus keinen zusätzlichen Bedarf an Vitamin A und an Riboflavin.

Tabelle 4. *Zerstörbarkeit von Vitaminen*

Vitamin	Hitzelabil	Oxydabel	Licht-empfind-lich	Empfindlich gegen ionisierende Strahlen
A		+	+	+
D		+		
E		+		
K			+	+
Thiamin	+			+
Riboflavin			+	
Pyridoxin			+	
Pantothensäure	+			
Pteroylglutaminsäure	+			
Ascorbinsäure		+		+

Man muß daher bei der Zubereitung der Speisen mit gewissen Vitaminverlusten rechnen. Einen groben Anhaltspunkt geben die in der Tabelle 5 wiedergegebenen Zahlen.

Der Vitaminhaushalt wird aber noch durch andere Faktoren entscheidend beeinflußt: Umfang der Resorption und Vitaminproduktion bzw. Vitaminzerstörung durch die Darmbakterien. Näheres hierüber findet man bei der Besprechung der einzelnen Vitamine.

Tabelle 5. *Durchschnittliche Vitaminverluste bei der haushaltsüblichen Zubereitung der Speisen*

Thiamin	30%
Riboflavin	15%
Niacin	20%
Ascorbinsäure	35%
Pantothensäure . . .	35%
Folsäure	40—50%

Im Einzelfall können die Abweichungen jedoch beträchtlich sein.

Nachweis und Bestimmung der Vitamine kann auf chemischem Wege durch Benützung mehr oder minder spezifischer Reaktionen, durch Messung physikalischer Konstanten (etwa Messung der Extinktion bei den Maxima der Absorptionsspektren) und auf biologischem Wege erfolgen. Da die chemischen Bestimmungsverfahren zumeist auch auf andere, chemisch nahe verwandte, aber biologisch inaktive Substanzen ansprechen, ist ihre Anwendungsmöglichkeit beschränkt, bzw. setzt die erforderliche Kritik bei der Anwendung voraus. In vielen Fällen gelingt es heute, störende Substanzen abzutrennen, z. B. durch die außerordentlich leistungsfähigen chromatographischen Verfahren. Die Vitaminbestimmung durch Messung der Lichtabsorption verlangt ebenfalls zumeist eine vorherige Reinigung des zu untersuchenden Substrates.

Grundlage jeder Vitaminforschung ist auch heute noch wie in den ersten Tagen der Vitaminforschung der biologische Test, und zwar insbesondere der Tierversuch, der sich entweder im Sinne des prophylaktischen oder des kurativen Testes durchführen läßt. Der Tierversuch ist aber mit einer großen Fehlerbreite (rund $\pm$ 30%) behaftet. Außerdem ist er langwierig durchzuführen und erfordert einen großen Aufwand an Arbeit und Unkosten. Infolgedessen greift man heute überall da, wo es möglich ist (nämlich bei den B-Vitaminen), auf mikrobiologische Teste zurück, die darauf beruhen, daß es Mikroorganismen (Bakterien, Hefen, Schimmelpilze) gibt, welche auf die Zufuhr des zu untersuchenden Vitamins angewiesen sind und die daher nur wachsen können, wenn dieses Vitamin ihrem Nährboden zugesetzt wird. Hierbei ist in einem gewissen Bereiche ihr Wachstum (Zellvermehrung) der zugesetzten Vitaminmenge proportional. Ein großer Vorteil der mikrobiologischen Bestimmung ist eine außerordentlich große Empfindlichkeit, was bei Vitaminen, wie z. B. dem Vitamin B_{12}, die nur in äußerst geringen Mengen vom tierischen Organismus benötigt werden, überhaupt erst eine rationelle Forschung ermöglicht. Weitere Vorteile sind Einsparungen an Zeit, Material und Hilfskräften.

Solange die chemische Konstitution eines Vitamins unbekannt war, ließen sich quantitative Aussagen nur unter Verwendung von biologisch definierten Einheiten machen. Solche Einheiten können naturgemäß nur unter genau festgelegten Standardbedingungen reproduzierbar bestimmt werden. Heute sind biologische Einheiten durch das Komitee für biologische Standardisierung der Weltgesundheitsorganisation genau definiert (Internationale Einheiten = IE). Nach Aufklärung der Konstitution der Vitamine war es möglich, die der Einheit äquivalente absolute Substanzmenge der Reinsubstanz anzugeben. Bei der Dosierung von Vitaminen bezieht man sich daher heute fast nur noch auf die Gewichtseinheit.

Man kann mit großer Wahrscheinlichkeit annehmen, daß gegenwärtig noch keineswegs alle definitionsgemäß in den Bereich der Vitamine fallenden essentiellen Nahrungsfaktoren bekannt sind. Verschiedene in der Literatur beschriebene Versuche zeigen zwar, daß man erwachsene Tiere bei rein „synthetischen" Diätformen, also bei einer nur aus bekannten Substanzen bestehenden Nahrung, bei befriedigendem Gesundheitszustand am Leben erhalten und das durchschnittliche Lebensalter erreichen lassen kann. Hierbei ist aber zu berücksichtigen, daß noch nicht faßbare Faktoren durch die Darmbakterien gebildet werden könnten. Allerdings weisen die Erfahrungen bei der Haltung von Tieren unter völlig sterilen Lebensbedingungen nicht überzeugend in diese Richtung. Sicher feststehend ist aber, daß bei der Fortpflanzung und Lactation heute noch unbekannte Faktoren von Vitamincharakter eine Rolle spielen. Hinzu kommen sicherlich noch Substanzen, die zwar nicht absolut lebensnotwendig sind, die aber Engpässe der biosynthetischen Leistungen darstellen und deren

Zufuhr daher in manchen Bereichen des Stoffwechsels fördernd wirken kann, meßbar z. B. im Sinne der „Wachstumsförderung".

Im Laufe der Zeit, insbesondere früher, als noch keineswegs alle heute bekannten B-Vitamine entdeckt waren, wurden Nahrungsfaktoren von Vitamincharakter beschrieben, die auf Grund unseres jetzigen Wissens mit größter Wahrscheinlichkeit nur als Gemische heute isolierter Vitamine aufzufassen sind. Als Beispiele seien erwähnt:

Vitamin B_3, das auch als „Taubenwachstumsfaktor" bezeichnet wird und dessen Hauptbestandteil Pantothensäure ist.

Vitamin B_4 („Rattenwachstumsfaktor"), das mit größter Wahrscheinlichkeit im wesentlichen aus Thiamin besteht.

Vitamin B_5, das als hitzestabiler Wachstumsfaktor für Tauben beschrieben wurde und ein Gemisch vieler B-Vitamine sein dürfte, vor allem Niacin enthaltend.

Vitamin B_7 („Intestinalfaktor" für Tauben), das nie näher beschrieben und charakterisiert wurde.

Vitamin B_8, das als Adenylsäure identifiziert werden konnte und somit kein Vitamin ist.

Die *Vitamine B_{10}* und *B_{11}*, die zur Ernährung von Hühnern notwendig sein sollen und in Leberkonzentraten vorkommen. Vermutlich sind es Gemische von Substanzen der Folsäuregruppe und von Vitamin B_{12}.

Vitamin B_{13}, ein das Wachstum von Ratten stimulierender Faktor, der vermutlich mit Orotsäure identisch ist.

Vitamin B_{14}, das auf Knochenmarkszellen einwirkt und ein Pteridin sein soll.

Die *Faktoren L_1 und L_2*, die angeblich für die Lactation von Ratten unentbehrlich sind. Eine Bestätigung ihrer Existenz steht aber noch aus.

Vitamin B_T (Wachstumsfaktor für den Mehlwurm Tenebrio molitor), das als Carnitin identifiziert wurde und *Vitamin T*, das ein Gemisch verschiedener Vitamine, essentieller Aminosäuren u. dgl. ist.

Auxone, die einen mystischen Begriff ohne Inhalt darstellen. Vielfache Untersuchungen haben ergeben, daß Auxone im Sinne von KOLLATH nicht existieren.

Der *Antistiffnes-Faktor*. Er ist eine fettlösliche Substanz, und zwar ein Steroid, das für Meerschweinchen wichtig ist. Fehlen verursacht eine Steifheit, bedingt durch abnorme Verkalkung von Knochen und Gelenken und Ablagerungen von Calciumphosphat in Muskulatur, Leber und Nieren. Hinsichtlich dieses Faktors sei auf die zusammenfassende Darstellung von WAGTENDONK und WULZEN (1950) verwiesen.

Flavonoide („Vitamin P") sind keine essentiellen Nahrungsfaktoren und sind daher nicht als Vitamine zu bezeichnen[1]. Sie üben konkrete pharmakologische Wirkungen aus und gehören daher zu den als Pharmaka zu bezeichnenden Stoffen.

Vitamin A.

Chemie.

Vitamin A entsteht im tierischen Organismus aus Provitaminen, die mit der Nahrung aufgenommen werden. Die wichtigsten Provitamine sind α-Carotin, β-Carotin, γ-Carotin und Kryptoxanthin. Die biologische Aktivität hängt von der Anwesenheit des β-Iononrings ab. Carotinoide ohne diesen können im tierischen Organismus nicht in Vitamin A übergehen. Da β-Carotin zwei β-Ionon-

---

[1] Council of Foods and Nutrition and Council of Drugs. PEARSON 1957.

ringe enthält, liefert es zwei Mole Vitamin A und ist somit doppelt so stark
aktiv wie die anderen Provitamine.

Beim Übergang von β-Carotin in Vitamin A wird das Molekül genau in der
Mitte gespalten entsprechend der Summenformel:

$$C_{40}H_{56} + 2H_2O \longrightarrow 2C_{20}H_{29}OH.$$

Einzelheiten des Reaktionsmechanismus sind gegenwärtig nicht bekannt,
s. aber auch S. 607. β-Carotin enthält in seiner offenen Kohlenstoffatomkette

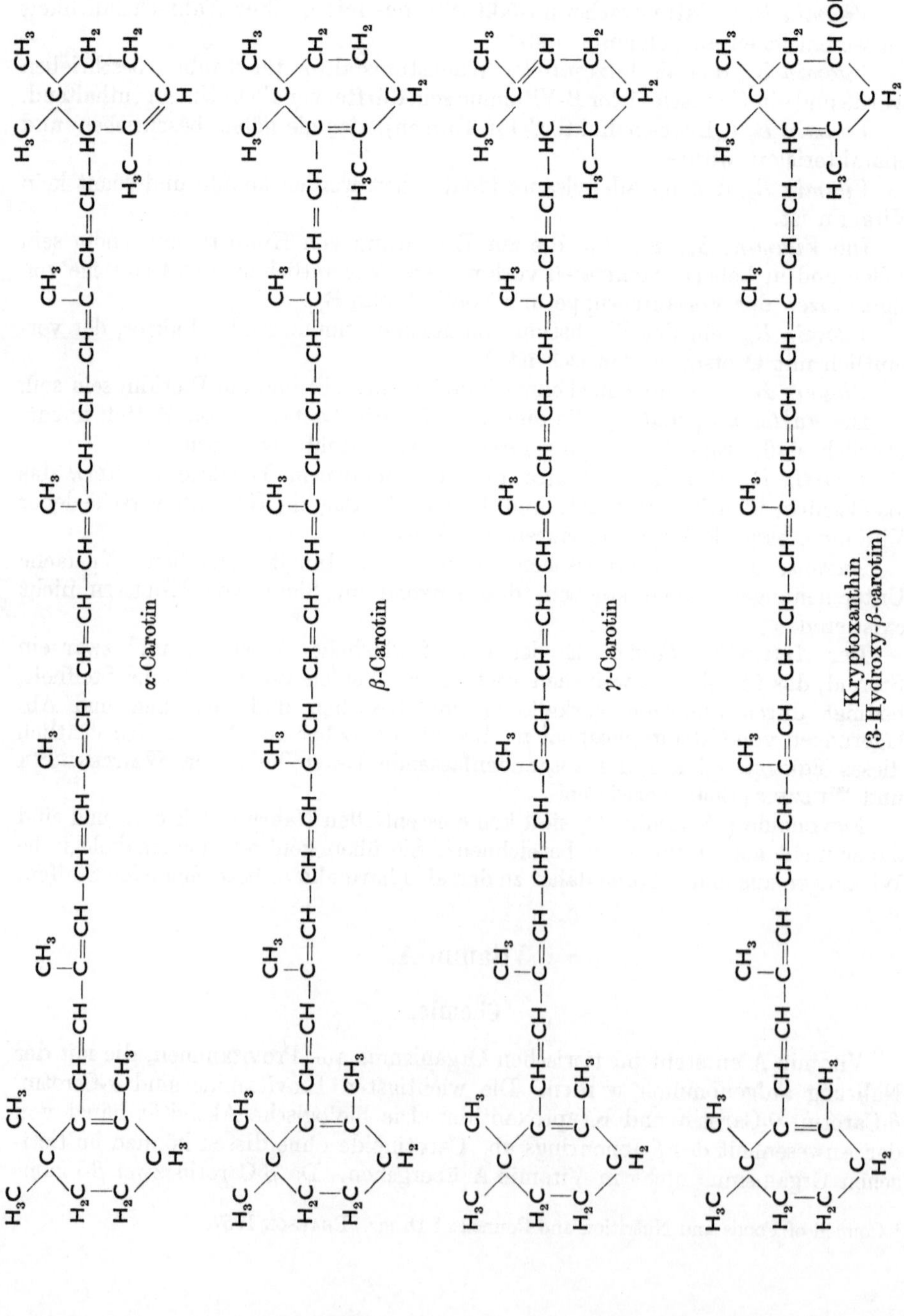

α-Carotin

β-Carotin

γ-Carotin

Kryptoxanthin
(3-Hydroxy-β-carotin)

9 Doppelbindungen und kann daher in einer Reihe von verschiedenen cis-trans-Isomeren vorkommen, von denen zur Zeit etwa 10 eindeutig charakterisiert sind. Insgesamt sind 272 stereoisomere β-Carotine möglich. Die in der Natur vorkommenden Provitamine A liegen als All-trans-Formen vor. Die Isomerisierung wird durch Erhitzen, Belichten, Gegenwart von Jodspuren u. dgl. beschleunigt. Es ist daher verständlich, daß die All-trans-Form nur in frischen Extrakten oder in den kristallisierten Substanzen vorliegt. In Lösung finden schon spontan Isomerisierungen statt, so daß Gemische der All-trans-Form mit verschiedenen cis-trans-Formen entstehen. Die Isomerisierung gibt sich durch eine Verschiebung der Absorptionsmaxima nach der kurzwelligen Seite zu erkennen.

Vitamin A_1 ist ein primärer Alkohol. Es kommt nur in tierischem Gewebe vor, da allein das Tier die Umwandlung der Provitamine in das Vitamin A bewerkstelligen kann. In größter Konzentration findet es sich in der Leber, insbesondere in der Leber von Fischen. Dort wird es vorwiegend mit Fettsäuren verestert angetroffen. Von den 16 theoretisch zu erwartenden Vitaminen A sind 5 bekannt.

Eine biologische Aktivität als Vitamin A besitzen außer dem Vitamin A-Alkohol auch noch der entsprechende Aldehyd und die Säure. In den Leberölen von Süßwasserfischen ist anstelle des Vitamin A_1 das Vitamin A_2 vorhanden. Ebenso findet man im Sehpurpur der Süßwasserfische Retinin A_2 (Aldehyd des Vitamin A_2) anstelle des Retinin A_1 (Aldehyd des Vitamin A_1), das beim Sehprozeß der anderen Wirbeltiere beteiligt ist.

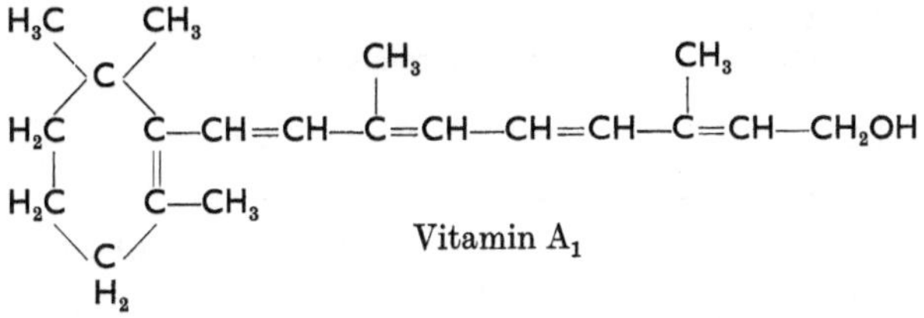

Vitamin A_1

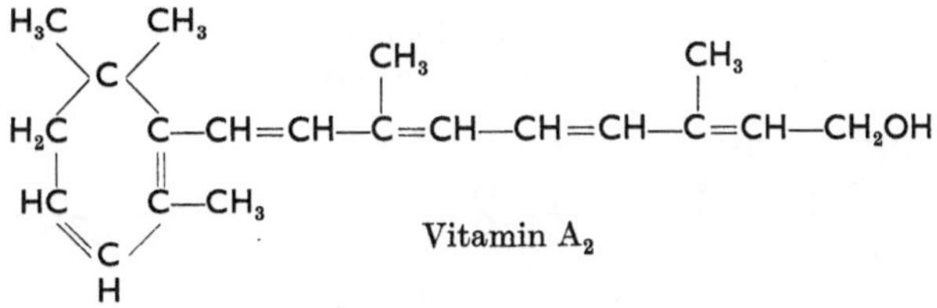

Vitamin A_2

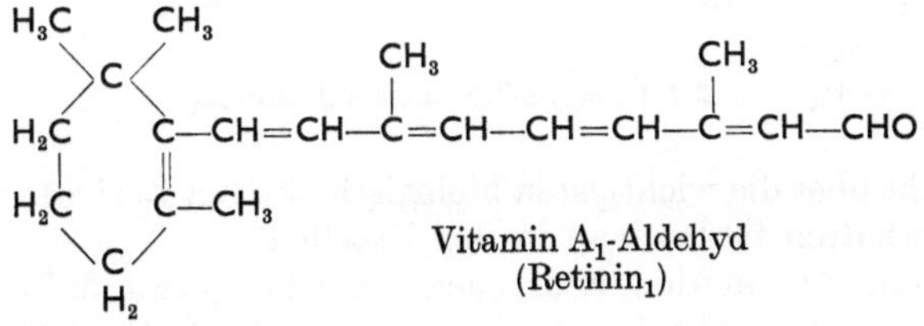

Vitamin A_1-Aldehyd
(Retinin$_1$)

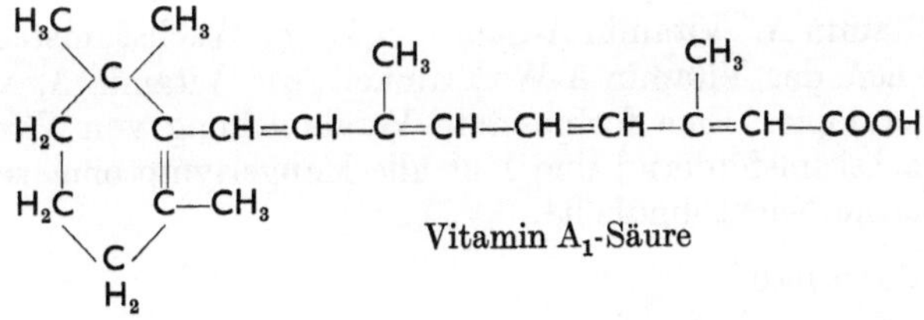

Vitamin A_1-Säure

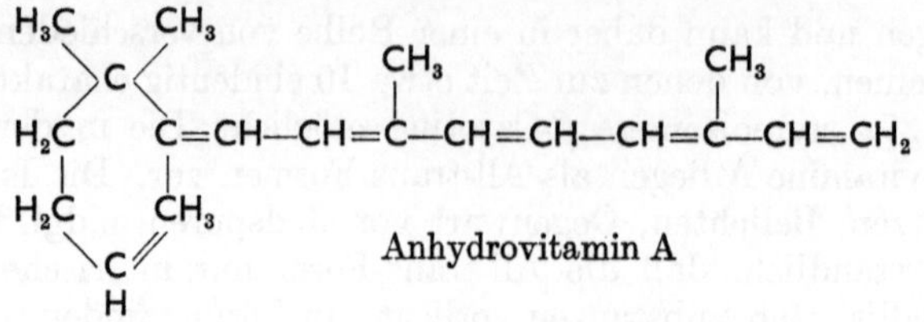

Anhydrovitamin A

Stereoisomere Vitamine A_1.

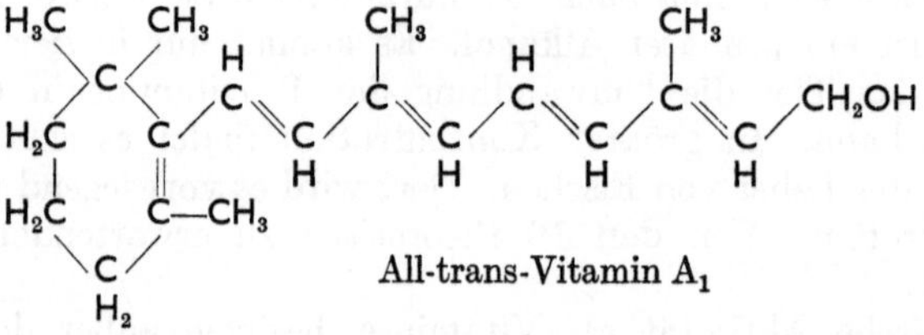

All-trans-Vitamin A_1

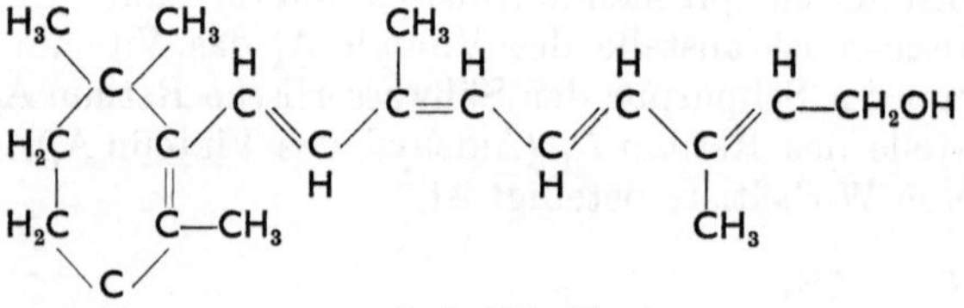

3-cis-Vitamin A_1

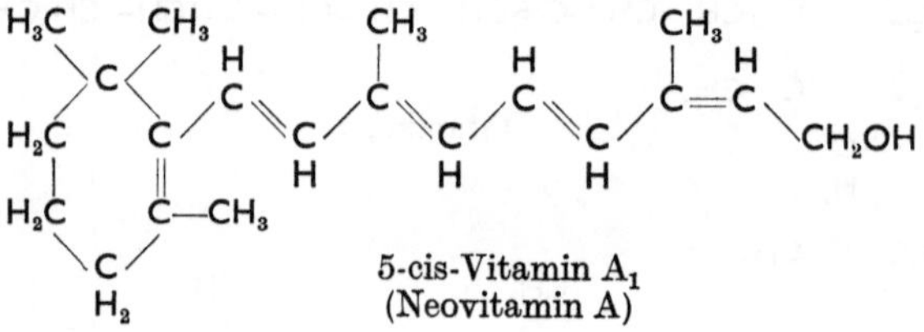

5-cis-Vitamin A_1
(Neovitamin A)

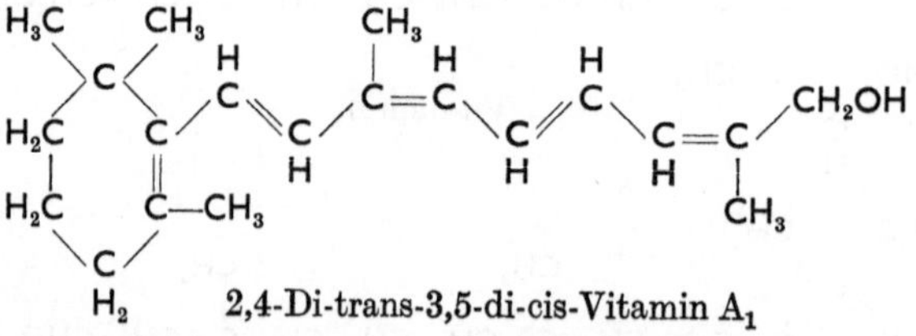

2,4-Di-trans-3,5-di-cis-Vitamin A_1

Eine Übersicht über die wichtigsten biologisch aktiven Derivate des Vitamin A und ihre Eigenschaften findet man in der Tabelle 6.

Neo-Vitamin A, das in den käuflichen Fischölen etwa 35% des Gesamt-Vitamin A-Gehaltes ausmacht, besitzt, bestimmt an der Ratte, 66% der Wirkung des all-trans-Vitamin A. Vitamin A-Säure wirkt im Wachstumstest und in den anderen Bereichen der Vitamin A-Wirksamkeit wie Vitamin A, verhütet aber nicht die Hemeralopie. Eine fortgesetzte Verabreichung von Vitamin A-Säure wirkt daher wachstumsfördernd und läßt alle Mangelsymptome vermissen, verursacht aber starke Nachtblindheit[1].

---

[1] DOWLING und WALD 1960.

Angaben über die relative Wirksamkeit der wichtigsten Provitamine sind in der Tabelle 7 zusammengestellt.

Die Mengen an Vitamin A und Carotin werden noch häufig in internationalen Einheiten (IE) angegeben. 1 IE Vitamin A entspricht 0,3 γ Vitamin A-Alkohol und wird auf 0,344 γ eines Standardpräparats von kristallisiertem Vitamin A-Acetat bezogen.

1 IE Carotin entspricht 0,6 γ eines Standardpräparates von All-trans-β-Carotin.

Die Bestimmung des Vitamin A kann chemisch durch die Carr-Price-Reaktion oder physikalisch durch die UV-Absorption erfolgen.

Die biologische Bestimmung gründet sich meist auf die Wachstumshemmung durch Mangel an Vitamin A oder auf das Auftreten der am leichtesten feststellbaren Mangelsymptome Xerophthalmie oder Kolpokeratose. Weitere Tests sind Bestimmung der Vitaminkonzentration im Plasma, Speicherung in der Leber, Entwicklung und

Tabelle 6. *Eigenschaften der wichtigsten Derivate des Vitamin A*

Substanz	Absorption in Äthanol		IE im Gramm $\cdot 10^{-6}$
	Maximum mμ	$E_{1\ cm}^{1\%}$	
Vitamin A_1-Alkohol	324—325	1835	3,33
Vitamin A_1-Aldehyd	368	1050	2,8
Vitamin A_1-Säure	348	1500	etwa 2,2
Vitamin A_1-Ester			
Acetat	326	1550	2,91
Butyrat	325—328	1345	2,2
Laurat	325—328	1035	1,7
Palmitat	325—328	975	1,6
Stearat	325—328	940	1,5
Oleat	325—328	870	2,0
Benzoat	325—328	1240	1,8
Succinat.	325—328	1480	2,5
β-Naphthoat	328	1090	2,1
Methyl-Äther . . .	326	1660	3,5
Phenyl-Äther . . .	327	1460	0,1
Vitamin A_2-Alkohol	351	1460	etwa 0,3
Vitamin A_2-Aldehyd	400	1380	

Tabelle 7. *Relative Wirksamkeit der wichtigsten Provitamine A.*
Alle Zahlen sind auf All-trans-β-Carotin = 100 bezogen.

Substanz		% Wirksamkeit
α-Carotin	All-trans	53
	3- oder 9-cis (Neo-α-Carotin U)	13
	3,6- oder 3,7-di-cis (Neo-α-Carotin B)	16
β-Carotin	All-trans	100
	3-mono-cis (Neo-β-Carotin U)	38
	3,6- oder 3,7-di-cis (Neo-β-Carotin B)	53
	3,4-Monodehydro-β-Carotin	75
	3,4-3′,4′-Bisdehydro-β-Carotin	38
γ-Carotin	All-trans	27 . 42
	3-cis (Neo-γ-Carotin P)	19
	Penta-cis (Pro-γ-carotin)	44
Kryptoxanthin	All-trans	57
	3-cis (Neokryptoxanthin U)	27
	? (Neokryptoxanthin A)	42
β-Apo-8′-carotenal		72
α-Carotin-monoepoxyd		aktiv
Citroxanthin		aktiv
Myxoxanthin (3-Keto-α-carotin)		aktiv
Aphanin (3-Keto-β-carotin)		50
Aphanicin		25
Echinenon		aktiv
Torularhodin		aktiv
β-Zeacarotin		25

Aussehen der Zähne, Wachstum und Lebensdauer. Angaben über die Bewertung dieser Tests s. S. 613. Einblicke in die Versorgung des Menschen mit Vitamin A gewinnt man durch Bestimmung der Vitaminzufuhr, Aufstellung von

Vitaminbilanzen, Verfolgung des Vitamin A-Spiegels im Plasma, Feststellung von Mangelerscheinungen wie Hemeralopie und Xerophthalmie.

Biochemische Wirkungen.

Die Beteiligung des Vitamin A am Sehprozeß ist die gegenwärtig am besten in ihren biochemischen Zusammenhängen bekannte Funktion des Vitamins. Die Symptome des Vitamin A-Mangels wie Hyperkeratose, Wachstumsverzögerung, Veränderungen an Knochen und Nerven lassen vermuten, daß das Vitamin noch weitere, von der Beteiligung am Sehprozeß unabhängige Stoffwechselwirkungen entfaltet.

Vitamin A greift in einer spezifischen Weise an den Epithelzellen der Haut und der Schleimhäute an. Sein Fehlen äußert sich in einer Atrophie und Metaplasie, verbunden mit abnormer Verhornung. Diese Wirkung des Vitamin A läßt sich jedoch nur bei Tieren beobachten, deren Epithel Eiweiß als integrierenden Bestandteil hat. Bei Insekten, deren Integument aus Chitin, also einem Mucopolysaccharid besteht, hat Vitamin A keine entsprechende Wirkung. Man hat daraus geschlossen, daß Vitamin A in irgendeiner Weise in den Proteinstoffwechsel der Epithelzellen eingreift. Konkrete Unterlagen, wie das Vitamin A beim Eiweißstoffwechsel beteiligt ist, fehlen praktisch völlig. Weiterhin ergibt sich noch in diesem Zusammenhang die Schwierigkeit, daß Vitamin A in den Epithelzellen nicht in meßbaren Konzentrationen enthalten ist. Bei der Keratinbildung findet eine Oxydation von SH-Gruppen zu Disulfidbindungen statt. Es wurde daher auch schon vermutet, daß das Vitamin A hierbei eine Rolle spiele oder vielleicht auch mit dem Stoffwechsel von SH-Verbindungen verknüpft sei. Aber auch hierfür fehlen überzeugende experimentelle Unterlagen. Eine Diskussion dieses Problems findet man bei Lowe und Morton[1].

Auch die Zellen des Epiphysenknorpels sprechen vermutlich unmittelbar auf Vitamin A an. Als Angriffspunkt ist wiederum der Eiweißstoffwechsel zu vermuten, der durch Fehlen des Vitamins in eine andere Bahn gedrängt oder gehemmt wird, so daß die Bildung der organischen Matrix des Knochens alteriert wird. Ebenso weisen auch die schweren Störungen der embryonalen Entwicklung beim Vitamin A-Mangel auf eine Beteiligung des Vitamins bei der Proteinsynthese hin. Vielleicht hat das Vitamin die Eigenschaften eines Induktors für die Entwicklung der Zellen, insbesondere der epithelialen Strukturen[2]. In der Richtung auf eine Beteiligung des Vitamin A beim Eiweißstoffwechsel ist auch der Wachstumseffekt gelegen.

Zwischen dem Vitamin A und der Schilddrüse bestehen Beziehungen, deren Art jedoch gegenwärtig noch weitgehend unklar ist. Vitamin A dämpft die Schilddrüsentätigkeit und wirkt als Antagonist zum Thyroxin[3]. So hemmt es die durch Thyroxin hervorrufbare Steigerung des Grundumsatzes. Weiterhin wird die Konzentrierung von Jod in der Schilddrüse gehemmt. Umgekehrt wirkt Thyroxin auch auf den Stoffwechsel des Vitamin A ein. Unter ihm wird der Vitamin A-Verbrauch des Organismus vergrößert und die Abgabe des in der Leber gespeicherten Vitamins beschleunigt. Diese experimentell gesicherten Tatsachen haben zu weitgehenden Spekulationen Anlaß gegeben und zu Versuchen geführt, Vitamin A in die Therapie der Hyperthyreosen einzuführen, ja die Kropfbildung als durch einen Vitamin A-Mangel bedingt aufzufassen[4].

---

[1] Lowe und Morton 1956.
[2] Heilbronn, Jones und Bacharach 1944, Sebrell jr., und Harris 1954.
[3] Nieman und Obbink 1954.
[4] Haubold 1955.

Im Mangel an Vitamin A ist die Glykoneogenese herabgesetzt. Dieser Stoffwechselstörung liegt keine enzymatische Insuffizienz zugrunde. Ursache ist eine, auch histologisch nachweisbare Verminderung der Bildung der Glucocorticoide in der Nebennierenrinde.

Die Beteiligung des Vitamin A bei dem Sehprozeß.

Die Netzhaut der meisten Wirbeltiere enthält zwei Arten von Lichtreceptoren, die Zapfen und die Stäbchen, von denen die ersteren das Sehen bei großen Lichtintensitäten und das Farbensehen vermitteln, letztere das Sehen bei geringen Lichtintensitäten (Dämmerungssehen). In beiden Receptoren wird die Lichtempfindung durch lichtempfindliche Pigmente von Proteidcharakter vermittelt. Die prosthetische Gruppe besteht bei beiden aus einem Carotinoid, das sowohl die Farbe als auch die Lichtempfindlichkeit bedingt. Das Pigment der Zapfen wird *Jodopsin*, das der Stäbchen *Rhodopsin* (Sehpurpur) genannt. Manche Süßwasserfische und Amphibien besitzen in ihren Stäbchen anstelle des Rhodopsins das *Porphyropsin*. Rhodopsin und Porphyropsin sind chemisch nahe miteinander verwandt und unterscheiden sich nur hinsichtlich ihrer Carotinoidkomponente. Diese leitet sich beim Rhodopsin vom Vitamin A_1, beim Porphyropsin vom Vitamin A_2 ab. Dagegen sind die Unterschiede zwischen dem Rhodopsin und Jodopsin durch Bindung ein und derselben prosthetischen Gruppe an verschiedene Proteine bedingt. Die Sehpigmente haben die Aufgabe durch die in ihnen infolge des Lichteinfalls bedingte photochemische Reaktion in den Stäbchen bzw. Zapfen einen Reiz zu erzeugen, der dann über die Sehnerven dem ZNS zugeleitet wird. Über die Natur der hierbei beteiligten photochemischen Reaktion ist man gegenwärtig nicht orientiert. Man nimmt lediglich an, daß ein Molekül Sehpigment durch ein Lichtquant ausgebleicht wird. Die sich während des Sehprozesses an dem Rhodopsin und Jodopsin abspielenden biochemischen Prozesse sind, soweit sich die Sachlage heute überblicken läßt, grundsätzlich gleich. Die nachfolgende Schilderung bezieht sich auf die Verhältnisse beim Rhodopsin, da sie hier am besten erforscht sind[1]. Der Nachweis der Sehpigmente erfolgt durch Messung ihres Differenzabsorptionsspektrums.

Beim Belichten bleicht der Sehpurpur über Zwischenprodukte von oranger und gelber Farbe aus. Die beiden ersten Stufen dieser Reaktionskette entsprechen einem photochemischen Prozeß. Hierbei entstehen Retinin (Vitamin A_1-Aldehyd) und das freie Protein Opsin. Retinin_2, das anstelle des Retinin_1 in den Augen von Süßwasserfischen in Form des Porphyropsins enthalten ist, ist der Aldehyd des Vitamin A_2 und entsteht in analoger Weise durch Belichten des Porphyropsins. In der Retina wird dann Retinin (sowohl Retinin_1 als auch Retinin_2) in das farblose Vitamin A_1 bzw. A_2 übergeführt. Vitamin A und Opsin können sich dann wieder zum Sehpurpur vereinigen. Es findet also der folgende Kreisprozeß statt:

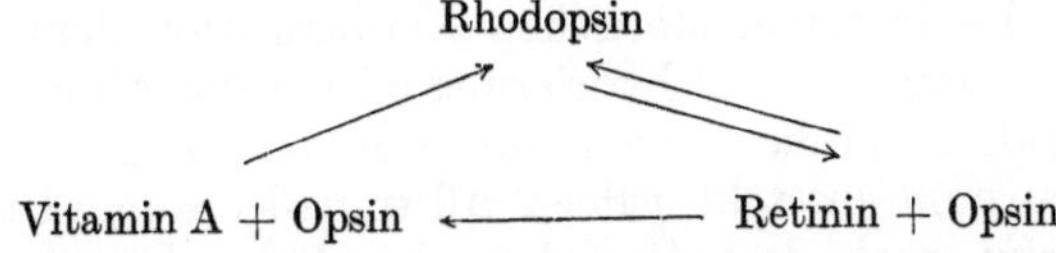

Es zeigte sich jedoch, daß dieser Kreisprozeß komplizierterer Art ist und nicht auf das obige einfache Schema gebracht werden kann.

---

[1] WALD 1954, 1956.

Retinin wird in Vitamin durch eine DPN(Diphosphopyridinnucleotid)-pflichtige Dehydrogenase in Vitamin A verwandelt, und zwar handelt es sich hierbei um die auch aus der Leber isolierte Alkoholdehydrogenase. Das Gleichgewicht der Reaktion

$$C_{19}H_{27}\text{-CHO} + \text{DPN-H} + \text{H}^+ \xrightleftharpoons{\text{Alkoholdehydrogenase}} C_{19}H_{27}\text{-CH}_2\text{OH} + \text{DPN}^+$$

Retinin₁ — Vitamin A₁

liegt stark auf seiten des Vitamin A. Das zur Hydrierung des Retinins benötigte DPN-H (hydriertes Diphosphopyridinnucleotid, hydrierte Cozymase) stammt aus dem oxydativen Stoffwechsel der Retina.

Die Spaltung des Sehpurpurs in Retinin und Opsin ist eine Energie verbrauchende (endergonische) Reaktion. Die für sie benötigte Energie ist die Lichtenergie. Die umgekehrte Reaktion, die Resynthese des Sehpurpurs aus Retinin und Opsin verläuft spontan bei Abwesenheit von Licht, da sie exergonisch ist. Wie oben erwähnt, liegt das Gleichgewicht bei der enzymatischen Hydrierung des Retinins zu Vitamin A durch die Alkoholdehydrogenase stark zugunsten des Vitamin A. Dies ist jedoch nur in Abwesenheit von Opsin der Fall. Ist das Protein Opsin zugegen wird das Gleichgewicht in Richtung auf die Retinin-bildung verschoben, weil Opsin den Aldehyd laufend abfängt und bindet, also das Gleichgewicht ständig stört. Man kann daher bei Versuchen in vitro in einem System, das aus Vitamin A, DPN, Alkoholdehydrogenase und Opsin besteht, im Dunkeln eine lebhafte Synthese von Sehpurpur nachweisen. Umgekehrt bleicht dieses System im Hellen unter Aufspaltung des Rhodopsins aus:

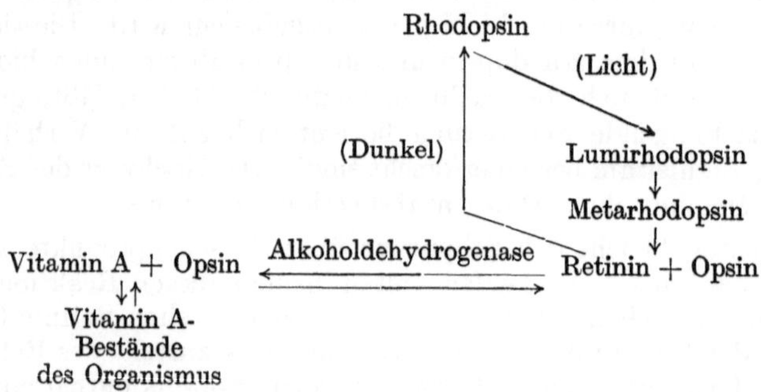

Der Prozeß wird nun noch weiterhin dadurch kompliziert, daß eine Stereoisomerisierung dabei eine Rolle spielt. All-trans-Vitamin A wird zwar von der Alkoholdehydrogenase zu Retinin dehydriert. Das dabei entstehende All-trans-Retinin verbindet sich aber nicht mit Opsin zu Rhodopsin. Dagegen wird aus dem Neoretinin b, das in seiner sterischen Konfiguration dem Neovitamin A b entspricht und aus diesem durch Dehydrierung mittels der Alkoholdehydrogenase entsteht, durch Bindung an das Protein Opsin Sehpurpur gebildet. Bei der Belichtung des Sehpurpurs entsteht jedoch All-trans-Retinin. Die Regeneration des Sehpurpurs setzt nach dem Gesagten eine Isomerisierung des All-trans-Retinins in Neoretinin b voraus. Diese erfolgt vermutlich nicht im Auge, sondern in anderen Organen des Organismus. Beim Sehprozeß findet also ein Austausch von Isomeren des Vitamin A statt. All-trans-Vitamin A wird ständig vom Auge an das Blut abgegeben. Umgekehrt nimmt die Retina laufend Neo-vitamin A b zur Resynthese des Rhodopsins aus dem Blut auf. Die geschilderten Verhältnisse gehen aus dem folgenden Schema hervor:

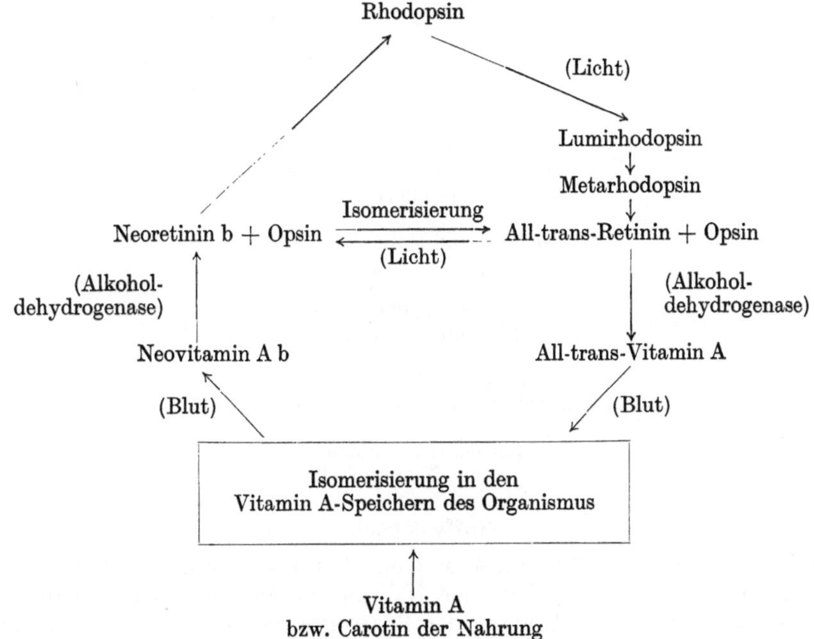

Fütterungsversuche mit den Stereoisomeren des Vitamin A haben ergeben, daß All-trans-Vitamin A wesentlich stärker gespeichert wird als Neo-Vitamin A und daß letzteres von der Darmschleimhaut, der Leber und vielleicht noch anderen Organen in die all-trans-Form umgewandelt werden kann[1]. In Rinderaugen wurde eine Speicherung von Neo-Vitamin A-Estern nachgewiesen.

Eine Isomerisierung des All-trans-Retinins zu Neoretinin b kann auch photochemisch bei Belichtung erfolgen. Ob allerdings dieser Prozeß im Auge in größerem Umfange ablaufen kann, ist zu bezweifeln.

Wie schon erwähnt, liegen für das Jodopsin, das Sehpigment der Zapfen, die Verhältnisse völlig analog.

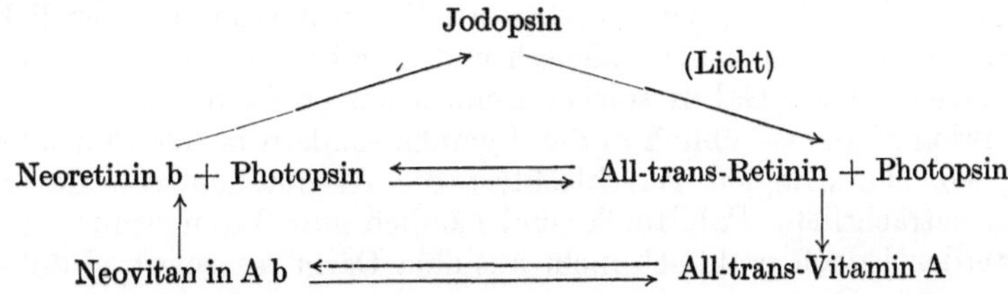

Bei niederen Invertebraten, die kein Auge besitzen, verläuft die Lichtrezeption gleichfalls über Carotinoide[1]. Vermutlich ist hier vor allem das Astaxanthin beteiligt. Die photokinetischen Prozesse bei den Pflanzen werden vermutlich ebenfalls durch Carotinoide vermittelt, ebenso die Phototaxis von Protisten. Eine der Aufgaben, wenn auch nicht die einzige der Carotinoide für die gesamte

---

[1] BRÜGGEMANN und TIEWS 1959, PLACK 1959.

belebte Natur besteht in der Ermöglichung der Photosensibilität. Das folgende von WALD[1] aufgestellte Schema vermittelt hierüber eine Übersicht:

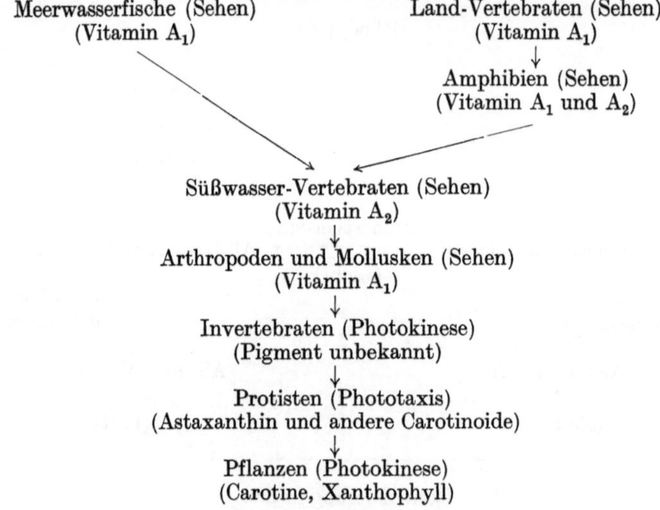

Stoffwechsel.

Die Ausnutzung von Vitamin A und den Carotinen hängt stark vom Verteilungsgrad und dem Fettgehalt der Nahrung zusammen. Bei gleichzeitiger Gabe von viel Fett ist der Umfang der Resorption größer als ohne Fettgaben, wobei der Einfluß des Nahrungsfettes bei den Carotinen stärker ausgeprägt ist als beim Vitamin A. Aus rohen Gemüsen ist die Resorption oft schlecht. Wie die Tabelle 8 zeigt, sind die zu beobachtenden Schwankungen jedoch beträchtlich.

Tabelle 8. *Ausnutzung von Carotin beim Menschen.*

Aus Öl	Aus Karotten	Aus Spinat
30—80%	roh: 1—20% gekocht: 4—60% aus Konserven: 0—57% homogenisiert: 46—63%	roh: bis zu 45% gekocht: 30—85% aus Konserven: 23—75% homogenisiert: 27—49%

Lecithin und andere Emulgatoren verbessern die Ausnutzung beträchtlich. Feine wäßrige Emulsionen können von Mensch und Tier besser ausgenutzt werden als ölige Lösungen[2]. Nach Gaben solcher Emulsionen erscheint das Vitamin nach der Resorption nicht wie üblich in der Lymphe sondern in der Pfortader. Verfütterung von Paraffinölen verschlechtert die Ausnutzung von Carotin und Vitamin A beträchtlich. Paraffinöle sind nämlich gute Lösungsmittel für Carotinoide, werden jedoch praktisch nicht aus dem Darm resorbiert. Infolgedessen entziehen sie dem Organismus die im Darm vorhandenen fettlöslichen Vitamine. Weiterhin wird die Resorption von Carotin durch Mangel an Galle und durch Eiweißarmut der Nahrung gehemmt. Resorptionsfördernd ist die gleichzeitige orale Gabe von Aureomycin, Chloromycetin oder Vitamin B₁₂. Wie Versuche mit ¹⁴C-Carotin gezeigt haben, werden von der Ratte in der Norm etwa 70% des Nahrungscarotins resorbiert, wobei im allgemeinen die Resorption bei den Männchen größer als bei den Weibchen ist.

---

[1] WALD 1943.   [2] SOBEL 1952.

Ester des Vitamin A werden vor der Resorption gespalten, während des Resorptionsprozesses jedoch zum Teil wieder esterifiziert. Zur Resorption von Vitamin A ist die Anwesenheit von Galle nicht unbedingt erforderlich. Galle verbessert den Umfang der Resorption aber deutlich. Vitamin A-Alkohol wird besser ausgenutzt als die Ester. Die Unterschiede sind jedoch nicht bedeutend. Der Vorzug der Ester besteht in einer gegenüber dem Vitamin A-Alkohol besseren Haltbarkeit. Resorbiertes Vitamin A wird wie die anderen fettlöslichen Substanzen auf dem Lymphwege abtransportiert.

Rattenleberhomogenate hydrolysieren den Essigsäure- und Buttersäureester von Vitamin A gut, den Hexansäureester nur gering und die Ester der Octansäure, Decansäure, Laurinsäure, Myristinsäure und Palmitinsäure überhaupt nicht. Die Fähigkeit zur Spaltung der Vitamin A-Ester ist bei normal ernährten und Vitamin A-Mangelratten gleich groß.

Unsere Kenntnisse über die Resorption und Ausnutzung von Vitamin A sind jedoch noch recht mangelhaft. Dies hängt mit den großen experimentellen Schwierigkeiten zusammen, die der Forschung entgegenstehen. Einer der Hauptgründe ist der, daß neben den Provitaminen noch biologisch inaktive Carotinoide in den Lebensmitteln enthalten sind, welche mit den aktiven Substanzen in manchen Bereichen des Vitamin A-Stoffwechsels Konkurrenzen ergeben. Eine weitere Schwierigkeit besteht darin, daß die Verhältnisse bei den einzelnen stereoisomeren Carotinen unterschiedlich gelegen sind. Bei Bilanzversuchen über die Resorption von Carotinoiden ist zu beachten, daß sie im Darm durch Autoxydation oder durch Einwirkung der Darmbakterien zu einem mehr oder minder hohen Prozentsatze zerstört werden können.

Die Umwandlung von Carotin in das Vitamin A vollzieht sich — zum mindesten bei der Ratte — in der Darmschleimhaut. In vitro vermögen Homogenate der Darmschleimhaut Carotin in Vitamin A zu überführen[1]. Ratten resorbieren überhaupt kein unverändertes Carotin. Daher findet man auch in der Leber von Ratten normalerweise überhaupt kein Carotin. Injiziert man aber Ratten Carotin, so vermögen sie es nicht in Vitamin A zu verwandeln und speichern es in der Leber.

Über den Mechanismus der Reaktion ist man nicht unterrichtet. Ursprünglich hatte man angenommen, daß eine Art hydrolytischer Aufspaltung stattfinde, bei der β-Carotin 2 Moleküle Vitamin A liefert:

$$C_{40}H_{56} + 2\,H_2O \rightarrow 2\,C_{20}H_{29}OH.$$

Sorgfältige Untersuchungen über die biologische Aktivität von β-Carotin ergaben, insbesondere bei Versuchen mit niedriger Dosierung, daß nur die Hälfte eines gleichgroßen Gewichtes von Vitamin erreicht wird. Dies deutet darauf hin, daß sich die Umwandlung von Carotin in das Vitamin A vielleicht so vollzieht, daß die eine Hälfte des Carotinmoleküls durch sukzessiven Abbau beseitigt wird. Das folgende Schema gibt die in dieser Beziehung von GLOVER und REDFEARN[1] entwickelten Vorstellungen wieder

β-Carotin
↓

---

[1] GLOVER und REDFEARN 1954.

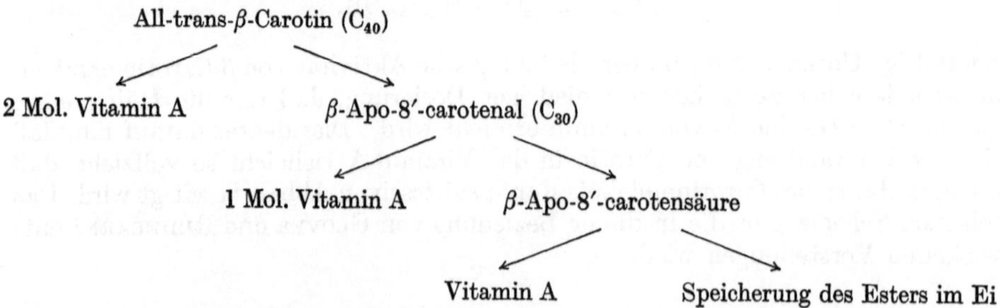

β-Apo-8′-carotenal

↓

β-Apo-10′-carotenal

↓

β-Apo-12′-carotenal

↓

β-Apo-14′-carotenal

↓

Retinin

↓

Vitamin A

Neuerdings wurde von Brubacher u. Mitarb.[1] beim Huhn der folgende Stoffwechselweg nachgewiesen:

All-trans-β-Carotin (C_{40})

2 Mol. Vitamin A   β-Apo-8′-carotenal (C_{30})

1 Mol. Vitamin A   β-Apo-8′-carotensäure

Vitamin A   Speicherung des Esters im Ei

Die Konzentration des Vitamin A in der Blutflüssigkeit ist stark exogen beeinflußbar. Bei der üblichen Ernährung pflegt sie 100—200 IE in 100 ml Plasma zu betragen. Eine unzureichende Zufuhr des Vitamins bedingt ein Absinken der Werte. Wird der Schwellenwert von rund 50 IE/100 ml erreicht oder unterschritten, treten die ersten Symptome des Vitaminmangels, insbesondere

---

[1] Brubacher, Gloor und Wiss 1960.

eine Hemeralopie auf[1]. Bei übergroßen Vitamin A-Zufuhren können sehr hohe Konzentrationen im Plasma erreicht werden. Der höchste bisher beschriebene Wert betrug 2000 γ-%. Er wurde bei einer Frau gemessen, die längere Zeit hindurch täglich 500000 IE Vitamin A aufgenommen hatte[2].

Beim Menschen findet man neben dem Vitamin A noch Carotin im Blut. Die Höhe der Carotinkonzentration im Blut ist jedoch kein Maßstab für die Vitaminversorgung. In der Norm beträgt der Carotinspiegel 50—300 γ-%. Bei hohen Carotinzufuhren kann er 600 γ-% und mehr betragen. In solchen Fällen kommt es häufig zu einer Ablagerung von Carotin in der Haut (Xanthosis). Solche Ablagerungen wurden während der beiden Weltkriege häufiger in Deutschland und England beobachtet, Ursache war der mitunter außerordentlich hohe Verzehr von Karotten. Carotin wird im Plasma ausschließlich durch die Lipoproteide transportiert, ebenso auch Lycopin, und zwar findet es sich in der Fraktion der Lipoproteide niederer Dichte.

Tabelle 9. *Beziehungen zwischen der Höhe der Zufuhr an Vitamin A, der Konzentration im Plasma sowie der Speicherung in Leber und Retina*[3].

Untersuchungen an Ratten. Versuchsdauer 6 Wochen.

Tagesdosis IE	Zahl der Tiere	IE/100 ml Plasma	IE/g Leber	IE/g Retina
0	13	0	0	14
1	11	7	0	—
2	31	14	0	20
10	31	35	0	25
25	16	69	3	20
50	15	100	34	—
100	21	112	113	26
1000	26	110	1270	25

In der Leber können große Mengen an Vitamin A gespeichert werden. In der Leber von Eisbären wurden bis zu 18000 IE je Gramm gefunden.

Über die Verteilung des Vitamins auf die Substrukturen der Leberzellen bei Ratten orientiert die Tabelle 10. Sie zeigt, daß Vitamin A-Alkohol und Vitamin A-Ester eine unterschiedliche Verteilung aufweisen, offenbar weil sie an verschiedene Proteine in der Zelle gebunden werden. Zellkerne und Mitochondrien sind aber in jedem Falle praktisch frei von Vitamin A. Vitamin A-Alkohol und Vitamin A-Ester sind auch im Blutplasma an verschiedene Proteine gebunden. Vielleicht ist diese unterschiedliche Bindung auch die Ursache für die oben erwähnte Tatsache, daß sich die Resorption der beiden

Tabelle 10. *Verteilung des Vitamin A auf die Substrukturen der Rattenleber*[4].

Versuche an Ratten, die längere Zeit hindurch entweder mit dem Vitamin A-Alkohol oder mit Vitamin A-Estern gefüttert worden waren.

Fraktion	Prozent des gesamten Vitamin A-Bestandes	
	Vitamin A-Alkohol	Vitamin A-Ester
Zellkerne . . .	0,5—9,9	0,0—8,8
Mitochondrien .	0,2—4,0	0,0—11,4
Mikrosomen . .	0,9—9,3	10,3—27,3
Cytoplasma . .	0,8—11,4	13,2—31,8
Fettschicht . .	76,0—97,5	22,7—67,8

Substanzen nicht gleich vollzieht. Eine ähnliche Verteilung des Vitamin A auf die Substrukturen der Leberzelle wurde auch bei Hühnern gefunden. 59% des Gesamtbestandes der Leberzelle sind hier in der löslichen Fraktion enthalten[5].

Ratten speichern nach Verfütterung von Vitamin A-Säure kein Vitamin A in der Leber. Offensichtlich vermag die Ratte die Säure weder zu Retinin noch zum Alkohol zu reduzieren. Aus diesem Grunde ist eine Heilung der Hemeralopie durch Gabe der Säure nicht möglich[6].

---

[1] HUME und KREBS 1949.   [2] MASON 1954.
[3] LEWIS, BODANSKY, FALK und Mc GUIRE 1942.   [4] KRINSKY und GANGULY 1953.
[5] COWLISHAW, SØNDERGAARD, PRANGE und DAM 1957.   [6] DOWLING und WALD 1960.

Das Ausmaß der Speicherung des Vitamin A in der Leber ist durch mancherlei Faktoren beeinflußbar. Voraussetzung für eine ausgiebige Speicherung ist eine genügende Versorgung des Organismus mit Eiweiß. Die beste Speicherung wurde bei Ratten mit Casein als Nahrungsprotein erreicht. Eine weitere Voraussetzung für eine umfangreiche Speicherung ist eine gute Resorption des Vitamins. Aus diesem Grunde verschlechtert Cholinmangel die Speicherung. Die Vergrößerung der Speicherung durch Gaben von Tocopherol oder von Vitamin B_{12} kommt vermutlich ebenfalls durch eine Förderung der Resorption zustande[1]. Beim Tocopherol ist daneben auch noch dessen antioxydative und damit das Vitamin A erhaltende Eigenschaft von Wichtigkeit (s. S. 628). Xanthophyll und andere, nicht als Provitamin wirksame, Carotinoide hemmen die Speicherung von Vitamin A in der Leber, wenn sie zusammen mit β-Carotin verfüttert werden. Ursache ist keine Hemmung der Carotinresorption, sondern vermutlich eine Konkurrenz im Sinne von Strukturanalogen in irgendwelchen, gegenwärtig noch nicht bekannten Bereichen des Vitamin A-Stoffwechsels. Zur Erzielung einer ausgiebigen Speicherung von Vitamin A in der Leber ist, wie die Tabelle 9 zeigt, etwa das Zehnfache der Dosis notwendig, die ausreichend ist, um sichtbare Symptome der Avitaminose (Xerophthalmie, Kolpokeratose oder Hemeralopie) zu verhüten.

Tabelle 11. *Verteilung von ^{14}C nach der Verfütterung von ^{14}C-Carotin an Ratten[2].*

Fraktion	Nach 24 Std Prozent des ^{14}C
Carotinfreies Unverseifbares	
der Leber	4,4
des Dünndarms	6,1
aller anderen Organe	20,1
Gesamtunverseifbares (einschl. Carotin) von Faeces und Darminhalt	71,0

Nach der Blockierung des RES durch Injektionen von Thoriumdioxyd oder Trypanblau wird weniger Vitamin A in der Leber gespeichert als in der Norm. Von den gesamten von einem gesunden, erwachsenen Menschen gespeicherten Carotinoiden befinden sich etwa 85% im Depotfett und 10% in der Leber.

Der Organismus vermag in größerem Umfange Vitamin A zu zerstören. Bei Ratten sind nach einer 12 Wochen dauernden Vitamin A-freien Ernährung nur noch 2% des ursprünglichen Gehaltes der Leber an dem Vitamin nachweisbar. Untersuchungen mit Hilfe von ^{14}C-Carotin ergaben, daß Carotin bzw. das daraus entstandene Vitamin A rasch in Substanzen umgewandelt werden, die keinen Carotinoidcharakter mehr haben und sich in der Fraktion des Unverseifbaren vorfinden (Tabelle 11). Nach der Injektion von ^{14}C-Vitamin A atmeten Ratten innerhalb von 24 Std 5,2% der Dosis als $^{14}CO_2$ aus. Rund 6% der Aktivität fand sich in den Fettsäuren von Leber und Darm. Die Hauptspeicherungsstätte des Vitamins war (wie zu erwarten) die Leber. Relativ viel der Aktivität (1,94% der Dosis) wurde in der Haut gefunden. 22,15% der Aktivität wurden im Kot, 11,7% im Harn in Form von wasserlöslichen Verbindungen ausgeschieden[3]. Nach Verfütterung von ^{14}C-Carotin atmeten Ratten im Verlaufe von 28 Std 11,7% der Dosis in Form von $^{14}CO_2$ aus.

Das nur in Pflanzen vorkommende Enzym Lipoxydase, das auf Polyensäuren einwirkt, oxydiert in einer gekoppelten Reaktion in Gegenwart von Polyensäuren auch Carotin bzw. Vitamin A. Obwohl im tierischen Organismus Lipoxydase nicht enthalten ist, muß man annehmen, daß trotzdem hier ähnliche Oxydationen vorkommen. Es ist wahrscheinlich, daß diese durch Eisen-Porphyrin-

---

[1] High und Wilson 1953.   [2] Krause, Coover und Powell 1954.
[3] Wolf, Kahn und Johnson 1957.

verbindungen und auch andere Substanzen, die im Sinne eines Katalysators wirken können, bedingt sind. Solche Reaktionen kommen auch im Verdauungstrakt vor. Verfütterung von oxydierten Fettsäuren bzw. Fetten verschlechtert die Vitamin A-Bilanz infolge Zerstörung des Vitamins. Tocopherol verleiht dem Vitamin A einen Schutz und verhindert als Antioxydans sowohl die enzymatische als auch die nichtenzymatische Oxydation des Vitamins. Auch die Gegenwart von biologisch inaktiven Carotinoiden wie z. B. Xanthophyll wirkt sich im Sinne eines Schutzes für das Vitamin A aus. Ursache ist eine Substratkonkurrenz bei den erwähnten oxydativen Prozessen. Außer β-Carotin wurden in Serum, Depotfett und Aorta des Menschen noch γ-Carotin, Kryptoxanthin, Prolycopin und ein Gemisch isomerer Lycopine nachgewiesen[1]. Offensichtlich werden Carotinoide in unspezifischer Weise vom Menschen resorbiert und gespeichert.

Neuere Befunde haben die Frage aufgeworfen, ob der tierische Organismus nicht in der Lage ist, wenigstens kleinere Mengen an Vitamin A selber zu bilden. Nach der Injektion von 2-^{14}C-Acetat an Ratten wurde aus der Leber radioaktives Vitamin isoliert[2]. Entweder wurde Acetat in Vitamin A eingebaut, oder es fand ein Austausch statt, oder die Ratte vermag kleinere Mengen an Vitamin A zu synthetisieren. Welche der 3 Möglichkeiten zutrifft, läßt sich gegenwärtig nicht entscheiden.

Vitamin A-Mangel und Vitamin A-Bedarf.

Das auffallendste Symptom der Mangels an Vitamin A ist eine Veränderung der Epithelzellen. Die sichtbaren Veränderungen bestehen in Atrophie, reparativer Proliferation der Basalzellen, Wachstum und Differenzierung der neuen Zellen in ein verhornendes Epithel. Im einzelnen lassen sich die folgenden Erscheinungen beobachten:

Am Auge. Die Corneazellen verhornen (Keratomalacie). Diese Verhornung bedingt Ulcerationen und Perforationen, die zu einem Verlust des Auges Anlaß geben können. Auch die Zellen der Conjunctiven verhornen. Gleichzeitig tritt eine Verminderung der Tränensekretion auf, da die Epithelzellen der Tränendrüsen gleichfalls in Mitleidenschaft gezogen sind. Hierdurch kommt es, verbunden mit der erwähnten Verhornung, zu einer Austrocknung (Xerosis, Xerophthalmie) der Conjunctiven. Dies ist ein früh auftretendes und leicht sichtbares Symptom, so daß es mit am häufigsten als Kriterium bei der biologischen Bestimmung des Vitamin A verwendet worden ist. Bei längerem Mangel an Vitamin A treten häufig verdickte, pigmentierte Stellen auf der Conjunctiva auf, die sog. „Bitotschen Flecken". Die Beeinträchtigung der Meibomschen Drüsen verursacht nicht selten das Auftreten von Chalazien.

Am Respirationstrakt. An der Nase rückt die Grenze zwischen Haut und Schleimhaut nach oben. Die Nasenschleimhaut wird trocken und rissig. Nicht allzu selten wird das Riechvermögen beeinträchtigt. Die Metaplasie der Schleimhautzellen verursacht Heiserkeit. In demselben Sinne wird auch die Schleimhaut der Trachea verändert, was zu einem erhöhten Angehen von Infektionen Anlaß gibt. Bronchitiden und Bronchopneumonien sind daher nicht selten sekundäre Folgen des Mangels an Vitamin A.

Am Verdauungstrakt. An den Lippen wird die Schleimhautgrenze nach innen zu verschoben. Die Veränderungen der Mundschleimhaut bedingen ein leichtes Angehen von Stomatitiden. Da auch die Epithelzellen der Speicheldrüsen befallen sind, läßt die Speichelsekretion nach, was die erwähnten Symptome noch akzentuiert. Die Beteiligung der Magenschleimhaut gibt sich in einer ver-

---

[1] BLANKENHORN 1957.   [2] KRAUSE und SANDERS 1956.

minderten Salzsäuresekretion leicht zu erkennen. Die Funktionsstörungen der Darmschleimhaut bedingen Störungen der Resorption und verursachen Durchfälle. Die Veränderungen der Epithelzellen der Gallengänge äußern sich in einer Tendenz zur Entstehung von Gallensteinen.

Am Urogenitaltrakt. Auch hier verursachen die Epithelveränderungen eine Neigung zu Konkrementbildungen. In der Blase ist eine reichliche Abschilferung von Epithelzellen zu beobachten. Epithelveränderungen finden sich ferner in den Tuben, im Uterus und in der Vagina. Die Verhornung der Vagina (Kolpokeratose), die besonders bei Nagetieren auffallend ist und schon früh auftritt, ist ein vielgebrauchter Test bei der biologischen Bestimmung des Vitamin A. In den Sexualdrüsen treten Veränderungen auf, die denen im Vitamin E-Mangel ähnlich sehen, sich aber durch die rasche Reversibilität von diesen unterscheiden.

Am hämatopoetischen Apparat. Knochenmarksveränderungen im Sinne einer Atrophie oder auch Hyperplasie werden nur bei schwerstem Mangel an Vitamin A beobachtet. Beim Menschen bedingt der Mangel an Vitamin A beinahe regelmäßig das Auftreten einer leichten hypochromen Anämie. Auch Veränderungen des weißen Blutbildes als Folgen des Mangels an Vitamin A sind schon beschrieben worden.

An der Haut. Die Haut zeigt Hyperkeratosen und Parakeratosen. Da ihre Rückbildung nach Gaben von Vitamin A einige Monate dauert, kann man durch sie einen überstandenen schweren Mangel an Vitamin A noch nach längerer Zeit feststellen. Die Tätigkeit der Talgdrüsen ist gestört, die Haare werden glanzlos und trocken.

An Knochen und Zähnen. Da die Odontoblasten in ihrer Tätigkeit beeinträchtigt sind, findet man eine Störung in der Zahnentwicklung. Die Folge sind Veränderungen an Dentin und Schmelz. Die A-Avitaminose hat keinen Einfluß auf das fertige Skelet. Dagegen bewirkt ein Mangel an Vitamin A bei jungen Tieren eine schwere Wachstumsstörung der Knochen. Bei Hunden beobachtet man eine Strukturveränderung der Knochen im Sinne eines übermäßigen Dickenwachstums. Dies bedingt, daß die aus dem Gehirn und aus dem Rückenmark austretenden Nerven durch Verengerung der Foramina Kompressionen erleiden. Beim Menschen werden diese Knochenveränderungen jedoch nicht beobachtet. Die Störungen im Knochenwachstum sind in erster Linie auf eine Beeinträchtigung der Bildung der organischen Knochenmatrix zurückzuführen.

Auftreten von Mißbildungen. Bei trächtigen Tieren hat der Vitamin A-Mangel besonders schwere Folgen. Eine völlig Vitamin A-freie Nahrung führt zum Tod und zur Resorption der Feten. Bei einem weniger schweren Mangel treten Mißbildungen der sich entwickelnden Feten auf. Am häufigsten sind Augenmißbildungen, ja Fehlen der Augen, ferner die Ausbildung von Gaumenspalten, Verlagerungen der Niere sowie Anomalien des Skelets. Schwere und Häufigkeit der Mißbildungen werden um so geringer, je früher den Muttertieren ausreichende Mengen an Vitamin A zur Verfügung gestellt werden.

Hemeralopie. Das früheste Symptom der A-Avitaminose ist die Hemeralopie. Die durch sie bedingte Erhöhung der Reizschwelle für Lichteindrücke und die Verlangsamung der Adaptation lassen sich objektiv meßbar machen. Aus diesem Grunde ist schon ein leichter Vitamin A-Mangel eindeutig objektivierbar. Bei der Bewertung der in Adaptometern gemessenen Werte ist allerdings zu berücksichtigen, daß die Variationsbreite der Adaptometermessungen bei ausreichend mit Vitamin A versorgten Menschen relativ groß ist, und daß es auch Formen der Hemeralopie gibt, die nicht durch einen Mangel an Vitamin A bedingt sind.

Wachstumsstörungen. Im Tierversuch ist ein auffallendes und daher häufig als biologischer Test auf Vitamin A benütztes Symptom die durch eine Avitaminose bedingte Wachstumsverzögerung. Außerdem bedingt eine unzureichende Zufuhr an Vitamin A eine Verkürzung der Lebensdauer (Tabelle 12).

Über den Bedarf des Menschen an Vitamin A ist man auf Grund zweier langfristiger Versuche über den experimentellen Mangel an diesem Vitamin verhältnismäßig gut orientiert [1,2].

Der in England durchgeführte Versuch [1] umfaßte 23 Versuchspersonen, die über 2 Jahre hindurch beobachtet wurden. Die an Vitamin A völlig freie und im Tag nur etwa 70 IE Carotin enthaltende Nahrung führte nur zu bemerkenswert geringen Ausfallserscheinungen, was dadurch bedingt war, daß die Versuchspersonen den Versuch in bestem Ernährungszustand und mit großen Vitaminreserven begonnen hatten. Die Ernährung mit der erwähnten Diät verursachte ein rasches Absinken der Carotinwerte im Blut auf außerordentlich niedere Werte. Dagegen nahm die Vitamin A-Konzentration im Blut nur langsam ab. Veränderungen der Adaptometerwerte im Sinne einer Hemeralopie wurden erst beobachtet, wenn der Vitamin A-Spiegel im Blut unter 50 IE/100 ml abgefallen war, was 20 Monate und länger der A-freien Ernährung erforderte. Jedoch wurde eine Hemeralopie nur bei 2 Versuchspersonen beobachtet. An den Conjunctiven ließen sich keine abnormen Befunde erheben. Einige Versuchspersonen wiesen eine follikuläre Hyperkeratose der Haut auf. Ob diese jedoch ursächlich mit dem Versuch in Zusammenhang zu bringen ist, erscheint zweifelhaft. Die in dem Versuch von WAGNER [2] beobachteten Gewichtsstürze, Thrombopenie und anderweitigen Symptome wurden vermißt.

Tabelle 12. *Höhe der Zufuhr an Vitamin A und Lebensdauer bei Ratten* [3].

Tägliche Zufuhr an Vitamin A IE je 100 g Körpergewicht	Durchschnittliche Lebensdauer (Tage)
1	80 ± 2
2	234 ± 18
4	521 ± 28
20	649 ± 30

Die Zufuhr von 1300 IE Vitamin A bewirkte eine langsame Verbesserung der Dunkeladaptation und erlaubte ein Ansteigen der Vitamin A-Werte im Plasma. Zur Erzielung eines normalen Vitamin A-Spiegels im Blut (100 IE/100 ml und darüber) war jedoch die Zufuhr wesentlich größerer Vitamindosen erforderlich. In dem Kommissionsbericht wird als unterste wünschenswerte Zufuhr eine Aufnahme von 3000 IE im Tag vorgeschlagen. Unter Einkalkulierung der Ausnutzungsverluste müßte, um eine tatsächliche Aufnahme von 3000 IE

Tabelle 13. *Der Vitamin A-Bedarf von Ratten auf Grund verschiedener Kriterien.*

Test	IE/kg Körpergewicht Tag
Xerophthalmie, Kolpokeratose	20
Speicherung von Vitamin A in der Leber . .	50—135
Wachstum	80—100
Lebensdauer, Fortpflanzung	100—400

Vitamin A zu garantieren, eine Zufuhr von 12000 IE in Form von gekochten Karotten, 7500 IE in Form von Spinat oder Kraut, 5500 IE in Form von homogenisierten Karotten oder 4000 IE in Form einer öligen Lösung von β-Carotin stattfinden.

Auf Grund aller vorliegenden Erfahrungen haben die Deutsche Gesellschaft für Ernährung und der Food and Nutrition Board des National Research Council der USA eine Aufnahme von 5000 IE für den erwachsenen Menschen als wünschenswert empfohlen. Näheres siehe in Tabelle 3, S. 595. Diese 5000 IE beziehen sich auf die Summe von Vitamin A und Carotin, wobei mindestens 1000 IE in Form des Vitamin A als solchem zugeführt werden sollten.

Belastungen des Organismus physiologischer Art (schwere körperliche Arbeit, Hitze, Kälte, Gravidität usw.), ferner Krankheiten steigern den Bedarf an Vitamin A.

Die Tabelle 13 unterrichtet über den Vitamin A-Bedarf von Ratten. Wie man sieht, sind zur Verhütung bzw. Heilung von handgreiflichen Symptomen

---

[1] HUME und KREBS 1949.   [2] WAGNER 1940.   [3] H. E. PAUL und M. F. PAUL 1946.

(Xerophthalmie, Kolpokeratose) relativ geringe Mengen an Vitamin ausreichend. Zur Erzielung optimaler Lebensbedingungen, erfaßbar im Test der Beobachtung der Lebensdauer und der Fortpflanzung, sind jedoch wesentlich höhere Zufuhren notwendig. Dies trifft nicht nur für das Vitamin A, sondern auch für die anderen Vitamine zu.

Der Vitamin A-Bedarf von Kaninchen wurde unter Verwendung des Leberspeicherungstestes zu 85 IE/kg Körpergewicht/Tag bestimmt, der von Hunden zu 50.

Vitamin A-Hypervitaminose.

Die Verabreichung von sehr großen Dosen Vitamin A per os oder durch Injektion verursacht bei Mensch und Tier schwere Störungen. Bei Ratten werden bei chronischen Gaben stark überhöhter Dosen die folgenden Symptome beobachtet[1]:

Wachstumsstörungen bis zu Gewichtsverlusten und fortschreitender Kachexie.

Trophische Störungen der Epithelzellen der Haut, Epithelverdickungen, lokalisierter Haarausfall, mattes Aussehen der Haare.

Spontanfrakturen der Knochen, insbesondere von Tibia und Femur. Vermehrte Tätigkeit der Osteoclasten und eine verminderte der Osteoblasten. Beschleunigung des Längenwachstums, Verzögerung des Breitenwachstums und eine dadurch bedingte Verdünnung der Cortex.

Schon nach einer 5 Tage dauernden, sehr hohen Zufuhr an Vitamin A lassen sich bei Ratten histologisch nachweisbare Veränderungen der Epiphysenknorpel (Verdünnung des Knorpels, hoher Fettgehalt der Chondroblasten) und eine beschleunigte Verkalkung feststellen.

Subcutane und intramuskuläre Hämorrhagien.

Entzündungen der Schleimhäute wie z. B. Rhinitis, Enteritis, Conjunctivitis.

Hypochrome Anämie mit hyperplastischem Knochenmark.

Verlängerte Blutgerinnungszeit infolge einer Hypoprothrombinämie.

Histologische Befunde: Atrophie vieler Organe, Ablagerung von Fett in den Kupfferschen Sternzellen der Leber, fettige Degeneration von Herz und Nieren, Glomerulonephritis.

Bei einer lokalen Applikation großer Dosen von Vitamin A auf die Haut reagiert diese mit verminderter Verhornung und einer Hypertrophie der Papillen und Capillaren.

Die charakteristischsten Symptome sind die Spontanfrakturen und die Hämorrhagien.

An Stoffwechselstörungen wurden bei der A-Hypervitaminose nachgewiesen: Verminderung des Grundumsatzes, Vermehrung der Ausscheidung der neutralen 17-Ketosteroide im Harn, Abnahme des Sauerstoffverbrauchs von Leberschnitten, Abnahme des Leberglykogens, sowie eine Verringerung von Glucoseaufnahme und Glykogenbildung durch den Muskel.

Die unterste Dosierung, bei der sich bei Ratten Symptome der Hypervitaminose erzeugen lassen, beträgt bei subcutaner Injektion 50000 IE für die akute toxische Wirkung. Die zur Hervorrufung von Symptomen im chronischen Versuch bei Gaben per os erforderlichen Dosen hängen stark vom Lebensalter der Ratten ab. Für junge Tiere ist die untere Grenze bei einer täglichen Verabreichung von 10000—15000 IE gelegen. Gaben von 20000—25000 IE pro Tier und Tag können schon letal wirken. Für ältere Tiere liegt die Schwellendosis für das Auftreten einer Hypervitaminose bei etwa 25000 IE je Tier und Tag. Zufuhren von über 50000 IE im Tag können letal wirken.

A-Hypervitaminosen sind auch schon beim Menschen beobachtet worden. 1—3jährige Kinder zeigten bei wochenlang oder monatelang fortgesetzter Verabreichung von 100000 IE im Tag oder darüber Symptome einer Hypervitaminose. Akute toxische Erscheinungen wurden bei Erwachsenen nach einmaliger Aufnahme von 5000000—7500000 IE gesehen. Manche Menschen reagieren schon

---

[1] Nieman und Obrink 1954.

auf die Aufnahme von 40000 IE mit Unpäßlichkeit. Die Empfindlichkeit gegenüber großen Dosen von Vitamin A ist erheblich unterschiedlich[1].

Bei der Hypervitaminose werden außerordentlich hohe Konzentrationen an Vitamin A in der Leber und im Plasma beobachtet, die das 20fache und mehr der Norm betragen können.

Dagegen lassen sich selbst durch langfristige Verabreichung außerordentlich hoher Dosen von β-Carotin, Lycopin, 7,7'-Dihydro-β-carotin oder Bixin keine Symptome einer Hypervitaminose erzeugen[2]. Dieser Befund ist im Zusammenhange mit dem Problem der Vitaminierung bzw. Färbung von Margarine oder anderen Fetten von großer praktischer Bedeutung.

Vitamin D.
Chemie.

Die D-Vitamine entstehen durch Bestrahlung der entsprechenden Provitamine mit UV-Licht. Eine Übersicht über die wichtigsten D-Vitamine und ihre biologische Aktivität vermittelt die Tabelle 14.

Weiterhin ergeben noch die folgenden Substanzen bei UV-Bestrahlung im Sinne von D-Vitaminen aktive Substanzen: 7-Dehydrocampisterin, epi-7-Dehydrocholesterin, 5,7-Norcholstadien-3 β-ol, $\Delta^{5,7}$-Androstadien-3,17-diol.

Tabelle 14.

Provitamin	Vitamin	Relative Wirksamkeit	
		Ratte	Küken
Ergosterin.	D_2	100	100
7-Dehydrocholesterin .	D_3	100	2500
22-Dihydroergosterin .	D_4	10	200
7-Dehydrositosterin .	D_5	3,5	—

Die Umwandlung der Provitamine in die Vitamine ist eine komplizierte Reaktion, bei der ein Gemisch verschiedener Substanzen entsteht. Bei der Bildung von Vitamin D_2 aus Ergosterin läuft die folgende Reaktionskette ab:

Ergosterin → Lumisterin → Tachysterin → Vitamin D_2 ⟶ Toxisterin / Suprasterin I / Suprasterin

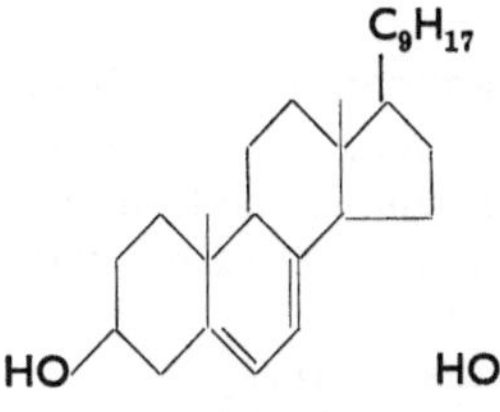

Ergosterin 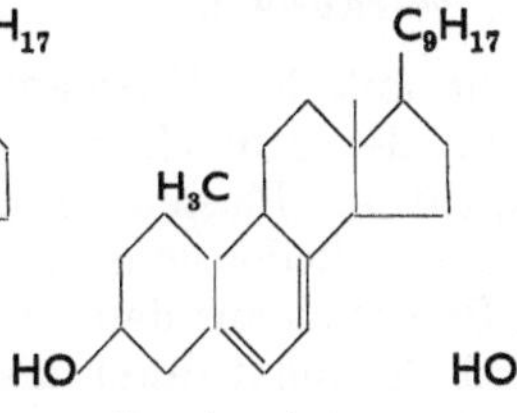 — Lumisterin 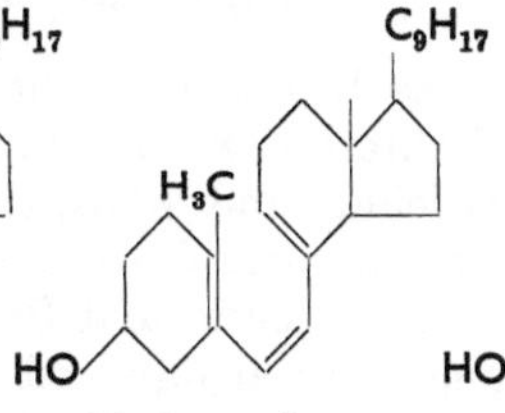 — Tachysterin 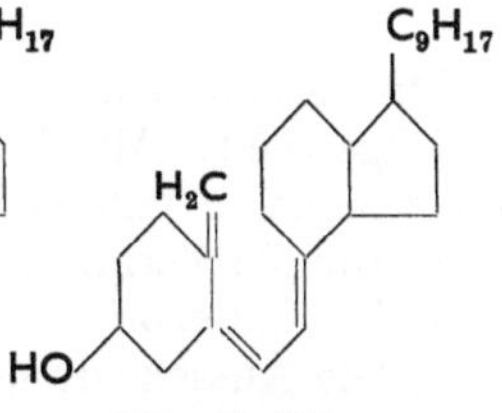 — Vitamin D_2 (Ergocalciferol)

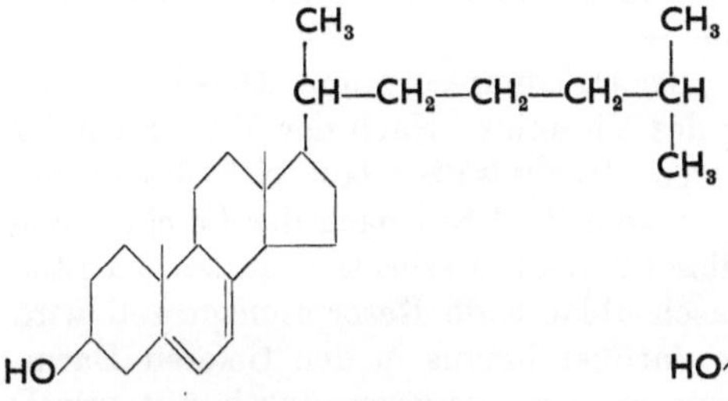

7-Dehydrocholesterin 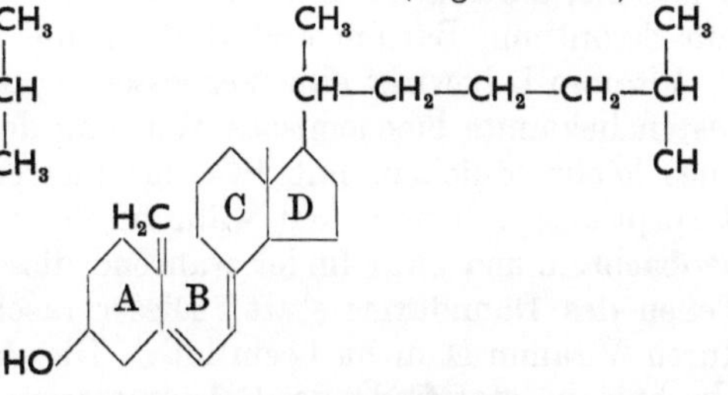 — Vitamin D_3 (Cholecalciferol)

<hr>

[1] SEBRELL jr. und HARRIS 1954.
[2] ZBINDEN und STUDER 1958, BAGDON, ZBINDEN und STUDER 1960.

Voraussetzung für die antirachitische Wirkung ist die Aufspaltung des Ringes B. Erst durch die Aufspaltung des Ringes ist aber auch eine toxische Wirkung möglich. Die antirachitische Wirkung ist weiterhin noch an das Vorhandensein einer OH-Gruppe gebunden, ferner daran, daß in dem noch 3 Ringe umfassenden Kohlenstoffskelet drei konjugierte Doppelbindungen in einer bestimmten Lage vorhanden sind. Substanzen, die zwei oder drei konjugierte Doppelbindungen enthalten, wirken toxisch. Bezüglich der Beziehungen zwischen chemischer Konstitution und biologischer Wirkung im Bereich der D-Vitamine und verwandter Substanzen sei auf die Monographie von Lettré, Inhoffen und Tschesche[1] und die Arbeit von Inhoffen und Irmscher[2] verwiesen.

Eine internationale Einheit Vitamin D war früher als die Wirkung von 0,025 γ kristallisiertem Vitamin D_2, gelöst in 1 mg Olivenöl, definiert. 1949 wurde ein neuer Standard geschaffen. Heute entspricht 1 IE Vitamin D 0,025 γ kristallisiertem Vitamin D_3.

Das eigentliche physiologische D-Vitamin ist das Vitamin D_3, das auch praktisch allein als fertiges Vitamin in der Natur angetroffen wird. Besonders vitaminreich sind die Leberöle bestimmter Fische. In manchen Fischölen werden aber neben D_3 auch kleinere Mengen D_2 gefunden (s. S. 623).

Da die Bestimmung von Vitamin D auf chemischem Wege auch heute noch auf große Schwierigkeiten stößt, greift man zumeist auf den biologischen Test zurück. Am meisten verwendet wird der „Line-Test". Im Prinzip wird er folgendermaßen ausgeführt: Man füttert 3 Gruppen von Ratten mit einer rachitogenen Diätform, bis sie rachitisch geworden sind. Dann werden sie 10—14 Tage weiter mit dieser Diätform gefüttert, wobei die eine Gruppe als Zulage die zu untersuchende Probe erhält, eine andere ein Vitamin D-Standardpräparat zugelegt bekommt und die dritte Gruppe ohne Zulage als Kontrolle dient. Die Kontrolltiere müssen rachitisch bleiben. Als Test für die Heilung dient die Breite der Epiphysenfuge, die normalerweise schmal und scharf begrenzt ist, während sie bei der Rachitis, je nach Schwere des Krankheitsbildes, verbreitert und unscharf begrenzt erscheint. Die Epiphysenlinie kann entweder im Röntgenbild direkt sichtbar gemacht werden oder nach Herauspräparieren des Knochens (zumeist Tibia oder Femur) und Herstellung von Längsschnitten durch Behandlung mit Silbernitrat. Die verkalkten Bezirke färben sich durch Bildung von Silberphosphat schwarz.

Biochemische Wirkungen.

Die Mineralphase des Knochens steht mit den Plasmamineralien in einem Gleichgewicht. Alle Faktoren, welche mit der Aufrechterhaltung der normalen Konzentration von Calcium und Phosphat im Plasma verknüpft sind, haben daher für die Verknöcherung des Skelets eine Bedeutung. Die wichtigsten sind:

1. Die Resorption von Calcium und Phosphat aus dem Darm.

2. Die Ausscheidung von Calcium und Phosphat durch die Niere.

3. Die Ablagerung von Calcium und Phosphat in die organische Matrix des Knochens, der sog. „lokale Faktor". Vitamin D verstärkt auch die Ablagerung von Strontium, Barium und Radium im Skelet.

Vitamin D bewirkt eine Verbesserung der Calciumresorption. Dies ist die am besten bekannte biochemische Wirkung des Vitamins. Nach der Verabreichung eines leicht löslichen, mit ^{45}Ca markierten Calciumsalzes läßt sich die größte Resorptionsgeschwindigkeit während der ersten 2—4 Std nach der Calciumgabe beobachten, und zwar findet während dieser Zeit die Resorption in den obersten Teilen des Dünndarms statt. Dieser rasch ablaufende Resorptionsprozeß wird durch Vitamin D nicht beeinflußt. Die darüber hinaus in den tieferen Darmabschnitten stattfindende Calciumresorption wird dagegen durch Vitamin D stark verbessert. Vitamin D begünstigt die Calciumresorption in erster Linie

[1] Lettré, Inhoffen und Tschesche 1954.   [2] Inhoffen und Irmscher 1959.

dann, wenn die Bedingungen zur Resorption ungünstig sind. Der Vitamin D-Effekt tritt daher auch am stärksten in Erscheinung, wenn schlecht lösliche bzw. schlecht resorbierbare Calciumsalze gegeben werden. Durch tryptische Verdauung von Casein entstehende Phosphopeptide begünstigen die Resorption von Calcium, auch hier wird die Resorption noch durch Vitamin D gefördert. In vitro läßt sich in der Wand des oberen Dünndarms ein aktiver, durch Vitamin D stimulierter, von der oxydativen Phosphorylierung abhängiger Transport von Ca^{++} von der Mucosa- zur Serosaseite nachweisen. Durch die verbesserte Resorption des Calciums wird die Bilanz an diesem Mineralstoff sowie auch die von Phosphat verbessert. Ein Zahlenbeispiel zeigt die Tabelle 15. Vitamin D bewirkt aber auch eine vermehrte Speicherung von Elementen, die sich ähnlich verhalten wie Calcium, nämlich Strontium, Barium und Radium.

Tabelle 15. *Verbesserung der Bilanz von Calcium und Phosphat durch Vitamin D bei der Rachitis[1].*

Versuchsperiode	Calcium (g)			Phosphat (g)			Blut-P mg%
	Aufnahme	Harn	Kot	Aufnahme	Harn	Kot	
Vorher......	1,09	0,04	1,15	1,27	0,71	0,57	2,1
Nach Gaben von D							
I. Quartal ..	0,95	0,16	0,12	1,14	0,64	0,13	5,1
II. Quartal ..	0,94	0,01	0,13	1,08	0,54	0,07	4,5
III. Quartal ..	1,14	0,02	0,16	1,27	0,64	0,14	4,7
IV. Quartal ..	1,02	0,06	0,34	1,31	0,67	0,25	3,9

In einer 18 Monate bei einer optimalen Diät an Ratten durchgeführten Untersuchung zeigte Vitamin D nur während der ersten 21 Wochen einen unmittelbaren Einfluß auf die Calciumresorption. Hierbei bewirkten die Vitamingaben ein etwas größeres Körpergewicht und etwas dichtere Knochen als bei den Kontrolltieren[2]. Die Calciumresorption bleibt jedoch bei den Ratten ihr ganzes Leben hindurch einer Regulation unterworfen, und zwar durch Vitamin D zusammen mit einem endogenen Faktor, über dessen Natur man gegenwärtig noch nicht unterrichtet ist. Vitamin D ist jedoch der primäre Faktor, ohne den der andere, endogene gar nicht in Aktion treten kann.

Unter dem Einfluß von Vitamin D wird auch die Resorption von Phosphat verbessert. Zumeist wird jedoch angenommen, daß dies nur ein sekundärer Effekt des Vitamin D sei. Beispielsweise bewirkt bei einer unzureichenden Calciumzufuhr Vitamin D eine deutliche Verbesserung der Phosphatresorption, während dies bei einem hohen Quotienten Ca:P nicht der Fall ist. Vielleicht ist der erwähnte Effekt nur dadurch bedingt, daß durch die erwähnte Verbesserung der Calciumversorgung infolge einer erhöhten Resorption sekundär auch die von Phosphat gesteigert wird, weil in diesem Versuch durch die vergrößerte Calciumversorgung die Lebensbedingungen ganz allgemein günstiger gestaltet wurden. Einen eindeutigen Effekt hat Vitamin D auf die Verwertung des Phosphats von Phytin. Die Ursache ist, daß unter dem Einfluß des Vitamins die Aktivität der Phytase im Darm auf das Doppelte gesteigert wird[3].

Vitamin D hat einen deutlichen Einfluß auf die Phosphatausscheidung durch die Niere. Fehlen von Vitamin D bewirkt eine Vermehrung der Phosphatausscheidung infolge einer verminderten Reabsorption in den Tubuli. Die Hypophosphatämie, welche zumeist ein Frühsymptom der Rachitis ist, beruht hierauf. Gaben von Vitamin D bewirken das Umgekehrte, eine Verminderung der Phosphatausscheidung und Vergrößerung der Reabsorption. Bei nebenschilddrüsenlosen Tieren hat das Vitamin D jedoch eine andere Wirkung, bei

---

[1] MCCANCE, zit. nach NICOLAYSEN und EEG-LARSEN 1953.
[2] HAAVALDSEN und NICOLAYSEN 1956.   [3] STEENBOCK, KRIEGER, WIST und PILEGGI 1953.

ihnen vergrößert es die Ausscheidung von Phosphat durch die Niere. Die aufgeführten Befunde zeigen, daß die günstige Wirkung des Vitamin D auf die Phosphatbilanz indirekt zustande kommt, und daß der primäre Effekt in einer Hemmung der Nebenschilddrüsenfunktion besteht. Die Hemmung der Nebenschilddrüsen ist als Gegenregulation infolge der drohenden Steigerung des Blutcalciumspiegels aufzufassen, die durch die Verbesserung der Calciumresorption sonst entstehen würde.

Die verschiedenen Beeinflussungen des Mineralhaushaltes durch Vitamin D sind übersichtlich in dem folgenden Schema zusammengestellt:

Beziehungen zwischen Calcium und Phosphorsäure beim wachsenden Organismus [1].

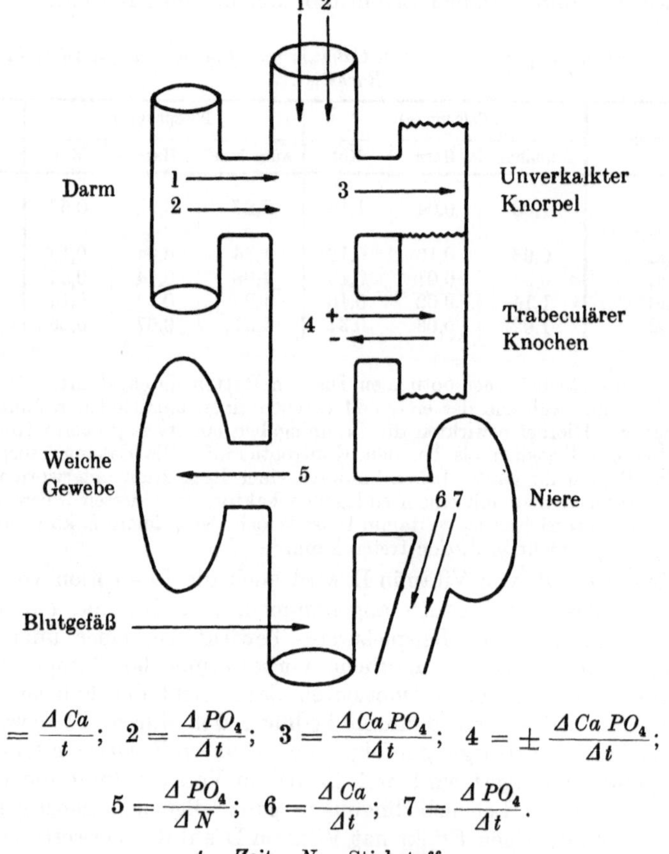

$$1 = \frac{\Delta\,Ca}{t}; \quad 2 = \frac{\Delta\,PO_4}{\Delta t}; \quad 3 = \frac{\Delta\,Ca\,PO_4}{\Delta t}; \quad 4 = \pm\,\frac{\Delta\,Ca\,PO_4}{\Delta t};$$

$$5 = \frac{\Delta\,PO_4}{\Delta N}; \quad 6 = \frac{\Delta\,Ca}{\Delta t}; \quad 7 = \frac{\Delta\,PO_4}{\Delta t}.$$

$$t = \text{Zeit}; \quad N = \text{Stickstoff}.$$

	Bei der experimentellen Rattenrachitis	Nach Gaben von Vitamin D
1	beträchtlich	verdoppelt
2	sehr klein	wesentlich vergrößert
3	praktisch 0	beträchtlich
4	praktisch 0	vermehrt
5	begrenzt durch 2	leicht vermehrt
6	etwa 1 entsprechend	leicht vermehrt infolge der bedeutenden Vergrößerung von 1
7	zu vernachlässigen	zu vernachlässigen

---

[1] NICOLAYSEN und EEG-LARSEN 1953.

Füttert man Ratten mit einer Diät, die sehr arm an Calcium ist (0,018% im Futter) und wechselnde Mengen (zwischen 0,016 und 1,68%) Phosphat enthält, so ist das Wachstum der Tiere außerordentlich kümmerlich. Viele Tiere sterben innerhalb weniger Wochen an Durchfällen und an Tetanie[1]. Zulagen an Vitamin D wirken sich dann in einem verbesserten Wachstum und Verhinderung der Todesfälle an Tetanie aus. Während ohne Zulagen an Vitamin D der P-Gehalt des Plasmas bei einer hohen P-Zufuhr auf sehr hohe Werte (11,2 bis 14,9 mg-%) anstieg, war dies nach Gaben von Vitamin D nicht der Fall. Trotz der Gaben von Vitamin D wurde aber praktisch kein Calcium in das Skelet eingelagert. In diesem Versuch ließ sich sogar ganz im Gegenteil beobachten, daß die Calciumablagerung im Skelet um so besser war, je schlechter die Tiere wuchsen. Das Vitamin D stimuliert offensichtlich in dieser Versuchsanordnung in erster Linie das Wachstum der weichen Gewebe und stellt diesen das Calcium zur Verfügung. Bei sehr P-armen Diätformen hat Vitamin D jedoch den gerade entgegengesetzten Effekt. Hier bewirkt es einen Abzug von Phosphat aus den weichen Geweben zugunsten einer Ablagerung im Skelet und verursacht hierdurch eine bessere Verkalkung des Skelets, verbunden mit einer allgemeinen Wachstumshemmung des Tieres.

Über den lokalen Faktor bei der Verkalkung des Knochens ist man gegenwärtig nur mangelhaft orientiert. Daß ein solcher bestehen muß, geht allein schon daraus hervor, daß Calciumphosphat nicht in jedes beliebige Gewebe, sondern nur in die organische Knochenmatrix abgelagert wird. Die Ablagerung von Calciumphosphat ist kein rein nach physikochemischen Gesetzen verlaufender, passiver Prozeß, sondern ein auf einer aktiven Stoffwechselleistung der Zellen beruhender. Die gegenwärtigen Kenntnisse über die sich hierbei abspielenden Prozesse lassen sich durch das folgende, stark vereinfachte Schema wiedergeben:

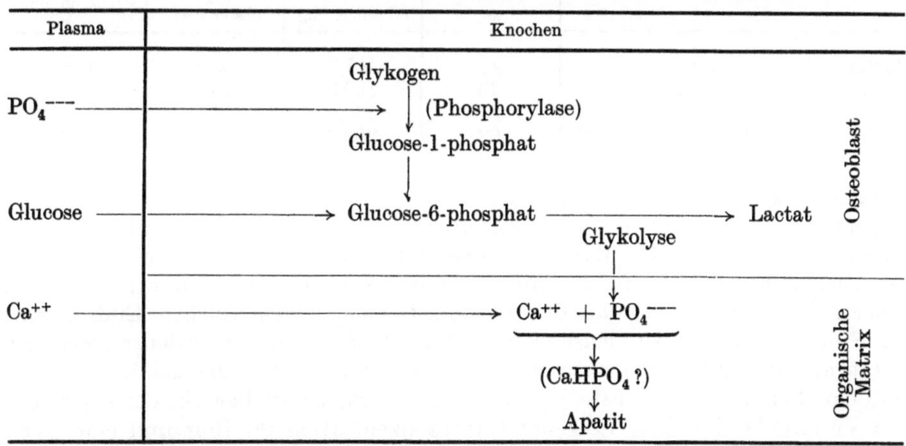

Das im Plasma in nur niederer Konzentration enthaltene Phosphat wird durch die sich in den Osteoblasten abspielende Glykogenolyse und Glykolyse, vielleicht auch durch sich noch daran anschließende, bisher in ihrer Bedeutung nicht erkannte Transphosphorylierungen gewissermaßen konzentriert. Eintrittspforte für das Phosphat in dieses System ist vorwiegend die Phosphorylase-Reaktion. Oxydative Prozesse spielen vermutlich für den Verkalkungsprozeß keine Rolle, jedenfalls wird in Versuchen in vitro die Verkalkung bei Blockierung der Atmung oder durch Entkopplung der oxydativen Phosphorylierung nicht gestört. Die Beteiligung des Stoffwechsels der Osteoblasten an dem Verkalkungsprozeß geht in erster Linie aus Versuchen in vitro an verkalkenden Knochenspänen hervor.

Ohne Zweifel sind bei diesen in dem obigen Schema wiedergegebenen Stoffwechselprozessen Phosphatasen maßgebend beteiligt. ZETTERSTRÖM und LJUNG-GREEN[2] nehmen an, daß die Hauptwirkung des Vitamin D darin bestehe, daß

---

[1] STEENBOCK und HERTING 1955.   [2] ZETTERSTROEM und LJUNGGREEN 1951.

es die alkalische Phosphatase fördere. Sie sehen das Wesen der Rachitis in einer Hemmung der alkalischen Phosphatase in der Darmwand, in der Niere und im Knochen, was eine Hemmung der Phosphatresorption, eine Erhöhung der Phosphatausscheidung durch die Niere und eine Verminderung des Phosphateinbaus in den Knochen zur Folge haben soll. Die experimentellen Unterlagen für diese Auffassung sind jedoch recht mager.

Über 90% des gesamten Citronensäurebestandes des Organismus liegen im Skelet. Der Knochen enthält die zur Citratbildung benötigten Enzymsysteme, vermag jedoch Citrat nur in geringem Umfange abzubauen[1]. Die Citratkonzentration ist in den Knochenteilen, welche die geringste Stoffwechselaktivität haben, am größten, also in der Cortex. Offensichtlich wird Citrat bei der Verkalkung mit abgelagert. Citrat bildet mit Ca^{++} Komplexe und entionisiert daher das Calcium. Injektion von Citrat verursacht eine Vergrößerung des ultrafiltrierbaren Anteils des Blutcalciums und verursacht dadurch eine Vergrößerung der

Tabelle 16. *Antirachitische Wirkung von Citrat bei einer rachitogenen Diätform* [2].
Versuch an Ratten. Die Diät enthielt 1,2% Ca, 0,38% Gesamt-P und 0,294% Phytin-P. Die Citratzulage betrug 0,02 Mol Citronensäure und 0,02 Mol Natriumcitrat je 100 g Futter. Versuchsdauer 21 Tage.

Diätform	Gewichts-zunahme g	Femur (Gewicht mg)	Femur Asche (%)	Epiphysenlinie Breite in mm
Rachitogen	44	107,6	35,1	1,58
Rachitogen + Vitamin D	23	120,3	48,2	0,21
Rachitogen + Citrat	51	165,9	52,7	0,14
Rachitogen + Citrat + Vitamin D	62	202,6	56,0	0,14

Calciumausscheidung. Bei Versuchen in vitro hemmt Citrat schon in einer Konzentration von 10^{-4} m die Verknöcherung, also in einer Konzentration wie sie im Blut zu finden ist. Man betrachtet daher allgemein die Citronensäure als einen wichtigen Faktor für die Intensität der Verkalkung. Nun wurde in der neueren Zeit festgestellt, daß das Vitamin D einen beträchtlichen Einfluß auf den Stoffwechsel der Citronensäure hat. Rachitische Knochen enthalten weniger Citrat als die Knochen nichtrachitischer Individuen. Bei der Rachitis findet man eine Senkung des Citratspiegels im Blut. Umgekehrt bewirkt die Injektion von Vitamin D eine Erhöhung der Citratkonzentration im Blut und eine Verminderung der Citratausscheidung im Harn. Nach Gaben von Vitamin D steigt der Citronensäuregehalt des Knochens früher zur Norm an als die Mineralbestandteile. Bekanntlich hat die Verabreichung großer Mengen Citrat (bei der Rattenrachitis 10—15% Citrat in der Diät) bei einer an und für sich rachitogenen Diät oder bei einer schon bestehenden Rachitis einen deutlichen antirachitischen Effekt. Dies ist vermutlich durch eine Verbesserung der Calciumresorption bedingt. Jedenfalls sind parenterale Citratgaben ohne Effekt[3]. In vitro hemmt Vitamin D (125 γ in 3 ml Ansatz!) die Oxydation von Citrat, Isocitrat und Glutamat durch Nierenmitochondrien rachitischer Ratten. Auf die Oxydation von α-Ketoglutarat, Succinat und β-Hydroxybutyrat ist es jedoch ohne Einfluß.

Die in der Tabelle 16 wiedergegebenen Befunde lassen schließen, daß Citrat aber noch andere Wirkungen entfaltet. Durch die komplexe Bindung des Calciums soll die durch Calcium bewirkte Hemmung der Phytase im Darm aufgehoben werden, was zu einer Verbesserung der Aufspaltung von Phytin und

---

[1] DIXON und PERKINS 1952.   [2] PILEGGI, DE LUCA, CRAMER und STEENBOCK 1956.
[3] NICOLAYSEN und EEG-LARSEN 1953.

damit zu einer Verbesserung der Phosphatversorgung Anlaß gibt. Bei Diätformen, die als einzige P-Quelle nur anorganisches Phosphat enthalten, ist Citrat
ohne antirachitische Wirkung. Unter gewissen Voraussetzungen hat Citrat nicht
nur antirachitischen Effekt, sondern befördert sogar das Auftreten einer Rachitis.
Dies ist dann der Fall, wenn die Diät zwar reichlich Calcium, aber nur sehr wenig
Phosphat enthält.

In einem sehr langfristigen Versuch von 12 Monaten Dauer, in welchem Ratten täglich
100—800 mg freie Citronensäure erhielten, bewirkte die Citronensäuregabe eine geringe Retention von Calcium, eine geringe Verminderung des Aschegehalts des Knochens und eine
Veränderung des Verhältnisses Ca:P zuungunsten des Phosphats in den Knochen, dafür aber
eine Vermehrung des Citronensäurebestandes. Ursache ist vermutlich eine Verdrängung
von Phosphat durch Citrat[1]. Auch in der Muskulatur nahm der Citronensäuregehalt etwas ab.

Die Effekte des Vitamin D im Citronensäurestoffwechsel haben naturgemäß
zu einer Diskussion darüber geführt, ob der primäre Angriffspunkt des Vitamins
nicht überhaupt bei den mit dem Aufbau der organischen Knochenmatrix verbundenen Stoffwechselprozessen zu suchen ist. Über dieses Problem liegen jedoch
noch kaum experimentelle Untersuchungen vor. Einige der wenigen Angaben
betrifft eine Verminderung der Pyruvatoxydation durch den Epiphysenknorpel
der Tibia rachitischer Ratten[2]. Ein Einbau von Vitamin D auf den Einbau von
^{53}S-Sulfat in die organische Matrix des Knochens ließ sich nicht feststellen.

Stoffwechsel.

Der tierische Organismus vermag Cholesterin zu 7-Dehydrocholesterin zu
dehydrieren. Die hierbei beteiligte Dehydrogenase ist insbesondere in der Darmschleimhaut nachgewiesen worden. Das 7-Dehydrocholesterin wird dann zur Haut

Tabelle 17. *Gehalt verschiedener Organe an 7-Dehydrocholesterin (Provitamin D_3).*

Organ	7-Dehydrocholesterin %	Organ	7-Dehydrocholesterin %
Gehirn (Rind)	0,016	Haut (Säugling)	0,15
Lunge (Kalb)	0,025	Haut (Erwachsener)	0,43
Gehirn (Kalb)	0,032	Haut (Schwein)	2,9—5,9
		Haut (Ratte)	1,5—2,4

transportiert, wo es in zum Teil beträchtlichen Konzentrationen angetroffen
wird. Im Blut ist das Vitamin D an das Plasmaalbumin und α-Globulin gebunden.

Ergosterin wird nur in geringem Umfange aus dem Darm resorbiert. Versuche
mit ^{14}C-Ergosterin bei Ratten ergaben eine Resorption von 2—5% der verabreichten Dosis. Der Abtransport vom Darm vollzieht sich wie bei allen wasser-
unlöslichen Stoffen via Lymphe. Nach Gaben von ^{14}C-Ergosterin wird nur ein
geringer Prozentsatz des radioaktiven C in Form von $^{14}CO_2$ exhaliert. Die Hauptmenge wird durch die Galle ausgeschieden, und zwar in Form von mehreren
Stoffwechselprodukten, deren Identifizierung jedoch noch aussteht. Ergosterin
hemmt wie auch noch andere Pflanzensterine (z. B. Sitosterin) die Resorption
des Cholesterins.

Versuche mit ^{14}C-Vitamin D haben gezeigt, daß rachitische Ratten nach Gabe per os mehr
Vitamin D aufnehmen als normale Kontrolltiere. Umgekehrt wird von den normalen Ratten
mehr radioaktiver C mit den Faeces ausgeschieden als von den rachitischen. Nach 8 Std
sind die Unterschiede zwischen gesunden und rachitischen Ratten am größten. Im Gegensatz
zum Menschen scheiden Ratten in den Faeces biologisch aktives Ergocalciferol nach oraler
Belastung aus[3].

---

[1] BONTING 1952.   [2] TULPULE und PATWARDHAN 1954.
[3] BLUMBERG, AEBI, HURNI und SCHOENHOLZER 1960.

Vitamin D_2 wird vom Organismus relativ rasch zerstört. Schon nach 1 bis 2 Tagen wird in den Organen nur wenig einer verabreichten großen Vitamindosis wiedergefunden. Experimentelle Unterlagen findet man in der Tabelle 18.

In einer weiteren Versuchsreihe wurde der Gesamtbestand an Vitamin D von Ratten nach Gaben von 40000 IE Vitamin D_2 per os nach einem Tag zu 2380 IE, am zweiten Tag zu 1230 IE, am dritten Tag zu 1260 IE und am vierten Tag zu 940 IE bestimmt. Die Ausscheidung im Kot betrug am ersten Tage 4860 IE, am zweiten Tag 1380, am dritten Tag 200 IE und am vierten Tag 30 IE.

Im Harn wird kein Vitamin D ausgeschieden, auch nicht in gebundener Form.

Nach Gabe von 1 mg ^{14}C-Vitamin D_2 an Ratten wurden 70% der Dosis in Form von biologisch inaktiven Stoffwechselprodukten in der Leber und im Kot wiedergefunden. 30% waren noch als aktives Vitamin nachweisbar, und zwar rund $^2/_3$ davon in Leber und Kot. Der Rest verteilte sich (in fallenden Mengen) auf Knochen, Blut, Darmwand und Niere. Beim Abbau des Vitamins sind die Darmbakterien nicht beteiligt.

Klinische Beobachtungen beim Menschen weisen ebenfalls auf einen raschen Abbau des Vitamins im Organismus hin. Im Gegensatz zu den erwähnten Befunden an der Ratte scheidet der Mensch nur wenig aktives Vitamin mit dem Kot aus. Nach einer Gabe von 20 mg per os wurden im Kot nur 0,1% wiedergefunden.

Tabelle 18. *Vitamin D-Gehalt von Rattenorganen nach Gaben von 1 mg Vitamin D_2 (40000 IE) per os*[1].

Organ	Vitamin D nach 2 Tagen IE
Leber	510
Muskulatur	390
Haut	240
Nieren	180
Magen-Darm-Trakt	90
Lungen	49
Milz	19
Gehirn	10
Nebennieren	3

Vitamin D-Mangel und Vitamin D-Bedarf.

Die auffallendsten Symptome des Vitamin D-Mangels betreffen das Skelet. Sie sind aber keineswegs die einzigen Symptome der D-Avitaminose. Bei der Rachitis verkalkt der Knochen nur unzureichend. Dadurch wird der Knochen abnorm biegbar und ist der normalen statischen Beanspruchung nicht mehr gewachsen. Bei der Rachitis pflegt das gesamte Knochensystem befallen zu sein, wobei jedoch die Intensität der Veränderungen bei den einzelnen Knochen unterschiedlich ist. Am stärksten sind immer diejenigen Knochen betroffen, die am raschesten wachsen.

Der rachitische Knochen enthält weniger Mineralsubstanz als der normale Knochen. Normalerweise hat der Knochen einen Mineralbestand von rund 50%. Auf der Zunahme der Knochenasche rachitischer Knochen unter dem Einfluß von Vitamin D beruht eine viel verwendete biologische Testmethode zur Bestimmung des Vitamins.

Tabelle 19. *Rachitogene Diätformen*[2].

Nach McCollum (1942) Diät 3143		Nach Steenbock und Black (1925) Diät 2965	
Gelber Mais	33%	Gelber Mais	76%
Weizengluten	15%	Weizengluten	20%
Weizen	33%	Calciumcarbonat	3%
Gelatine	15%	NaCl	1%
Calciumcarbonat	3%		
NaCl	1%		

Im Tierversuch läßt sich gleichfalls eine Rachitis erzeugen. Die zumeist verwendeten Versuchstiere sind Ratten und Küken. Die rachitogenen Diätformen bestehen vorwiegend aus Cerealien und enthalten viel Calcium neben wenig Phosphat. Man kann jedoch eine experimentelle Rachitis auch durch Verfütterung von Diätformen erzeugen, deren Imbalanz in einem überhöhten Phosphatgehalt und geringen Calciumgehalt besteht. Beispiele für rachitogene Diätformen, die viel verwendet werden, bringt die Tabelle 19. Bei Ratten und Küken läßt sich auch bei völligem Fehlen von Vitamin D nur dann eine Rachitis erzeugen, wenn die Relation Ca:P in der Nahrung ungünstig ist. Im Gegensatz dazu kann beim Menschen auch eine Rachitis bei einem günstigen Ca:P-Quotienten auftreten. Das Optimum des Quotienten ist bei 1—2 gelegen.

---

[1] Cruickshank, Kodicek und Armitage 1954.   [2] Zit. nach Sebrell und Harris 1954.

Bei der Rachitis, aber auch bei anderen Erkrankungen des Knochens, ist der Gehalt des Plasmas an alkalischer Phosphatase erhöht. Eine Heilung der Rachitis geht mit einem Absinken der Aktivität der alkalischen Plasmaphosphatase auf normale Werte einher.

Bei einer ausreichenden Calciumzufuhr erlaubt die tägliche Aufnahme von 300—400 IE Vitamin D beim Säugling eine optimale Calciumretention, ein gutes Wachstum des Skelets und eine frühe Dentition. Auf Grund dieser Feststellung wird die wünschenswerte Zufuhr an Vitamin D von der Deutschen Gesellschaft für Ernährung und vom Food and Nutrition Board der USA auf 400 IE beziffert (s. Tabelle 3, S. 595). Vitamin D wird während der ganzen Wachstumsperiode benötigt. Gegenwärtig besteht kein Anhaltspunkt dafür, daß Erwachsene einen alimentären Bedarf an Vitamin D haben. Beim erwachsenen Menschen hat Vitamin D auch bei ungünstiger Versorgung mit Calcium keinen eindeutigen Effekt auf die Calciumretention. In der zweiten Hälfte der Gravidität und auch während der Lactationszeit ist der Haushalt an Calcium und an Phosphat stark belastet. Unter diesen Verhältnissen ist ebenfalls eine Zufuhr von 400 IE Vitamin D im Tag wünschenswert. Die Höhe der Dosis wurde durch Verfolgung der Mineralbilanzen festgestellt. In Kombination mit Vitamin D genügen schon kleine Cholesterinmengen, um bei Kaninchen eine alimentär bedingte Arteriosklerose zu erzeugen. Vielleicht ist hierfür die durch die Gabe von Vitamin D bewirkte Hyperphosphatämie verantwortlich zu machen. DONATH und DE LANGEN warnen daher vor einer ständigen Verabreichung von Vitamin D an Erwachsene[1].

Da in den letzten Jahren zunehmend Fälle von Schädigungen durch eine Überdosierung an Vitamin D beobachtet wurden, ist eine allgemeine Vitaminierung von Milch und Nährmitteln mit Vitamin D nicht angezeigt. Eine Vitaminierung sollte nur die Säuglingsmilch erfahren. Dies ist für die Rachitisprophylaxe ausreichend. Grundsätzlich sollte bei Verhütung und Bekämpfung der Rachitis eine individuelle Behandlung angestrebt werden.

Rachitis kommt nur bei Säugetieren und Vögeln vor. Die Versorgung mit Vitamin D erfolgt bei ihnen durch Umwandlung des endogen gebildeten 7-Dehydrocholesterins in Vitamin D_3 unter dem Einfluß der kurzwelligen Strahlung des Sonnenlichts. Zusätzlich findet mitunter auch noch eine Aufnahme des Vitamins mit der Nahrung statt. Aber nur wenige Lebensmittel enthalten Vitamin D. Im wesentlichen sind es nur Eier, Milch und Leber.

Der Vitamin D-Gehalt der Sammelmilch erreicht kurz vor dem Weideaustrieb Anfang Mai ein Minimum mit 2,8 IE je Liter und im September ein Maximum mit 12,5 IE (Raum Göttingen)[2]. Im Gebirge ist der Vitamin D-Gehalt der Milch höher. Milch enthält 7-Dehydrocholesterin, so daß sich durch UV-Bestrahlung ihr Vitamin D-Gehalt vergrößern läßt.

Die Leber mancher Fische enthält außerordentlich große Mengen an Vitamin D_3, z. B. Thunfischleber 45000 IE und mehr im Gramm. Die physiologische Funktion des Vitamin D bei den Fischen ist unbekannt. Merkwürdig ist z. B. der Befund, daß Knorpelfische, deren Skelet unverkalkt ist, und bei denen Vitamin D keine Rolle für das Skeletsystem spielen kann, mitunter weit größere Vitamin D-Mengen in ihrer Leber enthalten als Knochenfische. Die Frage, wie das Vitamin D bei den Fischen gebildet wird, ist ein interessantes biochemisches Problem. Verschiedentlich wurde die Vermutung ausgesprochen, das Vitamin D der Fische stamme aus dem Plankton. Plankton enthält aber nur Ergosterin, bei dessen Bestrahlung Vitamin D_2 entsteht. In der Fischleber wird aber praktisch ausschließlich (mit nur wenigen Ausnahmen) Vitamin D_3 angetroffen. Es

---

[1] DONATH und DE LANGEN 1957.   [2] LENKEIT, BRUNE und GÜNTHER 1959.

muß demnach noch einen, gegenwärtig unbekannten Mechanismus der Entstehung von Vitamin D_3 geben, bei dem die UV-Bestrahlung des Provitamins überflüssig ist.

Bekanntlich wirkt die Verabreichung größerer Dosen von Vitamin D toxisch. Beim Hund sind die ersten Symptome der Vitamin D-Intoxikation Freßunlust und Polydipsie. Später stellen sich Erbrechen, Durchfälle, Nahrungsverweigerung, Apathie, starke Mattigkeit, Subtemperaturen, struppiges Fell ein. Bezüglich der Symptomatologie der Vitamin D-Intoxikation im Tierversuch sei auf SCHETTLER[1] verwiesen.

Die Untersuchung der Knochen zeigt eine Verminderung des Mineralbestandes, die zu einer Steigerung der Konzentration an Calcium und Phosphat im Plasma führt. Die Nieren sind der Ausscheidung der überaus großen Mengen an Calcium und Phosphat nicht gewachsen. In den Nierentubuli finden sich Abscheidungen von Calciumphosphat. Bei der Ratte beträgt die Grenzdosis, ab der solche Calciumphosphatabscheidungen in der Niere gefunden werden, 300 IE am Tag Zu große Dosen an Vitamin D bewirken weiterhin noch Kalkablagerungen in den verschiedensten Organen. Vitamin D verursacht nicht unmittelbar Kalkablagerungen in den Geweben, sondern bedingt Gewebsschädigungen, welche in Abhängigkeit vom absoluten Ca- und P-Gehalt der Nahrung und dem Verhältnis Ca/P die Grundlage für die Verkalkung bilden[2].

Die ersten, jedoch noch reversiblen Zeichen der Hypervitaminose findet man nach Gaben von etwa 0,5 mg/kg. Bei Gabe per os beträgt die LD_{50} 5 mg/kg. Vitamin D_2 und Vitamin D_3 verhalten sich in dieser Hinsicht gleich.

Tocopherole (Vitamine E).

Chemie.

In der Natur sind verschiedene Substanzen mit Vitamin E-Wirkung aufgefunden worden. Man bezeichnet sie als α-Tocopherol, β-Tocopherol, γ-Tocopherol usw. Sie sind Derivate des Chromans und leiten sich von der Grundsubstanz Tocol ab, die im Benzolring nicht substituiert ist. Die einzelnen Tocopherole ergeben sich dann als

$$\alpha\text{-Tocopherol} = 5,7,8\text{-Trimethyltocol}$$
$$\beta\text{-Tocopherol} = 5,8\text{-Dimethyltocol}$$
$$\gamma\text{-Tocopherol} = 7,8\text{-Dimethyltocol}$$
$$\delta\text{-Tocopherol} = 8\text{-Methyltocol}$$
$$\varepsilon\text{-Tocopherol} = 5\text{-Methyltocol}$$
$$\zeta\text{-Tocopherol} = 5,7\text{-Dimethyltocol}$$
$$\eta\text{-Tocopherol} = 7\text{-Methyltocol.}$$

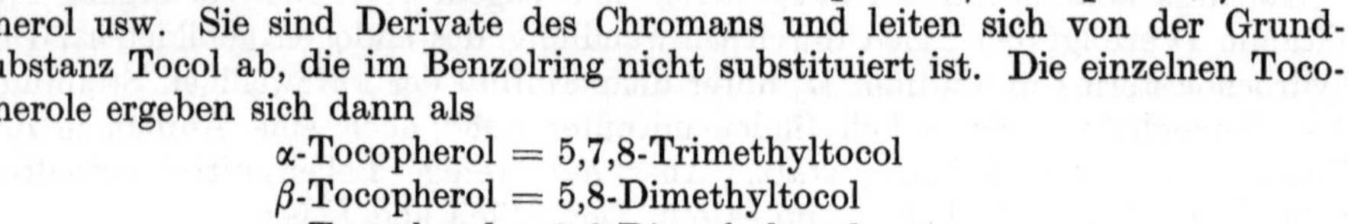

Tocol (2-Methyl-2-phytyl-6-oxychroman)

Eine internationale Einheit Tocopherol wurde als 1 mg dl-α-Tocopherylacetat definiert.

Eine Übersicht über die biologische Wirksamkeit der einzelnen Tocopherole vermittelt die Tabelle 21. Die Tocopherolester sind biologisch wirksamer als

---

[1] SCHETTLER 1951/52.   [2] VERAGUTH 1960.

die freien Tocopherole. Ursache ist vermutlich ihre größere Beständigkeit gegenüber oxydativen Eingriffen.

dl-ζ-Tocopherylacetat hat im Rattensterilitätstest eine Wirksamkeit von 0,52 verglichen mit dl-α-Tocopherylacetat = 1. Im Dialursäuretest ist es jedoch wesentlich weniger stark wirksam. Im Testesdegenerationstest und Uteruspigmentierungstest an der Ratte hat es

Tabelle 20. *Verteilung der einzelnen Tocopherole in Fetten*[1].

Fett	Gesamt-tocopherol mg %	Prozent des gesamten Tocopherols als						
		α–	β–	γ–	δ–	ε–	ζ–	η–
Weizenkeimöl. . .	255	56	33,5	0	0	10,5	0	0
Sojaöl	118	13,5	0	59	27,5	0	0	0
Baumwollsamenöl	81	58	0	43	0	0	0	0
Erdnußöl	19,5	35,5	0	64,5	0	0	0	0
Maisöl	91	11	0	89	0	0	0	0
Rapsöl.	56	27	0	73	0	0	0	0
Gerstenöl	238	15,3	Spur	6	0	34,2	44,5	0
Roggenöl.	248	39	Spur	5	0	32	24	0
Haferöl	61	26	0	36	10	4	22	0
Sonnenblumenöl .	51	100	0	0	0	0	0	0

Tabelle 21. *Biologische Wirksamkeit der natürlichen Tocopherole*[2, 3].

Test	d–α–	dl–α–	d–β–	dl–β–	d–γ–	dl–γ–	d–δ
Ratte							
Sterilität	100	67	33	16	1	1	1
Gewichtszunahme . .		100		25		19	
Schutz für Vitamin A	100		100		100		100
Kaninchen							
Kreatinurie	100	82	30		15	7	
Küken							
Exsudative Diathese .		100		6			

eine Wirksamkeit von 40%. ζ-Tokopherol hat in den beiden letztgenannten Tests nur eine Wirksamkeit von 7,5%. η-Tocopherol hat im Sterilitätstest an der weiblichen Ratte rund 3% der Wirksamkeit von dl-α-Tocopherylacetat.

Voraussetzung für die Aktivität im Sterilitätstest bei der Ratte ist Vorhandensein eines Chromanrings. Eine Ausnahme macht das Cumarinanaloge des α-Tocopherols. Unabdingbare Voraussetzung ist eine freie oder veresterte Hydroxylgruppe am C-Atom 6. Die Hydroxylgruppe kann jedoch auch durch eine Aminogruppe oder SH-Gruppe ersetzt sein, vermutlich weil Aminogruppen und SH-Gruppen im Organismus leicht gegen eine OH-Gruppe ausgetauscht werden können. Verätherung der Hydroxylgruppe oder gar deren völlige Beseitigung vernichten sofort die biologische Aktivität. Weitere Voraussetzung für die Wirksamkeit im Sterilitätstest ist noch Anwesenheit von mindestens einer Methylgruppe am Benzolring. Ersetzt man die Methylgruppen durch Äthylgruppen, erhält man Substanzen, deren biologische Aktivität stark vermindert ist. Endlich ist noch die Anwesenheit einer langen und einer kurzen Seitenkette in Position 2 vonnöten.

Tabelle 22. *Biologische Aktivität der Tocopherolester*[4].

Als Test diente die Verhütung der Sterilität von Ratten.

Substanz	IE in 1 mg
dl-α-Tocopherylacetat	1,00
dl-α-Tocopherol . . .	0,68
d-α-Tocopherylacetat	1,36
d-α-Tocopherylsuccinat	1,21
d-α-Tocopherol	0,92

[1] SCHMID und HABER 1959. [2] HOVE und HARRIS 1947. [3] EMBRE 1947.
[4] GOLDSMITH, SARETT, REGISTER und GIBBINS 1952.

Wie die Tabelle 23 zeigt, geht die Aktivität im Sterilitätstest keineswegs immer mit der im Muskeldystrophietest (Kreatinurie) am Kaninchen parallel. Es gibt Verbindungen, die keine Wirksamkeit im Sterilitätstest aufweisen wie z. B. Tocopherylchinon oder Tocopherylhydrochinon, aber im Muskeldystrophietest biologisch aktiv sind. Vermutlich ist dies darauf zurückzuführen, daß das Kaninchen — im Gegensatz zur Ratte — in der Lage ist, im intermediären

Tabelle 23. *Wirkung von Derivaten des α-Tocopherols* [1].

Substanz	Ratte Sterilität	Kaninchen Kreatinurie	Dosis mg
dl-α-Tocopherol	+	+	5
α-Tocopherylchinon	—	+	20
α-Tocopherylhydrochinon	—	+	5
Tocopheramin	+	+	20
Trimethyl-phytyl-benzochinon	—	+	50
Trimethyl-dihydrophytylbenzochinon	—	—	20
Trimethylbenzochinon	—	—	100
α-Tocopheryl-o-chinon	—	—	100
Thiotocopherylacetat	—	—	15
Mercaptotocopherylacetat	+	+	100

Stoffwechsel das Chinon oder das Hydrochinon in Tocopherol zu überführen. Im Muskeldystrophietest sind jedoch auch Substanzen wirksam, die im Sterilitätstest völlig inaktiv sind, und die der Organismus nicht in Tocopherol umwandeln kann wie z. B. Trimethyl-phytyl-benzochinon.

α-Tocopherylchinon

Tocopheramin

Thiotocopherol

Mercaptotocopherol

Biochemische Wirkungen.

Tocopherol wirkt in vitro als Antioxydans, d. h. es verhindert bzw. verzögert die Peroxydbildung und die damit in Gang setzbaren weiteren Oxydationen der stärker ungesättigten Fettsäuren. Die Vermutung, daß sich seine Wirkung in vivo ebenfalls auf eine antioxydative Wirkung zurückführen läßt, ist daher naheliegend. In der Tat ließ sich zeigen, daß das Körperfett von Tieren, die arm an Vitamin E ernährt worden waren, beim Aufbewahren nach Töten der Tiere und Extraktion rasch ranzig wird, weil es einer Oxydation durch den Luftsauer-

---

[1] FARBER, MILMAN und MILHORAT 1953.

stoff unterliegt. Bei Fett, das aus tocopherolreich ernährten Tieren gewonnen wird, ist dies nicht der Fall. Organhomogenate, isolierte Mitochondrien und Mikrosomen oxydieren Polyensäure in vitro in einer, vermutlich nichtenzymatischen, Reaktion zu einen positiven Thiobarbiturattest gebendem Material („Fettperoxyde"). Nach reichlicher Versorgung mit Tocopherol ist diese „Peroxyd"-Bildung durch die Mitochondrien bzw. Mikrosomen stark vermindert. In vivo läßt sich im Mangel an Vitamin E eine Abnahme des Gehaltes der Organe (das Gehirn macht eine Ausnahme) an den Polyensäuren nachweisen. In diesem Zusammenhange ist auch der Befund interessant, daß bei Weizen und Roggen die Keimfähigkeit eine Abhängigkeit vom Gehalt an Tocopherol erkennen läßt. Einer geringen Keimfähigkeit entspricht auch ein geringer Tocopherolgehalt.

Tabelle 24. *Einfluß von Nahrungsfaktoren auf die Symptome des Mangels an Vitamin E* [1].

| Symptome | Leicht oxydables Fett | | Verbesserung der Mangelsymptome durch | | | | | | |
	notwendig	verstärkend	Cystin	Methylenblau	Nordihydroguajaretsäure	Antabus	Vitamin C	Tokopherylchinon	Inosit
Ratte, ♀, Sterilität . . .	0			+ *				0	
Ratte, Testesdegeneration				0					
Muskeldystrophie, Huhn	0	+	+	0	0	0	0		
Muskeldystrophie, Ratte	0								
Muskeldystrophie, Kaninchen	0	+						+	
Kreatinurie, Kaninchen .									
Encephalomalacie, Huhn	+		0	+	(+)	0	(+)		(+)
Exsudative Diathese, Huhn	+		0	+	(+)	+	(+)		(+)
Braunfärbung, Depotfett	+		0	+	+	+	(+)		(+)
Peroxydbildung im Depotfett			0	+	+	+	(+)	0	
Pigment im Uterus, Ratte	?		0	+	+	+	(+)	0	
Depigmentierung der Schneidezähne, Ratte	+		0	+	+	+	0		
Lebernekrosen, Ratte . .	+ *	+		+ *			0		
Abnahme von Vitamin A in der Leber; Ratte, Huhn	+		0	+	(+)	+	0		

Zur Aufklärung der biochemischen Wirkungen des Tocopherols ist es zweckmäßig, die vielfachen, durch einen Mangel an Vitamin E erzeugbaren Symptome hinsichtlich ihrer Beeinflußbarkeit durch Ernährungsmaßnahmen einzuteilen [1]. Hierbei lassen sich die folgenden Gruppen unterscheiden (s. Tabelle 24):

1. Abhängigkeit der Symptome von der Gegenwart leicht oxydabler Fette in der Nahrung,

2. Abhängigkeit von der Zufuhr schwefelhaltiger Aminosäuren,

3. Beeinflußbarkeit durch Antioxydantien oder unphysiologische Redoxsubstanzen wie z. B. Methylenblau,

4. Beeinflußbarkeit durch Tocopherylchinon, Tokopherylhydrochinon oder einfacher gebaute Chromanderivate oder auch durch andere mit dem Vitamin E verwandte Substanzen,

5. Beeinflußbarkeit durch weitere Ernährungsfaktoren wie Cholesterin oder Inosit.

Die Tabelle 24 zeigt, daß die Kenntnisse über die Wirkungen des Tocopherols gegenwärtig noch sehr unzureichend sind. Ohne Zweifel können aber Methylenblau und andere unphysiologische Antioxydantien das Vitamin E in mancherlei

---

[1] DAM 1955.   * Angaben verschiedener Autoren widersprechend.

Wirkungsbereichen ersetzen wie vor allem bei der exsudativen Diathese und der Encephalomalacie der Vögel. Man kann daraus schließen, daß diese Symptome mit einer Bildung von Oxydationsprodukten aus den mehrfach ungesättigten Fettsäuren zusammenhängen. Dasselbe gilt auch für die Depigmentierung der Schneidezähne der Ratte und für das Auftreten brauner Pigmente nach Gaben von Lebertran. Bei derartigen Untersuchungen ist jedoch zu berücksichtigen, daß größere Methylenblaudosen toxisch wirken.

Verfüttert man an Ratten, die kein Vitamin E erhalten, Dorschlebertran, so verlieren die Schneidezähne, die normalerweise bräunlich pigmentiert sind, ihr Pigment. Außerdem färbt sich das Fett der Tiere bräunlich. Die normale Farbe der Schneidezähne ist durch Eisen(III)-phosphat bedingt. Bei Mangel an Vitamin E nimmt der Eisengehalt des Zahnemails ab und der Gehalt an Mangan zu. Die Depigmentierung hängt aber vermutlich auch noch mit einer Autoxydation der Polyensäuren zusammen. Die erwähnte bräunliche Verfärbung des Depotfetts ist durch die Ablagerung von 2 Farbstoffen bedingt, von denen der eine wasserlöslich, der andere fettlöslich ist. Der wasserlösliche färbt sich mit Fuchsin an und ist vermutlich mit dem „Ceroid" identisch, das in der Leber, aber auch in den Lymphknoten und anderen Organen von Ratten gefunden wird, wenn die Tiere mit einer lebernekrosenerzeugenden Diät gefüttert werden, die Dorschlebertran enthält. Die braunen Farbstoffe entstehen durch eine Oxydation der vielfach ungesättigten Fettsäuren des Lebertrans in vivo. Ähnliche Farbstoffe können auch bei der Oxydation von Lebertran in vitro erhalten werden. Gibt man den E-Mangelratten eine Diät, die keine stark ungesättigten Fettsäuren enthält, treten weder die Depigmentierung der Schneidezähne noch die bräunliche Verfärbung des Körperfetts der Tiere auf.

Die antioxydativen Eigenschaften des Tocopherols sind auch für den Stoffwechsel des Vitamin A von größter Bedeutung. Tocopherol schützt das Vitamin A in vivo und in vitro vor der Oxydation. Im Mangel an Vitamin E verarmt der Organismus an Vitamin A. Durch die Zufuhr von Vitamin E wird die Versorgung des Organismus mit Vitamin A verbessert, was sich mit verschiedenen Tests feststellen läßt, z. B. mit dem Leberspeicherungstest.

Encephalomalacie und exsudative Diathese sind die beiden Kardinalsymptome des E-Mangels beim Huhn. Unter gewissen Umständen läßt sich eine exsudative Diathese auch erzeugen, ohne daß Polyensäuren in der Nahrung enthalten sind. Sie läßt sich durch Verabreichung von Selenit heilen. Jedoch verstärkt die Gabe von Polyensäuren die durch einen E-Mangel verursachte exsudative Diathese, wobei Linolsäure und Linolensäure etwa gleich stark wirksam sind. Im Körperfett der Tiere werden bei der exsudativen Diathese Peroxyde (Peroxyzahlen von 4—49) aufgefunden. Dagegen tritt die Encephalomalacie beim Tocopherolmangel nur bei gleichzeitiger Gabe von Polyensäuren auf. Linolensäure ist hierbei jedoch unwirksam. Die Encephalomalacie wird durch Verabreichung von Selenit nicht beeinflußt.

Die klassischen Symptome des Tocopherolmangels, die Sterilität weiblicher Ratten wird durch das Fortlassen der stark ungesättigten und daher leicht oxydablen Fettsäuren aus der Nahrung nicht beeinflußt. Sie hängen demnach nicht mit einer Oxydation solcher Fettsäuren im Organismus zusammen. Im Gegenteil, es ist schon lange bekannt, daß die stark ungesättigten Fettsäuren zur Fortpflanzung unentbehrlich sind, und daß eine Nahrung, welche frei von diesen „essentiellen" Fettsäuren ist, neben anderen charakteristischen Symptomen (Hautveränderungen, Störungen des Wasserstoffwechsels) auch ein Unvermögen zur Fortpflanzung bedingt. Ob Methylenblau Tocopherol im Fortpflanzungstest ersetzen kann, ist zur Zeit nicht eindeutig entschieden.

Die Muskeldystrophie, die bei vielen Species das Hauptsymptom des Mangels an Vitamin E ist, steht in keinem Zusammenhange mit der antioxydativen Wirkung. und ihr Auftreten ist von Art und Menge des Nahrungsfettes vollkommen unabhängig. Methylenblau oder andere Antioxydantien haben daher auch keinen Effekt. Die Erforschung des Muskelstoffwechsels im Mangel an Vitamin E hat interessante Hinweise ergeben, daß das Vitamin E vielleicht bei der biologischen Oxydation eine wichtige Rolle spielt.

Bei der durch Vitamin E-Mangel bedingten Muskeldystrophie weist die Muskulatur einen erhöhten Sauerstoffverbrauch auf, der sich durch Verabreichung von Tocopherylphosphat an die Tiere oder durch Zusatz von Tocopherylphosphat zu den Versuchsansätzen in vitro auf die Norm herabdrücken läßt. Aber auch andere Organe (Leber, Niere) von Vitamin E-Mangeltieren haben einen vermehrten Sauerstoffverbrauch.

Eine nähere Analyse der zu dem erhöhten Sauerstoffverbrauch führenden Ursachen zeigte, daß die Aktivität der Succinoxydase im Mangel an Vitamin E vergrößert ist, und daß auch die Oxydation der anderen Glieder des Citronensäurecyclus durch Leberhomogenate von E-frei ernährten Kaninchen um 60 bis 600% gegenüber der Norm gesteigert ist[1]. Der zuerst geäußerte Verdacht, daß der Angriffspunkt des Vitamins in einer Hemmung der DPN-ase, also des Enzyms, das Diphosphopyridinnucleotid (Coenzym der Dehydrogenasen, über Chemie und Wirkungsart s. S. 664) hydrolytisch aufspaltet, bestehe, hat sich nicht bestätigen lassen.

Bei der durch Mangel an Vitamin E erzeugbaren Muskeldystrophie enthält die Muskulatur eine abnorm hohe Konzentration an freien Aminosäuren, außer an Glykokoll, dessen Konzentration erniedrigt gefunden wird[2]. Dies weist auf eine Beteiligung des Vitamin E beim Stoffwechsel der Aminosäuren bzw. des Eiweißes hin. Im Mangel an Vitamin E ist das Elektrophoresebild der löslichen Muskelproteine verändert. Ein weiterer in diesem Zusammenhange zu erwähnender Befund ist die starke Abnahme der Asparaginsäure-Glutaminsäure-Transaminase im atrophischen Muskel. Außerdem wurde festgestellt, daß Kaninchen beim Mangel an Vitamin E mehr ¹⁴C-Formiat in ihre Proteine und Purine einbauen, aber weniger Glykokoll als normal ernährte Tiere[3].

Die Muskeldystrophie führt zu einer Kreatinurie, die daher häufig als Test für den Mangel an Vitamin E verwendet wird. Die Kreatinurie geht mit einer Abnahme des Kreatingehaltes der Muskulatur einher. Untersuchungen mit ¹⁴C-Substraten haben ergeben, daß im Mangel an Vitamin E zwar vermehrt Kreatin gebildet wird, die Muskulatur aber eine herabgesetzte Fähigkeit zur Bindung dieser Substanz hat. Ursache ist vermutlich ein vermindertes Vermögen, Kreatin zu Phosphagen (Kreatinphosphat) zu phosphorylieren[4]. Die Kreatinverluste der Muskulatur gehen den histologisch nachweisbaren Veränderungen voraus. Beim Mangel an Vitamin E nimmt der Gehalt der Muskulatur an Anserin und Carnosin mit zunehmender Schwere des Vitaminmangels immer mehr ab. Stoffwechselversuche mit Histidin-2-¹⁴C ergaben bei der durch Tocopherolmangel erzeugten Muskeldystrophie eine verminderte Anserinsynthese, verbunden mit einer vergrößerten Spaltung, kenntlich an einer hohen Ausscheidung von 1-Methylhistidin im Harn[5].

Ein weiteres auffallendes Symptom des Tocopherolmangels ist die Ablagerung eines gelbbraunen Pigments in der Uterusmuskulatur, das vermutlich aus dem Tryptophanstoffwechsel stammt. Fettfreie Ernährung hat auf das Auftreten dieses Pigments keinen Einfluß, Verfütterung von Lebertran jedoch einen deutlich fördernden Effekt.

Von zahlreichen Untersuchern ist gezeigt worden, daß die Verfütterung einer an den schwefelhaltigen Aminosäuren armen Diät, die auch arm an Tocopherol

---

[1] DAM 1955.   [2] TALLAN 1955.   [3] DINNING, SLIME und DAY 1956, 1957.
[4] HUMMEL 1948.   [5] McMANUS 1960.

ist, im Verlaufe von 100—200 Tagen bei Ratten zur Ausbildung von Lebernekrosen Anlaß gibt, was man durch Zulagen an Tocopherol verhüten kann.
Das Auftreten alimentär bedingter Lebernekrosen ist ein sehr komplexes Problem,
bei dem eine weit größere Zahl von Faktoren beteiligt ist, als man ursprünglich
annahm, und das daher in diesem Zusammenhange nicht ausführlich dargestellt
werden soll. Bemerkenswert ist es, daß hierbei ein Anhaltspunkt dafür beigebracht wird, daß Vitamin E mit dem Stoffwechsel der schwefelhaltigen Aminosäuren verknüpft ist. Einen weiteren Hinweis ergibt der Befund, daß man die
durch Mangel an Vitamin E erzeugbare Muskeldystrophie durch Gaben von
Cystin entschieden günstig beeinflussen kann. Bei der Verfütterung von nekro-
genen und Vitamin E-armen Diätformen ist der Einbau von ^{35}S-Cystin in die
Leberproteine zwar normal, jedoch verringert in das Coenzym A. Bei der alimentären Lebernekrose ist der Gehalt der Leber an Coenzym A erniedrigt, gleichzeitig sinkt der Sauerstoffverbrauch der Leber ab. Gaben von Vitamin E, die
gegen das Auftreten der Lebernekrosen schützen, bewirken jedoch keine Erhöhung des Coenzym A-Gehaltes[1].

Möglicherweise spielt Tokopherol eine Rolle bei der Regulation des Glutathion-
stoffwechsels. Im E-Mangel findet man eine Zunahme des Glutathiongehaltes
der Erythrocyten und der Organe, am stärksten in der Leber. Weiterhin bewirkt
ein E-Mangel einen vermehrten Einbau von ^{14}C-Glykokoll in Glutathion (Muskel).

Die DPN-H-Cytochrom c-Reduktase wird durch Extraktion mit Isooctan
inaktiviert. Ihre Aktivität läßt sich durch Zusatz von Substanzen mit einer isoprenartigen Struktur wie α-Tocopherol, Vitamin K_1, Vitamin K_2, die Ubichinone
(Coenzym Q), aber auch Phytol, Squalen und dergleichen wiederherstellen[2].
Dies gab zu Diskussionen Anlaß, ob nicht Tocopherol bei dem Elektronentransport
in der Atmungskette beteiligt ist[3] (s. auch S. 644 bei den Ubichinonen).
Es zeigte sich jedoch später, daß die Tocopherolwirkung auf das Cytochrom c-
Reduktase-System rein physikochemischer Art ist[4]. Die durch die Isooctanextraktion des Enzymsystems extrahierten Lipide sind daher vermutlich nicht
beim Elektronentransport beteiligt, sondern haben wahrscheinlich eher eine Bedeutung für die Enzymbindung an Strukturen[5].

Stoffwechsel.

Über den Stoffwechsel der Tocopherole liegen nur wenige Angaben vor.
^{14}C-Tocopherol wird aus öliger Lösung von Kaninchen nur mangelhaft resorbiert.
Im Kot wurden über 75% der verabreichten Dosis teils in Form des unveränderten, verabreichten d-α-Tocopherylsuccinats, teils in Form des freien Tocopherols gefunden. In den Darm wird nur wenig Tocopherol ausgeschieden.
Nach der intravenösen Injektion von ^{14}C-Tocopherol wurden im Verlaufe von
15—20 Tagen rund 70—80% der verabreichten Radioaktivität im Kot ausgeschieden, wovon jedoch nur ein geringer Bruchteil auf das unveränderte
Vitamin entfällt[6].

Nach großen Tocopherolgaben per os scheiden Menschen 2(3-Oxy-3-methyl-
5-carboxypentyl)-3,5,6-trimethylhydrochinon und dessen γ-Lacton aus. Bei
Kaninchen machen diese im Harn der Tiere nachgewiesenen Substanzen etwa
20—30% einer intravenös injizierten Tocopheroldosis aus[7]. Die Umsetzung
des Tocopherols im Stoffwechsel vollzieht sich daher — zum mindesten teilweise —
so, daß der Chromanring geöffnet wird, eine Oxydation zum Chinon erfolgt, die

---

[1] CHERNIK und MOE, SCHWARZ 1955.   [2] WEBER, GLOOR und WISS 1958.   [3] SLATER 1960.
[4] DRAPER und CSALLANY 1960.   [5] CRAWFORD, MORRISON und STOTZ 1959.
[6] SIMON, GROSS und MILHORAT 1956.   [7] SIMON, EISENGART, SUNDHEIM und MILHORAT 1956.

isoprenoide Seitenkette um 13 C-Atome verkürzt und die endständige Methylgruppe dann zur Carboxylgruppe oxydiert wird. Die Carboxylgruppe kann dann ein Lacton bilden. Im Kot läßt sich nach Zufuhr von Tocopherol Tocopherylchinon nachweisen, das im Darm gebildet wird[1]. Nach MARTIUS u. Mitarb. wird ^{14}C-α-Tocopherol durch E-frei ernährte Kaninchen in Trimethylphytylbenzochinon übergeführt[2].

Verabreicht man an Ratten γ-Tocopherol oder ζ-Tocopherol, so kann man diese Substanzen in der Leber der Tiere nachweisen. Eine Methylierung derselben zu α-Tocopherol findet nicht statt.

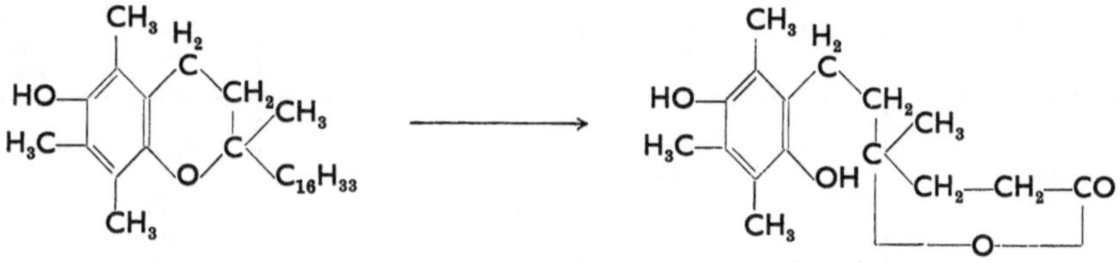

α-Tocopherol

2(3-Oxy-3-methyl-5-carboxypentyl)-3,5,6-trimethylhydrochinon

Über den Tocopherolgehalt des Menschen orientiert die Tabelle 25. Der größte Teil des Vitamins ist im Depotfett enthalten. Da die untersuchte weibliche Person fettreicher war, wurde bei ihr auch ein wesentlich höherer Tocopherolgehalt festgestellt als bei einem männlichen Individuum. Im Fettgewebe sind 1,6—24,5 mg Gesamttocopherol/g, in der Leber 0,6—18,6, im Skeletmuskel 0,4—1,3 und im Herzmuskel 0,3—1,4 enthalten. Im ersten Lebensjahrzehnt nehmen die Tokopherolwerte gegenüber denen bei Neugeborenen um etwa das Dreifache zu. Sie bleiben dann beim Erwachsenen ziemlich konstant. Es ist besser, die Tokopherolwerte nicht auf das Gesamtorgan, sondern auf das Fett zu beziehen. Die Hauptmenge des gesamten Tocopherols liegt in Form von α-Tocopherol vor. Bei dem männlichen Individuum wurden γ- und δ-Tocopherol nur im subcutanen Fett angetroffen. Dagegen waren γ- und δ-Tocopherol bei der Frau in allen Organen nachzuweisen, wo sie 20—40% des Gesamttocopherols ausmachten. Tocopherol ist in kleinen Konzentrationen (0,03%) im Sebum des Menschen enthalten. Vitamin A, Vitamin D und 7-Dehydrocholesterin sowie Vitamin K fehlen im Sebum.

Tabelle 25. *Tocopherolgehalt menschlicher Organe*[3].

	Gesamttocopherole mg	
	Frau	Mann
Fett	6180	1885
Muskulatur	269	285
Blut	45	64
Leber . . .	33	45
Pankreas . .	10	7
Milz	7	4
Herz . . .	4	3
Nieren . . .	10	2
Uterus . . .	2	—
Lunge . . .		12
Testes . . .		2
Insgesamt	6560	2309

Die Tocopherolkonzentration beträgt im Serum des Menschen im allgemeinen 0,5—1,5 mg-%, Mittelwert 1,0 mg-%. Während der Gravidität ist sie erhöht. 54% des Plasmatocopherols finden sich in der α-Lipoproteidfraktion, etwa 20% in der Fraktion der γ-Lipoproteide[4].

Der Tocopherolgehalt der Milch weist eine große Streubreite auf. In der Frauenmilch findet man 0,13—3,60 mg-%, in der Kuhmilch 0,03—0,150 mg-%. Die Tocopherolkonzentration ist also in der Frauenmilch wesentlich höher als in der Kuhmilch.

---

[1] ROSENKRANTZ, MILHORAT und FARBER 1951.   [2] MARTIUS und COSTELLI 1957.
[3] DAUGHADAY, LARNER und HARTNETT 1955.   [4] LEWIS, QUAIFE und PAGE 1954.

Weitere Daten über den Tocopherolgehalt von Organen und Körperflüssigkeiten und Beeinflussung desselben durch physiologische und pathologische Einflüsse findet man in dem Übersichtsreferat von Beckmann[1].

Über die Verteilung des Tocopherols auf die Substrukturen der Leber orientiert die Tabelle 27. Die Höhe der Proteinzufuhr hat keinen Einfluß auf die Ver-

Tabelle 26. *Tocopherolgehalt der Ratte*[2].

Die Befunde wurden an einer ausgewachsenen, männlichen Ratte erhoben, die täglich 1 mg α-Tocopherol mit der Nahrung erhalten hatte.

Organ	Gesamt-Tocopherole		Organ	Gesamt-Tocopherole	
	mg % im Organ	Insgesamt im Organ mg		mg % im Organ	Insgesamt im Organ mg
Blutzellen	—	0,047	Herz	3,42	0,031
Nebennieren	34,0	0,014	Blase	2,6	0,019
Lungen	3,24	0,045	Skelet	3,55	3,23
Milz	5,1	0,03	Mesenterialfett	6,0	0,349
Leber	2,52	0,269	Fell	3,32	1,94
Blutplasma	0,70	0,07	Muskulatur	1,33	1,15
Darm	3,69	0,171	Testes	2,26	0,072
Nieren	1,18	0,024	Pankreas	5,48	0,089
Thymus	1,7	0,008	Hypophyse	90	0,009
Zwerchfell	2,5	0,016	Zentralnervensystem	1,62	0,040

teilung des Tocopherols innerhalb der Zelle. Wie die Tabelle zeigt, ist ein wesentlicher Prozentsatz des Tocopherols in den Mitochondrien enthalten, ein Befund, der im Zusammenhange mit dem Umstand, daß Tocopherol ein Bestandteil oder

Tabelle 27. *Verteilung von Vitamin E auf die Substrukturen der Hühnerleber*[3].

	Zellkernfraktion	Mitochondrienfraktion	Lösliche Fraktion Mikrosomen
α-Tocopherol γ-% im Frischgewicht	415	343	792
α-Tocopherol in Prozent des gesamten Tocopherolbestandes	27	22	51
α-Tocopherol in γ/g N	490	930	690

Cofaktor bei der Reduktion von Cytochrom c durch DPN-H ist, ein erhebliches Interesse bietet. In Herzmuskel-Mitochondrien wurde etwa die dreifache Konzentration an Tocopherol wie in den Hühnerleber-Mitochondrien festgestellt.

Tocopherolmangel und Tocopherolbedarf.

Vitamin E wurde im Zusammenhange mit der Fortpflanzungsstörung von Ratten entdeckt. Spätere Untersuchungen zeigten jedoch, daß Tocopherolmangel sich in mannigfaltigen Symptomen äußern kann, und daß zwischen den einzelnen Species große Unterschiede hinsichtlich Auftreten und Schwere der Mangelsymptome bestehen. Die führenden Symptome des Tocopherolmangels sind:

Ratte. Resorption der Feten und Testesatrophie. Weiterhin können Muskeldystrophien an der glatten und quergestreiften Muskulatur sowie Veränderungen im Zentralnervensystem beobachtet werden.

---

[1] Beckmann 1955.   [2] Quaife und Dju 1949.
[3] Cowlishaw, Søndergaard, Prange und Dam 1957.

Maus. Resorption der Feten. Eine Atrophie der Testes wird nicht beobachtet. Die Muskeldystrophie kommt nur in den ersten Lebensmonaten vor und ist in der Regel nicht hochgradig. Die glatte Muskulatur und das Nervensystem sind beim Tocopherolmangel nicht betroffen.

Meerschweinchen und Kaninchen. Bei ihnen ist die Muskeldystrophie das führende, schon sehr früh auftretende Symptom. Resorption der Feten und Atrophie der Testes können vorkommen.

Hund. Führendes Symptom ist die Muskeldystrophie. Eine Atrophie der Testes wird regelmäßig beobachtet.

Huhn. Exsudative Diathese und Encephalomalacie.

Die bei manchen Species regelmäßig vorkommende Resorption der Feten („Resorptionssterilität“) hat ihre Ursache darin, daß die Feten im Tocopherolmangel keinen hämatopoetischen Apparat aufbauen können und daher an Sauerstoffmangel zugrunde gehen. Dies kann durch Gaben von Vitamin E während der ersten Woche der Gravidität verhütet werden. Wird das Vitamin jedoch erst später gegeben, hat es keinen Effekt mehr. Die Testesdegeneration beginnt nach Erreichen der Geschlechtsreife. Sie führt zu einem Versiegen der Spermatogenese, hat jedoch auf die Bildung der androgenen Hormone keinen Einfluß.

Das am häufigsten vorkommende Symptom der Vitamin E-Avitaminose ist die Muskeldystrophie, für die Pflanzenfresser besonders empfänglich sind. Ähnliche Veränderungen finden sich zumeist in der glatten Muskulatur. Die Veränderungen des Herzmuskels bedingen häufig den akuten Tod der Tiere. Bei Ratten ist der Befall der Uterusmuskulatur ziemlich regelmäßig zu beobachten, wobei durch Bildung eines abnormen Pigments eine bräunliche Verfärbung auffällig ist. Beim Hund wird zumeist auch die Darmmuskulatur betroffen.

Ratten weisen im Tocopherolmangel häufig Paralysen auf, bei denen anatomische Veränderungen des Zentralnervensystems zu finden sind. Manche Beobachter haben jedoch solche Veränderungen vermißt.

Bei Hühnern äußert sich der Mangel an Vitamin E in erster Linie in einer Funktionsstörung des Gefäßsystems.

Hinsichtlich weiterer, im Tierversuch zu beobachtender Mangelsymptome wird auf S. 627 verwiesen.

Ob der Mensch auf die Zufuhr an Vitamin E angewiesen ist, ist unbekannt. Ein Hinweis auf einen möglichen alimentär bedingten Vitamin E-Mangel hat sich bisher nicht ergeben. Auch die therapeutischen Versuche haben keine Unterlagen für eine Wirkung des Vitamins beim Menschen ergeben. Analysen der Lebensmittel haben gezeigt, daß die tägliche Tocopherolaufnahme des Menschen etwa 20 mg mit großen Schwankungen nach oben und unten beträgt. Schließt man aus Tierversuchen auf einen Tocopherolbedarf des Menschen, so wird er größenordnungsmäßig durch die übliche Ernährung befriedigt. Enthält die Nahrung reichlich Polyensäuren, so sollte die Tocopherolaufnahme 30 mg im Tag betragen.

Wachsende Ratten haben einen Tocopherolbedarf von 3 mg dl-Tocopherolacetat für je 100 g Futter.

Vitamin K.

Chemie.

In der Natur sind zwei K-Vitamine, K_1 und K_2, aufgefunden worden. Vitamin K_1 ist in den Chloroplasten enthalten, Vitamin K_2 wird von Bakterien gebildet. Neuerdings wurde außer dem altbekannten Vitamin K_2, dessen isoprenoide Seitenkette 30 C-Atome umfaßt noch ein weiteres Homologes mit 35 C-Atomen in

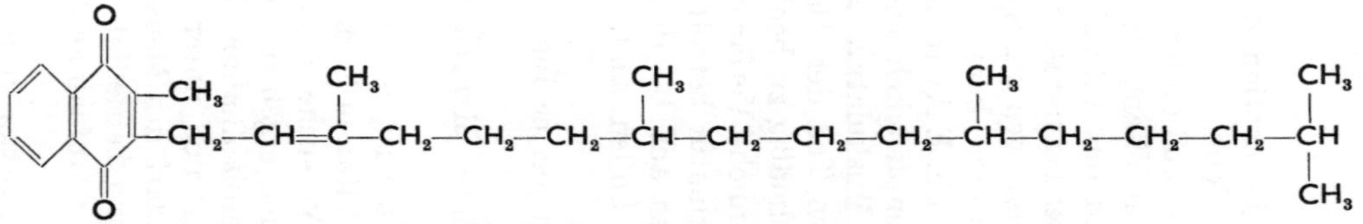

Vitamin K$_1$ (α-Phyllochinon, 2-Methyl-3-phytyl-1,4-naphthochinon)

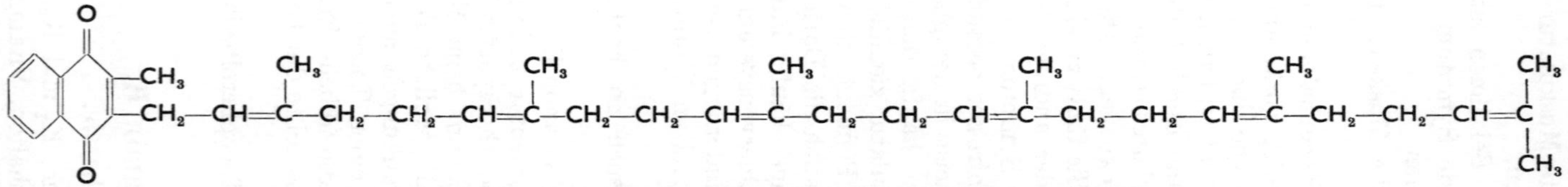

Vitamin K$_2$ (β-Phyllochinon, 2-Methyl-3-difarnesyl-1,4-naphthochinon)

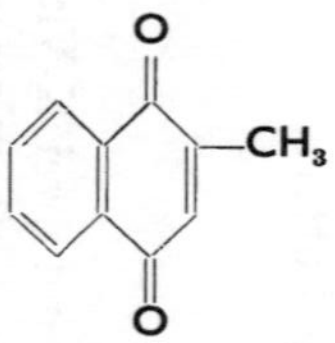

Vitamin K$_3$ (2-Methyl-1,4-naphthochinon, Menadion)

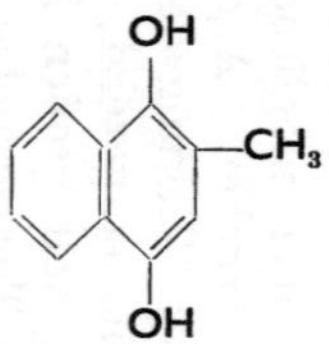

Vitamin K$_4$ (2-Methyl-1,4-naphtho-hydrochinon)

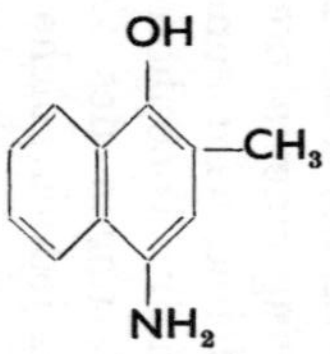

Vitamin K$_5$ (2-Methyl-1-hydroxy-4-aminonaphthalin)

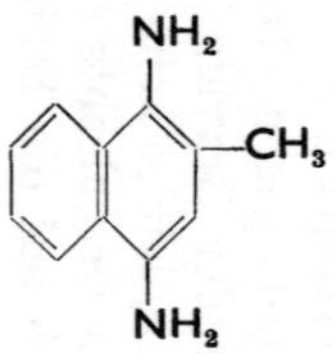

Vitamin K$_6$ (2-Methyl-1,4-diaminonaphthalin)

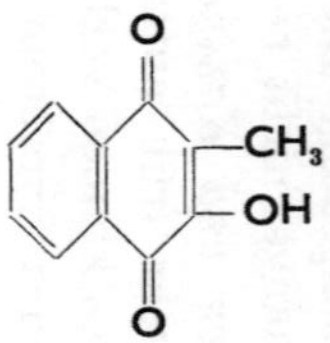

Phtiocol (2-Methyl-3-hydroxy-1,4-naphthochinon)

der Seitenkette isoliert[1]. Phthiocol, das ebenfalls Vitamin K-Wirksamkeit besitzt, wurde aus Tuberkelbazillen isoliert. Außer diesen natürlich vorkommenden K-Vitaminen gibt es noch eine große Anzahl einfacher gebauter Verbindungen, die im Sinne eines K-Vitamins biologisch aktiv sind. Eine Liste von 72 Substanzen mit K-Vitamin-Wirksamkeit nebst Angaben über ihre biologische Aktivität findet man bei STEPP, KÜHNAU und SCHRÖDER[2].

Die aufgeführten K-Vitamine sind wasserunlöslich. Da Vitamin K eine ausgebreitete klinische Anwendung hat, bestand zwecks leichterer Medikationsmöglichkeiten ein Interesse an wasserlöslichen Präparaten. Beispiele für solche sind: 2-Methyl-1,4-naphthohydrochinon-3-natriumsulfonat, 2-Methyl-4-amino-1-naphthol-hydrochlorid und Synkavit, der Dibernsteinsäureester des Vitamin K_4.

Die biologische Aktivität der als Vitamin K wirksamen Substanzen wird zumeist durch Messung der Prothrombinzeit von K-frei ernährten Hühnchen bestimmt. Eine viel verwendete Testmethode wurde von ALMQUIST und KLOSE[3] beschrieben. Die Zusammensetzung der von ihnen benützten K-freien Diät ist in der Tabelle 28 wiedergegeben. Durch Verhinderung der Koprophagie und Verfütterung einer K-armen Diät kann man auch bei der Ratte einen alimentären K-Mangel erzeugen[4]. Die von den Autoren benützte Diät hat die folgende Zusammensetzung: 66,5% Saccharose, 20% gereinigtes Sojaprotein, 0,5% DL-Methionin, 5% vitaminierte Cerelose, 4% Salzmischung, 0,5% Weizenkeimöl, 1,5% Lebertran und 2% Glycerin.

Tabelle 28. *Vitamin K-freie Diät für Hühner*[3].

	%
Sardinenmehl, mit Äther extrahiert	17,5
Trockene Brauereihefe, mit Äther extrahiert	7,5
Polierter Reis	72,5
Lebertran.	1,0
Calciumcarbonat.	0,5
Salzmischung	1,0

Tabelle 29. *Vitamin K-Wirksamkeit verschiedener Präparate.*
Bestimmung im Hühner-Test nach ALMQUIST und KLOSE.

Substanzen	Einheiten in 1 mg
Menadion (Vitamin K_4)	1000
Vitamin K_1	500
Vitamin K_2	400
2-Methyl-1,4-naphthohydrochinon-diacetat .	450
2-Methyl-4-amino-1-naphthol-hydrochlorid .	500
2-Methyl-1,4-naphthohydrochinon-diphosphorsäureester (Tetranatriumsalz, Hexahydrat)	500
2,3-Dimethyl-1,4-naphthochinon	25
2-Methyl-3-phytyl-1,4-naphthohydrochinondiacetat	170

Die Wirksamkeit der Vitamin K-Präparate wird auch heute noch häufig in Einheiten angegeben. Während früher nahezu jedes Laboratorium, das sich mit Vitamin K beschäftigte, seine eigenen Einheiten hatte, bezieht man sich heute auf eine Vitamin K-Einheit, die 1 γ Menadion entspricht.

Hinsichtlich der Umrechnung der in der Tabelle wiedergegebenen Befunde in andere Einheiten und über andere Testmethoden für das Vitamin K sei auf DAM[5] verwiesen.

Die einzelnen Substanzen mit Vitamin K-Wirkung unterscheiden sich hinsichtlich ihres Wirkungsspektrums. Vitamin K_1 hat die breiteste Wirkung, indem es sowohl bei der Hypothrombinämie des Kaninchens als auch im Überlebenstest bei der Ratte gegenüber verschiedenen Cumarinen voll wirksam ist, wozu andere K-wirksame Substanzen nicht im gleichen Umfange befähigt sind. Experimentelle

---

[1] ISLER 1959.   [2] STEPP, KÜHNAU und SCHRÖDER 1944.   [3] ALMQUIST und KLOSE 1939.
[4] MAMEESH und JOHNSON 1959.   [5] DAM 1942.

636 KONRAD LANG: Die Physiologie der Vitamine.

Unterlagen sind in der Tabelle 30 wiedergegeben. Bei der alimentär erzeugten Hypoprothrombinämie von Hühnern bewirkt die intravenöse Gabe von Vitamin K_1 eine rascheres Absinken der Prothrombinzeit auf die Norm als die Injektion von Menadion oder Synkavit. Vitamin K_1 kann die durch Verabreichung von Dicumarol bedingte Hypoprothrombinämie beheben, während Menadion und andere Präparate, denen die Seitenkette am C-Atom (3) fehlt, dazu nicht in der Lage sind.

Tabelle 30. *Wirkung verschiedener Naphthochinonderivate gegen verschiedene Cumarine[1].*

Verwendet wurden die folgenden Cumarine: A. Dicumarol; B. 3-[1'-(p-Chlorphenyl)-propyl]-4-oxycumarin: C. Marcumar.

Tests: Bei *Kaninchen* wurde eine Hypoprothrombinämie durch 10 mg/kg A (bzw. 1 mg/kg B oder 20 mg/kg C) per os erzeugt. Nach 48 Std wurde die Prothrombinzeit nach QUICK bestimmt. Die zu prüfenden K-Vitamine wurden in einer Dosis von jeweils 50 mg/kg verabreicht. Nach 3,6 und 24 Std wurde die Prothrombinzeit erneut bestimmt. Bei *Ratten* wurde der Überlebenstest verwendet. Zu der letalen Dosis für 120—150 g schwere Ratten (50 mg/kg A bzw. 5 mg/kg B bzw. 5 mg/kg C) wurden die zu prüfenden K-Vitamine in einer Dosis von 10 mg/kg per os gegeben. Als Überlebensquote diente das Überleben von 7 Tagen.

Vitamin K-Präparat Formel der Seitenkette in 3-Stellung	Kaninchen			Ratten		
	A	B	C	A	B	C
Vitamin K_1	+	+	+	+	+	+
$-CH_2-CH=\overset{CH_3}{C}-CH_2-CH_2-CH_2-\overset{CH_3}{\underset{CH_3}{CH}}$	+	+	+	(+)	(—)	+
$-CH_2-CH=\overset{CH_3}{C}-(CH_2-CH_2-CH_2-\overset{CH_3}{CH})_5-CH_3$	(—)	(—)	(—)	(—)	(—)	(+)
$-CH_2-CH=\overset{CH_3}{C}-C_6H_5$	+	+	+	(+)	(—)	—
$-CH_2-CH_2-\overset{CH_3}{CH}-C_6H_5$	+	—	—	(+)	(—)	—

Im Zusammenhange mit der Synthese der Vitamine K_1 und K_2 gelang es, Homologe beider Vitamine mit weniger und mehr Isoprenresten in der Seitenkette darzustellen. Über ihre Konstitution und biologische Wirksamkeit orientiert die Tabelle 31. In beiden Reihen (K_1 und K_2) nimmt die biologische Wirksamkeit mit zunehmender Zahl der Isoprenreste in der Seitenkette zunächst zu, erreicht ein Maximum und fällt dann bei weiterer Zunahme der Zahl der Isoprenreste wieder ab.

Biochemische Wirkungen.

Die am besten im tierischen Organismus bekannte Wirkung von Vitamin K besteht in der Förderung der Synthese von Prothrombin in der Leber sowie in der Förderung der Bildung des Faktor VII der Blutgerinnung, einem Accelerator der Umwandlung von Prothrombin in Thrombin. Prothrombin ist ein Protein, das von den Lebermitochondrien[2] gebildet wird.

[1] ISLER, RÜEGG, STUDER und JÜRGENS 1953.   [2] LASCH und ROKA 1953.

In welcher Weise Vitamin K bei der Prothrombinsynthese beteiligt ist, ist noch unbekannt. Die Vermutung, daß es Bestandteil des Prothrombins wird, hat sich experimentell nicht bestätigen lassen. Vitamin K wird bei der Bildung von Prothrombin weder verbraucht noch inaktiviert.

Schema der bei der Blutgerinnung beteiligten Prozesse.

$$\begin{array}{ccccc}
 & \text{Faktor} & \text{Faktor} & \text{Thrombo-} & \\
 & \text{VII} & \text{V} & \text{plastin} & \text{Ca}^{++} \\
 & \downarrow & \downarrow & \downarrow & \downarrow \\
\text{Prothrombin} & \longrightarrow & & & \longrightarrow \text{Thrombin} \\
 & & & & \downarrow \\
 & & \text{Fibrinogen} & \longrightarrow & \text{Fibrin}
\end{array}$$

Tabelle 31. *Biologische Aktivität der homologen Vitamine K_1 und K_2.*
Die Resultate sind in Prozenten der Wirksamkeit der äquimolekulären Menge des Standardpräparates von K_1 (natürliches Vitamin K_1) angegeben. (Nach ISLER[1].)

Grundstruktur (2-Methyl-1,4-naphthochinon mit Seitenkette R in 3-Stellung):

$$\begin{array}{c}
\text{H}_3\text{C}-\overset{\displaystyle 1}{\underset{\displaystyle 4}{\overset{2}{\underset{3}{\bigcirc\!\!\!=\!\!\!O}}}} \\
\text{R}-
\end{array}$$

Reihe	C-Atome	Seitenkette in 3-Stellung (R)	Normalisierung von Vitamin-K-Mangel Küken-Test	Normalisierung des Effektes von Dicumarol-ähnlichen Verbindungen Kaninchen-Test	Ratten-Test
	C_5	$\text{H}_3\text{C}-\overset{\mid}{\text{C}}=\text{CH}-\text{CH}_2-$, mit CH_3 am C	$<5\%$	—	—
K_1-Reihe	C_{10}	$\text{H}_3\text{C}-\overset{\mid}{\underset{\text{CH}_3}{\text{CH}}}-\text{CH}_2-\text{CH}_2-\text{CH}_2-\overset{\mid}{\underset{\text{CH}_3}{\text{C}}}=\text{CH}-\text{CH}_2-$	etwa 10%	$+$	$(-)$
	C_{15}	$\text{H}_3\text{C}-\left[-\overset{\mid}{\underset{\text{CH}_3}{\text{CH}}}-\text{CH}_2-\text{CH}_2-\text{CH}_2-\right]_2 \overset{\mid}{\underset{\text{CH}_3}{\text{C}}}=\text{CH}-\text{CH}_2-$	etwa 30%	$+$	$+$
	C_{20}	$\text{H}_3\text{C}-\left[-\overset{\mid}{\underset{\text{CH}_3}{\text{CH}}}-\text{CH}_2-\text{CH}_2-\text{CH}_2-\right]_3 \overset{\mid}{\underset{\text{CH}_3}{\text{C}}}=\text{CH}-\text{CH}_2-$	100%	$+$	$+$
	C_{25}	$\text{H}_3\text{C}-\left[-\overset{\mid}{\underset{\text{CH}_3}{\text{CH}}}-\text{CH}_2-\text{CH}_2-\text{CH}_2-\right]_4 \overset{\mid}{\underset{\text{CH}_3}{\text{C}}}=\text{CH}-\text{CH}_2-$	etwa 80%	$+$	$+$
	C_{30}	$\text{H}_3\text{C}-\left[-\overset{\mid}{\underset{\text{CH}_3}{\text{CH}}}-\text{CH}_2-\text{CH}_2-\text{CH}_2-\right]_5 \overset{\mid}{\underset{\text{CH}_3}{\text{C}}}=\text{CH}-\text{CH}_2-$	etwa 50%	$(-)$	—

[1] ISLER 1959.

Tabelle 31. *Fortsetzung*

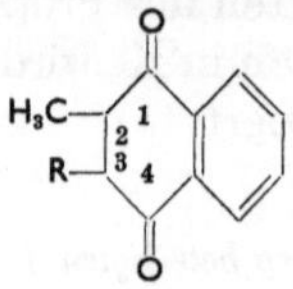

Reihe	C-Atome	Seitenkette in 3-Stellung — R	Normalisierung von Vitamin K-Mangel — Küken-Test	Normalisierung des Effektes von Dicumarol-ähnlichen Verbindungen — Kaninchen-Test	Ratten-Test
	C_5	$H_3C-C=CH-CH_2-$, CH_3	< 5%	–	–
K₂-Reihe	C_{10}	$H_3C-C=CH-CH_2-CH_2-C=CH-CH_2-$ (CH₃, CH₃)	etwa 15%	+	+
	C_{15}	$H_3C-[C=CH-CH_2-CH_2-]_2 C=CH-CH_2-$ (CH₃, CH₃)	etwa 40%	+	+
	C_{20}	$H_3C-[C=CH-CH_2-CH_2-]_3 C=CH-CH_2-$ (CH₃, CH₃)	100%	+	+
	C_{25}	$H_3C-[C=CH-CH_2-CH_2-]_4 C=CH-CH_2-$ (CH₃, CH₃)	etwa 120%	+	+
	C_{30}	$H_3C-[C=CH-CH_2-CH_2-]_5 C=CH-CH_2-$ (CH₃, CH₃)	100%	+	+
	C_{35}	$H_3C-[C=CH-CH_2-CH_2-]_6 C=CH-CH_2-$ (CH₃, CH₃)	etwa 70%		

Prothrombin ist ferner ein Bestandteil des Komplements. Gaben von Vitamin K verursachen daher auch eine Erhöhung des Komplementtiters im Blut, und das Vitamin greift dadurch in die immunbiologischen Prozesse ein.

Bei einer normalen Prothrombinkonzentration des Plasmas können Gaben von Vitamin K keine zusätzliche Bildung, also Steigerung über die Norm bewirken. Bei einer Hypoprothrombinämie tritt die K-Wirkung innerhalb von wenigen Stunden ein.

Menadion und andere Naphthochinonderivate reagieren mit SH-Enzymen und hemmen daher die Glykolyse[1]. Vitamin K_3 hemmt Gärung und Wachstum von Hefe in einer Konzentration von 2—7 mg-%. Hierauf beruht die antibiotische

---

[1] Dam 1948.

Wirkung dieser Substanzen. Aus dem gleichen Grunde wirken 2-Methyl-1,4-naph-thohydrochinon und noch andere Naphthohydrochinonderivate schon bei Konzentrationen von 10^{-6} m als Mitosegifte. Zwischen den erwähnten biologischen Effekten und der Aktivität der Substanzen als Vitamin K besteht keine Parallelität. Die anticariöse Wirkung des Vitamin K beruht vermutlich auf der Hemmung des glykolytischen Zuckerabbaus durch den Speichel.

In der neueren Zeit haben sich Anhaltspunkte dafür ergeben, daß das Vitamin K eine grundlegende Rolle im Zellstoffwechsel spielt, und zwar ist es vermutlich bei der Photosynthese und bei der Atmungskette beteiligt. In der Pflanze findet sich das Vitamin K in den Chloroplasten lokalisiert. Die Beteiligung des Vitamin K bei der Photosynthese geht aus dem folgenden Schema hervor. Grundlage ist die Beobachtung, daß ein Teil der Lichtenergie bei der Photosynthese zur Erzeugung von energiereichem Phosphat dient. Die photosynthetische Phosphorylierung läuft ohne weiteres nur in intakten Chloroplasten ab. Zerstörte Chloroplasten sind zu ihr nicht mehr befähigt. Die Phosphorylierung läßt sich aber in solchen Ansätzen wiederherstellen, wenn man sie mit Mg^{++}, Flavinmononucleotid, Ascorbinsäure und Vitamin K ergänzt.

Schema der sich bei der Photosynthese in isolierten Chloroplasten abspielenden Prozesse [1].

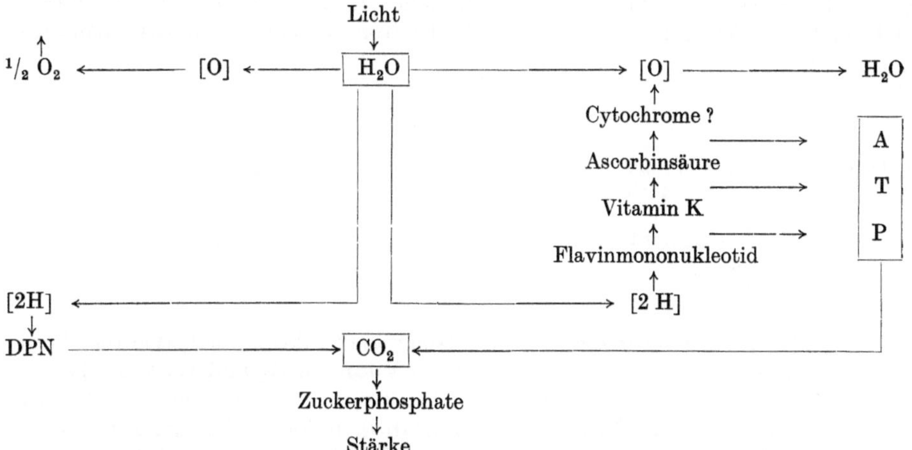

Die Beteiligung des Vitamin K bei der photosynthetischen Phosphorylierung ist jedoch noch keineswegs bewiesen.

Dicumarol hemmt schon bei einer Konzentration von 10^{-5} m die oxydative Phosphorylierung. Ähnlich gebaute, verwandte Verbindungen haben denselben Effekt. Beim Mangel an Vitamin K zeigen die Lebermitochondrien eine verminderte oxydative Phosphorylierung, die sich in vitro bei einem Zusatz von 10^{-5} m Vitamin K_1 wieder steigern läßt[2]. Menadion ist bei derselben Konzentration ohne Wirkung, in höherer Konzentration wirkt es sogar hemmend. MARTIUS[3] entdeckte eine spezifische Phyllochinonreduktase, welche das Vitamin K_1 hydriert und mit DPN arbeitet. Dies ist, zusammen mit den oben erwähnten Befunden, ein weiterer Hinweis, daß das Vitamin K_1 in die Atmungskette eingeschaltet ist. Die Oxydation des hydrierten Vitamin K_1 erfolgt durch das Cytochrom b. Nach MARTIUS[4] ist die Stellung des Vitamin K_1 in der Atmungskette folgendermaßen:

---

[1] ARNOM 1956.   [2] MARTIUS und NITZ-LITZOW 1955/56.   [3] MARTIUS 1954/55 (1).
[4] MARTIUS 1954/55 (2).

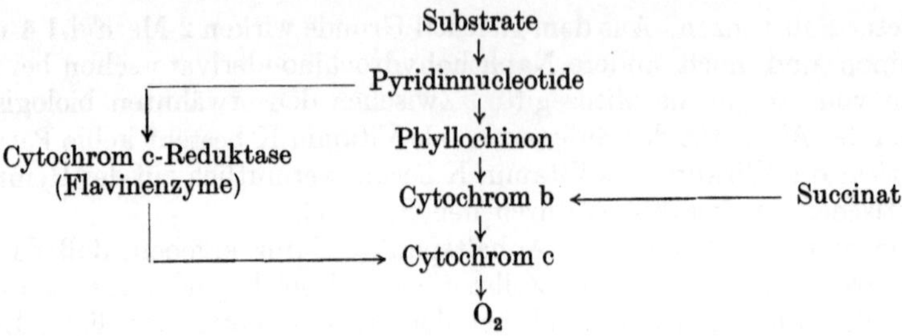

Die oxydative Phosphorylierung durch tierische Mitochondrien oder subcelluläre Partikelchen von Mikroorganismen wird durch UV-Bestrahlung vernichtet. Inkubation solcher Ansätze mit Vitamin K_1 bewirkt eine Reaktivierung[1,2]. Vermutlich greift das Vitamin K_1 sowohl beim Elektronentransport als auch bei der damit verbundenen oxydativen Phosphorylierung an. Vielleicht entsteht dabei eine energiereiche Vitamin K_1-Phosphorsäureverbindung.

Hydriertes Vitamin K_3 (Menadion) wird durch Mitochondrien oxydiert, wobei eine gegen Dinitrophenol empfindliche oxydative Phosphorylierung zu beobachten ist. Die Menadionoxydation wird durch Antimycin und Cyanid gehemmt. COLPA-BOONSTRA und SLATER[3] nehmen daher (und auch auf Grund weiterer Befunde) die folgende Stellung des hydrierten Menadions in der Atmungskette an:

Menadion — H_2
$\downarrow\uparrow$
DPNH → Diaphorase → Slater- → Cyt c_1→ Cyt c → Cyt a → Cyt a_3 → O_2
        factor
        $\uparrow\downarrow$
Succinat $\rightleftarrows$ Succino- $\rightleftarrows$ Cyt b
    dehydro-
    genase

Über die Reaktivierung der durch Isooctanextraktion inaktivierten Bernsteinsäure-Cytochrom c-Reduktase durch die Vitamine K_1 und K_2 s. S. 644.

Verabreichung von Derivaten des Cumarins und Dicumarins bewirkt eine Senkung des Spiegels an Prothrombin und an dem Faktor VII im Blut, wobei letzterer rascher und stärker abnimmt als das Prothrombin. Dies führt zu einer Verlängerung der Prothrombinzeit bzw. Blutgerinnungszeit. Die erwähnten Substanzen haben also eine dem Vitamin K entgegengesetzte Wirkung. Durch Verabreichung von Vitamin K kann die durch die erwähnten Verbindungen bewirkte Hypoprothrombinämie wieder zur Norm gebracht werden. Vitamin K und die Cumarinderivate können sich offensichtlich in diesem System gegenseitig verdrängen. Die wichtigsten Beispiele für solche Verbindungen sind Dicumarol und Marcumar, die beide klinische Verwendung als Antikoagulantien finden.

Nach der Verabreichung von ^{14}C-Dicumarol werden etwa 10% der Substanz in der Leber gespeichert, und die Substanz ist so lange in der Leber nachweisbar, wie die Prothrombinzeit verlängert ist.

Verabreichung von Dicumarol an Ratten und Hühner hat keinen Einfluß auf die Geschwindigkeit der aeroben und anaeroben Glykolyse, der Pyruvatoxydation sowie der oxydativen Phosphorylierung. Auch wurden die Aktivitäten

---

[1] DALLAM und ANDERSON 1957.   [2] BRODIE, WEBER und GRAY 1957.
[3] COLPA-BOONSTRA und SLATER 1958.

der folgenden Enzyme in der Leber nicht verändert: DPN-H-Oxydase, Asparaginsäure-Glutaminsäure-Transaminase, ATP-ase, Adenosin-monophosphatase, Glu-
cose-6-phosphatase, Hexosediphosphatase und Xanthinoxydase[1]. Dagegen ent-
koppelt Dicumarol in vitro die oxydative Phosphorylierung von Leber-Mito-
chondrien.

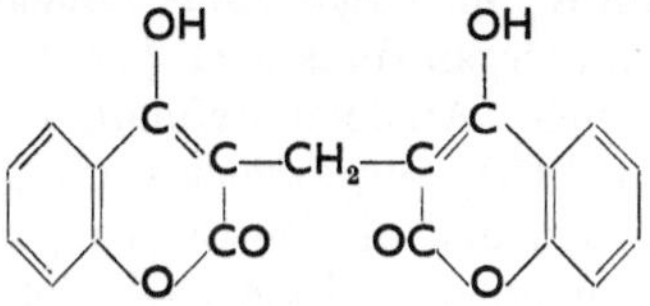

Dicumarol 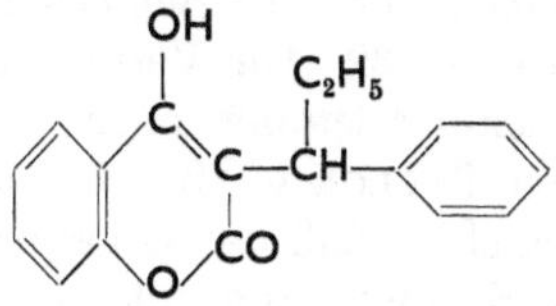   Marcumar (3-[1'-Phenylpropyl]-4-oxycumarin)

Stoffwechsel.

Der Befund, daß sich durch Ableiten der Galle nach außen ein Prothrombin-
mangel erzeugen läßt, beweist, daß zur Resorption des Vitamin K Galle benötigt
wird. Die Gallensäuren bilden mit Vitamin K Choleinsäuren. Vitamin K_1 wird
vom Darm auf dem Lymphwege abtransportiert, Menadion dagegen via Pfortader. Bei Hunden und Katzen findet man nach Gaben von ^{14}C-Menadion nur etwa 1% in der Lymphe des Ductus thoracicus. Wasserlösliche Präparate von Vitamin K benötigen zur Resorption keine Galle und werden nicht via Lymphe vom Darm abtransportiert.

Versuche mit ^{14}C-Menadion haben ergeben, daß es rasch aus dem Blut verschwindet, dasselbe ist beim Vitamin K_1 der Fall. Die einzigen Organe, die wenigstens vorübergehend etwas Vitamin K oder Menadion speichern, sind die Leber und die Milz[4]. In anderen Organen läßt sich praktisch nichts nachweisen.

[14]C-Menadion wird im Harn von Ratten und Meerschweinchen vorwiegend als Diglucuronid ausgeschieden. Daneben findet man im Harn noch etwas Menadion-mono-
schwefelsäureester und eine kleine Menge eines bisher noch nicht identifizierten
Produktes. Die Ausscheidung beginnt schon rasch nach der Verabreichung der
Substanz. In den ersten 24 Std nach der Verabreichung erscheinen 39—69%
der Radioaktivität im Harn. Etwas Material wird auch durch die Galle ausgeschieden.

Tabelle 32. *Verteilung von Vitamin* K_1-[14]C *bei der Ratte*[2].

In dem Vitamin K_1 war die 2-Methylgruppe markiert. Die Analysen erfolgten 24 Std nach Gaben per os. Das unveränderte Vitamin K wurde durch Isotopenverdünnung bestimmt.

Organ	% des verabreichten [14]C	% unverändertes Vitamin
Galle	26,0	1,5
Skeletmuskel	12,2	74
Faeces	6,2	6,5
Leber.	2,8	78
Darm und Darminhalt	2,5	15
Harn	0,98	0

Untersuchungen mit doppelt markiertem Vitamin K_1 (^{3}H und ^{14}C) haben ergeben, daß es im tierischen Organismus in Vitamin K_2 (20) durch Ersatz des Phytylrestes durch einen Geranylrest verwandelt wird[3]. Das Ausmaß dieser Umwandlung ist bei den verschiedenen Species recht unterschiedlich. Bei Säugetieren (Ratte, Meerschweinchen) ist es sehr gering, bei Vögeln, insbesondere bei der Taube, sehr groß.

Frische Rinderleber enthält, auf Menadion berechnet, im Mittel 71 γ Vitamin K. Davon entfallen auf die Zellkernfraktion 24%, auf die Mitochondrienfraktion 61% und der Rest auf das Überstehende[5].

---

[1] GREEN, SØNDERGAARD und DAM 1957.   [2] CANADY und ROE 1956.
[3] BILLETER und MARTIUS 1960.   [4] DAM 1955.
[5] GREEN, SØNDERGAARD und DAM 1956.

Im tierischen Organismus (Huhn, Ratte) wird Menadion in Vitamin K_2 (20) verwandelt[1]. Vitamine der K_2-Reihe können enzymatisch durch Kondensation zwischen Menadion (Methylnaphthochinon) und den Pyrophosphorsäureestern von Polyisoprenalkoholen unter Abspaltung von Pyrophosphat gebildet werden[2]. Das Enzym ist in den Mitochondrien lokalisiert.

Angaben über das Schicksal von ^{14}C-Vitamin K_1 im Organismus findet man in der Tabelle 32. Die Verteilung des Vitamins im Organismus nach parenteraler Verabreichung ist der nach Gaben per os ähnlich. Analoge Befunde wurden auch von Taylor u. Mitarb.[3] erhalten. Da kein $^{14}CO_2$ ausgeatmet wurde, muß man schließen, daß der Organismus das Ringsystem und die Methylgruppen des Vitamin K_1 nicht angreift. In der Leber konnte noch 14 Tage nach der Verabreichung radioaktives Vitamin K nachgewiesen werden. Untersuchungen mit den mit ^{14}C markierten Substanzen zeigten, daß die Vitamine K_1 und K_3 die Placentarschranke passieren.

In vitro wird zu Blut zugesetztes Menadion rasch inaktiviert. Ursache ist eine Reaktion mit den SH-Gruppen der Blutproteine.

Vitamin K-Mangel und Vitamin K-Bedarf.

Das führende Symptom des Mangels an Vitamin K ist die dadurch bedingte Hypoprothrombinämie, die sich durch eine verlängerte Prothrombinzeit bzw. Blutgerinnungszeit leicht experimentell nachweisen läßt. Die Folge der Hypoprothrombinämie ist die Neigung zu Blutungen. Ein alimentärer Mangel an Vitamin K läßt sich nur bei Vögeln erzeugen. Säugetiere und Mensch sind von der exogenen Zufuhr an Vitamin K unabhängig, da bei ihnen die Darmbakterien so viel Vitamin K erzeugen, daß der Bedarf in der Norm gedeckt wird. Bei Vögeln ist die bakterielle Vitamin K-Synthese infolge des kurzen Dickdarms der Tiere nicht ergiebig genug.

Wenn man bei Säugetieren die Darmflora durch Verabreichung von Sulfonamiden schädigt, kann man durch Verabreichung einer an Vitamin K armen Diät ebenfalls eine alimentär bedingte K-Avitaminose erzeugen. Säuglinge haben in der ersten Lebenszeit noch einen sterilen Darm und verfügen außerdem praktisch nicht über Vorräte an Vitamin K. Sie weisen daher einen niederen Prothrombinspiegel im Blut auf und neigen infolgedessen zu Hämorrhagien, die man durch Gaben von Vitamin K verhüten kann. Die Blutungsneigung von Neugeborenen läßt sich durch Einzeldosen von 1 mg verhüten. Eine einmalige Dosis von $5—10\,\gamma$ ist ausreichend, um den Bedarf in den ersten 5 Lebenstagen zu decken. Man kann daraus schließen, daß der Tagesbedarf an Vitamin K bei etwa $1\,\gamma$ im Tag gelegen ist. Der Prothrombinspiegel im Blut des Neugeborenen ist höher, wenn die Mutter vor der Geburt mit Vitamin K behandelt wird. Die hierfür benötigte Dosis beträgt 1 mg im Tag per os.

Hühner benötigen zur Aufrechterhaltung eines normalen Prothrombinspiegels im Blut $2\,\gamma$ Menadion, von Vitamin K_1 etwa die doppelte Menge.

Ubichinone (Coenzym Q)

Aus tierischen Mitochondrien, Pflanzen und Mikroorganismen wurde in den letzten Jahren eine neue Stoffklasse von Chinonstruktur isoliert, die wegen ihres weit verbreiteten Vorkommens den Namen Ubichinone bzw. Coenzym Q erhielt. Es handelt sich um tetrasubstituierte Benzochinonderivate mit einer langen isoprenartigen Seitenkette, die nach dem gleichen Prinzip aufgebaut ist, wie die der Vitamin K_2-Reihe. Wie bei den K-Vitaminen unterscheiden sich die Ubichinone

---

[1] Martius und Esser 1959.   [2] Stoffel und Martius 1960.
[3] Taylor, Millar, Jaques und Spinks 1956.

durch die Länge der Seitenkette bzw. die Zahl der Isoprenreste. Entsprechend der Nomenklatur der K-Vitamine wird auch bei den Ubichinonen die Länge der Seitenkette mit einem Index gekennzeichnet, der die Anzahl der Kohlenstoffatome angibt. Das erste Ubichinon, das bekannt wurde, wurde aus dem Herzmuskel isoliert. Seine Seitenkette umfaßt 50 C-Atome (10 Isoprenreste). Es erhielt daher den Namen Ubichinon (50) bzw. Coenzym Q_{10}. Über die Geschichte der Entdeckung und die Konstitutionsaufklärung der Ubichinone siehe MORTON[1].

Vorkommen

Ubichinon (30) [Coenzym Q_6]: $CH_3O\!-\!$[Chinonring mit CH_3]$\!-\!CH_2\!-\!CH\!=\!C(CH_3)\!-\![-CH_2\!-\!CH_2\!-\!CH\!=\!C(CH_3)-]_5\!-\!CH_3$ Bäckerhefe

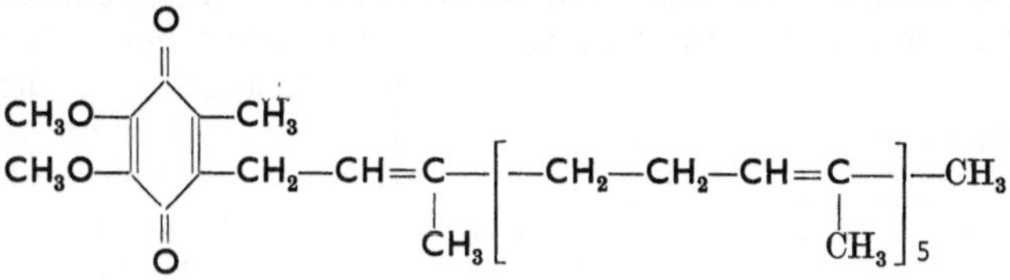

Ubichinon (35) [Coenzym Q_7]: $CH_3O\!-\!$[Chinonring mit CH_3]$\!-\!CH_2\!-\!CH\!=\!C(CH_3)\!-\![-CH_2\!-\!CH_2\!-\!CH\!=\!C(CH_3)-]_6\!-\!CH_3$ Torulahefe

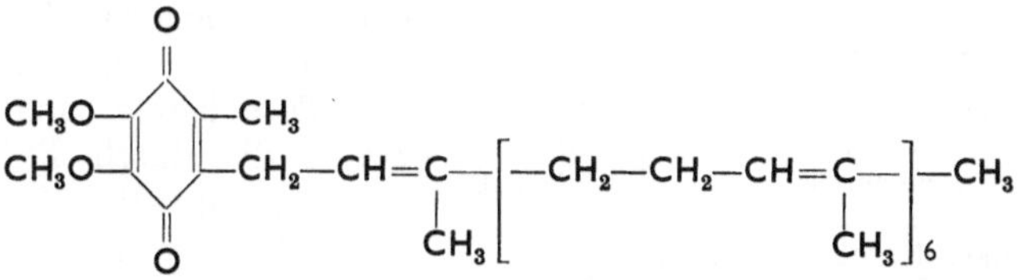

Ubichinon (40) [Coenzym Q_8]: $CH_3O\!-\!$[Chinonring mit CH_3]$\!-\!CH_2\!-\!CH\!=\!C(CH_3)\!-\![-CH_2\!-\!CH_2\!-\!CH\!=\!C(CH_3)-]_7\!-\!CH_3$ Azotobacter vinelandii

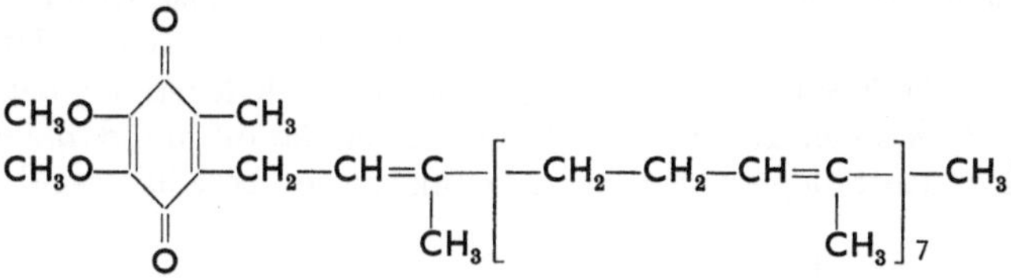

Ubichinon (45) [Coenzym Q_9]: $CH_3O\!-\!$[Chinonring mit CH_3]$\!-\!CH_2\!-\!CH\!=\!C(CH_3)\!-\![-CH_3\!-\!CH_3\!-\!CH\!=\!C(CH_3)-]_8\!-\!CH_3$ Torulahefe

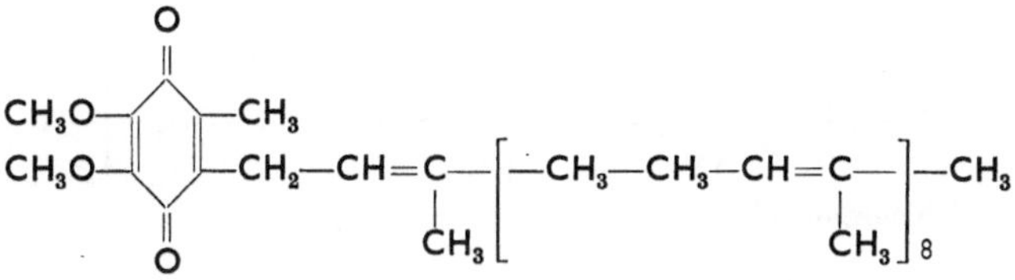

Ubichinon (50) [Coenzym Q_{10}]: $CH_3O\!-\!$[Chinonring mit CH_3]$\!-\!CH_3\!-\!CH\!=\!C(CH_3)\!-\![-CH_2\!-\!CH_2\!-\!CH\!=\!C(CH_3)-]_9\!-\!CH_3$ Herzmuskel

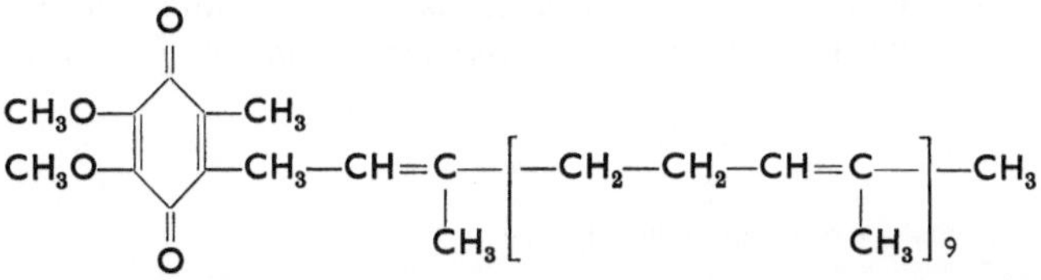

Nachweis und Bestimmung der Ubichinone erfolgen zumeist durch ihr UV. Spektrum. Die einzelnen Ubichinone lassen sich chromatographisch trennen.

In der Rattenleber wurden die Ubichinone 50, 45, 40 und 35 nachgewiesen. Bei älteren Tieren pflegte das Ubichinon 50 zu fehlen[2]. Im Mittel scheiden Männer 55 γ, Frauen 22 γ Ubichinon 50 im Harn je Tag aus. Bei etwa $^1/_3$ der untersuchten Personen war die Ausscheidung jedoch nur gering und lag unter 10 γ[3].

In den Organen kommen neben den Ubichinonen noch die ähnlich gebauten Ubichromenole vor, die einen Chromanring enthalten[4]. Vermutlich sind die Ubichromenole jedoch bei der Aufarbeitung entstehende Kunstprodukte.

[1] MORTON 1958.   [2] DIPLOCK, EDWIN, GREEN, BUNYAN und MARCINKIEWICZ 1960.
[3] KONIUSZY, GALE, PAGE und FOLKERS 1960.
[4] LAIDMAN, MORTON, PATERSON und PENNOCK 1960.

41*

Ob die Ubichinone als Vitamine zu bezeichnen sind, d. h. nicht vom Organismus aufgebaut werden können, läßt sich zur Zeit noch nicht beantworten. Sicher nachgewiesen wurde in Versuchen mit ^{14}C-Mevalonsäure, daß der tierische Organismus die isoprenoide Seitenkette synthetisieren kann[1]. Die Ubichinone können auch enzymatisch durch Kondensation von 3,6-Dimethoxy-2-methylbenzochinon mit Pyrophosphorsäureestern von Polyisoprenalkoholen unter Abspaltung von Pyrophosphorsäure erhalten werden. Das dabei beteiligte Enzym ist in den Mitochondrien lokalisiert[2]. Vermutlich muß aber der Chinonanteil exogen beigebracht werden. Tocopherol geht im Organismus nicht in Ubichinone über[3]. Im Tocopherolmangel bleibt der Gehalt von Leber und Herz an Ubichinon bei Ratten unverändert. Ebenso haben sich auch keine Stoffwechselbeziehungen zwischen Vitamin K und den Ubichinonen nachweisen lassen[6].

Die Ubichinone reaktivieren wie die Tocopherole und die K-Vitamine die durch Extraktion mit Isooctan inaktivierte Cytochrom c-Reduktase (s. a. S. 630). Aus dem Succinoxydase-Komplex wurde ein Ubichinon enthaltendes Lipoproteid

Tabelle 33. *Der Gehalt von Organen und Lebensmitteln an Ubichinonen* [4], [5].

Substrat	Ubichinone in γ je g Feuchtgewicht
Herz verschiedener Species	450—1400
Nieren	410—470
Maisöl und Weizenkeimöl	120—210
Butter	3
Erbsen, Bohnen, Karotten, Kraut, Kartoffeln und Schmalz . . .	< 1

dargestellt[7]. Die Elektronen transportierenden Partikelchen oxydieren und reduzieren die Ubichinone. Alle diese Befunde weisen darauf hin, daß die Ubichinone beim Elektronentransport in der Atmungskette beteiligt sind. Nach den

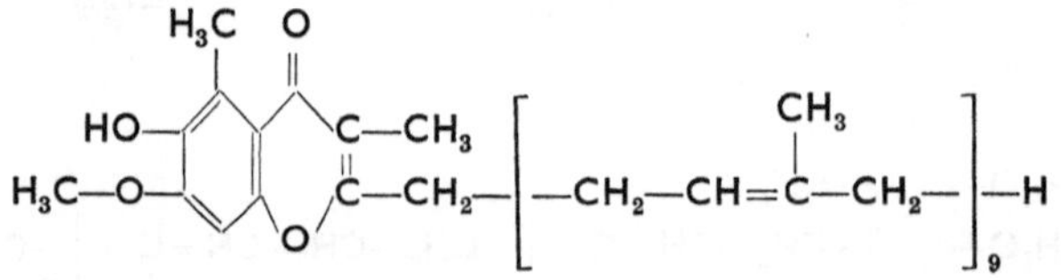

Untersuchungen von Green u. Mitarb.[8] ist die Stellung der Ubichinone im Elektronentransport im Bernsteinsäureoxydase-Komplex folgendermaßen:

$$\text{Cy b}$$
$$\uparrow$$
$$\text{Succinat} \rightarrow \text{Succinodehydrogenase}$$
$$\downarrow$$
$$\text{Ubichinon} \rightarrow \text{Cy } c_1 \rightarrow \text{Cy c} \rightarrow \text{Cy a} \rightarrow O_2$$

Nach diesem Schema wären sie in den Elektronentransport im Sinne eines Redoxsystems eingeschaltet. Vielleicht wirken sie aber als Zwischenträger für energiereiches Phosphat.

Vielleicht sind bei der Atmungskette mehrere Chinonsysteme beteiligt, sei es daß sie parallel geschaltet sind, sei es daß sie typisch für bestimmte Zellen sind. In erster Linie stehen hier die Chinone zur Diskussion: Vitamin E-Chinon

---

[1] Gloor und Wiss 1959.   [2] Stoffel und Martius 1960.
[3] Alaupovic und Johnson 1959.   [4] Linn, Page, Wong, Gale und Shunk 1959.
[5] Page, Gale, Koniuszy und Folkers 1959.   [6] Morton und Phillips 1959.
[7] Basford und Green 1959.   [8] Green, Ziegler und Doeg 1959.

(Tocochinon), Vitamin K$_2$ und Ubichinon. Die Ähnlichkeit ihrer Struktur zeigen die folgenden Formeln:

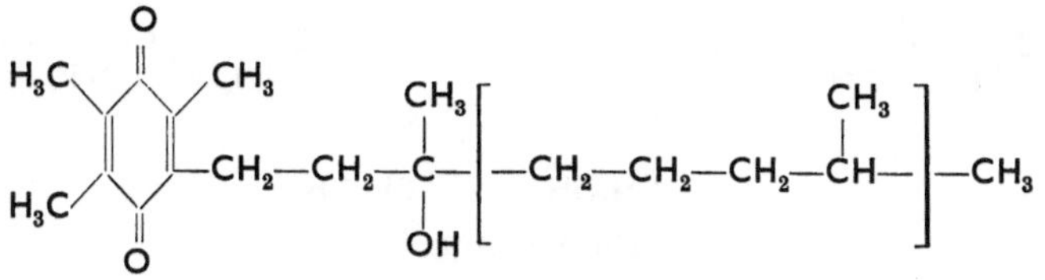

Vitamin E-Chinon (Tocochinon)

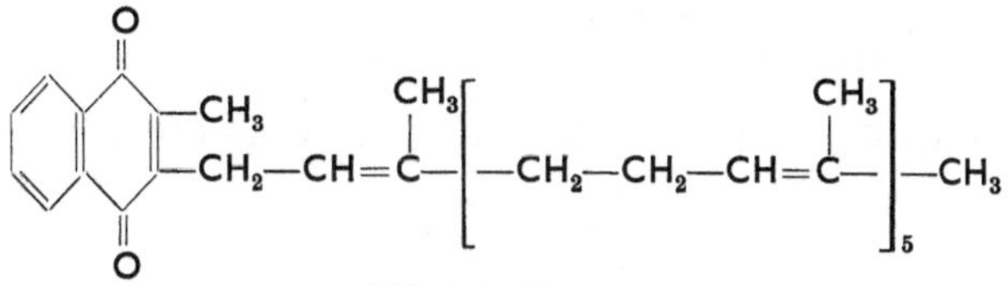

Vitamin K$_2$

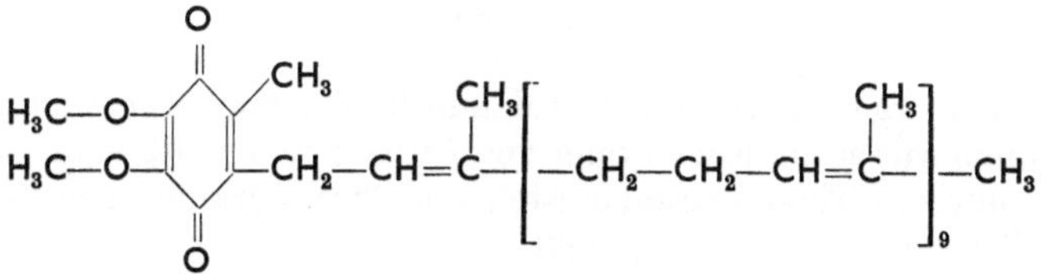

Ubichinon (50)

Thiamin (Vitamin B$_1$).

Chemie.

Thiamin (Vitamin B$_1$) wurde im Zusammenhange mit der im fernen Osten häufig beobachteten Ernährungskrankheit Beriberi entdeckt. Thiamin hat wie alle B-Vitamine eine hohe Konstitutionsspezifität. Schon geringe Veränderungen am Molekül bewirken eine Vernichtung der biologischen Aktivität bzw. erzeugen Substanzen von einem Antivitamincharakter. Außer Thiamin haben noch Vitaminwirksamkeit Dihydrothiamin und Thiamine, bei denen die Methylgruppe im Pyrimidinring durch Äthyl-, n-Propyl- oder Isopropyl ersetzt ist. Ersatz der Methylgruppe durch den Butylrest liefert ein Antivitamin. Eine biologische Aktivität weisen auch das Thiamindisulfid auf und das ähnlich gebaute Allithiamin sowie weitere ähnliche, im Knoblauch aufgefundene Substanzen. Allithiamin entsteht aus Alliin durch das Enzym Alliinase über Allicin, das mit Thiamin in der Thiolform kondensiert wird.

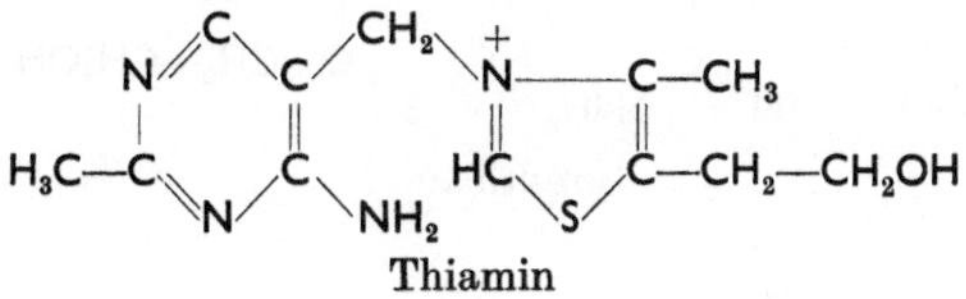

Thiamin

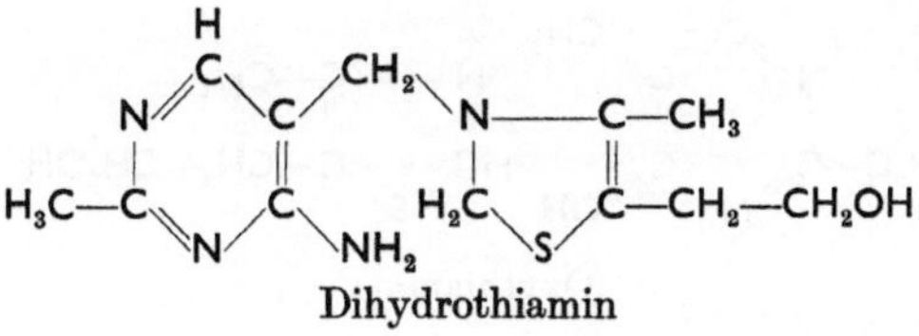

Dihydrothiamin

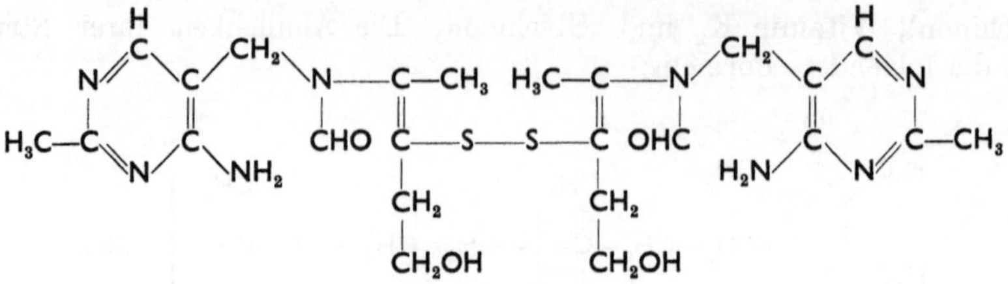

Thiamindisulfid

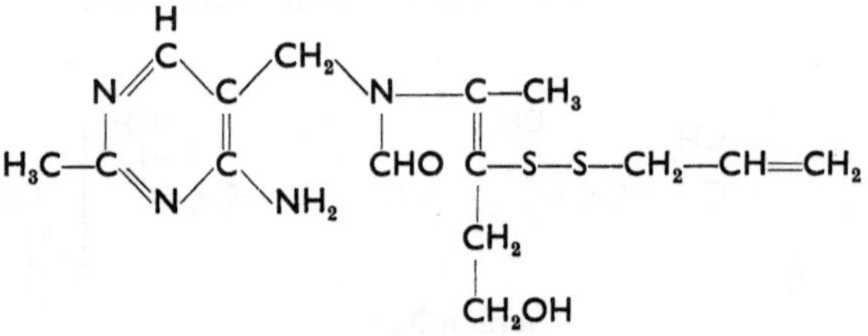

Allithiamin

Im tierischen Organismus wird Allithiamin in Thiamin übergeführt. In vitro wird Allithiamin durch die Einwirkung von Cystein in Thiolthiamin verwandelt.

Die bekanntesten Thiaminantagonisten und ihre Wirkungen im Tierversuch sind in der Tabelle 34 zusammengestellt.

Tabelle 34. *Thiaminantagonisten im Tierversuch.*

Hemmungsindex = Mole Antivitamin, die zur Verdrängung von einem Mol Vitamin erforderlich sind.

Substanz	Hemmungsindex gemessen durch		
	Kompensierung von Thiamin beim Thiaminmangel der Maus	Ratte Erzeugung von Thiaminmangel	Küken, Wachstumstest
Butylthiamin		20	
Chloroxythiamin . . .	100		
Bromoxythiamin. . .	500		
Oxythiamin		2	200
Neopyrithiamin . . .	1		4

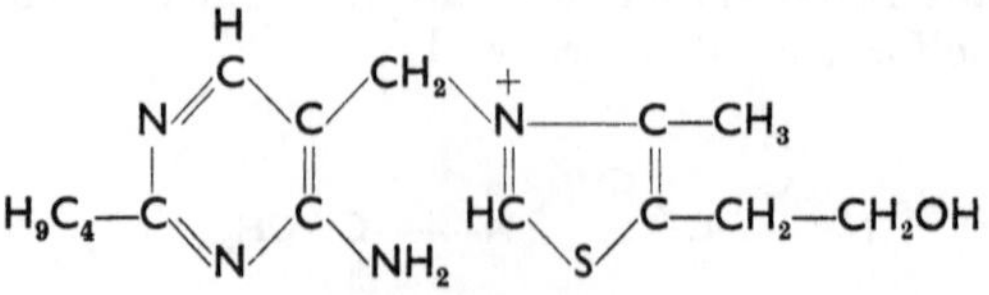

Butylthiamin

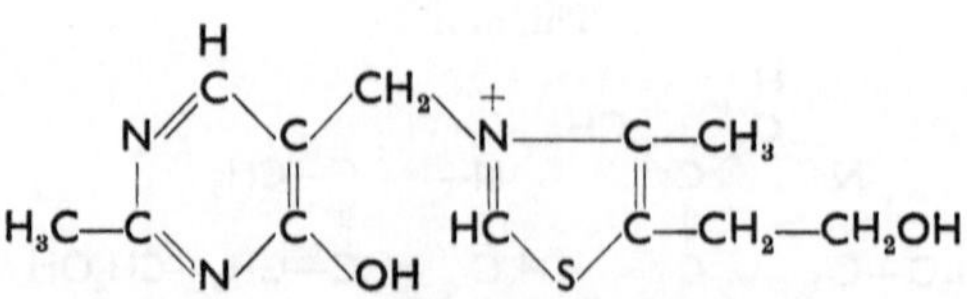

Oxythiamin

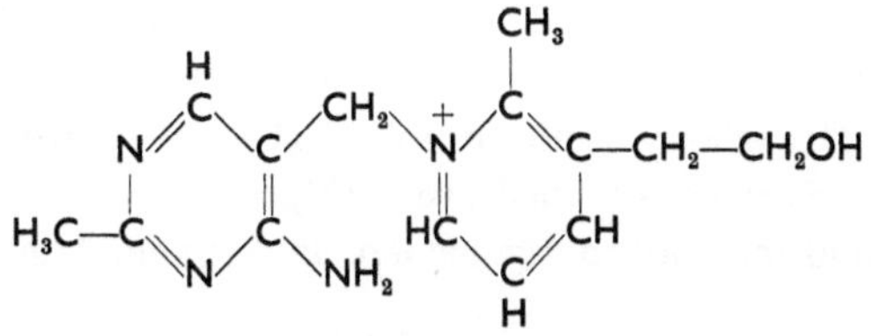

$$\text{Neopyrithiamin}$$

Neopyrithiamin

Verfütterung oder Injektion der angeführten Antivitamine bewirkt eine Vermehrung der Ausscheidung von Thiamin im Harn, was ebenfalls die Verdrängung des Vitamins durch das Antivitamin zeigt. Der Angriffspunkt der einzelnen Antivitamine ist jedoch nicht in allen Fällen derselbe. Dies geht aus Untersuchungen an isolierten Enzymsystemen hervor. Die wichtigsten Befunde sind in der Tabelle 35 zusammengestellt.

Tabelle 35. *Wirkung von Thiaminantagonisten auf isolierte Enzymsysteme.*

Substanz	Decarboxylierung von α-Ketosäuren	Phosphorylierung von Thiamin	Bindung von Cocarboxylase an ihr Apoenzym	Hemmung der Thiaminase
Neopyrithiamin	—	+	—	+
Oxythiamin	—	—	—	—
Neopyrithiaminpyrophosphat		+	+	
Oxythiaminpyrophosphat . .	+			

Biochemische Wirkungen.

Thiamin gelangt im Organismus in Form des Thiaminpyrophosphats (Cocarboxylase, Thiamindiphosphat) zur Wirkung. Der Monophosphorsäureester ist als Coenzym unwirksam. Cocarboxylase entsteht in den Zellen aus Thiamin und ATP:

$$\text{Thiamin} + \text{ATP} \xrightarrow{\text{Thiaminkinase}} \text{Thiaminpyrophosphat} + \text{AMP}.$$

Das Enzym ist in der Rattenleber praktisch ausschließlich in den Mitochondrien lokalisiert[1]. Thiaminmonophosphat wird nicht zu dem Diphosphat weiter phosphoryliert. Da die Thiaminenzyme nicht dissoziiert sind, erfolgt die Bildung der Cocarboxylase nur in dem Ausmaße, in welchem die Apoenzyme vorhanden sind. Tierische Zellen und Hefe enthalten neben dem Thiamindiphosphat immer noch kleine Mengen an dem Thiaminmonophosphat und Thiamintriphosphat. In gereinigten Enzymsystemen ist nur das Diphosphat als Coenzym wirksam. Enthält das System jedoch auch Apyrase, welche aus dem Triphosphat die endständige Phosphatgruppe abspaltet, ist auch Thiamintriphosphat aktiv.

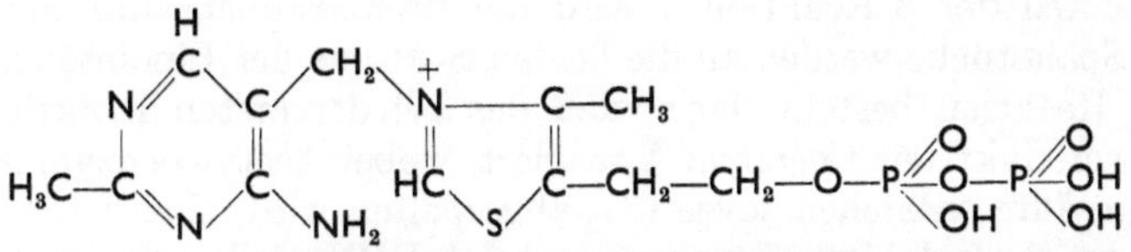

Thiamindiphosphat (Cocarboxylase)

Thiamindiphosphat ist das Coenzym der bei der Decarboxylierung von α-Ketosäuren beteiligten Enzyme. Neuere Befunde lassen vermuten, daß am S-Atom des Thiazolrings mit Hydroxyäthyl substituiertes Thiamin das wirksame Zwischen-

---

[1] NIELSEN und LEUTHARDT 1949.

produkt bei der Decarboxylierung von Pyruvat ist. Die wichtigsten mit einer Decarboxylierung der Brenztraubensäure einhergehenden Reaktionen sind:

1. Die einfache Decarboxylierung durch Carboxylase (Hefe).

$$\text{Pyruvat} \rightarrow \text{Acetaldehyd} + CO_2.$$

2. Die Acyloinbildung (Mikroorganismen, in kleinem Umfange auch höhere Tiere).

$$2\ \text{Pyruvat} \rightarrow 2\ CO_2 + \text{Acetoin}$$
$$\text{Pyruvat} + \text{Acetaldehyd} \rightarrow \text{Acetoin} + CO_2$$
$$\text{Pyruvat} + \text{andere Aldehyde} \rightarrow \text{Acyloine} + CO_2.$$

Acetoin ist $CH_3\text{-}CO\text{-}CH(OH)\text{-}COOH$.

3. Die phosphoroklastische Decarboxylierung (Mikroorganismen).

$$\text{Pyruvat} + \text{Phosphat} \rightarrow \text{Acetylphosphat} + \text{Formiat (oder } H_2 + CO_2).$$

4. Die oxydative Decarboxylierung (Tier).

$$\text{Pyruvat} \rightarrow \text{Acetyl-Coenzym A} + CO_2 + 2\,H^+ + 2\,e.$$

Für den tierischen Organismus ist die wichtigste Reaktion die oxydative Decarboxylierung der Brenztraubensäure. Sie liegt im Hauptweg des oxydativen Kohlenhydratstoffwechsels. Bei ihr sind 4 Coenzyme beteiligt: Cocarboxylase, Diphosphopyridinnucleotid (DPN), Coenzym A und Lipoinsäure (Liponsäure, Thioctansäure). Die oxydative Decarboxylierung der Brenztraubensäure läßt sich in die folgenden 3 Teilreaktionen zerlegen:

1.
$$CH_2\text{—}CH_2\text{—}CH\text{—}(CH_2)_4\text{—}COOH + CH_3\text{—}CO\text{—}COOH \rightarrow CH_2\text{—}CH_2\text{—}CH\text{—}(CH_2)_4\text{—}COOH$$

Lipoinsäure   Brenztrauben-säure   Intermediärprodukt

2.
$$CH_2\text{—}CH_2\text{—}CH\text{—}(CH_2)_4\text{—}COOH + CoA\text{—}SH \rightarrow CH_2\text{—}CH_2\text{—}CH\text{—}(CH_2)_4\text{—}COOH$$
$$+ CoA\text{—}S\text{—}CO\text{—}CH_3 + CO_2$$

Intermediärprodukt   Coenzym A   reduzierte Lipoinsäure + Acetyl-Coenzym A + CO_2

3.
$$CH_2\text{—}CH_2\text{—}CH\text{—}(CH_2)_4\text{—}COOH + DPN^+ \rightarrow CH_2\text{—}CH_2\text{—}CH\text{—}(CH_2)_4\text{—}COOH + DPN\text{—}H + H^+$$

reduzierte Lipoinsäure   oxydierte Lipoinsäure

In der ersten der 3 Reaktionen wird die Brenztraubensäure gespalten, und die beiden Spaltstücke werden an die beiden S-Atome der Lipoinsäure gebunden. Die zweite Reaktion besteht darin, daß das bei der ersten Reaktion gebildete Intermediärprodukt mit Coenzym A reagiert, wobei Acetylcoenzym A und reduzierte Lipoinsäure entstehen sowie CO_2 abgespalten wird. Bei der dritten Reaktion wird dann die reduzierte Lipoinsäure durch DPN wieder zur oxydierten Form der Lipoinsäure dehydriert. In der neueren Zeit ergaben sich Hinweise, daß die bei der Reaktion 3 beteiligte Lipoinsäuredehydrogenase mit der Diaphorase identisch ist.

Lipoinsäure kann vom Organismus gebildet werden und hat keinen Vitamincharakter. Bei Ratten und Küken hatte die Verfütterung der Substanz keinen sichtbaren Effekt[1]. Klinische Beobachtungen weisen darauf hin, daß die Biosynthese der Lipoinsäure bei Lebererkrankungen gestört ist, so daß ihre therapeutische Verwendung in solchen Fällen angezeigt sein kann.

In prinzipiell derselben Weise, wie sie für die Brenztraubensäure geschildert wurde, verläuft auch die Decarboxylierung von anderen α-Ketosäuren. Die physiologisch bedeutsamste Reaktion ist neben der oxydativen Decarboxylierung der Brenztraubensäure die der α-Ketoglutarsäure:

$$HOOC-CH_2-CH_2-CO-COOH + CoA-SH + DPN^+ \rightarrow HOOC-CH_2-CH_2-CO-SH-CoA$$
$$+ DPN-H + H^+$$

α-Ketoglutarsäure   Succinyl-Coenzym A

Diese Reaktion ist ein Glied im Citronensäurecyclus und führt von der α-Ketoglutarsäure zur Bernsteinsäure:

$$Succinyl-CoA + GDP + P \rightarrow CoA + GTP + Succinat$$
$$GTP + ADP \rightarrow ATP + GDP.$$

Thiamindiphosphat ist auch Coenzym der Transketolase, eines Enzyms, das bei der Spaltung bzw. Bildung von α-Ketolen beteiligt ist und eine große Rolle im Pentosephosphatcyclus („Horecker"-Cyclus) spielt. In Gegenwart des Enzyms bilden verschiedene Ketosen und Hydroxypyruvat einen „aktivierten Glykolaldehyd", der sich mit einem Acceptoraldehyd zu einem neuen Ketozucker kondensiert.

Folgende Donator- und Acceptorsubstanzen für die Transketolase wurden bisher nachgewiesen:

Acceptorsubstanzen	Donatorsubstanzen
Formaldehyd	L-Erythrulose
Glycerinaldehyd	D-Xylulose-5-phosphat
D-Glycerinaldehyd-3-phosphat	D-Fruktose-6-phosphat
D-Erythrose-4-phosphat	D-Sedoheptulose-6-phosphat
D-Ribose-5-phosphat	Hydroxypyruvat

Die wichtigsten durch die Transketolase bewirkten Übertragungsreaktionen sind:

1. Hydroxypyruvat + Formaldehyd → Dihydroxyaceton + CO$_2$
2. Hydroxypyruvat + D-Glycerinaldehyd-3-phosphat → Ketopentose-5-phosphat + CO$_2$
3. Hydroxypyruvat + D-Erythrose-4-phosphat → D-Fruktose-6-phosphat + CO$_2$
4. L-Erythrulose + D-Glycerinaldehyd-3-phosphat → Pentosephosphat
5. Fruktose-6-phosphat + D-Glycerinaldehyd-3-phosphat ⇄ D-Xylulose-5-phosphat + Erythrose-4-phosphat
6. Fruktose-6-phosphat + Glycerinaldehyd ⇄ D-Xylulose + Erythrose-4-phosphat
7. Fruktose-6-phosphat + D-Ribose-5-phosphat ⇄ Sedoheptulose-7-phosphat + Erythrose-4-phosphat.

Das allgemeine Wirkungsschema der Transketolase ist:

$$
\begin{array}{ccccccc}
& & CH_2OH & & CH_2OH & & \\
& & | & & | & & \\
& & CO & & CO & & CHO \\
& & | & & | & & | \\
CHO & + & HO-C-H & \rightleftarrows & HO-C-H & + & H-C-OH \\
| & & | & & | & & | \\
R & & H-C-OH & & R & & R' \\
& & | & & & & \\
& & R' & & & & \\
\end{array}
$$

Acceptor   Donator   neue Ketose

---

[1] Süpplee, Combs und Romoser 1956.

Bei der Transketolase-Reaktion entsteht als Zwischenprodukt kein freier Glykolaldehyd. Man nimmt daher an, daß intermediär ein Glykolaldehyd-Thiaminpyrophosphat-Enzymkomplex gebildet wird.

Der Pentosephosphatcyclus stellt in manchen Organen, insbesondere in der Leber, neben der Glykolyse einen weiteren Abbauweg der Glucose dar.

Der Pentosephosphat-Cyclus.

Beteiligt sind die folgenden Enzyme:

I. Glucose-6-phosphatdehydrogenase,
II. Gluconolactonase,
III. 6-Phosphogluconsäure-dehydrogenase,
IV. Ribulose-5-phosphat-Xylulosephosphat-Isomerase,
V. Ribose-phosphat-Isomerase,
VI. Transketolase,
VII. Transaldolase,
VIII. Phosphohexoseisomerase.

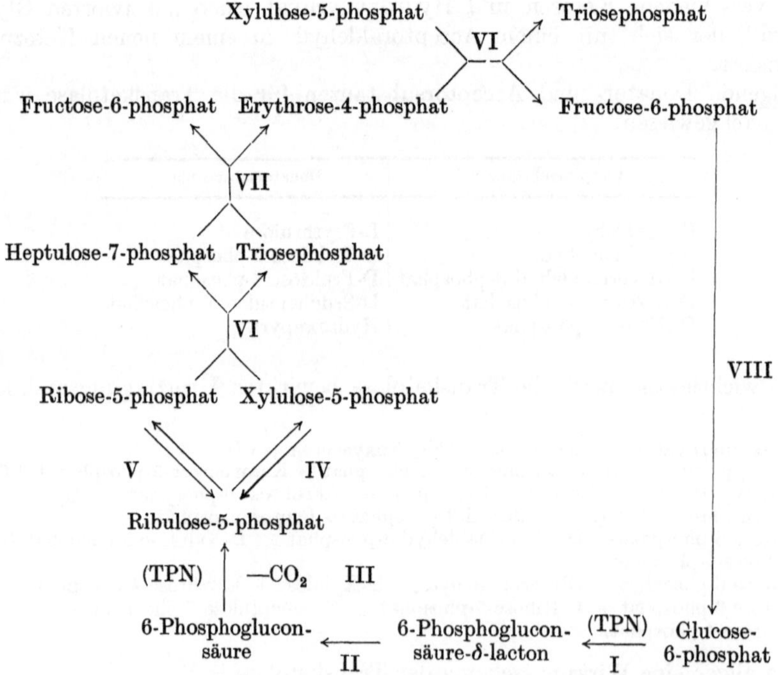

Thiamin wird bei der Erregung peripherer Nerven in Freiheit gesetzt[1].

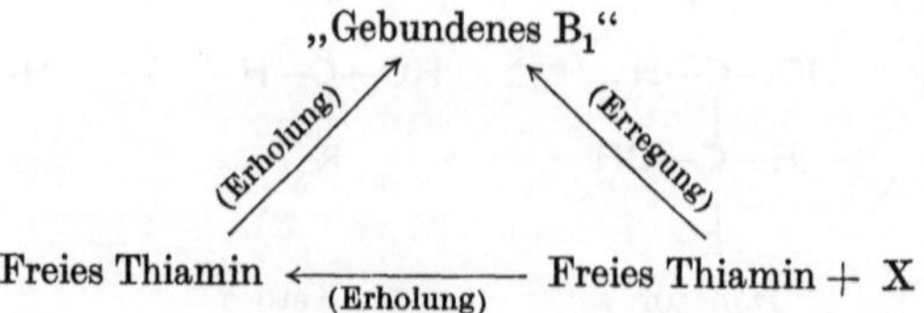

---

[1] v. MURALT 1958.

Stoffwechsel.

Thiamin kommt in den Pflanzen weitgehend unverestert vor. Etwa in der Nahrung vorhandene Phosphorsäureester des Thiamins werden im Darm gespalten. Die Resorption des Vitamins vollzieht sich demnach im wesentlichen in Form der freien Substanz. Im tierischen Organismus findet sich Thiamin im Blutplasma bzw. der extracellulären Flüssigkeit praktisch ausschließlich in freier Form, und zwar in einer nur sehr niederen Konzentration (rund 1 γ-%). Die Zellen nehmen aus der extracellulären Flüssigkeit das freie Vitamin auf und verestern es zum Diphosphat. Daß daneben noch kleine Mengen Monophosphat und Triphosphat entstehen, wurde schon in anderem Zusammenhange erwähnt. Die Zellen enthalten wesentlich mehr Thiamin bzw. Thiamindiphosphat als die extracelluläre Flüssigkeit. Die höchste Konzentration weist der Herzmuskel mit 300—350 γ-% auf. In Leber, Niere und Hirn findet man 150—250 γ-%, in der Muskulatur 120 γ-%. Vollblut enthält 6—12 γ-% Thiamin, wovon der größte Teil auf die Blutzellen zu beziehen ist. Leukocyten haben eine Thiaminkonzentration von rund 50 γ-%, also etwa das 4—5fache der in den Erythrocyten. Im allgemeinen entfallen in den Zellen rund 90% des gesamten Thiaminbestandes auf das Diphosphat. Über die Verteilung von Thiaminpyrophosphat (Cocarboxylase) auf die Substrukturen der Rattenleber

Tabelle 36. *Verteilung von Thiaminpyrophosphat (TPP) auf die Substrukturen der Rattenleber* [1].

	Gehalt an TPP γ/g Leber	γ/mg N	Prozent des Gesamtbestandes
Homogenat . .	$14 \pm 0{,}45$	0,45	100
Kernfraktion .	$0{,}9 \pm 0{,}3$	0,19	7,1
Mitochondrien .	$4{,}85 \pm 1{,}14$	0,61	36,1
Überstehendes .	$7{,}58 \pm 1{,}23$	0,45	56,8

orientiert die Tabelle 36. Ein Mensch verfügt insgesamt über etwa 25 mg Thiamin. Der Organismus vermag nicht, darüber hinaus noch weiteres Thiamin zu speichern.

Bei der normalen Zufuhr von 1,5—2,0 mg Thiamin im Tag werden etwa 0,15—0,20 mg im Harn ausgeschieden, und zwar vorwiegend in Form von freiem Thiamin. Bei Belastung des Organismus mit Thiamin steigt die Ausscheidung im Harn an.

Die im Kot ausgeschiedenen Thiaminmengen können außerordentlich großen Schwankungen unterworfen sein. Dies hängt damit zusammen, daß die Ausscheidung im Kot die Resultante von 3 Variablen ist: 1. dem Umfange der Resorption, 2. der Zerstörung durch die Darmbakterien, 3. der Synthese durch die Darmbakterien. — Die Resorption des Thiamins vollzieht sich im oberen Dünndarm. In den tieferen Dünndarmabschnitten können beträchtliche Thiaminmengen zerstört werden. Dies kommt häufig vor, wenn die Zufuhr weit über das normale Ausmaß hinaus gesteigert wird. Offensichtlich ist die Fähigkeit des menschlichen Organismus zur Resorption von Thiamin begrenzt. Bis zu 5 mg im Tag werden gut resorbiert, bei größeren Zufuhren nimmt der Prozentsatz an resorbiertem Vitamin stark ab. Im Alter wurde bei der Ratte die Thiaminresorption vermindert gefunden.

Nach der Injektion von ^{35}S-Thiamin schieden Ratten in den ersten 10 Tagen 2,33% des injizierten ^{35}S im Harn in Form von anorganischem Sulfat aus [2]. Dies weist darauf hin, daß nur ein geringer Bruchteil des Vitamins völlig oxydiert wird. 62% der Dosis erschienen im Harn in der Fraktion des „Neutral-S", und zwar waren davon 60% unverändertes Thiamin, und 40% lagen in Form einer nicht identifizierten Substanz vor, die jedoch keine Thiochromreaktion mehr gab. Das im Harn ausgeschiedene unveränderte Thiamin war mit unmarkiertem Thiamin aus dem Thiamin-Pool des Organismus verdünnt, und zwar für die ersten

---

[1] DIANZANI und DIANZANI-MOR 1957.   [2] McCARTHY, CERECEDO und BROWN 1954.

5 Tage im Verhältnis 1:31. Im Thiaminmangel wurde weniger ^{35}S im Harn ausgeschieden als von normal ernährten Tieren. Ein Teil des verabreichten ^{35}S-Thiamin wurde gespeichert, und zwar unter normalen Verhältnissen 16,4% in der Muskulatur, 2,03% in den Testes, 1,15% in den Nieren und 1,07% in der Leber. Die anderen Organe nahmen nur sehr wenig auf. Im Kot wurde nur wenig des ^{35}S ausgeschieden. Ähnliche Ergebnisse wurden auch beim Menschen erzielt. Nach Gaben von ^{35}S-Thiamin wurden innerhalb von 6 Tagen 61% des ^{30}S im Harn, 11% im Kot ausgeschieden. Analoge Ergebnisse, Hauptausscheidung in der Neutral-S-Fraktion des Harns wurden auch bei Kaninchen erhalten.

Bei Ratten wurden auch Versuche mit 2-^{14}C-Thiamin durchgeführt[1]. Von dem verabreichten ^{14}C wurde praktisch nichts als ^{14}CO$_2$ ausgeatmet. Auch die Ausscheidung im Kot war sehr gering. Im Harn ließen sich papierchromatographisch 16 verschiedene radioaktive Substanzen nachweisen, davon zeigten 8 im Test mit Lactobacillus fermenti Thiamin-Aktivität. Vielleicht sind dies gemischte Disulfide des Thiamins (s. S. 646). Außerdem waren kleine Mengen der Phosphorsäureester des Thiamins im Harn vorhanden. Rund 60% der ausgeschiedenen Radioaktivität entfielen auf unverändertes Thiamin.

Schon seit längerer Zeit bekannte Stoffwechselproduke des Thiamins, die vom Menschen im Harn ausgeschieden werden, sind Thiamincarbonssäure und Pyramin (2,5-Dimethyl-4-aminopyridin). Pyramin wird auch noch dann im Harn ausgeschieden, wenn infolge geringer Thiaminzufuhr die Ausscheidung von unverändertem Thiamin praktisch auf Null abgesunkten ist.

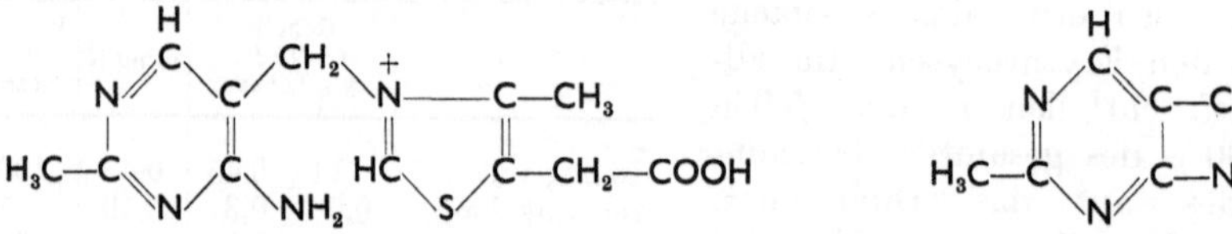

Thiaminsäure   Pyramin

Frauenmilch enthält etwa 15 γ-% Thiamin, Kuhmilch 45 γ-%. Der größte Teil des in der Milch enthaltenen Thiamins (75—90%) entfällt auf das freie Thiamin. Der Rest besteht neben wenig Monophosphat aus Diphosphat.

Viele Fische, insbesondere Süßwasserfische, enthalten ein thiaminspaltendes Enzym (Thiaminase). Die höchsten Enzymaktivitäten wurden in Leber, Milz und Pankreas des Karpfens festgestellt. Durch die Verfütterung von rohem Fisch kann man im Tierexperiment schwere Thiaminmangelzustände erzeugen. Die Thiaminase wurde im Zusammenhange mit der „Chastek-Paralyse" entdeckt, die auf Silberfuchsfarmen auftrat, wenn die Tiere vorwiegend mit rohen Fischen gefüttert wurden. Die Chastek-Paralyse erwies sich als Thiaminmangel-

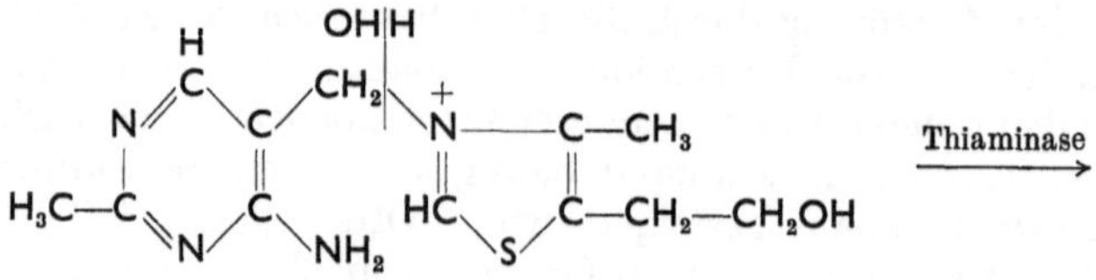

Thiamin   Thiaminase →

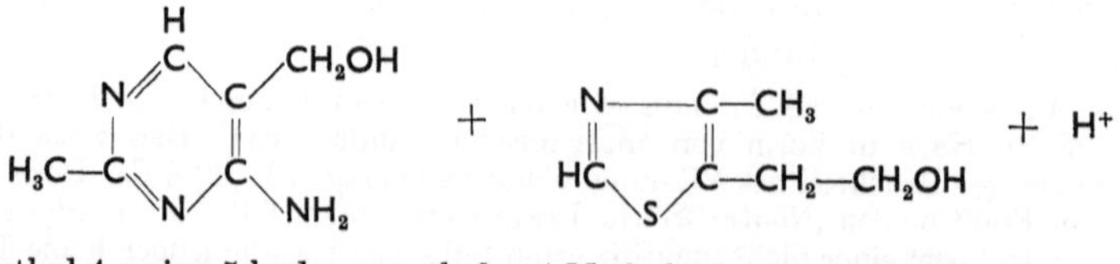

2-Methyl-4-amino-5-hydroxymethyl-pyrimidin   4-Methyl-5-hydroxyäthylthiazol   + H$^+$

---

[1] Johnson 1955.

symptom. Die Thiaminase wird wie alle Enzyme durch Kochen zerstört. Über die physiologische Bedeutung des Enzyms im Organismus der Fische ist man nicht orientiert. Auch in pflanzlichem Material sind schon thiaminzerstörende Faktoren nachgewiesen worden. Durch Verfütterung von Farnkräutern läßt sich bei Ratten eine experimentelle Beriberi hervorrufen. Die durch Farnkräuter bewirkte Zerstörung von Thiamin ist nichtenzymatischer Art und ließ sich auf eine Wirkung von Flavonoiden zurückführen.

Thiaminmangel und Thiaminbedarf.

Die klassischen Untersuchungen über den Thiaminmangel wurden an der Taube angestellt. Thiaminfreie Ernährung verursacht bei den Tieren schon bald eine Verminderung der Freßlust. Wegen der sich entwickelnden Muskelschwäche sitzen die Tiere apathisch am Boden ihres Käfigs. Weitere Symptome sind Untertemperaturen, Bradykardie und Störungen von seiten des Verdauungstraktes wie verminderte Sekretion der Verdauungssäfte, verringerte Motilität und verschlechterte Resorption. Das charakteristischste Symptom des Thiaminmangels sind die Krämpfe, bei denen der Hals in einer typischen Weise nach hinten verdreht wird. Allmählich gehen dann die Krämpfe in Lähmungen über. In diesem Stadium tritt zumeist der Tod der Tiere ein. In einer ähnlichen Weise reagieren auch Ratten auf den Thiaminmangel. Junge Tiere zeigen ein Sistieren des Wachstums. Schon früh entwickelt sich eine Bradykardie, ein Symptom, das häufig als Test bei der biologischen Bestimmung des Vitamins verwendet wird. Wie bei der Taube treten Muskelschwäche und Krämpfe mit charakteristischen Verdrehungen des Halses auf, die dann in Lähmungen übergehen. Der Tod erfolgt zumeist nach etwa 6 Wochen langer, thiaminfreier Ernährung.

Thiamin wurde bekanntlich im Zusammenhange mit der Beriberi entdeckt. Beriberi ist jedoch eine komplexe Avitaminose, bei deren Zustandekommen das Fehlen mehrerer Vitamine beteiligt ist. Man kann daher auch nicht alle Symptome der Beriberi durch alleiniges Verabreichen von Thiamin beheben. Über den reinen Thiaminmangel ist man durch einige Versuche an gut beobachteten und genau überwachten Personen unterrichtet.

Bei einer täglichen Zufuhr von 0,15—0,45 mg Thiamin treten bald Ausfallssymptome auf: Gewichtsverluste, Anorexie, Herabsetzung der Magensaftsekretion, Muskelschwäche, Wadenkrämpfe, EKG-Veränderungen aber keine Herzdilatation. Belastungstests zeigten, daß leichte Störungen des Kohlenhydratstoffwechsels vorlagen, der Brenztraubensäurespiegel des Blutes war jedoch nicht erhöht. Auffallend waren vor allem die auftretenden psychischen Veränderungen wie Müdigkeit, Unfähigkeit zur Konzentration, Verschlechterung der Merkfähigkeit, Reizbarkeit, Depressionen und Angstzustände. Bei diesen Untersuchungen über den experimentellen Thiaminmangel beim Menschen ergab sich der interessante Befund, daß der Thiaminmangel im Sommer leichter vertragen wird als im Winter. Bei einer Zufuhr von 0,15 mg Thiamin traten bei den 4 hierauf untersuchten Personen die ersten Mangelerscheinungen im Sommer erst nach 147 Tagen auf, im Winter dagegen schon nach 88 Tagen.

Bei einem mehrjährigen Versuch ergab es sich, daß bei einer täglichen Calorienaufnahme von 2000 kcal 0,45 mg Thiamin nicht ausreichend sind, den Bedarf zu decken. Allerdings entwickelten sich die Symptome des Thiaminmangels nur sehr schleichend. Im ersten Jahre wurden überhaupt keine auffallenden Befunde erhoben. Die ersten auftretenden Veränderungen waren Appetitverlust, Herabsetzung des Blutdrucks, leichte Ödeme, Verminderung der Vibrationsempfindung und Abschwächung von Reflexen. Außerdem wurden regressive Veränderungen der Haut beobachtet. Ein Zusammenhang zwischen Lebensalter und Auftreten der Mangelsymptome ließ sich nicht erkennen. Auch hier zeigten Belastungstests eine leichte Störung des Kohlenhydratstoffwechsels. Unbelastet waren jedoch die Spiegel an Milchsäure und Brenztraubensäure im Blut im Bereich der Norm. Die Ausscheidung von Thiamin im Harn fiel auf sehr niedere Werte (8—11 γ/Tag) ab.

Die angeführten Untersuchungen über den experimentellen Thiaminmangel beim Menschen erweisen, wie schwierig die Objektivierung leichter Thiaminmangelzustände ist, da die ersten auftretenden und lange Zeit einzigen Symptome subjektiver Art sind.

Über die wünschenswerte Thiaminzufuhr unterrichtet die Tabelle 3, S. 595. Als Faustregel mag gelten, daß je kcal verzehrter Nichtfettcalorie $1\,\gamma$ Thiamin aufgenommen werden sollte.

Die beste Quelle für Thiamin im Rahmen der menschlichen Ernährung sind die Getreidekörner, in denen Thiamin und die anderen B-Vitamine vor allem im Keim lokalisiert sind. Vollkornbrot bzw. andere Vollkornerzeugnisse weisen daher einen wesentlich höheren Gehalt an den B-Vitaminen, aber auch an Mineralstoffen auf, als nieder ausgemahlene, helle Mehle, bei denen die Keime entfernt sind (Tabelle 37).

Tabelle 37. *Vitamine und Mineralstoffe im Vollkorn und im Mehl 75%iger Ausmahlung* [1].

Vitamin mg/kg	Vollkorn	Mehl	Mineralstoff mg/kg	Vollkorn	Mehl
Carotin	3,3	0	Calcium . .	450	220
Thiamin . . .	5,0	0,7	Phosphat .	4230	920
Riboflavin . .	1,3	0,4	Kalium . .	4730	1150
Pyridoxin . . .	4,4	2,2	Eisen . . .	44	7
Niacin	57	7,7	Kupfer . .	6	1,5
Pantothensäure	50	23	Mangan . .	70	20
Tocopherol . .	3	0			

In der neueren Zeit macht sich eine gegenwärtig immer noch zunehmende Abkehr von Vollkornerzeugnissen bemerkbar. Die Folge ist eine besorgnis-erregende Abnahme der Thiaminzufuhr. Viele Staaten sind daher dazu übergegangen, eine Anreicherung der hellen Mehle mit B-Vitaminen, insbesondere mit Thiamin („Mehlvitaminierung") entweder zu empfehlen oder sogar vorzuschreiben.

Riboflavin (Vitamin B_2).

Chemie.

Riboflavin wird durch Belichtung in saurer Lösung in Lumichrom, durch Belichtung in alkalischer Lösung in Lumiflavin übergeführt. Da Lumiflavin im UV-Licht eine starke Fluorescenz zeigt, hat die Umwandlung von Lactoflavin in Lumiflavin analytische Bedeutung.

Riboflavin (6,7-Dimethyl-9-(D-1'-ribityl)-isoalloxazin)

---

[1] Lang und Schoen 1952.

Lumichrom (6,7-Dimethylisoalloxazin)   Lumiflavin (6,7,9-Trimethylisoalloxazin)

Weitere Substanzen mit Riboflavinwirksamkeit sind in der Tabelle 38 aufgeführt. Wie man sieht, kann eine der beiden in den Positionen 6 und 7 stehenden Methylgruppen fortgelassen oder durch den Äthylrest ersetzt werden, ohne daß

Tabelle 38. *Substanzen mit Riboflavinwirksamkeit.*

6-Methylflavin (6-Methyl-9-ribitylisoalloxazin)
7-Methylflavin (7-Methyl-9-ribitylisoalloxazin)
6-Äthyl-7-methylflavin (6-Äthyl-7-methyl-9-ribitylisoalloxazin)
6,7-Diäthylflavin (6,7-Diäthyl-9-ribitylisoalloxazin)
2',3',4',5'-Tetraacetylriboflavin
L-Araboflavin (6,7-Dimethyl-9-[L-1'-arabityl]-isoalloxazin)
Methylolderivate des Riboflavins

die biologische Wirksamkeit verlorengeht. 6,7-Diäthylflavin wirkt nur bei Lactobacillus casei als Vitamin, ist jedoch für die Ratte ein Antivitamin. Durch Ersatz des Ribitylrestes durch den einer anderen Pentose entstehen Antivitamine. Daß das acetylierte Riboflavin Vitamincharakter besitzt, beruht darauf, daß die Acetylgruppen im Organismus leicht abgespalten werden. Läßt man die beiden Methylgruppen fort, entstehen Verbindungen, die für das Tier hoch toxisch sind und Atemlähmungen bedingen.

Riboflavin ist nur schwer wasserlöslich. Bei ungefähr neutraler Reaktion lösen sich in Wasser rund 0,1 mg/ml. Die Löslichkeit läßt sich durch Zusatz von allerlei Stoffen wie z. B. Harnstoff, Nicotinsäureamid, p-Aminobenzoesäure, Adenylsäure u. a. m. erhöhen. Besser wasserlöslich als das Vitamin sind seine Methylolderivate, die durch Behandlung des Riboflavins in

Monomethylolriboflavin

alkalischer Lösung mit Formaldehyd erhalten werden, und die im mikrobiologischen Test 55 % der Wirksamkeit des Riboflavins zeigen. Weitere biologisch aktive Riboflavinderivate, die gut wasserlöslich sind, sind die Ester mit Phosphorsäure, Bernsteinsäure, Lävulinsäure u. a. m.

Biochemische Wirkungen.

Riboflavin wirkt im Organismus in Form von Coenzymen: Riboflavin-5-phosphat (Flavinmononucleotid, FMN) und Flavin-Adenin-dinucleotid (FAD). Die mit diesen Coenzymen arbeitenden Enzyme werden Flavinenzyme oder häufig auch als „gelbe Fermente" bezeichnet, da der Flavinrest dem Protein eine gelbe, mitunter auch grünliche bis bräunliche Farbe verleiht. Die Flavinenzyme dienen als Wasserstoffüberträger bei verschiedenen Reaktionen. Eine Übersicht über die wichtigsten Flavinenzyme findet man in der Tabelle 39.

Isoalloxazinmononucleotid (FMN)   Isoalloxazin-Adenin-dinucleotid (FAD)

Die allgemeine Wirkung der Flavinenzyme läßt sich folgendermaßen formulieren:

Oxydiertes Flavinenzym   Hydriertes Flavinenzym
(gelb)   (farblos)

Die verschiedenen Flavinenzyme unterscheiden sich nicht nur hinsichtlich der Substrate, sondern auch des Acceptors, an den sie den Wasserstoff abgeben. Flavinenzyme katalysieren verschiedene Typen von Reaktionen[1]:

1. Die oxydative Desaminierung von Aminosäuren. Die allgemeine Formulierung des Prozesses ist (F = Flavinenzym):

2. Die Oxydation von Hydroxysäuren zu Ketosäuren bzw. Aldehydsäuren:

3. Die Oxydation von Aldehyden zu Säuren:

---

[1] SNELL 1953.

4. Die Dehydrierung von —CH$_2$—CH$_2$-Ketten:

$$—CH_2—CH_2— \ + \ F \ \longrightarrow \ —CH{=}CH— \ + \ FH_2.$$

5. Dehydrierung der hydrierten Pyridincoenzyme (s. auch S. 664):

$$\text{(Struktur)} \ + \ F + H^+ \ \longrightarrow \ \text{(Struktur)} \ + \ FH_2$$

Durch die letztgenannte Reaktion sind einige Flavinenzyme in die Atmungskette bei der Zellatmung eingeschaltet. Ihre Stellung im Elektronentransport geht aus dem folgenden Schema hervor:

$$\begin{array}{l}
\text{Redoxfarbstoff} \\
\text{Substrat} \nearrow \text{Pyridinnucleotid} \rightarrow \text{Flavinenzym} \longrightarrow \\
\text{Substrat} \longrightarrow \text{Flavinenzym} \rightarrow \text{Cytochromsystem} \rightarrow O_2 \\
\text{Substrat} \searrow \text{Flavinenzym} \longrightarrow
\end{array}$$

Die Flavinenzyme, welche mit den hydrierten Pyridinnucleotiden (DPN-H oder TPN-H) reagieren, sind die Cytochrom c-Reduktasen. Es gibt eine DPN-Cytochrom c-Reduktase und eine TPN-Cytochrom c-Reduktase. Ihren Wirkungsmechanismus zeigt das vereinfachte Schema:

$$\begin{array}{ccccccc}
\text{Dehydriertes} & + H^+ & & & & & \\
\text{Substrat} & \text{DPN-H} & F & 2\,Fe^{++} & 2\,Fe^{+++} & H_2O \\
\text{Substrat} & \text{DPN}^+ & FH_2 & 2\,Fe^{+++} & 2\,Fe^{++} & O_2 \\
& \text{Dehydro-} & \text{Flavin-} & \text{Cytochrom c} & \text{Cytochrom-} \\
& \text{genasen} & \text{enzyme} & & \text{oxydase}
\end{array}$$

Diejenigen Flavinenzyme, welche gleichfalls Wasserstoff von den hydrierten Codehydrogenasen übernehmen, ihn aber nicht an das Cytochromsystem, sondern an andere Acceptoren (z. B. Methylenblau oder andere Redoxfarbstoffe) weitergeben, werden Diaphorasen genannt. Ihr physiologischer Wasserstoffacceptor ist unbekannt. Neuerdings ergaben sich Hinweise, daß die Diaphorese des Schweineherzens mit der Lipoinsäuredehydrogenase identisch ist.

Die Flavinenzyme, welche unmittelbar mit dem Sauerstoff reagieren, hydrieren diesen zu H$_2$O$_2$. Hydroperoxyd, das ein schweres Zellgift ist, wird dann sofort durch die Hydroperoxydasen (Katalasen oder Peroxydasen) beseitigt.

Manche Flavinenzyme enthalten Schwermetalle:

Butyryl-dehydrogenase	Cu	Hyponitritreduktase (N. crassa)	Fe + Cu
DPN-H-Cytochrom c-Reduktase	Fe	Xanthinoxydase	Mo + Fe
Succinodehydrogenase	Fe	Aldehydoxydase	Mo + Fe
Nitritreduktase (E. coli)	Fe	Hydrogenase (C. pasteurianum)	Mo
Hydrogenase	Fe	Nitratreduktase	Mo
DPN-H-oxydase-Komplex	Fe + Cu	Hydroxylaminreduktase	Mn
Nitritreduktase (Pseudomonas)	Fe + Cu	Hydrogenase (H. ruhlandii)	Mn

Über den Mechanismus der durch Flavinenzym katalysierten Pyridinnucleotid-Transferreaktionen findet man nähere Angaben bei[1].

Die Aufstellung der Flavinenzyme in der Tabelle 39 zeigt, daß diese Enzyme in fast alle Stoffwechselbezirke eingreifen. Es ist daher verständlich, daß

---

[1] WEBER, KAPLAN, PIETRO und STOLZENBACH 1957.

Tabelle 39. *Flavinenzyme (gelbe Fermente)* [1].

Enzym	Substrat	Reaktions-produkt	H-Acceptor	Co-enzym
1. „Altes gelbes Ferment"	DPN-H oder TPN-H	DPN oder TPN	O_2, Redoxfarbstoffe	FMN
2. „Neues gelbes Ferment"	DPN-H oder TPN-H	DPN oder TPN	O_2	FAD
3. Haas-Enzym aus Hefe	TPN-H	TPN	Redoxfarbstoffe	FAD
4. Diaphorase (Straub-Enzym)	DPN-H	DPN	Redoxfarbstoffe	FAD
5. DPN-Cytochrom c-Reduktase	DPN-H	DPN	Cytochrom c	FAD
6. TPN-Cytochrom c-Reduktase	TPN-H	TPN	Cytochrom c	FAD
7. L-Aminosäureoxydase	L-Aminosäuren	α-Ketosäuren + NH_3	O_2	FAD
8. D-Aminosäureoxydase	D-Aminosäuren	α-Ketosäuren + NH_3	O_2	FAD
9. Glycinoxydase. . . .	Glykokoll	Glyoxylsäure + NH_3	O_2	FAD
10. Diaminoxydase . . .	Diamine, Histamin	entspr. Aldehyde + NH_3	O_2	FAD
11. Glykolsäureoxydase .	Glykolsäure	Glyoxylsäure	O_2	FAD
12. Aldehydoxydase . . .	Aldehyde	entspr. Säuren	O_2, Redoxfarbstoffe, Cytochrom c	FAD
13. Glucoseoxydase (Notatin)	Glucose	Gluconsäure	O_2	FAD
14. Xanthinoxydase . . .	Xanthin	Harnsäure	O_2	FAD
15. Fumarathydrase . . .	Fumarat	Succinat		FAD
16. Cholinoxydase. . . .	Cholin	Betaïnaldehyd	O_2	FAD
17. Fettsäure-CoA-dehydrogenasen, bisher 3 verschiedene bekannt: a) Butyryl-CoA-dehydrogenase b) Palmityl-CoA-dehydrogenase c) unspezifische Fett-säureacyl-CoA-dehydrogenase	Acyl-CoA-Fettsäuren	β-Keto-CoA-Fettsäuren	O_2	FAD
18. Succinodehydrogenase	Succinat	Fumarat	O_2	?

Riboflavin eine elementare Bedeutung für den Zellstoffwechsel hat, und daß ein schwerer Riboflavinmangel mit dem Leben unvereinbar ist und rasch zum Tode führt. In besonderem Maße ist Riboflavin mit dem Stoffwechsel der Amino-säuren und des Eiweißes verknüpft. Im Riboflavinmangel ist der Umfang der Proteinsynthese stark vermindert, was eine auffallend hohe Ausscheidung von Aminosäuren im Harn zur Folge hat. Da Riboflavin eine Rolle im Tryptophan-stoffwechsel spielt, führt Riboflavinmangel zu einer gegen die Norm vermehrten Ausscheidung von Intermediärprodukten des Tryptophanstoffwechsels wie Kynurenin, Kynurensäure und Xanthurensäure. Ursache ist eine verminderte Aktivität der Kynureninhydroxylase, die Kynurenin zu 3-Hydroxykynurenin hydroxyliert. In der Norm findet man im Harn eine etwa 2,5% der auf-genommenen Tryptophanmenge entsprechende Menge von Stoffwechselpro-dukten (s. Tabelle 40). Auch bei der Verabreichung von Pyridoxinantagonisten (Desoxypyridoxin) oder von Isoniazid als Niacin-Antagonisten findet man beim Menschen eine vermehrte Ausscheidung von Kynurenin, 3-Hydroxykynurenin, N-α-Acetylkynurenin und Xanthurensäure. Fortlassen der Antivitamine stellt sofort wieder normale Verhältnisse im Tryptophanstoffwechsel her.

---

[1] Nur in Mikroorganismen aufgefundene Flavinenzyme sind in der Tabelle nicht berück-sichtigt.

Umgekehrt wirkt sich ein Proteinmangel auch auf den Stoffwechsel des Riboflavins aus. Der Organismus bindet dann weniger Riboflavin, da dieses in den Zellen vorwiegend als Flavoprotein vorkommt. Die Folge des Eiweißmangels ist daher eine Abnahme der Flavinbestände und eine vermehrte Flavinausscheidung im Harn.

Eine ungenügende Zufuhr an Riboflavin setzt den Gehalt der Organe an den sich vom Riboflavin ableitenden Coenzymen herab, wobei das Mononucleotid rascher und stärker betroffen wird als das Dinucleotid. Interessanterweise nimmt aber auch der Gehalt an den Apoenzymen ab. Am stärksten sind diese Veränderungen in der Leber ausgeprägt, weniger stark in Niere und Herz. Gar keine Veränderungen sind im Gehirn zu beobachten. Verfütterung von ausreichenden Riboflavinmengen führt rasch wieder zur Regenerierung der Flavincoenzyme und Apoenzyme[1].

Ein weiterer Angriffspunkt des Riboflavins ist die Hämoglobinsynthese, und zwar sowohl hinsichtlich der Biosynthese des Porphyrinrings als auch des Einbaus des Eisens in den Porphyrinring. Bei großen Gaben von Riboflavin vermindern Hefezellen die Bildung von Koproporphyrin I und vermehren dafür die Synthese von Koproporphyrin III[3].

Riboflavin hat für den Stoffwechsel der Hornhaut und der Linse eine noch viel größere Bedeutung als für den anderer Organe. Riboflavinmangel verursacht eine Vascularisierung der Cornea, ferner als Ausdruck der entstehenden Stoffwechselstörung Trübungen in den brechenden Medien. Das Epithel von

Tabelle 40. *Ausscheidung von Stoffwechselprodukten des Tryptophans beim Menschen*[2].

Untersuchungen bei einer konstanten, definierten Diät, die im Tag 900 mg Tryptophan enthielt, ferner 125 Mikromole Niacin. Das N-Methyl-pyridoncarbonsäureamid ist kein Stoffwechselprodukt des Tryptophans, sondern der Nicotinsäure.

Substanz	Mikromole im Harn/Tag
N-Methyl-pyridoncarbonsäureamid .	106
Kynurensäure	16
Xanthurensäure	37
Anthranilsäure-glucuronid	4
o-Aminohippursäure	26
Acetylkynurenin.	15
Kynurenin	13

Cornea und Linse hat einen auffallend hohen Riboflavingehalt (180 bzw. 360 γ-%). Auch die Tränenflüssigkeit hat eine relativ hohe Riboflavinkonzentration (13,5 γ-% gegenüber 3,5 im Blutplasma). Man nimmt an, daß Riboflavin im Auge eine Lichtschutzwirkung ausübt, vor allem gegen kurzwelliges Licht, da es ein gelbgrünes Fluorescenzlicht mit einem Maximum von 565 mμ aussendet. Es verwandelt also blaues Licht in eine Wellenlänge, für die das Auge des Menschen maximal empfindlich ist. In der Retina ist Riboflavin bei den S. 604 beschriebenen Umsetzungen des Sehpurpurs beteiligt. Näheres über den Angriffspunkt ist nicht bekannt. Es ist zu vermuten, daß es sich hierbei um eine photochemische, oxydoreduktive Reaktion handelt.

Ohne Zweifel bestehen zwischen Riboflavin und einigen Steroidhormonen Beziehungen. Die biochemischen Grundlagen hierfür sind jedoch gegenwärtig unbekannt. Gaben von Riboflavin verbessern bei Beanspruchungen (Stress) des Organismus die Reaktion hierauf. So wurde im Sauerstoffmangel oder bei Einwirkung von Kälte eine bessere Erhaltung des Leberglykogens beobachtet. Im Riboflavinmangel verliert die Leber die Fähigkeit, Oestrogene zu inaktivieren.

Die Entwicklung von Lebertumoren durch Verfütterung von cancerogenen Azofarbstoffen (z. B. Buttergelb) kann durch große Gaben von Riboflavin ver-

---

[1] Burch, Lowry, Padilla und Combs 1956.
[2] Price, Brown und Ellis 1956.   [3] Stich 1950.

zögert werden. Man kann in der Leber auch weniger Farbstoff nachweisen,
insbesondere an Eiweiß gebundenen Farbstoff. Umgekehrt sinkt der Riboflavingehalt der Leber durch Verfütterung solcher Farbstoffe ab. Bei Versuchen in
vitro läßt sich ein vermehrter Abbau der Azofarbstoffe durch Zusatz von Riboflavin bewirken. Vermutlich ist Riboflavin Bestandteil eines Enzymsystems,
das solche Farbstoffe durch reduktive Spaltung zerstört:

$$\text{[Benzolring]}-N=N-\text{[Benzolring]}-N(CH_3)_2$$

Dimethylaminoazobenzol

↓

$$\text{[Benzolring]}-NH_2 \;+\; H_2N-\text{[Benzolring]}-N(CH_3)_2$$

Anilin   Dimethyl-p-phenylendiamin

Flavinenzyme sind endlich noch bei der Reduktion des Hämoglobins (Methämoglobin) in den Erythrocyten beteiligt. Bei der Reaktion des Hämoglobins
mit Sauerstoff, bei der Oxyhämoglobin entsteht, läuft noch als Nebenreaktion
eine echte Oxydation des Hämoglobins ab, die zur Bildung von Hämiglobin
Anlaß gibt. In den roten Blutkörperchen entsteht daher ständig Methämoglobin,
das von den Erythrocyten laufend beseitigt werden muß. In noch höherem
Maße ist dies der Fall, wenn durch die Einwirkung von oxydierend wirkenden
Giften große Mengen an Hämiglobin erzeugt werden. Die Reduktion des Hämi-
globins erfolgt durch eine enzymatische Hydrierung, und zwar sind hierzu mehrere
voneinander unabhängige Enzymsysteme befähigt:

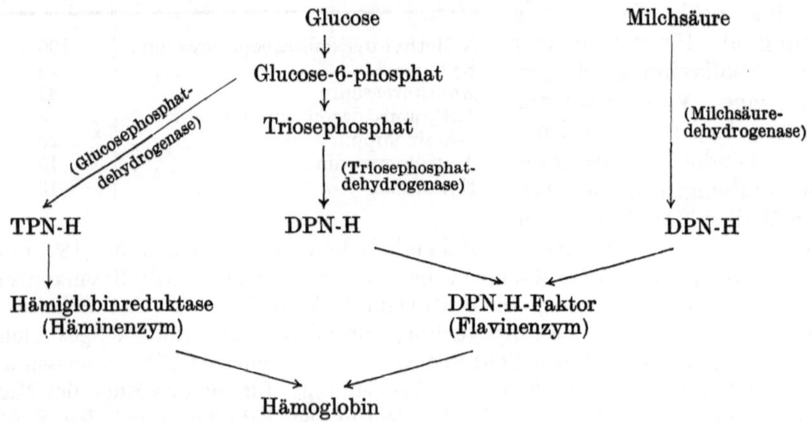

Beim Menschen müssen normalerweise rund 0,5 g Hämiglobin in der Stunde
reduziert werden, wozu etwa 10% des bei der Glykolyse der Erythrocyten an-
fallenden DPN-H benötigt werden.

Stoffwechsel.

Während der Resorption des Riboflavins wird es zum Teil durch die Darm-
schleimhautzellen phosphoryliert, ein kleiner Teil wird aber auch unphosphory-
liert resorbiert. Normalerweise enthält Menschenblut 35—40 γ-% Riboflavin,
von dem der größte Teil in den Zellen angetroffen wird (Tabelle 41). Im Plasma
ist Riboflavin zu rund 25% in freier Form, zu 75% in Form des Flavin-Adenin-
Dinucleotids enthalten. Auch in den Organzellen ist der überwiegende Teil des
Riboflavins nicht in freier Form vorhanden (Tabelle 42).

Die Phosphorylierung des Riboflavins erfolgt durch die Ribokinase:

$$\text{Riboflavin} + \text{ATP} \xrightarrow{\text{Ribokinase}} \text{Riboflavin-5'-phosphorsäure} + \text{ADP}.$$

Riboflavin kann aber auch durch alkalische Monophosphoesterase mit β-Glycerophosphat als Phosphatdonator phosphoryliert werden.

Die Riboflavinphosphorsäure („Riboflavinmononucleotid") wird dann durch die folgende Reaktion in das Flavin-Adenin-Dinucleotid verwandelt:

$$\text{Riboflavin-5'-phosphorsäure} + \text{ATP} \rightleftharpoons \text{FAD} + \text{anorg. Pyrophosphat}.$$

Die Spaltung des Flavin-Adenin-Dinucleotids erfolgt durch Abspaltung von Pyrophosphat, wodurch das Mononucleotid entsteht, das dann durch unspezifische Phosphatasen dephosphoryliert wird.

Zur Bindung der Riboflavincoenzyme (Riboflavinnucleotide) benötigen die Zellen die entsprechenden Apoenzyme. Da nun die Bildung dieser Apoenzyme in vielen Zellen, vor allem in der Leber, durch Eiweißmangel stark herabgesetzt wird, nimmt der Flavingehalt solcher Organe bei einer ungenügenden Proteinzufuhr erheblich ab. Am auffallendsten macht sich dies bei der Xanthinoxydase bemerkbar, deren Aktivität in der Rattenleber schon nach 2 Tagen proteinfreier Ernährung auf praktisch Null absinkt.

Tabelle 41. *Riboflavingehalt des Blutes beim Menschen*[1].

	Riboflavin %
Vollblut.	35—40
Plasma	3,2
Erythrocyten	22,4
Leukocyten	252

Tabelle 42. *Flavingehalt von Rattenorganen*[2].

Organ	Gesamt-flavin g/γ	Flavin-Adenin-Dinucleotid % des Gesamtflavins
Leber	37,5	79
Niere	36,4	68
Nebenniere. . . .	22,3	82
Herz	21,7	84
Magenschleimhaut.	10,9	86
Pankreas.	8,1	84
Ovar	7,5	79
Schilddrüse. . . .	4,6	64
Lunge	4,3	86
Muskel.	3,9	89
Milz	3,9	87
Hypophyse. . . .	3,7	68
Testes	3,4	73
Lymphknoten . .	2,9	76
Uterus	2,3	79
Haut	1,0	76

Mit Hilfe von ^{14}C-Riboflavin wurde die Halbwertszeit der Substanz in der Rattenleber zu 6,5 Tagen bestimmt, nach Gaben von Acetylaminofluoren sinkt sie auf 1,09 Tage ab. Im tierischen Organismus wurde bisher noch kein Enzym nachgewiesen, das einen Abbau von Riboflavin bewirkt. Pseudomonas riboflavina enthält eine Riboflavinhydrolase, welche Riboflavin in Ribit und Lumichrom spaltet:

[1] Burch, Bessey und Lowry 1948.   [2] Bessey, Lowry und Love 1949.

Riboflavin wird hauptsächlich durch die Niere ausgeschieden. Bei der üblichen Ernährung scheidet der Mensch in der Norm 0,25—0,80 mg Riboflavin im Tag aus, und zwar zum Teil in freier, zum Teil in phosphorylierter Form. Beim Stehen des Harns wird ein großer Teil der Riboflavin-5'-phosphorsäure durch die Harnphosphatasen gespalten. Ergebnisse der mikrobiologischen Riboflavinbestimmung im Harn machen es wahrscheinlich, daß neben dem unveränderten Vitamin auch noch biologisch nicht mehr aktive Umwandlungsprodukte (Uroflavin) ausgeschieden werden.

Die Riboflavinausscheidung im Kot ist weitgehend unabhängig von der alimentären Zufuhr des Vitamins. Ein großer Teil bezieht sich auf Riboflavin, das von den Darmbakterien synthetisiert wird. Weitere Quellen für das Kotriboflavin sind unresorbiertes Vitamin und etwas durch die Galle in den Darm ausgeschiedene Substanz.

Kuhmilch enthält 1,13—1,75 mg Riboflavin im Liter, Frauenmilch 0,2—0,7.

Riboflavinmangel und Riboflavinbedarf.

Ein schwerer Riboflavinmangel ist mit dem Leben unvereinbar. Bei Ratten, an denen der Riboflavinmangel zumeist studiert wurde, äußert sich die Avitaminose in Wachstumsstörungen, Degenerationen des Nervengewebes, Vascularisierung der Cornea, Katarakten, Sistieren des Sexualcyclus und herabgesetzter Resistenz gegen allerlei Infektionen, vor allem gegen Typhus und Pneumonien. Bei trächtigen Tieren werden Entwicklungsstörungen der Embryonen beobachtet, wie Verkürzung und Verklumpung der Extremitäten, Syndactylie, Gaumenspalten. Bei Hunden findet man ebenfalls Degenerationen des Nervengewebes, Hornhauttrübungen, Anämien und das Auftreten von Kollapsen, die häufig tödlich enden.

Leichte Ariboflavinosen werden beim Menschen relativ häufig beobachtet[1]. Schwere Riboflavinmangelzustände pflegen nicht zur Beobachtung zu gelangen. Ursache eines leichten Riboflavinmangels ist häufig eine Störung der Resorption. Auch Leberkrankheiten können zum Auftreten von Riboflavinmangelsymptomen Anlaß geben. Die Ariboflavinose des Menschen äußert sich in Mundwinkelrhagaden (Cheilosis), Atrophie der Zungenschleimhaut, Rötung und Schuppenbildung der Haut um Augen und Nase, Rötung der Lippenschleimhaut, Dystrophie der Fingernägel, die glanzlos und brüchig werden. Besonders auffallend ist die Vascularisierung der Cornea. Subjektive Symptome sind Photophobie, Brennen und Fremdkörpergefühl unter den Augenlidern.

Wie schon S. 661 erwähnt wurde, nimmt im Riboflavinmangel der Gehalt der Organe an den Flavinnucleotiden ab. Aber auch der Gehalt an den Apoenzymen wird vermindert. Diese Veränderungen sind am stärksten in der Leber, weniger stark in Niere und Herz. Gänzlich unbeeinflußt bleibt das Gehirn. Verfütterung von Riboflavin stellt rasch die normalen Verhältnisse bezüglich der Flavinenzyme wieder her[2].

Einige Untersuchungen über den experimentellen Riboflavinmangel beim Menschen haben unsere Kenntnisse über den Riboflavinbedarf verbessert[3]. Bei einer täglichen Riboflavinzufuhr von 0,55 mg Riboflavin ist der Vitaminbedarf nicht gedeckt. Nach 4 Monaten werden die ersten Mangelsymptome manifest (Fissuren am Mundwinkel, scrotale Dermatitis). Die Riboflavinausscheidung im Harn sinkt auf den außerordentlich tiefen Wert von 36 γ im Tag ab.

---

[1] Vannotti 1952.   [2] Burch, Lowry, Padilla und Combs 1956.
[3] Horwitt und Mitarbeiter 1949.

Über die wünschenswerte Riboflavinzufuhr findet man in der Tabelle 3, S. 595, Angaben. Hinsichtlich der Möglichkeit, einen Riboflavinmangel durch biochemische Methoden festzustellen sei auf LOWRY[1] verwiesen.

Niacin (Nicotinsäure).

Chemie.

Niacin ist ein Sammelbegriff für Nicotinsäure und Nicotinsäureamid. Beide Substanzen sind in gleicher Weise als Vitamin wirksam, da sie der Organismus wechselseitig ineinander zu überführen vermag. Außerdem haben Tryptophan und einige Zwischenprodukte beim Abbau des Tryptophans zu Nicotinsäure Vitaminwirkung. Näheres hierüber s. S. 668.

Die wichtigsten als Antivitamine wirksamen Strukturanaloge sind Pyridin-3-sulfosäure, 3-Acetylpyridin, 5-Fluornicotinsäure und das Isonicotinsäurehydrazid, das eine große Anwendung bei der Chemotherapie der Tuberkulose gefunden hat.

Nicotinsäure   Nicotinsäureamid

Pyridin-3-sulfosäure   3-Acetylpyridin   5-Fluornicotinsäure

3-Acetylpyridin kann beim Hund sowohl als Vitamin als auch als Antivitamin wirken[2]. Welcher Art seine Wirkung ist, hängt von der Nicotinsäureversorgung des Organismus ab. Versuche mit dem ^{14}C-Acetylpyridin haben gezeigt, daß es zum Teil im Organismus in Nicotinsäure verwandelt werden kann. Zu der Umwandlung werden aber DPN (oder TPN) benötigt, deren Konzentrationen im Gewebe im Niacinmangel herabgesetzt sind. Acetylpyridin wird wie Niacin in die Codehydrogenasen eingebaut, so daß ein abgewandeltes DPN entsteht, das als Coenzym wesentlich schwächer wirkt als das normale DPN. Acetylpyridin wirkt also gewissermaßen als sein eigener Hemmstoff. Bei Hühnern und anderen biologischen Objekten wirkt Acetylpyridin nur als Antivitamin.

Überprüft auf Coenzymwirkung wurden die nebenstehenden Niacinanalogen.

Tabelle 43. *Biologische Wirksamkeit von DPN-Analogen in Dehydrogenasen*[3].

Biologisch aktiv	Biologisch inaktiv
Nicotinylhydroxamsäure	3-Aminopyridin
Nicotinsäurehydrazid	3-Acetaminopyridin
Pyridin-3-aldoxim	3-Pyridylacrylamid
3-Benzoylpyridin	
3-Isobutylpyridin	
Thionicotinamid	

DPN und Analoge werden an denselben Stellen des Enzyms gebunden.

Biochemische Wirkungen.

Niacin entfaltet im Organismus seine biochemischen Wirkungen in Form der beiden Coenzyme Diphosphopyridinnucleotid (DPN) und Triphosphopyridinnucleotid (TPN). Beide Coenzyme sind prosthetische Gruppen der Dehydrogenasen und somit Überträger von Wasserstoff von bestimmten dehydrierbaren Substraten auf bestimmte Wasserstoffacceptoren, vor allem die Flavinenzyme.

[1] LOWRY 1952.   [2] McDANIEL, HUNDLEY und SEBRELL 1955.
[3] ANDERSON und KAPLAN 1959.

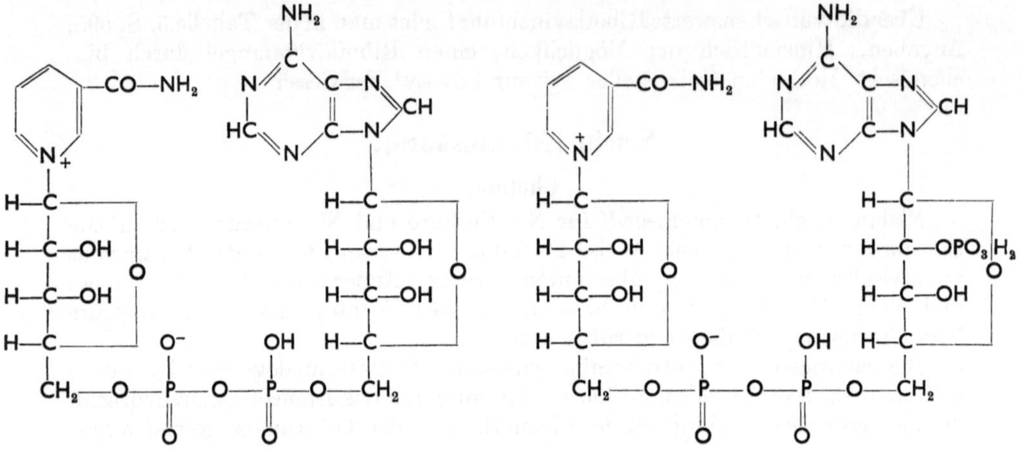

Diphosphopyridinnucleotid   Triphosphopyridinnucleotid

Der Mechanismus der Hydrierung der Coenzyme bzw. Abgabe von Wasserstoff durch die hydrierten Formen der Coenzyme geht aus der folgenden Formulierung hervor:

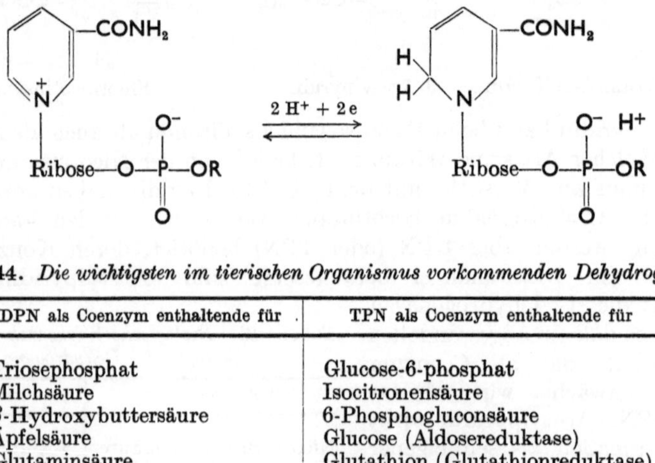

$$2 H^+ + 2 e$$

Tabelle 44. *Die wichtigsten im tierischen Organismus vorkommenden Dehydrogenasen.*

DPN als Coenzym enthaltende für	TPN als Coenzym enthaltende für
Triosephosphat	Glucose-6-phosphat
Milchsäure	Isocitronensäure
β-Hydroxybuttersäure	6-Phosphogluconsäure
Äpfelsäure	Glucose (Aldosereduktase)
Glutaminsäure	Glutathion (Glutathionreduktase)
Alkohol	Hydroxymethyltetrahydrofolsäure
Glycerophosphat	Hydropyrimidine
Isocitronensäure	20-Ketosteroide
Glycerin	Dejodase
Glucose	Folsäure
Sorbit	Dihydrofolsäure
Ribit	Xylit
Xylit	Hydropyrimidin
Propandiolphosphat	
Glykolsäure	
Weinsäure	
Formaldehyd	
β-Oxyacyl-CoA-Fettsäuren	
Lipoinsäure	
Betainaldehyd	
Prolin	
Cysteinsulfinsäure	
3-α-Hydroxysteroide	

Für jedes Substrat ist eine spezifische Dehydrogenase vorhanden. Die Spezifität wird durch die Art des Fermentproteins (Apodehydrogenase) bedingt. Die allgemeine Reaktionsgleichung bei der Dehydrierung eines Substrats ist:

$$\text{Hydriertes Substrat} + \text{DPN}^+ \text{ (bzw. TPN}^+) \underset{\longleftarrow}{\overset{\text{Apodehydrogenase}}{\longrightarrow}}$$

$$\text{Dehydriertes Substrat} + \text{DPN-H (bzw. TPN-H)} + \text{H}^+.$$

Manche Dehydrogenasen wirken unter Beteiligung von TPN, eine größere Zahl unter Verwendung von DPN. Eine Übersicht über die wichtigsten Dehydrogenasen vermittelt die Tabelle 44.

Die Dehydrogenasen spielen eine wichtige Rolle bei der biologischen Oxydation und damit der Gewinnung von Energie. Ihre Stellung in der Atmungskette ergibt sich aus dem folgenden Schema (s. a. S. 640):

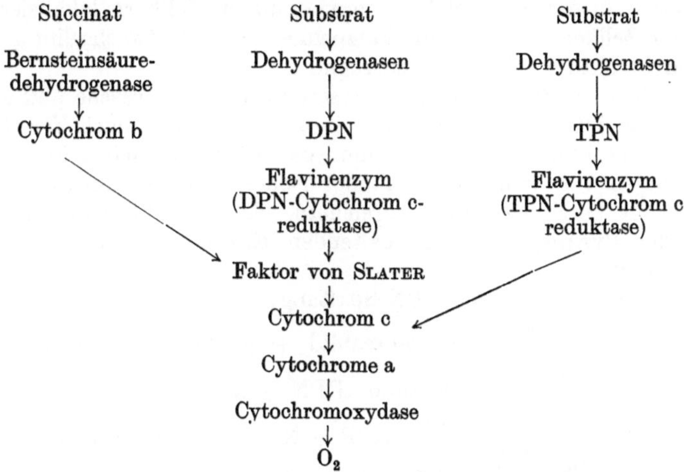

Durch die oxydative Phosphorylierung, bei der im Verlaufe des Transportes von 2 Elektronen bis zum Sauerstoff 3 energiereiche Phosphatbindungen in Form von Adenosintriphosphorsäure (ATP) gewonnen werden, wird die durch die Oxydation der Substrate frei werdende Energie dem Organismus nutzbar gemacht. Über den Mechanismus der oxydativen Phosphorylierung ist gegenwärtig nichts Sicheres bekannt. Sicher feststehend ist nur, daß sie mit der Oxydation von DPN-H verknüpft ist. Die Oxydation von TPN-H geht nicht bzw. nicht immer mit einer Erzeugung von energiereichem Phosphat einher[1]. Hauptaufgabe von TPN-H ist die Lieferung von Wasserstoffatomen für Biosynthesen. Die wichtigste Quelle für die Erzeugung von TPN-H ist der Pentosephosphatcyclus. Die geringe, im Experiment mit isolierten Mitochondrien zu beobachtende oxydative Phosphorylierung bei der Oxydation von TPN hängt vermutlich mit der Anwesenheit der Transhydrogenase zusammen, die — wie weiter unten gezeigt wird — DPN und TPN in den Zellen miteinander verknüpft. In der lebenden Zelle liegt DPN voriegend in der oxydierten Form vor, während TPN vorwiegend in der hydrierten Form, also als TPN-H angetroffen wird (s. Tabelle 45).

Die Biosynthese der beiden Coenzyme erfolgt in den Körperzellen in der folgenden Reaktionskette:

1. Nicotinsäure $\quad$ + PRPP $\rightarrow$ Desamido-NMN + Pyrophosphat

2. Desamido-NMN + ATP $\xrightarrow{\text{DPN-Pyrophosphorylase}}$ Desamido-DPN + PP

3. Desamido-DPN + Glutamin + ATP $\xrightarrow{\text{DPN-Synthetase}}$ DPN $\quad$ + Glutamat
$\qquad\qquad\qquad$ + AMP + PP.

---

[1] KAPLAN, SWARTZ, FRENCH und CIOTTI 1956.

Die Biosynthese des DPN vollzieht sich demnach so, daß zuerst Nicotinsäure mit 5-Phosphoribose-1-pyrophosphat (PRPP) ein noch nicht amidiertes Mononucleotid (Desamido-NMN) ergibt, das dann in das noch nicht amidierte Dinucleotid (Desamido-DPN) verwandelt wird. Zuletzt erfolgt dann die Amidierung durch Glutamin zu DPN (Preiss und Handler[1]). Azaserin hemmt das bei der dritten Reaktion beteiligte Enzym DPN-Synthetase. Die DPN-Pyrophosphorylase ist in der Rattenleber in höchster Aktivität in den Zellkernen enthalten, die Mitochondrien sind praktisch frei an diesem Enzym. Die DPN-Synthetase ist dagegen vorwiegend im Cytoplasma der Rattenleber lokalisiert. Der aufgeführte Reaktionsmechanismus der DPN-Synthese wurde in der Rattenleber, menschlichen Erythrocyten und in der Hefe nachgewiesen.

Die Biosynthese von DPN und TPN aus dem Nicotinsäuremononucleotid ist (zum mindesten in der Rattenleber) vorwiegend im Zellkern lokalisiert[2]. Vielleicht hat der Zellkern dadurch die Möglichkeit, die Stoffwechselintensitäten in den anderen Strukturen der Zelle zu regulieren.

In den Zellhomogenaten oder Hämolysaten findet eine rasche und ausgiebige Aufspaltung von DPN und TPN statt, die sich vor allem nach Zerstörung der Zellstruktur bemerkbar macht. Man muß daher bei Versuchen über die Stoffwechselleistungen von Homogenaten oder isolierten Substrukturen der Zellen die Ansätze mit DPN oder TPN anreichern. Angaben über die intracelluläre Verteilung der Pyridinnucleotide spaltenden Enzyme findet man bei Jacobson und Kaplan[3].

Es gibt folgende Arten der DPN-Spaltung:

1. $DPN + H_2O \xrightarrow[\text{(Tier)}]{\text{DPN-ase}} Nicotinsäureamid + Adenosindiphosphatribose.$

2. $DPN + H_2O \xrightarrow[\text{Taka-Diastase}]{\text{Desaminase}} Desamino-DPN + NH_3$

3. $DPN + PP \xrightarrow[\text{(Tier)}]{\text{DPN-Pyrophosphorylase}} ATP + Nicotinsäureamidmononucleotid$

4. $DPN + H_2O \xrightarrow[\text{(Tier)}]{\text{DPN-Pyrophosphatase}} AMP + Nicotinsäureamidmononucleotid$

5. $DPN\text{-}H + H_2O \xrightarrow[\text{(Tier)}]{\text{DPN-H-Pyrophosphatase}} AMP + $ reduziertes Nicotinsäureamidmononucleotid.

DPN und TPN werden gegenseitig durch eine Transphosphatase ineinander umgewandelt:

$$DPN + ATP \rightleftharpoons TPN + ADP.$$

Die beiden Codehydrogenasen sind außerdem durch eine Transhydrogenase miteinander verknüpft, welche die folgende Reaktion bewirkt:

$$TPN\text{-}H + DPN^+ \rightleftharpoons TPN^+ + DPN\text{-}H.$$

Die in der Rattenleber in hoher Aktivität vorkommende 3α-Hydroxysteroiddehydrogenase, welche 3α-Hydroxysteroide zu 3-Ketosteroiden dehydriert, kann sowohl mit DPN als mit TPN arbeiten und daher wie eine Transhydrogenase wirken. Für eine Transhydrogenase-Wirkung des Enzyms genügt schon eine Substratkonzentration von 10^{-6} m Steroid[4].

Der Antivitamincharakter von Strukturanalogen der Nicotinsäure wie z. B. Isonicotinsäurehydrazid 6-Aminonicotinsäureamid oder 3-Acetylpyridin beruht großenteils darauf, daß die tierischen Zellen diese Substanzen an Stelle von Nicotinsäureamid in die Codehydrogenasen einbauen und auf diese Weise biologisch inaktive Coenzyme erhalten, welche die Apoenzyme blockieren. Das vom 3-Acetylpyridin sich ableitende DPN ist in geringem Umfange als Coenzym

[1] Preiss und Handler 1958.   [2] Hogeboom und Schneider 1952.
[3] Jacobson und Kaplan 1957.   [4] Hurlock und Talalay 1958.

wirksam. Die Biosynthese der Codehydrogenasen wird durch die Verabreichung von Purinantagonisten (z. B. 6-Merkaptopurin oder Azaserin) gehemmt.

Angaben über den Gehalt von Rattenorganen an den Codehydrogenasen findet man in der Tabelle 45.

Tabelle 45. *Gehalt von Rattenorganen an den Codehydrogenasen*[1].
Alle Werte in γ/g Frischgewicht.

Organ	DPN	DPN-H	DPN + DPN-H	TPN	TPN-H	TPN + TPN-H
Leber	370	204	574	6	205	211
Nebenniere	315	154	469	17	116	133
Herz	299	184	483	4	33	36
Zwerchfellmuskel .	289	138	427	<2	13	13
Niere	223	212	435	3	54	57
Milchdrüse	227	83	310	<2	51	51
Gehirn.	133	88	221	<2	8	8
Milz	135	61	196	<2	12	12
Thymus	116	35	151	<2	12	12
Lunge	108	52	160	9	18	27
Pankreas.	115	78	193	<2	12	12
Testis	80	71	151	<2	6	6
Placenta	90	11	101	<2	3	3
Blut.	55	36	91	5	3	8

Der Gehalt der Zellen an den Codehydrogenasen läßt sich exogen praktisch kaum vermehren. Zwar kann er durch die Injektion von Nicotinsäureamid bei Mäusen vorübergehend auf das etwa 10fache in der Leber erhöht werden. Nach dem etwa 8—12 Std dauernden Anstieg folgt jedoch ein jäher Abfall auf die Normalwerte[2]. Im Nicotinsäuremangel bzw. bei Gaben von Nicotinsäureantagonisten ist der Bestand der Zellen an den Codehydrogenasen vermindert. Merkwürdigerweise haben Tiere im Niacinmangel eine verbesserte Fähigkeit zum Umsatz von Äthanol, obwohl hierbei DPN-abhängige Enzyme beteiligt sind.

Tabelle 46. *Intracelluläre Verteilung der Pyridinnucleotide in der Rattenleber*[3].
Alle Werte in γ je Fraktion aus 1 g Frischleber.

Fraktion	DPN	DPN-H	TPN	TPN-H
Gesamthomogenat . . .	425 ± 41	116 ± 8	25 ± 14	231 ± 23
Zellkerne.	22 ± 4	13 ± 2	5 ± 3	17 ± 5
Mitochondrien	47 ± 2	21 ± 5	3 ± 2	90 ± 9
Mikrosomen	16 ± 4	3	4 ± 2	3
Überstehendes	359 ± 41	50 ± 18	26 ± 10	88 ± 12

Die kristallisierten Milchsäuredehydrogenasen aus verschiedenen Organen, aber auch aus demselben Organ bei unterschiedlichen Species zeigen gewisse Differenzen (Hemmung durch Enzymgifte, Temperaturkoeffizienten, Umsatzzahlen, Verhalten bei der Elektrophorese, UV-Absorption). Man kann bei den Dehydrogenasen offensichtlich von Organ- und Speciesspezifitäten sprechen. Die erwähnten Unterschiede sind durch einen differenzierten Aufbau der Apoenzyme bedingt. Der Aufbau des Coenzyms und der Reaktionsmechanismus sind in allen Fällen identisch[4].

---

[1] GLOCK und MCLEAN 1955.
[2] KAPLAN, GOLDIN, HUMPHREYS, CIOTTI und STOLZENBACH 1956.
[3] GLOCK und MCLEAN 1956.　　[4] PFLEIDERER und JECKEL 1957.

Stoffwechsel.

In den Cerealienkörnern liegt das Niacin nicht frei, sondern als „Niacinogen"
an ein Peptid von einem Molekulargewicht von 12000 gebunden vor[1]. Eine Aufnahme von Niacin aus diesem Peptid setzt seine vorherige Spaltung im Magen-
Darm-Trakt voraus.

Der tierische Organismus vermag einen Teil des benötigten Niacins selber
herzustellen. Ausgangsmaterial ist die Aminosäure Tryptophan. Beim Abbau
von Tryptophan zu Nicotinsäure sind die Vitamine Thiamin, Riboflavin und
Pyridoxin beteiligt. Kynureninase, welche Kynurenin in Anthranilsäure und
Alanin spaltet, ist ein Pyridoxalenzym (s. S. 673). Die Umwandlung von Tryptophan in Nicotinsäure ist mengenmäßig gesehen nur ein Nebenweg des Tryptophanstoffwechsels. Die Nicotinsäureausbeute pflegt nur wenige Prozente des
aufgenommenen Tryptophans zu betragen. Beim Menschen liefern 60 mg
L-Tryptophan durchschnittlich 1 mg Niacin. Voraussetzung für eine möglichst
große Nicotinsäurebildung ist nach dem Gesagten, daß die Zufuhr an den bei
der Umwandlung beteiligten B-Vitaminen optimal ist. In dem folgenden Reaktionsschema sind die wichtigsten Zwischenprodukte, die bei der Umwandlung
von Tryptophan in Nicotinsäure durchlaufen werden, aufgeführt. Die end-
gültige Bestätigung, daß Nicotinsäure aus Tryptophan entsteht, erbrachten Versuche mit markierten Substanzen. Wie aus dem Schema zu ersehen ist, kann

L-Tryptophan   L-Tryptophan

Kynurenin   Kynurenin

Kynurensäure   3-Hydroxyanthranilsäure   3-Hydroxyanthranilsäure

Chinolinsäure   Chinolinsäure

Nicotinsäure   Nicotinsäure

---

[1] DAS und GUHR 1960.

eine Markierung des Tryptophans in der 3 C-Atome umfassenden Seitenkette
nicht zu einer markierten Nicotinsäure führen.

Im Harn werden neben unveränderter Nicotinsäure noch einige Stoffwechselprodukte derselben ausgeschieden. Bei Aufstellung von Nicotinsäurebilanzen
müssen naturgemäß alle diese im Harn auftretenden Substanzen mit berücksichtigt werden. Der Umfang, in welchem die einzelnen Stoffwechselprodukte
bei den einzelnen Species gebildet werden ist unterschiedlich.

Die wichtigsten Umwandlungen der Nicotinsäure im Stoffwechsel gehen aus
dem folgenden Schema hervor.

$$\begin{array}{ccccc}
\text{TPN} & & & & \\
\text{DPN} & & & & \\
\end{array}$$

Nicotinsäureamid → N^1-Methylnicotinsäureamid → N^1-Methyl-6-pyridon-carbonsäureamid

Nicotinsäure — Säugetiere → Nicotinursäure (Nicotinylglykokoll)

Vögel → Dinicotinylornithin

Pflanze → Trigonellin

Ein kleiner Teil der Nicotinsäure wird vom tierischen Organismus völlig
oxydiert. Nach Gaben von ^{14}C-Glykokoll atmeten Hamster etwa 8% des ^{14}C
als $^{14}CO_2$ aus, Hunde etwa 1%.

Die Gesamtausscheidung an Stoffwechselprodukten der Nicotinsäure beträgt
beim Menschen bei der üblichen Ernährung 3—30 mg im Tag. Im Mittel wurden
0,4 mg Nicotinsäure 2,1 mg Nicotinsäureamid und 8,9 mg N^1-Methylnicotinsäure-
amid gefunden[1]. Nach Belastung mit größeren Nicotinsäuredosen scheidet der
Mensch vorwiegend Nicotinursäure aus. Verabreichung größerer Dosen von
Nicotinsäureamid führt aber nicht zur Ausscheidung von Nicotinursäure. Ratten
scheiden normalerweise etwa 60% von verabreichter Nicotinsäure als Nicotinursäure aus. Im Pantothensäuremangel sinkt jedoch die ausgeschiedene Nicotinur-
säuremenge stark ab, vermutlich weil Coenzym A zur Synthese von Nicotinursäure aus Glykokoll und Nicotinsäure benötigt wird[2]. Es ist anzunehmen, daß
die Bildung der Nicotinursäure analog der der Hippursäure verläuft, also zunächst Nicotinyl-Coenzym A entsteht, das dann mit Glykokoll reagiert. Als

---

[1] ELLINGER und ABDEL KADER 1949.   [2] SUNDARAM und SARMA 1956.

weiteres Stoffwechselprodukt der Nicotinsäure wurde bei Ratten im Harn noch N-Methyl-4-pyridon-5-carboxamid nachgewiesen[1]. Kaninchen oxydieren über 50% injizierter Nicotinsäure zu N^1-Methylpyridoncarbonsäureamid. Ursache ist vermutlich der hohe Gehalt der Kaninchenleber an Chininoxydase, die auch Methylnicotinsäureamid zu dem erwähnten Pyridon oxydiert.

Während der Gravidität werden Nicotinsäure und dessen Umwandlungsprodukte in vermehrter Menge ausgeschieden. Bei einer Untersuchung an 61 graviden Frauen betrug die Ausscheidung an N^1-Methylnicotinsäureamid am Anfang der Gravidität 4,2—13 mg im Tag, die an dem Pyridon 10 mg, gegen Ende der Gravidität wurden 6,6—32,9 mg der methylierten Verbindung und 28,5 mg Pyridon ausgeschieden. In den ersten 3 Monaten post partum lag die Tagesausscheidung bei rund 2—9 mg[2]. Bilanzversuche haben gezeigt, daß mehr Niacin und Stoffwechselprodukte während der späteren Monate der Gravidität ausgeschieden werden als der Summe des alimentär aufgenommenen Niacins und der Menge, die aus dem Nahrungstryptophan entstehen kann, entspricht. Der mütterliche Organismus zehrt offensichtlich während der Gravidität aus seinen Beständen an Niacin und Tryptophan. Die zuerst am Menschen erhobenen Befunde wurden später in Tierversuchen (Ratte) bestätigt.

Niacinmangel und Niacinbedarf.

In Gegenden, in denen die Bevölkerung hauptsächlich von Mais lebt, wurde früher eine Ernährungskrankheit „Pellagra" häufig beobachtet. Vor 100 bis 150 Jahren litten in Italien etwa 5—10% der Bevölkerung an einer mehr oder minder schweren Pellagra. Die Krankheit ist eine kompliziertere Avitaminose, an deren Entstehen Mangel an mehreren B-Vitaminen beteiligt ist. Die Pellagra äußert sich im wesentlichen in Erscheinungen von Seiten der Haut, des Verdauungstraktes und des Nervensystems. Bei der Pellagra-Dermatitis werden Verdickungen und Pigmentierungen der Haut beobachtet und zwar vor allem in den Regionen, die dem Sonnenlicht ausgesetzt sind. Die Symptome von seiten des Verdauungstraktes bestehen hauptsächlich in Glossitis und entzündlichen Veränderungen des Darmes, die zu Durchfällen Anlaß geben. Von Seiten des Nervensystems werden beobachtet: psychosomatische Störungen im Bereich aller Sinne, psychische Veränderungen, vor allem Depressionen, Lethargie, Verwirrungszustände, Halluzinationen, ferner schmerzhafte Sensationen in den Extremitäten, Muskelschwäche und gestörter Gang.

Bei Versuchen über die experimentell erzeugbare Pellagra entwickelten die Versuchspersonen nach 50—60 Tagen reiner Maisdiät die ersten Symptome des Niacinmangels und zwar Müdigkeit, Cheilosis, Glossitis, Atrophie der Zungenschleimhaut, Diarrhöen und Dermatitiden. Die Ausscheidung an Tryptophan, Chinolinsäure und Niacin im Harn zeigte keine Veränderungen. Dagegen nahm die an N^1-Methylnicotinsäureamid laufend ab. Neurologische Befunde wurden nicht erhoben. Die beschriebenen Symptome ließen sich durch Verabreichung von Niacin prompt beheben.

Der reine Niacinmangel bewirkt beim Hund Störungen von Seiten des Magen-Darmtraktes. Im einzelnen werden beobachtet: Pigmentierungen, Entzündungen und Ulcerationen der Zunge sowie der Schleimhaut von Mund und Ösophagus. Besonders auffallend ist die geschwollene, blau-schwarz aussehende Zunge der Tiere, die der Hundepellagra den Namen „Black-Tongue-Krankheit" gegeben hat. Weiterhin entwickelt sich bei den Hunden eine Gastroenteritis, verbunden mit Durchfällen und Blutungen. Auch das Nervensystem wird bei der Avitaminose beteiligt. Man beobachtet Ataxie, Reflexstörungen, Lähmungen und epileptoide Anfälle. Periphere Nerven zeigen häufig Degenerationen. Die

---

[1] Chang und Johnson 1959.   [2] Lojkin, Wertz und Dietz 1952.

vielfach auftretende Anämie ist sekundär bedingt, und zwar durch einen Folsäuremangel, der infolge der Resorptionsstörungen auftreten kann. Bei Schweinen führt der Niacinmangel zu Symptomen von seiten der Haut und des Verdauungstraktes, während die Erscheinungen von seiten des Zentralnervensystems fehlen. Beim Kaninchen bietet der Niacinmangel wenig charakteristische Symptome. Außer einer leichten Anämie, Gewichtsverlusten und Appetitlosigkeit treten bis zum Tode der Tiere keine auffallenden Symptome in Erscheinung.

Nicotinsäure wird beim Menschen therapeutisch häufig als „Leberschutzstoff" benützt. Der Effekt ist vermutlich auf eine Steigerung des Coenzymgehaltes (DPN und TPN) der Leberzellen zurückzuführen.

Werden die essentiellen Aminosäuren in der Nahrung nicht in bestimmten optimalen gegenseitigen Mengenverhältnissen zugeführt, so entsteht das Bild der „Aminosäureimbalanz", die man auf mannigfache Weise nachweisen kann. Der handgreiflichste Test ist die Wachstumsverzögerung von jungen Ratten. Bei der Aminosäureimbalanz pflegt der Bedarf an Niacin erheblich anzusteigen. Hierauf beruht aller Wahrscheinlichkeit nach — zum mindesten teilweise — die pellagraerzeugende Wirkung der Maisdiät. Maiseiweiß ist recht ungünstig zusammengesetzt. Es ist arm an Tryptophan und Lysin, dagegen ungewöhnlich reich an Leucin. Diese Aminosäureimbalanz, verbunden mit einer absolut niederen Tryptophanzufuhr löst den zur Pellagra führenden Niacinmangel aus. Die Vermutung, daß die Maisdiät darüber hinaus noch Pellagra erzeugend wirkt, weil Mais einen als Antiniacin wirksamen Faktor enthalte (man dachte unter anderem an die im Mais reichlich enthaltene 3-Indolessigsäure), hat sich experimentell nicht stützen lassen.

Bei den oben erwähnten Versuchen über den experimentellen Niacinmangel beim Menschen durch Verabreichung einer reinen Maisdiät hatte die Niacinzufuhr 4—5 mg bei einer Aufnahme von 190 mg Tryptophan betragen. In einem Parallelversuch mit einer reinen Weizendiät, die eine Niacinzufuhr von 5,7 mg und 230 mg Tryptophan erlaubte, wurden keine Mangelsymptome beobachtet.

Nach der Revision der Empfehlungen des Food and Nutrition Board der USA von 1958 ist es richtiger, den Niacinbedarf des Menschen nicht in mg Niacin anzugeben, sondern in „Niacin-Äquivalenten", wobei 1 mg Niacin 60 mg Tryptophan gleichgesetzt wird. Wenn als wünschenswerte Niacinzufuhr für einen 58 kg schweren Menschen 17 Niacinäquivalente gefordert werden, so kann diese Forderung durch Zufuhr von 7 mg Niacin + dem in 60 g Protein enthaltenen Tryptophan erfüllt werden. Alle Erfahrungen sprechen dafür, daß der Niacinbedarf durch die alimentäre Zufuhr und die Bildung aus Tryptophan im allgemeinen immer gedeckt wird. Eine Ausnahme macht offensichtlich nur eine einseitige Ernährung mit Mais.

Pyridoxin (Vitamin B$_6$).

Chemie.

Vitamin B$_6$ ist die Bezeichnung für eine Gruppe von Substanzen, die nahe miteinander verwandt sind und im intermediären Stoffwechsel leicht ineinander übergehen. In der Pflanzenwelt kommen zumeist Pyridoxin, Pyridoxal und Pyridoxamin nebeneinander vor. Im tierischen Organismus werden praktisch ausschließlich nur Pyridoxal und Pyridoxamin angetroffen. In der Kaninchenleber wurde eine Oxydase nachgewiesen, die Pyridoxamin bzw. Pyridoxamin-5-phosphat zu Pyridoxal bzw. Pyridoxal-5-phosphat oxydativ desaminiert. Die gegenseitigen Beziehungen der Substanzen gehen aus dem folgenden Schema hervor:

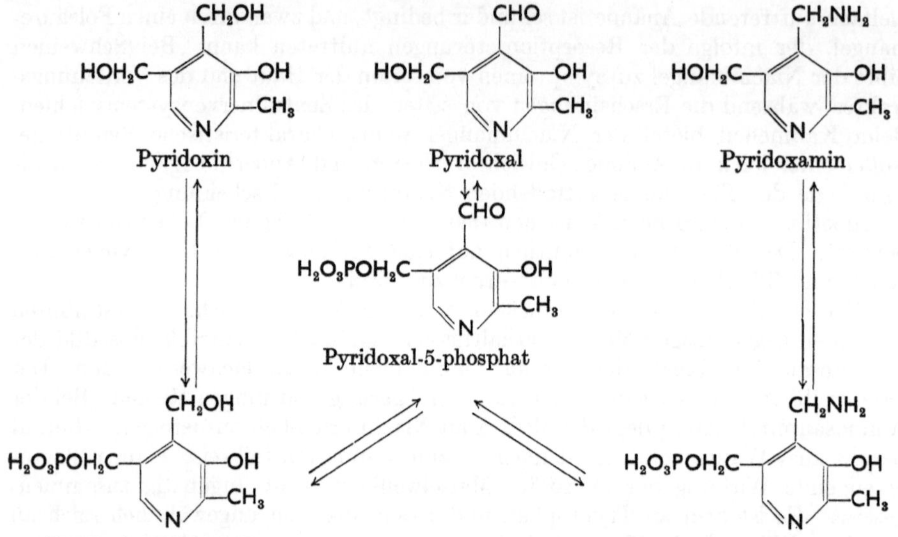

$$\text{CH}_2\text{OH} \qquad\qquad \text{CHO} \qquad\qquad \text{CH}_2\text{NH}_2$$

Pyridoxin   Pyridoxal   Pyridoxamin

Pyridoxal-5-phosphat

Pyridoxin-5-phosphat   Pyridoxamin-5-phosphat

Voraussetzung für die biologische Aktivität in der Gruppe der B_6-Vitamine ist die phenolische OH-Gruppe am C-Atom (3). Die Methylgruppe kann gegen eine Äthylgruppe ausgetauscht werden, ohne daß die Wirksamkeit verlorengeht. Im Tierversuch sind die Pyridoxylamine voll wirksam, die durch Kondensation von Pyridoxal mit Aminen und Hydrierung des Pyridoxylidenderivates erhalten werden, wie z. B. Pyridoxyltyramin, Pyridoxyltryptamin usw. Auch das in 4-Stellung acetylierte Pyridoxin ist biologisch aktiv, da es im Stoffwechsel entacetyliert wird. Der 4-Methyläther des Pyridoxins vermag bei der Ratte, Pyridoxin zu vertreten, wirkt aber bei Küken als Antivitamin. Die Unterschiede sind durch das unterschiedliche Vermögen von Ratte und Küken zur Spaltung des Äthers bedingt.

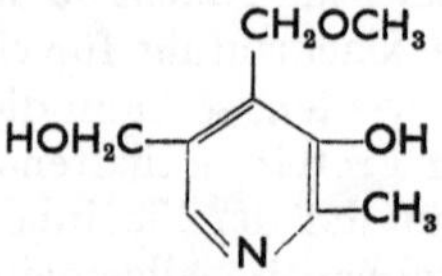

Acetylpyridoxin 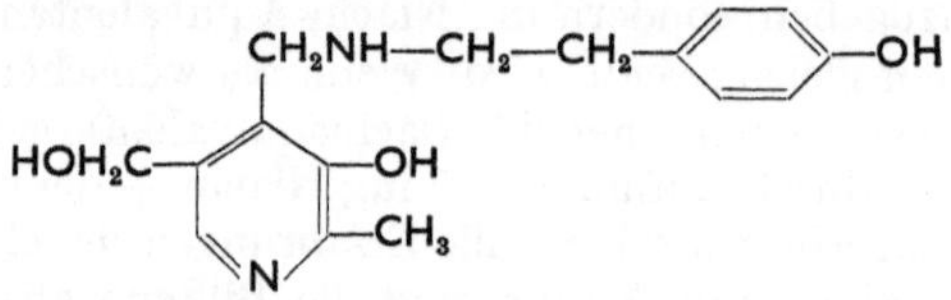   Pyridoxyltyramin

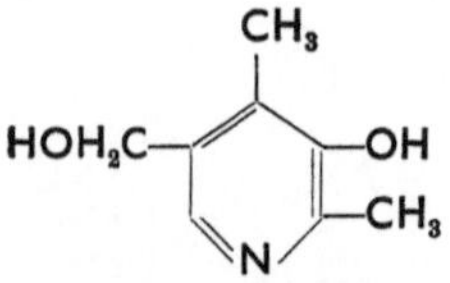

Desoxypyridoxin

Eine volle Pyridoxinwirkung haben im Tierversuch die Ester mit Fettsäuren, wie z. B. das Triacetat und Tripalmitat. Die fettlöslichen Ester werden im Darmtrakt weniger stark von den Darmbakterien zerstört als das freie Vitamin und wirken daher ergiebiger[1]. Zum Teil werden sie ungespalten resorbiert.

Der im Tierversuch am besten untersuchte und am meisten verwendete Antagonist des Pyridoxins ist das Desoxypyridoxin. Sein Hemmungsindex wurde für Hühner zu 2, für Ratten zu 20, für Mäuse zu 50 bestimmt. Beim Hund gehen die durch Verabreichung von Desoxypyridoxin erzeugten Pyridoxinmangelsymptome mitunter spontan zurück. Offensichtlich gewinnt der Organismus mit der Zeit die Fähigkeit, Desoxypyridoxin im Stoffwechsel zu zerstören.

---

[1] Sakuragi und Kummerow 1956.

Isonicotinsäurehydrazid (Isoniazid), das in der Chemotherapie der Tuberkulose eine große Rolle spielt, hat eine Antivitaminwirkung zu Pyridoxin. In manchen Fällen wurden bei der Medikation der Substanz Nebenreaktionen beobachtet, die dem Bild eines Pyridoxinmangels entsprachen und die sich durch große Dosen Pyridoxin (150—450 mg im Tag) verhüten ließen. Außerdem wurde festgestellt, daß die Verabreichung des Isoniazids die Ausscheidung von Pyridoxin vergrößert. Eine Blockierung des Pyridoxals durch Isoniazid ließ sich auch in einfacheren biologischen Systemen beobachten, z. B. Hemmung der Tryptophanasereaktion bei einer Mutanten von E. coli. Der Antagonismus soll auf einer direkten Inaktivierung des Pyridoxals durch eine Hydrazonbildung beruhen.

Bei Ratten besitzt L-Penicillamin einen Antipyridoxin-Effekt.

Biochemische Wirkungen.

Die B$_6$-Vitamine entfalten im Organismus ihre Wirkung in Form des Pyridoxal-5-phosphat, das bei einer großen Zahl von Enzymen als Coenzym wirkt. Die Phosphorylierung des Pyridoxals in den Zellen erfolgt durch die Pyridoxalkinase:

$$\text{Pyridoxal} + \text{ATP} \xrightarrow{\text{Pyridoxalkinase}} \text{Pyridoxal-5-phosphat} + \text{ADP.}$$

Die Kinase phosphoryliert auch Pyridoxin und Pyridoxamin. Die so entstandenen Pyridoxin-5-phosphat und Pyridoxamin-5-phosphat sind jedoch nicht als Coenzyme wirksam.

Pyridoxal-5-phosphat wird als Coenzym von den folgenden Enzymen benötigt: Aminosäuredecarboxylasen, Transaminasen, Aminosäureracemasen, Enzyme des Tryptophanstoffwechsels, Cystathionase, Cysteindesulfhydrase. Muskelphosphorylase A und B enthalten Pyridoxal-5-phosphat fest gebunden und zwar 4 bzw. 2 Mole je Mol Protein. Nach Entfernung des Pyridoxal-5-phosphats sind die Phosphorylasen inaktiv. Weiterhin spielt es noch eine Rolle bei der Aufnahme der Aminosäuren aus dem extracellulären Raum in die Zellen sowie als Cofaktor bei der Biosynthese von δ-Aminolävulinsäure aus Glykokoll und Succinyl-CoA durch Partikelchen von Vogelerythrocyten. Pyridoxal-5-phosphat ist auch Cofaktor bei der Biosynthese von Sphingosin. Es wird weiterhin auch zu der Umwandlung von Linolsäure in Arachidonsäure benötigt.

1. Aminosäuredecarboxylasen.

Tabelle 47. Aminosäuredecarboxylasen.

Allgemeines Reaktionsschema: $\text{R—CH(NH}_2\text{)—COOH} \rightarrow \text{R—CH}_2\text{NH}_2 + \text{CO}_2.$

Aminosäure	Reaktionsprodukt	Vorkommen	
		Tier	Mikro-organismus
Arginin	Agmatin	—	+
Asparaginsäure	β-Alanin	—	+
Cysteinsäure	Taurin	+	—
Cysteinsulfinsäure	2-Aminoäthansulfinsäure	+	—
Diaminopimelinsäure	Lysin	—	+
Dihydroxyphenylalanin	Hydroxytyramin (Dopamin)	+	+
Dihydroxyphenylserin	Noradrenalin	+	+
Glutaminsäure	γ-Aminobuttersäure	+	+
Histidin	Histamin	+	+
Lysin	Cadaverin	—	+
Ornithin	Putrescin	—	+
5-Hydroxytryptophan	5-Hydroxytryptamin (Serotonin)	+	+
Phenylalanin	β-Phenyläthylamin	+	+
Tryptophan	Tryptamin	+	+
Tyrosin	Tyramin	+	+

Für jede einzelne Aminosäure ist eine spezifische Decarboxylase vorhanden. Die Decarboxylierung der Aminosäuren ist im tierischen Organismus ein Prozeß, der mengenmäßig im Aminosäurestoffwechsel keine große Rolle spielt, biologisch aber von der allergrößten Bedeutung ist, da er von den praktisch indifferenten Aminosäuren zu pharmakologisch höchst aktiven Substanzen wie etwa Histamin oder Noradrenalin führt. Der Umfang der Aminosäuredecarboxylierung ist stark vom herrschenden Sauerstoffdruck abhängig in dem Sinne, daß er mit abnehmendem Partialdruck des Sauerstoffs immer größer wird.

2. Transaminasen.

Die Transaminierung besteht in einem Austausch der Aminogruppe einer Aminosäure mit der Ketogruppe einer α-Ketosäure. Die allgemeine Reaktionsgleichung ist:

$$R-CH(NH_2)-COOH + R'-CO-COOH \xrightarrow{\text{Transaminase}} R-CO-COOH + R'-CH(NH_2)-COOH.$$

Transaminierungen zwischen der α-Ketoglutarsäure und zahlreichen anderen, ja sogar unphysiologischen Aminosäuren wurden sowohl im tierischen Organismus als auch bei Mikroorganismen nachgewiesen. Die wichtigsten Befunde sind in den Tabellen 48—50 wiedergegeben.

Tabelle 48. *Transaminierungen zwischen α-Ketoglutarsäure und Aminosäuren*[1].

Alanin	Asparaginsäure	Leucin	Phenylalanin
β-Alanin	Äthionin	Lysin	Serin
γ-Aminobuttersäure	Cysteinsäure	Methionin	Threonin
β-Aminoisobuttersäure	Glykokoll	Norleucin	Tryptophan
α-Aminobuttersäure	Histidin	Norvalin	Tyrosin
Arginin	Isoleucin	Ornithin	Valin

Tabelle 49. *Transaminierungen ohne Beteiligung von Dicarbonsäuren*[1].

	System	Tier	Mikro-organismen
	α-Ketoisovaleriansäure-Alanin		+
	-α-Aminobuttersäure		+
	-Norvalin		+
Brenztraubensäure	-β-Hydroxybrenztraubensäure	+	
	-Leucin		+
	-Ornithin	+	

Tabelle 50. *Aminosäuren, die durch die Glutamin-transaminasen entstehen*[1].

Äthionin	ε-Carbobenzoxy-	Methionin
Alanin	lysin	Norleucin
α-Aminobutter-	Cysteinsäure	Norvalin
säure	Cystein	Phenylalanin
Arginin	Glutaminsäure	Serin
Asparaginsäure	Glykokoll	Tryptophan
S-Benzylcystein	Leucin	Tyrosin

Weiterhin wurden auch Transaminierungen zwischen Aldehyden und Aminosäuren aufgefunden:

Glyoxylsäure + Glutaminsäure $\rightleftarrows$ Glykokoll + α-Ketoglutarsäure
Glutaminsäurehalbaldehyd + Ornithin $\rightleftarrows$ Prolin + α-Ketoglutarsäure
Bernsteinsäurehalbaldehyd + Glutaminsäure $\rightleftarrows$ γ-Aminobuttersäure + α-Ketoglutarsäure
Malonsäurehalbaldehyd + Glutaminsäure $\rightleftarrows$ β-Alanin + α-Ketoglutarsäure.

[1] MEISTER 1955.

Eine enzymatische Aminogruppenübertragung findet auch zwischen Glutamin bzw. Asparagin und vielen α-Ketosäuren statt (Glutamintransaminase).

Die Transaminierung spielt eine wichtige Rolle bei der Entstehung der Aminosäuren im Organismus. Der wichtigste Mechanismus ist hier die direkte Aminierung der α-Ketoglutarsäure durch die Glutaminsäuredehydrogenase (s. auch S. 664):

$$HOOC{-}CH_2{-}CH_2{-}CO{-}COOH + NH_3 \rightleftharpoons HOOC{-}CH_2{-}CH_2{-}CH(NH_2){-}COOH.$$

Das Gleichgewicht der Reaktion liegt unter Bedingungen, wie sie in der lebenden Zelle herrschen, stark zugunsten der Aminierung. Die so entstandene Glutaminsäure überträgt dann ihre Aminogruppe durch die Transaminasen auf zahlreiche α-Ketosäuren, so daß nahezu alle anderen Aminosäuren praktisch ausschließlich durch Transaminierung entstehen.

Weiterhin spielen Transaminierungen mitunter auch beim Abbau von Aminosäuren eine Rolle. Ein bekanntes Beispiel hierfür ist der Abbau des Tyrosins, der durch eine Transaminierung eingeleitet wird, bei der aus Tyrosin p-Hydroxyphenylbrenztraubensäure entsteht.

3. Aminosäureracemasen.

Aminosäureracemasen sind bisher nur bei Mikroorganismen nachgewiesen worden. Aminosäureracemasen stellen Gleichgewichtszustände zwischen den D- und den L-Formen der Aminosäuren ein. Gegenwärtig kennt man für die folgenden 8 Aminosäuren solche Racemasen: Alanin, Histidin, Isoleucin, Leucin, Lysin, Methionin, Threonin und Valin.

4. Enzyme des Tryptophanstoffwechsels.

Kynureninase ist ein Pyridoxalenzym, das die Spaltung von Kynurenin in Alanin und Anthranilsäure katalysiert:

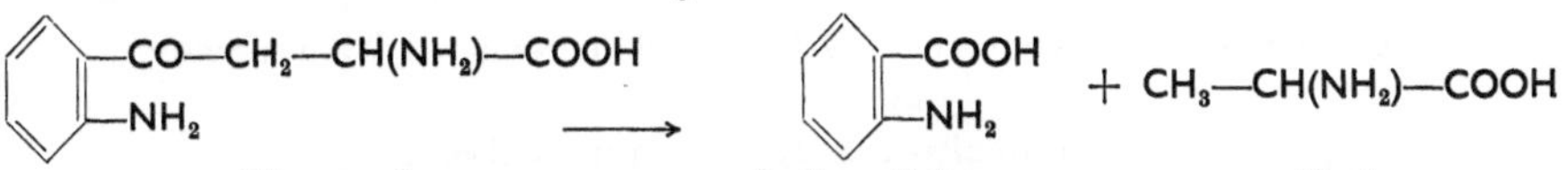

—CO—CH$_2$—CH(NH$_2$)—COOH   —COOH   + CH$_3$—CH(NH$_2$)—COOH
—NH$_2$ —NH$_2$

Kynurenin   Anthranilsäure   Alanin

Im Pyridoxinmangel scheiden Ratten vermehrt Xanthurensäure, Kynurenin und 3-Hydroxykynurenin im Harn aus. Xanthurensäure ist anscheinend völlig stoffwechselinert. Xanthurensäure-4-^{14}C Ratten injiziert, wird — auch bei gleichzeitiger Gabe von Pyridoxin — im Harn praktisch quantitativ ausgeschieden, zum Teil als Glucuronid[1]. 2—4% der verabreichten Dosis werden in 8-Hydroxychinaldinsäure übergeführt und als solche im Harn ausgeschieden.

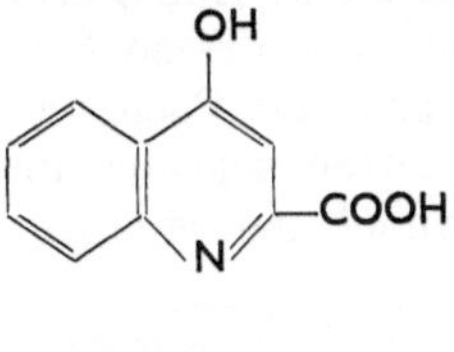

Kynurensäure 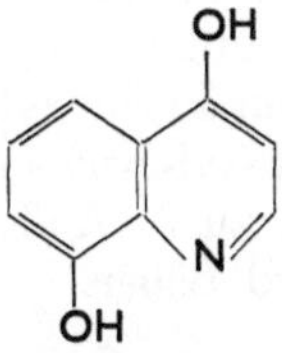   Xanthurensäure 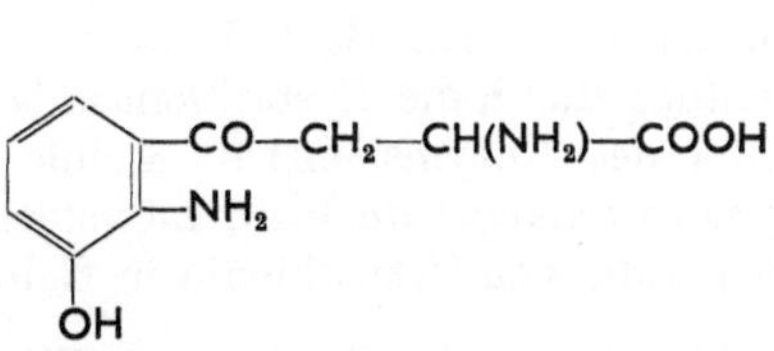   3-Hydroxykynurenin

Über die normale Ausscheidung von Stoffwechselprodukten des Tryptophans beim Menschen orientiert die Tabelle 51. Außerdem wurde noch eine tägliche Ausscheidung von rund 1 mg des 8-Methylxanthurensäureäthers beobachtet. Insgesamt machen die in der Tabelle 51 aufgeführten Stoffwechselprodukte des Tryptophans rund 2,5% der Zufuhr aus.

---

[1] ROTHSTEIN und GREENBERG 1957.

Pyridoxal-5-phosphat ist außerdem noch bei der Umwandlung von Kynurensäure aus Kynurenin beteiligt, die sich durch eine Transaminierung vollzieht:

$$\text{Kynurenin} + \alpha\text{-Ketoglutarat} \rightarrow \text{Kynurensäure} + \text{Glutamat.}$$

Als Zwischenprodukt entsteht o-Aminobenzoylbrenztraubensäure, die spontan zu Kynurensäure cyclisiert wird.

Weiterhin ist Pyridoxal-5-phosphat noch bei zwei enzymatischen Prozessen Coenzym, die jedoch im tierischen Organismus nicht vorkommen, sondern nur

Tabelle 51. *Ausscheidung von Stoffwechselprodukten des Tryptophans beim Menschen bei einer konstanten, definierten Diät*[1].

Die Tryptophanzufuhr betrug 800 mg im Tag. Außerdem enthielt die Nahrung noch 125 Mikromole Niacin.

Substanz	Mikromole im Harn je Tag	Substanz	Mikromole im Harn je Tag
Kynurensäure	16	o-Aminohippursäure	26
Xanthurensäure	37	Acetylkynurenin	15
Anthranilsäure-glucuronid . .	4	Kynurenin	13

bei Mikroorganismen eine Rolle spielen: der Spaltung von Tryptophan in Indol, Brenztraubensäure und Ammoniak durch die Tryptophanase sowie die Synthese von Tryptophan aus Indol + Serin.

Außer dem Pyridoxal spielen noch andere B-Vitamine beim Tryptophanstoffwechsel eine Rolle. Die Angriffspunkte sind aus dem folgenden Schema zu ersehen:

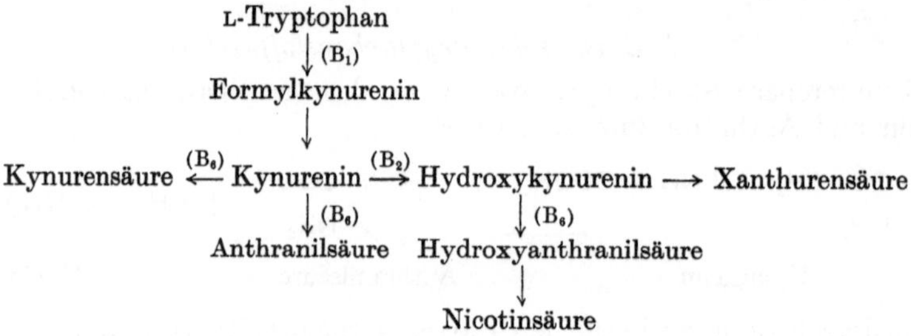

$$\text{L-Tryptophan}$$
$$\downarrow (B_1)$$
$$\text{Formylkynurenin}$$
$$\downarrow$$
$$\text{Kynurensäure} \xleftarrow{(B_6)} \text{Kynurenin} \xrightarrow{(B_2)} \text{Hydroxykynurenin} \longrightarrow \text{Xanthurensäure}$$
$$\downarrow (B_6) \qquad\qquad \downarrow (B_6)$$
$$\text{Anthranilsäure} \quad \text{Hydroxyanthranilsäure}$$
$$\downarrow$$
$$\text{Nicotinsäure}$$

5. Cystathionase.

Cystein ist keine essentielle Aminosäure. Es wird im Organismus aus Serin, das das Kohlenstoffskelet beisteuert, und aus Methionin, das über Homocystein das S-Atom liefert, gebildet. Zunächst vereinigen sich Homocystein und Serin zu Cystathionin, das dann durch die Cystathionase zu Cystein und Homoserin aufgespalten wird. Beide Prozesse, die Bildung von Cystathionin und dessen Aufspaltung durch die Cystathionase benötigen Pyridoxal-5-phosphat als Coenzym. 1 Mol des Enzyms enthält 4 Mole Pyridoxal-5-phosphat. Ratten scheiden im Pyridoxinmangel im Harn L-Cystathionin aus[2]. Außerdem findet man eine Anreicherung von Cystathionin in Gehirn und Leber.

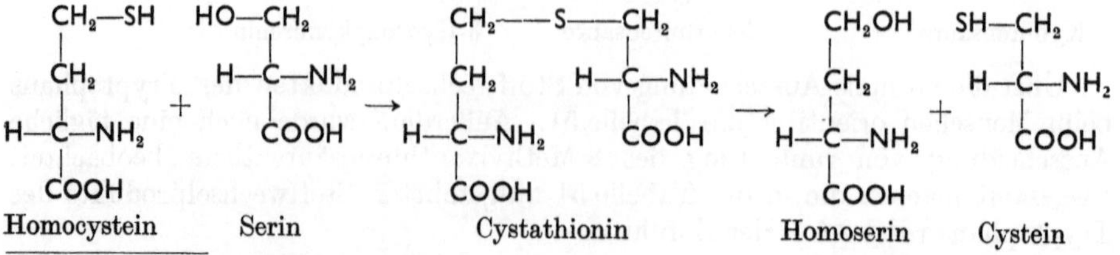

$$
\underset{\text{Homocystein}}{
\begin{array}{c} CH_2\text{—}SH \\ | \\ CH_2 \\ | \\ H\text{—}C\text{—}NH_2 \\ | \\ COOH \end{array}}
+
\underset{\text{Serin}}{
\begin{array}{c} HO\text{—}CH_2 \\ | \\ H\text{—}C\text{—}NH_2 \\ | \\ COOH \end{array}}
\rightarrow
\underset{\text{Cystathionin}}{
\begin{array}{c} CH_2\text{——}S\text{——}CH_2 \\ |\qquad\qquad | \\ CH_2 \qquad H\text{—}C\text{—}NH_2 \\ |\qquad\qquad | \\ H\text{—}C\text{—}NH_2 \quad COOH \\ | \\ COOH \end{array}}
\rightarrow
\underset{\text{Homoserin}}{
\begin{array}{c} CH_2OH \\ | \\ CH_2 \\ | \\ H\text{—}C\text{—}NH_2 \\ | \\ COOH \end{array}}
+
\underset{\text{Cystein}}{
\begin{array}{c} SH\text{—}CH_2 \\ | \\ H\text{—}C\text{—}NH_2 \\ | \\ COOH \end{array}}
$$

[1] PRICE, BROWN und ELLIS 1956.　　[2] HOPE 1957.

6. Cysteindesulfhydrase.

Cysteindesulfhydrase ist ein Enzym, das im tierischen Organismus in nur geringen Aktivitäten angetroffen wird, jedoch bei manchen Mikroorganismen eine wichtige Rolle im S-Stoffwechsel spielt. Es bewirkt eine nichtoxydative Entfernung des S aus Cystein oder Homocystein. Im Tier findet sich das Enzym vorwiegend in der Leber.

Die Desulfurierung geht zumeist mit einer Desaminierung einher:

$$
\underset{\text{Cystein}}{\begin{array}{c} CH_2-SH \\ | \\ H-C-NH_2 \\ | \\ COOH \end{array}}
\longrightarrow H_2S +
\underset{\text{hypothetisches Zwischenprodukt}}{\begin{array}{c} CH_2 \\ | \\ H-C-NH_2 \\ | \\ COOH \end{array}}
\rightleftarrows
\begin{array}{c} CH_3 \\ | \\ C=NH \\ | \\ COOH \end{array}
\xrightarrow{+H_2O}
\underset{\text{Brenztraubensäure}}{\begin{array}{c} CH_3 \\ | \\ CO \\ | \\ COOH \end{array}}
$$

7. Aufnahme von Aminosäuren in die Zellen.

Zur Deckung ihres Aminosäurebedarfs nehmen die Zellen Aminosäuren aus der extracellulären Flüssigkeit auf. Diese Aufnahme erfolgt gegen einen Konzentrationsgradienten und ist an die Anwesenheit von Pyridoxal gebunden. Vermutlich bildet die Aminosäure mit einem Metall (etwa Ni^{++}) ein Komplexsalz, das dann mit Pyridoxal unter Bildung einer Schiffschen Base reagiert[1]. Vielleicht ist die Bildung solcher Metallchelate auch für die katalytische Wirkung des Pyridoxals in den erwähnten enzymatischen Systemen (Transaminierungen, Decarboxylierung von Aminosäuren usw.) verantwortlich zu machen.

Über die Beteiligung von Pyridoxal bei der Resorption von Aminosäuren ist wenig Sicheres bekannt. 4-Desoxypyridoxin hemmt die Resorption von DL-Alanin aus isolierten Darmschlingen. Im B_6-Mangel ist die Resorption von Aminosäuren verzögert.

8. Beziehungen des Pyridoxins zu den essentiellen Fettsäuren.

Ein typisches Symptom des B_6-Mangels sind Hautveränderungen (s. S. 679). Diese sehen denen, die sich beim Mangel an den essentiellen Fettsäuren zu entwickeln pflegen, außerordentlich ähnlich. Außerdem ließ sich zeigen, daß man die durch den B_6-Mangel entstehenden Hautveränderungen durch Gaben von den Polyensäuren heilen kann, und daß auch das umgekehrte, die Heilung der durch den Mangel an essentiellen Fettsäuren bedingten Hautveränderungen durch Verabreichung von Pyridoxin möglich ist. Ursache ist, daß Pyridoxin bei der Umwandlung der Linolsäure in Arachidonsäure im Organismus benötigt wird:

$$C_5H_{11}-CH=CH-CH_2-CH=CH-CH_2-CH_2-CH_2-(CH_2)_4-COOH$$
Linolsäure ($\Delta^{9,\,12}$-Octadecandiensäure)

$\downarrow$

$$C_5H_{11}-CH=CH-CH_2-CH=CH-CH_2-CH=CH-(CH_2)_4-COOH$$
γ-Linolensäure ($\Delta^{6,9,12}$-Octadecantriensäure)

$\downarrow$

$$C_5H_{11}-CH=CH-CH_2-CH=CH-CH_2-CH=CH-CH_2-CH=CH-(CH_2)_3-COOH$$
Arachidonsäure ($\Delta^{5,8,11,14}$-Eicosatetraensäure).

Offensichtlich ist Arachidonsäure die Wirkform der essentiellen Fettsäuren im tierischen Organismus.

9. Pyridoxalphosphat als Bestandteil der Phosphorylase.

Die Muskelphosphorylasen A und B enthalten Pyridoxal-5-phosphat fest gebunden und zwar 4 bzw. 2 Mole je Mol Enzym. Nach Entfernung des Pyridoxal-5-phosphats ist die Phosphorylase inaktiv[2].

---

[1] CHRISTENSEN und RIGGS 1956.   [2] CORI und ILLINGWORTH 1957.

Stoffwechsel.

Der tierische Organismus vermag Pyridoxin in Pyridoxal und Pyridoxamin zu verwandeln. Die Kaninchenleber enthält eine Oxydase, welche Pyridoxamin und Pyridoxaminphosphat zu Pyridoxal bzw. Pyridoxal-5-phosphat oxydiert. Sie ist vermutlich ein Flavinenzym und ist mit keiner der bisher bekannten Oxydasen identisch. Die Umwandlung von Pyridoxaminphosphat in Pyridoxalphosphat kann außerdem noch durch Transaminierung erfolgen. Nach großen Dosen von Pyridoxin scheiden jedoch Mensch und Tier neben Pyridoxal und Pyridoxamin auch noch unverändertes Pyridoxamin aus. Dagegen wird nach Gaben von Pyridoxal oder Pyridoxamin nie eine Ausscheidung von Pyridoxin im Harn beobachtet. Alle drei Glieder der Vitamin B_6-Gruppe können zu Pyridoxinsäure oxydiert werden, welche normalerweise das Hauptausscheidungsprodukt dieser Vitamingruppe ist. Pyridoxinsäure ist nicht mehr als B_6-Vitamin wirksam.

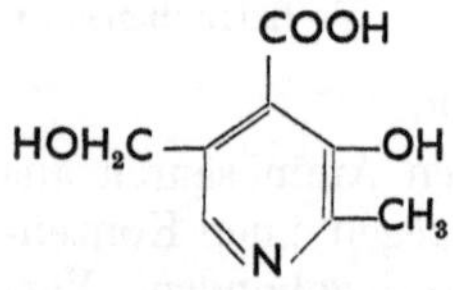

COOH

HOH₂C — OH

CH₃

N

Pyridoxinsäure

Die Oxydation des Pyridoxals zu Pyridoxinsäure erfolgt durch die in der Leber enthaltene Aldehydoxydase, die ein Flavinenzym ist und ganz allgemein Aldehyde zu Säuren dehydriert. Ein Teil des Pyridoxins wird in der Leber vermutlich noch weitergehend zerstört. Die hierbei auftretenden Stoffwechselprodukte sind jedoch gegenwärtig noch nicht bekannt.

Bei der üblichen Ernährung pflegt die Ausscheidung an pyridoxinaktivem Material im Harn beim Menschen 0,2—0,3 mg zu betragen, daneben findet man noch etwa 4 mg Pyridoxinsäure. Der Mensch scheidet zumeist etwa 50% des aufgenommenen Pyridoxins in Form von Pyridoxinsäure aus. Im Kot beträgt die Ausscheidung an B_6-Vitaminen 0,5—0,8 mg, vermutlich auf Grund einer Biosynthese durch die Darmbakterien.

Die B_6-Vitamine werden rasch aus dem Darm resorbiert, und zwar Pyridoxal rascher als Pyridoxin. Pyridoxalphosphat wird vor der Resorption gespalten.

Die Pyridoxalkonzentration im Blutplasma beträgt beim Menschen rund $5\,\gamma$-%, bei der Maus etwa $40\,\gamma$-%. Vermutlich liegt der größte Teil in Form von freiem Pyridoxal vor. Die Leukocyten des Menschen enthalten $0,15 \pm 0,07\,\mathrm{m}\gamma$ Pyridoxalphosphat je Million Zellen. Die höchsten B_6-Werte findet man in der Leber (bei Ratten und Küken 3—5 mg-%). Der Gehalt der Leber an Pyridoxal ist leicht exogen beeinflußbar. Neben der Vitaminzufuhr spielt hierbei die Versorgung mit Eiweiß eine große Rolle. Bei einer gleichen Vitaminversorgung führt eine Steigerung der Eiweißaufnahme zu einer Verminderung der Pyridoxalbestände. Dies ist leicht verständlich, da Pyridoxal-5-phosphat eine so große Rolle beim Aminosäurestoffwechsel spielt.

Pyridoxinmangel und Pyridoxinbedarf.

Daß Pyridoxinmangel rasch zu schweren Ausfallserscheinungen führen muß, ist begreiflich, da das Vitamin vielfältig in die Bezirke des Aminosäurestoffwechsels eingreift. Bei wachsenden Tieren bedingt B_6-Mangel eine schwere Wachstumsstörung, verbunden mit einem Appetitverlust. Weibliche Tiere vermögen im B_6-Mangel ihre Jungen nicht mehr zu säugen. Weiterhin findet man eine Keimdrüsenatrophie, Nierenveränderungen und eine Vergrößerung der Nebennieren, die vor allem die zona fasciculata betrifft.

Das auffallendste Symptom, das auch zu der Entdeckung des Vitamins Anlaß gegeben hat, ist eine Dermatitis, die an den stammfernen Regionen beginnt und zumeist mit schweren Ödemen des Coriums einhergeht. Diese

„Acrodynie" wird zumeist als Test bei der biologischen Bestimmung der B$_6$-Vitamine benützt.

Die Störung des Eiweißstoffwechsels im B$_6$-Mangel gibt sich weiterhin in einer Thymusatrophie, einer Muskeldystrophie und einer Störung hinsichtlich der Fähigkeit zur Bildung von Antikörpern zu erkennen. Bei vielen Species, insbesondere bei Hunden und Schweinen, ist eine mikrocytäre, hypochrome Anämie ein regelmäßiges Symptom des B$_6$-Mangels. Bei den meisten Säugetieren und auch beim Menschen findet man Störungen der Funktion des ZNS, die sich in Ataxien, Paresen und epileptoiden Krämpfen zu äußern pflegen. Bei Hund und Schwein wurden weiterhin Entmyelinisierungen peripherer Nerven nachgewiesen. Bei Kindern treten im Pyridoxinmangel charakteristische Veränderungen des EEG auf.

Pyridoxinmangel bedingt ein Absinken des Grundumsatzes. Die Störung des Tryptophanstoffwechsels gibt sich in einer stark erhöhten Ausscheidung von Xanthurensäure zu erkennen, die schon ein sehr früh auftretendes Symptom der Avitaminose ist. In den Organen ist die Aktivität der Pyridoxalenzyme stark vermindert. Weiterhin lassen sich Störungen des Fettstoffwechsels nachweisen. Ratten speichern im Pyridoxinmangel wenig Depotfett. In den Organen nimmt der Gehalt an Phosphatiden und Polyensäuren zu. Die Zusammensetzung des Leberfetts erleidet jedoch keine Veränderungen.

Ein Pyridoxinmangel kommt beim Menschen normalerweise nicht vor. Jedoch gelang es, durch Entzug von Pyridoxin aus der Nahrung oder durch Verabreichung von Desoxypyridoxin beim Menschen eine experimentelle B$_6$-Avitaminose zu erzeugen. Die dabei auftretenden Symptome bestanden in Anorexie, Nausea, Lethargie, Dermatitis, Cheilosis, Conjunctivitis und Polyneuritis. Das Blutbild zeigte eine Lymphopenie und, beim Auftreten schwerer Hautsymptome, auch eine Eosinophilie. Veränderungen des Knochenmarks wurden nicht beobachtet. Die durch die Avitaminose bedingte Dermatitis ließ sich durch Gaben von 4—12 g Linolsäure deutlich günstig beeinflussen.

Bei Säuglingen wurden verschiedentlich B$_6$-Mangelzustände beobachtet. Hauptsymptome waren Übererregbarkeit und Krämpfe, die mit typischen EEG-Veränderungen einhergingen. Die Ursache für das Auftreten dieser Mangelzustände konnte dahingehend aufgeklärt werden, daß bestimmte Milchprodukte, mit denen die Säuglinge ernährt worden waren, zu hohen Temperaturen ausgesetzt wurden. Durch Behandlung der Milch im Autoklaven war der natürliche B$_6$-Gehalt der Milch von im Mittel 180 γ im Liter auf 60 γ herabgesetzt worden. Bei schonenderen Verfahren der Milchbehandlung lassen sich solche B$_6$-Verluste vermeiden.

Ein B$_6$-Mangel beim Menschen läßt sich auch durch biochemische Untersuchungen nachweisen. Die Ausscheidung von Pyridoxin und Pyridoxinsäure nimmt stark ab. Weiterhin ergibt die Untersuchung des Harns eine vergrößerte Ausscheidung von Xanthurensäure nach Belastung mit Tryptophan. Eine Ausscheidung von weniger als 0,1 mg Material, das mikrobiologisch B$_6$-aktiv ist, im Tag ist auf eine ungenügende Versorgung mit Pyridoxin verdächtig. Der Verdacht läßt sich durch Belastungsteste verstärken. Normalerweise werden nach Verabreichung von 25 mg Pyridoxal im Harn innerhalb von 8 Std rund 50% der Belastungsdosis ausgeschieden. Im B$_6$-Mangel ist die Ausscheidung infolge der Retention des Vitamins im Organismus bei weitem nicht so groß. Blutanalysen ergeben keinen sicheren Hinweis auf einen etwa bestehenden B$_6$-Mangel, da die Vitaminkonzentration im Plasma normalerweise schon außerordentlich gering ist und nahe an die Nachweisbarkeitsgrenze fällt.

Ein sicherer Test ist die Xanthurensäureausscheidung nach Belastung mit 5 g L-Tryptophan oder 10 g DL-Tryptophan. Normalerweise werden danach innerhalb von 24 Std unter 30 mg Xanthurensäure im Harn ausgeschieden. Im B_6-Mangel steigt die Ausscheidung auf 200 mg und darüber. Ein anderer biochemischer Test ist die Belastung mit 30 g Alanin. Bei normal ernährten Menschen bedingt dies keine Erhöhung der Harnstoffkonzentration des Plasmas (bzw. des Rest-N). Im B_6-Mangel steigt der Harnstoffspiegel im Plasma von normalerweise 10—15 mg-% auf 20 mg-% Harnstoff-N und mehr an.

Der Bedarf des Menschen an Pyridoxin wird auf 2—3 mg im Tag geschätzt. Die Schätzung beruht hauptsächlich auf der Feststellung, daß eine Zufuhr von 2—3 mg gegen den experimentellen B_6-Mangel schützt. Bei der üblichen Ernährung ist eine Pyridoxinzufuhr in dieser Größe sichergestellt.

Wie bei allen Vitaminen ist der Bedarf nicht konstant. Er nimmt immer bei körperlicher Belastung oder Vergrößerung des Stoffwechsels zu. Insbesondere führt eine Vermehrung der Proteinzufuhr zu einem erhöhten Pyridoxinbedarf. Mäuse, die 10% Casein als Eiweißquelle erhalten, benötigen zum optimalen Wachstum 0,05 mg Pyridoxin je 100 g Futter. Steigert man die Proteinzufuhr auf 50% in der Diät, steigt der Pyridoxinbedarf auf 0,25 mg an.

Pantothensäure.

Chemie.

Pantothensäure wurde zuerst als Wuchsstoff für Hefen entdeckt. Erst später erfolgte die Feststellung, daß die Substanz für den tierischen Organismus Vitamincharakter hat. Als Vitamin wirksam ist nur die (+)-Pantothensäure. Beim Tier, nicht aber bei Mikroorganismen wirkt auch das Pantothenol, der der Pantothensäure entsprechende Alkohol, als Vitamin, da der tierische Organismus die Substanz zur Säure oxydieren kann. Biologisch aktiv sind auch der Methylester und der Äthylester, der Äthylester jedoch nur bei solchen Tieren, die ihn zur freien Pantothensäure aufzuspalten vermögen. Pantothensäure ist ein Öl. Gut kristallisierend ist das Calciumsalz, das daher zumeist als Vitaminpräparat verwendet wird. Pantothensäure ist in neutraler Lösung gut beständig. In saurer oder alkalischer Lösung wird sie, vor allem in der Wärme, in β-Alanin und das Lacton der Pantoinsäure gespalten.

$$\text{HOCH}_2-\overset{\displaystyle \text{CH}_3}{\underset{\displaystyle \text{CH}_3}{\text{C}}}-\text{CH(OH)}-\text{CO}-\text{NH}-\text{CH}_2-\text{CH}_2-\text{COOH}$$

Pantothensäure
($\alpha,\ \gamma$-Dihydroxy-$\beta\beta$-dimethylbutyryl-β'-alanin)

$$\text{CH}_2-\overset{\displaystyle \text{CH}_3}{\underset{\displaystyle \text{CH}_3}{\text{C}}}-\text{CH(OH)}-\text{CO} \qquad\qquad \text{CH}_2(\text{NH}_2)-\text{CH}_2-\text{COOH}$$

β-Alanin

Pantoinsäurelacton

Strukturanaloge der Pantothensäure, die Antivitamincharakter besitzen, sind in großer Zahl dargestellt worden. Die drei wichtigsten, vor allem im Tierexperiment näher studierten, sind Sulfopantothensäure, Methylpantothenon und ω-Methylpantothensäure.

$$HOCH_2-\underset{\underset{CH_3}{|}}{\overset{\overset{CH_3}{|}}{C}}-CH(OH)-CO-NH-CH_2-CH_2-SO_3H \qquad \text{Sulfopantothensäure (Pantoyltaurin)}$$

$$HOCH_2-\underset{\underset{CH_3}{|}}{\overset{\overset{CH_3}{|}}{C}}-CH(OH)-CO-NH-CH_2-CH_2-CO-CH_3 \qquad \text{Methylpantothenon}$$

$$H_3C-CH(OH)-\underset{\underset{CH_3}{|}}{\overset{\overset{CH_3}{|}}{C}}-CH(OH)-CO-NH-CH_2-CH_2-COOH \qquad \begin{array}{l}\omega\text{-Methylpantothensäure}\\(\gamma\text{-Methylpantothensäure})\end{array}$$

Biochemische Wirkungen.

Die Wirkform der Pantothensäure im tierischen Organismus ist das Coenzym A. Für bestimmte Mikroorganismen wirken auch Spaltprodukte der Pantothensäure als Wuchsstoffe, und zwar Pantethein (Lactobacillus bulgaricus factor, LBF) für Lactobacillus bulgaricus und für Acetobacter suboxydans der Acetobacter suboxydans factor. Beide Faktoren sind im Tierversuch voll wirksam.

Coenzym A

$$HOCH_2-\underset{\underset{CH_3}{|}}{\overset{\overset{CH_3}{|}}{C}}-CH(OH)-CO-NH-CH_2-CH_2-CO-NH-CH_2-CH_2-SH$$

Pantethein
(Lactobacillus bulgaricus factor)

Der Acetobacter suboxydans factor ist 4-Phosphopantethein. Durch Phosphatasen kann seine Phosphatgruppe abgespalten werden, wodurch er für Acetobacter suboxydans biologisch inaktiv wird und Pantethein liefert. Das Disulfid des Pantetheins ist für Lactobacillus bulgaricus als Wuchsstoff ebenso wirksam wie die SH-Form der Substanz. Pantethein ist bei der Biosynthese des Coenzym A durch die tierischen Zellen Zwischenprodukt.

Die Biosynthese des Coenzym A vollzieht sich in den folgenden Reaktionen:

(1) Pantothensäure + Cystein $\xrightarrow{\text{ATP}}$ Pantothenylcystein
(2) Pantothenylcystein → Pantethein
(3) Pantethein + ATP → 4-Phosphopantethein + ADP
(4) 4-Phosphopantethein + ATP → Dephospho-Coenzym A + Pyrophosphat
(5) Dephospho-Coenzym A + ATP → Coenzym A + ADP

Coenzym A nimmt im Zellstoffwechsel eine Schlüsselstellung ein. Im Kohlenhydratstoffwechsel leitet es die Endoxydation ein, indem es bei der oxydativen Decarboxylierung der Brenztraubensäure den hierbei entstehenden Acetylrest aufnimmt. Näheres über diese Reaktion siehe S. 648. Es überträgt dann den Acetylrest auf Oxalessigsäure unter Bildung von Citronensäure durch das „condensing enzyme". Im Fettstoffwechsel ermöglicht es den Abbau der Fettsäuren durch β-Oxydation, die sich nicht an den freien Fettsäuren abspielt, sondern an den durch Bindung an das Coenzym „aktivierten" Fettsäuren. Die „Aktivierung" der Fettsäuren erfolgt durch Bildung einer energiereichen S-Acylverbindung mit der SH-Gruppe des Coenzym A. Eine solche Bindung ist energiereich, ihre Bildung erfordert 8,2 kcal. Die benötigte Energie stammt aus der ATP. Die Aktivierung der Fettsäuren oder anderer Säuren wie Cholsäure oder Benzoesäure erfolgt durch die Thiokinasen, von denen schon mehrere bekannt geworden sind. Die Aktivierung der Fettsäuren vollzieht sich in der folgenden Reaktion (formuliert für Essigsäure):

$$\text{Acetat + ATP} \rightarrow \text{Adenylacetat + anorg. Pyrophosphat}$$
$$\text{Adenylacetat + CoA} \rightarrow \text{AMP + Acetyl-Coenzym A}$$

Die Beteiligung des Coenzym A bei der β-Oxydation der Fettsäuren geht aus dem folgenden Schema hervor:

$$R-CH_2-CH_2-CH_2-COOH$$

Fettsäure

$$R-CH_2-CH_2-CH_2-CO-S-CoA \quad \xrightarrow[+2H]{-2H} \quad R-CH_2-CH=CH-CO-S-CoA$$

Acyl-Coenzym A (1) Dehydriertes Acyl-Coenzym A

(2) $+H_2O \downarrow\uparrow -H_2O$

$$R-CH_2-CH(OH)-CH_2-CO-S-CoA$$

β-Hydroxy-acyl-Coenzym A

(3) $2H \downarrow\uparrow 2H$

$$R-CH_2-CO-CH_2-CO-S-CoA$$

$$R-CH_2-CO-S-CoA + CH_3-CO-S-CoA \quad \xleftarrow[-CoA-SH]{+CoA-SH} \quad (4)$$

β-Keto-acyl-Coenzym A

Um 2 C-Atome ärmeres
Acyl-Coenzym A + Acetyl-Coenzym A

Die Citronensäurebildung aus Acetyl-Coenzym A und Oxalessigsäure ist ein Beispiel für eine Acylübertragung. Solche Acylübertragungen spielen eine große Rolle im intermediären Stoffwechsel. Eine Aufstellung der wichtigsten Systeme findet man in der Tabelle 52. Bei allen ist das Coenzym A beteiligt, das nach der oben formulierten Reaktion mit allen geradzahligen und ungeradzahligen Aminosäuren, aber auch vielen anderen Säuren wie Bernsteinsäure (und vermutlich auch anderen Dicarbonsäuren), ferner Gallensäuren, Benzoesäure usw. reagiert, sie „aktivieren" kann.

Die in der Tabelle 52 letztaufgeführte Reaktion wird heute vielfach in Form eines optischen Tests zur Bestimmung des Coenzym A verwendet. Der Gehalt

Tabelle 52. *Übersicht über die wichtigsten Acylübertragungsreaktionen.*

Donatorsystem	Acceptor
Acetylübertragungen:	
Acetat + ATP + CoA → Acetyl-CoA + AMP + PP	Aminosäuren
Acetaldehyd + DPN + CoA → Acetyl-CoA + DPN-H	Amine
Pyruvat + DPN + CoA → Acetyl-CoA + DPN-H + CO_2	Cholin
Butyryl-CoA + Acetat → Acetyl-CoA + Butyrat	Glucosamin
Citrat + CoA → Acetyl-CoA + Oxalacetat	Phenole
Acetylphosphat + CoA → Acetyl-CoA + P	
Acetoacetyl-CoA → Acetyl-CoA	
Übertragung höherer Fettsäuren:	
Stearyl-CoA + α-Glycerophosphat	Synthese von
→ Stearylphosphatidsäure + CoA	Phosphatiden
Übertragung von Benzoesäure:	
Benzoyl-CoA + Glykokoll → Hippursäure + CoA	Synthese von
	Hippursäure
Übertragung von Gallensäuren:	
Cholyl-CoA + Glykokoll → Glykocholsäure + CoA	Synthese gepaarter
	Gallensäuren
Übertragung von Bernsteinsäure:	
α-Ketoglutarat + DPN^+ + CoA → Succinyl-CoA + DPN-H	Citronensäurecyclus
	Synthese des Häms

von Organen an Coenzym A wird zumeist in Lipmann-Einheiten angegeben. 1 mg reines Coenzym A entspricht 410 Lipmann-Einheiten. Angaben über den Gehalt von Organen an Coenzym A findet man in der Tabelle 53.

Stoffwechsel.

Pantothensäure wird mit der Nahrung vorwiegend in gebundener Form, hauptsächlich wohl als Coenzym A aufgenommen. Im Darm wird das Coenzym A hydrolytisch aufgespalten, wobei neben freier Pantothensäure noch Phosphorsäureester derselben entstehen. Ungespaltenes Coenzym A ist nicht resorbierbar.

Menschliches Blut enthält rund 0,1 γ/ml oder darunter an Pantothensäure. Bei dieser Konzentration beträgt die Clearance 20 ml/min. Steigt die Konzentration im Plasma über einen Schwellenwert von 0,12 γ/ml an, schnellt die Ausscheidung durch die Niere erheblich an.

Tabelle 53. *Gehalt von Rattenorganen an Pantothensäure und Coenzym A.*

Organ	Coenzym A Lipmann-Einheiten	Pantothensäure γ/g Feuchtgewicht	
		frei	gebunden
Leber	112	1,2	75
Niere	50	2,7	45
Hirnrinde	41	3,0	18
Herz	26	3,3	21
Testes	26	6,0	20
Skeletmuskel . . .	6	5,1	10

In den Organzellen ist praktisch kaum freie Pantothensäure enthalten. Die Zellen führen die Substanz in Coenzym A über. Daten findet man in der Tabelle 53.

Angaben über den Mechanismus der Synthese von Coenzym A in den Zellen findet man S. 682. Der Abbau vollzieht sich in einer Umkehr der Synthese. Eine Spaltung der Pantothensäure in β-Alanin und Pantoinsäure ist im tierischen Organismus noch nicht beobachtet worden.

Bei der üblichen Ernährung werden 3—5 mg Pantothensäure im Tag im Harn ausgeschieden. Nach der intravenösen Injektion von Coenzym A erscheinen im Harn Spaltprodukte, welche im Kaplan-Lipmann-Test (Übertragung von Acetylresten auf Sulfanilamid) wirksam sind.

Angaben über die Abgabe von Pantothensäure und anderen B-Vitaminen in die Milch findet man in der Tabelle 54. Die angeführten Zahlen zeigen, daß die normale Streubreite außerordentlich groß ist.

Tabelle 54. *Übergang von B-Vitaminen in die Milch*[1].
Untersuchungen an 10 Frauen. Alle Angaben in Tagesmengen.

Vitamin	Aufnahme	Abgabe in der Milch	Ausscheidung im Harn
Thiamin mg . . .	1,06— 1,61	0,03— 0,16	0,03— 0,80
Riboflavin mg . .	2,67— 3,52	0,11— 0,46	0,53— 5,38
Niacin mg	14,60— 23,36	0,52— 2,02	0,80— 5,5
Pantothensäure mg	6,70— 9,42	0,78— 2,30	2,20— 6,17
Biotin γ	51,8 —116,5	0,9 —10,8	8,2 —54,1

Pantothensäuremangel und Pantothensäurebedarf.

Die vielseitigen und bei den einzelnen Species recht unterschiedlich ausgeprägten Symptome des Pantothensäuremangels teilt man nach Novelli[2] zweckmäßigerweise in die folgenden 6 Gruppen ein:

1. Wachstumsstörungen, Gewichtsabnahmen, plötzliche Todesfälle.
2. Veränderungen im Haarkleid bzw. Federkleid.
3. Störungen von seiten des Nervensystems.
4. Symptome von seiten des Magen-Darmtraktes.
5. Hemmung der Antikörperbildung.
6. Rückwirkung auf die Nebennieren.

Alle Species zeigen im Pantothensäuremangel Wachstumsstörungen. Im allgemeinen gehen die Tiere rasch zugrunde. Bei der zentralen Bedeutung der Pantothensäure für den Zellstoffwechsel, insbesondere die Prozesse der Energiegewinnung, ist es verständlich, daß schwerer Pantothensäuremangel mit dem Leben unvereinbar ist. Charakteristisch für den Pantothensäuremangel beim Hund sind plötzliche Todesfälle ohne vorhergehende, warnende Symptome. Bei Ratten und Küken findet man Hautveränderungen im Sinne einer Dermatitis. Die Entdeckung der Pantothensäure hängt mit diesem Symptom zusammen. Viele Autoren haben ein Ergrauen des Fells pigmentierter Tiere beschrieben. Die Achromotrichie ist aber offensichtlich ein komplexeres Phänomen, bei dessen Zustandekommen mehrere Vitamine beteiligt sind (Biotin, Inosit, p-Aminobenzoesäure und vielleicht auch Folsäure). Entmyelinisierung des Rückenmarks ist bei Mäusen und Küken ein regelmäßiges Symptom der Pantothensäureavitaminose. Bei anderen Species findet man solche Veränderungen mehr im Bereiche des peripheren Nervensystems. Ataxien und Lähmungen sind die Folgen der Beteiligung des Zentralnervensystems. Bei Ratten und Schweinen treten Ulcerationen im Magen-Darmtrakt auf. Bei Hunden findet man häufiges und schweres Erbrechen, das zu Kollapsen führt. Pantothensäuremangel führt zu anatomischen Veränderungen und Funktionsstörungen der Nebennierenrinde[3]. Charakteristisch für den Pantothensäuremangel ist daher das Unvermögen der Tiere, Stressituationen zu überwinden. Im Pantothensäuremangel zeigt die Leber von Ratten einen vermehrten Gehalt an Vitamin B_{12}.

Die aufgezählten Symptome zeigen, daß Pantothensäuremangel rasch zu Stoffwechselstörungen und damit zu Funktionsstörungen Anlaß gibt. Als besonders empfindlich in dieser Hinsicht haben sich verständlicherweise die Zellen der Nebennierenrinde und des Nervensystems erwiesen.

---

[1] Pratt und Hamil 1951.   [2] Novelli 1953.   [3] Ralli und Dumm 1953.

Pantothensäure ist infolge ihrer in der ganzen belebten Natur so überaus wichtigen Funktion in allen Naturprodukten weit verbreitet. Die Aufnahme dieses Vitamins mit der Nahrung ist daher weitestgehend gesichert. Das Problem eines Pantothensäuremangels hat infolgedessen für den Menschen keine praktische Bedeutung.

Daß der Mensch auf Pantothensäure angewiesen ist, geht aus einer Untersuchung über einen durch Verabreichung des Antivitamins ω-Methylpantothensäure experimentell ausgelösten Pantothensäuremangel hervor. Durch tägliche Gaben von 0,5 g des Antivitamins traten nach einer Woche die ersten Symptome auf. Sie bestanden zunächst in Anorexie, leichter Ermüdbarkeit und Schläfrigkeit. In der 4. Woche traten Paraesthesien, Reflexstörungen, Gangveränderungen und Gleichgewichtsstörungen auf. Der Versuch wurde hierauf abgebrochen. Die Versuchspersonen erhielten im Tag 4 g Pantothensäure zusammen mit Cortison, wodurch ein rasches Verschwinden der Symptome erreicht wurde.

Während der Pantothensäure-Mangelperiode wurden bei den Personen Stoffwechselstörungen beobachtet, die auch im Pantothensäuremangel bei Versuchstieren aufzutreten pflegen: eine herabgesetzte Fähigkeit zur Acetylierung von verabreichter p-Aminobenzoesäure, Senkung der Cholesterinwerte im Plasma, und zwar sowohl für das freie als auch für das Estercholesterin. Die Beteiligung der Nebennierenrinde ging aus den folgenden Befunden hervor: verstärkte Empfindlichkeit gegen Insulin, verminderte Ausscheidung von 17-Ketosteroiden im Harn, abnorme Reaktion im Eosinopenietest durch Gaben von ACTH. Außerdem trat eine Hypacidität des Magensaftes auf.

Bindende Aussagen über den Pantothensäurebedarf des Menschen lassen sich gegenwärtig nicht machen. Extrapoliert von den Ergebnissen von Tierversuchen auf den Menschen, ergibt sich ein Pantothensäurebedarf von 0,1 mg/kg Körpergewicht oder weniger. Dies würde einen Tagesbedarf von 6—8 mg bedeuten. Die Analyse von Lebensmitteln ergibt eine Tageszufuhr von 6—12 mg. Verständlicherweise nimmt der Pantothensäurebedarf bei körperlichen Belastungen zu.

Eine wachsende Ratte benötigt je Kilogramm Körpergewicht 2,5 mg Pantothensäure gegenüber von 0,1 mg/kg für das erwachsene Tier. Für Mäuse betragen die entsprechenden Zahlen 3 mg bzw. 0,1 mg.

Inosit.

Chemie.

Von den 9 möglichen stereoisomeren Hexahydrocyclohexanen ist nur der myo-Inosit als Vitamin biologisch aktiv. Eine Übersicht über die biologische Aktivität von Inositderivaten und verwandten Stoffen gibt die Tabelle 55.

Inosit kommt in gebundener Form im Pflanzenreich weit verbreitet vor. Die ernährungsphysiologisch wichtigste Verbindung ist der Hexaphosphorsäureester des Inosits, die Phytinsäure, oft auch kurz Phytin genannt. Rund 80% des gesamten Phosphorsäurebestandes der Cerealien (z. B. in den Weizenkörnern oder Roggenkörnern) entfallen auf Phytin. Die Getreidekörner enthalten 0,20 bis 0,27% Phytin-P. Phytin hat wegen seiner die Resorption von Calcium hemmenden Wirkung ernährungsphysiologisches Interesse. Wichtig ist auch das Problem der Ausnutzung des Phytin-P als Phosphatquelle. Weiteres hierüber siehe bei Vitamin D (S. 617). Im tierischen Organismus, ferner in den Pflanzen kommen Inosit enthaltende Phosphatide vor. In ihnen liegt der Inosit als Diphosphorsäure- oder Monophosphorsäureester vor. Ein auffallend hoher Inositgehalt wurde in den Lipoiden der Lebermikrosomen festgestellt. Im

Nervengewebe kommt der Inosit in zwei Fraktionen vor, und zwar 1. in fester
Bindung, vermutlich als Bestandteil von Lipoiden, und 2. als freier Inosit bzw.
als Ester, der enzymatisch leicht gespalten wird. Sämtliche Substrukturen der
Gehirnzellen, ferner auch der Leberzellen enthalten Inosit. Die höchste Konzen-
tration an freiem Inosit wird im Cytoplasma der Gehirnzellen gefunden. Im
Liquor ist die Inositkonzentration etwa dreimal so groß wie im Blutplasma.

Tabelle 55. *Relative Vitaminwirkung von Inositderivaten.*

Substanz	Kurativer Test bei Mäusen	Wachstum von Hefe
myo-Inosit	+	100
Phytin (myo-Inosithexaphosphat)	+	1
L-Inosit	—	1
D-Inosit	—	1
Quercit	—	1
Mytilit (myo-Inosit-monomethyläther)	+	10
myo-Inosit-hexaacetat	+	1
myo-Inosit-monophosphat	+	5
myo-Inosit-tetraphosphat		2

Bei der Inkubation
von Gehirnschnitten mit
Glucose enthaltenden
Salzlösungen geben die
Schnitte Inosit nach
außen ab[1]. Eine ganz
auffallend hohe Inosit-
konzentration wurde in
der Samenflüssigkeit von
Ebern festgestellt. Im
Sekret der Samenblasen
findet man 2—3% myo-
Inosit, das entspricht

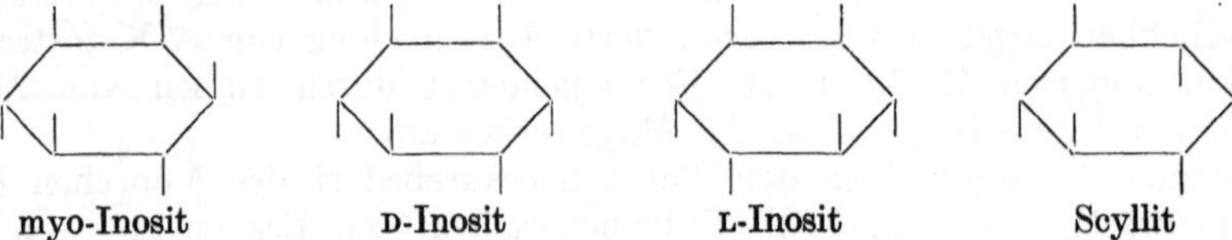

(In den Formeln ist die Lage der OH-Gruppen durch Striche angegeben, die Wasserstoff-
atome sind nicht berücksichtigt).

etwa 20% Inosit in der Trockensubstanz. Die Funktion des Inosits in der
Samenflüssigkeit ist unbekannt. Eine Beteiligung des Inosits beim Stoffwechsel
der Spermatozoen hat sich nicht nachweisen lassen. Hohe Inositkonzentrationen
wurden auch in der Augenlinse (beim Menschen 500 mg-%) und in der Schilddrüse aufgefunden.

Biochemische Wirkungen.

Ein Inosit enthaltendes Enzymsystem ist bisher nicht aufgefunden worden.
Die Angaben, Amylase enthalte Inosit, hat einer experimentellen Nachprüfung
nicht standgehalten. Inosit hat bei der experimentellen Leberverfettung eine
deutliche lipotrope Wirkung (s. S. 690). Der Mechanismus dieser Wirkung ist
unbekannt.

Stoffwechsel.

Inosit wird von der Ratte wesentlich langsamer aus dem Darm resorbiert
als Glucose. Der Monophosphorsäureester wird rascher als freier Inosit resorbiert.
Dagegen ist Phytin als solches unresorbierbar. In welchem Umfange es im
Darm enzymatisch aufgespalten wird, ist nicht bekannt. Die Spaltung erfolgt
durch das Enzym Phytase bzw. die Phytasen, einer Gruppe von wenig spezi-
fischen Phosphomonoesterasen. Sie stammen teils aus den Verdauungssekreten,
teils aus den Mikroorganismen des Darms. Am besten übersehbar sind die
Verhältnisse bei der Ratte, die über eine körpereigene Phytase verfügt und
Phytin daher weitgehend aufzuspalten vermag. Ratten können aus diesem
Grunde Phytin weitgehend als Phosphatquelle verwerten. Hunde, Katzen und

---

[1] Maibauer und Herken 1956.

Kaninchen sezernieren keine körpereigene Phytase. Der Mensch vermag Phytin in gewissem Umfange aufzuspalten. Die Verwertung von Phytin-P hängt weitgehend von der Versorgung mit Vitamin D ab.

In der Hefe wurde eine Kinase aufgefunden, die myo-Inosit zu Inositmonophosphat phosphoryliert:

$$\text{myo-Inosit} + \text{ATP} \rightarrow \text{myo-Inositmonophosphat} + \text{ADP}.$$

Inosit wird im Organismus abgebaut. Selbst nach Gaben von sehr viel Inosit per os scheiden Ratten nur etwa 1% der verfütterten Dosis im Harn unverändert aus. Eine Umwandlung in Glucose findet nur in geringem Umfange statt. Versuche mit ^{14}C-Inosit haben ergeben, daß phlorrhizindiabetische Ratten weniger als 7% des ^{14}C-Inosit in Glucose überführen. Der Hauptweg des Inositstoffwechsels ist gegenwärtig noch unbekannt. In der neueren Zeit wurde in der Rattenniere ein Enzymsystem aufgefunden, das die oxydative Umwandlung von myo-Inosit in Glucuronsäure katalysiert[1]. Hierbei liefert das C-Atom (2) des Inosits das C-Atom (5) der Glucuronsäure. Die Inositphosphatide tauschen ihren Inosit mit freiem Inosit aus. Acetylcholin verbessert den Einbau von Inosit in die Inositphosphatide des Gehirns. Zur Inositphosphatidsynthese in vitro ist Anwesenheit von Mitochondrien und CDP notwendig. Gesunde Menschen scheiden im Tag 8—144 mg myo-Inosit im Harn aus, Diabetiker 280—850 mg. Ursache ist die bei der Glucosurie gestörte Rückresorption des Inosits durch die Tubuluszellen. Die meisten Personen scheiden außer myo-Inosit noch Scyllit aus, der mit der pflanzlichen Nahrung aufgenommen wird.

Die Frage nach der Biosynthese des myo-Inosits im tierischen Organismus ist ungeklärt. NEEDHAM[2] konnte Ratten 8 Monate hindurch mit einer völlig inositfreien Diät ernähren, ohne daß der Inositgehalt der Organe abnahm. Dies weist auf eine umfangreiche Biosynthese von Inosit hin. Einen weiteren Hinweis ergibt die zum Teil außerordentlich hohe Inositausscheidung beim Diabetes insipidus, welche die Einfuhr bei weitem zu übersteigen pflegt. Eine nennenswerte Umwandlung von ^{14}C-Glucose in Inosit findet im tierischen Organismus nicht statt[3]. Nur etwa 0,01% des Glucose-^{14}C erschien als Inosit-[14]C. Bei der Maus wurde nachgewiesen, daß eine Inositbiosynthese nur bei Gaben von Pantothensäure möglich ist.

Inositmangel und Inositbedarf.

Die Inositavitaminose äußert sich bei der Maus, abgesehen von Wachstumsstörungen, in einer Alopecie. Bei Ratten beobachtet man einen charakteristischen Haarausfall in Brillenform rund um die Augen. Die Erzeugung eines Inositmangels gelingt nicht regelmäßig. Außerdem gehen die Symptome häufig spontan wieder zurück. Vielleicht spielen dabei auch die Darmbakterien durch eine Inositsynthese eine Rolle. Die Unentbehrlichkeit des Inosits für den tierischen Organismus geht am besten daraus hervor, daß die meisten Zellen in Gewebskulturen nur dann wachsen, wenn das Medium 10^{-5} bis 10^{-6} m Inosit enthält[4]. Es gibt jedoch Zellen, die auch ohne Inositzusatz zum Medium wachsen, z. B. Mäusefibroblasten.

Vermutlich ist Gammexan (γ-Hexachlorcyclohexan) ein Antimetabolit für myo-Inosit. Ratten, die für 4 Wochen 4 mg-% Gammexan in ihrem Futter erhielten, zeigten Symptome eines Inositmangels (Wachstumshemmungen, Übererregbarkeit und leichte Alopecie). Im Blut war eine Zunahme des freien

---

[1] CHARALAMPOUS und LYRAS 1957.   [2] NEEDHAM 1924.
[3] DAUGHADAY, LARNER und HARTNETT 1955.
[4] EAGLE, OYAMA, LEVY und FREEMAN 1957.

Cholesterins mit einer entsprechenden Abnahme des Estercholesterins nachweisbar. Zulagen von 100 mg-% myo-Inosit in der Diät verhüteten das Auftreten der Mangelerscheinungen[1].

Es ist gegenwärtig unbekannt, ob der Mensch einen Bedarf an Inosit aus exogenen Quellen hat. Weder für den Menschen noch für das Tier lassen sich konkrete Angaben für die Höhe des mutmaßlichen Inositbedarfs machen.

Cholin.

Chemie.

Best[2] zeigte als erster, daß der tierische Organismus einen Bedarf an Cholin hat. Er wies nach, daß sich die schweren Leberverfettungen, die bei pankreaslosen Hunden aufzutreten pflegen, durch Gaben von Cholin verhüten lassen. Der tierische Organismus vermag zwar Cholin zu synthetisieren, die Cholinbildung hängt aber von bestimmten Voraussetzungen ab, die nicht bei allen Diätformen gegeben sind. Wie weiter unten noch gezeigt werden soll, bedingt Cholinmangel außer der Leberverfettung noch andere Ausfallssymptome wie Nierenhämorrhagien, mitunter Wachstumsverzögerungen und bei Vögeln eine Perosis. Aus der Tabelle 56 ist zu ersehen, daß verschiedene Cholinderivate auf diese Symptome in unterschiedlicher Weise einwirken.

Tabelle 56. *Biologische Aktivität von Cholin und verwandten Verbindungen.*

Substanz	Verhütung von			Wachstumförderung*	
	Perosis	Nieren-schäden	Leber-verfettung	Vögel	Ratte
Cholin	+	+	+	+	+
Phosphorylcholin			+		+
Lecithin	+		+	+	+
Arsenocholin	+	+	+	+	—
Monoäthylcholin	+	+	+	+	+
Diäthylcholin	+	+	+	—	—
Triäthylcholin	—	+	+	—	—
Homocholin			+		—
β-Methylcholin	±	±	—	—	—
α, α-Dimethylcholin	—			—	—
Betain	—	+	+	—	+
Betainaldehyd	—	+	+	±	
Alaninbetain		—	—		
Serinbetain		—	—		—
Ergothionein			—		—
Monomethylaminoäthanol	+				
Dimethylaminoäthanol	+	+	+	+	
Monomethylglykokoll			—		
Dimethylglykokoll			—	—	—
Neurin					toxisch
Methionin	—	+	+	+	+
Dimethylthetin		+	+		+
Diäthylthetin		—	—		—

* In Gegenwart von Homocystein.

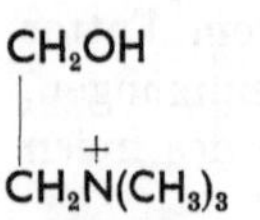

$$CH_2OH \quad CH_2\!-\!O\!-\!P(\!=\!O)(OH)\,OH \quad CH_2OH \quad CH_2OH$$
$$CH_2N(CH_3)_3^+ \quad CH_2N(CH_3)_3^+ \quad CH_2As(CH_3)_3^+ \quad CH_2N(C_2H_5)_2(CH_3)^+$$

| Cholin | 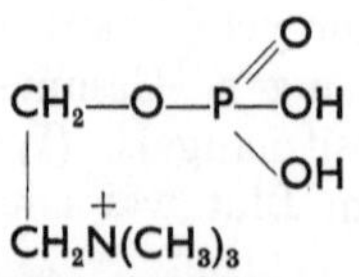 Phosphorylcholin | 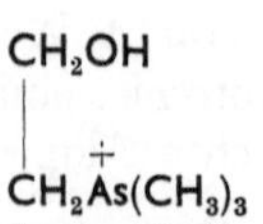 Arsenocholin | 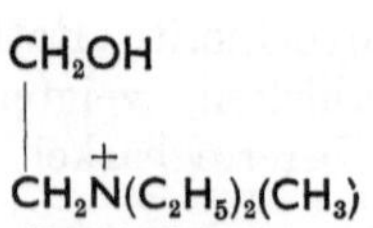 Diäthylcholin |

[1] Rajalakshmi, Srinivasan und Sarma 1960.   [2] Best und Lucas 1943.

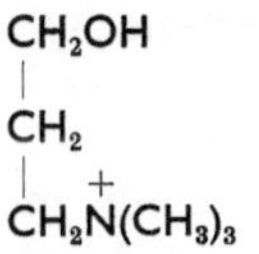

CH_2OH — CH_2 — $CH_2\overset{+}{N}(CH_3)_3$
Homocholin

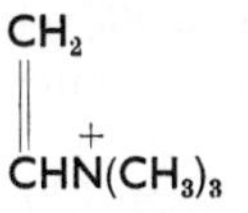

CH_2 = $CH\overset{+}{N}(CH_3)_3$
Neurin

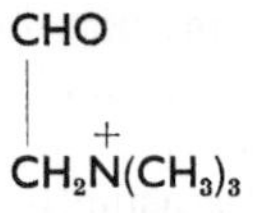

CHO — $CH_2\overset{+}{N}(CH_3)_3$
Betainaldehyd

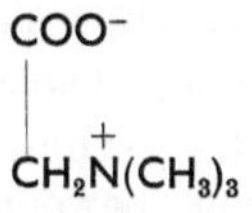

COO^- — $CH_2\overset{+}{N}(CH_3)_3$
Betain
(Glykokollbetain)

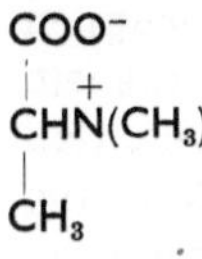

COO^- — $CH\overset{+}{N}(CH_3)_3$ — CH_3
Serinbetain

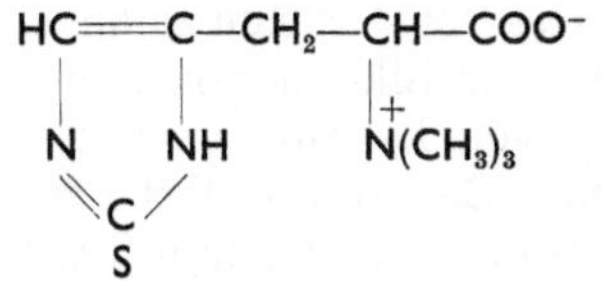

HC=C—CH_2—CH—COO^- ; N, NH, $\overset{+}{N}(CH_3)_3$; C—S
Ergothionein
(2-Thiolhistidinmethylbetain)

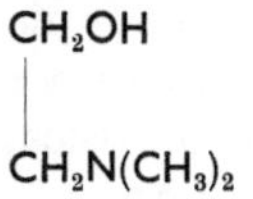

CH_2OH — $CH_2N(CH_3)_2$
**Dimethylamino-
äthanol**

CO—— ; $CH_2S(CH_3)_2O$
Dimethylthetin

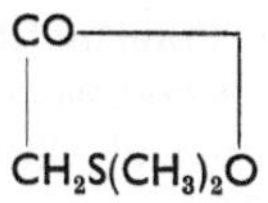

Biochemische Wirkungen.

Methioninfrei ernährte Ratten zeigen ein normales Wachstum, wenn man ihnen Cholin und Homocystein zur Verfügung stellt[1]. Der Organismus ist nach diesem Befund offensichtlich in der Lage, Methionin aus Homocystein und Cholin zu bilden. Hierbei werden die Methylgruppen des Cholins auf das Homocystein übertragen. Daß im Organismus Methylgruppen als solche übertragen werden („Transmethylierung") ließ sich unter Verwendung von Substanzen mit markierten Methylgruppen (z. B. —$^{14}CH_3$ oder —$^{14}CD_3$) beweisen. Bei der Transmethylierung wird ganz allgemein eine Methylgruppe von einer als Methyldonator wirkenden Substanz auf eine andere, als Methylacceptor wirkende, übertragen. In der Tabelle 57 sind die bekanntesten Methyldonatoren und Methylacceptoren zusammengestellt. Bei der Transmethylierung kann die Methylgruppe von jedem beliebigem Donator auf jeden beliebigen Acceptor übertragen werden. Für jedes System ist aber eine spezifische Transmethylase vorhanden.

Cholin als solches ist bei der Transmethylierung nicht beteiligt. Voraussetzung ist seine Oxydation durch die Cholinoxydase zum Betainaldehyd. Methionin wird zunächst in ein „aktiviertes" Methionin verwandelt, das als S-Adenosylmethionin identifiziert wurde.

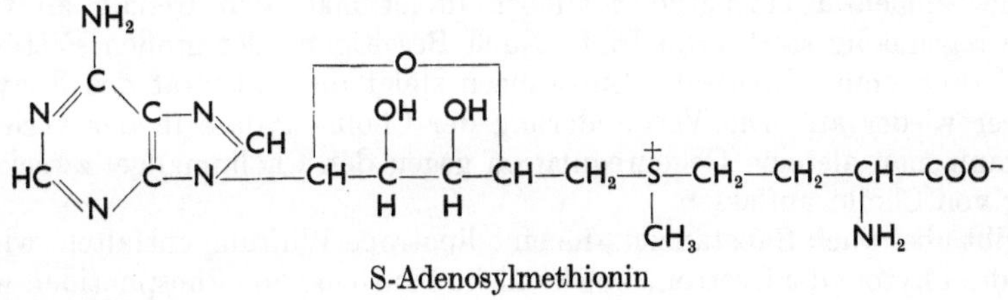

Tabelle 57.

Methyldonatoren	Methylacceptoren
Cholin	Aminoäthanol
Methionin	Homocystein
Betain	Glykokoll
Sarkosin	Guanidinoessigsäure
α-Keto-γ-thiomethylbuttersäure	Noradrenalin
Dimethylthetin	Pyridin
Dimethylpropiothetin	Nicotinsäureamid
	Dimethylaminoäthanol
	Carnosin

S-Adenosylmethionin

---

[1] Du Vigneaud 1952.

Der Umfang, in welchem sich im Organismus die einzelnen Transmethylierungen abspielen, ist naturgemäß außerordentlich unterschiedlich. Während sich die Methylierung des Noradrenalins zu Adrenalin nur in Milligrammbeträgen abspielt, bewegt sich die Transmethylierung zwischen Cholin und Methionin in der Größenordnung von mehreren Grammen im Tag.

Cholin hat im Stoffwechsel mehrere Aufgaben zu erfüllen. Die drei wichtigsten sind: als Baustein für die Synthese von Lecithin zu dienen, Methylgruppen für Transmethylierungen zu liefern und zur Bildung von Acetylcholin zu dienen.

Voraussetzung für die Biosynthese von Lecithin im Organismus ist es, daß genügend Cholin zur Verfügung steht. Der größte Teil des mit der Nahrung aufgenommenen Cholins und des im Stoffwechsel durch Transmethylierung gebildeten wird in der Norm zur Bildung von Lecithin verwendet. Über den Mechanismus der Phosphatidsynthese siehe S. 692. Bei einer an Cholin und dem wichtigsten Methyldonator, dem Methionin, armen Diät entwickelt sich innerhalb weniger Tage eine hochgradige Verfettung der Leber, bei der fast ausschließlich Triglyceride in der Leber angehäuft werden. Im Tierversuch kann man in solchen Fällen 20—30% Fett in der Leber feststellen. Diese Leberverfettung läßt sich durch Gaben von „lipotropen" Substanzen verhindern. Die am stärksten lipotrop wirkende Substanz ist das Cholin.

Die lipotrope Wirkung des Cholins beruht auf dem intakten Cholinmolekül, also offensichtlich auf seiner Eigenschaft, als Baustein für die Lecithinsynthese zu dienen. Im Leberverfettungstest läßt sich Cholin durch solche Substanzen ersetzen, die an seiner Stelle in Phosphatidmoleküle eingebaut werden können, wie z. B. Arsenocholin, Äthylcholin, Homocholin u. a. m. (s. Tabelle 56). Weiterhin wirken solche Substanzen lipotrop, welche labile Methylgruppen enthalten und durch Transmethylierung die Bildung von Cholin ermöglichen.

Diese Befunde lassen vermuten, daß die Leberverfettung im Cholinmangel die folgende Ursache hat: Die in der Leber ständig durch Biosynthese entstehenden Fettsäuren werden in der Norm von der Leber hauptsächlich in Form von Lecithin in das Blut abgegeben. In der Tat wurde von mehreren Autoren übereinstimmend gezeigt, daß die im Blut befindlichen Phosphatide ganz oder zum überwiegenden Teil von der Leber gebildet werden. Bei Mangel an Cholin ist der Abtransport der Fettsäuren aus der Leber gestört. Sie werden dann in Form von Triglyceriden in der Leber abgelagert.

Eine Unterstützung erfährt diese Arbeitshypothese dadurch, daß man eine alimentär bedingte Leberverfettung nur bei solchen Tieren erzeugen kann, deren Leber Cholinoxydase enthält (Ratte, Maus, Hund, Huhn). Auch die Leber des Menschen verfügt über das Enzym Cholinoxydase. Dagegen kann man bei jungen Meerschweinchen, deren Leber frei von Cholinoxydase ist, durch Verfütterung einer Diät, die arm an Cholin und an Methionin ist, keine Leberverfettung erzeugen. Offensichtlich beseitigt die Cholinoxydase aus der Leber bei einer nur geringen Cholinzufuhr laufend so viel Cholin, daß zu wenig zur Biosynthese von Lecithin übrigbleibt.

In der alimentär erzeugten Fettleber findet man den Gehalt an Cholinoxydase regelmäßig stark erniedrigt. Nach Beseitigung der großen Fettmengen durch Verabreichung lipotroper Substanzen steigt die Aktivität des Enzyms in der Leber wieder an. Die Verminderung der Cholinoxydase in der verfetteten Leber kann man als eine Gegenregulation gegen den Cholinmangel zwecks Einsparung von Cholin auffassen.

Es gibt aber auch Substanzen, die eine lipotrope Wirkung entfalten, wie z. B. Inosit oder Phytol oder Oestron, welche nicht Bausteine von Phosphatiden werden können, oder die keine labilen Methylgruppen zu Zwecken der Cholinbildung durch Transmethylierungen zur Verfügung stellen können. Dies weist darauf hin, daß der oben ausgeführte Mechanismus der Leberverfettung nicht immer oder nicht allein zutreffend sein kann.

Homogenate von Organen cholinfrei und proteinarm ernährter Tiere bilden in vitro aus ^{14}C-Fettsäuren weniger ^{14}CO$_2$ als Organhomogenate normal ernährter Kontrolltiere. Durch Zusatz von Cholin zu solchen Ansätzen kann man die Oxydation der ^{14}C-Fettsäuren steigern, und zwar regelmäßig und erheblich in Leber, Herz und Niere, unregelmäßig im Gehirn, nie in den Testes [1]. Gleichzeitig wird auch der Einbau der Fettsäuren in Phosphatide vergrößert. Auch die Abgabe von Fett und Cholesterin in die Galle sowie die Bildung von Gallensäuren ist bei der durch Cholinmangel erzeugten Fettleber vermindert. Diese Befunde zeigen, daß im Cholinmangel außer der Transmethylierung noch andere Bezirke des Stoffwechsels gestört sind. In der alimentär erzeugten Fettleber ist der ATP-Gehalt stark vermindert. Vor allem trifft dies für die Lebermitochondrien zu. Die Verarmung an ATP ist schon vor der Fetteinlagerung nachzuweisen. Darüber hinaus zeigen die Lebermitochondrien auch einen verringerten Bestand an ADP und Adenylsäure. In vitro weisen Mitochondrien, die aus verfetteten Lebern dargestellt wurden, eine Verminderung der oxydativen Phosphorylierung auf. DIANZANI [2] sieht daher die primäre Ursache der Leberverfettung nicht in der Störung der Transmethylierung, sondern in der Verarmung an ATP, wodurch zu wenig ATP zur Aktivierung der Fettsäuren (Bindung an das Coenzym A, Näheres hierüber s. S. 682) und daher zum Abbau der Fettsäuren durch β-Oxydation zur Verfügung steht.

Der Organismus vermag im Stoffwechsel in beschränktem Umfange Methylgruppen zu bilden, ein Prozeß, bei dem Folsäure beteiligt ist (s. S. 700). Die Aufgabe des Cholins, Methylgruppen zu liefern, kann man durch den Wachstumseffekt beweisen, den Cholin bei Diätformen entfaltet, die arm an Methionin sind, wenn man gleichzeitig Homocystein verfüttert. Denn dann wird die Bildung der für das Wachstum unentbehrlichen Aminosäure Methionin ermöglicht. In dem Wachstumstest läßt sich Methionin naturgemäß durch alle diejenigen Substanzen ersetzen, die labile und daher zur Transmethylierung dienende Methylgruppen besitzen.

Der verwundbarste Punkt in dem ganzen System der Transmethylierungsprozesse ist offensichtlich die Methylierung des Äthanolamins zu Cholin. Bei einer unzureichenden Zufuhr von Methyldonatoren entwickeln sich bald die Symptome des Cholinmangels. Dagegen wird die Bildung von Kreatin, bei der Methionin die Methylgruppe zur Methylierung von Glykocyamin beisteuert, nicht eingeschränkt. Ebensowenig wird die Methylierung von Noradrenalin zu Adrenalin oder die von Nicotinsäureamid zu N^1-Methylnicotinsäureamid vermindert. Allerdings ist der Umfang der beiden letztgenannten Prozesse gegenüber der Transmethylierung in dem System Methionin-Cholin verschwindend klein.

Stoffwechsel.

Wie schon erwähnt, entsteht Cholin durch Methylierung von Äthanolamin, wobei in der Norm Methionin der wichtigste Methyldonator ist. Aminoäthanol entsteht im Organismus durch Decarboxylierung von Serin. Aminoäthanol wird im Organismus praktisch nur zur Bildung von Cholin oder als Base für den Bau von Phosphatiden (z. B. für die Cephaline) benützt. Nach Verabreichung großer Dosen Äthanolamin wird ein großer Teil der Substanz unverändert im Harn

---

[1] ARTOM 1955.   [2] DIANZANI 1957.

ausgeschieden. Bei der üblichen Ernährung scheiden Männer im Tag 4—23 mg, Frauen 13—57 mg Äthanolamin im Harn aus[1].

Bei der Methylierung von Äthanolamin zu Cholin sind Monomethyläthanolamin und Dimethyläthanolamin Zwischenprodukte. Man kann diesen Prozeß im Tierversuch durch Gaben von 2-Amino-2-methylpropanol blockieren. Junge Ratten synthetisieren im Tag 1—2 mg Cholin.

$$
\underset{\text{L-Serin}}{\overset{\displaystyle CH_2OH}{\underset{\displaystyle COOH}{H-C-NH_2}}}
\xrightarrow{-CO_2}
\underset{\text{Aminoäthanol}}{\overset{\displaystyle CH_2OH}{CH_2NH_2}}
\rightarrow
\underset{\substack{\text{Monomethyl-}\\\text{aminoäthanol}}}{\overset{\displaystyle CH_2OH}{CH_2NH(CH_3)}}
\rightarrow
\underset{\substack{\text{Dimethylamino-}\\\text{äthanol}}}{\overset{\displaystyle CH_2OH}{CH_2N(CH_3)_2}}
\rightarrow
\underset{\text{Cholin}}{\overset{\displaystyle CH_2OH}{CH_2\overset{+}{N}(CH_3)_3}}
$$

Menschen vermögen große Mengen Cholin umzusetzen. Denn auch nach Verabreichung von beträchtlichen Dosen wird praktisch kein Cholin im Harn ausgeschieden. Normalerweise findet man nur 2—6 mg freies Cholin im Tagesharn. Im Blut des Menschen beträgt die Konzentration an freiem Cholin 1 bis 2 mg im Liter. Einen auffallend hohen Gehalt an freiem Cholin hat die Samenflüssigkeit (200—300 mg-% [2]). Die Vesiculardrüsen geben Phosphorylcholin ab, das dann durch die Prostataphosphatase zu Cholin dephosphoryliert wird.

Phosphorylcholin, das auch Zwischenprodukt bei der Biosynthese von Phosphatiden ist, entsteht durch Phosphorylierung des Cholins:

$$\text{Cholin} + \text{ATP} \xrightarrow{\text{Cholinphosphokinase}} \text{Phosphorylcholin} + \text{ADP}.$$

Die weiteren Schritte bei der Phosphatidsynthese vollziehen sich unter Beteiligung der Cytidincoenzyme und Glyceridtransferasen[3]:

(1) Cytidintriphosphat + Phosphorylcholin → Cytidindiphosphatcholin + P

(2) Cytidindiphosphatcholin $\xrightarrow{\text{Glyceridtransferase}}$ Lecithin.

Der Mensch und die meisten daraufhin untersuchten Tiere oxydieren Cholin durch die Cholinoxydase zu Betainaldehyd, der dann weiter zu Betain oxydiert wird. Betain kann seine Methylgruppen zu Transmethylierungen abgeben und wird durch Verlust der Methylgruppen in Glykokoll übergeführt. Die Mengen an Betain, die der Mensch umzusetzen vermag, sind jedoch beschränkt. Pflanzenfresser, deren Nahrung normalerweise beträchtliche Betainmengen enthält, können in ihrem Stoffwechsel wesentlich mehr Betain umsetzen als Carnivoren.

Cholinmangel und Cholinbedarf.

Junge Tiere sind gegen einen Cholinmangel wesentlich empfindlicher als erwachsene. Fortlassen von Cholin aus der Nahrung, verbunden mit einer unzureichenden Versorgung mit Methionin, kann bei Ratten von 20—26 Tagen Alter innerhalb einer Woche zum Tode führen. Ist dies nicht der Fall, so tritt zumeist eine spontane Besserung der Ausfallssymptome auf. Die als Folge der cholinarmen und methioninarmen Diät auftretende Leberverfettung ist schon nach 48 Std nachweisbar und erreicht ihr Maximum nach 4—6 Tagen. Außer der Leberverfettung treten noch Nierenhämorrhagien auf, die Anlaß zu einer Steigerung des Rest-N im Blut und zur Ausscheidung von Eiweiß im Harn geben.

Wie schon erwähnt, besteht das in der Leber abgelagerte Fett fast ausschließlich aus Triglyceriden. Man beobachtet eine großtropfige Verfettung, die um die Zentralvenen herum beginnt. Nach Verfütterung von markiertem Fett (z. B. ^{14}C-Fettsäuren enthaltend) enthält das in der verfetteten Leber deponierte

---

[1] Pilgram, Gal, Sassenrath und Greenberg 1953.   [2] Lundquist 1953.
[3] Kennedy und Weiss 1956.

Fett wenig markiertes Fett. Es besteht demnach in erster Linie aus in der Leber neugebildetem Fett. In gewissen Umfange kann man allerdings auf das Ausmaß der Leberverfettung durch die Art des verfütterten Fettes Einfluß nehmen. Gaben von gesättigten Fettsäuren bedingen eine stärkere Leberverfettung als eine solche von ungesättigten Fettsäuren. Fettsäuren mit einer kleineren C-Atomzahl als C_{12} spielen bei der Leberverfettung keine Rolle. Verfütterung von Cholesterin bedingt im Cholinmangel eine Ablagerung von Neutralfett und auch von Cholesterinestern in der Leber. In diesem Falle bewirkt die Verabreichung von Cholin ein rasches Verschwinden sowohl des gespeicherten Fettes als auch der gespeicherten Cholesterinester[1].

Ein weiteres Symptom des Cholinmangels ist die Wachstumsverzögerung. Länger bestehende Leberverfettungen gehen häufig in Lebercirrhosen über. Ein hoher Prozentsatz cholinarm ernährter Tiere entwickelt Lebertumoren, Lungencarcinome oder retroperitoneale Sarkome. Im Cholinmangel ist die Lactation gestört. Der Cholinmangel äußert sich bei Kaninchen in Wachstumsverzögerung, Verkürzung der Lebensdauer, Leberverfettung, Lebercirrhose, Herzmuskelveränderungen und Veränderungen an den Klappen, hyaline Degeneration der Skeletmuskulatur, hoher Kreatinausscheidung und Verlängerung der Blutgerinnungszeit. Außerdem weisen die Tiere einen erhöhten Tocopherolbedarf auf. Die durch Cholinmangel verursachte Muskeldegeneration und die dadurch bedingte Kreatinurie lassen sich durch Tocopherolgaben nicht beeinflussen.

Bei Hühnern sind eine Verkürzung und Verdickung der Knochen (Perosis), die vor allem Tarsus und Fibula betreffen, ein charakteristisches Symptom des Cholinmangels. Das Auftreten der Perosis kann nicht durch Gaben von Methionin oder Betain verhütet werden. Wirksam sind nur Cholin, Monomethyläthanolamin und Dimethyläthanolamin. Ursache ist ein gegenüber den Verhältnissen beim Säugetier abweichender Stoffwechsel: Hühner vermögen Aminoäthanol im Gegensatz zum Säugetier nicht zu methylieren.

Der Cholinbedarf beträgt für Ratten und Hunde 0,1—0,2% Cholin im Futter, für Hühner 0,10—0,15%. Der Cholinbedarf der Ratte ist von der Art des Nahrungsfettes abhängig. Beispielsweise beträgt er bei Verfütterung von Butterfett 0,15%, bei der von Maisöl 0,12%.

Beim Menschen sind Symptome eines reinen Cholinmangels bisher noch nie mit Sicherheit beobachtet worden. Auf Grund des Cholingehaltes der Nahrung kann man annehmen, daß die Cholinzufuhr bei der üblichen Ernährung 1,5 bis 4,0 g im Tag beträgt. Extrapoliert man aus dem Tierversuch auf den Menschen, ergäbe sich ein Cholinbedarf in der Größenordnung von 1,5—3,0 g im Tage.

Biotin.

Chemie.

Biotin war schon lange als Wuchsstoff für Pflanzen bekannt. 1940 wurde entdeckt, daß Biotin mit dem schon lange gesuchten Faktor H, der Tieren einen Schutz gegen die Schädigung durch die Verabreichung von rohem Eiereiweiß verleiht, identisch ist. Über die Wirksamkeit von Biotin und verwandten Substanzen orientiert die Tabelle 58.

Biotin kommt im biologischen Material fast ausschließlich nur in gebundener Form vor. Der größte Teil des Biotins ist im Organismus an Eiweiß gebunden. Als einzige niedermolekulare, Biotin enthaltende Substanz wurde bisher das Biocytin, ein Peptid aus Biotin mit Lysin, isoliert. Blut enthält Biocytinase, ein Biocytin spaltendes Enzym.

---

[1] BEST und LUCAS 1943.

BOAS[1] hatte ein merkwürdiges Krankheitsbild beschrieben, das entsteht, wenn man Ratten größere Mengen an rohem Hühnereiereiweiß füttert, und das in Dermatitiden, Haarverlusten und progressiver Paralyse besteht, die bald zum Tode der Versuchstiere führt. Der hierfür, im Eiklar enthaltene Faktor ist das Avidin, ein Nucleoproteid, das in kristallisierter Form dargestellt werden konnte. 1 Mol Avidin verbindet sich mit 1 Mol (+)-Biotin zu einem biologisch inaktiven Komplex, der im Magen-Darm-Trakt nicht aufgespalten wird. Auf diese Weise wird die Biotin-versorgung des Organismus gestört und eine Biotin-Avitaminose erzeugt. Avidin verbindet sich außer mit Biotin noch mit Oxybiotin und einigen anderen Biotinderivaten, aber nicht mit (—)-Biotin. Avidin ist bisher nur im Eiklar von Vogeleiern aufgefunden worden. Es wird im Oviduct gebildet. Avidin wird beim Erhitzen denaturiert und vermag dann kein Biotin mehr zu binden. Verzehr von gekochtem Eiereiweiß kann daher nicht zu einem Biotinmangel führen.

Tabelle 58. *Relative biologische Wirksamkeit von Biotin und verwandten Substanzen.*

Substanz	Ratte	Küken	Lactobacillus casei
(+)-Biotin	100	100	100
(—)-Biotin	0	0	0,023
d,l-Biotin	50	50	50
d,l-Allobiotin	0	0	0,025
d,l-Epibiotin	0	0	0
d,l-Oxybiotin	2—6	2—20	40
(+)-Desthiobiotin			0
d,l-Desthiobiotin	0,1		0
Biotinsulfon	0,1		0
d-Biotinol	100	100	100

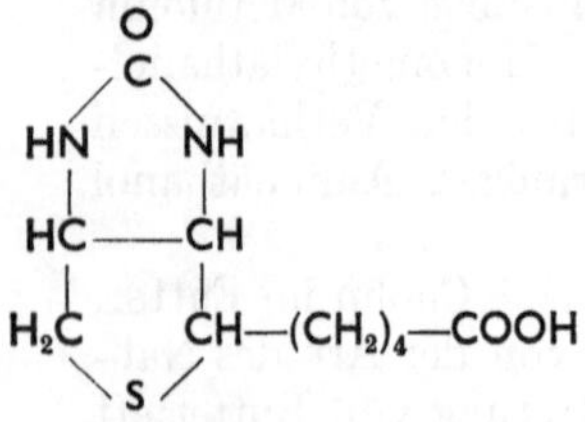

Biotin

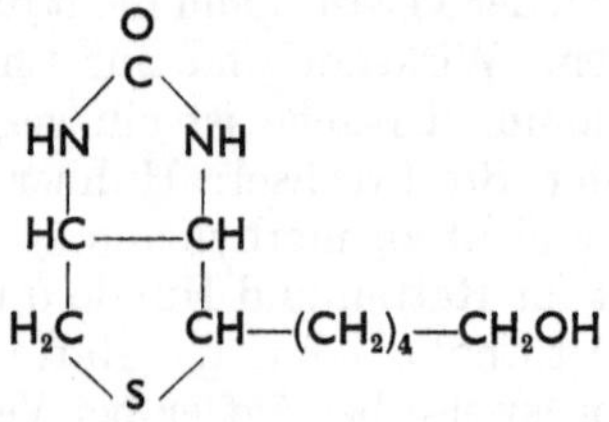

Biotinol

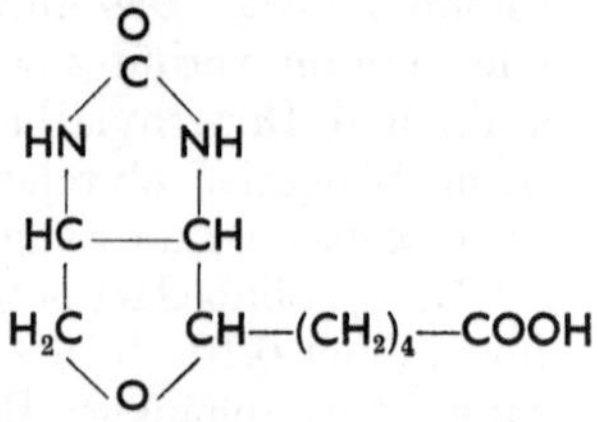

Oxybiotin

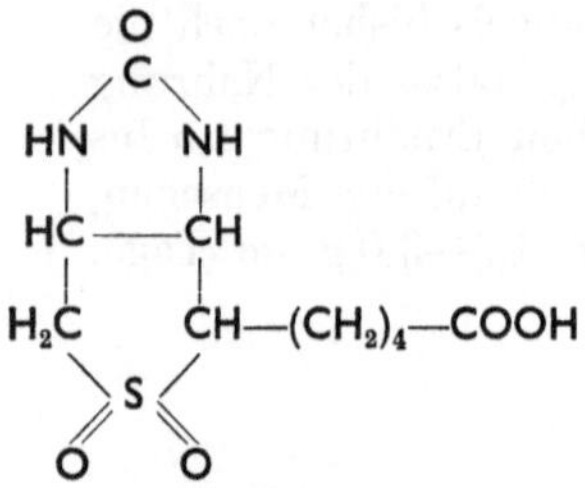

Biotinsulfon

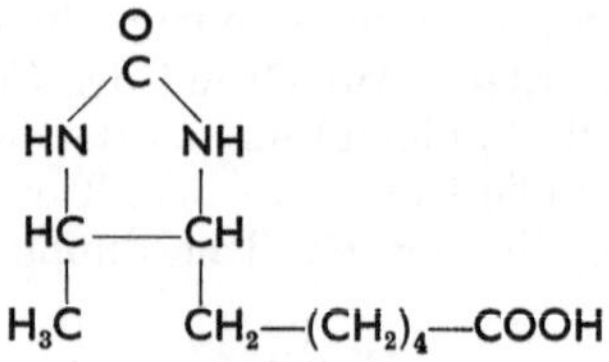

Desthiobiotin

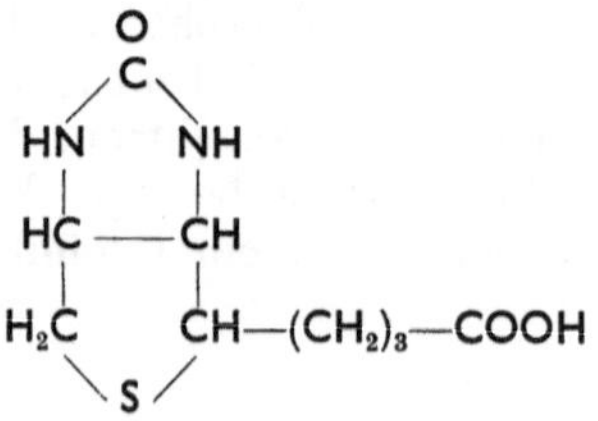

Norbiotin

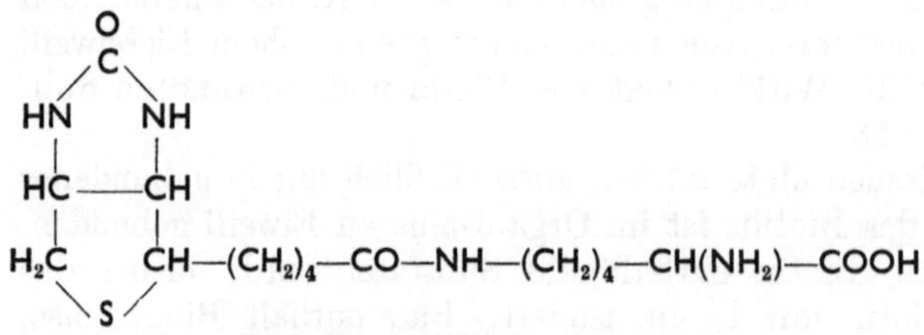

Biocytin (ε-N-Biotinyl-lysin)

[1] BOAS 1927.

Die am stärksten wirkenden, als Antivitamin wirksamen Strukturanaloge des Biotins sind die verschiedenen Homologen, bei denen die C-Atomzahl der Seitenkette größer oder kleiner als die des Biotins ist.

Biochemische Wirkungen.

Biotin ist bei Carboxylierungen bzw. Decarboxylierungen beteiligt. Im Biotinmangel sind diese Reaktionen im Organismus gestört. Die wichtigsten Reaktionen, bei denen eine Beteiligung von Biotin nachgewiesen wurde, sind:

1. $HOOC—CH_2—CO—COOH \rightleftarrows CH_3—CO—COOH + CO_2$ (Wood-Werkman-Reaktion)
   Oxalessigsäure   Brenztraubensäure

2.
$$\begin{array}{ll}
CO—COOH & CO—COOH \\
| & | \\
CH—COOH \rightleftarrows & CH_2 \qquad + CO_2 \qquad \text{(OCHOA-Reaktion)} \\
| & | \\
CH_2—COOH & CH_2—COOH \\
\text{Oxalbernsteinsäure} & \alpha\text{-Ketoglutarsäure}
\end{array}$$

3. $HOOC—CH_2—CH(OH)—COOH + TPN^+ \underset{\text{Malic Enzyme}}{\rightleftarrows} CH_3—CO—COOH + CO_2 + TPN—H + H^+$
   Äpfelsäure   Brenztraubensäure

4. $HOOC—CH_2—CH_2—COOH \rightleftarrows CH_3—CH_2—COOH + CO_2$
   Bernsteinsäure   Propionsäure

5. 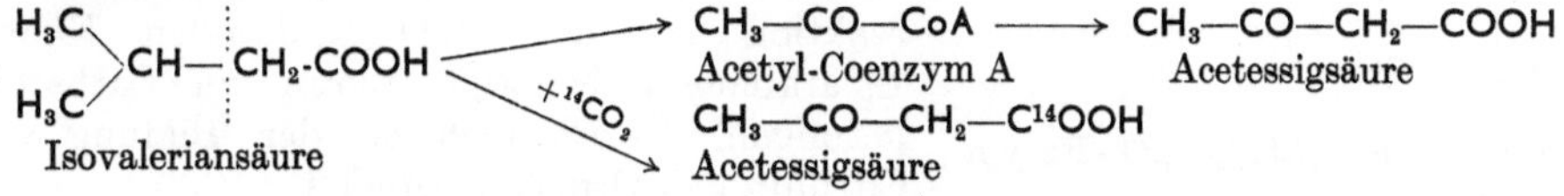
$$\begin{array}{l}
H_3C{\diagdown} \\
\qquad CH—CH_2\text{-}COOH \\
H_3C{\diagup}
\end{array}
\quad
\begin{array}{l}
\nearrow CH_3—CO—CoA \longrightarrow CH_3—CO—CH_2—COOH \\
\qquad \text{Acetyl-Coenzym A} \qquad\qquad \text{Acetessigsäure} \\
{\scriptstyle +\,^{14}CO_2} \\
\searrow CH_3—CO—CH_2—C^{14}OOH \\
\qquad \text{Acetessigsäure}
\end{array}$$
   Isovaleriansäure

Neuerdings wurde Biotin als Baustein der β-Methylcrotonyl-CoA-Carboxylase nachgewiesen[1]. Das Enzym ist bei der Carboxylierung des β-Methylcrotonyl-CoA zu β-Methylglutaconyl-CoA beteiligt:

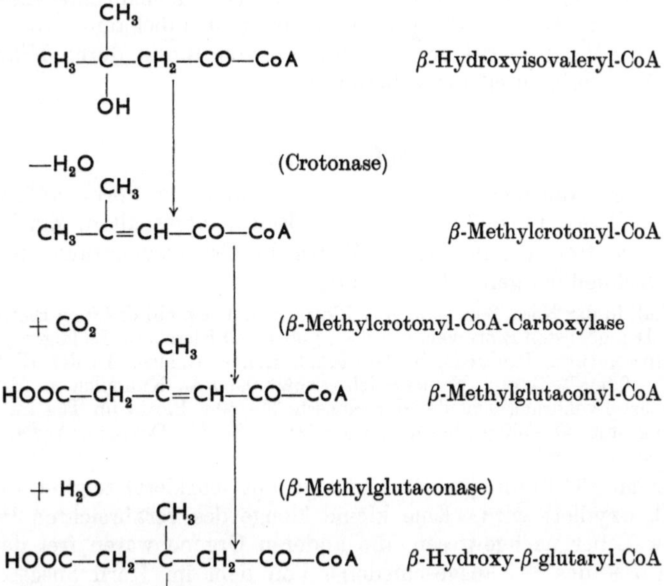

$$\begin{array}{ll}
\quad\quad CH_3 & \\
\quad\quad | & \\
CH_3—C—CH_2—CO—CoA & \beta\text{-Hydroxyisovaleryl-CoA} \\
\quad\quad | & \\
\quad\quad OH & \\
& \\
-H_2O \qquad\qquad\qquad \downarrow & \text{(Crotonase)} \\
\quad\quad CH_3 & \\
\quad\quad | & \\
CH_3—C{=}CH—CO—CoA & \beta\text{-Methylcrotonyl-CoA} \\
& \\
+ CO_2 \qquad\qquad\qquad \downarrow & (\beta\text{-Methylcrotonyl-CoA-Carboxylase} \\
\quad\quad CH_3 & \\
\quad\quad | & \\
HOOC—CH_2—C{=}CH—CO—CoA & \beta\text{-Methylglutaconyl-CoA} \\
& \\
+ H_2O \qquad\qquad\qquad \downarrow & (\beta\text{-Methylglutaconase}) \\
\quad\quad CH_3 & \\
\quad\quad | & \\
HOOC—CH_2—C—CH_2—CO—CoA & \beta\text{-Hydroxy-}\beta\text{-glutaryl-CoA} \\
\quad\quad | & \\
\quad\quad OH &
\end{array}$$

---

[1] LYNEN, KNAPPE, LORCH, JÜTTING und RINGELMANN 1959.

β-Hydroxy-β-methylglutaryl-CoA ist bei zwei wichtigen Stoffwechselprozessen beteiligt: Bildung von Acetessigsäure durch Aufspaltung in Acetyl-CoA und Acetessigsäure, ferner Bildung der Mevalonsäure, die Ausgangsprodukt der Biosynthese von Sterinen und im Pflanzenreich von Terpenen, Carotinoiden und Phytol ist.

Die Wirkungsweise bzw. die Beteiligung des Biotins bei der β-Methylcrotonyl-CoA-Carboxylasereaktion geht aus den folgenden Formeln hervor:

$$\text{ATP} + \text{Biotin-Enzym} \rightleftarrows \text{ADP} \sim \text{Biotin-Enzym} + \text{P}$$
$$\text{ADP} \sim \text{Biotin-Enzym} + CO_2 \rightleftarrows CO_2 \sim \text{Biotin-Enzym} + \text{ADP}$$
$$CO_2 \sim \text{Biotin-Enzym} + \beta\text{-Crotonyl-CoA} \rightleftarrows \text{Biotin-Enzym} + \beta\text{-Methylglutaconyl-CoA}$$

Dem intermediär entstehenden „aktiven Kohlendioxyd" ($CO_2 \sim$ Biotin-Enzym) kommt die folgende Formel zu, wobei Biotin und das Enzym säureamidartig miteinander verknüpft sind.

Das Biotin ist an dem Enzym nicht dissoziierbar fest gebunden. Vermutlich vollziehen sich auch andere Carboxylierungen in prinzipiell derselben Weise z. B. von Propionyl-CoA zu Methylmalonyl-CoA oder von Acetyl-CoA zu Malonyl-CoA.

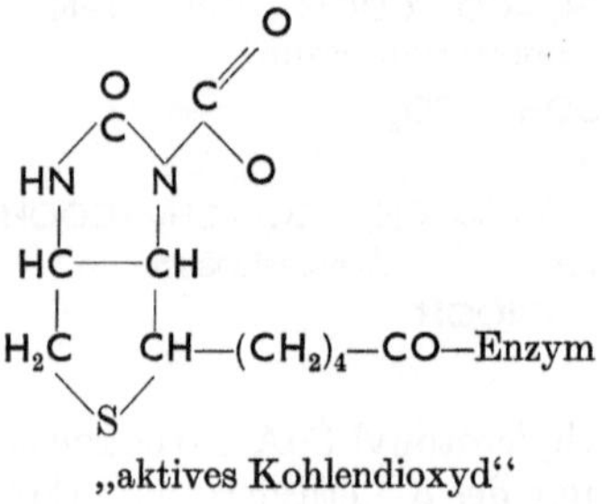

Biotin ist auch bei der Biosynthese von Fettsäuren beteiligt. Eines der dabei beteiligten Enzymproteine enthält Biotin. Die Biosynthese von Fettsäuren ist daher durch Avidin hemmbar.

Biotin hat weiterhin einen die Hexokinasereaktion bei der Hefe fördernden Effekt. L. arabinosis benötigt Biotin zu Carbamylierungen. Es ist auch bei der Bildung von Citrullin aus Ornithin beteiligt.

Ölsäure und andere ungesättigte Fettsäuren vermögen zusammen mit Asparaginsäure bei Lactobacillus casei und anderen Mikroorganismen, auch bei der Hefe, Biotin zu ersetzen. Der Mechanismus dieser Biotin sparenden Wirkung der ungesättigten Fettsäuren ist unbekannt. Die Annahme, Ölsäure sei eine Vorstufe bei der Biosynthese von Biotin durch Mikroorganismen ließ sich experimentell nicht beweisen.

"„aktives Kohlendioxyd"

Stoffwechsel.

Das mit der Nahrung vorwiegend in gebundener Form aufgenommene Biotin wird im Magen-Darm-Trakt zu freiem Biotin aufgespalten. Zur Resorption gelangt dann das freie Biotin. In den Zellen des Organismus findet man jedoch praktisch ausschließlich gebundenes Biotin.

Leber enthält in der Norm 300—450 γ-% Biotin, von denen auf das freie Biotin nur rund 5% entfallen. Den höchsten Biotingehalt weisen Leber und Niere auf. Es folgen (in fallender Reihe) Nebenniere, Herz, Pankreas, Skeletmuskel, Lunge, Gehirn. In der Blutflüssigkeit finden sich 0,3—0,6 γ-% Biotin. Frauenmilch enthält 0,8 γ-%, Kuhmilch im Mittel 5 γ-%. Bei der normalen Ernährung scheidet der Mensch 30—50 γ Biotin im Tag im Harn aus. Nach Belastung mit 50—100 γ Biotin werden 30—70% der Dosis im Verlaufe weniger Stunden im Harn ausgeschieden.

Versuche mit ^{14}C-Biotin (in der Ureidogruppe markiert) zeigten, daß Biotin nicht zu CO_2 oxydiert wird. Eine kleine Menge des verabreichten ^{14}C-Biotins wurde in der Leber nachgewiesen, die anderen Organe waren frei davon. Im Kot wurden 7% des ^{14}C ausgeschieden. Von dem im Harn ausgeschiedenen radioaktiven Material war etwa die Hälfte im mikrobiologischen Test faßbar und ließ sich auch an Avidin binden, muß demnach auf unverändertes Biotin bezogen werden[1]. Nach Verfütterung eines Avidin-Biotinkomplexes mit markiertem Biotin wurden im Verlaufe von 3—5 Tagen etwa 50% der Radioaktivität im Kot ausgeschieden.

In der Carboxylgruppe mit ^{14}C markiertes Biotin wird in vitro durch Leberschnitte oxydativ abgebaut[2]. Der Abbau wird durch Strukturanaloge des Biotins gehemmt. Vermutlich ist bei dem Abbau ein spezifisches Enzym (Biotinoxydase) beteiligt. Durch den oxydativen Abbau geht, gemessen am Hefewachstum, die biologische Aktivität verloren.

Im Harn des Menschen ist das mikrobiologisch nachweisbare Biotin teils frei, teils in gebundener Form vorhanden. Die gebundene Form wurde als Biocytinsulfoxyd identifiziert. Andere biotinaktive Substanzen wurden im Harn des Menschen nicht nachgewiesen.

Biotinmangel und Biotinbedarf.

Bei nahezu allen Tierspecies sind Dermatitis und Haarverluste Symptome des Biotinmangels. Auch beim Menschen waren bei dem durch Verfütterung von Avidin erzeugbaren, experimentellen Biotinmangel Hautveränderungen aufgetreten. Schwerer Biotinmangel führt im Tierversuch zu Fortpflanzungsstörungen. Weiterhin sinkt die Resistenz gegen allerlei Infektionen ab. Der Komplementtiter im Blut nimmt ab. Weiterhin wurde beobachtet, daß Biotinmangel die Symptome bei einer unzureichenden Kaliumzufuhr verstärkt.

Bei einem 5 Jahre alten Knaben, der 27 Monate hindurch wegen einer Poliomyelitis mit der Sonde ernährt worden war, wobei im Tage 6 rohe Eier gegeben wurden, entstand ein Biotinmangel. Symptome waren Dermatitis, Haarverlust und Hypercholesterinämie. Eine Verzögerung des Wachstums und eine Hemmung der geistigen Entwicklung wurden nicht beobachtet.

Beim Menschen und den üblichen Laboratoriumstieren synthetisieren die Darmbakterien in großem Umfange Biotin. Die Biotinausscheidung im Harn entspricht beim Menschen etwa der Zufuhr an dem Vitamin, die Ausscheidung im Kot ist wesentlich größer. Die Erzeugung eines experimentellen Biotinmangels durch Verabreichung einer biotinarmen Diät gelingt bei Ratten nur, wenn gleichzeitig Avidin verabfolgt wird oder die Biosynthese von Biotin durch die Darmbakterien gehemmt wird, was man z. B. durch Verabreichung von Sulfonamiden, etwa Succinylsulfathiazol bewirken kann. Auch die Verhinderung der Koprophagie begünstigt die Entwicklung einer Biotin-Avitaminose.

Man nimmt an, daß Mensch und Ratte von der Biotinzufuhr mit der Nahrung unabhängig sind und ihr Bedarf durch das von den Darmbakterien gebildete Vitamin gedeckt wird. Der Biotinbedarf des Menschen wird auf 150—300 γ im Tage geschätzt, für Ratten auf 0,5—3 γ.

Der Umfang der Biotinsynthese durch die Darmbakterien ist naturgemäß durch die Art der Ernährung beeinflußbar. Die hierüber vorliegenden, experimentell fundierten Erfahrungen sind jedoch noch sehr bescheiden. Beim Hund wird die Biosynthese von Biotin durch die Darmbakterien durch Verfütterung von Dextrinen vergrößert, durch Gaben von Lactose oder Saccharose als Nahrungskohlenhydrat vermindert.

Folsäuregruppe.
Chemie.

Die Folsäuregruppe umfaßt eine Reihe von Verbindungen, die chemisch und biologisch nahe miteinander verwandt sind. Neben der freien Folsäure werden in der Natur noch Verbindungen angetroffen, bei denen der Pteroinsäurerest

---

[1] FRAENKEL-CONRAT, J., und H. FRAENKEL-CONRAT 1952.   [2] BAXTER und QUASTEL 1953.

mit mehr als einem Molekül Glutaminsäure verbunden ist (Conjugate der Pteroylglutaminsäure). Bei diesen Conjugaten sind die Glutaminsäurereste durch
γ-Peptidbindungen miteinander verknüpft. Am bekanntesten sind die Pteroyltriglutaminsäure und die Pteroylheptaglutaminsäure.

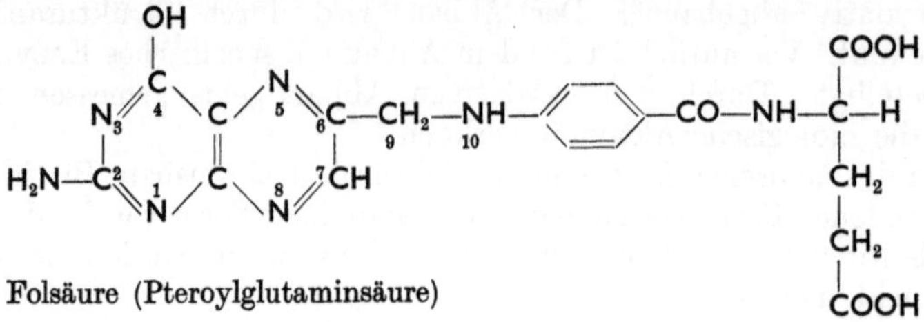

Folsäure (Pteroylglutaminsäure)

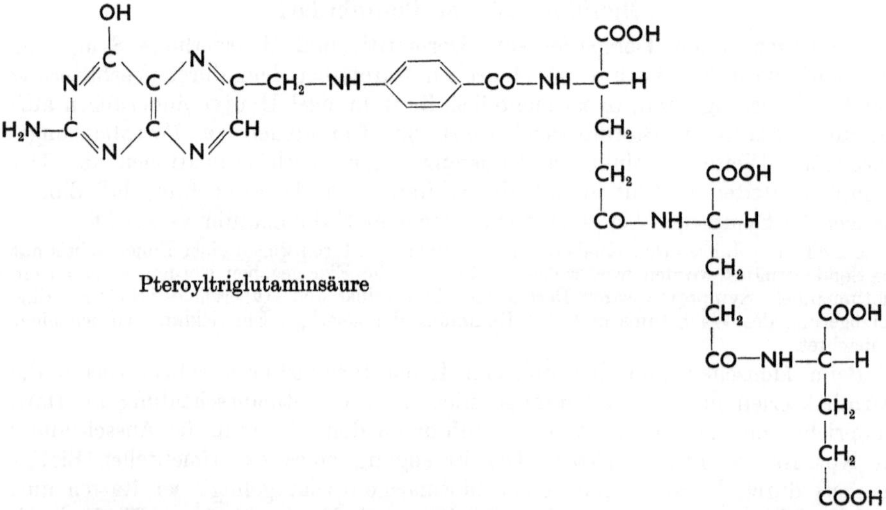

Pteroyltriglutaminsäure

Die Bezifferung der Atome im Pteridinring wird nicht einheitlich gehandhabt.
Die gebräuchlichste und im angelsächsischen Schrifttum ausschließlich verwendet ist in die Formel der Folsäure eingetragen.

In der lebenden Zelle liegen Folsäure und verwandte Substanzen praktisch
ausschließlich an Eiweiß gebunden vor.

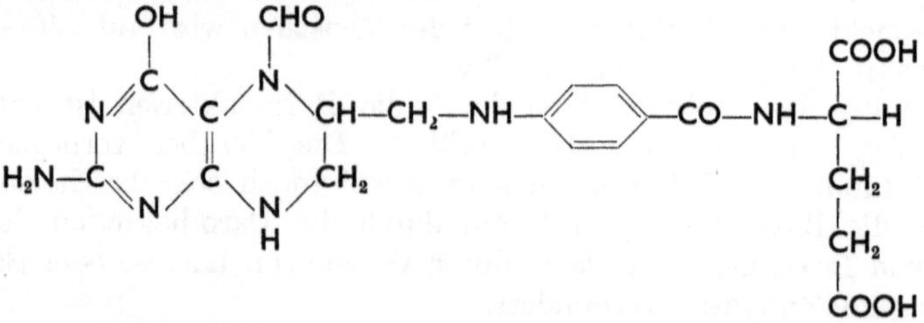

5-Formyl-5,6,7,8-tetrahydrofolsäure (Citrovorum factor, Folininsäure, Leucovorin)

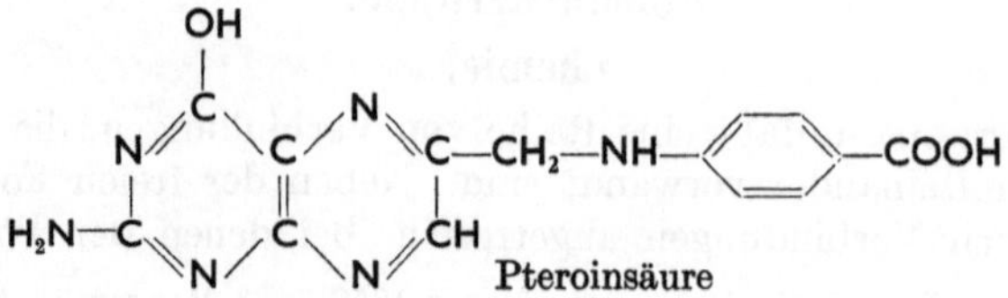

Pteroinsäure

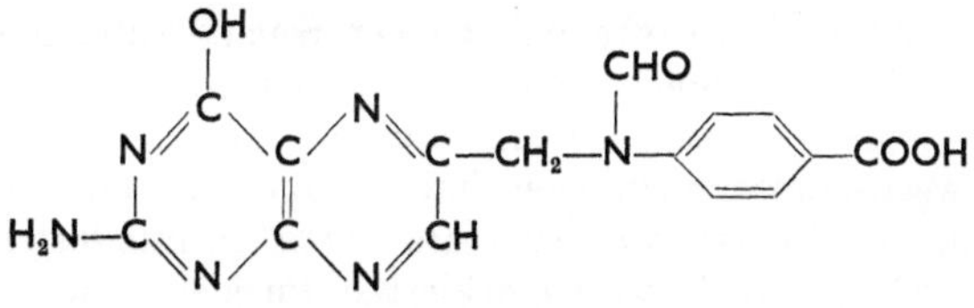

Rhizopterin (N^{10}-Formylpteroinsäure)

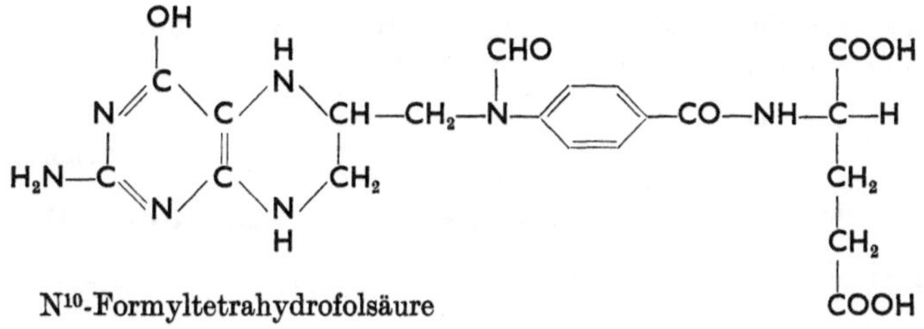

N^{10}-Formyltetrahydrofolsäure

Im tierischen Gewebe kommt vorwiegend der Citrovorum factor vor, der von den Zellen aus der aufgenommenen Folsäure gebildet wird. Über die relativen Wirksamkeiten der verschiedenen Substanzen der Folsäuregruppe für Mensch, Tier und Mikroorganismen orientiert die Tabelle 59.

Tabelle 59. *Relative Wirksamkeiten der Substanzen der Folsäuregruppe.* (Nach WILLIAMS, EAKIN BEERSTECHER und SHIVE 1950.)

Substanz	Mensch	Affe	Ratte	Huhn	Tetra-hymena geleii W	Lacto-bacillus casei	Strepto-coccus faecalis
Folsäure	100	100	100	100	100	100	100
Pteroyltriglutaminsäure . . .	+	+	+	100	100	100	3,8
Pteroylheptaglutaminsäure .	+		100	65	100	0,8	0,55
Pteroinsäure.	0		0	0	0	0,08	30
Rhizopterin	0	0	0	0	0,14	Spur	100
N^{10}-Formylfolsäure	+		+			100	100

Die Folsäureconjugate sind für Mensch und Tier voll wirksam, besitzen jedoch für Streptococcus faecalis keine Wuchseigenschaften. Voraussetzung für die biologische Wirkung der Conjugate ist ihre Aufspaltung in freie Folsäure, die durch ein Enzym (Conjugase) bewirkt wird. Da der Mensch über Conjugase — zum mindesten der gesunde Mensch — verfügt, kann er die Conjugate verwerten. Pteroinsäure und ihre Derivate sind für den tierischen Organismus biologisch inaktiv.

Tabelle 60. *Die wichtigsten Folsäureantagonisten.*

Pteroylasparaginsäure	N^{10}-Methylfolsäure
7-Methylfolsäure	4-Amino-N^{10}-methylfolsäure (A-Methopterin)
4-Aminofolsäure (Aminopterin)	2-Amino-4-hydroxy-6,7-diphenylpteridin
7-Hydroxy-9-oxofolsäure	2,4-Diamino-6,7-diphenylpteridin

Im Zusammenhange mit der Chemotherapie der Leukämie und der Tumoren sind Strukturanaloge der Folsäure zwecks Unterdrückung von pathologischer Zellbildung interessant geworden. Es ist daher eine große Zahl von Folsäureantagonisten bekannt geworden. Die wichtigsten und am häufigsten verwendeten sind in der Tabelle 60 aufgeführt.

Verabreichung von Folsäureantagonisten verursacht Auftreten einer Leukopenie und makrocytären Anämie. Weiterhin entwickeln sich die anderen Symptome des Folsäuremangels wie Schleimhautveränderungen, Durchfälle usw.
(s. S. 708). Stoffwechseluntersuchungen haben ergeben, daß die Biosynthese
von Nucleinsäuren gestört ist, was sich an einem verminderten Einbau von
^{14}C-Formiat oder ^{14}C-Glykokoll oder markierten Purinen bzw. Pyrimidinen in
die Nucleotide zu erkennen gibt. Der Gehalt der Organe an Citrovorum factor
und Folsäure nimmt ab. Die Verdrängung beider aus ihren Verbindungen zeigt
sich in einer vermehrten Ausscheidung im Harn. Weiterhin findet man eine
Verminderung der Cholinoxydase in der Leber.

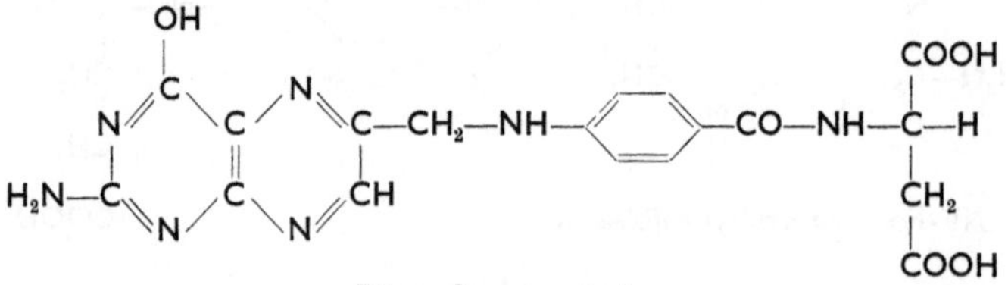

Pteroylasparaginsäure

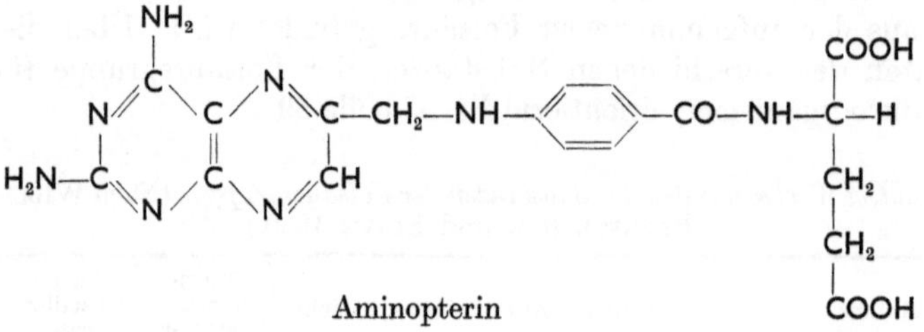

Aminopterin

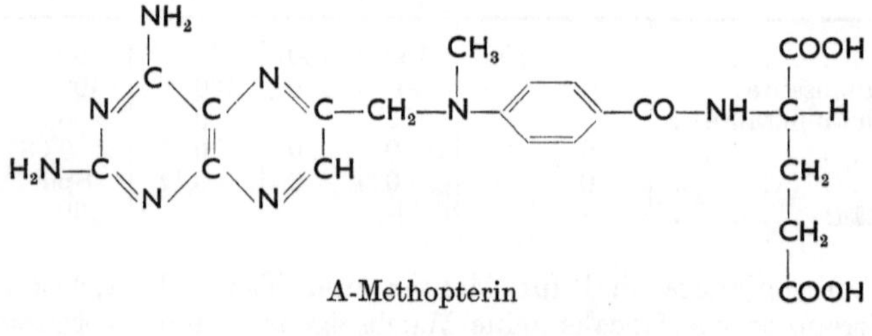

A-Methopterin

Biochemische Wirkungen.

Die wichtigsten biochemischen Wirkungen der Folsäure gründen sich auf
ihrer Beteiligung beim Stoffwechsel von Verbindungen mit einem C-Atom
(C_1-Verbindungen).

Der bei der Transformylierung übertragene Formylrest bzw. der beim Transfer
von Hydroxymethyl übertragene Hydroxymethylrest können im intermediären
Stoffwechsel aus zahlreichen Substanzen entstehen. Die wichtigsten Muttersubstanzen für diese Reste sind in der Tabelle 61 aufgeführt.

Die wichtigsten Reaktionen, bei denen „aktives Formiat" oder „aktives
Hydroxymethyl" beteiligt sind, betreffen:

1. Biosynthese des Purinrings und damit der Nucleinsäuren,
2. Bildung von Thymin,
3. Biosynthese des Porphyrinrings und damit des Blutfarbstoffs,
4. Stoffwechsel von Serin und Glykokoll,
5. Stoffwechsel von Methionin und Cholin,
6. Stoffwechsel von Histidin.

Tabelle 61. *Muttersubstanzen für den Formylrest bzw. Hydroxymethylrest.*
Die den Rest liefernden C-Atome sind durch einen Stern kenntlich gemacht.

Methanol	$\overset{*}{C}H_3OH$
Formaldehyd	$H\overset{*}{C}HO$
Ameisensäure	$H\overset{*}{C}OOH$
Glykolsäure	$\overset{*}{C}H_2OH\!-\!COOH$
Glyoxylsäure	$HO\overset{*}{C}\!-\!COOH$
Glykokoll	$\overset{*}{C}H_2(NH_2)\!-\!COOH$
Sarcosin	$CH_2NH(\overset{*}{C}H_3)\!-\!COOH$
Betain	$CH_2\overset{+}{N}(\overset{*}{C}H_3)_3\!-\!COOH$
Cholin	$CH_2OH\!-\!CH_2\overset{+}{N}(\overset{*}{C}H_3)_3$
Aceton	$CH_3\!-\!CO\!-\!\overset{*}{C}H_3$
Brenztraubensäure	$\overset{*}{C}H_3\!-\!CO\!-\!COOH$
Serin	$\overset{*}{C}H_2OH\!-\!CH(NH_2)\!-\!COOH$
Threonin	$CH_3\!-\!CH(OH)\!-\!\overset{*}{C}H(NH_2)\!-\!COOH$
Methionin	$H_3\overset{*}{C}\!-\!S\!-\!CH_2\!-\!CH_2\!-\!CH(NH_2)\!-\!COOH$

Tryptophan

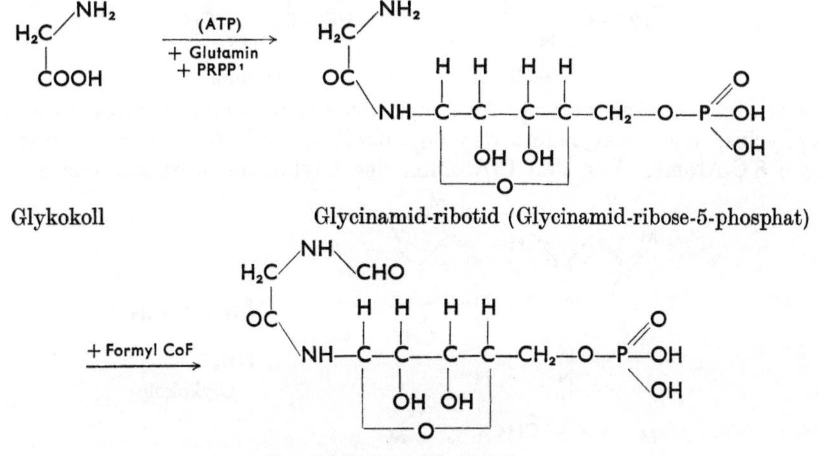

Histidin

Die Beteiligung der Folsäure bzw. des „aktiven Formyls" („CoF") bei der
Biosynthese von Nucleinsäuren geht aus der folgenden Formelreihe hervor:

Glykokoll   Glycinamid-ribotid (Glycinamid-ribose-5-phosphat)

Formylglycinamid-ribotid

¹ PRPP = 5-Phosphoribosyl-pyrophosphat.

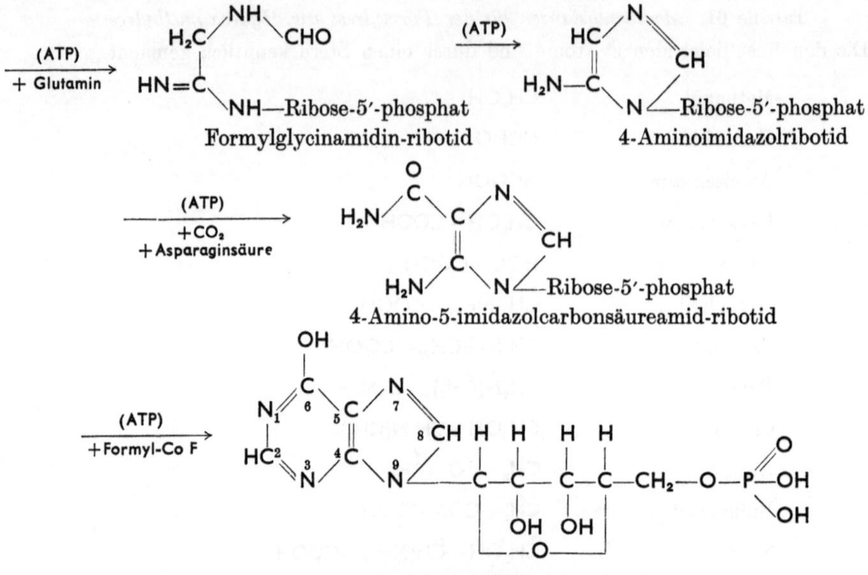

$$\xrightarrow[+ \text{Glutamin}]{\text{(ATP)}}$$

Formylglycinamidin-ribotid

$$\xrightarrow{\text{(ATP)}}$$

4-Aminoimidazolribotid

$$\xrightarrow[\substack{+CO_2 \\ +\text{Asparaginsäure}}]{\text{(ATP)}}$$

4-Amino-5-imidazolcarbonsäureamid-ribotid

$$\xrightarrow[+\text{Formyl-Co F}]{\text{(ATP)}}$$

Inosinsäure

Aus der Formulierung der Purinsynthese geht hervor, daß die C-Atome 2
und 8 des Purinrings aus einer C_1-Verbindung durch Transformylierung eingebaut werden. Das erste Produkt bei der Purinsynthese ist die Inosinsäure.
Der Aufbau des Purinrings vollzieht sich nicht in Form der freien Substanzen,
sondern im Nucleotidverband, d. h. nach Bindung an Ribose und Phosphat.

Thymin, das als Thyminsäure ein wichtiger Baustein der Desoxyribonucleinsäure ist, entsteht im Stoffwechsel aus Uracil durch Methylierung. Auch bei
dieser Reaktion ist Folsäure beteiligt. Die Beobachtung, daß beim Menschen
die durch Folsäuremangel bedingte makrocytäre Anämie mitunter auf große
Dosen Thymin anspricht, ist hierdurch bedingt.

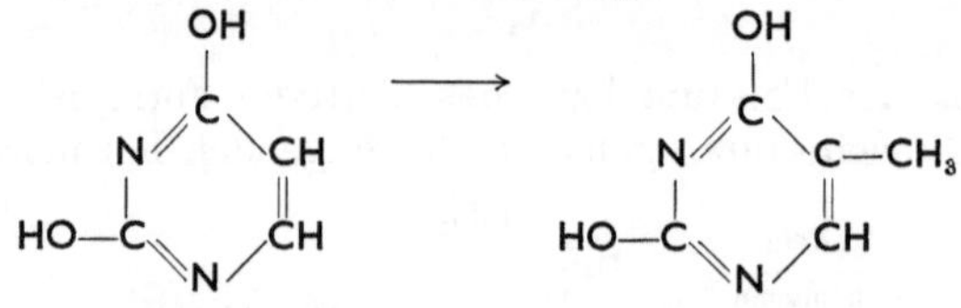

Uracil   Thymin

Glykokoll ist eine wichtige Ausgangssubstanz bei der Biosynthese des Protoporphyrins, und zwar liefert das Glykokoll alle 4 N-Atome der 4 Pyrrolringe
sowie 8 C-Atome. Von den C-Atomen des Glykokolls wird nur das α-C-Atom

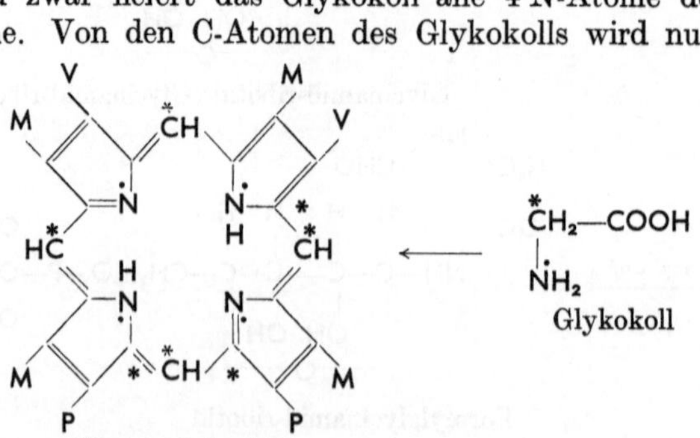

Glykokoll

Protoporphyrin

verwendet. Damit wird die Rolle des Glykokolls bei der Porphyrinsynthese mit der einer C_1 Verbindung vergleichbar, etwa so wie der Formylrest bei der Purinsynthese benützt wird. Der Beginn der Porphyrinsynthese besteht darin, daß Glykokoll zunächst mit Bernsteinsäure zu α-Amino-β-ketoadipinsäure verknüpft wird, die dann zu δ-Aminolävulinsäure decarboxyliert wird. Hierbei geht die ursprünglich dem Glykokoll gehörende Carboxylgruppe verloren.

$$HOOC\text{---}CH_2\text{---}CH_2\text{---}COOH + CH_2(NH_2)\text{---}COOH \rightarrow HOOC\text{---}CH_2\text{---}CH_2\text{---}CO\text{---}CH(NH_2)\text{---}COOH$$

Bernsteinsäure $\qquad$ Glykokoll $\qquad\qquad$ α-Amino-β-ketoadipinsäure

$$HOOC\text{---}CH_2\text{---}CH_2\text{---}CO\text{---}CH(NH_2)\text{---}COOH \rightarrow HOOC\text{---}CH_2\text{---}CH_2\text{---}CO\text{---}CH_2(NH_2) + CO_2$$

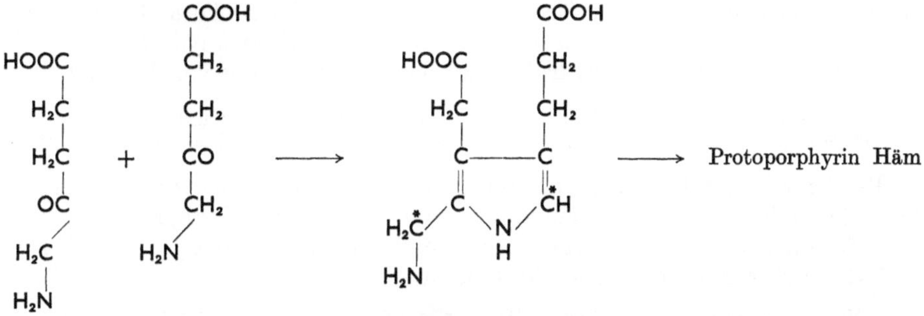

α-Amino-β-ketoadipinsäure $\qquad\qquad$ δ-Aminolävulinsäure

2 Mole δ-Aminolävulinsäure $\longrightarrow$ Porphobilinogen (Die beiden aus dem Glykokoll stammenden C-Atome sind kenntlich gemacht) $\longrightarrow$ Protoporphyrin Häm

Zwei Mole δ-Aminolävulinsäure kondensieren sich dann zu Porphobilinogen, der Porphyrinvorstufe.

Die Biosynthese des Protoporphyrins bzw. des Blutfarbstoffs läßt sich in vitro studieren, da kernhaltige Erythrocyten sowie Reticulocyten zu ihr befähigt sind. Die Beteiligung der Folsäure bei diesem Prozeß geht daraus hervor, daß Zugabe von Folsäure zu den Ansätzen die Porphyrinsynthese stimuliert und einen vermehrten Einbau von Glykokoll in das Protoporphyrin verursacht.

Es ist schon seit längerer Zeit bekannt, daß Glykokoll und Serin wechselseitig ineinander übergehen können. Hierbei wird ein C_1-Rest aufgenommen bzw. abgegeben. Die Beteiligung der Folsäure bei diesem Prozeß geht schon daraus hervor, daß die Umwandlung von Glykokoll in Serin und umgekehrt bei Folsäure-Mangeltieren stark herabgesetzt ist. Die Biosynthese von Serin aus Glykokoll und Formaldehyd erfolgt in einer zweistufigen Reaktion:

$$HCHO + 5,6,7,8\text{-Tetrahydrofolsäure} \rightleftarrows \text{Hydroxymethyltetrahydrofolsäure}$$
$$\text{Hydroxymethyltetrahydrofolsäure} + \text{Glykokoll} \rightleftarrows \text{Serin} + \text{Tetrahydrofolsäure}$$

Bei der ersten Reaktion ist das Formaldehyd-aktivierende Enzym beteiligt, bei der zweiten die Serinhydroxymethylase (mitunter auch Serinaldolase genannt), weiterhin wird bei ihr Pyridoxalphosphat benötigt.

Die Beteiligung der Folsäure am C_1-Transfer läßt sich auf drei Reaktionstypen zurückführen:

1. Übertragung von Hydroxymethyl. Als „aktives Hydroxymethyl" wurde N^{5-10}-Hydroxymethyl-tetrahydrofolsäure wahrscheinlich gemacht. Der Transfer von Hydroxymethyl spielt beim Übergang von Glykokoll in Serin eine Rolle:

$$N^{5-10}\text{-Hydroxymethyl-tetrahydrofolsäure} + \text{Glykokoll} \rightleftarrows \text{Serin} + \text{Tetrahydrofolsäure}.$$

Bei dieser Reaktion sind Pyridoxal-5-phosphat und Mn^{++} als Cofaktoren beteiligt.

N^{5-10}-Hydroxymethyl-tetrahydrofolsäure entsteht — abgesehen von der Hydrierung von N^{5-10}-Formyl-tetrahydrofolsäure — durch eine mit TPN arbeitende Dehydrogenase durch Aktivierung von Formaldehyd:

$$\text{Tetrahydrofolsäure} + \text{HCHO} \underset{\longleftarrow}{\overset{\text{ATP}}{\longrightarrow}} N^{5-10}\text{-Formyl-tetrahydrofolsäure.}$$

Diese Reaktion läuft auch nichtenzymatisch mit einer größeren Geschwindigkeit ab.

2. Übertragung von Formyl. Als „aktives Formyl" wurde N^{5-10}-Formyl-tetrahydrofolsäure wahrscheinlich gemacht. In einem Falle, der Formylierung von Glutaminsäure, erfolgt die Transformylierung von der N^5-Formyl-tetrahydrofolsäure (Citrovorum factor) ausgehend. N^{5-10}-Formyl-tetrahydrofolsäure entsteht über N^{10}-Formyl-tetrahydrofolsäure durch Aktivierung von Formiat:

$$\text{Tetrahydrofolsäure} + \text{ATP} \rightleftarrows N^{10}\text{-Phosphoryltetrahydrofolsäure} + \text{ADP}$$
$$N^{10}\text{-Phosphoryltetrahydrofolsäure} + \text{HCOOH} \rightleftarrows N^{10}\text{-Formyl-tetrahydrofolsäure} + \text{P.}$$

Bei der Formiataktivierung entstehen also nicht wie bei der Aktivierung von Essigsäure oder anderen Fettsäuren oder von CO_2 AMP + Pyrophosphat.

N^{10}-Formyl-tetrahydrofolsäure wird dann durch das Enzym Cyclohydrolase in N^{5-10}-Formyl-tetrahydrofolsäure übergeführt:

$$N^{10}\text{-Formyl-tetrahydrofolsäure} + \text{H}^+ \rightleftarrows N^{5-10}\text{-Formyl-tetrahydrofolsäure} + \text{H}_2\text{O.}$$

N^{5-10}-Formyl-tetrahydrofolsäure spielt als „aktives Formyl" („Formyl-CoF") im Stoffwechsel der Nucleinsäuren und des Histidins eine große Rolle, wobei bei dem Formyltransfer spezifische Formyltransferasen beteiligt sind. Einzelheiten sind aus den S. 701—703 wiedergegebenen Reaktionsketten zu ersehen.

N^{10}-Formyl-tetrahydrofolsäure kann durch eine Deacylase wieder in Tetrahydrofolsäure verwandelt werden. Vielleicht hat die Deacylase die Aufgabe, beim Fehlen geeigneter Formylacceptoren für eine Regenerierung einer genügenden Menge von Tetrahydrofolsäure zu sorgen.

3. Transfer der Formiminogruppe. Beim Aufbau und Abbau des Purinrings ist Formiminoglycin beteiligt, das unter Beteiligung der Formiminoglycintransferase übertragen wird:

$$\text{Formiminoglycin} + \text{Tetrahydrofolsäure} \rightleftarrows N^5\text{-Formimino-tetrahydrofolsäure} + \text{Glycin.}$$

N^5-Formiminoglycin kann dann durch eine Cyclodesaminase zu N^{5-10}-Formyl-tetrahydrofolsäure desaminiert werden.

$$\text{HOOC—CH}_2\text{—NH—CH}=\text{NH}$$
Formiminoglycin

In analoger Weise ist die Folsäure beim Stoffwechsel der Formiminoglutaminsäure beteiligt, die beim Abbau von Histidin entsteht. Formiminoglutaminsäure spielt auch eine Rolle bei der Bildung von Citrullin.

Das folgende Schema vermittelt eine Übersicht über die Umwandlungen der Folsäure im tierischen Organismus, die mit der Funktion des Vitamins bei der Übertragung von C_1-Resten im intermediären Stoffwechsel verbunden sind, ferner auch über die dabei beteiligten Enzyme (s. auch Huennekens[1]).

Formiminoglutaminsäure, die, wie schon erwähnt, ein Intermediärprodukt des Histidinstoffwechsels ist, wird im Folsäuremangel in vermehrter Menge im Harn

---

[1] Huennekens, Osborn und Whiteley 1958.

ausgeschieden. Eine Verfolgung der Ausscheidung dieser Substanz ist daher in Tierversuchen über Folsäuremangel, aber auch zur Verfolgung einer etwaigen Therapie mit Folsäureantagonisten oder auch im Hinblick auf die Differentialdiagnose von Anämien beim Menschen wichtig[1].

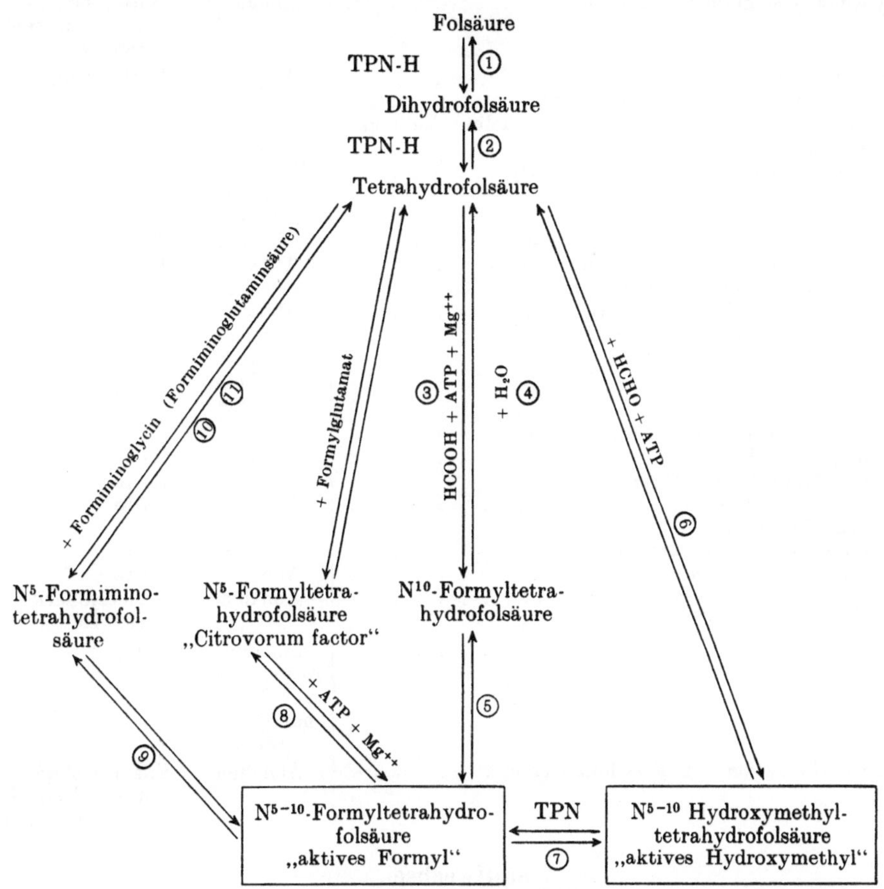

Schema der Umsetzungen der Folsäure.

① Folsäurereduktase
② Dihydrofolsäurereduktase
③ Formiat aktivierendes Enzym
④ N10-Formyltetrahydrofolsäure-deacylase
⑤ Cyclohydrolase
⑥ Formaldehyd aktivierendes Enzym
⑦ Hydroxymethyltetrahydrofolsäure-dehydrogenase
⑧ N5-Formyltetrahydrofolsäure-isomerase
⑨ Formiminotetrahydrofolsäure-cyclodes-aminase
⑩ Formiminoglycin-transferase
⑪ Formiminoglutaminsäure-transferase

Folsäure steht in mehrfacher Beziehung zum Stoffwechsel des Glykokolls. Verfütterung einer größeren Menge an Glykokoll verursacht eine Aminosäureimbalanz und wirkt daher toxisch, was man durch Wachstumsverzögerungen nachweisen kann. Die Folgen einer solchen Überdosierung an Glykokoll lassen sich mildern, ja unter Umständen sogar aufheben, wenn man durch reichliche Folsäuregaben die Umsatzmöglichkeit des Organismus für Glykokoll vergrößert.

---

[1] TABOR und WYNGARDEN 1958.

Tabelle 62. *Wirkung des Folsäuremangels auf den Stoffwechsel von C_1-Verbindungen*[1].

Stoffwechselreaktion	Wirkung des Folsäuremangels	Organismus
Umwandlung von Serin in Glykokoll	Abnahme	Ratte, Huhn
Synthese von Serin aus Glykokoll	Abnahme	Ratte, Leuconostoc mesenteroides
Synthese von Serin aus Formiat	Abnahme	Ratte, Huhn
Synthese von Glykokoll aus Glucose	Abnahme	Ratte
Oxydation der Methylgruppen von Cholin, Methionin und Sarkosin zu Formiat	Abnahme	Ratte
Oxydation von Methylgruppen zu CO_2	Keine oder nur geringe Abnahme	Ratte
Oxydation von Glykokoll zu Formiat	Abnahme	Ratte
Oxydation von Glyoxylsäure zu Formiat	Abnahme	Ratte
Oxydation von Glykokoll zu CO_2	Abnahme	Ratte
Oxydation von Formiat zu CO_2	Abnahme	Ratte
Oxydation von Cholin zu Betain	Abnahme der Aktivität der Cholinoxydase	Affe, Ratte, Huhn
Biosynthese von labilen Methylgruppen		
aus Methanol	Abnahme	Ratte
aus Glykokoll (α-C-Atom)	Abnahme	Ratte
aus Serin (β-C-Atom)	Abnahme	Ratte
Transmethylierung		
von Methionin auf Kreatin	Abnahme	Ratte
Biosynthese von Purinen aus Formiat	Abnahme	Ratte
Biosynthese von Thymin aus Formiat	Abnahme	Knochenmark von Ratten
Abbau von Histidin	Zunahme Ausscheidung von Formiminoglutarsäure	Ratte
Austauschreaktion von Formiminoglycin	Abnahme	Enzymsystem aus Clostridium Acidi urici

Stoffwechsel.

Die mit dem C_1-Transfer verbundenen Umsetzungen der Folsäure im intermediären Stoffwechsel sind in dem Schema S. 705 wiedergegeben.

Im Blut des Menschen wurde ein Enzymsystem aufgefunden, das Folsäure zu p-Aminobenzoylglutaminsäure und 2-Amino-4-hydroxy-6-formylpteridin spaltet[2]. Das Enzymsystem benötigt Mn^{++}, ATP und Glutathion als Cofaktoren und besitzt ein p_H-Optimum von 5. Das Enzym ist im Blut in inaktiver Form vorhanden. Der hierfür verantwortliche Hemmstoff läßt sich durch Wärmebehandlung zerstören. In diesem Zusammenhang ist interessant, daß 2-Amino-4-hydroxy-6-formylpteridin ein kräftiger Hemmstoff für die Xanthinoxydase ist. Schon früher war die enzymatische Spaltung von Folsäure durch Leberschnitte bzw. Leberextrakte von Ratten und Tauben beschrieben worden, ohne daß der Reaktionsmechanismus aufgeklärt worden war. 2-Amino-4-hydroxy-6-formylpteridin entsteht auch bei der UV-Bestrahlung von Folsäure (s. S. 708).

Die Folsäureausscheidung ist außerordentlich gering. Bei der üblichen Tagesaufnahme von rund 1 mg Folsäure scheidet der Mensch 2—4 γ Folsäure im Harn aus (im mikrobiologischen

---

[1] Arnstein 1957.   [2] Braganca, Aravindakshan und Ghanekar 1957.

Test folsäureaktives Material). Das Verhältnis Folsäure : Citrovorum factor pflegt bei 4:1 zu liegen. Bei einer Belastung mit 5 mg Folsäure per os werden 35—75% der Dosis innerhalb von 24 Std im Harn ausgeschieden. In diesem Falle liegt das Verhältnis Folsäure: Citrovorum factor bei 30:1 bis 200:1[1].

Man kann daraus entnehmen, daß über den Bedarf aufgenommene Folsäure nur in geringem Umfange in den Citrovorum factor umgewandelt wird. Im Harn des Menschen findet sich neben freiem Citrovorum factor noch der Anhydrocitrovorum factor[2] (Anhydroleucovorin). Nach größeren Gaben von Ascorbinsäure wird das Verhältnis im Harn ausgeschiedene Folsäure:Citrovorum factor etwas zugunsten des letzteren verschoben.

Menschenblut enthält 0,5 bis 1,5 mγ/ml Folsäure, Plasma rund 0,5. Nach TOENNIES u. Mitarb.[3] ist der Folsäuregehalt des Blutes größer und beträgt 2—15 mγ/ml. Erythrocyten sollen nämlich relativ große Mengen gebundener Folsäure enthalten, die im biologischen Test inaktiv ist, die aber durch einen im Plasma befindlichen Faktor in biologisch aktive Folsäure-Derivate aufgespalten wird. Der Folsäuregehalt der Leber beträgt bei Ratte, Meerschweinchen und Huhn etwa 1—1,5 γ/ml, daneben finden sich 3,5—12,5 γ/ml an Citrovorum factor.

Tabelle 63. *Intracelluläre Verteilung des Citrovorum factor und des Vitamin B_{12} in der Mäuseleber[4].*

Zellfraktion	Citrovorum factor		Vitamin B_{12}	
	γ/g	% des Bestandes	mγ/g	% des Bestandes
Zellkern. . . .	0,142	8,2	42	8,6
Mitochondrien .	0,725	37,2	275	52
Mikrosomen . .	0,011	0,6	24	4,9
Cytoplasma . .	1,076	54,8	150	30,6

Tabelle 64. *Übergang von Folsäure und Vitamin B_{12} in die Milch[5].*

Species	Folsäure γ/Liter		Vitamin B_{12} γ/Liter	
	Spanne	Mittel	Spanne	Mittel
Mensch . .	0,1—1,8	0,71	0,1— 1,5	0,41
Kuh. . . .	0,2—4,0	1,3	3,2—12,4	6,6
Hund . . .	1,5—3,7		0,7—13,0	

Nach Untersuchungen an der Mäuseleber ist die Hauptmenge des in der Leber vorhandenen Citrovorum factor im Cytoplasma und in den Mitochondrien lokalisiert (Tabelle 63). Über den Übergang von Folsäure und Vitamin B_{12} in die Milch findet man in der Tabelle 64 Angaben.

Der Mensch scheidet im Tag etwa 1 mg Xanthopterin (Uropterin) aus. Es ist kein Umwandlungsprodukt von Folsäure. Umgekehrt geht es im Organismus nicht in Folsäure über, wie Versuche mit ^{14}C-Xanthopterin erwiesen haben.

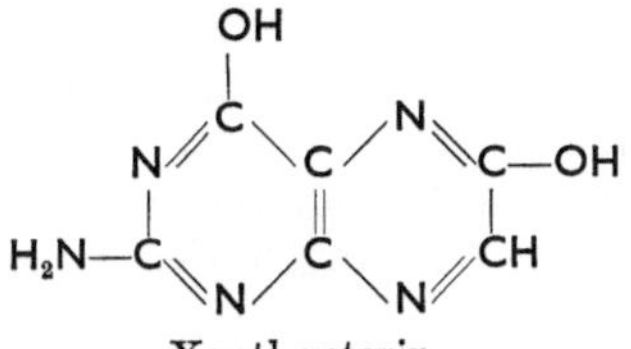

Xanthopterin

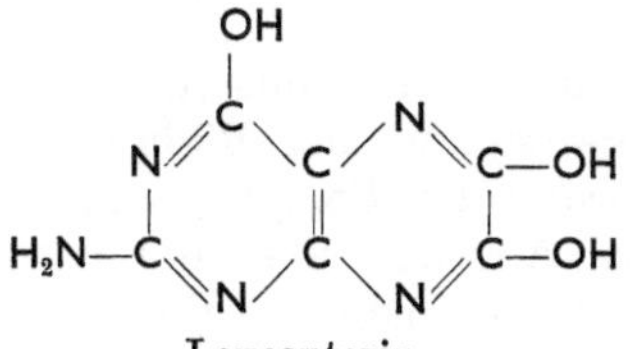

Leucopterin

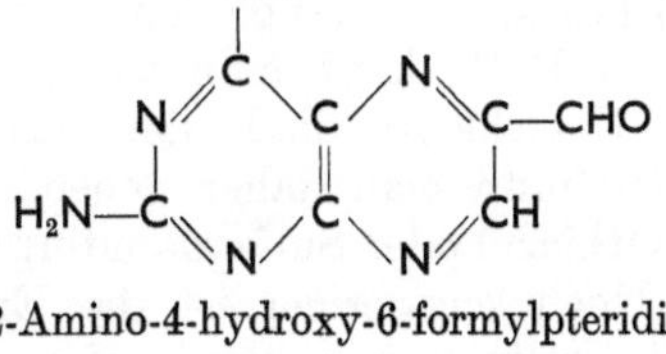

2-Amino-4-hydroxy-6-formylpteridin

Ganz allgemein haben nach den vorliegenden Erfahrungen die als Pigmente in Lebewesen angetroffenen Pterine keine direkten Stoffwechselbeziehungen zu den Substanzen der Folsäuregruppe.

[1] BLEILER, JOHNSON und PARSONS 1955.   [2] SILVERMAN, EBAUCH jr. und GARDINER 1956.
[3] TOENNIES, FRANK und GALLANT 1953.   [4] SWENSEID, BETHELL und ACKERMAN 1951.
[5] COLLINS, HARPER, SCHREIBER und ELVEHJEM 1951.

Folsäure zerfällt bei der UV-Bestrahlung unter Bildung von 2-Amino-4-hydroxy-6-formylpteridin. Xanthinoxydase oxydiert außer Xanthin und Hypoxanthin auch noch Xanthopterin, wobei Leucopterin entsteht.

Folsäuremangel und Folsäurebedarf.

Die durch einen Folsäuremangel bedingten Mangelsymptome sind bei den einzelnen Species teilweise recht unterschiedlich und treten auch in wechselnder Intensität auf. Die wichtigsten Symptome sind:

1. Störungen in der Bildung von Blutzellen. Sie sind die regelmäßig zu beobachtenden und die auffallendsten Folgen des Folsäuremangels. Bei der Ratte tritt schon frühzeitig eine schwere Leukopenie auf, die noch vor der Entwicklung einer Anämie zum Tode führen kann. Eine Leukopenie tritt noch bei anderen Species, auch beim Menschen auf. Ursache ist die Blockierung der Nucleotidsynthese. Das bekannteste Symptom des Folsäuremangels ist die Anämie. Sie beruht sowohl auf Störungen der Zellbildung durch die verminderte Nucleotidsynthese als auch auf einer Hemmung im Bereiche der Biosynthese des Häms. Da jedoch der erstere Ausfall der schwerere ist, enthalten die Erythrocyten mehr Hämoglobin als in der Norm. Der Folsäuremangel bedingt also eine makrocytäre, hyperchrome Anämie, die zumeist auch mit einer Anisocytose verbunden ist. Schwerer, längere Zeit anhaltender Folsäuremangel äußert sich in Störungen in der Bildung von Thrombocyten, was Blutungsneigung verursacht.

2. Eine Atrophie des lymphatischen Apparates, was sich in einer Verminderung der Lymphocytenzahl im Blut zu erkennen gibt. Ursache ist auch hier die Hemmung der Nucleotidsynthese.

3. Schleimhautveränderungen im Bereich der Mundhöhle. Sie sind besonders beim Affen auffallend, werden aber auch bei anderen Species, insbesondere beim Menschen beobachtet.

4. Gastrointestinale Störungen, die Durchfälle und Resorptionsstörungen bedingen, und die sich in anatomischen Veränderungen der Schleimhaut zu erkennen geben.

5. Symptome von seiten der Haut, beim Huhn in Form einer Dermatitis, bei der Ratte in Form von Depigmentierung und Struppigkeit des Felles sich äußernd.

6. Knochenveränderungen, die insbesondere beim Huhn beschrieben worden sind.

7. Herabsetzung der Bildung von Antikörpern.

8. Störung der Fortpflanzung, Auftreten von Mißbildungen.

Nähere Angaben über die physiologischen Wirkungen der Folsäure beim Menschen findet man bei Darby[1].

Bei Affe, Meerschweinchen und Huhn läßt sich ein Folsäuremangel leicht experimentell erzeugen. Bei diesen Species genügt schon die Verabreichung einer folsäurearmen Diät. Bei der Ratte kann man auf diese Weise keine Folsäureavitaminose hervorrufen. Ursache ist, daß die Darmbakterien viel Folsäure produzieren. Bei der Ratte muß man daher neben einer folsäurearmen Diät noch Sulfonamide (Succinylthiazol oder Sulfaguanidin) verfüttern, um die Darmbakterien zu schädigen. Noch schwieriger ist die Erzeugung eines Folsäuremangels beim Hund. Sie gelingt nur durch Verabreichung von Folsäureantagonisten.

Über den Folsäurebedarf des Menschen ist man nicht unterrichtet. Beim Menschen produzieren die Darmbakterien normalerweise so viel Folsäure, daß ein exogener Bedarf nicht besteht.

---

[1] W. J. Darby, 1947.

Vitamin B$_{12}$.

Chemie.

Vitamin B$_{12}$ ist ein Sammelbegriff für eine Reihe nahe verwandter Verbindungen, die Cobalamine. Das erste Glied dieser Gruppe, das bekannt wurde, ist das Cyanocobalamin. Entsprechend der neuen Nomenklatur ist Vitamin B$_{12}$ (Cyanocobalamin) als 5,6-Dimethyl-α-benzimidazol-cobamid-cyanid zu bezeichnen. Weitere Glieder sind das Hydroxo-, Nitrito-, Chloro-, Cyanato-, Thiocyanato- und Sulfatocobalamin, die sich von dem Cyanocobalamin nur durch die Natur

Vitamin B$_{12}$

des mit dem Kobaltatom koordinativ gebundenen Restes unterscheiden. Alle diese Cobalamine lassen sich durch Behandlung mit Cyanid leicht in das Cyanocobalamin verwandeln.

Wie die Formel des Cyanocobalamins zeigt, ist das Kobaltatom in koordinativer Bindung mit einer Art von Porphyrinring (Corrinring). Die 4 Pyrrolringe (in der Formel mit A, B, C, D bezeichnet) sind jedoch nicht wie bei den Häminproteiden mit 4, sondern nur mit 3 Methengruppen miteinander verbunden. Zwischen den Ringen A und D fehlt die Methenbindung. Außerdem sind — im Gegensatz zu den Häminproteiden — die Pyrrolringe zum Teil hydriert. Alle 8 β-Positionen sind an den Pyrrolringen substituiert. Wie bei den Porphyrinen ist jeweils ein Essigsäurerest und ein Propionsäurerest vorhanden, mit Ausnahme des Ringes C, in dem der Essigsäurerest gegen 2 Methylgruppen ausgetauscht ist. Als Base enthält das Cyanocobalamin Dimethylbenzimidiazol. Außer den oben erwähnten

Cobalaminen wurden noch weitere Verbindungen isoliert, die man als Pseudo-B_{12}-Verbindungen bezeichnet. Sie lassen sich durch Behandlung mit Cyanid nicht in Cyanocobalamin überführen. Sie unterscheiden sich von dem eigentlichen Vitamin B_{12} dadurch, daß anstelle des 5,6-Dimethylbenzimidazols 5-Hydroxybenzimidazol oder ein Purin (Adenin, 2-Methyladenin, Hypoxanthin, 2-Methylhypoxanthin) vorhanden ist. Eine Übersicht über die B_{12}-Vitamine und ihre Eigenschaften vermittelt die Tabelle 65. Angaben über die antiperniziöse Wirkung solcher Substanzen findet man in der Tabelle 66.

Tabelle 65. *Chemische und biologische Eigenschaften der Gruppe der B_{12}-Vitamine* [1].

Bezeichnung			Biologische Aktivität					
Allgemein	Vorläufiger Name	Trivialname	E-coli Mutante	L-Leichmanii	Euglena gracilis	Küken	Ratte	Perniciosa
Nucleotidhaltige Cobalamine — Benzimidazol-cobalamine: 5,6-Dimethyl-benzimidazol-cobalamin		Vitamin B_{12} Cyanocobalamin B_{12}-Faktor II	+	+	+	+	+	+
5-Hydroxy-benzimidazol-cobalamin		B_{12}-Faktor III	+	+				+
Purin-cobalamine: Adenin-cobalamin		ψ-Vitamin B_{12} β-Cobalamin Vitamin B_{12}f B_{12}-Faktor IV	+	+	+	0	0	0
2-Methyladenin-cobalamin		Faktor A Vitamin B_{12} m ω-Cobalamin ψ-Vitamin B_{12}d	+	+	+	0		0
Hypoxanthin-cobalamin		Faktor G	+	(+)				
2-Methylhypo:xanthincobalamin		Faktor H	+	(+)				
Nucleotidfreie Cobalamine	Ätiocobalamin	Faktor B B_{12}-Faktor I	+	0	0	0	0	0

Zur Bestimmung des Vitamin B_{12} stehen chemische und mikrobiologische Verfahren zur Verfügung. Die chemische Bestimmung beruht entweder auf einer Erfassung des Cyanids oder des Dimethylbenzimidazols. Die chemische Bestimmung ist aber zu unempfindlich, um die außerordentlich geringen, im genuinen biologischen Material enthaltenen B_{12}-Mengen zu erfassen. Man verwendet daher bei Untersuchungen über die physiologischen Eigenschaften des Vitamins nur mikrobiologische Verfahren. Bei diesen ergeben sich jedoch Schwierigkeiten wegen der bei den einzelnen Species unterschiedlichen Spezifität. Der empfindlichste Test ist der mit Euglena gracilis. Vitamin B_{12} wirkt im Euglenatest noch in einer Konzentration von 10^{-12} g/ml, das entspricht etwa 5000 Molekülen je Algenzelle. Vitamin B_{12} ist einer der höchst aktiven Wirkstoffe, die jemals in der Natur aufgenommen wurden. Weniger empfindlich ist der

---

[1] BERNHAUER und FRIEDRICH 1954.

Tabelle 66. *Antiperniziöse Wirkung verschiedener B$_{12}$-analoger Substanzen*[1].

Basalamin	Struktur der Base	Dosis γ	Hämato-logische Reticulo-cytenkrise %	Reaktion Erythro-cyten*
Vitamin B$_{12}$ (5,6-Dimethyl-benzimidazolcobamid)	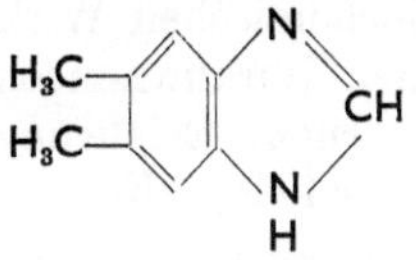			
„Faktor III" (5-Hydroxy-benzimidazol-cobamid)	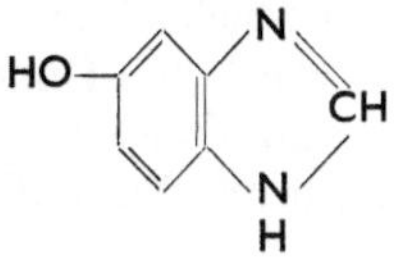			
Benzimidazol-cobamid	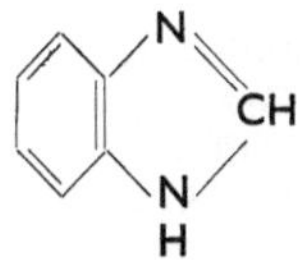	45	272	53000
5-Methyl-benzimidazol-cobamid	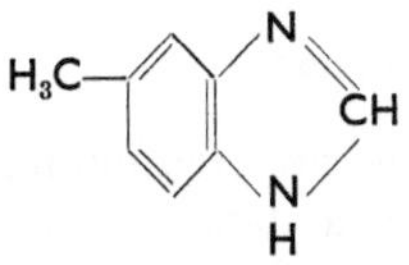	60	420	87000
5-Carboxyamidobenz-imidazol-cobamid	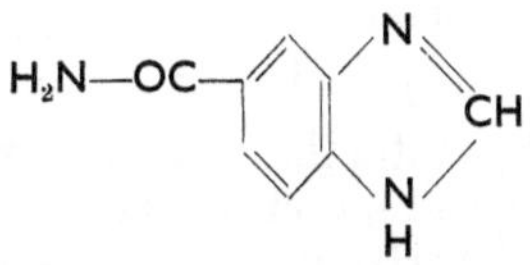	350	182	73000
5,6-Diäthylbenzimidazol-cobamid	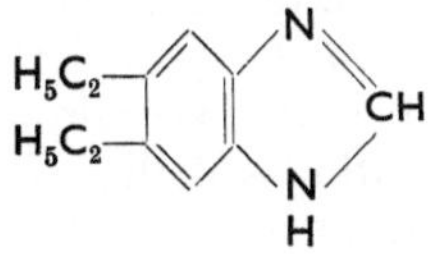	90	114	27000
5,6-Dichlorbenzimidazol-cobamid	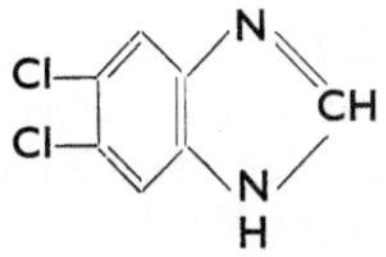	40**	126	20000
Naphthimidazol-(2,3)-cobamid	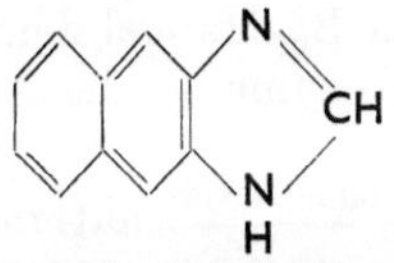	50***	98	30000

* Mittlere tägliche Erythrocytenzunahme in den ersten 15 Tagen der Behandlung.
** Keine weitere Reticulocytenkrise nach Verabfolgung von 2mal 40 γ.
*** Keine weitere Reticulocytenkrise nach Verabfolgung von 100 γ.

[1] BLUMBERGER, PETRIDES und BERNHAUER 1957.

Test mit Ochromonas. Dieser Test hat jedoch den Vorteil, spezifischer auf diejenigen Substanzen anzusprechen, die für den tierischen Organismus biologisch aktiv sind.

Biochemische Wirkungen.

Unsere Kenntnisse über die biochemischen Wirkungen des Vitamin B_{12} sind noch sehr unbefriedigend. Über den Wirkungsmechanismus der B_{12}-Wirkungen ist nur wenig bekannt. Alle bisherigen Erfahrungen haben gezeigt, daß das Vitamin B_{12} tief in den Zellstoffwechsel eingreift.

Neuerdings wurden einige Coenzyme isoliert, die sich von Vitamin B_{12} bzw. anderen Cobamiden ableiten. Eine Übersicht über diese Coenzyme vermittelt die Tabelle 67. Im tierischen Organismus wurde 5,6-Dimethylbenzimidazolylcobamid, das sich von Vitamin B_{12} ableitet, aufgefunden. Es ist Coenzym der Methylmalonyl-CoA-Isomerase, die bei der Umwandlung der Propionsäure in Bernsteinsäure beteiligt ist:

$$
\begin{array}{l}
\text{Propionsäure} \\
\quad \downarrow \ \text{ATP} + \text{CoA} \\
\text{Propionyl-CoA} \\
\quad \downarrow \ + \ \text{CO}_2 \\
\text{Methylmalonyl-CoA} \\
\quad \downarrow \ \text{Methylmalonyl-CoA-Isomerase} \\
\text{Succinyl-CoA} \\
\quad \downarrow \\
\text{Bernsteinsäure}
\end{array}
$$

Vitamin B_{12} ist wahrscheinlich bei der Neubildung von labilen Methylgruppen beteiligt (s. auch S. 691). Die neuentstandenen Methylgruppen lassen sich zuerst im Methionin nachweisen, von dem aus sie durch Transmethylierungen auf andere Methylacceptoren übertragen werden können. Auf den Prozeß der Transmethylierung als solchen ist jedoch das Vitamin B_{12} ohne Einfluß.

Vermutlich vermögen die B_{12}-Vitamine als Redoxkatalysatoren zu wirken. Man hat daher die Vermutung ausgesprochen, daß sie die Aufgabe haben, nach einer Transformylierung bzw. Übertragung einer Hydroxymethylgruppe eine Reduktion der Methylgruppe zu bewirken. Hierher gehört auch die Funktion des Vitamin B_{12}, SH-Verbindungen in der reduzierten Form zu erhalten. Auf diesem Wege kann das Vitamin über das SH-Glutathion (oder vielleicht auch andere SH-Verbindungen) einen Einfluß auf die SH-Enzyme gewinnen und so die Aktivität vieler Enzyme der Zelle steuern. Dies wäre eine mögliche Erklärung für die so vielfachen Wirkungen des Vitamin B_{12} in der Zelle[1].

Es liegen mancherlei Anzeichen dafür vor, daß das Vitamin B_{12} in den Proteinstoffwechsel eingreift, etwa im Sinne einer verbesserten Ökonomie. Ein möglicher Angriffspunkt wäre der über das Methionin, zumal Methionin die bei vielen Nahrungsproteinen die biologische Wertigkeit begrenzende Aminosäure ist. Neuerdings ließ sich in Versuchen in vitro zeigen, daß der Einbau von Aminosäuren in das Mikrosomenprotein im B_{12}-Mangel deutlich vermindert ist. B_{12} ist nämlich bei der Tätigkeit der p_H 5-Enzyme bei der Aktivierung der Aminosäuren beteiligt:

$$
\text{Aminosäure} + \text{ATP} \xrightarrow{\text{Cobalamin} + p_H \text{ 5-Enzym}} \text{aktivierte Aminosäure} + \text{PP}[2].
$$

Die wichtigsten Wirkungen des Vitamin B_{12} betreffen den Nucleotidstoffwechsel. Im B_{12}-Mangel enthält die Rattenleber subnormale Mengen an Ribonucleinsäure und an Desoxyribonucleinsäure. Bei der Perniciosa findet man

---

[1] UNGLEY 1955.   [2] WAGLE, MEHTA und JOHNSON 1958.

allerdings im Knochenmark keine Abnahme der Nucleinsäuren. Näheres über den Angriffspunkt des Vitamin B_{12} bei der Biosynthese der Nucleinsäuren ist unbekannt. Eine unmittelbare Beteiligung des Vitamin B_{12} bei der Biosynthese von Nucleinsäuren, insbesondere beim C_1-Transfer hat sich bisher nicht nachweisen lassen. Ebenso liegen keine konkreten Unterlagen vor, die für eine Beteiligung des Vitamins bei der Umwandlung von Glucose in Ribose bzw. Desoxyribose sprechen, desgleichen auch nicht beim Einbau dieser Pentosen in die Nucleinsäuren. Die Vermutung, daß das Vitamin bei der Bindung von Desoxyribose an Thymin zu Thymidin (vielleicht auch bei der Bildung anderer Nucleoside) eine Rolle spiele, ist — zum mindesten für den Menschen — unbewiesen. Gaben von Thymidin pflegen bei der Perniciosa, außer wenn sie extrem hoch sind, ohne Effekt zu sein.

Stoffwechsel.

Die Resorption des Vitamin B_{12} aus dem Darm ist ein komplizierter Prozeß, bei dem mindestens zwei verschiedene Mechanismen beteiligt sind. Ein Teil des Vitamins wird in freier Form resorbiert, und zwar vermutlich durch einfache Diffusion. Bei steigenden Vitamindosen gewinnt dieser Prozeß eine immer größere Bedeutung. Die Hauptmenge des Vitamins wird jedoch — vor allem bei den physiologischen, kleinen Dosen — erst nach Bindung an den „Intrinsic factor" resorbiert. Schon 1929 hatte CASTLE[1] gezeigt, daß der hämatopoetische Effekt des in Leber, Muskel oder anderen Organen enthaltenen „Extrinsic factor", der sich später als Vitamin B_{12} erwies, durch einen von der Magenschleimhaut sezernierten „Intrinsic factor" verstärkt wird. Der Intrinsic factor ist ein Mucoproteid, das Cobalamine in stöchiometrischem Verhältnis bindet. Das an den Intrinsic factor (Apoerythein) gebundene Cobalamin ist im mikrobiologischen Test inaktiv und läßt sich erst nach Erhitzen auf 100^0 mikrobiologisch nachweisen. Der Intrinsic factor-Cobalamin-Komplex ist so stabil, daß er durch einfache Dialyse nicht zerlegt wird. Ein dem aus dem Magensaft isolierten Intrinsic factor ähnliches Apoerythein wurde im Speichel nachgewiesen. Auch Heparin, Chondroitinschwefelsäure, Mucopolysaccharide und sulfurierte Polysaccharide vermögen Vitamin B_{12} zu binden. Weiterhin ist eine Bindung des Vitamin B_{12} an verschiedene Proteine (Globuline, Urease, kristallisiertes Eieralbumin) nachgewiesen worden. Die Bindung an die genannten Proteine wird aber — im Gegensatz zu der an den Intrinsic factor — bei einer längeren Dialyse zerlegt. In der Milch von Schweinen wurde ebenfalls ein Cobalamin bindender Faktor aufgefunden. Der tierische Organismus vermag im Gegensatz zu den Mikroorganismen die gebundenen Formen des Vitamin B_{12} zu verwerten.

Bei einer gegebenen Dosierung von Vitamin B_{12} steigt der Umfang der Resorption mit zunehmenden Gaben des Intrinsic factor bis zu einem gewissen Punkt an, über den hinaus eine weitere Gabe des Intrinsic factor ohne Effekt bleibt. Der Intrinsic factor vergrößert auch (bei Versuchen in vitro) die Aufnahme von ^{60}Co-Vitamin B_{12} in die Zellen.

Die Menge an Vitamin B_{12}, die von gesunden Personen resorbiert werden kann, ist begrenzt. Eine Steigerung der Zufuhr von 0,5 auf $50\,\gamma$ bedingt nur eine Mehrresorption von etwa $1\,\gamma$ Vitamin B_{12}. Diese Befunde weisen darauf hin, daß für die Resorption des Vitamins in der Darmschleimhaut eine Art von Ventilwirkung besteht, etwa vergleichbar mit der Resorption des Eisens, bei der das Apoferritin eine solche Ventilwirkung entfaltet. Chloro-, Nitrito-, Sulfato- und Thiocyanatocobalamine werden schlechter als das Cyanocobalamin resorbiert. Pseudovitamin B_{12} hat keinen Einfluß auf die Resorption von Vitamin B_{12}.

---

[1] CASTLE und TOWNSEND 1929.

Dagegen hemmt Desdimethyl-Vitamin B_{12} die Resorption[1]. Die Resorption von Vitamin B_{12}-Analogen (Veränderungen der Substitution im Benzimidazolring) ist beim Menschen zumeist geringer als die des Vitamin B_{12}.

Im Serum ist das Vitamin B_{12} nicht mehr an den Intrinsic factor gebunden, sondern an die α- und β-Globuline. Es ist gegenwärtig noch unbekannt, wo und wie der Intrinsic factor abgelöst wird. Im Serum gesunder Personen findet

Tabelle 67. *Cobamid-Coenzyme.*

Name des Coenzyms	Vorkommen	Katalysierte Reaktion
Adenylcobamid-Coenzym („AC-Coenzym")	Clostridium tetanomorphum	L-Glutamat $\rightleftarrows$ L-threo-Methylaspartat
Benzimidazolylcobamid-Coenzym („BC-Coenzym")	Clostridium tetanomorphum	L-Glutamat $\rightleftarrows$ L-threo-Methylaspartat
5,6-Dimethylbenzimidazolyl-cobamid-Coenzym („DBC-Coenzym")	Clostridium tetanomorphum	L-Glutamat $\rightleftarrows$ L-threo-Methylaspartat;
	Propionibacterium shermanii, Leber	Methylmalonyl-CoA $\rightleftarrows$ Succinyl-CoA

man im Mittel 100—900 mγ Vitamin B_{12} in 100 ml, im Mittel 360. Mit zunehmendem Lebensalter nimmt der B_{12}-Spiegel im Blut ab. Vielleicht ist dies durch die verminderte Nahrungsaufnahme bedingt. Eine Verminderung des Gehaltes der Leber an Vitamin B_{12} mit zunehmendem Lebensalter findet jedoch nicht statt. Die Vitamin B_{12}-Konzentration im Serum nimmt während der Gravidität etwas ab, erreicht jedoch keine deutlich subnormalen Werte. In der Tierwelt findet man bei den einzelnen Species hinsichtlich des Vitamin B_{12}-Spiegels im Serum außerordentlich unterschiedliche Werte. Die Leukocyten reichern B_{12} an.

Tabelle 68. *Verteilung von Vitamin B_{12} im Organismus nach Gaben per os oder nach Injektion*[2].

Ratten erhielten je 4,24 γ ^{60}Co-Vitamin B_{12} entweder subcutan injiziert oder per os. Die Analysen erfolgten nach 96 Std.

Organ	% der verabreichten Radioaktivität	
	nach s.c. Injektion	nach Gabe per os
Nieren	9,30	0,23
Muskel	6,50	1,20
Haut	3,22	0,50
Leber	2,88	0,29
Coecum	2,46	0,24
Gastro-Intestinal-Trakt .	2,05	0,18
Testes	0,61	0,14
Blut	0,30	0,16
Herz	0,22	0,015
Gehirn	0,16	0,02
Milz	0,13	0,0
Knochenmark	0,03	0,0
Carcass	7,34	3,9
Harn	50,30	1,2
Kot	6,36	80,7

Nach einer parenteralen Verabreichung von Vitamin B_{12} steigt die Konzentration im Serum sofort an, was zu einer erhöhten Ausscheidung des Vitamins im Harn Anlaß gibt. Denn bei den hohen Konzentrationen im Serum nach parenteralen Gaben ist ein großer Teil des Vitamins nicht an Eiweiß gebunden. Die ausgeschiedene Menge steigt mit zunehmender Dosierung an.

Nach einer Injektion von 50 γ Vitamin B_{12} pflegen im Harn 10—25% ausgeschieden zu werden, nach einer Dosis von 1 mg 90% und mehr. Perniciosa-Patienten unterscheiden sich

---

[1] LATNER und RAINE 1957.   [2] ROSENBLUM, CHOW, CONDON und YAMAMOTO 1952

in diesem Test nicht von Gesunden. Die Ausscheidung erfolgt erst, wenn die Bindungskapazität des Serums für das Vitamin B_{12} erschöpft ist. Nach einer Gabe von 1—2 γ von ^{60}Co-Cobalamin per os an gesunde Personen wird praktisch kaum etwas der Radioaktivität im Harn ausgeschieden. Injiziert man jedoch 2 Std nach der Verabreichung von 1—2 γ ^{60}Co-Cobalamin 1 mg unmarkiertes Vitamin B_{12}, so erscheinen im Verlaufe von 24 Std 3—25% der Radioaktivität im Harn.

Nach Gaben sehr großer Dosen (1—3 mg) Vitamin B_{12} per os steigt die Konzentration des Vitamins im Serum bei weitem nicht so stark an wie nach einer Injektion. Die Bindung an die Plasmaproteine erfolgt praktisch vollständig,

Tabelle 69. *Gehalt menschlicher Organe an Vitamin B_{12}[1].*

Organ	Zahl der Personen	Vitamin B_{12} im Gesamtorgan γ	
		Bereich	Mittelwert
Leber . .	13	486—4330	1456
Nieren . .	9	7— 56	31
Herz . .	9	9— 70	28
Milz . . .	6	3— 90	21
Gehirn . .	4	11— 43	32

Tabelle 70. *Gehalt menschlicher Organe an ungebundenem Vitamin B_{12}[1].*

Organ	Zahl der Personen	Mittelwert an Vitamin B_{12} $m\gamma$/g	
		gesamt	ungebunden
Leber . .	5	386	364
Nieren . .	4	99	94
Herz . .	4	66	59
Muskel .	4	15	11

so daß die Ausscheidung im Harn gering bleibt. Die Verteilung des Vitamins im Organismus ist daher nach Gaben per os etwas anders als nach der Injektion. Unterlagen findet man in der Tabelle 68. Angaben über den Vitamin B_{12}-Gehalt von menschlichen Organen findet man in der Tabelle 69.

Perniciosa-Patienten haben einen stark verminderten Gehalt der Leber an Vitamin B_{12}. Bei einem unbehandelten Falle wurden in der gesamten Leber nur 10 γ gefunden gegenüber einem Mittelwert von 1456 γ bei gesunden Personen. Bei der Behandlung der Perniciosa mit Vitamin B_{12} steigt der Gehalt der Leber an, und zwar um so stärker, je höher die Dosierung war.

In den Organen liegt ein großer Teil des Vitamin B_{12} in einer mikrobiologisch unmittelbar aktiven Form vor (Tabelle 70). Es ist hier nur locker an Eiweiß gebunden, während die Bindung im Serum so fest ist, daß das Vitamin erst nach Erhitzen auf 100° mikrobiologisch erfaßbar wird. Die erhebliche Speicherungsfähigkeit der Leber für Vitamin B_{12} geht auch aus den Versuchen mit dem radioaktiven Vitamin hervor.

Die Ausscheidung von Vitamin B_{12} im Harn ist normalerweise nur gering und beträgt für den Menschen unter 0,15 γ im Tag. Eine meßbare Vergrößerung pflegt erst nach parenteralen Gaben von mehr als 1 γ aufzutreten.

Tabelle 71. *Verteilung des Vitamin B_{12} auf die Substrukturen der Rattenleberzelle[2].* Untersuchungen mit ^{60}Co-Vitamin B_{12}.

Zellfraktion	% des Gesamtbestandes an B_{12}
Kernfraktion	11,4
Mitochondrien	13,6
Mikrosomen	40,5
Cytoplasma	22,5

Frauenmilch enthält im Mittel 0,40 γ Vitamin B_{12} im Liter. Nach größeren Vitamingaben (100 γ/Tag) steigt die Konzentration im Verlaufe der nächsten Tage auf das etwa Dreifache an, um nach Absetzen der Behandlung allmählich wieder auf den Ausgangswert abzufallen. Nach der Injektion steigt die Konzentration des Vitamins in der Milch rascher und höher an als nach Gaben per os. Insgesamt pflegen 1—2% der injizierten Dosis in der Milch zu erscheinen. Kuhmilch enthält im Mittel 3—4 γ Vitamin B_{12} im Liter. Cobalamin liegt in der Milch in gebundener, nicht ultrafiltrabler Form vor.

Die Ausscheidung des Vitamin B_{12} im Kot ist, je nach Art der Ernährung und Zusammensetzung der Darmflora, großen Schwankungen unterworfen und

[1] Ross und Mollin 1957. [2] Wagle, Mehta und Johnson 1958.

beträgt zumeist 5—60 γ im Tag beim Menschen. Das im Kot ausgeschiedene Vitamin ist teils der Resorption entgangenes Vitamin, teils durch die Darmbakterien synthetisiertes. Der weitaus größere Teil des ausgeschiedenen Vitamins entfällt jedoch auf den letzteren Posten. Die durchschnittliche Nahrung des Menschen enthält 0,2—3,5 γ Vitamin B_{12}. Es ist nicht wahrscheinlich, daß die Darmbakterien einen wesentlichen Beitrag zur Versorgung des Menschen mit Cobalamin leisten. Da das exogen beigebrachte Vitamin B_{12} nur einen geringen Bruchteil der im Kot ausgeschiedenen Menge auszumachen pflegt, besteht hinsichtlich der Ausscheidung im Kot kein Unterschied zwischen Gesunden und Perniciosa-Patienten.

Perniciosa-Patienten resorbieren wesentlich weniger Vitamin B_{12} als gesunde Menschen. Erst wenn man ihnen Intrinsic factor, z. B. in Form von Magensaft Gesunder, gibt, erfolgt auch bei ihnen eine der Norm entsprechende Resorption. Dasselbe ist auch bei Menschen der Fall, denen der Magen reseziert wurde.

Tabelle 72. *Resorption von Vitamin B_{12} bei Perniciosa-Patienten und nach Resektion des Magens.*
Daten nach übereinstimmenden Angaben verschiedener Autoren. Die Patienten erhielten ^{60}Co-Cobalamin per os.

Personenkreis	% des verabreichten ^{60}Co-Vitamins im Kot
Gesunde	im Mittel 25
Perniciosa-Patienten	72—100
Perniciosa-Patienten bei gleichzeitiger Gabe von Intrinsic factor	25— 66
Nach Magenresektion	86—100
Nach Magenresektion und gleichzeitiger Gabe von Intrinsic factor	18— 25

Patienten mit einer perniziösen Anämie, aber auch solche mit einer megaloblastischen Anämie weisen erniedrigte Konzentrationen an Vitamin B_{12} im Serum und in den Organen auf. Während einer B_{12}-Therapie steigen die Werte zur Norm an, fallen jedoch nach Sistieren der Medikation wieder ab. Knochenmarkspunktate zeigen, daß eine normale Knochenmarksfunktion dann nachzuweisen ist, wenn die Vitamin B_{12}-Konzentration den Grenzwert von 100 mγ/ml übersteigt[1].

Cobalaminmangel und Cobalaminbedarf.

Beim Menschen äußert sich ein Mangel an Vitamin B_{12} in dem bekannten Krankheitsbild der perniziösen Anämie. Die primäre Ursache ist vermutlich in einer Atrophie der Magenschleimhaut gelegen, was zu einem Versiegen der Bildung des Intrinsic factor führt und damit eine stark verringerte Resorption des Vitamins bedingt. Die Symptome der Perniciosa weisen in erster Linie auf eine Störung des Nucleotidstoffwechsels hin. Im Mangel an Cobalamin ist die Fähigkeit zur Biosynthese von Ribonucleinsäure und Desoxyribonucleinsäure herabgesetzt. Dadurch ist die Neubildung von Zellen erschwert. Dies wirkt sich naturgemäß in erster Linie in den Geweben aus, bei denen die Mitoserate hoch ist, wie im Knochenmark. Die Stoffwechselstörung verursacht eine verminderte Bildung neuer Zellen und dafür eine Vergrößerung der Zellen. Auch die für die Perniciosa typische Degeneration im Rückenmark entsteht vermutlich infolge einer Störung des Nucleotidstoffwechsels. Zwar hat das zentrale Nervensystem die geringste Mitoserate, so daß der Stoffwechsel der Desoxyribonucleinsäure in diesem Zusammenhange hier keine besondere Rolle spielt. Jedoch haben die

---

[1] Ungley 1955.

Nervenzellen, vor allem diejenigen mit langen Axonen, einen intensiven Proteinstoffwechsel und benötigen daher einen lebhaften Umsatz der Ribonucleinsäure.
Da jedoch dieser im Cobalaminmangel verlangsamt ist, werden naturgemäß in
erster Linie Zellen mit einem besonders lebhaften Proteinstoffwechsel betroffen.

Bei Ratten und Hühnern wurde im B_{12}-Mangel eine Erhöhung des Coenzym A-
Gehalts in der Leber und Niere nachgewiesen, ohne daß dabei jedoch ein Unterschied im Vermögen, Glieder des Citronensäurecyclus zu oxydieren, erkennbar
wäre[1]. Im Gehirn findet man jedoch keine Veränderungen des Coenzym A-
Bestandes. Weitere im Vitamin B_{12}-Mangel auftretende Veränderungen von
Enzymaktivitäten betreffen Verminderungen der Cytochromoxydase, der Xanthinoxydase und der Homocystein-Betain-Transmethylase in der Leber.

Das Vitamin B_{12} zeigt im Tierversuch einen deutlich wachstumssteigernden
Effekt, von dem in der Tierernährung praktischer Gebrauch gemacht wird.
Beim Menschen ließ sich jedoch ein solcher Effekt bisher nicht nachweisen.
Selbst unter ungünstigen Ernährungsbedingungen, z. B. bei geringer Zufuhr an
biologisch hochwertigem Protein, haben Zulagen von täglich $20\,\gamma$ Vitamin B_{12}
auch in langfristigen Versuchen keinen Einfluß auf das Wachstum von Kindern.
Ebensowenig ließ sich bei jungen Männern ein Effekt auf die körperliche Leistungsfähigkeit (z. B. maximale Arbeit auf dem Fahrradergometer oder Normalisierung
des Pulses nach schwerer Anstrengung) nachweisen.

Über den Bedarf des Menschen an Vitamin B_{12} sind keine exakten Unterlagen
vorhanden. Man schätzt ihn auf $1\,\gamma$ im Tag oder sogar weniger. Diese Schätzung
beruht auf der Erfahrung, daß man bei Perniciosa-Patienten $1—2\,\gamma$ Vitamin B_{12}
als Erhaltungsdosis zur Aufrechterhaltung eines normalen Blutbildes benötigt.

Vitamin B_{12} wird nur von Mikroorganismen gebildet. Nähere Angaben über
B_{12} erzeugende und zerstörende Mikroorganismen findet man bei FORD und
HUTNER[2]. Mensch und Tier leben daher direkt oder indirekt von dem mikro-
biell erzeugten Vitamin B_{12}. Der Mensch und die omnivoren oder carnivoren
Tiere beziehen das von ihnen benötigte Vitamin B_{12} praktisch ausschließlich aus
den Lebensmitteln tierischer Herkunft. Die Versorgung der Wiederkäuer mit
Cobalamin erfolgt durch die Tätigkeit ihrer Intestinalbakterien. Auf Grund der
bei ihnen gegebenen anatomischen Verhältnisse wird das von den Intestinalbakterien synthetisierte Vitamin B_{12} — im Gegensatz zum Menschen — praktisch
vollständig resorbiert. Da Wiederkäuer ausschließlich auf die Vitaminsynthese
durch die Intestinalbakterien angewiesen sind, ist für sie Kobalt ein unent-
behrliches Spurenelement. Andere Pflanzenfresser erhalten das von ihnen benötigte Vitamin B_{12} vorwiegend durch Koprophagie.

Vegetarier von orthodoxer Richtung, die alle Lebensmittel tierischer Herkunft
perhorreszieren, haben naturgemäß eine außerordentlich geringe Aufnahme an
Vitamin B_{12}. Man findet daher bei ihnen stark verminderte Cobalamin-Konzen-
tration im Serum ($45—193\,\text{m}\gamma/100\,\text{ml}$, im Mittel 111) und daher auch häufig
Symptome eines B_{12}-Mangels wie z. B. Paraesthesien, Veränderungen der Zunge
u. a. m., die nach Gaben von Vitamin B_{12} sofort verschwinden.

Ascorbinsäure (Vitamin C).

Chemie.

Ascorbinsäure ist auf Grund ihrer Dienolstruktur ein kräftiges Reduktionsmittel. Sie wird von Oxydationsmitteln wie Halogene, Eisen(III)-salze, Chinon,
Dichlorphenolindophenol, Methylenblau u. a. m. zu Dehydroascorbinsäure oxydiert. Stärkere Oxydationsmittel, insbesondere auch der Luftsauerstoff in

---

[1] BOXER, SHONK, GILFILLAN, EMERSON und OGINSKY 1955.   [2] FORD und HUTNER 1955.

Gegenwart von katalytisch wirkenden Cu^{++}, oxydieren die Ascorbinsäure über die Stufe der Dehydroascorbinsäure hinaus. Während die Oxydation zu Dehydroascorbinsäure reversibel ist (Dehydroascorbinsäure läßt sich wieder zu Ascorbinsäure hydrieren), bedingt die über diese Stufe hinausgehende Oxydation eine irreversible Zerstörung des Vitamins. Die Oxydation der Ascorbinsäure erfolgt um so leichter, je höher der p_H-Wert der Lösung ist. In stark saurer Lösung ist Ascorbinsäure relativ beständig.

In der Tabelle 73 findet man eine Zusammenstellung von Substanzen, welche außer der Ascorbinsäure im Sinne eines antiskorbutischen Vitamins biologisch aktiv sind.

Von den 4 möglichen stereoisomeren Ascorbinsäuren sind L-Ascorbinsäure und D-Araboascorbinsäure biologisch aktiv, während D-Ascorbinsäure und L-Araboascorbinsäure inaktiv sind. Biologisch aktiv sind also die beiden Formen, bei denen der koventionellen Schreibweise der Lactonring auf der rechten Seite der Kohlenstoffkette geschrieben wird. Maßgebend ist demnach die Konfiguration

Tabelle 73. *Antiskorbutisch wirksame Substanzen.*

Substanz	% der Wirksamkeit von L-Ascorbin-säure
L-Ascorbinsäure	100
L-Dehydroascorbinsäure	100
6-Desoxy-L-ascorbinsäure . . .	33
L-Rhamnoascorbinsäure	20
D-Araboascorbinsäure	5
L-Glucoascorbinsäure	2,5
L-Fucoascorbinsäure	2,5
D-Glucoheptoascorbinsäure . . .	1,0

Tabelle 74. *Biologisch inaktive Derivate der Ascorbinsäure.*

D-Xyloascorbinsäure	L-Erythroascorbinsäure
L-Araboascorbinsäure	Hydroxytetronsäure
D-Glucoascorbinsäure	Reduktinsäure
D-Galaktoascorbinsäure	Redukton
L-Guloascorbinsäure	Dihydroxymaleinsäure
L-Alloascorbinsäure	3-Desoxy-L-gulosaccharoseascorbinsäure
	2-Amino-L-ascorbinsäure
	2,3-Diamino-L-ascorbinsäure

am C-Atom 4, während die am C-Atom 5 für die biologische Aktivität belanglos ist. Eine weitere Voraussetzung für die biologische Aktivität ist die Dienolstruktur an den C-Atomen 2 und 3.

D-Araboascorbinsäure (D-Isoascorbinsäure, Erythorbinsäure) hat als solche eine nur verschwindend kleine Ascorbinsäurewirkung (beim skorbutischen Meerschweinchen weniger als 1% der Ascorbinsäure). In Gegenwart von

L-Ascorbinsäure (L-Xyloascorbinsäure) — aktiv

D-Ascorbinsäure (D-Xyloascorbinsäure) — inaktiv

D-Araboascorbinsäure (D-Isoascorbinsäure) — aktiv

L-Araboascorbinsäure — inaktiv

L-Gluco-
ascorbinsäure
aktiv

D-Gluco-
ascorbinsäure
inaktiv

L-Rhamno-
ascorbinsäure
aktiv

D-Glucohepto-
ascorbinsäure
aktiv

L-Fucoascorbin-
säure
aktiv

6-Desoxy-
L-ascorbinsäure
aktiv

2-Amino-
L-ascorbinsäure
inaktiv

2,3-Diamino-
L-ascorbinsäure
inaktiv

Ascorbinsäure ist ihre Wirkung stärker, da sie im Organismus in gewissen Bereichen Ascorbinsäure einsparen kann. Sie wird in den USA in der Lebensmittelindustrie auf Grund ihrer antioxydativen Eigenschaften verwendet.

Redukton

Dihydroxymaleinsäure

Biochemische Wirkungen.

Im Tyrosinstoffwechsel. Tyrosin wird im tierischen Organismus über Hydroxyphenylbrenztraubensäure, Homogentisinsäure und Maleylacetessigsäure zu Fumarsäure und Acetessigsäure abgebaut. Bei der Oxydation der Homogentisinsäure zu Maleylacetessigsäure spielt Ascorbinsäure eine, gegenwärtig nicht völlig übersehbare Rolle. Die Vermutung, daß Ascorbinsäure hier in Form eines Coenzyms beteiligt sei, ist durch neuere experimentelle Befunde äußerst unwahrscheinlich geworden[1]. Bei dieser Reaktion wird außer Ascorbinsäure auch

---

[1] LaDu und Zannoni 1956.

Fe^{++} benötigt. Die Beteiligung der Ascorbinsäure liegt außerhalb ihrer sonstigen Vitaminfunktion. Sie läßt sich nämlich bei dieser Reaktion auch durch Verwandte ersetzen, die keine Vitaminwirkung haben wie z. B. D-Isoascorbinsäure, D-Glucoascorbinsäure und verschiedene Reduktonderivate. Vielleicht dient Ascorbinsäure hier nur dazu, das Eisen in der Fe^{++}-Stufe zu erhalten.

Die Beteiligung der Ascorbinsäure am Tyrosinstoffwechsel geht auch daraus hervor, daß beim Skorbut (und zwar sowohl beim Menschen als auch beim experimentell erzeugten Skorbut des Meerschweinchens) eine Belastung mit Tyrosin zu einer großen Ausscheidung von Homogentisinsäure, p-Hydroxyphenylbrenztraubensäure und p-Hydroxyphenylmilchsäure Anlaß gibt, also den Stoffwechselprodukten, die vor der Maleylacetessigsäure gelegen sind. Gaben von Ascorbinsäure bringen die Ausscheidung der erwähnten Substanzen zum Verschwinden.

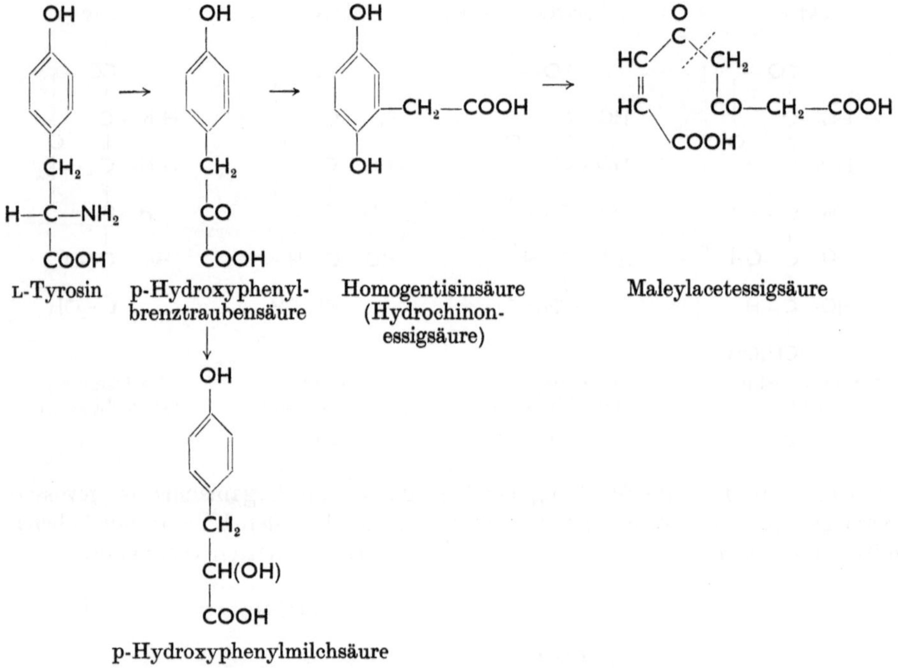

L-Tyrosin   p-Hydroxyphenyl-brenztraubensäure   Homogentisinsäure (Hydrochinonessigsäure)   Maleylacetessigsäure

p-Hydroxyphenylmilchsäure

Im Bindegewebsstoffwechsel. Ascorbinsäuremangel betrifft in erster Linie die mesenchymalen Gewebe. Die Verzögerung der Wundheilung, ein charakteristisches Symptom des Ascorbinsäuremangels, weist auf eine Beteiligung der Ascorbinsäure im Stoffwechsel des Bindegewebes hin. Kollagen ist auffallend reich an Glykokoll. Im experimentellen Skorbut ließ sich jedoch keine Veränderung der Einbaugeschwindigkeit von markiertem Glykokoll in das Kollagen nachweisen. Die Vermutung, daß Ascorbinsäure bei der Umwandlung von Prolin in Hydroxyprolin beteiligt ist, hat sich bisher nicht experimentell bestätigen lassen. Dagegen ist der Einbau von ^{35}S-Sulfat in den Rippenknorpel beim skorbutischen Meerschweinchen deutlich verzögert. Dies spricht für eine Beteiligung der Ascorbinsäure im Mucopolysaccharidstoffwechsel.

Im Folsäurestoffwechsel. Wie schon erwähnt (S. 701), spielt die Ascorbinsäure bei der Umwandlung der Folsäure in den Citrovorum factor eine Rolle. Die Ausscheidung des Citrovorum factor steigt nach größeren Ascorbinsäuregaben auf das Doppelte bis Dreifache der Norm an. Bei Versuchen in vitro ließ sich zeigen, daß Zusätze von Ascorbinsäure die Umwandlung von Folsäure in den Citrovorum factor fördert. Isoascorbinsäure, die keinen Vitamincharakter hat, ist jedoch in dieser Beziehung genau so wirksam wie Ascorbinsäure. Vielleicht ist auch hier wie beim Tyrosinstoffwechsel die Ascorbinsäure nur als Reduktionsmittel beteiligt.

Bei der Biosynthese der Nebennierenrindenhormone. Versuche in vitro an Nebennierenhomogenaten oder an durchströmten Nebennieren haben eindeutig ergeben, daß Ascorbinsäure die Biosynthese der Corticoide fördert[1]. Bekanntlich kommt Ascorbinsäure in der Nebennierenrinde in einer außerordentlich hohen Konzentration vor. Die Nebennierenrinde von Schweinen und Rindern enthält 500—600 mg-% Ascorbinsäure. Zusatz von Ascorbinsäure fördert die Umwandlung von ^{14}C-Cholesterin in die Corticoide, insbesondere auch die Hydroxylierung am C-Atom (11) durch die Mitochondrien der Nebennierenrinde[2]. In den Nebennierenrinden-Mikrosomen ist eine ascorbinsäureabhängige DPN-H-Oxydase vorhanden. Wird DPN-H über diese Oxydase und Monodehydroascorbinsäure als intermediärer Wasserstoffacceptor oxydiert, so erfolgt in Gegenwart der 11-β-Hydroxylase, die in den Mitochondrien enthalten ist, ein Einbau von OH-Gruppen in die 11-Stellung von Steroiden. Ascorbinsäure aktiviert jedoch auch die Hydroxylierung an anderen Positionen.

Weitere Hinweise auf die Beteiligung der Ascorbinsäure bei der Biosynthese der Corticoide sind die Verminderung der Ascorbinsäurekonzentration in den Nebennieren nach Gaben von ACTH, die Verminderung der Ausscheidung von 17-Ketosteroiden im Harn beim Skorbut und die Wirkung der Ascorbinsäure bei allerlei Stressituationen, z. B. Verbesserung der Kälteresistenz u. dgl.

Stoffwechsel.

Ascorbinsäure entsteht im Stoffwechsel aus Glucose. Bei Pflanzen und denjenigen Tieren, welche Ascorbinsäure zu bilden vermögen, bewirkt die Verabreichung von Glucose-1-^{14}C die Ausscheidung von Ascorbinsäure-6-^{14}C bzw. die Einverleibung von Glucose-6-^{14}C die Ausscheidung von Ascorbinsäure-1-^{14}C. Bei der Biosynthese der Ascorbinsäure sind Glucuronsäure (bzw. ihr γ-Lacton) und Gulono-γ-lacton Zwischenprodukte. Ascorbinsäure kann von Pflanzen und Tieren auch von D-Galaktose ausgehend über Galakturonsäure und L-Galaktonolacton entstehen. Beim Meerschweinchen liegt der Stoffwechselblock, welcher diesem Tier die Bildung von Ascorbinsäure unmöglich macht, in dem Unvermögen der Lebermikrosomen, L-Gulonolacton weiter umzusetzen[3]. Bei der oben formulierten Bildung der Ascorbinsäure wurde bisher die Beteiligung von 3 Enzymen nachgewiesen[4]:

$$\text{D-Glucuronat} + \text{TPN-H} + \text{H}^+ \rightarrow \text{L-Gulonat} + \text{TPN}^+$$
$$\text{L-Gulonat} + \text{DPN}^+ \rightarrow (\text{3-Keto-L-gulonat}) + \text{DPN-H} + \text{H}^+$$
$$(\text{3-Keto-L-gulonat}) \rightarrow \text{L-Ascorbinat}$$

Bei den Tieren, die keine Ascorbinsäure bilden können, auch beim Menschen, fehlt in der Leber das dritte Enzym. Bei den Tieren, die Ascorbinsäure zu bilden vermögen, wurden bei den Säugetieren alle drei Enzyme in der Leber, bei Vögeln und Reptilien in der Niere nachgewiesen.

Unter Verwendung von ^{14}C-Ascorbinsäure wurden die in der Tabelle 75 wiedergegebenen Daten über die Größe des Ascorbinsäureumsatzes bei Ratten bestimmt. Ein kleiner Teil der Ascorbinsäure wird in Oxalsäure verwandelt.

---

[1] STAUDINGER 1955.   [2] KERSTEN, KERSTEN und STAUDINGER 1955.
[3] BURNS, PEYSER und MOLTZ 1956.   [4] GROLMAN und LEHNINGER 1957.

722   KONRAD LANG: Die Physiologie der Vitamine.

Andere Autoren fanden in analog angelegten Versuchen ähnliche Zahlen für die tägliche Neubildung von Ascorbinsäure bei Ratten (2,6 mg/100 g Körpergewicht). Im Harn erscheinen rund 15% der täglich entstandenen Ascorbinsäure. Der Ascorbinsäure-Pool der Ratte beträgt 10,7 mg/100 g Körpergewicht[1]. Die biologische Halbwertszeit der Ascorbinsäure beträgt beim Meerschweinchen 70—144 (Mittel 99) Std. Sie bleibt im Stress oder im Ascorbinsäuremangel unverändert.

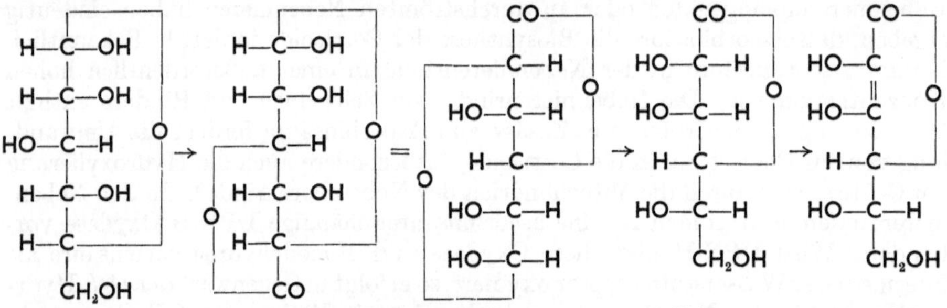

D-Glucose → D-Glucurono-γ-lacton = (Die zweite Formel ist zur Sichtbarmachung der Konfigurationsänderung gegenüber der ersten um 180° gedreht) → L-Gulono-γ-lacton → L-Ascorbinsäure

Mensch und Meerschweinchen vermögen bekanntlich Ascorbinsäure nicht im eigenen Stoffwechsel zu bilden und sind daher auf die alimentäre Zufuhr der Substanz angewiesen. Der Stoffwechsel der Ascorbinsäure verläuft bei Mensch und Meerschweinchen weitgehend verschieden. Der Mensch vermag Ascorbinsäure nicht in großem Umfange völlig zu oxydieren und scheidet daher neben

Tabelle 75. *Stoffwechsel der Ascorbinsäure bei Ratten*[2].

Biologische Halbwertszeit	3,6 Tage
Tägliche Neubildung	5—8 mg
Umsatz in 24 Std:	
Oxydation zu CO_2	19—29% des Umsatzes
Umwandlung in Diketogulonsäure	17

unveränderter Ascorbinsäure noch weitere Stoffwechselprodukte des Vitamins, nämlich Dehydroascorbinsäure und Diketogulonsäure im Harn aus. Dagegen oxydieren Meerschweinchen die Ascorbinsäure zum größten Teil zu CO_2 und haben daher nur eine geringfügige Ausscheidung der erwähnten Substanzen im Harn.

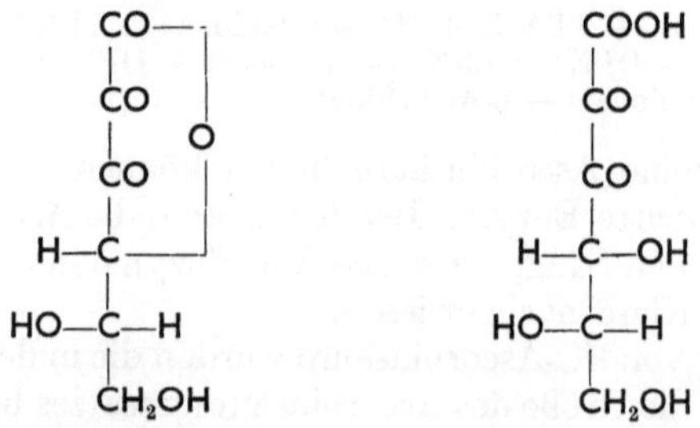

Dehydroascorbinsäure   Diketogulonsäure

___

[1] BURNS, MOSBACH und SCHULENBERG 1954.
[2] CURTIN und C. G. KING 1955.

Rattenleber und Rattenniere bauen L-Ascorbinsäure zu L-Xylonsäure und L-Lyxonsäure ab[1]. Hierbei wurde der folgende Reaktionsmechanismus wahrscheinlich gemacht:

$$
\begin{array}{ccc}
& & \text{COOH} \\
& & | \\
& & \text{CO} \\
& & | \\
& & \text{C—OH} \\
& & \| \\
& \xrightarrow{cis} & \text{C—OH} \xrightarrow{-CO_2} \\
& & \text{HO—C—H} \\
& & | \\
& & \text{CH}_2\text{OH}
\end{array}
$$

L-Lyxonsäure

2,3-Diketo-L-gulonsäure

cis- und trans-Formen des Endiols aus 2,3-Diketogulonsäure

L-Xylonsäure

Pflanzen enthalten Ascorbinsäureoxydase, ein kupferhaltiges Enzym, das Ascorbinsäure unter Verwendung von molekularem Sauerstoff oxydiert. Ascorbinsäureoxydase wurde im tierischen Organismus nicht aufgefunden. In ähnlicher Weise wie die Ascorbinsäureoxydase vermögen aber auch künstlich hergestellte Kupfersalze von Proteinen Ascorbinsäure oxydativ zu zerstören.

Die Oxydation der Ascorbinsäure kann weiterhin noch durch vielerlei Systeme enzymatischer und nichtenzymatischer Art bewirkt bzw. beschleunigt werden. Eine enzymatische Oxydation der Ascorbinsäure bewirken die folgenden Enzyme: Polyphenoloxydase, Laccase, Peroxydase und das System Cytochrom-c-Cytochrom-c-Oxydase.

Polyphenoloxydase oxydiert Ascorbinsäure in Gegenwart eines Polyphenols folgendermaßen:

1. O_2 + Polyphenol $\xrightarrow{\text{Polyphenoloxydase}}$ Chinon,
2. Chinon + Ascorbinsäure → Dehydroascorbinsäure + Polyphenol.

Hierbei bildet sich eine Art von Kreisprozeß aus, der so lange abläuft, als noch unveränderte Ascorbinsäure vorhanden ist. Diese Reaktion kommt nur in Pflanzen vor, da der tierische Organismus keine Polyphenoloxydase enthält. Er spielt jedoch bei der Ernährung insofern eine Rolle, als er zur Zerstörung der Ascorbinsäure beim Lagern von Obst und Gemüse führt.

In analoger Weise läßt sich aber auch mit Peroxydase anstelle der Polyphenoloxydase ein Ascorbinsäure oxydierendes System aufbauen, bei dem sich die folgenden Reaktionen abspielen:

---

[1] KANFER, ASHWELL und BURNS 1960, KAGAWA, MANO und SHIMAZONO 1960.

$$1. \quad \text{Phenol} + H_2O_2 \xrightarrow{\text{Peroxydase}} \text{Chinon} + H_2O$$
$$2. \quad \text{Chinon} + \text{Ascorbinsäure} \rightarrow \text{Phenol} + \text{Dehydroascorbinsäure.}$$

In derselben Weise wirken auch Hämine und Hämoglobin, ferner (wie schon erwähnt) das System Cytochrom-c-Cytochrom-c-Oxydase.

Die umgekehrte Reaktion, also die Hydrierung von Dehydroascorbinsäure zu Ascorbinsäure, kommt ebenfalls im tierischen und pflanzlichen Organismus vor. In einer nur langsam ablaufenden, nichtenzymatischen Reaktion hydriert reduziertes Glutathion Dehydroascorbinsäure:

$$\text{Dehydroascorbinsäure} + 2\,\text{GSH} \rightarrow \text{Ascorbinsäure} + \text{GSSG.}$$

Pflanzen enthalten eine Dehydroascorbinsäurereduktase, ein Enzym, das diese Reaktion stark beschleunigt, wobei anstelle des Glutathions auch andere SH-Verbindungen treten können. Die Glutathionreduktase läßt zusammen mit der Dehydroascorbinsäurereduktase in Kombination mit einem TPN-H erzeugenden System einen enzymatischen Wasserstofftransport möglich erscheinen. Inwieweit ein solcher bei der Pflanzenatmung tatsächlich eine Rolle spielt, ist gegenwärtig nicht zu übersehen. Ein solcher enzymatischer Wasserstofftransport ist z. B. in dem folgenden System denkbar:

$$1. \quad \text{Isocitrat} + TPN^+ \xrightarrow[\text{dehydrogenase}]{\text{Isocitronensäure-}} \text{Oxalsuccinat} + TPN\text{—}H + H^+,$$

$$2. \quad \text{GSSG} + TPN\text{—}H + H^+ \xrightarrow{\text{Glutathionreduktase}} 2\,\text{GSH} + TPN^+,$$

$$3. \quad 2\,\text{GSH} + \text{Dehydroascorbinsäure} \xrightarrow[\text{säurereduktase}]{\text{Dehydroascorbin-}} \text{GSSG} + \text{Ascorbinsäure.}$$

Noch weniger bekannt sind konkrete Unterlagen über eine mögliche Beteiligung der Ascorbinsäure beim Wasserstofftransport in tierischen Zellen. Vielleicht spielt die Ascorbinsäure tatsächlich im Stoffwechsel einiger, bestimmter Gewebe eine solche Rolle. Eine Beteiligung der Ascorbinsäure beim Wasserstofftransport wird für den Stoffwechsel der Augenlinse diskutiert. Die Augenlinse hat einen oxydativen Stoffwechsel, obwohl ihr das Cytochrom-Cytochromoxydase-System fehlt. Weiterhin ist ihr außergewöhnlich hoher Gehalt an Glutathion (200—600 mg-%) auffallend. Vielleicht ist die S. 721 erwähnte Beteiligung der Ascorbinsäure am Steroidstoffwechsel der Nebennierenrinde auf einer ähnlichen Ebene gelegen. Es ist jedoch nicht wahrscheinlich, daß die Ascorbinsäure ganz allgemein als Wasserstoffüberträger bei der Atmung tierischer Zellen beteiligt ist. Eine enzymatische Hydrierung der Dehydroascorbinsäure wurde bisher im tierischen Organismus noch nicht nachgewiesen, und die Reaktionsgeschwindigkeit der nichtenzymatischen ist nicht ausreichend, um einen einigermaßen bedeutenden Wasserstofftransport zu erlauben. Neuerdings wurde in den Mikrosomen der Nebennierenrinde ein Enzym nachgewiesen, das in Gegenwart von Ascorbinsäure und Sauerstoff DPN-H dehydrieren kann [2].

Tabelle 76. *Gehalt von Meerschweinchenorganen an Ascorbinsäure bei verschieden hoher Ascorbinsäurezufuhr* [1].
Alle Werte in mg-%.

Organ	Zufuhr an Ascorbinsäure in mg/100 g Körpergewicht/Tag				
	Sättigung	0,18	0,70	1,83	3,44
Blut	0,75	0,09	0,14	0,35	0,54
Leber . . .	23,8	0,79	3,75	11,6	15,5
Niere . . .	9,1	0,55	2,48	5,64	7,87
Nebenniere .	119	4,52	28,5	73,9	110,5
Milz	43	2,35	12,8	26,0	33,0
Muskel . .	2,39	0,20	0,76	1,63	2,24
Herz . . .	7,5	0,29	2,16	4,59	5,49
Gehirn . . .	18,6	3,05	8,35	15,2	18,4

---

[1] Kuether, Telford und Roe 1944.   [2] Kersten, Kersten und Staudinger 1957.

Ascorbinsäure dringt nur schlecht in die Erythrocyten ein, Dehydroascorbinsäure dagegen wesentlich besser. Vielleicht dringt daher das Vitamin in Form der Dehydroascorbinsäure in die Blutzellen ein und wird dort (wie oben formuliert) unter Beteiligung der Glutathionreduktase, die ebenfalls im tierischen Organismus vorkommt, zu Ascorbinsäure hydriert[1].

Angaben über die Konzentration der Ascorbinsäure in den Organen von Meerschweinchen findet man in der Tabelle 76. Normalerweise enthalten die Organe praktisch ausschließlich Ascorbinsäure und keine Dehydroascorbinsäure. Nur im Skorbut findet man neben der Ascorbinsäure noch meßbare Mengen an Dehydroascorbinsäure.

Die Ausscheidung der Ascorbinsäure erfolgt praktisch ausschließlich im Harn. Für die Ausscheidung besteht ein Schwellenwert, der beim Menschen bei etwa 1,2 mg-% Ascorbinsäure im Plasma gelegen ist. Die Ascorbinsäureclearance entspricht etwa der des Inulins. Im Kot werden vom Menschen im Tag 5 mg Ascorbinsäure oder darunter ausgeschieden. Manche Darmbakterien zerstören Ascorbinsäure.

D-Isoascorbinsäure (Erythorbinsäure) verdrängt Ascorbinsäure nicht aus dem Organismus. Selbst große Gaben der Substanz haben keinen Einfluß auf die Ausscheidung von Ascorbinsäure durch den Menschen. Der Stoffwechsel der D-Isoascorbinsäure verläuft unabhängig von dem der L-Ascorbinsäure[2].

Ascorbinsäuremangel und Ascorbinsäurebedarf.

Ascorbinsäuremangel betrifft in erster Linie das Mesenchymsystem. Ein schwerer Ascorbinsäuremangel führt zu der altbekannten Mangelkrankheit Skorbut. Skorbut äußert sich in Hämorrhagien, die am ganzen Körper auftreten können, Gingivitis mit Hypertrophie des Zahnwalls, Hämaturie, Blutungen in den Darm, Metrorrhagien, subperiostalen Blutungen, Blutungen in die Muskulatur und Schmerzen in den Extremitäten. Die Resistenz gegen Infektionen ist stark vermindert. Eine detaillierte Schilderung der Symptome und der sekundär beim Skorbut auftretenden Erscheinungen findet man bei FÄHNDRICH[3]. Ein leichter Ascorbinsäuremangel ist schwer objektivierbar.

Die Symptome des Skorbuts beruhen letzten Endes auf einer Störung des Stoffwechsels der Mesenchymzellen. Ascorbinsäure hat für die Biosynthese der Intercellularsubstanz eine große Bedeutung. Beim Ascorbinsäuremangel ist das Vermögen zur Kollagenbildung stark eingeschränkt. Dies zeigt sich in Versuchen in vitro, z. B. hinsichtlich der Kollagenbildung durch Fibroblastenkulturen. Das besonders auffallende und praktisch wichtige Symptom der Verzögerung der Wundheilung im Ascorbinsäuremangel beruht hierauf. Ascorbinsäure spielt auch eine Rolle bei der Dentinbildung. Im Ascorbinsäuremangel weisen die Odontoblasten morphologische Veränderungen auf und produzieren anstelle des Dentins eine spongiöse und knochenähnliche Substanz. Die Veränderungen an den Odontoblasten sind beim experimentellen Meerschweinchenskorbut Frühsymptom des Ascorbinsäuremangels. Ascorbinsäure spielt auch beim Aufbau des Knochens eine Rolle. Im Ascorbinsäuremangel findet man eine Verschlechterung der Callusbildung nach Frakturen.

Einige in der neueren Zeit am Menschen durchgeführte Untersuchungen über den experimentell erzeugten Ascorbinsäuremangel haben unsere Kenntnisse über die Mangelsymptome und den Bedarf an Ascorbinsäure wesentlich vertieft. Diese Versuche haben im großen und ganzen ergeben, daß ein gesunder Mensch

---

[1] CHRISTINE, THOMSON, IGGO, BROWNIE und STEWART 1956.
[2] KADIN und OSADCA 1959.   [3] FÄHNDRICH 1952.

solche Reserven an Ascorbinsäure hat, daß sich greifbare Mangelsymptome erst nach 150—200 Tagen ascorbinsäurefreier Ernährung nachweisen lassen.

Der größte und am besten angelegte Versuch über den experimentellen Ascorbinsäuremangel wurde in England durchgeführt[1].

20 Personen wurden mit einer Diät ernährt, die im Tag nur 1 mg Ascorbinsäure enthielt. Drei der Versuchspersonen erhielten dazu im Tag eine Zulage von 70 mg Ascorbinsäure, 7 weitere eine Zulage von 10 mg. Schon die Zulage von 10 mg genügte, um die Personen während der ganzen Versuchszeit von 14 Monaten vor dem Auftreten von Mangelsymptomen zu bewahren.

Bei den Personen, welche keine Ascorbinsäurezulagen erhielten, traten die ersten Symptome nach 17 Wochen auf. Sie bestanden in einer Vergrößerung und Keratose der Haarfollikel. Hämorrhagien traten an diesen Stellen etwas später auf. Die Zahnfleischsymptome wurden nach 26 Wochen sichtbar. Bezüglich der weiteren Symptome sei auf den zitierten Bericht verwiesen.

Die Ascorbinsäurekonzentration im Plasma der Versuchspersonen hatte am Beginn des Versuchs nach einer 6wöchigen Vorperiode mit einer täglichen Ascorbinsäurezufuhr von 70 mg 0,55 mg-% betragen. Nach 37 Tagen der Mangelernährung waren die Werte auf nahezu Null (0—0,03 mg-%) abgefallen. Dasselbe war auch bei den Personen der Fall, die eine Zulage von 10 mg Ascorbinsäure im Tag erhielten. In beiden Gruppen blieben die Werte im Plasma bis zum Versuchsende praktisch Null. Der Ascorbinsäuregehalt der Leukocyten hatte am Beginn des Versuches im Mittel 15,6 mg-% betragen. Er fiel im Verlaufe von 113 Tagen sowohl bei der Ascorbinsäuremangelgruppe als auch bei den Personen, welche 10 mg Vitamin als Zulage erhielten, auf 1 mg-% ab und bewegte sich in der darauffolgenden Zeit auf Werten unter 1 mg-%.

Abb. 77. *Abhängigkeit der Ascorbinsäurekonzentration im Plasma und der Größe der Ausscheidung im Harn beim Menschen von der Höhe der Zufuhr.*

Zufuhr mg/Tag	Ausscheidung im Harn mg/Tag	Retention mg/Tag	Ascorbinsäure im Plasma mg-%
50	11	39	0,85
100	20	80	1,12
200	109	91	1,14
350	259	91	1,15

Schon von früher her war bekannt, daß die Ermittlung der Ascorbinsäurekonzentration in den Leukocyten ein besseres Kriterium für die Ascorbinsäure-Versorgung ist als der Spiegel des Vitamins im Plasma. In diesem Versuch war die Zeitspanne zwischen dem Auftreten der ersten Mangelsymptome und einem Abfall der Ascorbinsäurekonzentration auf nahezu Null im Plasma über 100 Tage, während sie bei den Leukocyten nur 3—6 Wochen betrug.

Die Ascorbinsäureausscheidung betrug bei einer Zufuhr von 70 mg 10,4—11,9 mg im Tag, bei einer Zufuhr von 10 mg 4,3—5,4 mg im Tag und bei einer Zufuhr von 1 mg 3,8—4,3 mg im Tag. Bei derart kleinen Ausscheidungen fällt allerdings die Unspezifität der chemischen Ascorbinsäurebestimmung schwer ins Gewicht. Eine Auswertung solcher Zahlen ist daher nur in solchen Untersuchungen möglich, bei denen immer dieselbe Methode der Analytik verwendet wurde. In dem vorliegenden Falle war die Methode von Roe und Kuether[2] benützt worden, welche auf der Bildung des Dinitrophenylhydrazons beruht und die gegenwärtig die am meisten zu empfehlende Methode zur Ascorbinsäurebestimmung ist.

Der Organismus vermag nur eine begrenzte Menge von Ascorbinsäure zu speichern. Beim Erwachsenen sind dies rund 4 g. Ebenso ist die Fähigkeit des Organismus, Ascorbinsäure umzusetzen beschränkt. Viele Untersuchungen haben ergeben, daß zur Aufrechterhaltung einer Ascorbinsäuresättigung beim Menschen eine tägliche Zufuhr von etwa 75—100 mg benötigt wird. Ein Beispiel für einen solchen Sättigungsversuch ist in der Tabelle 77 wiedergegeben. Beim Meerschweinchen kann man mit einer täglichen Zufuhr von 30 mg Ascorbinsäure eine Konzentration des Vitamins von 40 mg je Kilogramm Körpergewicht aufrechterhalten.

Ob eine volle Gesundheit und optimale Leistungsfähigkeit eine Sättigung des Organismus mit Ascorbinsäure zur Voraussetzung hat, ist unbekannt. Sowohl die Deutsche Gesellschaft für Ernährung als auch der Food and Nutrition Board

---

[1] Bartley, Krebs und O'Brien 1953.   [2] Roe 1954.

der USA empfehlen eine Ascorbinsäureaufnahme in Höhe der zur Aufrechterhaltung der Sättigung notwendigen Dosis (s. Tabelle 3, S. 595). Massenuntersuchungen haben ergeben, daß nur ein kleiner Teil der Bevölkerung aller Staaten eine Ascorbinsäurezufuhr hat, welche diesen Forderungen entspricht. Viele gründliche Untersuchungen haben keinen Anhalt dafür erbracht, daß bei

Tabelle 78. *Der Ascorbinsäurebedarf des Meerschweinchens*[1].

Test	Tagesbedarf (mg) für Tiere von 350 g Gewicht
Normale Aktivität der Plasmaphosphatase	0,23
Normales Wachstum	0,4—2,0
Verhütung von Skorbut, makroskopische Symptome	0,5
Verhütung von Skorbut, mikroskopische Symptome	1,3—2,5
Normales Verhalten der Odontoplasten.	2
Normale Wundheilung	2
Normales Knochenwachstum	2
Optimale Fortpflanzung	2—5
Optimale Lebensdauer	5
Sättigung der Gewebe mit Ascorbinsäure	25—50

wesentlich geringeren Zufuhren (25—30 mg) irgendwelche greifbaren Verschlechterungen der Gesundheit oder Leistungsfähigkeit nachzuweisen sind. Zur klinischen Heilung des Skorbuts sind schon sehr geringe Dosen ausreichend. Mit einer Ascorbinsäurezufuhr von 10 mg im Tag ließ sich schwerster Skorbut innerhalb kürzester Zeit heilen[2].

Ausgedehnte Versuche am Meerschweinchen haben jedoch gezeigt, daß zwischen der Dosis, die ausreichend ist, klinische Symptome des Ascorbinsäuremangels zu heilen bzw. zu verhüten, und denjenigen Dosen, die zur Schaffung optimaler Lebensverhältnisse vonnöten sind, eine beträchtliche Spanne liegt. Nähere Angaben findet man in der Tabelle 78. Wenn beim Meerschweinchen Skorbutsymptome deutlich in Erscheinung treten, beträgt die Ascorbinsäurekonzentration in den Geweben nur noch rund 1 mg je Kilogramm Körpergewicht.

Der Ascorbinsäurebedarf nimmt bei Beanspruchung des Organismus zu. Die Beteiligung der Ascorbinsäure bei der Biosynthese der Nebennierenrindenhormone gibt hierfür eine plausible Erklärung. Es hat daher nicht an Großversuchen gefehlt, in denen an einer großen Zahl von Versuchspersonen festgestellt

Tabelle 79. *Wirkung von Ascorbinsäurezulagen auf die Morbidität*[4]. Beobachtungszeit 7 Monate.

Versuchsgruppe	Zahl der Personen	Ascorbinsäurezulage mg/Tag	Zahl der Krankmeldungen je 100 Personen
Kontrollen .	304	0	78,0
Gruppe I .	325	20	97,2
Gruppe II .	241	50	141,9
Gruppe III	241	100	32,0
Gruppe IV.	259	300	33,6

werden sollte, ob es gelingt, die Morbidität durch Zulagen an Ascorbinsäure unter genau kontrollierten Bedingungen zu senken. Die dabei erhaltenen Ergebnisse sind jedoch völlig widersprechend. Eine Schilderung der bekanntesten dieser Versuche findet man bei LANG[3]. Die meisten Autoren haben keinerlei Effekte gesehen. Andere berichten über günstige Erfahrungen. Bei einem in Deutschland von SCHEUNERT[4] an Industriearbeitern durchgeführten Versuch ergaben sich die vorstehenden, in der Tabelle 79 wiedergegebenen Verhältnisse.

Wie man sieht, waren Zulagen an Ascorbinsäure in physiologischer Größenordnung unwirksam. Erst bei sehr hohen, in den Bereich pharmakologischer

---

[1] MANNERING 1949.		[2] FÄHNDRICH 1952.		[3] LANG und RANKE 1950.
[4] SCHEUNERT 1949.

Dosen fallenden Zufuhren war ein Einfluß auf die Zahl der Krankmeldungen deutlich. Der Wert dieser Untersuchung wird allerdings dadurch nicht unbeträchtlich eingeschränkt, daß sie unter den abnormen Arbeitsverhältnissen während des vergangenen Weltkrieges durchgeführt wurde. Eine neuere Zusammenfassung über die therapeutische Verwendung der Ascorbinsäure findet man bei Brockmann[1].

Wie Bilanzversuche ergaben, wird Dehydroascorbinsäure beim Menschen gut als Vitamin C verwertet. Bei Zufuhren von 75 bzw. 110 mg im Tag ergab sich im Plasmaascorbinsäure-Test eine praktisch quantitative Verwertung. Die Ausscheidung der Summe von Ascorbinsäure $+$ Dehydroascorbinsäure war jedoch etwas geringer als bei der Verabreichung einer entsprechenden Menge L-Ascorbinsäure.

Literatur.

Alaupovic, P., and B. C. Johnson: Relationship between coenzyme Q and α-tocopherol metabolites. Arch. Biochem. 84, 247 (1959). — Almquist, H. J., and A. A. Klose: Determination of the antihaemorrhagic vitamin. Biochem. J. 33, 1055 (1939). — Anderson, B. M., and N. O. Kaplan: Studies with analogues of diphosphopyridine nucleotide. J. biol. Chem. 234, 1226 (1959). — Arnom, D. I.: Enzymes, units of biological structure and function, S. 279. New York 1956. — Arnstein, H. R. V.: Vitamin B_{12} und Intrinsic Factor, S. 86. Stuttgart 1957. — Artom, C.: Effect of choline administration on the oxidation of fatty acids by extrahepatic tissues. J. biol. Chem. 213, 681 (1955).

Bagdon, R. E., G. Zbinden and A. Studer: Chronic toxicity studies of β-carotene. Toxicol. appl. Pharmacol. 2, 225 (1960). — Bartley, W., H. A. Krebs and J. R. P. O'Brien: Vitamin C requirement of human adults. Med. Res. Council spec. Rep. 1953, No 280. — Basford, R. E., and D. E. Green: Studies on the terminal electron transport system XXI und XXII. Biochim., biophys. Acta 33, 185, 195 (1959). — Baxter, R. M., and J. H. Quastel: The enzymatic breakdown of d-biotin in vitro. J. biol. Chem. 201, 751 (1953). — Beckmann, R.: Vitamin E. Z. Vitamin-, Hormon- u. Fermentforsch. 7, 153 (1955). — Bernhauer, K., u. W. Friedrich: Über die Vitamine der B_{12}-Gruppe. Angew. Chem. 66, 776 (1954). — Bessey, O. A., O. H. Lowry and R. H. Love: The fluorometric measurements of the nucleotides of riboflavin and their concentration in tissues. J. biol. Chem. 180, 755 (1949). — Best, C. H., and C. C. Lucas: Choline, chemistry and significance as a dietary factor. Vitam. and Horm. 1, 1 (1943). — Billeter, M., and C. Martius: Über die Umwandlung von Phyllochinon (Vitamin K_1) und Vitamin K_2 (20) im Tierkörper. Biochem. Z. 333, 430 (1960). — Blankenhorn, D. H.: Carotenoids in man. J. biol. Chem. 227, 963 (1957). — Bleiler, R. E., D. Johnson and H. T. Parsons: Metabolism of folic acid and citrovorum factor by human subjects. J. Nutr. 56, 163 (1955). — Blumberg, A., H. Aebi, H. Hurni u. G. Schoenholzer: Das Verteilungsmuster von C^{14}-Ergocalciferol (Vitamin D_2) bei der Ratte und beim Rhesusaffen. Helv. physiol. Acta 18, 56 (1960). — Blumberger, K., P. Petrides u. K. Bernhauer: Vitamin B_{12} und Intrinsic Factor, S. 82. Stuttgart 1957. — Boas, M. A.: The effect of desication upon the nutritive properties of eggwhite. Biochem. J. 21, 712 (1927). — Bonting, S. L.: The effect of a prolonged intake of phosphoric acid and citric acid in rats. Harlem 1952. — Boxer, G. E., C. E. Shonk, E. W. Gilfillan, G. A. Emerson and E. L. Oginsky: Changes in Coenzyme A concentration during vitamin B_{12} deficiency. Arch. Biochem. 59, 24 (1955). — Braganca, B. M., I. Aravindakshan and D. S. Ghanekar: Enzymic cleavage of folic acid by extracts from human blood cells. Biochim. biophys. Acta 25, 623 (1927). — Brockmann, W. A.: Vitamin C, Grundlagenerforschung und gegenwärtige therapeutische Verwendung. Arzneimittel-Forsch. 1, 169 (1951). — Brodie, A. F., M. M. Weber and C. T. Gray: The role of vitamin K_1 in coupled oxidative phosphorylation. Biochim. biophys. Acta 25, 448 (1957). — Brubacher, G., U. Gloor u. O. Wiss: Zum Stoffwechsel von β-Apo-8'-carotenal. Chimia 14, 19 (1960). — Brüggemann, J., u. J. Tiews: Vitamin A-Speicherung in der Rattenleber nach oraler Aufnahme von cis-trans-Isomeren des Vitamin A. Naturwissenschaften 46, 429 (1959). — Burch, H. B., O. A. Bessey and O. H. Lowry: The ability of thymidine to replace vitamin B_{12} as a growth factor for certain lactobacilli. J. biol. Chem. 175, 457 (1948). — Burch, H. B., O. H. Lowry, A. M. Padilla and A. M. Combs: Effects of riboflavin deficiency and realimentation on flavin enzymes of tissues. J. biol. Chem. 223, 29 (1956). — Burns, J. J., E. H. Mosbach and S. Schulenberg: Ascorbic acid synthesis in normal and drug-treated rats, studied with L-ascorbic-1-C^{14} acid. J. biol. Chem. 207, 679 (1954). — Burns, J. J., P. Peyser and A. Moltz: Missing step in guinea pigs required for the biosynthesis of L-ascorbic acid. Science 124, 1148 (1956).

---

[1] Brockmann 1951.

CANADY, W. J., and J. H. ROE: Studies on the reaction of menadione with blood and denatured proteins. J. biol. Chem. **220**, 571 (1956). — CASTLE, W. B., and W. C. TOWNSEND: Observations on the etiologic relationship of achylia gastrica to pernicious anemia. II. The effect of the administration to patients with pernicious anemia of beef muscle after incubation with normal human gastric juice. Amer. J. med. Sci. **178**, 764 (1929). — CHANG, M. L. W., and B. C. JOHNSON: N-Methyl-4-pyridone-5-carboxamide, a new major metabolite of nictotinic acid in rat urine. J. biol. Chem. **234**, 1817 (1959). — CHARALAMPOUS, F. C., and C. LYRAS: Biochemical studies on inositol. IV. J. biol. Chem. **228**, 1 (1957). — CHERNICK, S. S., J. G. MOE and K. SCHWARZ: Dietary necrotic liver degeneration and coenzyme A. Proc. Soc. exp. Biol. (N. Y.) **89**, 520 (1955). — CHRISTENSEN, H. N., and T. R. RIGGS: Metal-chelated pyridoxylidene derivates of glycine and α,γ-diaminobutyric acid. J. biol. Chem. **220**, 279 (1956). — CHRISTINE, L., G. THOMSON, B. IGGO, A. C. BROWNIE and C. P. STEWART: The reduction of dehydroascorbic acid by human erythrocytes. Clin. chim. Acta **1**, 557 (1956). — COLLINS, R. A., A. E. HARPER, M. SCHREIBER and C. A. ELVEHJEM: The folic acid and vitamin B_{12} content of the milk of various species. J. Nutr. **43**, 313 (1951). — COLPA-BOONSTRA, J. P., and E. C. SLATER: The possible role of vitamin K in the respiratory chain. Biochim. biophys. Acta **27**, 122 (1958). — CORI, C. F., and B. ILLINGWORTH: The prostetic group of Phosphorylase. Proc. nat. Acad. Sci. (Wash.) **43**, 547 (1957). — COWLISHAW, B., E. SØNDERGAARD, I. PRANGE and H. DAM: Intracellular distribution of vitamin A and vitamin E in chicken liver. Biochim. biophys. Acta **25**, 644 (1957). — CRAWFORD, R. B., M. MORRISON and E. STOTZ: Studies on the role of lipids in mammalian cytochrome c reductase. Biochim. biophys. Acta **33**, 543 (1959). — CRUICKSHANK, E. M., E. KODICEK and P. ARMITAGE: The vitamin D content of tissues of rats given ergocalciferol. Biochem. J. **58**, 172 (1954). — CURTIN, C. O'H., and C. G. KING: The metabolism of ascorbic acid-1-C^{14} and oxalic acid-C^{14} in the rat. J. biol. Chem. **216**, 539 (1955).

DALLAM, R. D., and W. W. ANDERSON: Vitamin K_1 and oxidative phosphorylation. Biochim. biophys. Acta **25**, 439 (1957). — DAM, H.: Vitamin K, its chemistry and physiology. Advanc. Enzymol. **2**, 286 (1942). ~ Vitamin K. Vitam. and Horm. **6**, 28 (1948). ~ The biochemistry of fat-soluble vitamins. Progress in the chemistry of fats and other lipids, S. 153. London u. New York 1955. — DARBY, W. J.: The physiological effects of pteroylglutamates in man, with particular reference in pteroylglutamic acid. Vitam. and Horm. **5**, 119 (1947). — DAS, M. L., and B. C. GUHR: Isolation and chemical characterization of bound Niacin (Niacinogen) in cereal grains. J. biol. Chem. **235**, 2971 (1960). — DAUGHADAY, W. H., J. LARNER and C. HARTNETT: The synthesis of inositol in the immature rat and chick embryo. J. biol. Chem. **212**, 869 (1955). — DEUL, D., E. C. SLATER and L. VELDSTRA: The possible role of α-tocopherol in the respiratory chain. Biochim. biophys. Acta **27**, 133 (1958). — DIANZANI, M. U.: The content of adenosine polyphosphates in fatty livers. Biochem. J. **65**, 116 (1957). — DIANZANI, M. U., and M. A. DIANZANI-MOR: Displacement of thiamine pyrophosphate from swollen mitochondria. Biochim. biophys. Acta **24**, 564 (1957). — DINNING, J. S., J. T. SLIME and P. L. DAY: The influence of vitamin E deficiency of the metabolism of sodiumformat-C^{14} and glycine-1-C^{14} by the rabbit. J. biol. Chem. **217**, 205 (1955). ~ An increased incorporation of P^{32} into nucleic acids by vitamin E-deficient rabbits. J. biol. Chem. **222**, 215 (1956). — DIPLOCK, A. T., E. E. EDWIN, J. GREEN, J. BUNYAN and S. MARCINKIEWICZ: Ubiquinones and unbichromenols in the rat. Nature (Lond.) **186**, 664 (1960). — DIXON, T. F., and H. R. PERKINS: Citric acid and bone metabolism. Biochem. J. **52**, 260 (1952). — DONATH, W. F., and C. D. DE LANGEN: Vitamin D sclerosis of the arteries and the danger of feeding extra vitamin D to older people. Proc. kon. ned. Akad. Wet., Ser. C **60**, 15 (1957). — DOWLING, J. E., and G. WALD: The biological function of vitamin A acid. Proc. nat. Acad. Sci. (Wash.) **46**, 587 (1960). — DRAPER, H. H., and A. S. CSALLANY: Observations on the reactivation of isooctane-extracts DPNH-cytochrome c reductase with D-(^{14}C)-α-tocopherol. Biochim. biophys. Acta **38**, 161 (1960).

EAGLE, H., V. I. OYAMA, M. LEVY and A. E. FREEMAN: myo-Inositol as an essential growth factor for normal and malignant human cells in tissue culture. J. biol. Chem. **226**, 191 (1957). — ELLINGER, P., and M. M. ABDEL KADER: Nicotinamide metabolism in mammals. Biochem. J. **44**, 77 (1949). — EMBRE, N. D.: Fat-soluble vitamins. Ann. Rev. Biochem. **16**, 323 (1947).

FÄHNDRICH, W. H.: In K. LANG u. R. SCHOEN, Die Ernährung, S. 537. Berlin-Göttingen-Heidelberg 1952. — FARBER, M. C., A. E. MILMAN u. A. T. MILHORAT: Vitamin E-Aktivität einiger Tocopherolderivate und verwandter Substanzen. Z. physiol. Chem. **295**, 318 (1953). — FORD, E. J., and S. H. HUTNER: Role of vitamin B_{12} in the metabolism of microorganisms. Vitam. and Hormon. **13**, 102 (1955). — FRAENKEL-CONRAT, J., and H. FRAENKEL-CONRAT: Metabolic fate of biotin and of avidin-biotin complex upon parenteral administration. Biochim. biophys. Acta **8**, 66 (1952). — FRANKO, T., u. S. LINO: Wirkungen eines Überschusses an Vitamin A. Arch. Stud. Fisiopat. Ricambio **19**, 68 (1955).

GLOCK, G. E., and P. McLEAN: Levels of oxidised and reduced diphosphopyridine nucleotide and triphosphopyridine nucleotide in animal tissues. Biochem. J. **61**, 388 (1955). ~

The intracellular distribution of pyridine nucleotides. Exp. Cell Res. 11, 234 (1956). — Gloor, U., and O. Wiss: On the biosynthesis of ubiquinone (50). Arch. Biochem. 83, 216 (1959). — Glover, J., and E. R. Redfearn: The mechanism of the transformation of β-carotene into vitamin A in vivo. Biochem. J. 58, XV (1954). — Goldsmith, G. A., H. P. Sarett, U. D. Register and J. Gibbens: Studies of niacin requirement of man. I. J. clin. Invest. 31, 533 (1952). — Green, D. E., D. M. Ziegler and K. A. Doeg: Sequence of components in the succinic chain of mitochondrial electron transport system. Arch. Biochem. 85, 280 (1959). — Green, J. P., E. Søndergaard and H. Dam: Intracellular distribution of vitamin K in beef liver. Biochim. biophys. Acta 19, 182 (1956). ~ Some liver enzymes during dicumarol treatment and vitamin K_1-deficiency. J. Pharmacol. exp. Ther. 119, 12 (1957). — Grolman, A. P., u. A. L. Lehninger: Enzymic synthesis of L-Ascorbic acid in different animal species. Arch. Biochem. 69, 458 (1957).

Haavaldsen, R., and R. Nicolaysen: Studies in calcium metabolism in rats. I. A long term study in rats given an optimal diet with and without vitamin D. Acta physiol. scand. 36, 102 (1956). — Haubold, H.: Der Kropf, eine Mangelerkrankung. Stuttgart-Plienningen 1955. — Heilbronn, I. M., W. E. Jones and A. L. Bacharach: The chemistry and physiology of vitamin A. Vitam. and Horm. 2, 155 (1944). — High, E. G., and S. S. Wilson: Effects of Vitamin B_{12} on the utilization of carotene and Vitamin A by the rat. J. Nutr. 50, 203 (1953). — Hogeboom, G. H., and W. C. Schneider: The synthesis of diphosphopyridine nucleotide by liver cell nuclei. J. biol. Chem. 197, 611 (1952). — Hope, D. B.: L-Cystathionine in the urine of pyridoxine-deficient rats. Biochem. J. 66, 486 (1957). — Horecker, B. L., P. Z. Smyrniotis and H. Klenow: The formation of sedoheptulosephosphate from pentosephosphate. J. biol. Chem. 205, 661 (1953). — Horwitt, M. K., O. W. Hills, C. C. Harvey, E. Liebert and D. L. Steinberg: Effects of dietary depletion of riboflavin. J. Nutr. 39, 357 (1949). — Hove, E. L., and P. L. Harris: Relative activity of the tocopherols in curing muscular dystrophy in rabbits. J. Nutr. 33, 95 (1947). — Huennekens, F. M., M. J. Osborn and H. R. Whiteley: Folic acid coenzymes. Science 128, 120 (1958). — Hume, E. M., and H. A. Krebs: Vitamin A requirements of human adults. An experimental study of vitamin A deprivation in man. Med. Res. Council Brit. Spec. Rep. Ser. No 264, 1949. — Hummel, J. P.: Oxidative phosphorylation processes in nutritional muscular dystrophy. J. biol. Chem. 172, 421 (1948). — Hurlock, B., and P. Talalay: 3-α-Hydroxysteroids as Coenzyme of hydrogen transfer between di- and triphosphopyridine nucleotides. J. biol. Chem. 233, 886 (1958).

Inhoffen, H. H., u. K. Irmscher: Fortschritte der Chemie der Vitamine D und ihrer Abkömmlinge. Fortschr. Chem. organ. Naturstoffe 17, 70 (1959). — Isler, O.: Über die Vitamine K_1 und K_2. Angew. Chem. 71, 7 (1959). — Isler, O., R. Rüegg, A. Studer u. R. Jürgens: Konstitutionsspezifische Wirkung von Vitamin K_1 und Analogen gegen Cumarin-Verbindungen. Z. physiol. Chem. 295, 290 (1953).

Jacobson, K. B., and N. O. Kaplan: Distribution of enzymes cleaving pyridine nucleotides in animal tissues. J. biophys. biochem. Cytol. 3, 31 (1957). — Johnson, B. C.: Water soluble vitamins. Part III. Ann. Rev. Biochem. 24, 419 (1955).

Kadin, H., and M. Osadca: Biochemistry of erythorbic acid. Agricult. Food Chem. 7, 358 (1959). — Kagawa, Y., Y. Mano and N. Shimazono: Metabolism of L-ascorbic acid in rat liver. Biochim. biophys. Acta 43, 349 (1960). — Kanfer, J., G. Ashwell and J. J. Burns: Formation of L-lyxonic and L-xylonic acids from L-ascorbic acid in rat kidney. J. biol. Chem. 235, 2518 (1960). — Kaplan, N. O., A. Goldin, S. R. Humphreys, M. M. Ciotti and F. E. Stolzenbach: Pyridine nucleotide synthesis in the mouse. J. biol. Chem. 219, 287 (1956). — Kaplan, N. O., M. N. Swartz, M. E. French and M. M. Ciotti: Phosphorylative and nonphosphorylative pathways of electron transfer in rat liver mitochondria. Proc. Nat. Acad. Sci. (Wash.) 42, 481 (1956). — Kennedy, E. P., and S. B. Weiss: The function of cytidine coenzymes in the biosynthesis of phospholipides. J. biol. Chem. 222, 193 (1956). — Kersten, H., W. Kersten u. Hj. Staudinger: Stoffwechsel der Nebennierenrinde und Biosynthese der Corticosteroide. IX. Biochem. Z. 327, 284 (1955/56). ~ Über die Isolierung einer Ascorbinsäureabhängigen DPNH-Oxydase. Biochim. biophys. Acta 24, 222 (1957). — Koniuszy, F. R., P. H. Gale, A. C. Page jr. and K. Folkers: Coenzyme Q. XIII. Isolation, assay and human urinary levels of coenzyme Q_{10}. Arch. Biochem. 87, 298 (1960). — Krause, R. F., M. O. Coover and L. T. Powell: Conversion of C^{14}-carotene to a nonsaponifiable substance or substances in the rat. Proc. Soc. exp. Biol. (N. Y.) 85, 317 (1954). — Krause, R. F., and P. L. Sanders: The uptake of C^{14} by vitamin A in rats. Arch. Biochem. 62, 506 (1956). — Krinsky, N. I., and J. Ganguly: Intracellular distribution of vitamin A-ester and vitamin A-alcohol in rat liver. J. biol. Chem. 202, 227 (1953). — Kuether, C. A., I. R. Telford and J. H. Roe: The relation of the blood levels of ascorbic acid to the tissue concentrations of this vitamin and to the histology of the incisor teeth in the guinea pig. J. Nutr. 28, 347 (1944).

LaDu, B. N., and V. G. Zannoni: The tyrosine oxidation system of liver. III. J. biol. Chem. 219, 273 (1956). — Laidman, D. L., R. A. Morton, J. Y. F. Paterson and J. F. Pen-

NOCK: Substance SC (ubichromenol): a naturally-occuring cyclic isomeride of ubiquinone 50. Biochem. J. 74, 541 (1960). — LANG, K., u. O. F. RANKE: Stoffwechsel und Ernährung. Berlin-Göttingen-Heidelberg 1950. — LANG, K., u. R. SCHOEN: Die Ernährung, S. 65. Berlin-Göttingen-Heidelberg 1952. — LASCH, H. G., u. L. ROKA: Zur Prothrombinbildung in der Leber. Z. physiol. Chem. 294, 30 (1953). — LATNER, A. L., u. L. RAINE: Effect of analogues on the uptake of vitamin B_{12} by the intact rat. Nature (Lond.) 180, 1197 (1957). — LENKEIT, W., H. BRUNE u. K. GÜNTHER: Ein Beitrag zur Vitamin D-Ausscheidung mit der Milch. Z. Tierphysiol., Tierernähr. Futtermittelk. 14, 129 (1959). — LETTRÉ, H., H. H. INHOFFEN u. R. TSCHESCHE: Über Sterine, Gallensäuren und verwandte Naturstoffe, Bd. 1, S. 169. Stuttgart 1954. — LEWIS, J. M., O. BODANSKY, K. G. FALK and G. McGUIRE: Vitamin A requirement of the rat. The relation of Vitamin A intake to growth and to concentration of Vitamin A in the blood plasma, liver and retina. J. Nutr. 23, 35 (1942). — LEWIS, L. A., M. I. QUAIFE and I. H. PAGE: Lipoproteins of serum, carriers of tocopherol. Amer. J. Physiol. 178, 221 (1954). — LICHSTEIN, H. C.: Functions of biotin in enzyme systems. Vitam. and Horm. 9, 27 (1951). — LINN, B. O., A. C. PAGE jr., E. L. WONG, P. H. GALE and C. H. SHUNK: Coenzyme Q. VII. Isolation and distribution of coenzyme Q_{10} in animal tissues. J. Amer. chem. Soc. 81, 4007 (1959). — LOJKIN, M. E., A. W. WERTZ and C. G. DIETZ: Metabolism of nicotinic acid in pregnancy. J. Nutr. 46, 335 (1952). — LOWE, J. S., and R. A. MORTON: Some aspects of vitamin A metabolism. Vitam. and Horm. 14, 97 (1956). — LOWRY, O. H.: Biochemical evidence of nutritional status. Physiol. Rev. 32, 431 (1952). — LUNDQVIST, F.: Glycerophosphoryl choline as a precursor of free choline in mammalian semen. Nature (Lond.) 173, 587 (1953). — LYNEN, F., J. KNAPPE, E. LORCH, G. JÜTTING u. E. RINGELMANN: Die biochemische Funktion des Biotins. Angew. Chem. 71, 481 (1959).

MAIBAUER, D., u. H. HERKEN: Vorkommen und Anreicherung von Inosit und Inositderivaten in den Zellfraktionen von Gehirn und Leber. Naunyn-Schmiedeberg's Arch. exp. Path. Pharmak. 227, 456 (1956). — MAMEESH, M. S., and B. C. JOHNSON: Production of dietary vitamin K deficiency in the rat. Proc. Soc. exp. Biol. (N.Y.) 101, 467 (1959). — MANNERING, G. J.: Vitamin requirements of the guinea pig. Vitam. and Horm. 7, 201 (1949). — MARTIUS, C.: (1) Die Stellung des Phyllochinons (Vitamin K_1) in der Atmungskette. Biochem. Z. 326, 24 (1954/55). ~ (2) Phyllochinonreduktase. Biochem. Z. 326, 26 (1954/55). — MARTIUS, C., u. J. COSTELLI: Über Phyllochinonreduktase. Biochem. Z. 329, 449 (1957). — MARTIUS, C., u. H. O. ESSER: Über die Konstitution des im Tierkörper aus Methylnaphtochinon gebildeten K-Vitamins. Biochem. Z. 331, 1 (1959). — MARTIUS, C., u. D. NITZ-LITZOW: Zum Wirkungsmechanismus des Vitamin K. Biochem. Z. 327, 1 (1955/56). MASON, K. E.: In W. H. SEBRELL jr. u. R. S. HARRIS, The vitamins, Bd. I, S. 137. New York 1954. — McCARTHY, P. T., L. R. CERECEDO and E. V. BROWN: The fate of thiamine-S^{35} in the rat. J. biol. Chem. 209, 611 (1954). — McCOLLUM, E. V.: US Pharmacopoe XII (1942). — McDANIEL, E. G., J. M. HUNDLEY and W. H. SEBRELL: Niacin and antiniacin activity of 3-acetylpyridine in dogs. J. Nutr. 55, 623 (1955). — McMANUS, I. R.: The metabolism of anserine and carnosine in normal and vitamin E-defcient rabbits. J. biol. Chem. 235, 1398 (1960). — MEISTER, A.: Transamination. Advanc. Enzymol. 16, 185 (1955). — MORTON, R. A.: Ubiquinone. Nature (Lond.) 182, 1764 (1958). — MORTON, R. A., and W. E. PHILLIPS: Unsaponifiable constituents of rat tissues in relation to vitamin K status. Biochem. J. 73, 421 (1959). — MURALT, A. v.: The role of thiamine in nervous excitation. Exp. Cell. Res. Suppl. 5, 72 (1958).

NASON, A., and I. R. LEHMAN: The role of lipids in electron transport II. J. biol. Chem. 222, 511 (1956). — NEEDHAM, J.: The synthesis of inositol in the animal body. Biochem. J. 18, 891 (1924). — NICHOL, C. A.: The effect of ascorbic acid on the enzymatic formation of the citrovorum factor. J. biol. Chem. 204, 469 (1953). — NICOLAYSEN, R., and N. EEG-LARSEN: The biochemistry and physiology of vitamin D. Vitam. and Horm. 11, 29 (1953). — NIELSEN, H., u. F. LEUTHARDT: Synthèse biologique de l'acide hippurique. Helv. physiol. Acta 7, C 53 (1949). — NIEMAN, C., u. H. J. K. OBRINK: The biochemistry and pathology of hypervitaminosis A. Vitam. and Horm. 12, 69 (1954). — NOVELLI, G. D.: Metabolic functions of pantothenic acid. Physiol. Rev. 33, 525 (1953).

PAGE jr., A. C., P. H. GALE, F. KONIUSZY and K. FOLKERS: Coenzyme Q. IX. Coenzyme Q_9 and Q_{10} content of dietary components. Arch. Biochem. 85, 474 (1959). — PAUL, H. E., and M. F. PAUL: The relation of vitamin A intake to length of life, growth, tooth structure and eye condition. J. Nutr. 31, 67 (1946). — PEARSON, W. N.: Flavonoids in human nutrition and medicine. J. Amer. med. Ass. 164, 1675 (1957). — PFLEIDERER, G., u. D. JECKEL: Individuelle Milchsäuredehydrogenasen bei verschiedenen Säugetieren. Biochem. Z. 329, 370 (1957). — PILEGGI, V. J., H. F. DE LUCA, J. W. CRAMER and H. STEENBOCK: Citrate in the prevention of rickets in rats. Arch. Biochem. 60, 52 (1956). — PILGRAM, L. O., E. M. GAL, E. N. SASSENRATH and D. M. GREENBERG: Metabolic studies with ethanolamine-1,2-C^{14}. J. biol. Chem. 204, 367 1953. — PLACK, P. A.: The conversion of 11-cis into alltrans vitamin A in the rat. Brit. J. Nutr. 13, 111 (1959). — PRATT, J. V., and B. M.

HAMIL: Metabolism of women during the reproductive cyle. XVIII. J. Nutr. **44**, 141 (1951). — PREISS, J., and P. HANDLER: Biosynthesis of diphosphopyridine nucleotide. J. biol. Chem. **233**, 488, 493 (1958). — PRICE, J. M., R. R. BROWN and M. E. ELLIS: Quantitative studies on the urinary excretion of tryptophan metabolites by humans ingesting a constant diet. J. Nutr. **60**, 323 (1956).

QUAIFE, M. L., and M. Y. DJU: Chemical estimation of vitamin E in tissue and the tocopherol content of some normal human tissues. J. biol. Chem. **180**, 263 (1949).

RAJALAKSHMI, S., V. SRINIVASAN and P. S. SARMA: Accumulation of cholesterol in inositol deficiency. Proc. Soc. exp. Biol. (N.Y.) **104**, 97 (1960). — RALLI, E. P., and M. E. DUMM: Relation of pantothenic acid to adrenal cortical function. Vitam. and Horm. **11**, 133 (1953). — ROE, J. H.: Chemical determination of ascorbic acid, dehydroascorbic, and diketogulonic acids. Methods of biochemical analysis, Bd. I, S. 115. New York 1954. — ROSENBLUM, C., B. C. CHOW, G. P. CONDON and R. S. YAMAMOTO: Oral versus parenteral administration of ^{60}Co-labeled Vitamin B_{12} to rats. J. biol. Chem. **198**, 915 (1952). — ROSENKRANTZ, H., A. T. MILHORAT and M. FARBER: Counter-current distribution in identification of tocopherol compounds in feces. J. biol. Chem. **192**, 9 (1951). — Ross, G. I. M., u. D. L. MOLLIN: Vitamin B_{12} und Intrinsic Factor, S. 437. Stuttgart 1957. — ROTHSTEIN, M., and D. M. GREENBERG: Studies on the metabolism of xanthurenic acid-4-C^{14}. Arch. Biochem. **68**, 206 (1957).

SAKURAGI, T., and F. A. KUMMEROW: The biological utilization of various fat-soluble esters of pyridoxine and 4-desoxypyridoxine by rats. J. Nutr. **58**, 557 (1956). — SCHETTLER, G.: Experimentelle Untersuchungen zur Vitamin D_2-Vergiftung. Z. ges. exp. Med. **116**, 138 (1951/52). — SCHMID, H., u. R. G. HABER: Tokopherole. In: HOPPE-SEYLER-THIERFELDERs Handbuch der physiologischen und pathologisch-chemischen Analyse, 10. Aufl., Bd. IV/2. Berlin-Göttingen-Heidelberg 1960. — SCHRÖDER: Die Vitamine und ihre klinische Anwendung, 6. Aufl., S. 404. Stuttgart 1944. — SEBRELL jr., W. H., and R. S. HARRIS: The vitamins, Bd. 1, S. 1. New York 1954. — SILVERMAN, M., F. G. EBAUCH jr. and R. C. GARDINER: The nature of labile citrovorum factor in human urine. J. biol. Chem. **223**, 259 (1956). — SIMON, E. J., A. EISENGART, L. SUNDHEIM and A. T. MILHORAT: The metabolism of vitamin E. II. J. biol. Chem. **221**, 807 (1956). — SIMON, E. J., C. S. GROSS and A. T. MILHORAT: The metabolism of vitamin E. I. J. biol. Chem. **221**, 797 (1956). — SLATER, E. C.: The possible role of vitamin E in respiratory-enzyme systems. 4. Internat. Congr. of Biochemistry. Bd. 11: Vitamin metabolism, p. 316. 1960. — SNELL, E. E.: Summary of known metabolic functions of nicotinic acid, riboflavin and vitamin B_6. Physiol. Rev. **33**, 509 (1953). — SOBEL, A. E.: The problem of the absorption and transportation of fat soluble vitamins. Vitam. and Horm. **10**, 47 (1952). — STAUDINGER, HJ.: Biosynthese der Steroidhormone. 5. Colloquium der Ges. für physiologische Chemie, S. 192. Berlin-Göttingen-Heidelberg 1955. — STEENBOCK, H., and A. BLACK: Fat soluble Vitamins XXIII. J. biol. Chem. **64**, 263 (1925). — STEENBOCK, H., and D. C. HERTING: Vitamin D and growth. J. Nutr. **57**, 449 (1955). — STEENBOCK, H., C. H. KRIEGER, W. G. WIST and V. J. PILEGGI: Vitamin D and intestinal phytase. J. biol. Chem. **205**, 993 (1953). — STEPP, W., J. KÜHNAU u. H. STICH, W.: Eine neue Funktion des Lactoflavins. Steuerung des biologischen Dualismus der Porphyrine und Katalyse der Hämsynthese. Naturwissenschaften **37**, 212 (1950). — STOFFEL, W., u. C. MARTIUS: Über den Mechanismus der Bildung von Vitaminen der K_2-Reihe und von Ubichinonen durch enzymatische Alkylierung der entsprechenden in 3-Stellung substituierten Chinone. Biochem. Z. **333**, 440 (1960). — SUNDARAM, T. K., and P. S. SARMA: Metabolism of nicotinic acid under normal conditions and in pantothenat deficiency, studied in the rat. Biochim. biophys. Acta **22**, 547 (1956). — SUPPLEE, W. C., G. F. COMBS and G. L. ROMOSER: Failure to obtain growth response with thioctic acid in chicks from different sources. Arch. Biochem. **61**, 140 (1956). — SWENSEID, M. E., F. H. BETHELL and W. W. ACKERMANN: The intracellular distribution of vitamin B_{12} and folinic acid in mouse liver. J. biol. Chem. **190**, 791 (1951).

TABOR, H., and L. WYNGARDEN: A method for the determination of formiminoglutamic acid in urine. J. clin. Invest. **37**, 824 (1958). — TALLAN, H.: Free amino acids of muscle of normal and of vitamin E-deficient rabbits. Proc. Soc. exp. Biol. Med. (N. Y.) **89**, 553 (1955). — TAYLOR, J. D., G. J. MILLAR, L. B. JAQUES and J. W. T. SPINKS: The distribution of administered vitamin K_1-C^{14} in rats. Canad. J. Biochem. **34**, 1143 (1956). — TOENNIES, G., H. G. FRANK and D. L. GALLANT: On the folic acid activity of human blood. J. biol. Chem. **200**, 23 (1953). — TULPULE, P. G., and V. N. PATWARDHAN: Mode of action of vitamin D. The effect of vitamin D deficiency in the rat on anaerobic glycolysis and pyruvate oxidation by epiphyseal cartilage. Biochem. J. **58**, 61 (1954).

UNGLEY, C. C.: The chemotherapeutic action of vitamin B_{12}. Vitam. and Horm. **13**, 139 (1955).

VANNOTTI, A.: In K. LANG u. R. SCHOEN, Die Ernährung, S. 491. Berlin-Göttingen-Heidelberg 1952. — VERAGUTH, F.: Über den Einfluß des Ca/P-Verhältnisses in der Nahrung auf die Bildung von Kalkmetastasen nach Vitamin D-Verabreichung. Z. ges. exp. Med. **133**, 203 (1960). — VIGNEAUD, V. DU: A trail of research in sulfur metabolism. Ithaca, New York 1952.

WAGLE, S. R., R. MEHTA and B. C. JOHNSON: Vitamin B_{12} and protein biosynthesis. J. biol. Chem. **230**, 130 (1958); **233**, 619 (1958). — WAGNER, K. H.: Die experimentelle Avitaminose A beim Menschen. Hoppe-Seylers Z. physiol. Chem. **264**, 153 (1940). — WAGTENDONK, W. J. van, and R. WULZEN: Physiological and chemical aspects of the antistiffness factor essential for guinea pigs. Vitam. and Horm. 8, 69 (1950). — WALD, G.: The photoreceptor function of the carotenoids and vitamins A. Vitam. and Horm. 1, 195 (1943). ~ (a) In W. H. SEBRELL jr., u. R. S. HARRIS, The vitamins, Bd. 1, S. 59. New York 1954. ~ (b) In O. H. GAEBLER, Enzymes, units of biological structure and function, S. 355. New York 1956. — WEBER, F., U. GLOOR u. O. WISS: Über den Mechanismus der Reaktivierung der Bernsteinsäure-Cytochrom c-Reduktase durch die Vitamine E und K. Helv. chim. Acta **41**, 1038, 1046 (1958). — WEBER, M. M., N. O. KAPLAN, A. S. PIETRO and F. E. STOLZENBACH: Mechanism of flavoprotein-catalyzed pyridine nucleotide transfer reactions. J. biol. Chem. **227**, 27 (1957). — WILLIAMS, R. J., R. E. EAKIN, E. BEERSTECHER jr. and W. SHIVE: The biochemistry of B-vitamins. New York 1950. — WOLF, G., S. G. KAHN and B. C. JOHNSON: Metabolism studies with radioactive vitamin A. J. Amer. chem. Soc. **79**, 1208 (1957). — WOLF, G., S. R. WAGLE, R. A. VAN DYKE and B. C. JOHNSON: The function of vitamin A in metabolism. J. biol. Chem. **230**, 979 (1958).

ZBINDEN, G., u. A. STUDER: Tierexperimentelle Untersuchungen über die chronische Verträglichkeit von β-Carotin, Lycopin, 7,7'-Dihydro-β-carotin und Bixin. Z. Unters. Lebensmitt. **108**, 113 (1958). — ZECHMEISTER, L.: Stereoisomeric provitamins A. Vitam. and Horm. 7, 57 (1949). — ZETTERSTROEM, R., u. M. LJUNGGREEN: Aktivierung der aeroben Oxydation von Nierenmitochondrien durch phosphoryliertes Vitamin D. Acta chem. scand **5**, 283, 343 (1951).

Die Pathologie der Avitaminosen und Hypervitaminosen.

Von

ALFRED STUDER [*], GERHARD ZBINDEN [**] und ERWIN UEHLINGER [***].

Mit 94 Abbildungen.

Einleitung.

(Literatur S. 988.)

Die Vitamine sind ein Bestandteil der Nahrung und dienen der Erhaltung des inneren Milieus, der Homeostase. Ihre Wirkungsweise hat viele Ähnlichkeiten mit der Wirkungsweise der Hormone. Die Unterschiede zu den Hormonen liegen im folgenden:

1. werden die Vitamine nicht vom Körper selbst gebildet,
2. haben einzelne Hormone Eiweißstruktur[1],
3. wird der Hormonbedarf durch den Hormonspiegel des Blutes geregelt, sei es unmittelbar, sei es mittelbar durch Vermittlung des Zwischenhirns oder der Hypophyse. Bei den Vitaminen fehlt ein interner Regulationsmechanismus zwischen Produktion und Verbrauch. Die im Körper wirkende Vitaminmenge ist ausschließlich eine Funktion des Vitamingehaltes der aufgenommenen Nahrung. Liegen die allgemeinen Stoffwechselvorgänge darnieder, so bedeutet dies zwangsläufig auch eine Verminderung des Vitaminbedarfes, deshalb kommen Hypo- und Avitaminosen bei allgemeinen Hungerzuständen nur diskret oder überhaupt nicht zur Manifestation[2].

Verschiedene Wege sind denkbar, um zu einer Darstellung und Gestaltung einer allgemeinen Pathologie der Vitamine zu gelangen. Wichtig dabei dürfte der Leitgedanke sein. Er könnte in den einzelnen Vitaminen selbst gesehen werden, oder es wäre denkbar, die allgemeine Pathologie in ihrer Beziehung zu den Vitaminen zu verfolgen. Wir sind, nicht zuletzt um dem Leser das Nachschlagen zu erleichtern, von der anatomischen Struktur des Organismus ausgegangen und haben die Bedeutung der Vitamine für krankhafte Veränderungen der verschiedenen Gewebe und Organe zur Leitidee für unsere Darstellung gewählt. Darüber hinaus schien es uns jedoch aus Übersichtsgründen notwendig, auf bestimmte Fragen in gesonderten Kapiteln einzugehen, so auf den Vitamingehalt der Organe, die Histochemie der Vitamine. Der besonderen Bedeutung der Vitamine für die Embryonalentwicklung und für Infektionskrankheiten versuchten wir ebenfalls durch eine zusammenfassende Darstellung gerecht zu werden. Im Kapitel „Vitamine und Tumoren" wird der Vielzahl wenig gesicherter Hypothesen eine Tatsachenbasis gegenübergestellt, die sich allerdings noch als wenig tragfähig erweist.

[*] Abteilung für experimentelle Medizin, F. Hoffmann-La Roche u. Co. AG. Basel.
[**] Biological Research Dept., Hoffmann-La Roche Inc., Nutley, N.J. (USA).
[***] Pathologisches Institut der Universität Zürich.

[1] GRIFFITH 1958.
[2] GSELL 1948, UEHLINGER 1948.

Die durch Vitaminmangel ausgelösten biochemischen Störungen und morphologischen Schäden sind nur ausnahmsweise vitaminspezifisch. Die Beziehung zur Vitaminbilanz ist daher im Einzelfall stets noch zu beweisen. Nach exogener Massenzufuhr kann jedoch ein typisches Krankheitsbild entstehen wie im Falle von Vitamin A und D. Solche akute oder chronische Hypervitaminosen stellen zum Teil wenigstens Syndrome dar, die in die Reihe der Therapieschäden oder Progress diseases gehören. Es ist dies für uns Anlaß, die Vitamin A-Hypervitaminose und die Vitamin D-Hypervitaminose im Rahmen der Toxikologie der Vitamine gesondert abzuhandeln.

Den besten Einblick in die Vitaminstörungen vermittelt das Tierexperiment, das erlaubt, Avitaminosen, Hypovitaminosen und Hypervitaminosen zu erzeugen. In der Darstellung der Pathologie der Vitamine kommt daher dem Tierexperiment eine entscheidende Bedeutung zu. Wir haben deshalb den Tierversuch zur Grundlage unserer Darstellung genommen. Die Befunde aus der Humanpathologie sind sinngemäß in die einzelnen Kapitel eingefügt.

A. Vitamingehalt der Organe.
(Literatur s. S. 988.)

Einer genauen Bestimmung des Vitamingehaltes in den Organen wird aus vielerlei Gründen und sicher zu Recht große Bedeutung beigemessen. Man darf wohl annehmen, daß eine besonders starke und über dem Durchschnitt des Gesamtkörpers liegende Vermehrung eines Vitamins in einem Organ oder in einer bestimmten Zellart als Ausdruck einer bestimmten funktionellen Leistung, und wäre es auch bloß diejenige einer Speicherung, zu werten ist. In vielen Zellen ist die Anreicherung eines oder mehrerer Vitamine mit bestimmten synthetischen, sekretorischen oder anderen funktionellen Eigenschaften erklärbar, in andern Zellen und Organen ist die tiefere Bedeutung der besonderen Vitaminversorgung nicht bekannt. Die Zahl der in der Literatur niedergelegten Ergebnisse von Vitaminbestimmungen in Organen beim Menschen und bei den verschiedensten Tierarten, bei allen Altersklassen und unter den mannigfachsten äußeren Bedingungen, ist außerordentlich groß. Sehr oft stimmen die Resultate der verschiedenen Autoren schlecht überein, da die Bestimmungen mit unterschiedlichen Methoden durchgeführt wurden. Eine besondere Schwierigkeit für die vergleichende Betrachtung liegt auch in der Angabe der Resultate, die sich bald auf das Trockengewicht, bald auf das Frischgewicht und bald auch auf den Gesamtstickstoff des untersuchten Organs beziehen.

Wenn im folgenden versucht wird, das „Vitaminspektrum" der wichtigsten Organe in möglichst gedrängter Form darzustellen, dann kann es sich nicht darum handeln, die vielen in der älteren und neueren Literatur niedergelegten Zahlen und Tabellen zu wiederholen. Für eine solche Übersicht muß auf die Handbücher der Vitaminologie[1] hingewiesen werden, welchen auch nähere Angaben über die verschiedenen Formen der Vitamine, ihre Bindungen an Eiweiße und Fermente zu entnehmen sind. Die vorliegende Betrachtung befaßt sich hauptsächlich mit der *Leber* und berücksichtigt die andern Organe nur dann, wenn sich ihr Vitamingehalt wesentlich von demjenigen des Gesamtorganismus unterscheidet.

Die *Leber* ist, als wichtigstes Organ im intermediären Stoffwechsel, besonders reich an Fermenten. Dies rechtfertigt eine etwas eingehendere Betrachtung der in ihr vorhandenen Vitamine.

---

[1] Zum Beispiel STEPP, KÜHNAU und SCHRÖDER 1952, SEBRELL und HARRIS 1954, VOGEL und KNOBLOCH 1955.

In Abb. 1 ist der Vitamingehalt verschiedener anderer Organe in bezug auf die Leber graphisch dargestellt, wobei der Leberwert für jedes Vitamin mit 100% eingesetzt ist. Als Grundlage der Abb. 1 dienen Angaben aus über 200 Literaturstellen, die nicht einzeln aufgeführt werden können. In der Regel sind nur die Werte beim erwachsenen Menschen berücksichtigt, doch mußten für verschiedene Organe und Vitamine auch Bestimmungen bei Tieren, hauptsächlich Ratten, herangezogen werden. Da der Vitamingehalt in den einzelnen Organen, vor allem bei verschiedenen Tierarten, sehr stark schwankt, kann die graphische Darstellung lediglich einen Überblick über die Verteilung verschiedener Vitamine im Organismus geben. *Sämtliche Zahlenangaben bedeuten, wo nichts anderes bemerkt wird, γ/g Frischgewicht.*

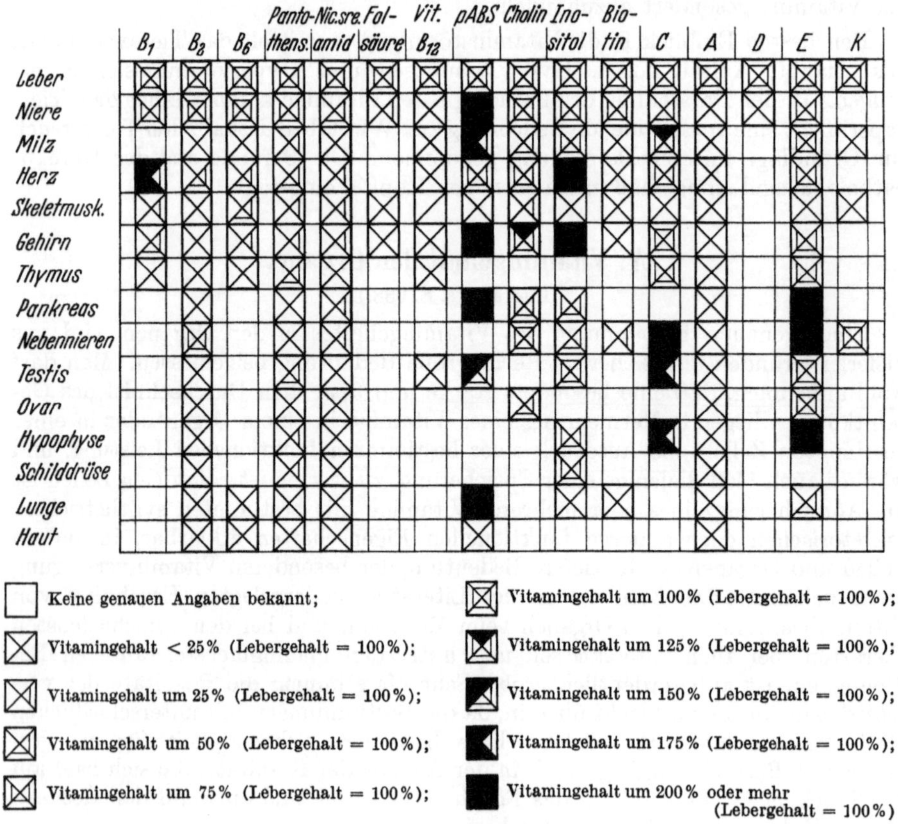

Abb. 1 (Diagramm):

Spaltenköpfe: B_1 | B_2 | B_6 | Panto-thens. | Nic.sre.amid | Fol-säure | Vit. B_{12} | pABS | Cholin | Ino-sitol | Bio-tin | C | A | D | E | K

Zeilen: Leber, Niere, Milz, Herz, Skeletmusk., Gehirn, Thymus, Pankreas, Nebennieren, Testis, Ovar, Hypophyse, Schilddrüse, Lunge, Haut

Legende:

(leer)	Keine genauen Angaben bekannt;
(Kreuz)	Vitamingehalt < 25% (Lebergehalt = 100%);
	Vitamingehalt um 25% (Lebergehalt = 100%);
	Vitamingehalt um 50% (Lebergehalt = 100%);
	Vitamingehalt um 75% (Lebergehalt = 100%);
	Vitamingehalt um 100% (Lebergehalt = 100%);
	Vitamingehalt um 125% (Lebergehalt = 100%);
	Vitamingehalt um 150% (Lebergehalt = 100%);
	Vitamingehalt um 175% (Lebergehalt = 100%);
	Vitamingehalt um 200% oder mehr (Lebergehalt = 100%)

Abb. 1. Vitamingehalt der Organe.

Vitamin B_1 findet sich besonders reichlich (8—9 γ) in der Rattenleber[1], während sich sein Gehalt beim Menschen[2] um 1—2 γ, beim Ochsen, Kalb, Schaf und Schwein auf 2—5 γ beläuft[3]. Von den übrigen Organen sticht besonders die Herzmuskulatur mit einem sehr großen Vitamin B_1-Gehalt (beim Menschen[4] bis 3,7 γ) hervor. Vitamin B_1-reich sind auch Niere und Gehirn. Für die meisten andern Organe fehlen genaue Angaben.

Der *Vitamin B_2*-Gehalt der Leber kann ziemlich stark schwanken, doch beträgt er im Mittel sowohl beim Menschen[5], wie bei Ratte[2], Ochs, Kalb und Schwein[3] etwas über 30 γ. In der Schafleber werden bis 50 γ, in derjenigen von Kücken 22 γ nachgewiesen[3]. Kein anderes Organ erreicht bezüglich Vitamin B_2-

[1] Kodicek 1954, Baxter und Goodman 1955.   [2] Lowry 1952, Kodicek 1954.
[3] Kodicek 1954.   [4] Lowry 1952.   [5] Imanaga, Hoshikawa und Itoi 1953.

Gehalt die Leber. Niere, Nebenniere und Magenschleimhaut sind neben der Leber die riboflavinreichsten Organe. Die Herzmuskulatur[1] ist mit 12,38 γ ebenfalls reich an Vitamin B_2.

Recht spärlich sind die Kenntnisse über den Gehalt der Organe an *Vitamin B_6*. In der Literatur sind fast ausschließlich Angaben über Bestimmungen beim Tier zu finden. Der Vitamin B_6-Gehalt ist in der Leber des Schweines[2] mit 3—10 γ und des Ochsen[2] mit 7 γ besonders hoch und beträgt beim Menschen sowie bei der Ratte und weiteren Tieren[3] etwa 3 γ. Die Verteilung der verschiedenen chemischen Formen des Vitamin B_6 zeigt ebenfalls Unterschiede: Beim Kücken sind rund 45% des Vitamins in der Leber als Pyridoxal-HCl und der Rest als Pyridoxamin 2 HCl vorhanden, während Pyridoxin-HCl nur in kleinsten Mengen gefunden wird. Bei der Ratte sind rund 60% des Vitamin B_6 als Pyridoxal-HCl, Pyridoxamin-2 HCl und Pyridoxin-HCl zu je 15—20% vorhanden[4]. Beim Vitamin B_6 ist kein wesentlicher Unterschied zwischen der Skeletmuskulatur und der Herzmuskulatur festzustellen. Beide sind ziemlich reich an Vitamin B_6. Auch im Gehirn ist relativ viel vorhanden, bei der Ratte z. B. rund 17 γ/g Trockengewicht[5].

Ausführliche Untersuchungen über die Organverteilung der *Pantothensäure* liegen vor. Das pantothensäurereichste Organ ist die Leber: Man findet beim Menschen[2] rund 40 γ, bei den meisten Tieren etwas mehr, bei der Ratte[6] z. B. 110 γ. Die Werte älterer Autoren liegen durchschnittlich rund dreimal höher[7]. Beim Rattenfetus ist der Pantothensäure-Gehalt der Leber rund dreimal geringer als derjenige des Muttertieres[8]. Im Gegensatz zu der großen Menge Pantothensäure findet sich das Coenzym A, in welches Pantothensäure eingebaut wird, nur in Spuren (bei Ratten[9] je nach Alter 0,45—0,98 γ). Besonders pantothensäurereich sind Niere, Herzmuskulatur, Thymus und Hodengewebe. In den übrigen untersuchten Organen liegt der Pantothensäure-Gehalt um 25% desjenigen der Leber oder darunter.

Ebenfalls hoch ist der Gehalt der Leber an *Nicotinsäureamid*. Beim Menschen finden sich 60 γ, bei verschiedenen Tierarten noch bedeutend mehr, z. B. bei der Ratte[2] 100—180 γ. Ebenfalls reich an Nicotinsäureamid sind Nieren, Nebennieren, Herz, Gehirn, Skeletmuskulatur und Pankreas.

Folsäure findet sich in der Leber als freie und gebundene Folsäure und als Citrovorumfaktor[10]. Der Folsäuregehalt der Leber beträgt beim Menschen 7 γ und ist bei den meisten untersuchten Tieren, mit Ausnahme der Kücken, etwas niedriger[2]. Besonders ausführliche Angaben finden sich bei CHANG (1953).

In der Leber findet sich *Vitamin B_{12}* hauptsächlich in der Mitochondrienfraktion[11] und nicht in der Kernsubstanz[12]. Die menschliche Leber enthält rund 1 γ Vitamin B_{12}[13]. Ähnlich ist der Gehalt beim Meerschweinchen[14] und beim Ochsen[2], während beim Kücken nur 0,11 γ gefunden werden[2]. Von den übrigen Organen erweist sich die Niere als ziemlich Vitamin B_{12}-reich. In den übrigen Geweben ist das Vitamin nur in Spuren anzutreffen. Nach oraler Verabreichung von 890 γ

---

[1] SCHAUS und KIRK 1956.   [2] KODICEK 1954.
[3] KODICEK 1954, OLSEN und MARTINDALE 1954.   [4] RINGLER, BECKER und NELSON 1954.
[5] RABINOWITZ und SNELL 1948.
[6] MARNAY 1953, GIROUD, LÉVY und LEFEBVRES 1954, KODICEK 1954.
[7] WILLIAMS, TAYLOR und CHELDELIN 1941, WRIGHT, McMAHAN, CHELDELIN, TAYLOR, SNELL und WILLIAMS 1941, TAYLOR, POLLACK und WILLIAMS 1942.
[8] LÉVY und GIROUD 1953, GIROUD, LÉVY und LEFEBVRES 1954.
[9] CHERNICK, MOE und SCHWARZ 1955, CHERNICK, MOE und SIDNEY 1956.
[10] WIELAND, HUTCHINGS und WILLIAMS 1952.
[11] SWENDSEID, BETHELL und ACKERMANN 1951.   [12] SIEBERT, LANG und LANG 1951.
[13] DROUET, WOLFF, KARLIN und RAUBER 1951, WOLFF, DROUET und KARLIN-WEISSMAN 1951, KODICEK 1954, ROSS und MOLLIN 1956, SWENDSEID, HVOLBOLL, SCHICK und HALSTED 1957.
[14] WOLFF, ROYER und KARLIN 1951 b.

Vitamin B_{12}, welches radioaktives Kobalt enthält, werden bei Ratten rund 0,5% der Aktivität in Leber und Nieren gefunden; Milz, Gehirn und Hoden enthalten nur Spuren, die Herzmuskulatur kein radioaktives Vitamin B_{12}[1].

p-Aminobenzoesäure ist in Leber und Niere ungefähr in gleichen Mengen vorhanden: Beim Ochsen[2] enthält die Leber bei mikrobiologischer Bestimmung $2,1\,\gamma$, die Niere $2,8\,\gamma$. Hierbei handelt es sich um den Totalgehalt, wobei nur ein sehr kleiner Teil als freie p-Aminobenzoesäure vorliegt, der Rest an Eiweiß gebunden ist. Mit chemischen Methoden werden bei Ratten davon abweichende Werte ermittelt[3]. In der Leber finden sich $29\,\gamma$ p-Aminobenzoesäure, wovon nur $1\,\gamma$ als freies Vitamin. Die Niere übertrifft mit $293\,\gamma$ die Leber weit, und auch Pankreas, Gehirn, Dünndarm und Coecum enthalten wesentlich mehr p-Aminobenzoesäure als die Leber. Da nur sehr spärliche Angaben über den p-Aminobenzoesäure-Gehalt der Organe vorliegen, basiert die Darstellung in Abb. 1 einzig auf den Befunden von Vgami und Nagata (1946).

Der Total-*Cholin*gehalt der Leber ist hoch. Er beträgt bei der Ratte[4] 2300 bis $3550\,\gamma$, bei verschiedenen anderen Tierarten noch mehr, z. B. beim Ochsen[5] $6070\,\gamma$. Bei der Ratte ist in der Niere ungefähr gleich viel Cholin vorhanden wie in der Leber, im Gehirn etwas mehr[6]. Auch Herzmuskel, Nebennieren und Pankreas sind reich an Cholin.

Über den Gehalt der Gewebe an *Inositol* finden sich in der Literatur ziemlich widersprechende Angaben. Besonders reichlich ist das Vitamin im Gehirn und in der Leber vorhanden[7], beim Ochsen beträgt der Inositolgehalt der Leber[8] etwa $340\,\gamma$. Wesentlich mehr Inositol findet sich außerdem im Herzmuskel, beim Hund[9] beispielsweise $1500\,\gamma$, beim Ochsen $16\,\gamma$/mg Trockengewicht (gegenüber Leber $3,4\,\gamma$/mg Trockengewicht)[8].

Der *Biotin*gehalt der Leber ist gering. Er beträgt beim Menschen $0,7\,\gamma$, bei der Ratte $0,9$—$1,5\,\gamma$; bei den übrigen untersuchten Tieren liegt er in der gleichen Größenordnung[10]. In den übrigen Organen erreicht der Biotingehalt mit Ausnahme der Niere höchstens ein Viertel desjenigen der Leber.

Zahlreiche Beobachtungen liegen über den *Vitamin C*-Gehalt der Organe vor. Beim Vitamin C steht die Leber nicht an der Spitze der Organe. Sie wird von der Nebenniere weit übertroffen. Der Vitamin C-Gehalt in der Leber beträgt beim Menschen[11] 110—250γ und schwankt bei den meisten untersuchten Tierarten in denselben Grenzen[12]. Die Mäuseleber ist besonders Vitamin C-reich[13] ($320\,\gamma$). Über die Bedeutung des Vitamin C in der Nebenniere wird im entsprechenden Kapitel einiges gesagt. Die Nebenniere des Menschen enthält 200—$930\,\gamma$ Vitamin C[11], diejenige der Ratte[14] 380—$510\,\gamma$ und diejenige des Meerschweinchens[15] rund $1300\,\gamma$. Besonders reichlich ist das Vitamin C in der Retina vorhanden. Ebenfalls mehr Vitamin C als in der Leber wird in Milz, Hypophyse, Corpus luteum und Hodengewebe gefunden. Auch andere Gewebe sind reich an Vitamin C, so die Herzmuskulatur, das Gehirn, die Nieren und der Thymus.

Für das *Vitamin A* stellt die Leber das eigentliche Speicherorgan dar. Deshalb ist der Vitamin A-Gehalt der Leber beim Menschen und bei allen untersuchten Tieren besonders hoch und schwankt je nach Ernährung und Jahreszeit in weiten

---

[1] Chow, Rosenblum, Silber, Woodbury, Yamamoto und Lang 1951.
[2] Thompson, Isbell und Mitchell 1943.   [3] Vgami und Nagata 1946.
[4] Jacobi, Baumann und Meek 1941, Engel 1942.   [5] Luecke und Pearson 1944.
[6] Jacobi, Baumann und Meek 1941.   [7] Maibauer und Herken 1956.
[8] Woolley 1941.   [9] Gregory 1935.   [10] Kodicek 1954, Terroine 1956.   [11] Lowry 1952.
[12] Bessey und King 1933, Kuether, Telford und Roe 1944, Penney und Zilva 1946, Winters, Schultz und Krehl 1952, Lowry 1952.
[13] Cowdry 1953.   [14] Ludewig und Chanutin 1947, Gerschman und Fenn 1954.
[15] Comsa und Leroux 1954, Piliero und Gordon 1954.

Grenzen. Beim Menschen[1] finden sich durchschnittlich 70,7 γ oder (nach andern Autoren) in IE ausgedrückt (1 IE = 0,0003 mg Vitamin A-Alkohol oder 0,00034 mg Vitamin A-Acetat) 220—324 IE[2], ausnahmsweise bis 1200 IE pro g[3]. Bei Kindern ist der Vitamin A-Gehalt der Leber bedeutend geringer (44—130 IE pro g je nach Alter)[4]. Weitaus am meisten Vitamin A befindet sich nach CHE-VALLIER (1938) in der Leber des Perlhuhns (50000 IE/g). Ebenfalls sehr reichlich Vitamin A enthält die Leber mancher Meerfische (1500—12000 IE/g). Alle übrigen untersuchten Tierarten haben niedrigere Vitamin A-Werte in der Leber, Ratten etwa 280 IE/g[5]. Nach oraler Überbelastung mit Vitamin A oder Carotin findet

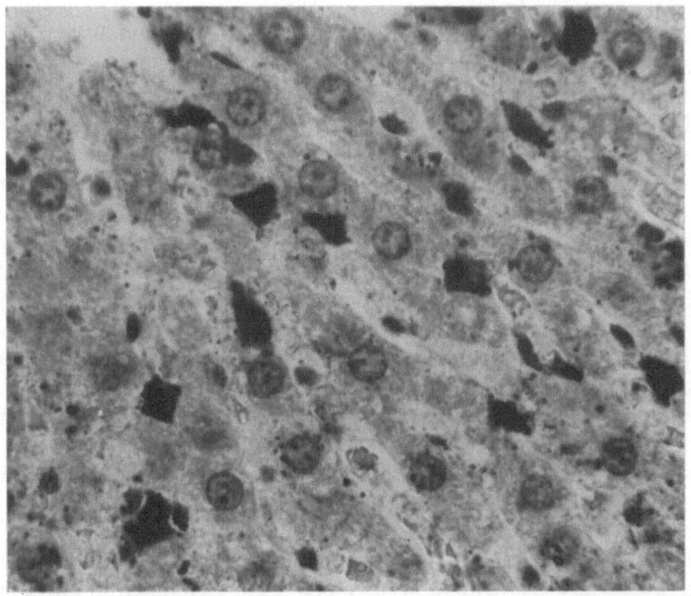

Abb. 2. Leber, Ratte, Fettrot 7B-Hämalaun, Vergr. 500×. Fütterung von 0,1% kristallisiertem β-Carotin als Diätzusatz während 375 Tagen. Verfettung der Kupfferschen Sternzellen als Ausdruck der Vitamin A-Speicherung

man die Kupfferschen Sternzellen von Ratten und Hunden geschwollen und ver-fettet (Abb. 2). Durch UV-Fluorescenz läßt sich in diesen Zellen eine Speicherung von Vitamin A nachweisen. Mit Ausnahme der Retina, als Vitamin A-reichstes Organ, enthalten alle andern Organe im Vergleich zur Leber sehr wenig Vit-amin A, die Niere beim Menschen beispielsweise 2,7 E/g[6], bei Ratten 17 IE/g[5], das menschliche Gehirn nur 0,5 IE/g[5]. Die Beziehungen zwischen Leber-Vit-amin A-Gehalt und Nieren-Vitamin A-Gehalt sind komplex: ein regelmäßiges Verhältnis besteht nicht. Die Speicherung von Vitamin A in diesen beiden Organen ist sehr stark abhängig vom Gehalt der Nahrung. Werden Ratten bei-spielsweise mit 20 IE Vitamin A/Tag während 4 Wochen behandelt, enthält die Leber 11 IE/g, die Nieren 66 IE/g. Gibt man den Tieren dagegen 2000 IE Vit-amin A während 52 Tagen, dann enthält die Leber 3400 IE/g, die Niere dagegen nur 160 IE/g[5].

Wenig bekannt ist über den *Vitamin D*-Gehalt der Organe, da es mit Aus-nahme der Leber nur in Spuren im Gewebe vorkommt. Bei den Fischen ist die

---

[1] BERGER 1954. [2] CHEVALLIER 1938, HUME und KREBS 1949. [3] KAGAN 1955.
[4] CHEVALLIER 1938, KAGAN und KAISER 1952, JACOBS, LEITNER, MOORE und SHARMAN 1954.
[5] EDEN und MOORE 1951. [6] VOGEL und KNOBLOCH 1955.

Leber das ausgesprochene Speicherungsorgan für Vitamin D. Die Öle aus Lebern von verschiedenen Meerfischen enthalten bis 360000 IE/g (1 IE = 0,000025 mg kristallisiertes Vitamin D_2). Bei den übrigen Tieren sind nur geringe Mengen Vitamin D in der Leber nachweisbar[1]. Die Leber des Menschen ist praktisch Vitamin D-frei. Für die Speicherungsverhältnisse des Vitamin D beim Menschen gehen die Befunde verschiedener Autoren auseinander.

Bei drei Kindern, die an unheilbaren Krankheiten starben und die vor dem Tode große Dosen Vitamin D erhielten, fand Vollmer (1941) beim ersten Kind kein Vitamin D im Gewebe, beim zweiten reichlich Vitamin D in Gehirn, Leber und Haut und beim dritten mäßig viel Vitamin D in der Haut, in der Schilddrüse und in der Nebenschilddrüse. Houet (1946) fand bei einem vier Monate alten Kind, das 4 Tage vor dem Tod 15 mg Vitamin D_2 intramuskulär erhalten hatte, 25,3% am Injektionsort, 4,16% in der Niere, etwas mehr als 10% im Gehirn, 0,26% in der Leber und kein Vitamin D in Herz, Lungen und Skeletmuskulatur.

Sehr viele Angaben liegen über den *Vitamin E*-Gehalt der Organe vor. Die Leber steht hier wiederum hinter andern Geweben zurück. Am reichlichsten findet sich das Vitamin in Hypophyse, Nebenniere und im Fettgewebe. Bei Neugeborenen enthält das Fettgewebe um 11 γ, bei Jugendlichen rund 20 γ und bei Erwachsenen rund 90 γ Vitamin E[1]. Ähnliche Angaben finden sich bei Mason u. Mitarb. (1952, 1953), Dju u. Mitarb. (1952) u. a. Ebenfalls reichlich Vitamin E findet sich in Pankreas, Milz, Hoden, Ovarien und in der quergestreiften Muskulatur. Der Gehalt der Leber wird je nach Alter und Geschlecht für den Menschen mit 5—25 γ angegeben[2]. Auch hier zeigen Neugeborene und Kinder wesentlich niedrigere Werte als Erwachsene.

Sehr spärlich sind Angaben über den *Vitamin K*-Gehalt im normalen Organismus, da es nur in Spuren vorkommt. Die Leber des Rindes[3] enthält 0,71 γ, diejenige des Kückens weniger als 1,5 γ/g Trockengewicht. In der Schweineleber wurden 8 γ/g Trockengewicht nachgewiesen[1]. Die Nebenniere scheint ebenfalls etwas Vitamin K zu enthalten. Per os aufgenommenes, radioaktives Vitamin K_3 wird beim Huhn hauptsächlich von den Mitochondrien in Leber, Niere und Herz gespeichert[4].

Von den Faktoren, die den Vitamingehalt der Organe verändern, ist der Vitaminreichtum der Nahrung, wenigstens für diejenigen Vitamine, die der Organismus nicht selbst synthetisieren kann oder die nicht von der Darmflora produziert werden, der wichtigste, was an einigen Beispielen dargestellt werden soll.

Zuerst der *Vitaminmangel*. Bei *Vitamin B_1*-Mangel des Menschen und der Tiere nimmt der Aneuringehalt aller Organe um 70—90% ab[5]. Der Abfall des Vitamin B_1-Gehaltes geht parallel der Zeitdauer der Mangelernährung[6] und ist bei kohlenhydratreicher Ernährung stärker als bei fettreicher Diät[7]. Am resistentesten ist das Gehirn, dessen Vitamin B_1-Gehalt nur um etwa 50% absinkt[8], gegenüber 80% beim Nervus ischiadicus. Bei Verabreichung des Antivitamins Neopyrithiamin vermindert sich der Vitamin B_1-Gehalt des Gehirns jedoch besonders stark[9].

Ein ähnlicher Abfall des Vitamingehaltes verschiedener Gewebe um etwa $2/3$ des Normalwertes wird bei Versuchstieren nach *Vitamin B_2*-Mangelernährung

---

[1] Kodicek 1954.

[2] Koch 1951, Dju, Mason und Filer 1952, Mason, Dju und Filer 1952, Kodicek 1954, Beckmann 1955.

[3] Green, Søndergaard und Dam 1956.   [4] Martius 1956.

[5] Übersicht 1949a, Martin und Lissak 1949/50, Gruber 1950, Lowry 1952, DeCarlo, Rindi und Grana 1954, Hodler 1954, Rindi, Ferrari und Perri 1954.

[6] DeCarlo, Rindi und Grana 1954.   [7] Gruber 1950.

[8] Martin und Lissak 1949/50, Lowry 1952, DeCarlo, Rindi und Grana 1954.

[9] DeCarlo, Rindi und Grana 1954.

beobachtet[1]. Auch beim Menschen kann nach Vitamin B_2-armer Ernährung eine Verminderung des Riboflavins in Erythrocyten, Leukocyten und Blutplasma festgestellt werden[2]. Gleichzeitig kommt es zu einer starken Abnahme der Vitamin B_2-Ausscheidung im Urin[3].

Bei *Vitamin B_6*-Mangelratten fällt der Pyridoxingehalt der Leber und der Nieren nach mehrwöchigem Mangel um rund 50% ab. Noch etwas stärker ist die Abnahme des Vitamingehaltes bei Behandlung mit Desoxypyridoxin[4]. Bei Affen[5] führt Vitamin B_6-Mangel sehr rasch zu einer Verminderung des Blutpyridoxinspiegels auf 2—3 γ pro 100 cm^3 gegenüber normal 5—20 γ pro 100 cm^3.

Ebenfalls um rund 50% nimmt bei Mangelernährung der *Pantothensäure*gehalt der Organe ab[6]. Besonders ausgesprochen ist die Abnahme bei Rattenfeten von pantothensäurefrei ernährten Rattenmüttern[7] und in Eiern von Pantothenmangelhennen[8].

Ein etwas abweichendes Verhalten ergibt sich bei *Nicotinsäureamid*mangel. Hier kommt es hauptsächlich zu einem Absinken des Vitamingehaltes in Leber und Muskulatur, dagegen ist die Konzentration des Vitamins in Erythrocyten, Herz, Lungen, Milz und Nieren kaum verändert. Dieses Verhalten ist sowohl beim Menschen wie bei Kücken, Ratten, Schweinen und Hunden beobachtet worden[9].

Vitamin B_{12}-Mangelernährung führt bei Ratten zu starkem Abfall des Vitamingehaltes in Leber und Nieren um etwa 50%[10]. Rattenjunge von Vitamin B_{12}-frei ernährten Rattenmüttern haben im Vergleich zu normal ernährten Kontrolltieren nach Abschluß der Säugezeit einen Lebervitamingehalt von weniger als 50%[11]. Bei Menschen mit Vitamin B_{12}-Mangelanämien ist der Serum-Vitamin B_{12}-Spiegel gewöhnlich unter 0,00005 γ/cm^3 gegenüber den megaloblastischen Folsäureanämien, bei welchen stets mehr als 0,0001 γ/cm^3 Vitamin B_{12} im Serum gefunden wird[12], was als differentialdiagnostischer Hinweis verwertet werden kann. Ein Abfall des Serum-Vitamin B_{12} wird auch bei Vitamin B_{12}-armer Ernährung von Affen festgestellt[13].

Bei *cholin*armer Ernährung bleibt der Cholingehalt in Nieren und Leber von Ratten weitgehend konstant[14] oder sinkt nur vorübergehend kurz vor Entstehung der Nierenschädigung ab[15]. Dies deutet darauf hin, daß das Cholin im Rattenorganismus bis zu einem gewissen Grade synthetisiert werden kann[16].

---

[1] KUHN, KALTSCHMITT und WAGNER-JAUREGG 1935, VIVANCO 1935, AXELROD, SOBER und ELVEHJEM 1940, AXELROD, SPIES und ELVEHJEM 1941b, CZACZKES und GUGGENHEIM 1946, DOISY und WESTERFELD 1952, LOWRY 1952.

[2] LOWRY 1952.   [3] Übersicht 1950.   [4] OLSEN und MARTINDALE 1954.

[5] GREENBERG und RINEHART 1949, Übersicht 1949b.

[6] SNELL, PENNINGTON und WILLIAMS 1940, SNELL, ALINE, COUCH und PEARSON 1941, WRIGHT und WELCH 1944, PEARSON, MELASS und SHERWOOD 1945, 1946, PEARSON und MELASS 1946, GILLIS, HEUSER und NORRIS 1948.

[7] NISHI, KING und CHELDELIN 1950, GIROUD, LÉVY und LEFEBVRES 1954.

[8] GILLIS, HEUSER und NORRIS 1948.

[9] AXELROD und ELVEHJEM 1939, AXELROD, MADDEN und ELVEHJEM 1939, KOHN, KLEIN und DANN 1939, AXELROD, GORDON und ELVEHJEM 1940, AXELROD, SPIES und ELVEHJEM 1941a, CHU, KUO und CHANG 1942, BRIGGS, LUCKEY, TEPLY, ELVEHJEM und HART 1943, ANDERSON, TEPLY und ELVEHJEM 1944, HUNDLEY 1947, 1949, SINGAL, SYDENSTRICKER und LITTLEJOHN 1947, 1948a, b, WOOLLEY 1947, WILLIAMS, FEIGELSON und ELVEHJEM 1950.

[10] BENNETT, JORALEMON und HALPERN 1951, PETERSON, DICK und JOHANSSON 1953, KODICEK 1954, BENNETT, RAMSEY und DONNELLY 1956, JAFFÉ 1956.

[11] RICHARDSON, WITTEN und COUCH 1951.   [12] MOLLIN und ROSS 1953.

[13] ROSS und MOLLIN 1956.

[14] CHOW, ROSENBLUM, SILBER, WOODBURY, YAMAMOTO und LANG 1951.

[15] BAXTER und GOODMAN 1955.

[16] JACOBI, BAUMANN und MEEK 1941, BAXTER und GOODMAN 1955.

Ein *Vitamin C*-Mangel führt bei Tieren, die keine Ascorbinsäure zu synthetisieren vermögen, zu sehr starker Verminderung des Vitamin C-Gehaltes. So fällt beispielsweise der Vitamin C-Gehalt der Nebennieren skorbutischer Meerschweinchen in der ersten Woche von 133 auf 35 mg-%, in der zweiten Woche auf 8 mg-% und in der dritten Woche auf 5 mg-% ab. Parallel dazu kommt es auch zu einer Reduktion des Ascorbinsäurespiegels im Blut auf etwa $^1/_{10}$ des Ausgangswertes[1]. Aber auch bei Tieren, die die Ascorbinsäure synthetisieren, fällt bei Vitamin C-Mangel der Gehalt des Vitamin C in den Geweben deutlich ab[2]. Beim Menschen läßt sich bei Vitamin C-freier Ernährung ein Abfall des Plasma Vitamin C und des Vitamin-C Gehaltes der Leukocyten auf weniger als $^1/_{10}$ der Norm feststellen[3]. Nach 87tägigem Vitamin C-Mangel ist im Blut kein Vitamin C mehr nachweisbar, doch erscheinen die klinischen Mangelzeichen erst 1—2 Monate später[4].

Bei *Vitamin A*-freier Ernährung von Ratten ist der Abfall in der Leber besonders stark bei hohem Speicherungsgrad vor Beginn der Mangelperiode[5]. Beim Menschen kann nach mehrmonatigem Vitamin A-Mangel eine deutliche Erniedrigung des Vitamin A-Gehaltes im Serum festgestellt werden[6]. Dasselbe wird auch bei verschiedenen Tieren beobachtet[7].

Über den Vitamingehalt der Organe bei Mangel an *Vitamin D* und *K* sind keine exakten Beobachtungen bekannt, da diese Vitamine ohnehin nur in sehr geringen Mengen im Gewebe vorhanden sind.

Von *Vitamin E* ist bekannt, daß es bei Mangelernährung nur langsam aus den Geweben verschwindet.

Neben dem Vitamingehalt der *Nahrung* wird die Vitaminverteilung in Zellen und Organen noch durch sehr zahlreiche Faktoren beeinflußt, wovon einige als Beispiel angeführt werden sollen.

1. Endogene physiologische Variationen des Vitamingehaltes der Organe.

Mit zunehmendem *Alter* verändert sich der Gehalt verschiedener Vitamine in den Organen beträchtlich. Dies gilt vor allem für das *Vitamin E*, dessen Konzentration bei menschlichen Feten und Neugeborenen wesentlich geringer ist als bei Adoleszenten und Erwachsenen. In höherem Alter sinkt der Vitamin E-Gehalt der Organe wieder ab[8]. Auch *Vitamin A* ist in der Leber neugeborener Kinder mit 44 IE/g in wesentlich geringerem Maße vorhanden als bei erwachsenen Menschen (bis 1200 IE/g)[9]. Ähnliche Verhältnisse wurden bei Ratten[10] und Schweinen[11] festgestellt. Dagegen ist der *Vitamin C*-Gehalt in jungen Geweben höher als in älteren: So enthält beispielsweise der juvenile Rattenhoden mit 60 mg-% bedeutend mehr Vitamin C als das Hodengewebe ausgewachsener Tiere (25 mg-%)[12]. In der menschlichen Aorta wird eine Tendenz zur Verminderung von *Vitamin B_2* und *Nicotinsäureamid* im höheren Alter festgestellt[13], während das Riboflavin in Gehirn, Herz und Muskulatur im Alter in unveränderter Konzentration vorliegt[14]. Noch andere physiologische Veränderungen des Organismus können mit Schwankungen des Vitamingehaltes einhergehen. So ist beispielsweise der *Vitamin C*-Gehalt des Rattenovariums im *Postoestrus* erhöht, sinkt während des *Prooestrus* rapide ab und nimmt während des Oestrus wieder zu[12]. Ähnliche, mit

---

[1] Lebrun-Pagès 1953, Piliero und Gordon 1954.   [2] Lowry 1952.   [3] Krebs 1953.
[4] Abt und Farmer, 1939, Pijoan und Lozner 1944, Daubenmerkl 1950, Reid 1948, Agate, Hudson und Podberezec 1953, Coste, Bourel und Delbarre 1953.
[5] Johnson und Baumann 1948, Ganguly und Krinsky 1953, High 1954.
[6] Hume und Krebs 1949.   [7] Pierce 1954.
[8] Mason und Dju 1953, Kodicek 1954, Beckmann 1955.   [9] Chevallier 1938.
[10] Guerrant 1949.   [11] Barnes 1952.   [12] Coste, Delbarre und Lacronique 1953.
[13] Chang, Laursen und Kirk 1955, Schaus, Kirk und Laursen 1955.
[14] Schaus und Kirk 1956.

dem Menstruationscyclus in Beziehung stehende Schwankungen des Serum-Vitamin A-Gehaltes werden beim Menschen beobachtet[1], was jedoch von andern Autoren bestritten wird[2].

2. Veränderungen im Vitamingehalt der Organe durch qualitative Veränderungen der Nahrung.

Der Lebergehalt an Vitaminen des B-Komplexes zeigt gewisse Beziehungen zum Eiweißreichtum der Ernährung. So führt bei verschiedenen Tierarten ein hoher Eiweißgehalt der Diät zu Zunahme des Lebergehaltes an Vitamin B_2, Pantothensäure, Folsäure, Biotin und zu einer mäßigen Abnahme des Vitamin B_6[3]. Niedriger Eiweißgehalt der Nahrung führt zu einer Abnahme des Gehaltes an Vitamin B_2[4] und ganz besonders auch Nicotinsäureamid[5]. Diese Abnahme des Nicotinsäureamidgehaltes bei eiweißarmer Ernährung der Leber und in verschiedenen Organen kann nicht durch vermehrte Vitaminzufütterung kompensiert werden[6]. Dagegen fördert eine tryptophanreiche Ernährung den Nicotinsäureamidgehalt der Organe deutlich, so daß temporär übernormale Werte erreicht werden[7]. Kobaltmangel in der Nahrung führt bei Schafen zu einer wesentlichen Verminderung des Vitamin B_{12}-Gehaltes in Leber, Pansen und Blut[8]. Bei schweren Mangelzuständen sinkt der Biotingehalt auf $1/5$ der Norm. Im Gehirn sind keine solchen Veränderungen festzustellen[9].

3. Vitamingehalt der Organe bei Avitaminosen.

Mangel eines Vitamins führt recht häufig zu Störungen der Vitaminversorgung, auch derjenigen Vitamine, die in der Nahrung in genügender Menge vorhanden sind. So ist beispielsweise bei Vitamin B_1-frei ernährten Affen der Vitamin B_2-Gehalt in Herz, Nieren und Leber leicht erhöht[10]. Bei skorbutischen Meerschweinchen ist der Coenzym A-Gehalt der Leber, der Niere und des Gehirns etwas vermehrt[11]. Eine 2—3fache Vermehrung des Coenzym A-Gehaltes in Leber und Niere findet sich bei Vitamin B_{12}-Mangelratten[12]. Bei Vitamin B_1- oder B_2-frei ernährten Ratten sinkt der Nicotinsäuregehalt in den Geweben ab[13]. Dagegen bleibt der Biotingehalt im Skeletmuskel Vitamin E-frei ernährter Meerschweinchen und Kaninchen normal[14].

4. Vitamingehalt der Organe bei Krankheiten.

Über Vitaminveränderungen in krankhaft veränderten Organen oder bei Erkrankung des Gesamtorganismus liegen recht viele Beobachtungen vor. So findet man bei Menschen mit geschädigter Leber, ganz besonders bei Tumormetastasen, eine starke Abnahme des Vitamin B_2-Gehaltes[15]. Bei konsumierenden Krankheiten nimmt der Vitamin C-Gehalt der Aorta häufig ab[16]. Eine Verminderung des Leber-Vitamin A-Gehaltes findet man oft bei Pneumonien, Infektionen

[1] BARNES 1952, LAURENCE und SOBEL 1953.   [2] STEGMANN und REICHEL 1956.
[3] KODICEK 1954.   [4] SARETT und PERLZWEIG 1943, DOISY und WESTERFELD 1952.
[5] WRIGHT und SKEGGS 1946, SEIFTER, HARKNESS, RUBIN und MUNTWYLER 1948, WILLIAMS, FEIGELSON und ELVEHJEM 1951.
[6] SARETT und PERLZWEIG 1943.
[7] ROTH, LEIFER, HOGNESS und LANGHAM 1948, DUNCAN und SARETT 1951, LEDER und HANDLER 1951.
[8] HOEKSTRA, POPE und PHILLIPS 1952.   [9] TERROINE 1956.   [10] Übersicht 1949a.
[11] LAHIRI und BANERJEE 1956.
[12] BOXER, SHONK, GILLFILLAN, EMERSON und OGINSKY 1955, WONG und SCHWEIGERT 1956.
[13] RAOUL 1945, BHAGVAT und DEVI 1949.   [14] RODERUCK 1949.
[15] IMANAGA, HOSHIKAWA und ITOI 1953.   [16] WILLIS und FISHMAN 1955.

und Abscessen sowie bei akutem Rheumatismus[1]. Experimentell kann bei Ratten durch künstliche Terpentinabscesse in der Haut ebenfalls eine Verminderung des Vitamin A-Gehaltes der Leber erzeugt werden[1]. In der vitiliginösen Haut des Menschen wird häufig ein bis 75% verminderter Vitamin B_1-Gehalt festgestellt[2]. Bei Hühnercoccidiose kommt[3] es zu einem Absinken des Vitamin A-Gehaltes der Leber von 300 IE/g auf etwa 7 IE/g. Bei der perniziösen Anämie des Menschen findet ein Schwund des Vitamin B_{12} aus den Geweben[4], insbesondere aus der Leber[5] statt. Auch bei der Lebercirrhose ist der Leber-Vitamin B_{12}-Gehalt auf etwa $1/_3$ der Norm vermindert[6].

5. Vitamingehalt der Organe bei Schädigungen des Gesamtorganismus durch physikalische Einflüsse.

Durch Kälte, Hitze und Strahlenschädigungen kommt es in erster Linie zu einem Absinken des Vitamin C-Gehaltes der Nebennierenrinde[7], während der Kälte-Stress den Nebennierenrindengehalt von Nicotinsäureamid, Folsäure, Biotin und Vitamin B_2 unbeeinflußt läßt[8]. Der markante Abfall des Vitamin C bei Stress-Situationen wird im Kapitel über die Nebenniere eingehend behandelt (s. S. 906).

6. Vitamingehalt der Organe bei Eingriffen in das innersekretorische System.

Zwischen Vitaminen und Hormonen bestehen mannigfache Beziehungen, die jedoch durch Experimente, bei welchen innersekretorische Organe entfernt werden, nur in sehr grober Weise erfaßt werden. Bei Adrenalektomie oder Cortisoninjektionen bleibt bei Ratten der Gehalt der Leber an Vitamin B_2, Vitamin B_6, Pantothensäure, Nicotinsäureamid, Folsäure und Biotin im wesentlichen unverändert[9]. Dagegen nimmt der Vitamin A-Gehalt der Ratten in Leber und Nieren nach hohen Cortisondosen ab[1]. Injektion von ACTH führt zu einem Schwund des Vitamin C aus der Nebennierenrinde[10], aber auch Thyreoidektomie hat denselben Effekt[11]. Bei Hypophysektomie ist bei Ratten der Coenzym A-Gehalt der Leber erniedrigt[12]. Nach Adrenalektomie verliert die Hypophyse von Ratten die Fähigkeit, bei Belastung mit großen Dosen Vitamin C ihren Vitamin C-Gehalt während einer gewissen Zeit um etwa 70% zu vermehren[13]. Kastration führt bei der weiblichen Maus zu einer 2—3fachen Steigerung des Leber-Vitamin A-Gehaltes[14].

7. Vitamingehalt bei umschriebenen experimentellen Schädigungen einzelner Organe.

Bei Durchschneidung von Nerven und Muskeln kommt es bei Meerschweinchen und Hunden während der Degenerationsphase zu einem Absinken des Vitamin B_1-Gehaltes[15], bei Regeneration der Nerven und der Muskulatur steigt der Vitamin B_1-Gehalt wieder an[16]. Bei experimenteller Erzeugung einer Fettleber durch Tetrachlorkohlenstoff sinkt der Coenzym A- und Vitamin B_{12}-Gehalt in der verfetteten Leber der Ratten deutlich ab[17]. Bei diätetischen Lebernekrosen der Ratten ist

---

[1] Kagan 1955.   [2] Zürcher, Müller und Schlienger 1951, 1952.   [3] Davies 1952.
[4] Girdwood 1952.   [5] Drouet, Wolff, Karlin und Rauber 1951.
[6] Swendseid, Hvolboll, Schick und Halsted 1957.
[7] Schricker, Hertz und Tullner 1951, Bacq, Beaumariage und Fischer 1954.
[8] Schricker, Hertz und Tullner 1951.   [9] Dhyse, Fisher, Tullner und Hertz 1953.
[10] Piliero und Gordon 1954, Braun 1955.   [11] Freedman und Gordon 1950.
[12] Ringler und Leonard 1954.   [13] Poumeau-Delille 1951.   [14] Truscott 1953.
[15] Umrath 1951, Bowoden 1954, Rindi, Ferrari und Perri 1954.   [16] Bowoden 1954.
[17] Wolff, Royer und Karlin 1951a, 1952.

der Vitamin C-Gehalt der Leber im pränekrotischen Stadium leicht vermindert; bei Entwicklung der Nekrose verschwindet das Vitamin C aus der Leber[1].

8. Vitamingehalt experimenteller Geschwülste.

Experimentelle Tumoren zeigen häufig einen quantitativen Unterschied im Vitamin- und Fermentgehalt gegenüber dem normalen Gewebe. So ist bei Carcinogenese durch Methylcholanthren in der Epidermis der Maus das Vitamin B_6 leicht vermehrt, p-Aminobenzoesäure, Cholin und Inositol sind dagegen nicht signifikant verändert[2]. In Lebertumoren, die bei Ratten durch Buttergelb erzeugt werden, ist der Pantothensäuregehalt niedriger als im normalen Lebergewebe[3]. Weitere Befunde sind im Kapitel „Vitamine und Tumoren" angeführt.

9. Wirkung chemischer Substanzen auf den Vitamingehalt der Organe.

Verschiedene chemische Substanzen können den Vitamingehalt in den Organen wesentlich beeinflussen. Besonders ausgeprägt ist die Wirkung von Arzneimitteln auf den Vitamin C-Gehalt der Nebenniere: Bei Ratten findet man eine Zunahme bei Fütterung von Thiouracil[4] und bei Injektionen von Alloxan[5], dagegen eine deutliche Abnahme bei Fütterung von Salicylsäure[6], verschiedenen anderen Antipyretica, Chininsulfat, Phenylbutazon usw.[7]. Der Vitamin C-Gehalt der Rattenleber ist vermindert nach Fütterung von Dicumarol[8], Succinylsulfathiazol[9] und Aminopterin[10]. In der Leber von Kücken zeigt sich eine Vermehrung des Vitamin A nach Zugabe von 0,003% Penicillin zur Diät[11].

Auf Grund der angeführten Beispiele darf man wohl annehmen, daß wesentliche Veränderungen im Vitamin- und Fermentgehalt eines Organs einen Hinweis auf funktionelle Umstellungen oder Störungen geben können. Es erscheint deshalb wesentlich, diese chemischen Untersuchungen möglichst auch auf histochemischem Gebiet auszubauen, weil damit vielleicht die Kluft zwischen den funktionellen Vorgängen in der Zelle und dem morphologischen Nachweis einer Gewebsalteration, wenn nicht überbrückt, so doch verkleinert werden kann.

B. Histochemie der Vitamine.
(Literatur s. S. 993)

Über den histochemischen Nachweis von Vitaminen liegen, abgesehen von einigen Ausnahmen, nur wenige Arbeiten vor. Dies liegt nicht so sehr am Fehlen spezifischer Reaktionen, als an der meist sehr geringen Konzentration, in welcher die Vitamine in den Zellen vorhanden sind.

Die zahlreichsten histochemischen Untersuchungen betreffen den *Vitamin C*-Nachweis. Die verschiedenen Methoden wurden von LIPP (1954) zusammengestellt. Sie basieren alle auf der Tatsache, daß die L-Ascorbinsäure essigsaure Silbernitratlösungen im Dunkeln rasch zu metallischem Silber reduziert[12] und dabei in Dehydroascorbinsäure übergeht. Das metallische Silber fällt aus und wird als schwarze Körnchen sichtbar. Die verschiedenen Vorschriften unterscheiden sich lediglich durch Konzentration und Anwendungsweise (am Nativschnitt, am Gewebsstück, nach Durchströmung des Organs) des sauren Silbernitratreagens. Die gebräuchlichsten Methoden sind diejenigen von GIROUD und

---

[1] LINDAN und WORK 1953.   [2] TATUM, RITCHEY, COWDRY und WICKS 1946.
[3] HIGGINS, MILLER, PRICE und STRONG 1950.   [4] FREEDMAN und GORDON 1950.
[5] DURY 1953.   [6] COSTE, BOUREL und DELBARRE 1953.
[7] PETERSEN und WEIDMANN 1955, BRAUN 1955.   [8] SAPEIKA 1953.
[9] SCHWARTZ und WILLIAMS 1952.   [10] SAUBERLICH 1953.
[11] BURGESS, GLUCK, BRISSON und LAUGHLAND 1951, COATES, HARRISON, KON, PORTER und THOMPSON 1952.
[12] SZENT-GYÖRGY 1928.

Leblond (1934, 1936), Bourne (1933, 1950), Barnett, Bourne und Fisher (1941), Clara (1953). Weitere Angaben über die Methodik finden sich u. a. bei Wolf-Heidegger und Waldmann (1942) und Haase (1952).

Die Reduktion von Silbernitrat zu metallischem Silber ist keine für Vitamin C spezifische histochemische Reaktion. Dies ist das Resultat ausgedehnter Untersuchungen, die von zahlreichen Autoren sowohl in vitro, wie an Gewebsschnitten und Organen durchgeführt wurden. Auf die Frage der Spezifität des Vitamin C-Nachweises sind besonders Wolf-Heidegger und Waldmann (1942), Clara (1953) und Lipp (1954) in zusammenfassenden Darstellungen eingegangen. Es steht fest, daß auch andere Substanzen Silbernitratlösungen „primär" reduzieren, so z. B. Melaninpigmente, die Granula der phäochromen Zellen des Nebennierenmarkes, die Granula der enterochromaffinen Zellen und der α-Zellen der Langerhansschen Inseln, ferner diejenigen der neurosekretorisch tätigen Nervenzellen des Nucleus supraopticus und des Nucleus paraventricularis. Außerdem können auch die Lipofuscinpigmente und weitere Substanzen eine positive Reaktion vortäuschen. Andererseits ist auch eine negative Reaktion trotz Anwesenheit von Vitamin C möglich. Dies kann bedingt sein durch zu niedrige Ascorbinsäurekonzentration in der Zelle (Grenzwert etwa 10 mg/100 g Frischgewicht)[1], wenn das Vitamin C bereits in oxydierter Form vorliegt, oder wenn Hemmstoffe wie Proteine, Glutathion und Cystein die Reaktion beeinträchtigen[2].

Auch eine ortsrichtige Ablagerung läßt sich beim Silberniederschlag nicht annehmen[3]. Einmal ergibt sich bei diffuser Verteilung des Vitamin C in der Zelle aus physikalischen Gründen trotzdem ein granulärer Silberniederschlag[4]. Ferner kann es je nach Geschwindigkeit der Diffusion des Reagens zu einer Dislokation des Vitamin C innerhalb der Zelle oder sogar innerhalb der Organe kommen[5]. Wenn auch bei Vitamin C-Mangeltieren die Silberreaktion allmählich negativ wird, so besteht doch keine genaue Übereinstimmung zwischen histochemischem Vitamin C-Nachweis und chemisch festgestelltem Vitamin C-Gehalt der Gewebe[6].

Die Reduktionsmethode zum Vitamin C-Nachweis kann nach den heutigen Kenntnissen als für orientierende Untersuchungen brauchbar bezeichnet werden. Sie erfüllt jedoch die strengen Anforderungen, die an eine histochemische Reaktion gestellt werden müssen, nämlich Spezifität und Ortsrichtigkeit, nicht[7].

Vitamin B_1 kann nach v. Muralt (1943) in Schnitten von frischem Nervengewebe wie folgt nachgewiesen werden.

Nach 40—100minütiger Fixation in Ringerformol werden die Gefrierschnitte ausgewaschen und für 10 min in eine Lösung von 1% Kaliumferricyanid in n/10 NaOH verbracht, anschließend gewässert, auf Objektträger gebracht und mit Glycerin gedeckt. Das Aneurin wird hierbei im alkalischen Milieu zu Thiochrom oxydiert und ergibt eine stark blauviolette Fluorescenz mit einem Maximum bei 438 mμ und 2 Maxima der UV-Absorption bei 375 mμ und 358 mμ. Auf demselben Prinzip beruht die kürzlich von japanischen Autoren[8] angegebene Methode. An Nervenschnitten ist es ferner gelungen, Thiochrom, das aus Vitamin B_1 durch Spontanoxydation gebildet wird, vermittelst Fluorescenz-Mikrospektrographie nachzuweisen[9]. Hirt und Wimmer (1940) beobachteten nach mehrtägiger Behandlung von Versuchstieren mit Vitamin B_1 in den Zellen des reticuloendothelialen Systems eine ultraviolett-stabile, grünblaue Fluorescenz, die auf komplex gebundenes Vitamin B_1 zurückgeführt wird.

Vitamin B_2 ergibt im UV-Licht eine gelbgrüne Fluorescenz und kann so direkt, sogar am lebenden Organ, nachgewiesen werden[10]. In der Versuchsanordnung von Sjöstrand (1946a, b) können durch Fluorescenz-UV-Spektrographie quantitative UV-Spektra von Riboflavin in Geweben aufgenommen werden.

---

[1] Giroud 1938, Wolf-Heidegger und Waldmann 1942.   [2] Reiner 1952.
[3] Clara 1953.   [4] Wolf-Heidegger und Waldmann 1942.
[5] Deane und Morse 1948, Eränkö 1954.   [6] Spampinato 1952.
[7] Wolf-Heidegger 1942, Wolf-Heidegger und Waldmann 1942, Clara 1954, Lipp 1954.
[8] Araki und Chin 1956.   [9] Sjöstrand 1946a, b.
[10] Ellinger und Koschara 1933, Ellinger 1938, Hirt und Wimmer 1939, 1940, Metcalf 1943.

Eine weitere Methode des Vitamin B_2-Nachweises im Gewebe basiert auf der Reduktion des Riboflavins in saurem Milieu zu Leukoflavin und Reoxydation zu dem leuchtendroten Rhodoflavin[1].

Man geht hierbei wie folgt vor: Das Gewebe wird während 5 Tagen in Bleiacetat-Formol fixiert und dann während 30 min in einer reduzierenden Lösung (Salzsäure + Zink) behandelt. Nach Spülung im Wasser werden die Schnitte in die oxydierende Lösung (verdünntes Wasserstoffperoxyd) gebracht. Wahrscheinlich kommt es bei dieser Methode zu Diffusion des Riboflavins, so daß das Postulat der Ortsrichtigkeit nicht mehr erfüllt ist.

Nach HIRT und WIMMER (1939) besitzt *Nicotinsäure* eine schwachgelbe, Nicotinsäureamid eine stärkere gelbe Fluorescenz. Die Autoren haben diese Eigenschaft, namentlich bei Versuchstieren, die mit Nicotinsäure behandelt wurden, zum Nachweis des Vitamins im Gewebe verwendet. ELLINGER (1940) konnte diese Befunde nicht bestätigen.

Von den übrigen Vertretern des Vitamin B-Komplexes sind keine histochemischen Nachweismethoden bekannt.

Carotine können, sofern sie in hoher Konzentration im Gewebe vorhanden sind, als gelborange-braune Pigmente im Gefrierschnitt sichtbar sein. Die wohl am häufigsten geübte Methode des Nachweises von Vitamin A und Carotin bedient sich der Fluorescenzmikroskopie. Die umfangreiche Literatur über diese Methode und die damit erzielten Resultate sind von POPPER (1944) ausführlich zusammengestellt worden. In der Regel werden die Gewebe bis 8 Std in 10% Formalin fixiert und anschließend zu Gefrierschnitten weiterverarbeitet.

Vitamin A ergibt im UV-Licht eine grüne Fluorescenz, welche infolge Zerstörung des Vitamins, wahrscheinlich durch Oxydation, rasch abblaßt.

Vitamin A_2 fluoresciert gelbbraun.

β-Carotin gibt erst in höheren Konzentrationen eine grüne Fluorescenz, die langsam abblaßt. Biologisch inaktives Anhydro-Vitamin A gibt eine dunkelbraune Fluorescenz, welche langsam in eine grünliche Farbe übergeht und schließlich ganz verschwindet[2].

An chemischen Methoden werden zum Carotin- und Vitamin A-Nachweis verwendet:

a) Das Verfahren von STEIGER (1941): Hierbei wird das Gewebe mit konzentrierter Schwefelsäure behandelt, wobei Carotin dunkelblaue Kristalle bildet.

Nach PEARSE (1953) geben auch andere starke Säuren Farbreaktionen mit Carotinoiden (grüne, blaue oder violette Farbe), nämlich Salzsäure, Phosphorsäure, Perchlorsäure, Ameisensäure, Trichloressigsäure.

b) Ein weiteres Nachweisverfahren bedient sich der Carr-Price-Methode[3]. Hierbei werden Gefrierschnitte direkt in Chloroformlösungen von Antimontrichlorid verbracht. Die dabei entstehende Blaufärbung des Vitamin A verschwindet rasch, während die Farbe von Carotin bleibt.

c) Nach LISON (1936) ergeben die Carotine mit 1%iger wäßriger Jodlösung in 7% Natriumjodid eine dunkelviolette Farbe.

d) Von BERGER und SEGAL (1949) wird ein Carotinnachweis angegeben, bei welchem Gewebsschnitte nach Fixation in Platinchlorid und Formalin mit Methylgrün-Pyronin nach UNNA-PAPPENHEIM gefärbt werden. Carotinhaltiges Gewebe, namentlich Stäbchen und Zapfen der Retina und Ovar, zeigen dabei eine himmelblaue Färbung.

Von den übrigen fettlöslichen Vitaminen können *Vitamin K*[4] und *Vitamin D_2*[5] fluorescenzmikroskopisch nachgewiesen werden. Histochemische Reaktionen für *Vitamin E* sind nicht bekannt.

---

[1] CHÈVREMONT und COMHAIRE 1939.　　[2] HIRT und WIMMER 1940, POPPER 1944, GLICK 1949.
[3] BOURNE 1935.　　[4] GLICK 1949.　　[5] ARAKI, CHIN und RYO 1957.

C. Reine (experimentelle) Avitaminosen.

a) Symptomatik der reinen (experimentellen) Avitaminosen.

(Literatur s. S. 994)

Die Symptomatik der *menschlichen Avitaminosen* wird nachstehend nur insofern angeführt, als die menschliche Symptomatik im Vergleich zur experimentellen Avitaminose Aufschlüsse vermittelt.

Die Methoden zum *experimentellen* Nachweis eines *Vitaminmangels* sind heute in einer Umwandlung begriffen. Während bisher in biologischen Versuchen äußerlich erkennbare Symptome, hauptsächlich die Wachstumshemmung, daneben aber auch bestimmte Veränderungen der Haut, Störungen der Fertilität, Schädigungen der Augen usw. als Maß für den Grad einer Avitaminose gewertet wurden, gehen nun die Bemühungen dahin, diese klassische Symptomatologie der Avitaminosen durch chemische und biochemische Bestimmungen zu ergänzen. So sind denn besonders die Untersuchungen des Blutes und der Organe auf ihren Gehalt an Vitaminen und vitaminhaltigen Fermenten und die quantitative Bestimmung pathologischer Stoffwechselprodukte (z. B. Xanthurensäureausscheidung bei Vitamin B_6-Mangel) geeignet, Vitaminmangelzustände schon im Beginn aufzuzeigen und zahlenmäßig zu erfassen. Da ein Handbuch als Grundlage der zukünftigen Forschung dienen soll, erscheint es gerechtfertigt, die ältesten Befunde der Vitaminlehre, die mit bloßem Auge erkennbaren Krankheitserscheinungen avitaminotischer Tiere, wenigstens kurz aufzuführen, bevor auf die detailliertere Analyse der verschiedenen Organveränderungen eingegangen wird. Diesen Befunden an *Versuchstieren* sollen auch die spärlichen und unter größten Schwierigkeiten gewonnenen Feststellungen bei *experimentellen Avitaminosen* des *Menschen* beigesellt werden. Die Symptome der klassischen Ernährungskrankheiten des Menschen, bei denen Vitaminmangelzustände die Hauptrolle spielen (Skorbut, Beriberi, Rachitis usw.) werden in den entsprechenden Kapiteln dargestellt und sind deshalb in der folgenden Zusammenstellung nicht aufgeführt.

Es ist aus verständlichen Gründen nicht möglich, die Tausende von wissenschaftlichen Arbeiten, die zu der heute recht weitgehend bekannten Symptomatologie der reinen Avitaminosen beigetragen haben, anzuführen. Dafür muß auf die zahlreichen modernen Lehr- und Handbücher der Vitaminlehre, z. B. von Stepp, Kühnau und Schröder, Sebrell und Harris, Bicknell und Prescott verwiesen werden. Die neuere Literatur ist außerdem in den späteren Kapiteln, in denen mehr auf Einzelheiten eingegangen werden konnte, weitgehend berücksichtigt. Es kann sich bei der Zusammenstellung von Avitaminosesymptomen auch nicht darum handeln, auf die Spezifität der Veränderungen einzugehen. Dieses Problem, mit dem die gesamte Morphologie der Avitaminosen aufs engste verknüpft ist, wird in den folgenden Kapiteln mehrfach besprochen. Es geht somit lediglich darum, die Fülle von äußerlich erkennbaren, klinischen Symptomen und von makroskopischen Sektionsbefunden, die auf Vitaminmangelernährung zurückzuführen oder die als sekundäre Veränderungen im Gefolge einer Avitaminose häufig festzustellen sind, zusammenzufassen.

Vitamin B_1 (Thiamin).

Mensch (Mangel erzeugt durch Antivitamine und Thiaminasebehandlung der Nahrung). Anorexie. Gewichtsverlust.

Apathie, Konzentrationsschwäche, Kopfschmerzen, Anaesthesien, Paraesthesien, Abschwächung der Reflexe, Hypalgesie, neuritische Symptome, Druckschmerz entlang der Nervenstämme.

Polioencephalitis haemorrhagica superior Wernicke (siehe Kap. Nervensystem). Ödem (?) Hypotonie, Herzklopfen, präkardiale Schmerzen, Arrhythmien und andere EKG-Veränderungen.

Dyspnoe.

Ratte. Wachstumshemmung und Anorexie.

Wachstumshemmung teilweise behoben durch Antibiotica-Fütterung (Aureomycin, Penicillin, Streptomycin[1]).

Erhöhung der relativen Organgewichte, besonders Nieren, auch Herz und Nebennieren[2].

Konvulsionen, Tonusverlust der Muskulatur oder Muskelstarre, Wackelbewegungen des Kopfes, Paraplegien, Gangstörungen, Hypermotilität oder Apathie, Priapismus. Haarausfall

Bradykardie und andere EKG-Veränderungen, Extrasystolie.

Maus. Uncharakteristische Symptomatik[3].

Kaninchen. Lähmungen der Hinterextremitäten, Krämpfe, Speichelfluß.

Meerschweinchen. Wachstumshemmung.

Schaf. Anorexie, Wachstumshemmung, Somnolenz, Konvulsionen, Opisthotonus.

Silberfuchs. „Chastek-Paralyse" (siehe Nervensystem).

Huhn. Wachstumshemmung, teilweise behoben durch Antibioticafütterung[4].

Schwächezustände, Lähmungen, Ataxie.

Taube. Akuter Mangel: akuter Opisthotonus.

Chronischer Mangel: Schwäche der Beine, Ataxie, Lähmungen. Erhöhung der intravenösen Letaldosis von Acetylcholin[5].

Vitamin B₂ (Riboflavin).

Mensch. Seborrhoische Dermatitis (Nasolabialfalte, Augenlider, Ohren).

Schuppende Dermatitis des Scrotums. Blässe der Mundschleimhaut, besonders im Bereiche der Mundwinkel, anguläre Stomatitis, Cheilosis, später Perlèche, Glossitis (glatte, purpurrote Zunge = „Magentazunge"). Glossodynie, Conjunctivitis, Photophobie, Cornealvascularisation(?).

Ratte. Wachstumshemmung bei unvermindertem Appetit.

Häufig Pediculosis.

Ekzematöse Hautveränderungen, besonders der Schnauzen- und Augenregion, Alopecie im Bereiche der Schnauze, der Augen, später an Kopf und Rumpf. Blepharoconjunctivitis, Cornealvascularisation, Katarakt(?).

Hie und da plötzlicher Kollaps mit Ataxie und Tod (celluläre Asphyxie).

Maus. Wachstumshemmung.

Ähnliche Haut- und Haarveränderungen wie Ratte.

Cornealvascularisation, Katarakt(?).

Meerschweinchen. Wachstumshemmung ohne charakteristische Symptomatik.

Hund. Wachstumshemmung.

Trockene schuppende Dermatitis, Erythem der Hinterbeine, der Brust und des Abdomens. Atrophie der Zungenpapillen, Stomatitis (teilweise verantwortlich für das „Black tongue-Syndrom", siehe Nicotinsäureamid).

Eitrige Conjunctivitis, Cornealvascularisation. Bradykardie, Herzarrhythmien.

Plötzlicher Kollaps, Ataxie, Schwäche und Exitus. Eosinopenie.

Schwein. Wachstumshemmung.

Schuppende Dermatitis mit Ulcera an Schnauze und Hufen, Haarausfall, Haar-Ergrauen, Schwellung der Lider.

Hornhauttrübung, Katarakt(?).

Terminaler Kollaps, Exitus.

Affe. Fleckförmige Dermatitis des Gesichtes, der Extremitäten und der Anogenitalregion. In terminalen Stadien Ataxie.

Kalb. Vitamin B₂-Zufuhr nur in den ersten Lebenstagen notwendig. Anorexie, Durchfall, Haarausfall, Hyperämie der Mundschleimhaut, Cheilosis. Tränenfluß.

Huhn. Wachstumshemmung. Ataxie und Krämpfe („Curled toe-Paralyse").

Truthuhn. Wachstumshemmung, schwere generalisierte Dermatitis.

Ente. Wachstumshemmung, keine charakteristischen Mangelsymptome, frühzeitiger Tod.

Vitamin B₆ (Pyridoxin).

Mensch. Seborrhoische Dermatitis im Nasen-Augen-Mundbereich.

Erosionen der Mundschleimhaut und der Mundregion, Glossitis.

Epileptiforme Krämpfe (Säuglinge).

Periphere Neuritis, insbesondere Sensibilitätsstörung (bei Behandlung mit Antivitaminen).

Vermehrung der Xanthurensäure-Ausscheidung im Urin bei Tryptophanbelastung.

---

[1] HWA LIH und BAUMANN 1951, SAUBERLICH 1952, GUGGENHEIM, HALEVY, HARTMANN und ZAMIR 1953, JONES und BAUMANN 1955.
[2] PECORA und HIGHMAN 1953.   [3] BÄR 1954.
[4] WAIBEL, CRAVENS und BAUMANN 1953.   [5] NITZESCU und TEODORU 1952.

Ratte. Wachstumshemmung, Anorexie.

Relative Erhöhung des Gewichtes von Leber, Herz, Nebennieren und Nieren. Epileptiforme Krämpfe, Ataxie, Paresen. Priapismus.

„Rattenakrodynie": Rötung, Ödem, Schuppung, Haarverlust, besonders an Pfoten, oft auch Blutungen und Nekrosen. Ödem, Schuppung und Rötung der Ohren, Schwellung und Haarverlust im Bereiche der Schnauze.

Hie und da leichte Trübung und Vascularisation der Cornea, Blepharoconjunctivitis. Verminderte Diurese. Xanthurensäureausscheidung vermehrt.

Maus. Wachstumshemmung.

Paralyse der Hinterbeine, chronische Dermatitis (Akrodynie), nur mit Desoxypyridoxin erzeugbar.

Akuter Mangel: Schwanznekrosen.

Meerschweinchen. Wachstumshemmung und Verkürzung der Lebenszeit.

Hamster. Gewichtsverlust und Tod.

Akrodynieartige Dermatitis im Bereiche des Mundes, nicht an Pfoten.

Glanzloswerden, Verdünnung und Verklebung des Felles.

Hund. Anorexie, Gewichtsverlust, Tod.

Epileptiforme Krämpfe, Gangstörungen.

Dermatitis, Atrophie der Zungenpapillen. Mikrocytäre Anämie.

Schwein. Wachstumshemmung, Anorexie. Epileptiforme Krämpfe, spastischer Gang, Koordinationsstörungen der Muskulatur.

Rauhes Haarkleid, braunes Conjunctivalexsudat.

Microcytäre Anämie.

Vermehrung der Xanthurensäureausscheidung im Urin.

Kalb. Wachstumshemmung, Anorexie.

Epileptiforme Krämpfe.

Affe. Wachstumshemmung, Inaktivität, Schwäche, Anorexie, vermehrte Erregbarkeit, Ergrauen des Felles, Ödem der Augenlider, Fissuren an Hand- und Fußflächen. Anämie.

Vermehrung der Xanthurensäureausscheidung im Urin.

Huhn. Wachstumshemmung und schlechtes Gedeihen, extreme Schwäche, Anorexie. Tonisch-klonische Krämpfe. Anämie. Keine wesentlichen Hautveränderungen.

Truthuhn. Wachstumshemmung, Anorexie.

Tonisch-klonische Krämpfe, Übererregbarkeit und Tod.

Pantothensäure.

Mensch. Psychische und physische Depression.

Neuromuskuläre Störungen, Paresen, Kausalgien(?), Burning-Feet-Syndrom(?), gastrointestinale Störungen. Kardiovasculäre Störungen.

Ratte. Wachstumshemmung, teilweise durch Antibioticafütterung behoben; starke Reduktion des Körperfettes.

Verkürzung der Lebenszeit, signifikant beeinflußt im Sinne einer Milderung des Mangels durch teilweisen Ersatz der Kohlenhydrate in der Diät durch Protein[1].

Achromotrichie (Ergrauen).

Ekzematöse Dermatitis, besonders im Bereiche der Augen, der Schnauze und der Pfoten, Haarverlust im Bereiche der Augen = „Spectacled eyes". Diffuse Alopecien. Verklebung der Augen durch Exsudat.

Verklebung der Schnauzhaare mit porphyrinhaltigen Krusten = „Blood-caked whiskers". Stomatitis.

Cornealvascularisation, eventuell Ulcera der Cornea. Anämie.

Hämorrhagische Nekrosen der Nebennieren.

Maus. Wachstumshemmung, Paralysen der hinteren Körperhälfte, Reizbarkeit und muskuläre Schwäche.

Desquamative Dermatitis und Haarverlust, Ergrauen, Exsudat im Bereiche der Augen. Gingivitis.

Kaninchen. Pantothensäure ist notwendig für normale Entwicklung. Keine charakteristischen Ausfallserscheinungen.

Meerschweinchen. Wachstumshemmung, Anorexie, Schwäche, Inaktivität, Atrophie der Organe, nur Nebennieren vergrößert. Rauhes Haarkleid, Cyanose der Ohren. Durchfall.

Hund. Wachstumshemmung, Störung des Allgemeinzustandes, Anorexie. Reizbarkeit, Erschöpfung, Krämpfe, Koma, excessiver Speichelfluß.

Rauhes Fell, Achromotrichie und Alopecie(?).

Stomatitis.

Durchfall.

---

[1] Kaunitz, Slanetz und Johnson 1955.

Schwein. Wachstumshemmung, Anorexie, Husten.

Unkoordinierte Bewegungen der Hinterbeine, spastischer Gang („Gänsegang"). Ataxie, Tremor.

Dermatitis, Rötung der Haut, Krusten, rauhes Haarkleid, eventuell Alopecie.

Braunes Exsudat um Augen. Durchfall, Darmblutung. Anämie.

Affe. Wachstumshemmung, Kachexie. Ataxie.

Achromotrichie, Dünnwerden des Pelzes, Anämie.

Durchfall.

Huhn. Wachstumshemmung, schlechtes Gedeihen.

Inkoordination der Bewegungen, Paralysen, frühzeitiger Tod, generalisierte Dermatitis („Hühnerpellagra"), Depigmentierung der Federn, Verklebung der Augen. Ausgewachsene Hennen: Gewichtsabnahme, Störungen der Eiproduktion.

Nicotinsäureamid (Niacin).

Mensch. Hauptsymptome siehe Pellagra.

Isolierter Nicotinsäureamidmangel noch ungenau studiert. Experimentell wurden erzeugt: Hyperämie der Zungenschleimhaut, hochrote glatte Zunge („Cardinal tongue"), Ulcera der Zunge.

Hypertrophie und Atrophie der Zungenpapillen.

Ratten. Mangelzustände nur mit besonderen Diätformen zu demonstrieren. Wachstumshemmung, Anorexie.

Rauhes Haarkleid, hie und da Alopecie, verklebte Schnauzhaare.

Durchfall.

Maus. Gewichtsverlust, Wachstumshemmung.

Mit Antagonisten zu erzeugen: Lähmungen, Dermatitis, Rötung der Zunge, diffuse Rötung der Haut.

Kaninchen. Uncharakteristische Symptome, Wachstumshemmung, Anorexie, Gewichtsabnahme, Durchfall.

Meerschweinchen. Wie Kaninchen.

Hund. Anorexie, Apathie, Gewichtsabnahme, Rötung der Mundschleimhaut, Stomatitis ulcerosa, Glossitis: „Black tongue-disease". (Teilweise auch durch Riboflavinmangel bedingt.)

Speichelfluß, Atrophie der Zungenpapillen.

Reflexstörungen, Ataxie.

Durchfall.

Schwein. Wachstumshemmung, Schwäche, leichte schuppende Dermatitis an Ohren und Rücken, rauhes Haarkleid. Starke Durchfälle.

Affe. Wachstumshemmung, schlechtes Gedeihen (Mangel schwierig zu erzeugen).

Truthuhn und Huhn. Wachstumshemmung, Penicillin verstärkt die Mangelsymptome[1].

Kücken. Spärliches Federkleid.

Entzündung der Mundhöhle, Glossitis, Schleimbildung in der Mundhöhle.

Durchfall. Perosis (= Knochenerweichung).

Biotin.

Mensch. Müdigkeit, Somnolenz, Muskelschmerz, Hyperästhesien, Anorexie. Schuppung der Haut, zum Teil Dermatitis, an Hals, Händen, Armen und Beinen. Atrophie der Zungenschleimhaut, Anämie. Dermatitis seborrhoides LEINER der Säuglinge.

Ratte. Mangel erzeugt und intensiviert durch Fütterung von Eiereiweiß oder Avidin und Darmantiseptica. Wachstumshemmung, Männchen empfindlicher als Weibchen. Spastische Paralysen, Muskelkontrakturen („Känguruhhaltung") in Terminalstadien. Seborrhoische Dermatitis mit ausgedehnter Krustenbildung. Fleckförmige Alopecie, Depigmentierung der Haare, Haarausfall, besonders im Bereiche der Augen = „spectacled eyes".

Oft ulceröse Stomatitis.

Maus. Mangelsymptome wie bei Ratten, aber weniger ausgeprägt. Das Fell der schwarzen Mäuse wird rostfarbig oder grau.

Haarausfall.

Durchfall.

Meerschweinchen. Keine charakteristischen Mangelsymptome.

Kalb. Lähmung der hinteren Extremitäten.

Schwein (Ferkel). Spastizität; Rissigwerden der Haut, Alopecie, ulceröse Dermatitis, Bruch der Hufen. Entzündung der Mundschleimhaut.

---

[1] COATES, DICKINSON, HARRISON und KON 1951.

Huhn (Kücken). Wachstumshemmung, Gewichtsverlust, schwere Hautschädigung, besonders im Bereiche der Füße und des Schnabels, rauhe zerfurchte Fußsohlen, Blutungen und Nekrosen der Zehen. Schwellung der Augenlider, Entzündung der Mundwinkel, Perosis.

Cholin.

Mensch. Keine spezifischen Mangelsymptome bekannt.
Beziehung zur alkoholischen Lebercirrhose noch unklar.
Ratte. Akuter Mangel bei vielen Tieren in 6—8 Tagen letal. Überlebende Tiere bleiben trotz Cholinmangel monatelang am Leben. Verfettung und Cirrhose der Leber, hämorrhagische Nierennekrosen, Hypertonie, Rostigwerden des Pelzes, blutig gesprenkelte Nase. Intraokuläre Blutungen, bei jungen Tieren eventuell Lähmungen infolge Hirnblutung.
Bradykardie.
Maus. Resistenter als Ratten.
Störungen der Fertilität.
Kaninchen. Störung in Wachstum und Entwicklung. Leberverfettung und -cirrhose.
Meerschweinchen. Anorexie, Muskelschwäche, Wachstumshemmung, Rötung der Pfoten.
Hund. Wachstumshemmung, Gewichtsverlust. Geschwüre der Haut, eventuell vorzeitiges Absterben. Lebercirrhose.
Schwein. Störungen der Reproduktionsfähigkeit und der Laktation. Gangstörungen. Leberverfettung und -cirrhose.
Huhn, Truthuhn. Perosis.

Inositol.

Mangelsymptome nur bei gestörter Synthese im Darm nachzuweisen.
Mensch. Noch keine sicheren Mangelsymptome bekannt.
Ratte und Maus. Wachstumshemmung.
Bei gestörter Synthese im Darm diffuser Haarausfall, Störungen der Laktation.
Kaninchen, Meerschweinchen. Wachstumsstörungen.
Hamster. Wachstumsstörungen, Störungen der Fertilität.

Paraaminobenzoesäure.

Mensch. Keine spezifischen Mangelsymptome bekannt.
Ratte. Faktor für Pigmentierung des Haares bei Pantothensäuremangel(?). Ergrauen(?).
Maus. Faktor für Pigmentierung des Haares bei Pantothensäuremangel (?).
Hamster. Wachstumsfaktor.

Folsäure.

Mensch. Gewichtsverlust, periphere Neuropathien. Glossitis, Stomatitis. Störungen der Magen-Darmfunktion.
Ratte. Diätetischer Mangel führt nicht zu Mangelsymptomen, solche treten erst bei Fütterung von Darmantiseptica und Folsäure-Antagonisten auf. In diesem Falle Wachstumshemmung.
Struppiges Haarkleid, Depigmentierung des Felles.
Krusten im Bereiche der Augen („Bloody tears"). Anämie, Leukopenie.
Maus. Notwendig für Wachstum und Fortpflanzung und Reifung der Blutzellen.
Meerschweinchen. Gewichtsverlust, Lethargie.
Salivation, terminale Krämpfe.
Durchfall.
Hund. Keine charakteristischen Mangelsymptome.
Schwein. Keine charakteristischen Mangelsymptome.
Bei Provokation mit Darmantiseptica: Schwäche, Leukopenie, Haarausfall, Stomatitis.
Affe. Sehr empfindlich auf Folsäuremangel. Anämie, Leukopenie.
Schwere Entzündungen der Mundschleimhaut, Blutungen und Nekrosen. Colitis ulcerosa.
Huhn (Kücken). Wachstumshemmung, dürftiges Federkleid („poor feathering"). Dermatitis, Depigmentierung der Federn.
Spastische Lähmungen, makrocytäre Anämie, Leukopenie, Thrombopenie, Perosis.

Vitamin B$_{12}$.

Mensch. Bei perniziöser Anämie, Glossitis und Stomatitis wahrscheinlich auf Vitamin B$_{12}$-Mangel zurückzuführen.
Ratte. Wachstumshemmung, intensiviert durch Fütterung von getrockneter Schilddrüse oder jodiertem Casein.

Vitamin B_{12} ist durch Aureomycinzusatz zur Diät ersetzbar[1].
Bei starker Erschöpfung der Vitamin B_{12}-Reserven Lebensschwäche der Jungtiere.
Schädigungen der Embryonen (Hydrocephalus).
Maus. Wachstumshemmung.
Hund. Leichte Wachstumshemmung.
Schwein. Wachstumshemmung. Ataxie. Glossitis.
Schaf. Wachstumshemmung, Anorexie, Lethargie, Schwäche, Anämie und Tod.
Huhn. Mannigfache Schädigungen der Küken aus Eiern von Vitamin B_{12}-Mangelhennen.
Kücken. Spärliches Federkleid.

Vitamin C (Ascorbinsäure).

Mangelerscheinungen nur bei Tieren, die keine eigene Vitamin C-Synthese haben oder bei Blockierung durch Antagonisten, z. B. Glucoascorbinsäure.
Mensch. Vergleiche Skorbut.
Schwäche, Ermüdbarkeit, Dyspnoe, Knochenschmerz, Hyperästhesie und Schmerzen im Bereiche der Zungen- und der Mundschleimhaut, follikuläre Hyperkeratosen, Zahnfleischschwellungen und Blutungen, hämorrhagische Diathese.
Meerschweinchen. Wachstumshemmung, Gewichtssturz, frühzeitiger Tod, Anorexie, Aktivitätsverlust, diffuse Blutungen in Haut und Gelenke (Gangstörungen). Knochenfrakturen, Glanzloswerden des Felles, Anämie, Durchfall.

Vitamin A.

Mensch. Gewichtsverlust.
Follikuläre Hyperkeratose, Hauttrockenheit, Glanzlosigkeit der Haare. Störung der Dunkeladaptation, Hemeralopie, Xerophthalmie, Keratomalacie, Bitotsche Flecken.
Durchfall.
Ratten. Wachstumshemmung. Lähmungen, unkoordinierte Bewegungen (Jungtiere). Rauhes Fell, Gingivitis, Rhinitis. Leichte Cyanose.
Xerophthalmie, Rötung der Augen, hämorrhagisches Exsudat aus Augen.
Entfärbung der Schneidezähne. Kolpokeratose.
Maus. Wachstumshemmung, erhöhte Mortalität. Struppiges Fell, klares Exsudat aus Augen, Xerophthalmie, Durchfall.
Alle übrigen Tiere zeigen ähnliche Mangelerscheinungen, hauptsächlich Augenveränderungen.

Vitamin D.

Mensch. Siehe Rachitis und Osteomalacie.
Craniotabes, verspäteter Schluß der Fontanellen, Störungen im Zahndurchbruch, Hypoplasie der Zähne, Zahnschmelzdefekte.
Deformation verschiedener Knochen, namentlich untere Extremitäten, Becken, Wirbelsäule, Brustkorb; rachitischer Rosenkranz. Froschbauch. Zwergwuchs.
Ratten und übrige Tiere. Wachstumshemmung, Deformation der Knochen, Gangstörungen, perlschnurartige Auftreibung der Rippen an Knorpelknochengrenzen. Schwellung der Gelenke.

Vitamin E (Tocopherole).

Mensch. Keine sicheren Avitaminosesymptome bekannt.
Ratte. In Spätstadien: Hyperkinese, Tremor, Muskelsteifigkeit, Muskelatrophien, Lähmungen, spastische Paresen. Symmetrischer Haarverlust, kühle und cyanotische Haut, eventuell subcutane Blutungen, eventuell Hautulcera. Gingivitis, Depigmentierung der Schneidezähne.
Bradykardie, EKG-Veränderungen. Gelbfärbung des Uterus und des Fettgewebes.
Maus. Mangelsymptome erst nach etwa 500 Tagen auftretend, Gangstörungen, Lähmungen, Spreizen der Hinterbeine, Gewichtsverlust.
Kaninchen. Frühzeitiges Absterben, Muskeldystrophie, EKG-Veränderungen.
Meerschweinchen. EKG-Veränderungen.
Hamster. Depigmentierung der Schneidezähne.
Schwein. In Spätstadien Ataxie, Schwächezustände, plötzlicher Tod.
Affe. Frühzeitiges Absterben, Abmagerung, Muskelschwund, Anämie, Vermehrung der Kreatinin- und Allantoin-Ausscheidung.

---

[1] CRAVIOTO-MUNOZ, PONCHER und WAISMAN 1951, JOHANSSON, PETERSON und DICK 1953, PETERSON, DICK und JOHANSSON 1953.

Huhn. Exsudative Diathese: Subcutanes Ödem, besonders im Bereiche des Kropfes und der Brust. Herzdilatation und plötzlicher Tod.

Alimentäre Encephalomalazie („Crazy chick-disease"): Akut einsetzende Ataxie, Tremor, Muskelspasmen und Tod. Muskeldystrophie.

Vitamin K.

Mensch. Hypoproteinämische Blutung, vor allem bei Neugeborenen und Frühgeburten und bei Störungen der Fettresorption.

Huhn. Wachstumshemmung. Blutung in zahlreiche Organe und Haut. Verdünnung des Gefieders.

Bei den meisten übrigen Tieren keine Mangelsymptome, da genügend Vitamin K im Darm synthetisiert wird.

b) Veränderungen der Organe bei Avitaminosen.
1. Blut.
(Literatur s. S. 995)

Einzelne Vitamine, wie Vitamin B_{12} und Folsäure, stehen in besonders engen Beziehungen zur Pathologie des Blutes.

Die erste klinische Verwendung von kristallinem *Vitamin B_{12}* bei perniziöser Anämie hat die Forschungsarbeit auf dem Gebiet der Anämien, insbesondere der perniziösen, sehr intensiviert. Heute weiß man, daß Vitamin B_{12} als wichtigster Faktor für die Erythrocytenreifung imstande ist, sämtliche Symptome einer perniziösen Anämie einschließlich der neurologischen Ausfälle günstig zu beeinflussen und daß sich seine Wirksamkeit auch auf ernährungsbedingte makrocytäre Anämien, tropische und nicht tropische Sprue und tropische makrocytäre Anämie erstreckt. Es gibt verschiedene Vitamin B_{12}-Formen, die sich hinsichtlich hämatopoetischer Wirksamkeit voneinander unterscheiden[1].

Erythrocyten und Hämoglobin.

Die Bedeutung des Vitamin B_{12} für die Erythrocyten läßt sich im Mangelversuch experimentell erfassen

durch Studium der Reifungsstörungen,

durch Studium der Wirkung von Vitamin B_{12} auf verschiedenartige, diätetisch bedingte Anämien, sowie auf toxische Schädigung der Erythrocyten.

Bei verschiedenen Tierarten führt Vitamin B_{12}-Mangel in der Nahrung wenigstens bei einem Teil der Tiere zu Anämie, so bei Ratten[2], beim Schwein[3], beim Meerschweinchen[4], bei Kücken, wenn die Hennen vorher auf Vitamin B_{12}-Mangelkost gehalten werden[5].

Bei Kücken scheint es schwierig zu sein, durch Vitamin B_{12}-Mangel Anämien zu erzielen. STERN, HSU und MCGINNIS (1952) beobachteten keinerlei Absinken von Hämoglobin und Hämatokrit; dagegen haben GRIFFENHAGEN und DEGUIA (1952) bei gleicher Versuchsanordnung eine Anämie festgestellt, die durch Zusatz von $6\,\gamma$ Vitamin B_{12} und 6 mg Folsäure auf 100 g Futter geheilt werden konnte, während die Kombination von Vitamin B_{12} mit Duodenalsubstanz oder mit getrocknetem Magen keine so gute Wirkung ergab.

Die antianämische Wirkung von Vitamin B_{12} läßt sich auch bei andern als durch Mangel an Vitamin B_{12} verursachten Anämien nachweisen, so bei der hyperchromen, durch Eiweißmangel bedingten Anämie an der Ratte[6], bei hypo-

---

[1] CHALMERS 1951, KACZKA, DENKEWALTER, HOLLAND und FOLKERS 1951, KACZKA, WOLF, KUEHL und FOLKERS 1951, UNGLEY und CAMPBELL 1951.

[2] BORSON, SINGMAN, LEPKOVSKY, DIMICK, GASC und PERRY 1950.

[3] CARTWRIGHT, TATTING, ROBINSON, FELLOWS, GUNN und WINTROBE 1951, CARTWRIGHT, TATTING, KURTH und WINTROBE 1952.

[4] SLUNGAARD und HIGGINS 1956.   [5] HSU, STERN und MCGINNIS 1952.

[5] ASCHKENASY und PUYO 1952, DUMAZERT und VERMEULEN 1954.

chromer, makrocytärer Anämie infolge großer Dosen von Acetylcholin[1], dagegen nicht bei der hypochromen mikrocytären Eisenmangelanämie der Ratte infolge ausschließlicher Kuhmilchernährung[1].

Daß Vitamin B_{12} die Reifung der Erythrocyten fördert, zeigt der Versuch an Ratten, deren Mütter auf Vitamin B_{12}-Mangel gehalten wurden[2]. Die Jungtiere zeigen eine verzögerte Abnahme des Erythrocytendurchmessers nach der Geburt. Der Gehalt an Adenosintriphosphorsäure (ATP) ist vermehrt. Bei perniziöser Anämie nimmt unter Vitamin B_{12} die herabgesetzte osmotische Resistenz der Erythrocyten zu und der Erythrocytendurchmesser ab, beides nach einer anfänglichen Steigerung der pathologischen Verhältnisse[3]. Bei der Blutungsanämie des Hundes beschleunigen weder Vitamin B_{12} noch Folsäure den Anstieg der Erythrocyten, wohl aber erscheinen fast keine unreifen Zellen im Blut im Gegensatz zu den Kontrollen[4]. Die Lebensdauer der Erythrocyten wird durch Vitamin B_{12} um 5—6 Tage verlängert, wie Gebauer (1954) an Erythrocytenabbauformen an Hühnern zeigen konnte. Zufuhr von Vitamin B_{12} bewirkt beim Kaninchen eine Erhöhung des Protoporphyringehaltes der Erythrocyten[5].

Die günstige Beeinflussung toxischer Anämien durch Vitamin B_{12} läßt sich bei der Phenylhydrazinanämie der Maus zeigen, wo der Anstieg der roten Blutkörperchen proportional der verabreichten Dosis von Vitamin B_{12} erfolgt. Das Hämoglobin bleibt dagegen unbeeinflußt[6]. Entsprechende Befunde werden auch am Huhn erhoben[7]. Die Bleiacetatanämie des Kaninchens wird durch Vitamin B_{12} günstig beeinflußt, wogegen entsprechende Mengen Kobaltchlorid nicht wirken[8]. Die basophile Tüpfelung bei bleivergifteten Kaninchen, ebenso bei Personen nach Zufuhr von Kaliumjodid oder Blutpräparaten verschwindet nach Vitamin B_{12}[9]. Versagt haben Vitamin B_{12}, wie auch Folsäure, bei toxischer Anämie, wie sie bei Ziegen und Kaninchen nach Verfütterung von Zwiebeln auftritt[10]. Während mit Kobalt bei Ratten Polycythämie erzeugt werden kann, gelingt dies mit Vitamin B_{12} nicht[11].

Leukocyten.

An der Ratte hat Vitamin B_{12}-Mangel hohe Mortalität und Granulocytopenie zur Folge, die durch wöchentlich zweimal 1 γ Vitamin B_{12} zu beheben sind[12]. Die Leukopenie nach Röntgenbestrahlung kann durch Vitamin B_{12} an der Ratte nicht[13], am Meerschweinchen in mäßigem Grade beeinflußt werden[14]. Die Leukopenie der Ratte, wie sie bei Methioninmangeldiät auftritt, wird durch Vitamin B_{12} nicht behoben[15]. Die Folsäuremangelleukopenie der Ratte, wie man sie nach Verabreichung von Succinylsulfathiazol in der Diät beobachtet, wird durch Vitamin B_{12} nicht geheilt[16]. Die Zufuhr von Vitamin B_{12} zu therapeutischen Zwecken erfolgt im allgemeinen parenteral, weil zur Resorption von 1—10 γ oral verabreichtem Vitamin B_{12} 100 cm^3 Magensaft notwendig sind. Vitamin B_{12} stellt den Castelschen Extrinsic Factor dar, der parenteral voll wirkt, aber bei peroraler Zufuhr des Intrinsic Factors aus dem Magensaft bedarf, um resorbiert werden zu können.

Eine spezifische Indikation für Vitamin B_{12} ist die *perniziöse Anämie*, wobei auch die funikuläre Myelose günstig beeinflußt wird. Allerdings bestehen auch

---

[1] Mascherpa und Rovati 1953.   [2] Manyai 1954.   [3] Reymond und Longo 1949.
[4] Polosa, De Franciscis und Negro 1953.   [5] Bénard, Gajdos und Gajdos-Török 1951.
[6] Vijayaraghavan und Dunn 1950, Ghosh und Werner 1954.
[7] Stern, Hsu und McGinnis 1952.   [8] Gehrlich und Remy 1953.
[9] Kleinsorge und Rösner 1953.   [10] Gebauer und Ploetz 1954.
[11] Levey und Orten 1951.
[12] Borson, Singman, Lepkovsky, Dimick, Gasc und Perry 1950.
[13] Carter, Busch und Strang 1950.   [14] Mücke und Morczek 1954.
[15] Dinning, Payne und Day 1951.   [16] Jürgens und Studer 1951.

hier Grenzen, indem veraltete, auf Leberextrakt refraktäre Fälle nur teilweise auf Vitamin B_{12} ansprechen[1]. Schwartz, Friedman und Gant (1955) konnten 32 Perniciosakranke während 4 Jahren mit monatlich $30\,\gamma$ Vitamin B_{12} weitgehend kompensiert halten und 4 neurologische Rezidive in dieser Zeit durch Erhöhung der Dosis kompensieren.

Der Vitamincharakter der *Folsäure* kommt darin zum Ausdruck, daß das Fehlen der Folsäure in der Nahrung bei verschiedenen Tierarten zu Ausfallerscheinungen, und zwar vorwiegend hämatologischer Art, führt. So entsteht infolge Folsäuremangel bei Enten nach etwa 4 Wochen eine makrocytäre Anämie[2]. In ähnlicher Weise können beim Kücken[3] und beim Hund[4] makrocytäre Anämien beobachtet werden.

Ein Folsäuremangelzustand kann auch dadurch erreicht werden, daß der Nahrung Sulfaguanidin oder Succinylsulfathiazol beigemischt wird, welches die folsäurebildende Darmflora beeinträchtigt. So konnten da Silva u. Mitarb. (1955) bei Katzen mit Sulfaguanidin eine makrocytäre Anämie mit Leukopenie und Cartwright u. Mitarb. (1950) beim Schwein nach Zufuhr von Sulfaguanidin und allerdings noch zusätzlich einem Folsäureantagonisten ebenfalls eine makrocytäre Anämie beobachten, die durch Folsäure geheilt werden konnte, nicht aber durch Vitamin B_{12}. Besonders eindrücklich sind die Blutveränderungen im Mangelzustand beim Affen, bei welchem schwere Leukopenie und Anämie eintritt[5]. Beim Meerschweinchen kommt es nur in der Hälfte der Fälle zu einer leichten Anämie[6]. Zu ähnlichen Befunden gelangen Reid, Martin und Briggs (1956), welche wohl Leukopenie, insbesondere Granulocytopenie, aber nur eine geringfügige Anämie beobachten. Die Feststellung, wonach reine Folsäure imstande ist, die Leukocyten am leukopenischen Tier wieder zu heben, stammt von Wright und Welch (1943). Bei der Ratte steht nach Zufuhr von Succinylsulfathiazol eine schwere progrediente Leukopenie im Vordergrund[7]. Sie besteht in einer Granulocytopenie mit relativer Lymphocytose. Bei 35% der Tiere kommt es nach 4—6 Wochen zu praktisch völligem Verschwinden der Granulocyten aus dem Blut. Diese Leukopenie läßt sich mit zweimal $8\,\gamma$ Folsäure beheben, nicht aber mit Vitamin B_2, B_6 und E, auch nicht mit Vitamin B_{12}. Eine Spurenwirkung zeigen Biotin und Ascorbinsäure. Dagegen sind die Nucleinsäure-Abbauprodukte Guanindesoxyribosid, Hypoxanthindesoxyribosid, Thymidin, Thymin und Uracil unwirksam[8]. Auf ganz unspezifische Weise kann diese Folsäuremangelleukopenie im Sinne einer Stimulierung des Knochenmarkes durch Vitamin A in großen Dosen vorübergehend gebessert werden[9], in ähnlicher Weise, wie Vitamin A bei der Milchleukopenie der Ratte wirkt, wo sogar Folsäure versagt[10]. Die Succinylsulfathiazol-Leukopenie der Ratte kann mit der Tagesdosis von $5\,\gamma$ Folsäure während 20 Wochen vollkommen kompensiert gehalten werden, wobei sogar höhere Werte der Leukocyten beobachtet werden als beim Normaltier[11]. Setzt man dann die Zugabe von Folsäure ab und verabreicht das Succinylsulfathiazol weiterhin, so werden 9 Wochen nach Behandlungsabbruch wieder leukopenische Werte erreicht. Der Leukocytenanstieg nach Folsäurebehandlung wird durch Cortison nicht verhindert[12].

Folsäureantagonisten bewirken bei verschiedenen Tierarten, so bei Ratten, Meerschweinchen und Mäusen verschiedene Grade von Knochenmarkshypoplasie,

---

[1] Bénard, Gajdos und Gajdos-Török 1951.
[2] Miller, Goddard, Olson und Stare 1953.   [3] De Guia und Wolfred 1951.
[4] Afonsky 1954.   [5] Day 1944.   [6] Slungaard und Higgins 1956.
[7] Spicer, Daft, Sebrell und Ashburn 1942, Kodicek und Carpenter 1950a, b, Jürgens und Studer 1951, Sanjivi 1954.
[8] Jürgens und Studer 1951.   [9] Studer 1948.   [10] Studer 1951.
[11] Studer 1960.   [12] Studer 1953.

die bis zur Aplasie gehen können, mit peripherer Leukopenie und Anämie, gelegentlich auch mit Thrombocytopenie. Die Knochenmarksaplasie der Ratte, wie sie mit dem Folsäureantagonisten Aminopterin erzeugt werden kann, ist — einmal vorhanden — einer therapeutischen Beeinflussung durch Folsäure nicht mehr zugänglich. Folsäure vermag lediglich prophylaktisch zu wirken[1]. Lämmer regenerieren auf Aminopterin spontan und sind damit weniger empfindlich[2].

An der leukopenischen Folsäuremangelratte kann mit dem Folsäureantagonisten 6-Amino-11,12-dimethylpteroylglutaminsäure der sonst mit Folsäure gesetzmäßig erfolgende Leukocytenanstieg verhindert werden. Dagegen ist der erwähnte Folsäureantagonist ohne Wirkung, wenn an Stelle der Folsäure ein Verwandter des Citrovorumfaktors, die 10-Formyl-5,6,7,8-tetrahydrofolsäure, verabreicht wird[3].

Frühere Befunde, wonach Thrombocytopenie, Anämie und Leukocytose bei *Vitamin A*-Mangelratten auftreten sollen, bestätigen sich in neueren Untersuchungen kaum[4]. Die von JÜRGENS und STUDER (1948) beschriebene Makrocytose (Abb. 3) wurde von WEICKER und BIGLIARDI (1953) bestä-

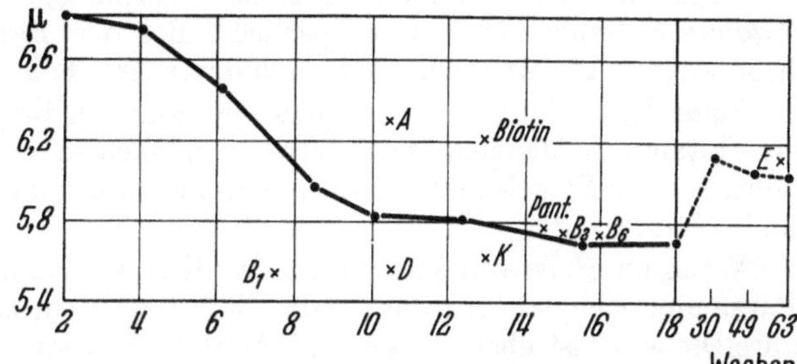

Abb. 3. Erythrocytendurchmesser von Ratten bei verschiedenen Vitaminmangelzuständen.

tigt. Die oft beschriebenen Leukocytosen rühren wohl von Infekten her, wie sie bei Vitamin A-Mangel häufig auftreten. Die unspezifische Stimulierung des Knochenmarkes durch hohe Dosen Vitamin A mit starkem Anstieg der Leukocyten bei Succinylsulfathiazol- und Milchleukopenie der Ratte ließ sich bis jetzt beim Menschen nicht reproduzieren[5].

Bei Säuglingen soll die Eisenmedikation bei hypochromer Anämie nach vorheriger Verabreichung von Vitamin A und B_{12} besser ansprechen[6].

Beim tierexperimentellen *Vitamin D*-Mangel wird eine leichte normocytäre Anämie beschrieben, die unspezifisch sein dürfte. DE BASTIANI und ZATTI (1953) sahen bei Vitamin D-Verabreichung an Ratten keine Beeinflussung des Blutbildes, wenn Dosen von 2000 IE und weniger verabreicht wurden, während die tägliche Injektion von 4000 IE intramuskulär eine konstante Neutrophilie mit relativer Lymphopenie verursacht.

Bei Perniciosakranken mit gleichzeitiger Osteomalacie läßt sich durch Verabreichung von Vitamin D und Leberextrakten eine Besserung des Blutbildes erreichen[7].

Im allgemeinen wird keine wesentliche Beeinflussung des peripheren Blutes durch *Vitamin E*-Mangel angenommen, es liegen nur wenige diesbezügliche Angaben vor.

Bei E-Mangelratten kommt eine leichte progrediente mikrocytäre Anämie infolge vermehrten Abbaus der roten Blutkörperchen vor[8]. Bei Vitamin E-Mangelaffen und -Kaninchen soll die Hämoglobinsynthese gesteigert sein[9]. Die Erythrocyten von Vitamin E-Mangeltieren (Ratten[10], Hühner[11] und Affen[12])

[1] BÉNARD, RAMBERT und DANTCHEV 1953.   [2] DRAPER und JOHNSON 1952.
[3] STUDER 1960.   [4] WEICKER und BIGLIARDI 1953.   [5] BONIN 1950.
[6] MARTIN DU PAN und SORG 1951.   [7] THIELE und MEISSNER 1950.
[8] GYÖRGY und ROSE 1948, CHRISTENSEN, DAM, GORTNER und SØNDERGAARD 1956.
[9] INDOVINA 1951.   [10] GYÖRGY und ROSE 1949.   [11] MUYTJENS 1956.   [12] MASON 1954.

neigen stark zu Hämolyse und werden in vivo und zum Teil in vitro durch verschiedene Substanzen wie Alloxan, Dialursäure, Ninhydrin zerstört.

Hohe Dosen von Tocopherol bewirken nach gewissen Autoren einen leichten Anstieg der Thrombocyten[1], von anderer Seite wird über uncharakteristisches Verhalten der Thrombocyten nach Injektion von 600 mg Vitamin E intramuskulär berichtet[8]. Dagegen kommt es zu konstantem Abfall der Eosinophilen um mehr als 50% und zu einem Wiederanstieg nach einigen Stunden[2]. Bei Kaninchen beeinflußt Vitamin E die Bleiacetatanämie nicht, verlängert aber die Überlebenszeit. Rhesusaffen, die 18 bzw. 28 Monate lang unter Tocopherolmangel standen, weisen keine Veränderungen des peripheren Blutes, des Hämoglobingehaltes, des Reststickstoffes und des Blutzuckers auf[3].

Angaben über Veränderungen der morphologischen Blutbestandteile bei *Vitamin K*-Mangel sind sehr spärlich. Bei der Ratte läßt sich Mikrocytose beobachten. Die Anämien sind sekundärer Art, Folge von Blutungen.

Mangelerscheinungen lassen sich besonders an jungen Hähnchen, welche auf eine Vitamin K-Mangeldiät gesetzt werden, nachweisen. Es kommt zu subcutanen Blutungen in Flügel- und Brust- und zu intramuskulären Blutungen in Schenkel- und Hüftgegend[4].

Wenn an Stelle von Vitamin K, das diese Blutungen verhindert, Terramycin, Paraaminophenylarseniksäure oder 3-Nitro-4-hydroxyphenylarseniksäure verabreicht wird, ist ebenfalls ein Schutzeffekt zu beobachten[5].

Durch Synthesestörungen im Darm infolge Fehlens der Gallensalze, z. B. bei Verschlußikterus, Resorptionsstörungen bei Sprue, Fehlen der Darmbakterien bei Neugeborenen, kann es zu Vitamin K-Mangel kommen. Die in der Folge entstehende Hypoprothrombinämie läßt sich sowohl durch natürliches wie auch durch synthetisches Vitamin K rasch beheben. Am wirksamsten ist Vitamin K_1[6].

Mangel an *Vitamin B_1* führt beim Menschen[7] und bei der Ratte[8] zu Mikrocytose. Die Granulocytenzahl des peripheren Blutes soll nicht verändert sein, doch kommt es infolge Abnahme der Lymphocyten zu einer deutlichen Leukopenie[9]. Im Knochenmark findet man relative Granulocytose mit Zunahme junger myeloischer Zellen. Das erythropoetische System ist nicht betroffen. Bei Affen soll es nach 30tägigem Mangel an Vitamin B_1 zu einem Absinken von Hämoglobin und Erythrocytenzahl kommen. Schon kleine Dosen von Vitamin B_1 bewirken dabei einen Anstieg der Reticulocyten[10].

Bei Patienten mit Thiaminmangel läßt sich eine Verzögerung in der Normalisierung des Brenztraubensäuregehaltes im Blut nach Glucoseverabreichung feststellen[11]. Diese Tatsache kann für die Diagnose eines Thiaminmangels verwendet werden.

Angaben über Veränderungen des Blutes infolge von *Vitamin B_2*-Mangel sind spärlich. Bei der Riboflavinmangelratte wird über mehr oder weniger starke Granulocytopenie und geringe Häufigkeit von Anämie berichtet, wobei die Anämie auf Verabreichung von Vitamin B_2, die Granulocytopenie aber fast ausschließlich auf Folsäure anspricht. Beide Erscheinungen lassen sich durch Vitamin B_2

---

[1] Paul, Lewis und De Luca 1954.   [2] Schwarz und Wüst 1953.
[3] Filer, Rumery, Yu und Mason 1949.
[4] Griminger, Fisher, Morrison, Snyder und Scott 1953.
[5] Anderson, Hare, Bletner, Weakley und Mason 1954.
[6] Dam und Søndergaard 1953, Lenggenhager 1954.
[7] Heilmeyer und Begemann 1951.   [8] Jürgens und Studer 1948.
[9] Wertman, Rotundo und Yee 1953.   [10] Übersicht 1949a.
[11] Turnock und Welbourn 1953.

verhüten[1]. Andere Autoren finden lediglich leichte Neutrophilie[2]. Die Zell- und Hämoglobinregeneration nach Blutverlusten ist unter Riboflavinmangel gestört[3].

Beim Hund werden sowohl mikrocytäre, hypochrome, als auch makrocytäre Anämie beschrieben. Ebenso kommt es bei Affen zu wahrscheinlich spezifischen Anämien und Gewichtsverlust, zum Teil auch zu Leukopenie mit Umkehr des Verhältnisses zwischen Lymphocyten und Granulocyten; diese Erscheinungen lassen sich durch Vitamin B_2 nicht vollständig beheben, sondern bedürfen wiederum zusätzlich der Folsäure[4]. Cebus-Affen weisen im Riboflavinmangelzustand keine Anämien auf, diese treten erst nach Wiedereinsetzen der Zufuhr von Vitamin B_2 in Erscheinung[5].

Auch beim Schwein kommen unter Riboflavinmangel leichte normocytäre Anämien vor[6]; von anderen Autoren werden diese jedoch nicht bestätigt, sondern nur relative oder absolute Neutrophilie beschrieben.

Die Succinylsulfathiazol-Leukopenie der Ratte wird durch Vitamin B_2 nicht beeinflußt[7].

Aus zahlreichen Untersuchungen geht hervor, daß *Pyridoxin*-Mangel bei Affen, Hunden, Tauben, Küken und Enten zu Anämie und Änderung der Leukocytenzahl führt. Besonders ausgesprochen ist die Anämie beim Affen, bei dem schwere hypochrome, mikrocytäre Anämien mit kernhaltigen roten Blutkörperchen im peripheren Blut und Targetzellbildungen vorkommen[8]. Zudem besteht eine Tendenz zur Verminderung der Leukocyten mit relativer Zunahme der Neutrophilen und Abnahme der Lymphocyten. Während einige Untersucher über vollständige Normalisierung durch Vitamin B_6 allein berichten, ist nach anderen Autoren noch zusätzlich der Affenantianämiefaktor erforderlich. Beim Hund entsteht ohne Vitamin B_6 eine hypochrome mikrocytäre Anämie[9]. Bei der Ratte entwickelt sich nur selten eine mäßig schwere Anämie[3]. Ferner wird Mikrocytose beschrieben[10], die aber nach 11 Wochen dauerndem Vitamin B_6-Mangel noch nicht erkennbar ist[11]. Die Wiederherstellung von Hämoglobin und Hämatokrit nach Blutentnahme ist verzögert. Bei Ratten mit experimenteller hämolytischer Anämie kann durch Verabreichung von Vitamin B_6 der Erythrocytenabfall gegenüber unbehandelten Kontrollen günstig beeinflußt werden[12]. Bei Ratte und Maus kommt es unter Pyridoxinmangel zu Lymphopenie[13], die durch Desoxypyridoxin verstärkt wird und die oft mit Granulocytose verbunden ist; möglicherweise hängt sie mit der bei Vitamin B_6-Mangel eingeschränkten Nahrungsaufnahme zusammen[14]. Die lymphoiden Elemente des Thymus können atrophieren und durch Fettgewebe ersetzt werden[15]. Desoxypyridoxin allein führt ebenfalls zu Lymphopenie.

Hunde weisen unter Pyridoxinmangel Lymphopenie und meistens Leukopenie auf. Durch Desoxypyridoxin werden auch hier die Erscheinungen verstärkt.

---

[1] SHUKERS und DAY 1943, KORNBERG, DAFT und SEBRELL 1945, KORNBERG, TABOR und SEBRELL 1945, ENDICOTT, KORNBERG und OTT 1947, SEBRELL 1949.
[2] CARPENTER und KODICEK 1952.   [3] KORNBERG, TABOR und SEBRELL 1945.
[4] SMITH und ELVEHJEM 1951.   [5] MANN, WATSON, McNALLY und GODDARD 1952.
[6] WINTROBE, BUSCHKE, FOLLIS und HUMPHREYS 1944, FOLLIS 1948.
[7] JÜRGENS und STUDER 1951.
[8] Übersicht 1949b, ERSHOFF 1951, POPPEN, GREENBERG und RINEHART 1952.
[9] FORSE und WEBSTER 1950.
[10] CARPENTER und KODICEK 1952, RAMALINGASWAMI und SINCLAIR 1954, BATCHEN, CHEESMAN, COPPING und TRUSLER 1955.
[11] JÜRGENS und STUDER 1948.   [12] STEPANTSCHITZ und WAGNER 1955.
[13] WEIR, HEINLE und WELCH 1948, WEIR und HEINLE 1950a, b, MUELLER, WEIR und HEINLE 1951, HAWKINS und EVANS 1952, HAWKINS, LECHOW und EVANS 1952, DINNING, NEATROUR und DAY 1954, DINNING, YOUNG, SIMMONS und DAY 1954.
[14] BUTLER und MORGAN 1954.   [15] HAWKINS und EVANS 1952.

Daneben kommt es zu hypochromer, meist mikrocytärer Anämie[1], die auf Pyridoxinbehandlung gut anspricht. Im Plasma finden sich abnorm hohe Eisenwerte, die sich nach Pyridoxintherapie normalisieren[2].

Beim Schwein kommt es ebenfalls zu schwerer hypochromer mikrocytärer Anämie mit Anstieg des Serumeisens sowie zu Knochenmarkshyperplasie. Der Eisenanstieg wird als Folge ungenügenden Eisenverbrauches bei der gestörten Hämoglobinsynthese betrachtet. Hämosiderose kann durch Einschränkung der Eisenzufuhr verhütet werden[3].

Beim Menschen sind keine mit Sicherheit auf Pyridoxinmangel zurückzuführenden Anämien bekannt[4]. Dagegen wird über günstige Wirkung von Pyridoxin bei hypochromer Anämie berichtet[5]. Lymphopenien infolge von Pyridoxinmangel sollen beim Menschen vorkommen[6]. Über die Beeinflussung der Agranulocytose liegen sehr verschiedene Berichte vor, jedenfalls scheint die Wirkung nicht sicher zu sein[7].

Desoxypyridoxin verursacht beim Menschen leicht normocytäre, normochrome Anämie mit Lymphopenie bei normaler Gesamtleukocytenzahl. Auf Pyridoxinverabreichung tritt nur langsam Heilung ein[8].

Unter Pyridoxinmangel stehende Hühnchen weisen Wachstumshemmung, Hämoglobinabfall und Verkürzung der Prothrombinzeit auf[9].

Durch Überangebot an Hühnereiweiß verursachter *Biotin*mangel führt bei der Ratte zu makrocytärer Anämie[10]. An der leukopenischen Ratte bewirkt Biotin nur in hohen Dosen einen Leukocytenanstieg[11].

Auch beim Fisch soll es unter Biotinmangel zu einer progressiven Anämie kommen[12].

Bei Säuglingen mit seborrhoischer Dermatitis findet man normochrome, hyperchrome und makrocytäre Anämien, die sich nach täglicher peroraler Verabreichung von 5 mg Biotin bessern[13].

Bei jungen Hunden führt 4—8 Wochen dauernder *Cholin*mangel, zum Teil im Anschluß an schwere Leberschädigung und vielleicht als Folge von dieser, zum Auftreten einer Anämie mit bisweilen starkem Abfall des Hämoglobins und der roten Blutkörperchen[14]. Vitamin B_{12} übt hierbei eine gewisse vikariierende Schutzwirkung aus[15]. Ebenso findet man bei Meerschweinchen mit verschieden starkem Cholinmangel einen proportionalen Abfall des Hämoglobins und der Erythrocyten, ohne daß beträchtliche Leberveränderungen vorzukommen brauchen[16].

Etwas zweifelhaft erscheint die Spezifität einer unter Cholinmangel bei der Ratte auftretenden Leukopenie[17]. Bei Mäusen findet man unter Cholinmangel keine Veränderungen der geformten Elemente im peripheren Blut[18].

Hohe Glycin- und Cholingaben verursachen bei der Ratte eine Leukocytose, sofern genügend Vitamin B_{12} und Folsäure vorhanden sind.

---

[1] Hawkins und Evans 1952.   [2] McKibbin, Schaefer, Frost und Elvehjem 1942.
[3] Cartwright, Wintrobe und Humphreys 1944, Hove, Copeland und Salmon 1949.
[4] Mueller und Vilter 1950.
[5] Stepantschitz und Schreiner 1953, Stepantschitz und Wagner 1955.
[6] Übersicht 1950, Vilter, Mueller, Glazer, Jarrold, Abraham, Thompson und Hawkins 1953.
[7] Stepantschitz und Schreiner 1953.
[8] Vilter, Mueller, Glazer, Jarrold, Abraham, Thompson und Hawkins 1953.
[9] Luckey, Briggs, Elvehjem und Hart 1945.   [10] Jürgens, Pfaltz und Frey 1951.
[11] Jürgens und Studer 1951.
[12] McLaren, Keller, O'Donnell und Elvehjem 1947.   [13] Kokil 1956.
[14] Schaefer, McKibbin und Elvehjem 1941, Ruegamer, Michaud, Elvehjem und Hart 1945, Schaefer, Copeland und Salmon 1951.
[15] Schaefer, Copeland und Salmon 1951.   [16] Reid 1955.
[17] Engel 1948, Dinning, Payne und Day 1951.   [18] Mirone 1954.

Cholin soll die durch Kobalt hervorgerufene Polycythämie beim Hund vermindern. Die Annahme, daß Cholin eine gefäßerweiternde Wirkung auf die Knochenmarksarteriolen ausübe, mit nachfolgender Abnahme der Hämatopoese, konnte nicht bestätigt werden[1].

Über die Verursachung einer makrocytären Anämie beim Hund durch Cholinchlorid liegen widersprechende Mitteilungen vor[2].

*Nicotinsäure*mangel verursacht bei Hund, Schwein und Ratte gelegentlich makrocytäre oder normocytäre Anämie, Leukopenie bzw. Granulocytopenie und Hyperplasie des Knochenmarks, wahrscheinlich jedoch nur, wenn bestimmte andere Nahrungsbestandteile, wie gewisse Proteine, in ungenügenden Mengen vorhanden sind[3]. Möglicherweise handelt es sich dabei um eine indirekte Mangelwirkung, indem durch den Nicotinsäureamidmangel die Folsäuresynthese im Darm leidet, in analoger Weise wie dies beim Pantothensäuremangel der Fall ist[4].

Beim Schwein treten bei zusätzlicher Proteinarmut Anämien von meist normocytärem Typus mit Leukopenie auf[5]. Ferkel auf Nicotinsäureamidmangel zeigen nach 50 Tagen eine normocytäre Anämie ohne Leukopenie und ohne Thrombocytopenie, die ihren Höhepunkt nach 60—120 Tagen erreicht. Es besteht Reversibilität durch Zufuhr von Nicotinsäure oder von Eiweiß. Mit 1,2 mg Nicotinsäure/kg Körpergewicht und Tag entsteht nach 70—130 Tagen nur eine leichte Anämie[6]. Außerdem kann eine Tendenz zu Neutrophilie festgestellt werden[7]. Auch bei Kaninchen wird leichte Anämie und Granulocytopenie beschrieben, die sowohl auf Nicotinsäure als auch auf Tryptophan anspricht[8].

Nicotinsäure-frei ernährte junge Ratten zeigen im Vergleich zu Kontrolltieren auf calorisch gleicher, aber nicotinsäurehaltiger Diät eine relative Zunahme der neutrophilen polymorphkernigen Zellen[9].

Beim *Pantothensäure*mangel der Ratte werden Anämien von meist hypochromer, normocytärer Art mit Markaplasie beschrieben. Daneben kommt es vorwiegend zu Granulocytopenie, gelegentlich auch zu Lymphopenie[10]. Bei Mäusen kann es unter Pantothensäuremangel zu einem signifikanten Anstieg der Granulocyten kommen[11].

Da die geschilderten Blutveränderungen unter Pantothensäuremangel nur gelegentlich auftreten, und innerhalb einer Versuchsgruppe meist in prozentual geringem Ausmaß, schließen die meisten Autoren einen kombinierten Mangel oder eine unausgewogene Diätzusammensetzung nicht aus. Besonders wird an Kombination mit Folsäuremangel gedacht, da die Granulocytopenie im Endstadium derjenigen bei Folsäuremangel gleicht und zudem die Synthese von Folsäure und Vitamin B_{12} im Darm bei Pantothensäuremangel gestört sein soll[4] und Besserung der Blutbefunde erst mit Folsäure zusammen eintritt[12]. Auch andere Autoren berichten über geringe therapeutische Erfolge mit Pantothensäure allein. Durch hohe Dosen von Methionin läßt sich die Leukocytenzahl auf Normalwerten halten[13]. Es wird dabei auf die Möglichkeit einer eventuellen Beteiligung

---

[1] DAVIS 1939, 1940. CLARKSON und BEST 1947.

[2] DAVIS 1944, 1946, 1947, DAVIS und GROSS 1945, DAVIS und FLETCHER 1946, CLARKSON und BEST 1947.

[3] RHOADS und MILLER 1933, MILLER und RHOADS 1935, SPIES und DOWLING 1935, HANDLER und DANN 1942, HANDLER 1943a, b, HANDLER und FEATHERSTON 1943, KREHL und ELVEHJEM 1945, KREHL, SARMA, TEPLY und ELVEHJEM 1946, HANDLER 1948.

[4] BERG, ZUCKER und ZUCKER 1949.

[5] FOLLIS 1948, BURROUGHS, EDGINGTON, ROBISON und BETHKE 1950.

[6] CARTWRIGHT, TATTING und WINTROBE 1948.

[7] DUNNE, LUECKE, McMILLEN, GRAY und THORP 1949.   [8] WOOLLEY 1947.

[9] WERTMAN, SMITH und O'LEARY 1954.

[10] ANGELICO und QUINTILIANI 1952, DEB, BANERJEE und MUKHERJEE 1954.   [11] WEIR 1953.

[12] DAFT, KORNBERG, ASHBURN und SEBRELL 1945.   [13] DINNING, NEATROUR und DAY 1954.

des Methionins im Pantothensäurestoffwechsel hingewiesen. Die oft beobachtete Leukocytose der Pantothensäuremangelratten mit Verschiebung des Differentialblutbildes wird den häufigen sekundären Lungenaffektionen zugeschrieben[1].

Es liegen Mitteilungen vor, wonach fünfmonatiger Pantothensäuremangel bei Ratten keinerlei Veränderungen des Blutbildes bewirkt[2]. Auch beim Meerschweinchen verursacht mäßiger Pantothensäuremangel keine Abnormitäten des Blutes[3].

Beim Schwein wird über mäßige normocytäre Anämie mit Abfall der Serumchloride und gelegentlicher Hypoglykämie berichtet[4], weiterhin auch über Verminderung des Kreatinins, des Gesamtfettes sowie des gesamten und des freien Cholesterins[5].

Die Verabreichung von *p-Aminobenzoesäure* soll eine geringe Stimulierung der Hämoglobinbildung verursachen[6]. Im übrigen scheint sich weder Zufuhr noch Mangel auf das Blutbild auszuwirken[7].

Die Beeinflussung des peripheren Blutes und des Knochenmarkes durch *Vitamin C*-Mangel ist nicht ganz klar ersichtlich. Doch darf aus den oft sehr widersprechenden älteren und neueren Angaben die Entstehung einer Anämie mit Abnahme des Blutvolumens, der Erythrocyten, des Hämoglobins und wahrscheinlich auch der Leukocyten als gesichert angenommen werden, zumindest bei deutlichem Mangel[8]. Die Anämien beim Tier werden eher als normocytär, beim Menschen als normo-, mikro- und besonders makrocytär beschrieben. Bei 20 Freiwilligen, die täglich weniger als 1 mg Vitamin C erhielten, fanden sich nach 14 Monaten keine Veränderungen von Hämoglobin, Erythrocyten und Leukocyten[9]. Bei skorbutischen Meerschweinchen entsteht in der Hälfte der Fälle eine mikrocytäre, hypochrome Anämie, und bei allen Tieren eine Reticulocytose. Die Anämie ist noch häufiger, wenn zusätzlich Folsäuremangel besteht[10].

Da bei schwerer kindlicher Eisenmangelanämie[11] das Blut durch zusätzliche Ascorbinsäuregaben schneller regeneriert und bei Vitamin C-Mangelversuchen an Affen trotz hoher Eisengaben hypochrome Anämien mit niederem Serumeisengehalt entstehen, wird eine Beeinflussung der Resorption und Verwertung des Eisens durch Vitamin C angenommen. Es wird auch an Beziehungen biochemischer Art zwischen Folsäure, Vitamin B_{12} und Ascorbinsäure gedacht, da bei Perniciosakranken mit niedrigem Ascorbinsäuregehalt erst nach zusätzlicher Verabreichung von Vitamin C eine völlige Regeneration des Blutes erreichbar ist[12].

Beim Menschen korrespondiert der Schweregrad der Anämie mit demjenigen des Skorbutes, dem indirekten Serumbilirubingehalt und der Reticulocytose. Diese wird als Zeichen einer gesteigerten Blutzerstörung oder einer fehlerhaften Verwertung des Häminpigmentes angesehen. Andererseits findet man bei Affen unter Ascorbinsäuremangel normale Proto- und Koproporphyrinverhältnisse, so daß die Reticulocytose und die erhöhten Urobilinogenwerte eher als Folge von Gewebsblutungen aufzufassen wären[13].

Die Befunde an weißen Blutelementen sind verschieden, es werden Leukopenien[14] und Leukocytosen mit Zunahme der Neutrophilen und Abnahme der

---

[1] Jürgens und Pfaltz 1944.   [2] Angelico und Quintiliani 1952.

[3] Reid und Briggs 1954.

[4] Wintrobe, Follis, Alcayaga, Paulson und Humphreys 1943.

[5] Russell und Teeri 1948, Luecke, Thorp, McMillen und Dunne 1949.

[6] Cunha, Bustad, Ham, Cordy, McCulloch, Woods, Conner und McGregor 1947, Perosa und Tarantini 1947, Annoni 1947.

[7] Gordon, Goldsmith und Charipper 1945.   [8] Brown 1951, Deb und Banerjee 1953.

[9] Bartley, Krebs und O'Brien 1953.   [10] Slungaard und Higgins 1956.

[11] Gorten und Bradley 1954.   [12] Wallerstein, Harris und Gabuzda 1952.

[13] Proehl und May 1952.   [14] Harman und Kordisch 1945.

Lymphocyten[1] beschrieben. Die Leukocytose läßt sich dabei weder auf eine sekundäre Infektion noch unbedingt auf eine Zellvermehrung zurückführen. Sie wird durch verminderte Phagocytoseaktivität und geringere Emigration ins Gewebe als Folge eines erniedrigten Nebennierenrindenhormon-Gehaltes erklärt[2].

Auch bezüglich der Thrombocyten sind die Angaben sehr verschieden, es wird über verminderte[3], normale[4] und gesteigerte[5] Thrombocytenzahlen berichtet.

Der Ascorbinsäuregehalt fällt im Verlaufe der Skorbutentwicklung kontinuierlich ab, und zwar in Erythrocyten und Plasma rascher als in Leukocyten, entsprechend dem höheren Ascorbinsäuregehalt der letzteren[6]. In vitro nehmen gewaschene Erythrocyten keine Ascorbinsäure auf[7].

2. Knochenmark.
(Literatur s. S. 999.)

Die meisten Vitamine sind für eine normale Funktion des Knochenmarks unentbehrlich. Bei einzelnen Mangelzuständen kommt es aber vielfach nur zu diskreten oder sehr variablen morphologischen Veränderungen am Knochenmark selbst; die mehr oder weniger schwere Beeinträchtigung desselben läßt sich dann nur indirekt an Hand des Blutbildes erkennen. Auf solche Fälle wird im Kapitel „Blut" eingegangen.

Werden junge Ratten *Vitamin A*-frei ernährt, so stellen sich nach 5—6 Wochen typische Mangelerscheinungen ein. Diese äußern sich am Knochenmark durch progrediente Hemmung der Erythropoese bis zu vollständiger Aplasie. Das Verschwinden der Hämocytoblasten tritt schon vor allen anderen Mangelsymptomen in Erscheinung. Bei andauerndem Mangel verschwinden auch die Megakaryocyten, und die Blutplättchen nehmen im peripheren Blut ab. Die Bildung der weißen Blutelemente erleidet keine wesentlichen Veränderungen, so daß sich das Verhältnis zwischen den Zellen der roten und der weißen Reihe zugunsten dieser verschiebt[8].

Umgekehrt führt die wiederholte Verabreichung von 30000 IE Vitamin A in 1—2tägigen Abständen bei 175—300 g schweren Ratten zu starker Stimulierung des Knochenmarks, die bis zu ausgesprochener Hyperplasie führen kann[8].

Auch bei 50—60 g schweren, durch Succinylsulfathiazol leukopenisch gemachten Ratten hat die perorale Verabreichung von je 10000 E Vitamin A an zwei aufeinanderfolgenden Tagen einen signifikanten Leukocytenanstieg zur Folge[9]. Während die unbehandelten Tiere keine Tendenz zu Spontanremissionen aufweisen, sondern ein „leeres" Knochenmark, mit Erythrocyten angefüllte Capillaren und zahlreiche bizarre Riesenzellen zeigen, wird das Markbild nach Behandlung mit Vitamin A vorübergehend fast normalisiert, und die Myelopoese kommt wieder in Gang. Einige Tage nach Absetzen der Vitamin A-Gaben geht die stimulierende Wirkung auf das Knochenmark allmählich wieder zurück.

Bei normalen Tieren führt die Verfütterung von synthetischem Vitamin A in Dosen von 50000 E pro Tag zu Steigerung der Myelopoese, man findet ein zellreiches Knochenmark[9]. Überdosierungsversuche an verschiedenen normalen

---

[1] MEYER und McCORMICK 1928.
[2] STEPHENS und HAWLEY 1936, BUTLER und CUSHMAN 1940, 1941, HEINEMANN und HALD 1940.
[3] HESS und FISH 1914, TOBLER 1918, WASSERMAN 1918, BRANDT 1919, HESS 1920, KONDO 1941.
[4] HESS und FISH 1914.   [5] TOBLER 1918, BRANDT 1919, HESS 1920.
[6] STEPHENS und HAWLEY 1936, BUTLER und CUSHMAN 1940, 1941.
[7] GOLDEN und SARGENT 1952.   [8] VOLTA 1952.   [9] STUDER 1950.

Tieren ergeben im übrigen uneinheitliche Veränderungen im Knochenmark, die sich nicht mit Sicherheit auf eine spezifische Vitamin A-Wirkung zurückführen lassen[1].

Vitamin E-Mangel führt bei Ratten zu bedeutender Zunahme der Megakaryocyten, während die übrigen Zellformen in normalen Proportionen gefunden werden[2].

Die Jungen von Vitamin E-arm ernährten Schweinen zeigen keine histologischen Knochenmarksveränderungen[3].

Mangel an *Vitamin B₁* soll sich am Knochenmark von Ratten besonders in Verminderung der kernhaltigen Erythrocyten und der Lymphocyten äußern, während eine relative Granulocytose mit paralleler Zunahme auch der jugendlichen Elemente der myeloischen Reihe in Erscheinung trete[4]. Die Spezifität dieser Veränderungen wird aber dadurch in Zweifel gezogen, daß bei quantitativ gleicher Fütterung von Versuchs- und Kontrolltieren in beiden Gruppen ohne signifikante Unterschiede Abnahme der Erythropoese und des Zellgehaltes und relative Vermehrung des vasculären Gewebes festgestellt werden kann[5].

Der Gehalt des Knochenmarks an Nucleinsäure nimmt ab[6]; Normalisierung erfolgt im Laufe von zweiwöchiger Behandlung mit Vitamin B_1, während Vitamin B_{12} oder Folsäure ohne Einfluß bleiben[6].

Vitamin B₂-frei ernährte Ratten zeigen im ersten Stadium eine Granulocytopenie im Blut. Im Knochenmark ist der Zellgehalt vermindert, es finden sich erweiterte Blutgefäße und Ödemflüssigkeit. Alle Typen der Granulocyten sind deutlich vermindert. Auch ist die absolute Anzahl an erythroiden Zellen und Lymphocyten herabgesetzt. Hingegen tritt eine leichte bis deutliche Vermehrung der Plasmazellen und der reticuloendothelialen Zellen in Erscheinung.

Alle die Veränderungen lassen sich durch Folsäure-Verabreichung normalisieren, jedoch etwas weniger prompt als die entsprechenden, durch Folsäuremangel verursachten Zustände. Im zweiten Stadium kommt es bei B_2-avitaminotischen Ratten neben der Granulocytopenie zu Anämie. Der Hämatokrit sinkt unter 30 Vol.-%. Das Knochenmark zeigt Schwund der Granulocyten und Ersatz durch Fettzellen, dagegen sind die roten Elemente vermehrt, zum Teil sogar sehr stark. Dieser Befund steht im Gegensatz zum Verhalten bei Folsäuremangel, unter welchem es zu Hypoplasie des erythropoetischen Systems kommt. Auch hat Folsäure in diesem Fall keinen Einfluß auf die Anämie, während unter Riboflavinverabreichung Heilung eintritt[7].

Unter *Vitamin B₆*-Mangel findet man bei Ratten oft keine spezifischen Knochenmarksveränderungen[8]. Nur ganz vereinzelt wird eine Panmyelophthise beobachtet[9].

Verabreichung des Vitamin B₆-Antagonisten Desoxypyridoxin verursacht bei Ratten eine fortschreitende Abnahme der Lymphocyten, in späteren Stadien auch der Granulocyten. Im Knochenmark findet man neben der Lymphopenie eine Zunahme von unreifen eosinophilen Zellen, eine Vermehrung der Hämocytoblasten und eine Abnahme der neutrophilen Myelocyten und Metamyelocyten[10].

Mäuse zeigen unter Pyridoxinmangel eine Vermehrung der Granulocyten ohne Zunahme der unreifen Zellen im Knochenmark.

---

[1] MADDOCK, WOLBACH und MADDOCK 1949.   [2] LECOQ und ISIDOR 1949.
[3] ADAMSTONE, KRIDER und JAMES 1949.   [4] WERTMAN, ROTUNDO und YEE 1953.
[5] PECORA und HIGHMAN 1953.   [6] LUTWAK-MANN 1951.
[7] ENDICOTT, KORNBERG und OTT 1947, NELSON, SULON, BECKS und EVANS 1947.
[8] WOLBACH und BESSEY 1942.   [9] ANTOPOL und UNNA 1942.
[10] BIANCHI und MAGGIORA 1955.

Beim Schwein kommt es unter Pyridoxinmangel zu Hyperplasie des Knochenmarks mit vielen Erythroblasten[1]. Es kann eine Hämosiderose auftreten[2]. Unter Pyridoxinbehandlung gehen die Knochenmarksveränderungen zurück, wobei der Hämoglobingehalt sinkt[1].

Vitamin B_6 wird gelegentlich zur Behandlung der durch ionisierende Strahlen verursachten Knochenmarksschädigungen verwendet[3].

Vitamin B_{12}-frei ernährte Ratten[4] sowie 17tägige Embryonen von B_{12}-frei ernährten Hühnern[5] weisen keine Veränderungen des Knochenmarks auf. Dagegen findet sich das aktive Knochenmark bei B_{12}-avitaminotischen Schweinen in einzelnen Fällen hypoplastisch, während das Fettmark seröse Atrophie zeigt. Die erythroiden Zellen sind relativ leicht vermehrt, jedoch treten keine Megaloblasten auf[6].

Experimentelle Bleianämie wird durch B_{12}-Behandlung gebessert, die Blutregeneration im Knochenmark wird stimuliert; dagegen ist Leberextrakt wirkungslos[7].

In Suspensionen von Kaninchenknochenmark läßt sich durch Zusatz von Vitamin B_{12} die Bildung von Erythrocyten aus Erythroblasten fördern[8].

Bei unkomplizierten Fällen von perniziöser Anämie kann durch eine einmalige parenterale Gabe von 10—20 γ Vitamin B_{12} im Knochenmark eine durchschnittlich 11 Tage anhaltende Normoblastose hervorgerufen werden. Bei Dosen von 30—40 γ Vitamin B_{12} bleibt dieser Effekt während 15 Tagen bestehen. Die Erythrocytenzahl steigt zuerst stark, dann kurze Zeit schwach und schließlich wieder stark an. Die erste Phase des rapiden Erythrocytenanstiegs geht mit einer starken Bildung von reifen Normoblasten im Knochenmark einher. Während der ersten 7 Tage läuft die Vermehrung der Erythrocyten mit derjenigen der Reticulocyten parallel[9]. Die Remission verläuft in der Weise, daß 5 Std nach der B_{12}-Injektion zunächst eine Verkleinerung der Megaloblasten, eine Kondensation der Kernchromatine und eventuell eine Verminderung der Plasmabasophilie in Erscheinung tritt. Nach 24 Std dominieren die basophilen Makroblasten, nach 48 Std die basophilen Normoblasten, und nach 72 Std beherrschen die polychromatischen Normoblasten das Bild, während die Megaloblasten fast völlig verschwunden sind[10]. Rohr macht über die Knochenmarkstransformation des megaloblastären Perniciosamarkes nach Folsäure folgende Angaben: „Die Gesamtzahl der Erythroblasten nimmt in den ersten drei bis vier Tagen sehr stark zu, z. B. von 102% auf 288% oder von 92% auf 363%. Die Megaloblasten nehmen rasch an Größe ab und es treten kleinere, oft sehr ähnlich gebaute Erythroblasten mit reichlich Mitosen in allen Reifungsstufen auf. Polychromatische und oxyphile Megaloblasten, Karyorrhexis und Entkernungsformen mit Kernresten und Jollykörperchen häufen sich (Abb. 4). Die Erythroblasten werden zunehmend kleiner, normoblastär, wobei die halbreifen und reifen Formen überwiegen. Die Erythroblastenzahl nimmt allmählich ab und nähert sich wieder den Normalwerten." Die im Beginn der Remission auftretenden Erythroblasten, die z. T. noch megaloblastäre Eigenschaften aufweisen, bezeichnet Rohr als Übergangsformen[11].

Auf Grund ausgedehnter Untersuchungen wird behauptet, daß die Kernvolumen-Halbierungsteilungen sowohl der Erythroblasten wie der Myelocyten bei Vitamin B_{12}-Mangel gestört seien[12].

[1] Follis 1948, Cartwright, Wintrobe und Humphreys 1944.
[2] Cartwright, Wintrobe und Humphreys 1944.   [3] Zaccone 1948, Shorvon 1946.
[4] Wang, Scheid und Schweigert 1954.   [5] Ferguson, Rigdon und Couch 1955.
[6] Cartwright, Tatting, Robinson, Fellows, Gunn und Wintrobe 1951.
[7] Kleinsorge, Morigerowski und Rösner 1954.   [8] Magnussen 1950.
[9] Mollin und Dacie 1950.   [10] Alessandri, Etcheverry und Guzman 1951.
[11] Rohr 1960.   [12] Weicker 1956.

Im Gegensatz zu Folsäure wirkt Vitamin B_{12} auch bei lokaler Applikation: Bei Personen mit verschiedenen Typen von Megaloblastenanämie führt einseitige Instillation von Vitamin B_{12} in den Markraum des Hüftbeins zur Reifungsbeschleunigung der erythroiden Zellen am Orte der Injektion, während das Mark

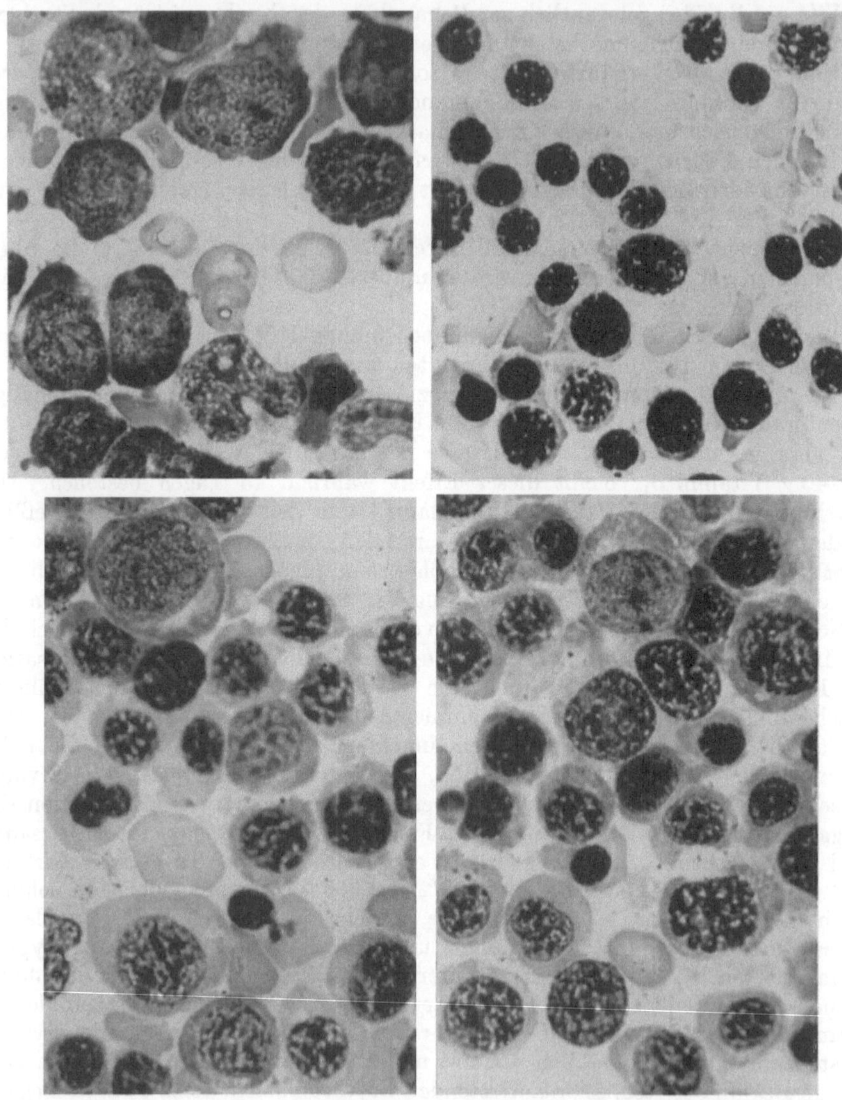

Abb. 4. *Perniziöse Anämie.* Oben: Megaloblastenmark vor der Behandlung (links), $2^{1}/_{2}$ Tage später, nach parenteraler Leberextraktdepotbehandlung (rechts): überwiegend reifes Normoblastenmark; unten: sog. Übergangsformen während der Umstellung vom megaloblastischen auf den normoblastischen Typus unter Leberbehandlung. Vergr. 100fach. (Aus ROHR: Das menschliche Knochenmark, Stuttgart: Georg Thieme 1960.)

auf der unbehandelten Seite unverändert bleibt. Diese lokale Wirksamkeit von Vitamin B_{12} ist dadurch erklärlich, daß die in Fällen von perniziöser Anämie qualitativ veränderte Ribonucleinsäure normalisiert wird[1]. Papierchromatographische Untersuchungen am Knochenmark haben gezeigt, daß das Verhältnis

---

[1] HORRIGAN und VILTER 1950.

von Ribonucleinsäure zu Desoxyribonucleinsäure sowie das Verhältnis von Uracil, Totalpurin und Pyrimidinbasen zu Thymin bei perniziöser Anämie erhöht ist; dieses abnorme Verhalten wird sowohl durch Vitamin B_{12} wie auch durch Folsäure normalisiert[1]. Die Folsäure muß aber wahrscheinlich zuvor durch enzymatische Einwirkung in hämatopoetische Substanz umgewandelt werden[2].

*Folsäure*mangelzustände mit morphologisch faßbarem Markschaden, zum Teil im Sinne einer aplastischen Anämie oder wenigstens mit Hemmung der Myelopoese, kommen durch Weglassen der Folsäure in der Nahrung, durch verschiedene Folsäureantagonisten oder infolge Beeinträchtigung der Darmflora durch Sulfonamide zustande. Zufuhr von Folsäure bewirkt Heilung[3]. Seit mehr als 15 Jahren kennt man solche direkte oder indirekte Mangelveränderungen an Ratten und Affen, in neuerer Zeit auch an Meerschweinchen[4], sowie am Menschen[5] und am Hund[6]. Werden Folsäuremengen verabfolgt, die normales Wachstum eben noch ermöglichen, so kommt es bei Ratten zu Makrocytose des Blutes[7]. Folsäurefrei ernährte Meerschweinchen zeigen ein Knochenmarksbild, wie man es bei aplastischer Anämie findet[8]. Bei Hunden wird das Knochenmark unter Folsäuremangelernährung hypoplastisch, es entsteht eine hyperchrome Anämie, und der Hämatokritwert nimmt ab[6].

Die Störung der Knochenmarksaktivität bei direktem oder indirektem Folsäuremangel läßt sich besonders drastisch bei der Ratte zeigen. So kommt es bei einem Drittel der Tiere nach 1%igem Zusatz von Succinylsulfathiazol in einer „synthetischen" Diät zu praktisch völligem Schwund der Myelopoese. Das Mark ist leer. Die Capillaren sind stark erweitert und strotzend mit Erythrocyten gefüllt (Abb. 5). Die Behandlung mit Folsäure (2 mg/kg) bewirkt schon nach 4 Tagen Normalisierung des Markbildes, die auch durch gleichzeitige zusätzliche Belastung mit Cortison (50 mg/kg) nicht gehemmt wird[9]. Hervorzuheben ist, daß bei reinem Folsäuremangel Vitamin B_{12} die Folsäure nicht zu ersetzen vermag, wie das nach den differenten Funktionen der beiden Vitamine zu erwarten ist. So spricht die Succinylsulfathiazol-Leukopenie der Ratte auf B_{12} nicht an[10]. Megaloblasten aus dem Knochenmark von Patienten mit rezidivierender perniziöser Anämie können in vitro durch Folsäure zur Reifung gebracht werden, nicht aber durch Vitamin B_{12} oder Thymin[11].

*Pantothensäure*arme Ernährung soll bei Ratten zu Granulocytopenie und Anämie führen, wobei entweder diese oder jene im Vordergrund stehen kann[12].

Gegen die von verschiedenen Autoren[13] vertretene Meinung, es könne sich bei Pantothensäuremangelerscheinungen um Folgen von induziertem Folsäuremangel handeln, spricht die Tatsache, daß es unter Pantothensäuremangel zur Vermehrung der erythroiden Zellen im Knochenmark kommt, während bei Folsäuremangel eine starke Verminderung derselben gefunden wird[14]. Jedoch ergab eine Untersuchung an 64 pantothensäurearm ernährten Ratten nur in einem Fall eine deutliche Knochenmarkshypoplasie; 5 Tiere wiesen leichte Hypo-, 2 leichte Hyperplasie auf. Bei 5 Ratten waren die Granulocyten, bei 5 anderen die Megakaryocyten, bei 2 Tieren die Normoblasten und bei 2 die Stammzellen leicht

---

[1] GLAZER, MUELLER, JARROLD, SAKURAI, WILL und VILTER 1954.
[2] HORRIGAN und FILTR 1950.
[3] SPICER, DAFT, SEBRELL und ASHBURN 1942, DAY 1944, JUKES 1952.
[4] GIRDWOOD 1951, WOODRUFF, CLARK und BRIDGEFORTH 1953, SLUNGAARD und HIGGINS 1956, REID, MARTIN und BRIGGS 1956.
[5] JUKES 1952.   [6] AFONSKY 1954.   [7] KODICEK und CARPENTER 1950.
[8] REID, MARTIN und BRIGGS 1956.   [9] STUDER 1953.   [10] JÜRGENS und STUDER 1951.
[11] THOMPSON 1952.   [12] ASHBURN, DAFT und FAULKNER 1947.
[13] DAFT, KORNBERG, ASHBURN und SEBRELL 1945, KORNBERG, DAFT und SEBRELL 1945.
[14] ASHBURN, DAFT und FAULKNER 1947.

vermehrt. Diese Schwankungen liegen aber teilweise wohl noch innerhalb normaler Grenzen[1].

Bei gänzlichem Fehlen von Pantothensäure in der Nahrung kommen bei Ratten Fälle von tödlich verlaufender Panmyelophthise vor, die sich durch übrige Vitamine des B-Komplexes nicht heilen bzw. verhüten läßt[2].

Bei Mäusen führt Pantothensäuremangel nicht zu wesentlichen Knochenmarksveränderungen[3,4].

Unter *Ascorbinsäure*mangel schwankt der Zellgehalt des menschlichen Knochenmarks in mäßigen Grenzen um die Norm. In einzelnen Fällen findet

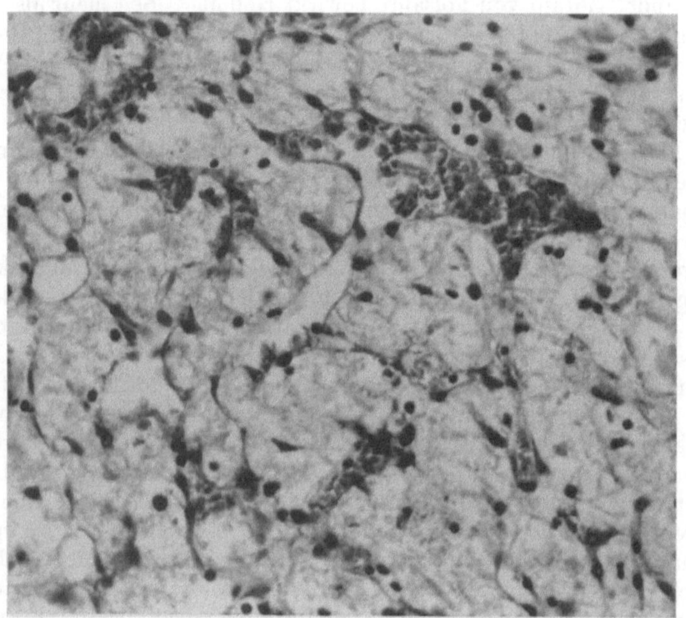

Abb. 5. Knochenmark, Ratte, Hämalaun-Eosin, Vergr. 500 ×. Chronischer Folsäuremangel durch Fütterung von 1 % Succinylsulfathiazol in der Diät während 8 Wochen. Ausgedehnter Zellschwund, Hyperämie und Ödem des Knochenmarkes.

man das Sternalmark außerordentlich fettreich. Die Erythrocytenvorstufen sind relativ vermehrt, besonders Normoblasten und ältere Erythroblasten. Gelegentlich finden sich Megaloblasten und bizarre Metamyelocyten, ein Verhalten, welches für Mangel an Erythrocytenreifungsfaktor typisch ist[5]. Dieser Befund läßt vermuten, daß sich der Vitamin C-Mangel störend auf den Folsäurestoffwechsel auswirken könnte. Dieser hypothetische Wirkungsmechanismus wird auch zur Erklärung der kindlichen Megaloblastenanämie herangezogen[6].

Bei Affen kann durch gleichzeitigen Mangel an Folsäure und Vitamin C experimentell eine Megaloblastenanämie hervorgerufen werden[7]. Bei adäquater Verabreichung von Ascorbinsäure wird das avitaminotisch veränderte Knochenmark über ein Stadium der Hyperaktivität normalisiert.

---

[1] Nelson 1939.

[2] György, Goldblatt, Miller und Fulton 1937, Daft, Kornberg, Ashburn und Sebrell 1945, Carter, Macfarlane, O'Brien und Robb-Smith 1945, Ashburn, Daft und Faulkner 1947.

[3] Weir 1953.   [4] Lippincott und Morris 1941.

[5] Jennings und Glazebrook 1938, Harman und Warren 1951.

[6] May, Nelson, Lowe und Salmon 1950.   [7] Sundberg, Schaar und May 1952.

DurchVersilberung läßt sich Vitamin C in Zellen des myeloischen und erythropoetischen Systems nachweisen. Der Vitamin C-Gehalt nimmt normalerweise mit fortschreitender Reifung ab. Nach Behandlung mit Silbernitrat erscheint das Cytoplasma der jungen Zellen mit feinen schwarzen Granula angefüllt. Vom Metamyelocyten bzw. orthochromatischen Erythroblasten an werden die Granula spärlich, sie verschmelzen netzförmig untereinander und lassen sich schließlich nur noch am Rande des Cytoplasmas erkennen. Bei perniziöser Anämie, myeloischer und lymphatischer Leukämie, Lymphosarkom und Reticulosarkom ist die Silberreaktion auf Ascorbinsäure vermindert, dagegen bleibt sie bei achylischer und sekundärer Anämie sowie bei Morbus Werlhoff normal[1].

3. Thymus.

(Literatur s. S. 1001.)

Vitamin A hat im Rahmen seiner Wachstumswirkung an der Mangelratte eine Zunahme des Thymusgewichtes zur Folge[2]. Große Dosen (4000—6000 IE pro Tier) führen an der normalen Ratte zu einer Atrophie des Thymus[3]. Bei Mäusen bewirkt A-Mangel keine Beeinflussung des Thymus[4].

Vitamin D bewirkt bei Ratten in niederen Dosen (0,25—1 IE pro Tag) keine Veränderungen im Thymus[3], hat aber in großen Dosen (2000—4000 IE) eine Atrophie zur Folge mit völligem Verschwinden der Lymphocyten. Es bleibt nur noch das Reticulum übrig[5]. Die Veränderungen sind ähnlich wie nach „Stress".

*Cholin*mangel[6], *Vitamin B₁*-Mangel[7] bewirken bei Ratten Involution des Thymus, die hochgradiger ist als bei gleichen, aber ohne Vitamin B_1 ernährten Ratten. Der Stress durch B_1-Mangel ist größer als Inanition allein.

Mangel an *Vitamin B₂* bewirkt bei Ratten[8] und bei Affen[9] Thymusinvolution.

Vitamin B₆-Mangel, sei es durch Weglassen des Vitamins aus der Nahrung oder durch Verabreichung von Desoxypyridoxin, ruft bei Ratten Involution des Thymus hervor[10]. Atrophie des Thymus wird bei Hamstern[11] und beim Hund[12], dagegen nicht bei der Maus beobachtet[13]. Die Involution vollzieht sich dabei ähnlich wie unter der Einwirkung von Cortison[14], nur weniger drastisch. Die Markrindengrenze wird unscharf, der Lymphocytengehalt der Rinde nimmt ab. Es kommt schließlich zum invertierten Thymus — "glande inverse" der französischen Autoren — mit Verschiebung der Lymphocyten in das Mark, so daß dieses dunkler erscheint. Fettablagerung in der Rinde vermag gewichtsmäßig die Atrophie wegzutäuschen, weshalb nur die histologische Untersuchung Auskunft gibt.

Bei *Vitamin B₁₂*-Mangel kommt es zu einer schärferen Trennung von Mark und Rinde, weil infolge der Vacuolisierung der Zellkerne der normale Hell-Dunkel-Kontrast zwischen Mark und Rinde noch gesteigert wird[15]. B_{12} vermag die Thymus-Atrophie nach Verabreichung von getrockneter Schilddrüse zu hemmen[16].

Der Rundwurm (Ascaridia galli) verursacht bei Kücken Thymusatrophie, der *Folsäure* (2 mg/kg Futter) entgegenwirkt. Der Schutzeffekt der Folsäure kann durch Vitamin B_{12} oder C gesteigert werden[17].

---

[1] GIRELLI und PANAGIA 1953.   [2] MONEY, FAGER, LUCAS und RAWSON 1952.
[3] DE BASTIANI und ZATTI 1953.   [4] McCARTHY und CERECEDO 1952.
[5] HANSSLER 1955, BRUNE und EGER 1954, DE BASTIANI und ZATTI 1953.
[6] WOLBACH und BESSEY 1942, CHRISTENSEN und GRIFFITH 1942.
[7] DEANE und SHAW 1947, SKELTON 1950.
[8] DE BASTIANI und ZATTI 1952, SHAW und PHILLIPS 1941.   [9] DEANE und SHAW 1947.
[10] BÜSING 1950, STOERK 1946, GRÉGOIRE 1949, DE BASTIANI und ZATTI 1952, BUTLER und MORGAN 1954, HAWKINS 1951, HAWKINS und EVANS 1952.
[11] SHWARTZMAN und STRAUSS 1949.   [12] MUSHETT, STEBBINS und BARTON 1947.
[13] WEIR, HEINLE und WELCH 1948.   [14] STUDER 1950.   [15] GEBAUER 1954.
[16] PENTZ, GRAHAM, RYAN und KLEIN 1950.   [17] BRODY 1953.

Mangel an *Pantothensäure* bewirkt bei Ratten, Mäusen, Kücken und Hunden Atrophie des Thymus[1], wobei aus den Versuchen von Ashburn u. Mitarb. (1947) mit quantitativ gleicher Nahrungsaufnahme bei Versuchs- und Kontrolltieren hervorgeht, daß das Ausmaß der Atrophie nicht lediglich auf Inanition zurückgeht, also nicht völlig unspezifisch ist; ohne Pantothensäuremangel tritt keine so hochgradige Atrophie ein.

Lymphknoten.

Wenn auch im folgenden Befunde mit Mangel an verschiedenen Vitaminen aufgeführt sind, so ist doch vorweg zu betonen, daß es sich hier nicht um charakteristische, geschweige denn spezifische Veränderungen handelt. Im Vordergrund steht eine allgemeine Rückbildung des lymphatischen Gewebes. Bewirkt ein bestimmter Vitaminmangel Wachstumshemmung, so ist die Unterentwicklung der Lymphknoten verständliche Folge, ohne daß dabei zwischen diesem Vitamin und dem Lymphknoten eine charakteristische Beziehung zu bestehen braucht.

Verabreichung von *Vitamin A* hat im Mangelversuch an Ratten eine dosenabhängige Zunahme der Größe der Lymphknoten zur Folge[2].

Bei Affen auf *E*-Mangelkost kommt es in den inguinalen, mesenterialen, trachealen und bronchialen Lymphknoten zu erheblicher Anhäufung von Pigment in den Sinusendothelien, wie es auch in der glatten Muskulatur bei Vitamin E-Mangel gefunden wird (s. S. 818). Infolge Abschilferung können die Sinus voll solcher pigmenttragender Zellen aus vielen Makrophagen sein, die daneben noch Hämosiderin enthalten[3]. In den Marksinus finden sich viele Myeloblasten und Myelocyten bei Ratten, die sehr früh auf E-Mangelkost gesetzt werden[4]. Unterbindung des Ductus thoracicus führt bei Ratten infolge der blockierten Zufuhr von Vitamin K zu Hypoprothrombinämie[5], die durch parenterale Zufuhr von Vitamin K zu beheben ist[6]. Es ist somit bei Hemmung des Lymphabflusses stets an die Möglichkeit einer Hypoprothrombinämie infolge Vitamin K-Mangels zu denken.

Bei *Cholin*mangel können bei Ratten oft Blutungen beobachtet werden[7].

Bei *Vitamin B_6*-Mangel sind die Befunde nicht ganz einheitlich. An der Maus werden keine Veränderungen beobachtet[8], ebenso nicht an der Ratte[7]. Auch der Antagonist des Pyridoxins, das Desoxypyridoxin, führt nicht zu erheblicher Atrophie der Lymphknoten. Es wird lediglich leichte Abnahme des Lymphocytengehaltes bei Hypertrophie-Reaktion der Sinusendothelien im Mark und in der Rinde gesehen[9]. Dagegen kommt es bei Hamstern zu Atrophie des lymphatischen Gewebes infolge Vitamin B_6-Mangels[10]. Das Lymphknotengewebe verliert in Gegenwart von Folsäure-Antagonisten die Fähigkeit, aus Folsäure den Citrovorum-Faktor zu synthetisieren[11].

Unter *Vitamin B_{12}*-Mangel lassen sich an der Ratte keine Veränderungen nachweisen[12].

Bei *Pantothensäure*-Mangelratten wird Atrophie der Lymphknoten mit Follikelschwund beobachtet[13]. Diese Reaktionen sind nicht von möglichen Inanitionsfolgen abzutrennen, da ähnliches im Hungerzustand beobachtet wird[14], zumal bei Pantothensäure-Mangelmäusen keine Veränderungen zu sehen sind[15].

---

[1] Deane und McKibbin 1946, McQueeney, Ashburn, Daft und Faulkner 1947, Ashburn, Daft und Faulkner 1947, Morgan und Lewis 1952.
[2] Money, Fager, Lucas und Rawson 1952.   [3] Mason und Telford 1947.
[4] Lecoq und Isidor 1949.   [5] Owen 1950.   [6] Mann, Mann und Bollman 1949.
[7] Wolbach und Bessey 1942.   [8] Weir, Heinle und Welch 1948.
[9] Grégoire 1949.   [10] Shwartzman und Strauss 1949.   [11] Nichol 1954.
[12] Gebauer 1954.   [13] Begemann 1952.   [14] Ashburn, Daft und Faulkner 1947.
[15] Weir 1953.

4. Milz.

(Literatur s. S. 1002.)

Milzveränderungen bei Vitaminmangel sind nur sehr wenige beschrieben. Es handelt sich durchweg um uncharakteristische Reaktionen, bald der weißen, bald der roten Pulpa, wobei besonders häufig eine Hämosiderinspeicherung beobachtet wird. Solche Veränderungen finden sich aber auch bei sehr zahlreichen anderen Schädigungen, insbesondere auch bei einfachen Hungerzuständen, so daß man in keinem Fall von eigentlichen spezifischen Avitaminoseveränderungen der Milz sprechen kann. Auffallend und ungeklärt ist die besonders schwere Atrophie der Milz bei einheimischer Sprue. Die Milzgewichte können dabei bis auf 20 g absinken[1].

Bei länger dauerndem *Vitamin B_1*-Mangel der Ratten (etwa 35 Tage) findet man in der Milz eine starke Atrophie der Lymphfollikel, Verschwinden der Blutbildungsherde, zum Teil auch Zunahme des fibrösen Gewebes und eine starke Hämosiderose[2]. Es handelt sich um dieselben Veränderungen wie sie bei partieller Inanition gefunden werden[3]. Sie sind für Vitamin B_1-Mangel keineswegs spezifisch[4].

Bei *Vitamin B_2*-Mangel werden bei Ratten[5] und Ferkeln[6] keine pathologisch nachweisbaren Milzveränderungen beobachtet. In einem Versuch an Cebusaffen zeigten 2 von 5 mit Vitamin B_2-Mangelkost ernährten Tieren fibrotische Veränderungen in der Milz, die an eine Endangitis obliterans erinnern[7]. Der Zusammenhang dieser Erscheinungen mit dem Vitaminmangel ist fraglich.

Bei der durch *Vitamin B_6*-Mangel entstehenden Anämie der Schweine ist das Serumeisen erhöht, und in der Milz ist das Hämosiderin deutlich vermehrt abgelagert[8]. Bei Ratten[9] und Mäusen[10] finden sich keine Vitamin B_6-Mangelsymptome.

Dasselbe gilt für den experimentellen *Pantothensäure*mangel: Beschrieben sind hier lediglich bei Ratten leichte Vermehrung des Hämosideringehaltes[11] (Abb. 6), Verkleinerung der Lymphfollikel[12], leichte Vermehrung der Blutbildungsherde[12] und Verminderung der Megakaryocyten[12] und, bei Mäusen, ebenfalls eine leichte Abnahme der Lymphopoese[13].

*Cholin*mangel ist bei Ratten von einer Milzschwellung begleitet[9]. Histopathologisch findet sich oft eine Blutüberfüllung der roten Pulpa, seltener eine Atrophie[14]. Es ist dies als Folge der Leber- und Nierenveränderungen und nicht als direkte Avitaminosewirkung aufzufassen.

Ratten auf einer *nicotinsäureamid*freien „Pellagradiät" mit 40% Mais und nur 3,5% Eiweiß zeigen eine stark verkleinerte, fibrotische Milz. Die Veränderung läßt sich durch Nicotinsäureamid zwar verhüten, doch ist es fraglich, ob es sich nicht bloß um unspezifische Folgen der Unter- und Fehlernährung handelt[15]. Auch bei nicotinsäurefrei ernährten Hunden findet man Atrophie und Fibrose der Milz[16].

Bei neugeborenen, untergewichtigen Ratten von *Vitamin B_{12}*-Mangelmüttern ist der Zellgehalt der roten Milzpulpa erniedrigt. Die eigentlichen Reticulumzellen sind meist verschwunden. In der roten Pulpa findet sich ein faseriges Netz

---

[1] Hotz und Rohr 1938.
[2] Waisman, McCall und Elvehjem 1945, Pecora und Highman 1953.
[3] Zbinden und Studer 1956.   [4] Pecora und Highman 1953.
[5] Shaw und Phillips 1941, Wolbach und Bessey 1942.
[6] Patek, Post und Victor 1941.   [7] Mann, Watson, McNally und Goddard 1952.
[8] Cartwright, Wintrobe und Humphreys 1944, Follis 1948.
[9] Wolbach und Bessey 1942.   [10] Weir, Heinle und Welch 1948.
[11] Nelson 1939, Ashburn 1940.   [12] Ashburn, Daft und Faulkner 1947.
[13] Melampy, Cheng und Northrop 1951, Weir 1953.   [14] Engel und Salmon 1941.
[15] Bourne 1950.   [16] Lillie 1933.

aus atrophischen Zellen mit großen pyknotischen Kernen und sehr wenig Protoplasma. Einzelne plasmareichere Zellen enthalten viel Hämosiderin[1]. Bei 17tägigen Hühnerembryonen aus Eiern, die von Vitamin B_{12}-Mangelhennen gelegt wurden, ist dagegen die Milzstruktur überall intakt[2].

Ratten auf *Folsäure*mangelkost, die entweder Succinylsulfathiazol oder Methylfolsäure enthält, zeigen häufig multiple Infarkte, zum Teil auch Totalnfarkte der Milz[3], was auf Invasion von Bakterien aus dem Magen-Darmtractus urückgeführt werden kann[4]. Bei 5 menschlichen Fällen von Erythroblastenanämie im Gefolge einer Steatorrhose bzw. einer chronischen Nephritis fanden

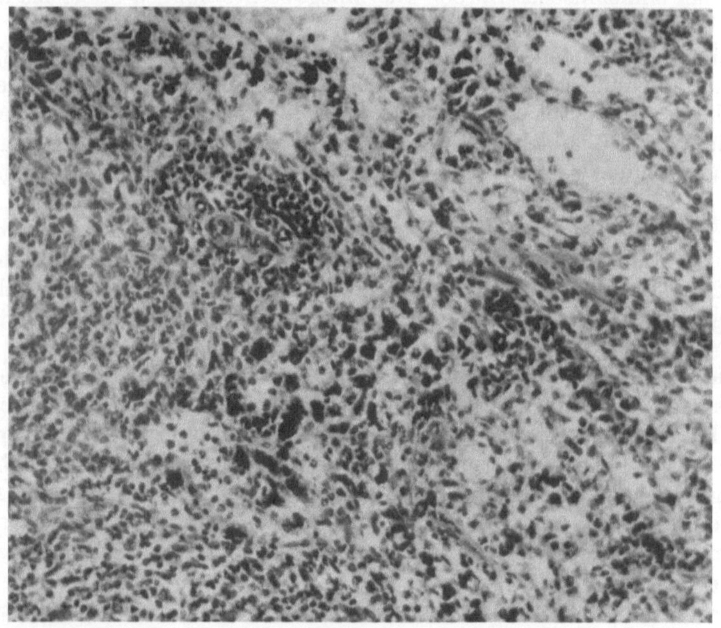

Abb. 6. Milz, Ratte, Hämalaun-Eosin, Vergr. 200 ×. Chronischer Pantothensäuremangel während 7 Monaten. Starke Atrophie der Lymphfollikel mit deutlicher Vermehrung der Hämosiderinspeicherung.

Nieweg und Arends (1953) eine Milzatrophie, deren Entstehung möglicherweise mit einem chronischen Folsäuremangel in Zusammenhang steht.

Bei der Milz *skorbutischer* Meerschweinchen werden von verschiedenen Autoren keine einheitlichen Befunde erhoben. Beschrieben sind Atrophie des lymphatischen Gewebes, Hämosiderose und Blutungen[5], bei subakutem Skorbut Hyperämie der roten Pulpa mit Hyperplasie der Reticulumzellen und starker Vermehrung der Erythroblasten[6]; ferner eine starke Vermehrung phagocytierender Pulpazellen mit massenhaft PAS-positiven Granula und Tröpfchen, welche zum Teil auch positive Eisenreaktion ergeben[7]. Bei 14—16 Wochen dauerndem, chronischem Vitamin C-Defizit entwickelte sich bei 4 von 6 Meerschweinchen in Versuchen von Lautsch und Gagné (1951) eine Amyloidablagerung um die Lymphfollikel, welche zum Teil auch das lymphatische Gewebe durchsetzte. Die zwei Tiere ohne Amyloidablagerung zeigten eine hofartige Zone um die Malpighischen Körperchen mit Schwellung der Reticulumzellen und Vermehrung der Inter-

[1] Jones, Brown, Richardson und Sinclair 1955.
[2] Ferguson, Rigdon und Couch 1955.   [3] Asenjo 1948.
[4] Asenjo, Quintana und Lebrón 1952.   [5] Höjer 1924.
[6] Mouriquand, Revol und Edel 1952.   [7] Hill und Bourne 1954.

cellularsubstanz (präamyloides Stadium). TEILUM, HARBOE und LIECK (1953) beschreiben beim chronischen Vitamin C-Mangel des Meerschweinchens nach 6—11 Wochen eine reticuloendotheliale Reaktion mit starker Plasmazellvermehrung, übergehend in eine Hyperplasie der Reticulumzellen mit Schwund des lymphatischen Gewebes in der 18. Woche. Diese Veränderungen sind je nach Stadium von charakteristischen Verschiebungen im Serumeiweißbild begleitet.

Bei *Vitamin A*-Mangel ist die Milz im allgemeinen intakt[1]. GEBAUER (1954) fand bei etwa 40% seiner Vitamin A-Mangelratten Verkleinerung der Milz, Verminderung der Lymphocyten und Megakaryocyten und Zunahme des Stützgewebes, insbesondere auch Zunahme der kollagenen Fasern der Milzfollikel.

Bei *rachitischen* Ratten ist das Milzgewicht nicht vermindert. Histopathologisch findet man nach 60- und 100tägigem Vitamin D-Mangel eine Vermehrung, zugleich aber auch eine Verkleinerung der Lymphfollikel und eine deutliche Zunahme des Hämosiderins in den Pulpazellen, eine reticuläre Hyperplasie in der roten Pulpa und eine Verdickung der bindegewebigen Trabekel[2].

Auch *Vitamin E*-Mangel führt nicht zu wesentlichen Milzveränderungen: Bei Ratten findet man gelegentlich Zerfall der glatten Muskelfasern in der Kapsel und in den Trabekeln; der Eisengehalt der Pulpazellen ist etwas vermehrt[3]. LECOQ und ISIDOR (1949) beschreiben eine Hyperplasie der Milzfollikel und eine Vermehrung der unreifen Granulocyten in den Milzsinus. Bei Ferkeln, deren Mütter Vitamin E-arm ernährt wurden, war die Milz intakt[4]. Bei Affen fand sich reichlich, nur zum Teil eisenhaltiges, bräunliches Pigment in den Pulpazellen[5].

Milzveränderungen bei *Vitamin K*-Mangel sind nicht bekannt.

5. Skelet.
(Literatur s. S. 1003.)

Vitaminmangel- und -überflußerscheinungen zeigen sich am Skelet in Störungen der Entwicklung, des Umbaues (turnover) und im Aufbau des Frakturcallus. In der Skeletentwicklung sind zu unterscheiden: Einflußnahme auf die enchondrale und periostale Ossifikation (Längen- und Breitenwachstum), den sog. Remodellierungsvorgang, das ist die Angleichung der Epiphysenfugenbreite an die Schaftbreite während des fortschreitenden Längenwachstums (Abb. 7), die Bildung der organischen Grundsubstanz und die Ausfällung der anorganischen Hydroxylapatitkristalle. Störungen im Aufbau der organischen und anorganischen Intercellularsubstanz können bedingt sein durch die unmittelbare Einwirkung auf die Fibro-, Chondro- und Osteoblasten oder aber durch Änderung des Blutchemismus (Proteine, Calcium, Phosphate).

In bezug auf die Skeletwirkungen ist ferner zu bedenken, daß in Skeletwachstum und -reifung zwischen Kleinversuchstier und Mensch gewaltige Zeitunterschiede bestehen! Entwicklungsstufen, die beim Nagetier in Wochen ablaufen, benötigen beim Menschen Monate und Jahre. Es ist daher grundsätzlich viel leichter, im Kleintierversuch während der Wachstumsperiode Vitaminmangel- und -überflußerscheinungen auszulösen als beim Menschen. Dagegen setzt die Einflußnahme auf den inneren Skeletumbau (turnover) auch bei Versuchstieren eine verhältnismäßig langfristige Vitaminwirkung voraus. Charakteristisch für alle Vitaminmangel- und -überflußstörungen ist die rasche Normalisierung mit dem Ausgleich des Vitaminhaushaltes.

Die Reaktionsmöglichkeiten des Skeletes sind beschränkt, so daß Vitaminmangel- und -überflußerscheinungen an sich weitgehend uncharakteristisch sind

---

[1] McCARTHY und CERECEDO 1952. [2] ARVY und GABE 1950. [3] RUPPEL 1949.
[4] ADAMSTONE, KRIDER und JAMES 1949. [5] MASON und TELFORD 1947.

und sehr oft nur unter Berücksichtigung der Veränderungen an den extraskeletalen
Organen sich einem bestimmten Vitamin zuordnen lassen.

Vitamin A.   Im Tier- (Ratten-) Versuch führt der *Vitamin A-Mangel* zum
Stillstand des enchondralen Längenwachstums[1]. In der knorpeligen Epiphysenfuge sistieren die Zellteilung und die Ausreifung zu blasig aufgetriebenen Knorpelzellen. Die Aufnahme von markiertem Schwefel in die Epiphysenfugenplatte ist
vermindert[2]. Dagegen wird die vorbereitete Ossifikation, d. h. die Auflösung der
bereits geblähten Knorpelzellen und der Abbau der verkalkten Grundsubstanz
zu Ende geführt. Die knorpelige Epiphysenfugenplatte verschmälert sich um die
Breite des Blasenknorpels und wird gegen den Markraum durch eine schmale

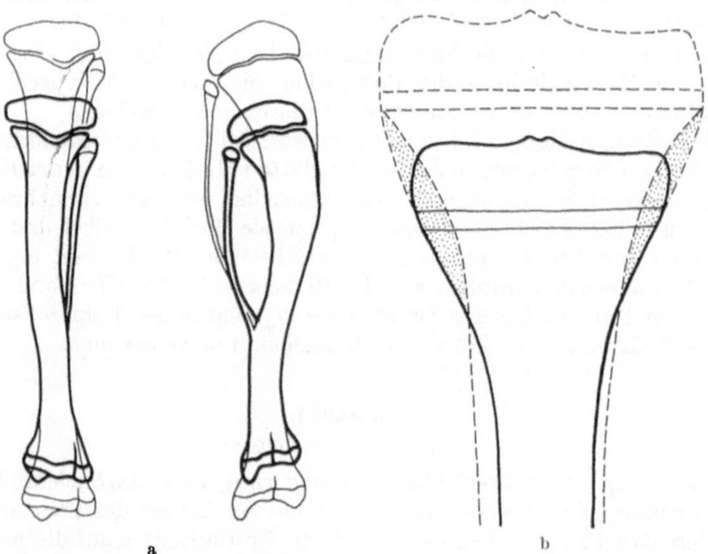

a   b

Abb. 7a u. b. Remodelling der Röhrenknochen: Angleichung der Metaphysenbreite an die Schaftbreite im
wachsenden Skelet. a Bei der Ratte. (Aus Wolbach 1947.) b Beim Menschen. (Aus Weinmann und Sicher 1947.)

Knochenplatte abgeschlossen (Abb. 8a). Mit dem Stillstand des enchondralen
Längenwachstums sistieren auch die Anpassungsvorgänge der gegen die Knorpel-
platte sich ausweitenden Metaphyse an die Schaftbreite (remodelling). Das
periostale Knochenbreitenwachstum ist dagegen nicht gehemmt, an den Cristae
von Tibia und Fibula sogar eher verstärkt. Das Gesamtergebnis des Vitamin A-
Mangels sind kurze plumpe Röhrenknochen.

Die gleichen Skeletbefunde können durch Vitamin A-Mangel auch bei Meerschweinchen, Hunden und Kücken erzeugt werden.

Für die wachsenden Ratten, Meerschweinchen und Hunde ergeben sich aus
dieser elektiven Hemmung des Längenwachstums folgenschwere Mißverhältnisse
zwischen Raumbedarf von Zentralnervensystem und Rückenmark und Raum-
größe von Schädel und Wirbelkanal. Die Binnenräume werden für das sich
gleichmäßig weiter entwickelnde, an Umfang stetig zunehmende Zentralnervensystem zu eng. An Gehirn, Rückenmark und Nervenwurzeln entwickeln sich
Druckschäden, das Gehirn wird in die Räume der Pacchionischen Granulationen,
das Kleinhirn zusammen- und in das Foramen magnum eingepreßt. Die Nervi
optici werden gestaucht, die spinalen Nervenwurzeln hernienartig in die Foramina
intervertebralia hineingedrückt[3].

---

[1] Wolbach 1947.   [2] Dziewiatkowski 1954.   [3] Wolbach und Bessey 1941.

Der Stillstand der enchondralen Ossifikation führt ferner zu schweren Entwicklungsstörungen im Innenohr[1].

Der durch Vitamin A-Mangel ausgelöste enchondrale Ossifikationsstillstand ist unspezifisch und wird auch bei der einfachen Inanition beobachtet. Im Gegensatz zur A-Hypovitaminose wirkt sich die allgemeine Inanition gleichermaßen auf sämtliche Organe aus.

Vitamin C (Literatur s. S. 1004). Vitamin C kann vom Menschen, Affen und Meerschweinchen nicht synthetisiert werden[2]. Daraus ergibt sich die Möglichkeit,

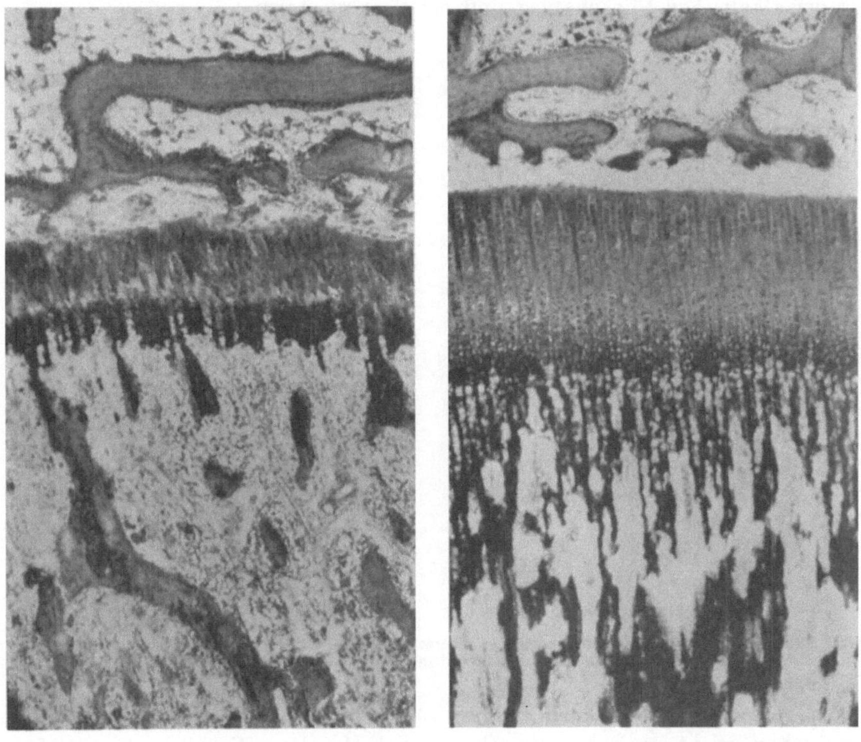

a   b

Abb. 8a u. b. Hypervitaminose A. a Stillstand des enchondralen Längenwachstums. b Normales Vergleichsbild. (Aus WOLBACH 1947.)

experimentell Vitamin C-Mangelsyndrome zu erzeugen[3]. Da Vitamin C in der Natur ungemein weit verbreitet ist, sind heute natürlich vorkommende Vitamin C-Mangelzustände selten geworden. Die Symptomatologie des Skorbut besteht aus Blutungen, Ossifikations- und Knochenumbaustörungen. Das experimentelle Ascorbinsäuremangelsyndrom ist viel umfassender und kann daher nicht vorbehaltlos dem Skorbut gleichgestellt werden[4]. Der kindliche Skorbut wird von der hämorrhagischen Diathese beherrscht (Möller-Barlowsche Krankheit)[5]. Die Identität dieses hämorrhagischen Syndroms mit dem Erwachsenen-Skorbut ist durch die anatomischen Untersuchungen von HART und LESSING, von LOOSER und von FRAENKEL[6] gesichert. Im Jahre 1753 hat LIND, als Dissertation in Edinburg, die erste ganz ausgezeichnete Beschreibung des Skorbut gegeben, die

---

[1] MELLANBY 1938.　　[2] HART und LESSING 1913, FOLLIS 1958.
[3] HOLST und FRÖLICH 1907.　　[4] FOLLIS 1958.　　[5] MÖLLER 1859, 1862, BARLOW 1883.
[6] HART und LESSING 1913, LOOSER 1905, FRAENKEL 1908.

Citronensaft als Behandlungsmittel der Wahl eingeführt und gleichzeitig vermerkt, daß im Citronensaft ein Stoff enthalten sei, durch welchen der Skorbut verhindert werden könne[1].

Das führende *Frühsymptom* der C-Hypo- oder -Avitaminose ist die hämorrhagische Diathese mit umfangreichen, subperiostalen Knochenmark- und Gelenkblutungen, das führende *Spätsymptom* die verminderte Bildung der bindegewebigen Intercellularsubstanzen: Kollagen, Osteoid, Dentin[2]. Durch die Kombination mit Frakturen und Blutungen wird das enchondrale Ossifikationsbild weiterhin maßgebend modifiziert. Die Serumwerte von Calcium und Phosphat, der Plasmawert der alkalischen Phosphatase sind bei Skorbut normal.

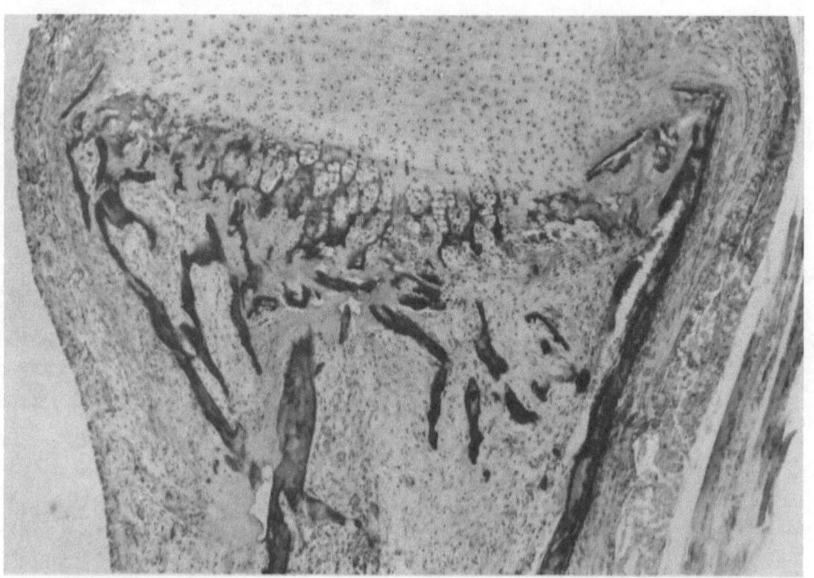

Abb. 9. Experimenteller Ascorbinsäuremangel bei Meerschweinchen. Rippe, Knorpel-Knochengrenze: Breites Trümmerfeld aus Knorpelkalksplittern und inkomplette Fraktur. Vergr. 55 ×.

Experimentell ist der Skorbut durch eine Vitamin C-Mangelkost beim Meerschweinchen leicht zu erzeugen, ebenso bei Hunden. Erhalten junge Meerschweinchen mit einem Gewicht von 200—300 g eine ascorbinsäurearme Kost, so stellt sich in einigen Wochen ein Gewichtsstillstand ein[3]. Die Nahrungsaufnahme wird immer geringer. Die hinteren Gliedmaßen schwellen an, besonders um die Gelenke. Die Tiere scheinen sich nur noch mit den vorderen Gliedmaßen fortzubewegen. Die Zähne lockern sich. Das Fell wird struppig. Die Sektion ergibt zahlreiche Rippenbrüche an der Knorpel-Knochengrenze und umfangreiche subperiostale Blutungen. Das histologische Schnittbild zeigt schon am 8. Versuchstage an allen enchondralen Ossifikationszonen, insbesondere an den Rippen und an der distalen Femur- und proximalen Tibiametaphyse, eine Abnahme der Knorpelzellproliferation und eine beträchtliche Verminderung der primären Spongiosa. Die Schicht der wuchernden Knorpelzellen und des Blasenknorpels sind, je nach Futteraufnahme, in einer für Skorbut nicht charakteristischen Weise verkürzt. Die Zellsäulen des Blasenknorpels sind unregelmäßig angeordnet. Die

[1] Lind 1753.
[2] Wolbach und Howe 1926, Wolbach 1933, Boyle, Wolbach und Bessey 1936.
[3] Follis 1958.

Knorpel-Kalkspieße bleiben nackt, werden nicht von Osteoid überzogen und auch nicht abgebaut. Aus beiden Vorgängen ergibt sich eine deutliche Verbreiterung der Knorpelkalkzone in Form eines zackigen und brüchigen Kalkgitters. Die Zone der primären Spongiosa enthält nur wenige Knochenbälkchen. Der Spongiosaschwund ist im Gebiet der Zentralachse am stärksten, subcortical am geringsten ausgesprochen[1]. Die Markräume enthalten ein lockeres spindelzelliges, fast fibrillenfreies capillararmes Markgewebe (Gerüstmark). In diesem eingeschlossen finden sich noch gelegentlich inselförmige Reste von Lymphoidmark, Blutungen und Nester von hämosiderinhaltigen Makrophagen. Aschoff und Koch haben dieses spindelzellige Mark als Gerüstmark bezeichnet[2]. Der remodellierende Corticalisabbau ist beschleunigt. Durch Osteoclasie erfolgt eine Zuspitzung der Corticalis gegen die Epiphysenfuge bzw. den Rippenknorpel. Das Periost wird durch umfangreiche Blutungen weit über das enchondrale Ossifikationsgebiet von der Corticalis abgedrängt.

Besonders an den Rippen-Knorpel-Knochengrenzen, aber auch an den belasteten Epiphysenfugen wird das Strukturbild durch Frakturen und Infraktionen maßgebend verändert und in einer für Skorbut charakteristischen Form umgestaltet (Abb. 9). Das Kalkgitter wird zersplittert und zermalmt. Zwischen Knorpel und primärer Spongiosa öffnet sich ein Frakturspalt. In diesem „Niemandsland" sammeln sich die Trüm-

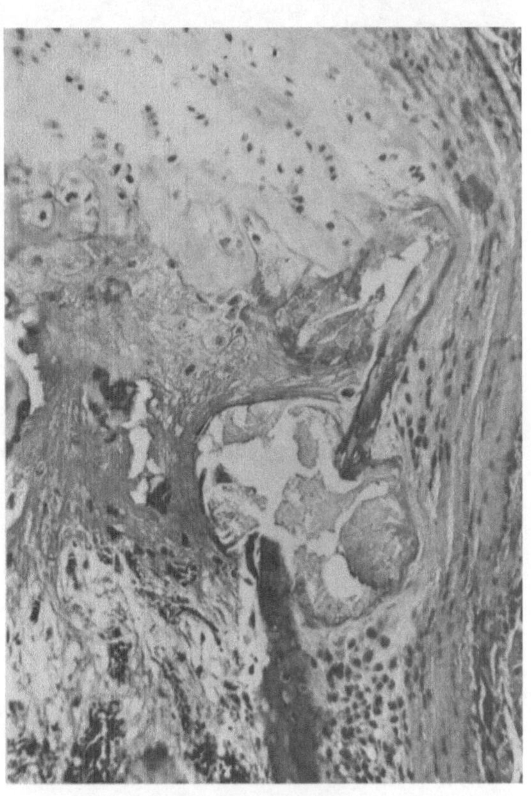

Abb. 10. Experimenteller Ascorbinsäuremangel bei Meerschweinchen. Rippe, Knorpel-Knochengrenze. Infraktion der Corticalis mit Fibrinausscheidung im Frakturspalt. Vergr. 180 ×.

mer des Knorpelkalkgitters und der primären Spongiosa[3]. Frühzeitig werden die Knorpel-Knochensplitter von einem dichten, stark eosinophilen, fast blutfreien Fibrinnetz umschlossen, welches zugleich glättend die Frakturfläche überzieht. Ist die Fraktur eine durchgehende, so bildet der Fibrinbelag mit den Knochen-Knorpeltrümmern zwischen den Fragmenten eine Gleit- und Reibefläche (Abb. 10). Die Zerreibung der Bruchflächen führt zu einer Verkürzung des enchondralen Ossifikationsgebietes, Stauchung der Fragmente und faltigen Abhebung des Periosts. Der Raum zwischen dem gefalteten Periost und der Corticalis wird zunächst von Blut, später von einem periostalen Brückencallus ausgefüllt.

Die röntgenologisch faßbaren Skeletveränderungen kommen besonders prägnant am Femur zur Darstellung[4]. Verhältnismäßig rasch schwindet die Spongiosa-

---

[1] Ham und Elliott 1938.   [2] Aschoff und Koch 1919.   [3] Fraenkel 1908.
[4] Mouriquand, Tète und Viennois 1937, Mouriquand und Dauvergne 1938, Mouriquand, Dauvergne und Edel 1940, Mouriquand 1951.

zeichnung des Schenkelhalses und Femurkopfes. Die mit Gerüstmark verbundene Osteoporose kann bis zum vollständigen Auslöschen der Schenkelhals- und Femur-kopfzeichnung gehen. Gleichzeitig führt die Ossifikation der umfangreichen subperiostalen Blutungen zu einer unregelmäßigen Verdickung der diaphysären Compacta, besonders über der distalen Femurmetaphyse. Der Schwund des „Kalkes" aus den Epi- und Metaphysen und die gleichzeitige Kalkanreicherung in der diaphysären Compacta wird von Mouriquand als „périférisation du calcium" bezeichnet.

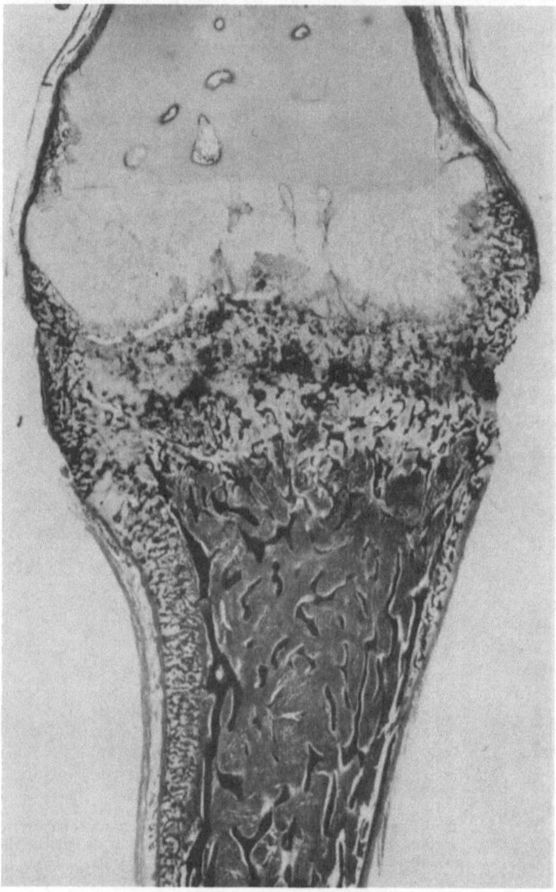

Das Bild des *kindlichen Skorbut* wird durch die hämorrhagische Diathese, die umfangreichen peri-ostalen und periartikulären Blutungen bestimmt. Dis-krete Skorbuterkrankungen sind bei Kleinkindern, die nicht an der Brust gestillt worden sind, in den USA nicht allzu selten[1], ebenso die Kombination mit Ra-chitis. Besonders charakte-ristische anatomische Bilder finden sich an der Knorpel-Knochengrenze der Rippen[2] (Abb. 11). Knorpelzellproli-feration und -reifung sind ungestört. Beide Schichten zusammen bilden breite-Zungen, die leicht divergie-rend die Knorpel-Knochen-grenzzone rosenkranzartig auftreiben. Zwischen die Knorpelzungen schieben sich Capillarbüschel ein wie bei der Rachitis. Zwischen den geblähten Knorpel-zellen ist verhältnismäßig wenig Grundsubstanz aus-geschieden, so daß die blasig

Abb. 11. Skorbut. Knabe, 11 Monate (Fall Looser). Rippe: Charakte-ristische Knorpelproliferation. Breite Kalkgitterzone, Gerüstmark und Periostitis ossificans. Lupenvergrößerung.

aufgetriebenen Zellen das Schnittbild beherrschen. Die Grundsubstanz wird regulär verkalkt. Nach Auflösen des geblähten Knorpels durch die einsprossenden Markcapillaren fehlt jegliche Anlagerung von Knochen an das Knorpelkalkgitter (Abb. 12). In diesem entstehen, unter der einfachen Atembewegung, zahlreiche Frakturen und Infraktionen. Die Kalkknorpelfragmente werden in ein *Trümmer-feld* verwandelt und die zur Längsachse meist abgewinkelten Kalksplitter in ein dichtes Fibrinnetz eingepackt (Abb. 13 und 14). Zugleich bildet das Fibrinnetz eine Gleitfläche für den Rippenknorpel. Die Zone der primären Spongiosa wird von einem capillarreichen spindelzelligen Markgewebe (Gerüstmark) und nur

---

[1] Follis, Park und Jackson 1950.   [2] Fraenkel 1908, Looser 1905, Follis 1958.

wenigen Knochenbälkchen eingenommen. Die Gerüstmarkzone erreicht eine
Breite von bis 5 mm. In der Übergangszone zum Lymphoidmark finden sich
umfangreiche Blutungen. Die Rippencorticalis wird, besonders an der Außenseite, von Osteoclasten angenagt und gegen den Rippenknorpel pfeilartig zu-
gespitzt. Das Periost ist auf weite Strecken durch Blutungen abgehoben. Bei
chronischem Vitamin C-Mangel kommt es zur umfangreichen Ossifikation der
Blutungen (Abb. 11 und 17). Die Callusbildung über der Knorpel-Knochenfraktur
ist im wesentlichen eine periostale.

In belasteten Knochen kann der Epiphysenkern durch die geschwächte Epiphysenfuge in die Metaphyse eingepreßt werden und dadurch zur Verformung

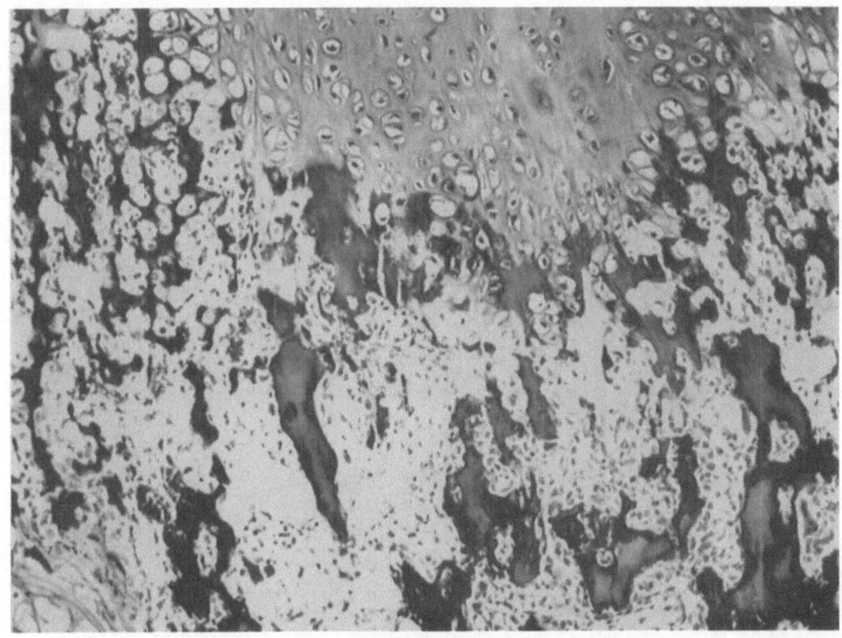

Abb. 12. Skorbut bei einem Kinde. Rippe: Umfangreiche Verkalkung der Knorpelgrundsubstanz, vollständiger
Ausfall der primären Ossifikation. Gerüstmark. Vergr. 110 ×.

des Skeletes beitragen[1]. Die schwersten Deformitäten sind aber durch die Ossifikation der umfangreichen periostalen Blutungen bedingt (Abb. 15 und 16).

Die beste und sorgfältigste Beschreibung des *Erwachsenen-Skorbut* verdanken
wir Aschoff und Koch[2]. Sie basiert auf 23 Sektionsbefunden von an Skorbut
verstorbenen Soldaten aus einer Skorbutendemie während des Karpatenfeld-
zuges im Winter 1916/17. Die skorbutkranken Soldaten wurden im Kriegslazarett
Brancovenesti gesammelt. Als wesentlichste Befunde fanden sich umfangreiche
Knochenmarks- und Gelenkblutungen und Auftreibungen der Knorpel-Knochen-
grenze der Rippen mit zahlreichen Frakturen. Viermal war es möglich, auch Teile
des Skeletes, insbesondere die Rippen, mikroskopisch zu untersuchen (Abb. 17).
Im Frakturgebiet ist der Periostschlauch durch umfangreiche subperiostale
Blutungen bis auf eine Strecke von 7 cm von der Rippencorticalis abgedrängt.
Die teilweise oder vollständige Durchtrennung der Rippe erfolgt in der primären
Spongiosa oder im Kalkknorpel. Der Frakturspalt enthält fast nur Fibrin,

---

[1] Silverman 1953.   [2] Aschoff und Koch 1919.

welches über der Spongiosabruchfläche eine Schutzdecke bildet und die Fraktur-
trümmer aufnimmt. Die Spongiosamarkräume sind bis in eine Tiefe von 10 bis

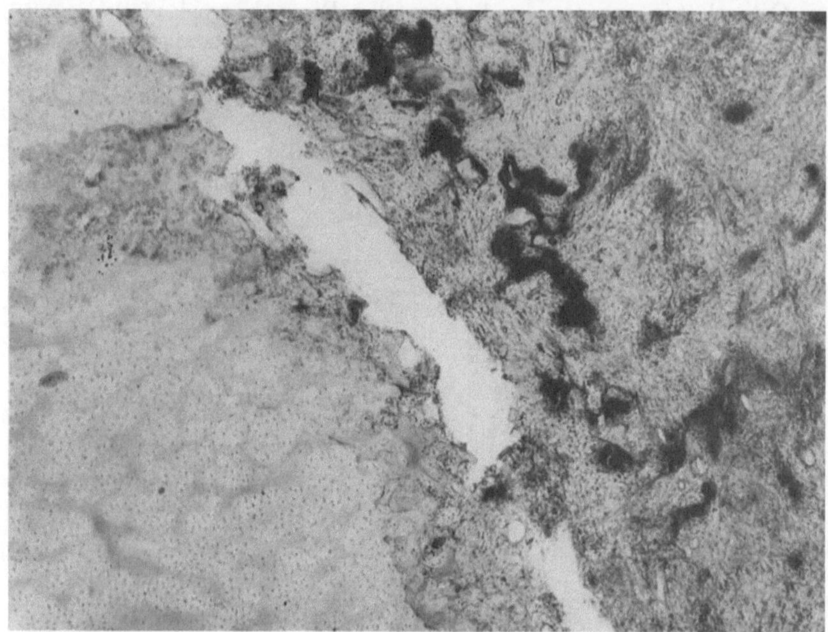

Abb. 14. Skorbut. Knabe, 11 Monate (Fall Looser). Femur distal: Spontanfraktur zwischen Epiphysenfuge und Kalkgitterzone mit Gerüstmark.
Vergr. 44×.

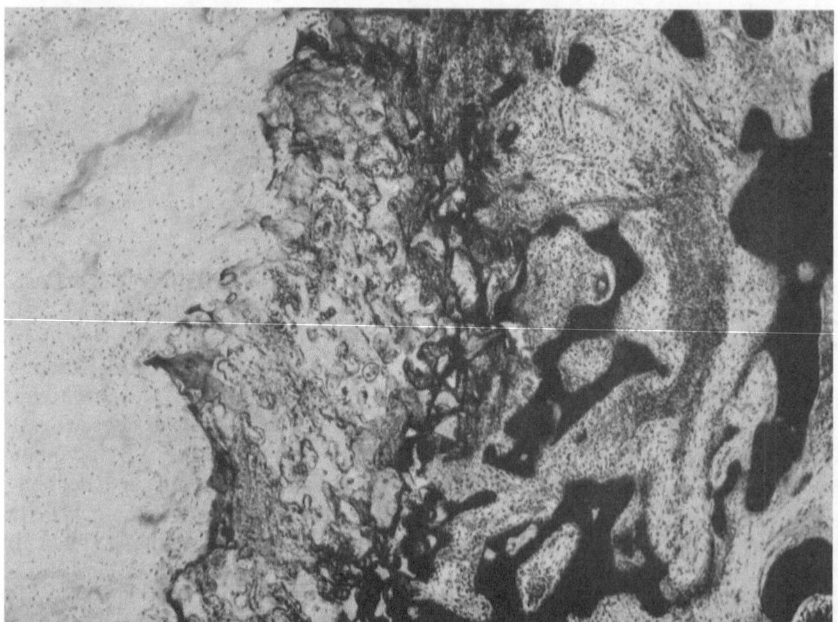

Abb. 13. Skorbut. Knabe, 11 Monate (Fall Looser). Femur distal:
Komprimierte Trümmerfeldzone aus Kalkknorpel und Gerüstmark.
Vergr. 44×.

15 mm mit einem capillararmen spindelzelligen Gerüstmark gefüllt. Die Knochenbälkchen sind im Bereich des Gerüstmarkes an Zahl stark vermindert und ver-

schmälert. Im Übergangsgebiet Gerüstmark-Lymphoidmark finden sich umfangreiche Markblutungen. Die Sinus sind daselbst maximal erweitert. Das chon-

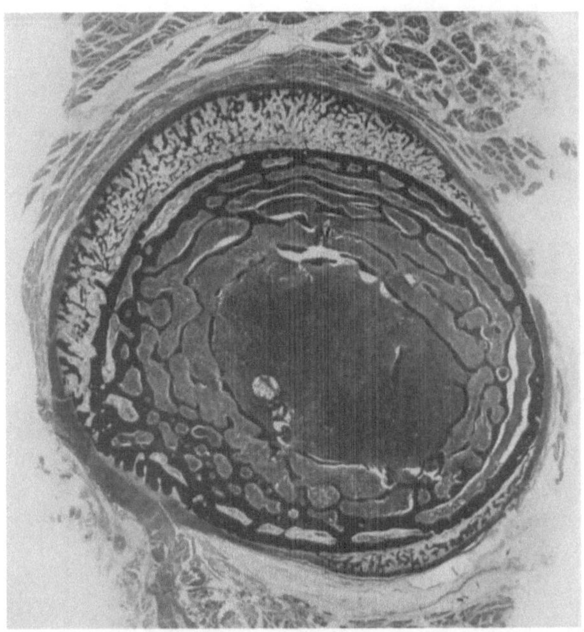

Abb. 15. Skorbut. Knabe, 11 Monate (Fall Looser). Femurschaftquerschnitt mit periostaler Hyperostose. Lupenvergrößerung.

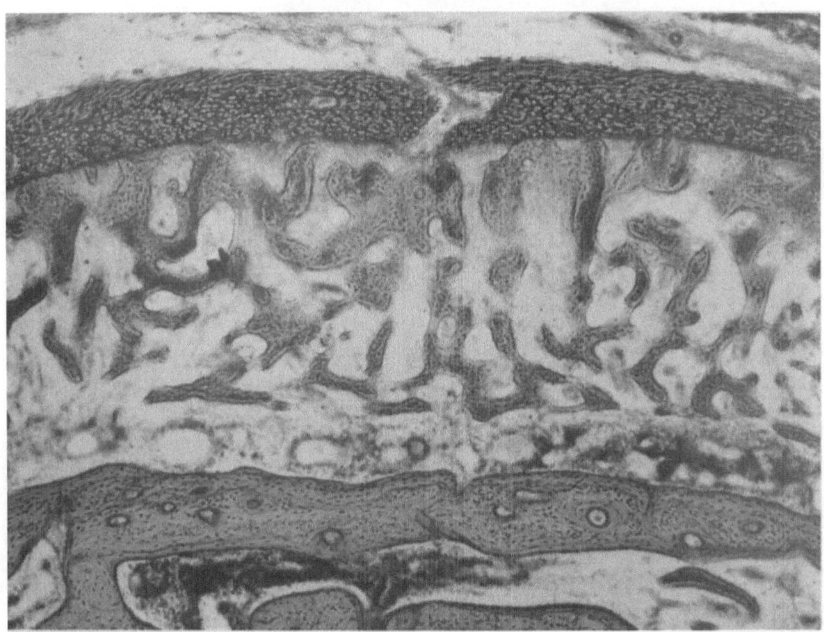

Abb. 16. Skorbut. Knabe, 11 Monate (Fall Looser). Femurschaftquerschnitt mit periostaler Hyperostose. Detailbild, Vergr. 44×.

drale Frakturfragment enthält noch Reste der Knorpelwucherzone und Kalk. Die Corticalis ist gegen die Frakturebene, vor allem an der Außenseite, durch

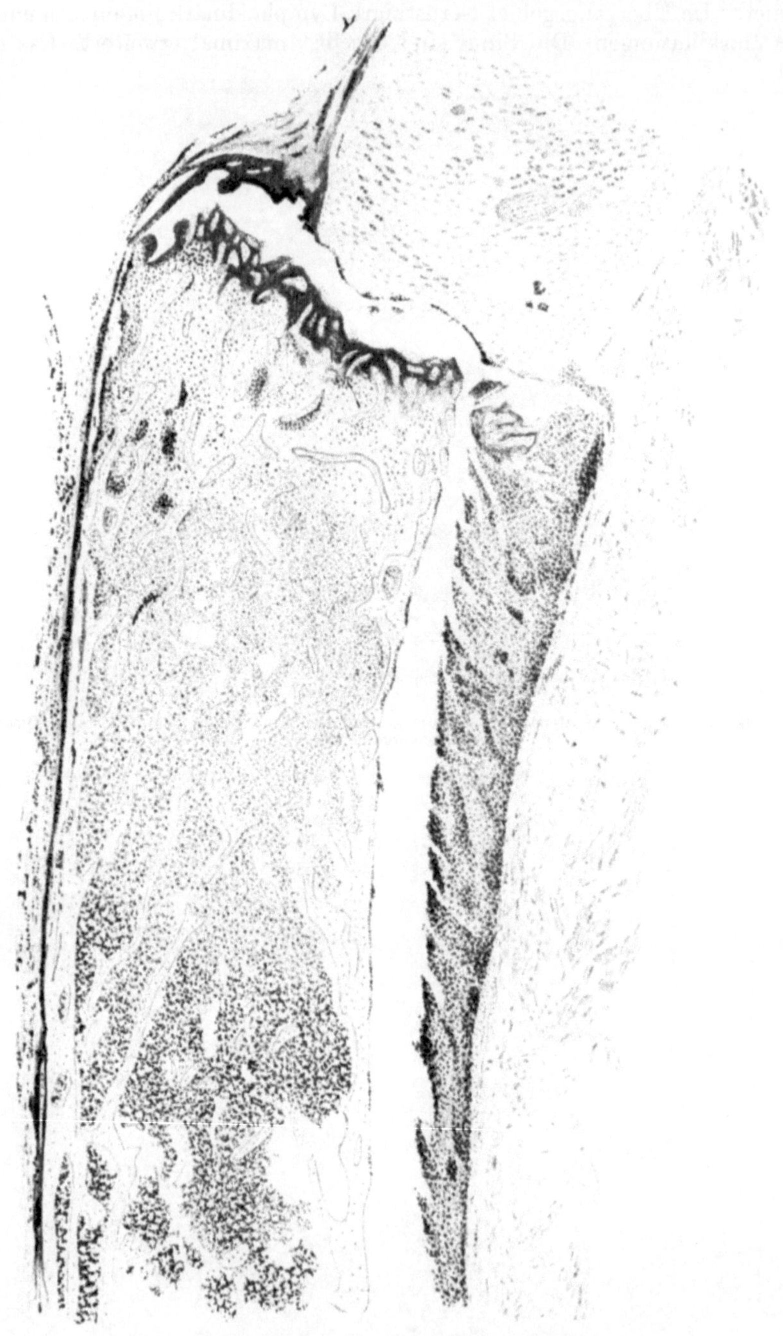

Abb. 17. Skorbut. Mann 20 Jahre. Rippe mit Spontanfraktur an der Knorpel-Knochengrenze. Subperiostale Blutung mit Knochenneubildung und ausgeprägter Gerüstmarkbildung. (Aus Aschoff und Koch 1919.)

osteoclastischen Abbau stark verschmälert. Der subperiostale Raum ist mit spindelzelligem Granulationsgewebe angefüllt, das durch Corticalisrisse in das Gerüstmark eindringt. Die Knochen- und Periostzellen sind z. T. stark verfettet.

Der Endzustand entspricht einer Nearthrose mit dem gerundeten Rippenknorpel als Gelenkkopf und der ausgeriebenen Rippenspongiosa als Gelenkpfanne
(Abb. 14 und 17).

Der physiologische Knochenumbau (turnover) ist bei Ascorbinsäuremangel
stark verlangsamt, ebenso die Resorption von Blutungen.

Von dem Bild des akuten und subakuten Skorbut, wie es von ASCHOFF
und KOCH beschrieben worden ist[1], ist das Bild des chronischen Skorbut, das

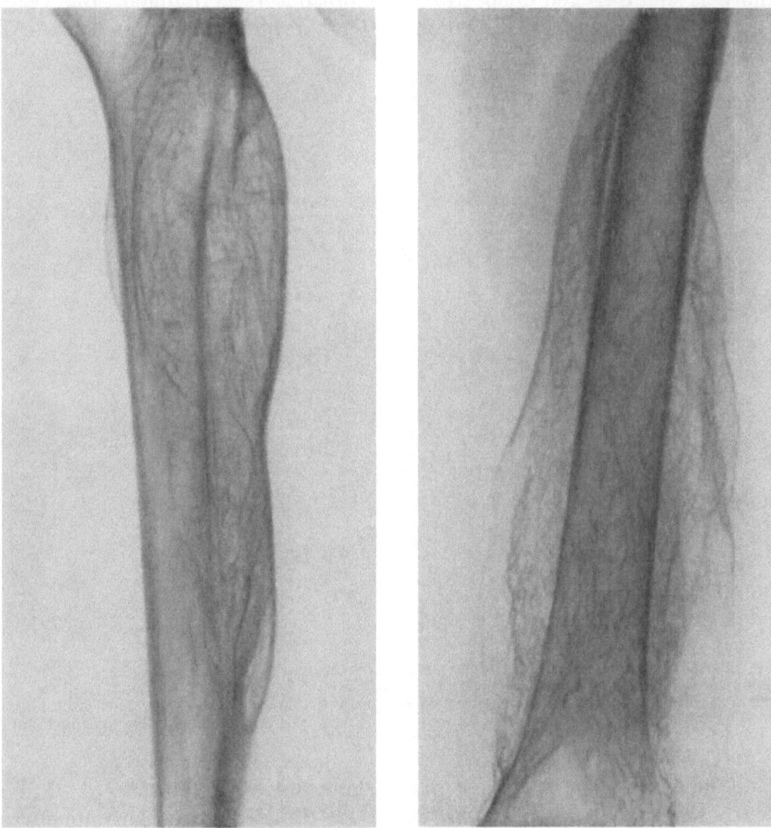

Abb. 18. Chronischer Skorbut. Frau 19 Jahre. Femur rechts und links. Umfangreiche ossifizierte periostale
Hämatome. Schwere Osteoporose. (Aus VAN WERSCH 1955.)

VAN WERSCH von einem Patienten entwirft[2], wesentlich verschieden. Die Patientin
ist das 3. Kind einer 9-köpfigen Geschwisterreihe und hat seit der Geburt als
schwächliches Kind immer eine annähernd vitaminfreie Ausnahmekost erhalten.
Ab 11./12. Lebensjahr zunehmende Rücken- und Oberschenkelschmerzen. Röntgenologisch finden sich ausgedehnte subperiostale Femurschaftblutungen mit
sekundärer Ossifikation. Schließlich wird die Patientin wegen Skeletschmerzen
und allgemeiner Schwäche vollinvalid. Die Untersuchung im 18. Lebensjahr
ergibt, bei einer Körperlänge von 136 cm und einem Körpergewicht von 53 kg,
eine schwere allgemeine Osteoporose, periostale Schalenbildungen um die Ober-
schenkelschäfte (Abb. 18), spindelige Auftreibungen der Rippen und eine hypertrophische Atrophie der Hüftbeine und der Vorderarmknochen. Auf 2 Kuren
mit Vitamin C per os und gelegentlich subcutan „mirakulöse Wiederherstellung".

[1] ASCHOFF und KOCH 1919.   [2] VAN WERSCH 1955.

Das Skelet wird schmerzfrei, schon nach 2 Monaten sind Gehversuche möglich. In der Folge, mit 21 und 28 Jahren, Rückfälle und eine geschlossene Unterschenkelfraktur, die erst nach zusätzlicher Gabe von Vitamin C wieder ausheilt. Bei einem Vitamin C-Spiegel von 13 mg/l ist die Patientin beschwerdefrei.

In der gestörten enchondralen Ossifikation ist nur die ungenügende und schließlich vollständig fehlende Osteoidausscheidung für den Vitamin C-Mangel spezifisch. Die Verschmälerung und Unordnung der Zonen des wuchernden und des Blasenknorpels sind dagegen unspezifische Inanitionserscheinungen. Das Osteoid besteht aus geformten Kollagenfibrillen und einer nichtgeformten Grundmasse

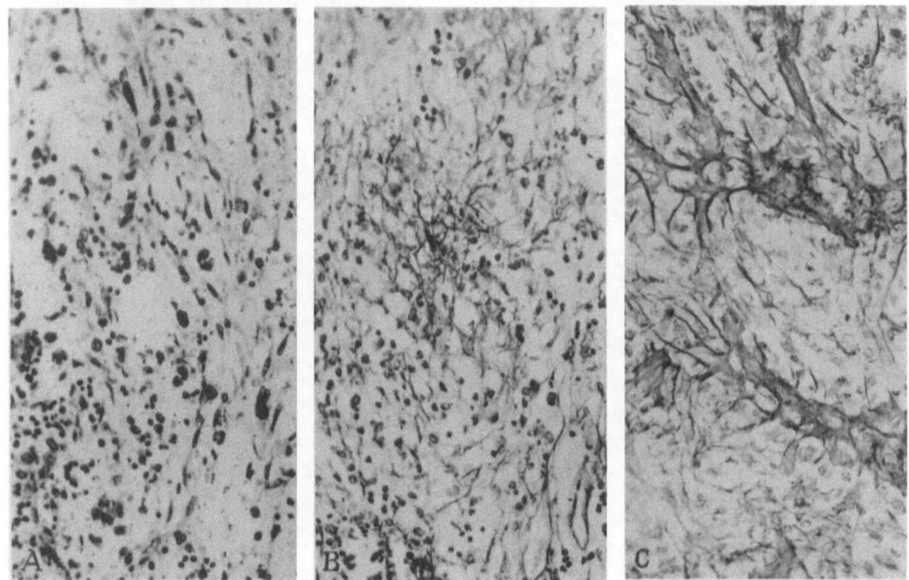

Abb. 19A—C. Ascorbinsäuremangel in Ausheilung. Rippenknochenmark von Meerschweinchen. A Zellreicher Ausschnitt aus einer Frakturzone ohne jede fibrilläre Zwischensubstanz. B 1 Tag nach Ascorbinsäure-Behandlung: Ausdifferenzierung eines Netzes aus feinen argyrophilen Fasern (Reticulinfasern). C 5 Tage nach Ascorbinsäurebehandlung: Verschmelzung der Fasern zu kräftigen Knochenmatrixfibrillen. (Gomori-Silberfärbung.) Maßstab 195:1. (Aus Follis 1958.)

aus sauren Mucopolysacchariden, besonders Chondroitinschwefelsäure A, B und C und Hyaluronsäure. Die Kollagenfibrillen bilden die Richt- und Ordnungsstrukturen für die anorganischen hexagonalen Hydroxylapatitkristalle. Die Beziehungen des Vitamin C zur Bildung der organischen Knochenmatrix sind wahrscheinlich folgende:

Histochemisch ist die Glykogenverteilung, die Aktivität der alkalischen Phosphatase und die Metachromasie der Knorpelgrundsubstanz gegenüber saurem Leukofuchsin im chondralen Ossifikationsgebiet bei Vitamin C-Mangel normal. Dagegen ist im spindelzelligen Gerüstmark die Aktivität des Cytochroms wie der alkalischen Phosphatase aufgehoben. Auf Ascorbinsäurebeigaben zur Nahrung schwellen die Spindelzellen des Gerüstmarkes an und nehmen Ribonucleinsäure in das Cytoplasma auf[1]. Schon nach 24 Std zeigt sich wieder eine gewisse Aktivität des Cytochroms wie der alkalischen Phosphatase. Nach 24—48 Std sind sowohl in der primären Ossifikationszone wie im Gerüstmark argyrophile Reticulinfasern nachweisbar. Diese verschmelzen in der Folge zu breiteren Fibrillen unter Verlust der Argyrophilie. Die hauptsächlichsten Bestandteile der Kollagenfaser sind

---

[1] Follis 1958.

Prolin, Hydroxyprolin und Glycin. Wunden zeigen bei C-hypo- oder avitaminotischen Meerschweinchen einen zunehmenden Schwund des Hydroxyprolins und Mangel an Reticulin- und Kollagenfasern. Bei Vitamin C-Beigabe zur Nahrung sind schon nach 24—48 Std wieder große Mengen Hydroxyprolin im Wundgebiet nachweisbar. Reticulinfasern und kollagene Fibrillen werden wieder ausdifferenziert[1] (Abb. 19). Aus diesen Untersuchungen kann geschlossen werden, daß dem Vitamin C in der Osteogenese entscheidende Funktionen zukommen:

1. die Transformation von Prolin zu Hydroxyprolin,

2. die Einordnung von Prolin, Hydroxyprolin und Glycin in das Kollagenmolekül[2].

In den Kiefern führt der Vitamin C-Mangel rasch zu einer Atrophie und Unordnung der Odontoblasten[3]. Die Dentinbildung wird irregulär und ungenügend. Die Gefäße der Zahnpulpa weiten sich. Das Prädentin nimmt in zunehmendem Maße Calcium auf. Später atrophieren auch die Ameloblasten. Die Schmelzbildung wird eingeschränkt, die Kieferspongiosa atrophiert. Alle drei Prozesse bedingen eine zunehmende Zahnlockerung und einen Zahnausfall[2].

Die ungenügende organische Matrixbildung bei Vitamin C-Mangel wirkt sich im Skelet besonders verhängnisvoll aus, da sie die Voraussetzung für die Ausfällung und Einordnung der anorganischen Hydroxylapatitkristalle ist und die Intercellularsubstanz den bedeutsamsten Gewebsanteil ausmacht. Schon vor der Entdeckung des Vitamins ist von ASCHOFF und KOCH[4] die Bedeutung des Vitamins C für die Kittsubstanzen erkannt und herausgestellt worden. Auf Grund ihrer histologischen Skeletuntersuchungen haben sie den Ausfall des Vitamin C wie folgt zusammengefaßt: „Es scheint ein Mangel an Kittsubstanzen vorzuliegen, wobei die Osteoblasten zur Untätigkeit verurteilt werden. Vielleicht ist auf diese Mangelhaftigkeit der Kittsubstanzen, die in einer kolloidalen Zustandsänderung derselben ihren Grund haben muß, das Auftreten der Blutungen zurückzuführen, indem die Blutgefäße ebenfalls durch diesen Mangel besonders durchlässig werden. Der ungenügende Anbau an Knochengewebe und der physiologische Abbau, dem kaum ein gesteigerter Anbau beigestellt ist, führen zu der bekannten Rarefikation und Osteoporose an den Rippenenden, auf welche die so vielfach beobachteten Frakturen zurückzuführen sind."

Vitamin D (Literatur s. S. 1005). Vitamin D-Mangel führt zu charakteristischen Verkalkungsstörungen im wachsenden wie im Erwachsenenskelet. Man bezeichnet die Verkalkungsstörung des wachsenden Skeletes als *Rachitis*, des Erwachsenenskeletes als *Osteomalacie*. In der Mitte des 18. Jahrhunderts hat GLISSON[5] die rachitischen Skeletverkrümmungen beschrieben. VIRCHOW hat diese mit einem Kalkmangel des Knochens in Verbindung gebracht. Er bezeichnete das kalkarme oder kalklose Knochenmatrixgewebe als Osteoid[6]. 1842 hat MARCHAND[7] durch Aschenwägungen rachitischer Skelete den Calcium- und Phosphatmangel quantitativ bestimmt. 1858 gibt MÜLLER[8] die erste genaue Beschreibung der rachitischen Verkalkungsstörung sowohl des Knorpels wie der Knochenmatrix. Ausgezeichnete Darstellungen der makroskopischen und mikroskopischen Befunde von Rachitis und Osteomalacie verdanken wir POMMER, SCHMORL, v. RECKLINGHAUSEN, LOOSER, SCHMIDT, McCOLLUM und FOLLIS[9].

---

[1] GOULD und WOESSNER 1957.   [2] FOLLIS 1958.

[3] BOYLE, WOLBACH und BESSEY 1936, BOYLE, BESSEY und WOLBACH 1937, BOYLE, BESSEY und HOWE 1940, BOYLE 1938.

[4] ASCHOFF und KOCH 1919.   [5] GLISSON 1750.   [6] VIRCHOW 1853.

[7] MARCHAND 1842.   [8] MÜLLER 1858.

[9] POMMER 1885, SCHMORL 1909, SCHMIDT 1929, v. RECKLINGHAUSEN 1878, LOOSER 1905, SCHMIDT, McCOLLUM 1921/1922 und FOLLIS 1958.

1927 und 1932 hat Windaus[1] die Strukturformeln der D-Vitamine aufgeklärt. 1918 ist es Mellanby[2] erstmals gelungen, durch eine kalkarme und einseitige Kostform, in welcher bestimmte akzessorische Nährstoffe fehlten, bei Hunden eine Rachitis zu erzeugen. 1921 gelang es auch McCollum u. Mitarb.[3] durch

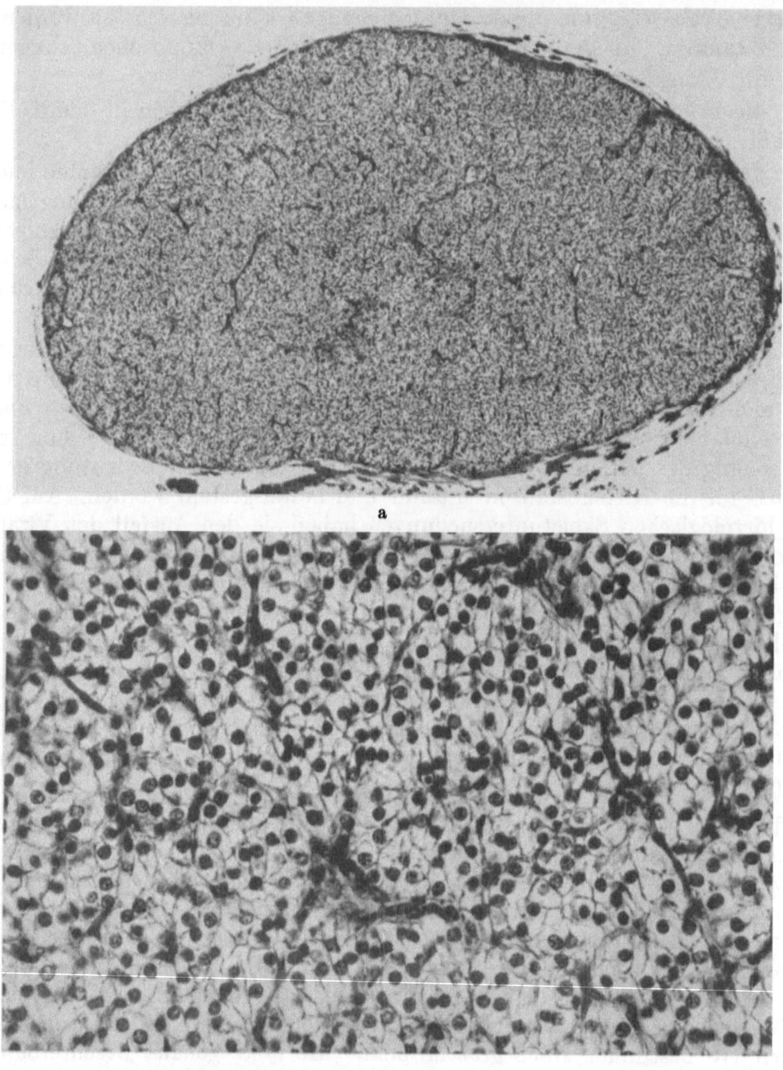

Abb. 20a u. b. Sekundärer Hyperparathyreoidismus bei einem 9 Monate alten Knaben mit schwerer Vitamin D-Mangel-Rachitis (SN. 1341/60). Diffuse Hyperplasie eines Epithelkörperchens mit Transformation der Hauptzellen in kleine wasserklare Zellen. a Übersicht, Vergr. 50×. b Detailbild.

verschiedene Kostformen mit ungenügendem Gehalt an Calcium und Phosphat oder Mangel an fettlöslichem Vitamin A bei Ratten Rachitis zu erzeugen, ebenso Sherman und Pappenheimer[4] mit phosphatarmen Diäten. Im gleichen Jahre

---

[1] Windaus 1927, 1932.   [2] Mellanby 1918.
[3] McCollum, Simmonds, Parsons, Shipley und Park 1921.
[4] Sherman und Pappenheimer 1921.

gelang McCollum[1] auch der Nachweis, daß Zusätze von Lebertran zur rachitogenen Kost das Osteoid zur Verkalkung bringen können. Seit diesem Zeitpunkt bilden die Ratte als Versuchstier und die McCollum-Kost 3143 die klassische Versuchsanordnung für die experimentelle Vitamin D-Forschung. Die McCollum-Kost 3143 hat folgende Zusammensetzung: Weizen 33 g, Mais 33 g, Gelatine 15 g, Weizengluten 15 g, Kochsalz 1 g, Calciumcarbonat 3 g. Die rachitogene Wirkung einer Vitamin D-Mangelkost kann durch Variation des absoluten Gehaltes an Calcium und Phosphaten, besonders aber durch Variation des Verhältnisses von Ca:P stark beeinflußt werden.

Die Verkalkung des Osteoids steht in unmittelbarer Abhängigkeit von den Serumwerten von Calcium und Phosphat[2]. Nach McCollum ist das optimale

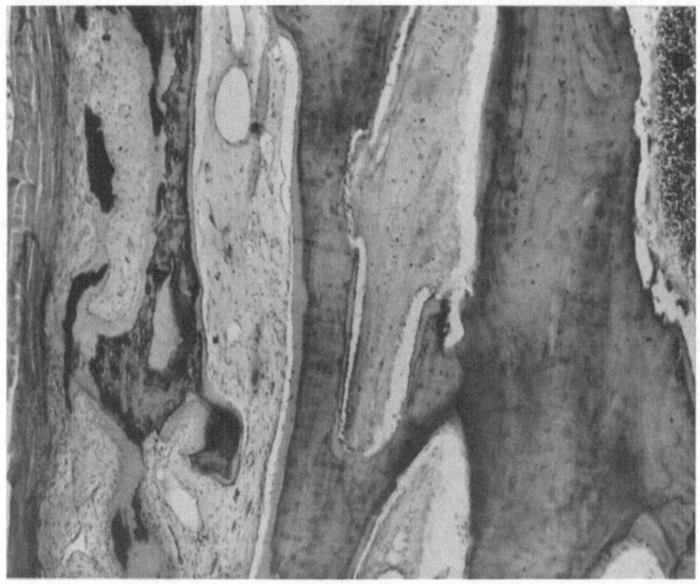

Abb. 21. Dissezierende fibroosteoklastische Aufspaltung der Compacta des Radius bei einem 5jährigen Kinde mit Vitamin D-Mangel-Rachitis. Auskleidung der ausgeweiteten Haverschen Kanäle mit osteoiden Säumen. (Neuer Schnitt des Falles Böttner in v. Recklinghausen 1910.)

Verhältnis Serumcalcium:Serumphosphat 1:0,4840. Eine Verminderung des Phosphatanteiles auf 1:0,2531 verursacht immer eine Rachitis. Nach Howland und Kramer[3] ist für die geordnete Matrixverkalkung das Produkt aus Serumcalciumwert in mg-% und Serumphosphatwert in mg-% maßgebend. Der Normalwert beträgt 40. Werte unter 30 sind regelmäßig, Werte zwischen 30 und 40 fakultativ mit Verkalkungsstörungen des Skeletes verbunden. Auf Grund der Howland-Kramerschen Formel kann eine rachitische Verkalkungsstörung sowohl durch Reduktion des Serum-Calciums wie der Serum-Phosphate erzielt werden. Bei Calciummangelkost ist die renale Phosphatausscheidung stark erhöht, da ein Mangel an adäquaten Kationen besteht. Umgekehrt wird bei Phosphatmangelkost der Calciumüberschuß renal ausgeschieden. Die mit calciumarmer Kost erzeugte Rattenrachitis entspricht im wesentlichen der porotischen Rachitis, die mit phosphatarmer Kost erzielte Rattenrachitis der mäßig hyperplastischen Rachitis des Kindes[4].

---

[1] Shipley, Park, McCollum, Simmonds und Parsons 1921.
[2] Howland und Kramer 1922.   [3] Howland und Kramer 1918.   [4] Schmidt 1929.

1910 fand ERDHEIM[1] bei der experimentellen Rattenrachitis eine Hyperplasie der Epithelkörperchen. Sie ist auch beim Menschen sowohl bei Rachitis
wie bei Osteomalacie in wechselndem Maße nachweisbar. Mit der Hyperplasie
ist eine Transformation der Hauptzellen in kleine wasserklare Zellen verbunden.
Diese entsprechen dem aktivsten Sekretionstypus (Abb. 20)[2]. Die Hyperplasie
der Epithelkörperchen entspricht einer Reaktion auf die Absenkung des Blutcalciumspiegels. Die vermehrte Ausschüttung von Parathormon fördert einerseits
die renale Phosphatausscheidung, aktiviert andererseits die Osteoclasten. Der
Grad dieser hormonal ausgelösten dissezierenden Fibroosteoclasie ist besonders
im menschlichen Beobachtungsgut sehr verschieden, manchmal nur angedeutet,
manchmal, besonders bei Osteomalacie, das Schnittbild beherrschend. Im
rachitischen Skelet spielt sich die Fibroosteoclasie vorwiegend in osteoidfreien
Abschnitten ab, da die Osteoclasten das Osteoid nicht auflösen können (Abb. 21).
Knochenbälkchen mit osteoiden Säumen sind daher vor der Fibroosteoclasie
geschützt. Beide Effekte des Parathormons, die Förderung der renalen Phosphatausscheidung wie die Fibroosteoclasie, dienen der Wiederherstellung eines
normalen Verhältnisses von Serumcalcium:Serumphosphat[3].

Tabelle 1. *Die Pathogenese der Rachitis und Osteomalacie.* (Nach FOLLIS.)

I. Bilanzstörungen zwischen Matrixproduktion und Einlagerung der Hydroxylapatitkristalle.
  1. Rasche Matrixbildung, besonders bei Frühgeburten.
  2. Heilende Frakturen.
  3. Heilender Skorbut.
  4. Skeletrekonstruktion nach Exstirpation eines Epithelkörperchenadenoms.
II. Störungen in der intestinalen Resorption von Calcium und Phosphat.
  1. Calcium:
    a) Calcium-Mangel in der Nahrung.
    b) Änderungen im p_H des Darminhaltes.
    c) Bildung unlöslicher Verbindungen: Oxalate, Phytate.
    d) Eiweißgehalt der Nahrung.
    e) Steatorrhoe, Sprue.
    f) Vitamin D-Mangel.
      aa) In der Nahrung.
      bb) Bei Steatorrhoe.
      cc) Bei Gallenmangel.
      dd) Bei Pankreassekretmangel.
      ee) Bei ungenügender Bildung (Belichtung) in der Haut.
  2. Phosphat:
    a) Phosphatmangel in der Nahrung.
    b) Änderungen im p_H des Darminhaltes.
    c) Steatorrhoe.
    d) Bildung unlöslicher Verbindungen.
III. Übermäßige Ausscheidung von Calcium und Phosphat.
  1. Nierenkrankheiten.
    a) Glomerulär-tubulär.
    b) Tubulär (oft hereditär).
      aa) Phosphatdiabetes.
      bb) Phosphatdiabetes mit Glykosurie.
      cc) Fanconi-Syndrom: Phosphaturie, Glykosurie, Aminoacidurie.
      dd) Renale tubuläre Acidose.
  2. Gravidität, Lactation.
IV. Durch Vitamin D-Hemmung.
  1. Durch Skeletgeschwulst*.

---

* Gruppe IV von uns hinzugefügt.
[1] ERDHEIM 1910.   [2] EGER 1957, UEHLINGER 1956.   [3] UEHLINGER 1956.

Jede Störung der Serumhomeostase, die den Bedingungen der Howland-Kramerschen Formel entspricht (Produkt aus Serumcalcium in mg-% × Serumphosphate in mg-% unter 30), verursacht Verkalkungsstörungen im Skelet im Sinne einer Rachitis oder Osteomalacie. Die verschiedenen pathogenetischen Möglichkeiten sind von FOLLIS übersichtlich tabellarisch zusammengestellt worden[1]. Die biochemische Rachitis und Osteomalacie deckt sich aber nicht mit dem Vitamin D-Mangelsyndrom. Dieses ist umfassender und das integrale Ergebnis aus enteraler Calcium-Resorptionsstörung, renaler Hyperphosphaturie und unmittelbarer Einwirkung auf das Skelet.

Experimentell ist Rachitis bei Mäusen, Ratten, Hunden und Affen erzeugt worden. Es besteht darüber ein umfangreiches Schrifttum[1], wie über die Heilung durch Vitamin D. Der Vitamin D-Effekt auf das rachitische Skelet kann auch zur Testierung des Vitamins verwendet werden. Aus der Fülle der Versuche sei eine Versuchsreihe herausgegriffen, die durch gleichzeitige Überprüfung des Blutchemismus, der Skeletröntgenbefunde und der Wirkung eines einmaligen Vitamin D-Stoßes besonders aufschlußreich ist[2].

170 männliche Ratten des Inzuchtstammes Wander mit einem Anfangsgewicht zwischen 40—60 g erhalten im Vorversuch eine Vitamin D-freie, calcium- und phosphatarme Grundkost. Die chemische Analyse derselben ergibt einen Ca- und P-Gehalt von je 0,03%. Durch Zugabe von Calciumacetat und Kalium-

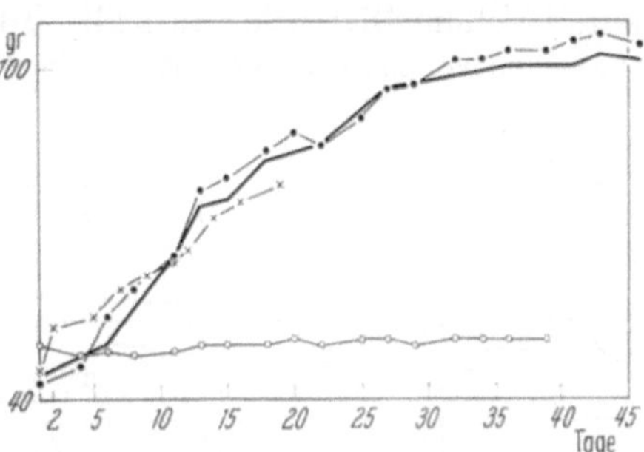

Abb. 22. Verlauf der durchschnittlichen Körpergewichtsveränderung der Ratten verschiedener Kostgruppen während des Vorversuchs. (Aus VERAGUTH 1960.)

hydrophosphat wird der Ca- und Phosphatgehalt variiert. In der Versuchsgruppe I beträgt das Verhältnis Ca:P in g-% der Nahrung 1,5:1,5 (Ca-reich/P-reich), in Gruppe II 1,0:0,03 (Ca-reich/P-arm), in Gruppe III 0,03:1,0 (Ca-arm/P-reich), in Gruppe IV 0,03:0,03 (Ca-arm/P-arm). Bei dieser Vitamin D-freien Diät entwickeln sich entsprechend dem unterschiedlichen Gehalt an Calcium und Phosphat charakteristische Verschiebungen der Serumcalcium- und Phosphatwerte (Tabelle 2). Bemerkenswert ist, daß sich eine Hypocalcämie nur bei Kostform III (Ca-arm/P-reich) einstellt, eine Hypophosphatämie dagegen sowohl bei Kostform II (Ca-reich/P-arm) wie bei Kostform IV (Ca-arm/P-arm). Die Körpergewichte nehmen in der Vorversuchsperiode, mit Ausnahme der Ca-reich/P-arm ernährten Versuchsgruppe II, ständig zu. Die Versuchstiere der Gruppe II bleiben dagegen während der ganzen Vorversuchsperiode auf ihrem Ausgangsgewicht stehen (Abb. 22). Am Ende der ersten 15tägigen Versuchsperiode zeigen alle Ratten eine mehr oder weniger schwere Rachitis. Der rachitogene Effekt kann am besten aus der Verbreiterung der knorpligen Epiphysenfuge der proximalen Tibiametaphyse abgelesen werden (Tabelle 2). Eine signifikante Verbreiterung von 0,25 auf 0,37 und 0,96 mm erzielt Kostform II und IV. Bei Diät IV ist zugleich das Längenwachstum stark verzögert.

Zu Beginn der *Hauptversuchsperiode* erhalten die Versuchstiere einen einmaligen Vitamin D_3-Stoß intramuskulär. Die Dosen betragen 0,25, 10 und 40 mg/kg Körpergewicht*. 0,25 mg/kg Vitamin D entsprechen der rachitisch-

---

* 1 IE entspricht 0,025 γ Vitamin D_2.

[1] FOLLIS 1958.

[2] UEHLINGER und FRICSAY 1957, FRICSAY 1957, FRICSAY und SCHÖNHOLZER 1958, VERAGUTH 1960.

Tabelle 2. *Einfluß des Ca- und P-Gehaltes der Vitamin D-freien Diät auf durchschnittliche Serumwerte und Breite der Epiphysenknorpelplatte.*

Ca:P g-% in der Kost	0,025 mg Vitamin D_3 je kg Nahrung	Vitamin D-freie Nahrung			
	0,5:0,4	1,5:1,5	1,0:0,03	0,03:1,0	0,03:0,03
Serum Ca mval . . .	5,1	5,25	5,28	*3,5*	5,25
Serum P mval	4,72	4,64	*2,76*	5,17	*3,08*
Alk. Phosph. B.E. . .	23,6	30,5	19,8	32,7	31,1
Gesamteiweiß g-% . .	7,43	7,63	6,96	6,88	7,8
Albumin rel.-% . . .	42,3	53,8	53,8	58,2	59,2
Epiphysenbreite (mm)	0,25	0,20	*0,37*	0,28	*0,96*

therapeutischen Dose, welche nach einmaliger Gabe die experimentelle Rachitis mit McCollum-Diät sicher ausheilt. 10 mg entsprechen einer subletalen Dose mit toxischen Nebenwirkungen, 40 mg einer letalen Dose. In der Hauptversuchsperiode steigen die Gewichtskurven nach der *rachitisch-therapeutischen* Vitamin D_3-Dose 0,25/kg Ratte während 2 Wochen bei den Versuchstieren aller Kostgruppen an (Abb. 23). Die *subletale Dose 10 mg/kg* führt bei der Ca-reich/P-reich ernährten Versuchsgruppe I zu einem Gewichtssturz. Die Ca-reich/P-arm ernährten Ratten der Versuchsgruppe bleiben auf ihrem Ausgangsgewicht stehen, die beiden Ca-arm ernährten Kostgruppen nehmen in der 3. Hauptversuchswoche noch etwas an Gewicht zu.

Nach der *toxischen Dose 50 mg/kg* Vitamin D_3 sterben alle Tiere der Ca-reich/P-reich und der Ca-reich/P-arm ernährten Gruppe vor Ablauf von 2 Wochen. Die Tiere der Kostgruppe Ca-arm/P-reich nehmen stark, die mineralarm gefütterten mäßig an Gewicht zu.

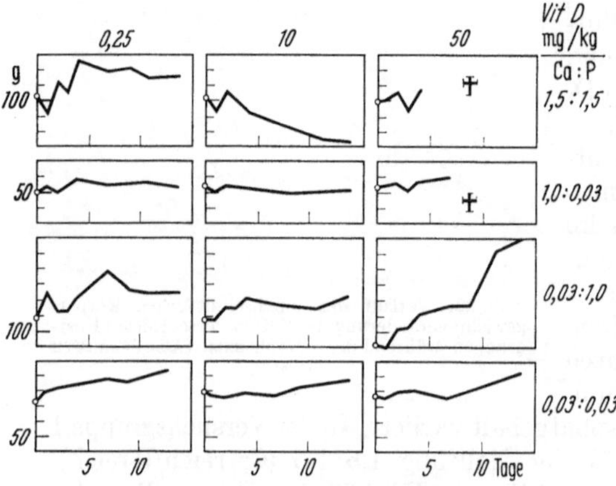

Abb. 23. Körpergewichtsveränderungen nach verschiedenen Dosen Vitamin D_3-Gaben. — In den Ca-reichen Diätgruppen lebt keine Ratte am 14. Tag nach Gaben von 50 mg/kg Vitamin D_3 intramuskulär. (Aus Veraguth 1960.)

Zu Beginn der Hauptversuchsperiode zeigen alle Ratten eine *schwere Rachitis.* Die Knorpel-Knochengrenzen der Rippen sind knotig-spindelig aufgetrieben, oft abgewinkelt. Die enchondralen Ossifikationszonen der distalen Femur- und proximalen Tibiametaphyse sind deutlich verdickt. Im Röntgenbild ist die proximale Tibiametaphyse becherförmig gespreizt, die präparatorische Verkalkungszone nur noch als feiner Saum zu erkennen, die Epiphysenfuge beträchtlich verbreitert (Tabelle 3).

Schon am 1. Tage nach der Vitamin D-Verabreichung ist eine deutliche Verstärkung der Kalklinie zu erkennen. Am 2. Tage ist die Knorpel-Kalklinie breiter und gewissermaßen in den unverkalkten Fugenknorpel „ausgekämmt". Gelegentlich wird durch die kalkdichten Zacken die Fuge schon am 2. Vitamin D-Tag wieder auf die normale Breite von $1^1/_2$ mm eingeengt. Die metaphysäre Begrenzung bleibt aber gezähnt.

Am 3. Tage ist die Schattendichte der verbreiterten präparatorischen Verkalkungszone wesentlich dichter und homogener, eine Zähnelung nicht mehr zu erkennen.

Am 4. Tage setzt schon eine Transformation der verbreiterten präparatorischen Verkalkungszone ein, in dem Sinne, daß die dichteste Verkalkung wieder an die auf normale Breite reduzierten knorpeligen Epiphysenfugenplatten herangeschoben ist, während metaphysenwärts eine strähnige Auflockerung des Kalkbandes einsetzt.

Am 5. Tage macht diese Normalisierung der Ossifikationszone weitere Fortschritte. Am 7. Tage ist die Ossifikationszone bei einem Teil der Versuchstiere schon ganz regulär, bei andern erkennt man die ursprüngliche Lage der metaphysär verschobenen Knorpelkalklinie noch an einer leichten Schattenverdichtung, während das Zwischengebiet zwischen dieser und der regulären Kalklinie keine Abweichungen mehr zeigt. Am 9. und 11. Versuchstage deutet nur noch die kolbige Verbreiterung der Metaphyse auf die durchgemachte Rachitis hin. Am 14. Tage ist der Normalzustand wieder erreicht.

Tabelle 3. *Durchschnittsbreite der proximalen Epiphysenfugenplatte der Tibia in mm am Ende der Vorperiode.*

Ca:P der Kost ohne Vitamingaben	Breite der Epiphysenfugenknorpelplatte in mm		
	Gesamtbreite	ruhende	wuchernde
		Knorpelreihen	
1,5:1,5	0,20	0,11	0,09
1,0:0,03	0,27	0,12	0,25
0,03:1,0	0,28	0,14	0,14
0,03:0,03	0,96	0,28	0,68
Kontrollen mit Normalnahrung und Vitamin D	0,25	0,15	0,10

Aus den Röntgenkontrolluntersuchungen geht somit hervor, daß bei experimenteller Rachitis die Normalisierung der Ossifikation nach einmaliger Vitamin D-Gabe (0,35—0,5 mg/kg) ungemein rasch erfolgt und nach 7 Tagen erreicht ist.

Die histologischen Kontrolluntersuchungen der Rippenknorpel-Knochengrenzen und der proximalen Tibiametaphyse ergeben nach 3 Wochen bei allen 4 Diätgruppen mit rachitogener Kost das Bild der Rachitis (Abb. 25 a—26 a). Die normale enchondrale Ossifikation erfolgt in horizontal zur Wuchsachse angeordneten Stufen: Schicht des ruhenden Knorpels, Schicht des wuchernden Knorpels, Schicht des Blasenknorpels, präparatorische Verkalkungszone, Schicht der primären Spongiosa, Schicht der sekundären Spongiosa. In der präparatorischen Verkalkungszone sprossen von den Markräumen aus Capillaren und Osteoblasten in den Blasenknorpel ein. Die Knorpelzellen werden durch die Gefäße aufgelöst. Die Osteoblasten legen sich an die verkalkte Knorpelgrundsubstanz an und füllen die halbrunden, von den aufgelösten Knorpelzellen zurückgelassenen Matritzen mit Knochen aus. Im weiteren Ossifikationsprozeß wird diese aus Kalkknorpel und Knochen gemischte primäre Spongiosa durch Osteoclasten aufgelöst und durch die rein ossäre sekundäre Spongiosa ersetzt (Abb. 24).

Die Hauptveränderungen bei *Rachitis* sind folgende: 1. verstärkte Vascularisation des Ossifikationsgebietes, 2. ungenügende oder fehlende Verkalkung der Knorpelgrundsubstanz, 3. Ausdifferenzierung von Osteoid an Stelle von kalkhaltigen Knochenlamellen. Das Schnittbild der enchondralen rachitischen Ossifikationsstörung wird durch die gestörte Vascularisation[1] beherrscht und gestaltet. Der Blasen- und Kalkknorpelschicht ist ein pannusartig verstärktes Capillarnetz vorgelagert. Von dieser Gefäßplatte dringen in wechselnden Abständen, scheinbar ganz ungeordnet, Büschel von Capillarschlingen tief in den Blasenknorpel ein,

---

[1] Schmidt 1928.

diesen in einzelne Zungen auflösend. Durch quere Gefäßanastomosen können Knorpelstücke aus dem geschlossenen Gewebsverbande ausgelöst werden. Durch diese nur strichweise Auflösung des Blasenknorpels wird der horizontal gestaffelte normale Ossifikationsprozeß in der Vertikalachse verzogen und verzahnt. Die vollkommen ungenügende Auflösung des Blasenknorpels führt zu einer starken Verbreiterung der Zonen des wuchernden und des Blasenknorpels und täuscht ein gesteigertes Knorpelwachstum vor. Raumnot zwingt zum fächerförmigen Auseinanderweichen der Knorpelzungen, zur Spreizung des Periostschlauches. Die Knorpelzellsäulen schließen sich zu Gruppen zusammen. Die Verkalkung der Knorpelgrundsubstanz ist stark vermindert oder aufgehoben. In der primären Ossifikationszone wird an Stelle von Knochen nur Osteoid, oft in überreichlichem Maße ausgeschieden und oft unabhängig von der Knorpelgrundsubstanz. Die Markräume füllen sich mit einem capillarreichen Fasermark. Infolge Kalkmangels bleibt die enchondrale Ossifikationszone verbiegbar. Verkrümmungen und Rißbildungen zwischen den einzelnen Ossifikationsschichten, insbesondere zwischen Säulen- und Blasenknorpel, vermehren die Unordnung (Abb. 25a).

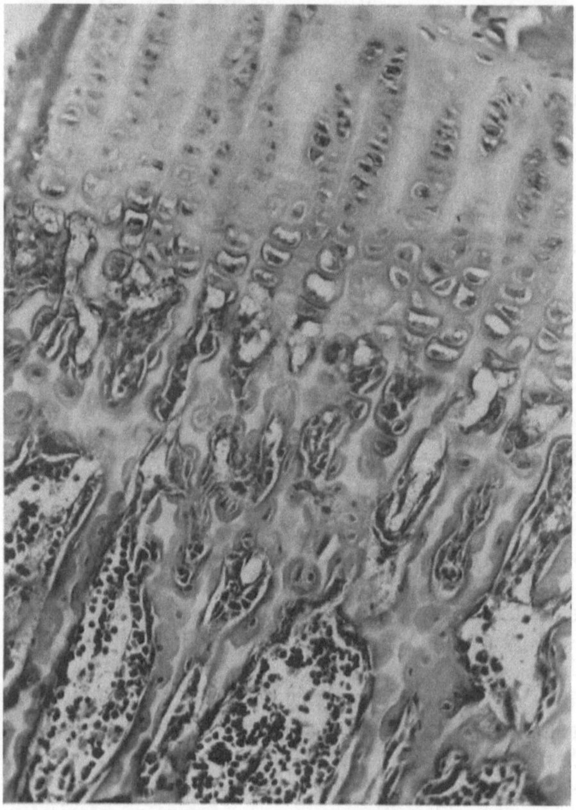

Abb. 24. Ratte. Normalkost. Proximale Tibiaepiphyse nach 8 Wochen.

Die verschiedenen Diätkostformen unterscheiden sich im wesentlichen durch den Schweregrad der Desorganisation und die Massigkeit der Osteoidausbildung. Verhältnismäßig geringe Störungen zeigen Kostform I und III (Ca-reich/P-reich und Ca-arm/P-reich), schwere Störungen mit umfangreichen Verwerfungen und Blockbildung im Gebiet des Blasenknorpels Kostform II und IV (Ca-reich/P-arm und Ca-arm/P-arm). Diese Befunde weisen immer wieder auf die zentrale Bedeutung, die dem Phosphatstoffwechsel in der Ordnung des enchondralen und periostalen Ossifikationsprozesses zukommt. Eine gewisse Sonderstellung nimmt Kostgruppe IV ein (Ca-arm/P-arm). Schwere Vascularisationsstörungen kombinieren sich bei dieser Gruppe mit einem fast vollständigen Sistieren der Knorpelproliferation. Den kalklosen Blasenknorpelfragmenten ist ein breites Band aus Osteoid und Fasermark vorgelagert. Die Ratten bleiben kleinwüchsig und sind hochgradig verkrüppelt. Gesamthaft ist bei Ca-armer Kost die Knorpelwucherung weniger ausgeprägt, die Osteoidproduktion nur mäßig, die Markfibrose in der primären Ossifikationszone, die Fibroosteoklasie in der sekundären Ossifikationszone ausgeprägter. P-arme Kost führt zum Bilde der hyperplastischen Rachitis.

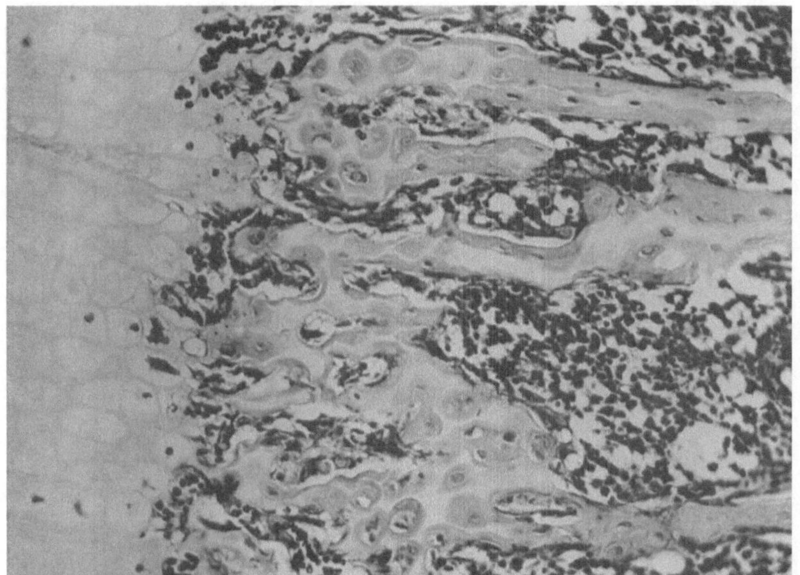

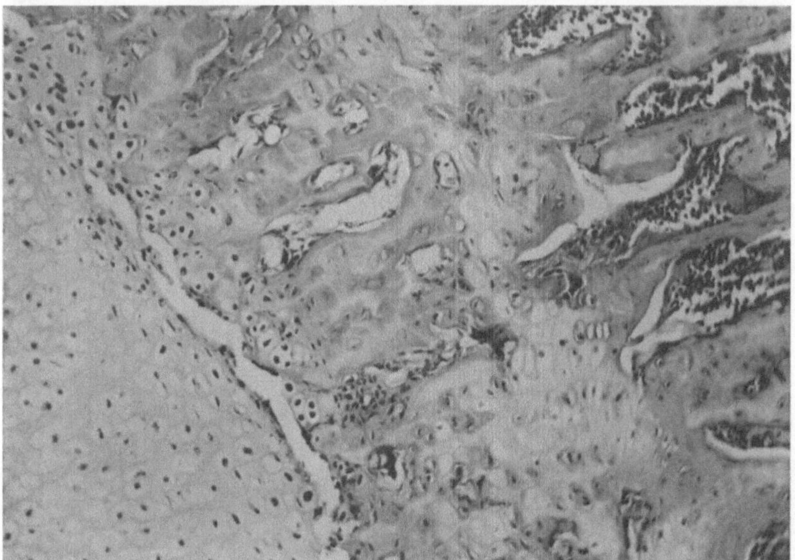

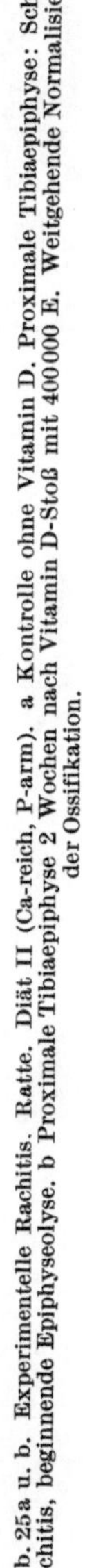

Abb. 25a u. b. Experimentelle Rachitis. Ratte. Diät II (Ca-reich, P-arm). a Kontrolle ohne Vitamin D. Proximale Tibiaepiphyse: Schwere Rachitis, beginnende Epiphyseolyse. b Proximale Tibiaepiphyse 2 Wochen nach Vitamin D-Stoß mit 400000 E. Weitgehende Normalisierung der Ossifikation.

Knorpelproliferation, Osteoid sind üppiger. Das Verwerfungsbild ist umfassender (Abb. 25a—27a).

Wird die rachitogene Kost über 3 Wochen hinaus weitergeführt, so mischen sich unter die Osteoblasten der primären und sekundären Spongiosa in zunehmendem Maße Mastzellen[1]. In der Folge verdrängen sie einen Teil der Osteoblasten und

---

[1] FRICSAY und SCHÖNHOLZER 1958, THOMAS, HOWARD und CONNOR 1957.

dringen auch ins umgebende Fasermark vor. Die Mastzellvermehrung ist auf die
Osteoidspongiosa beschränkt. Nach Vitamin D-Zufuhr verschwinden die Mast-
zellen wieder in dem Maße, wie sich die enchondrale Ossifikation normalisiert.
Histogenetisch sind diese Mastzellen am ehesten vom Endost oder von jungen un-

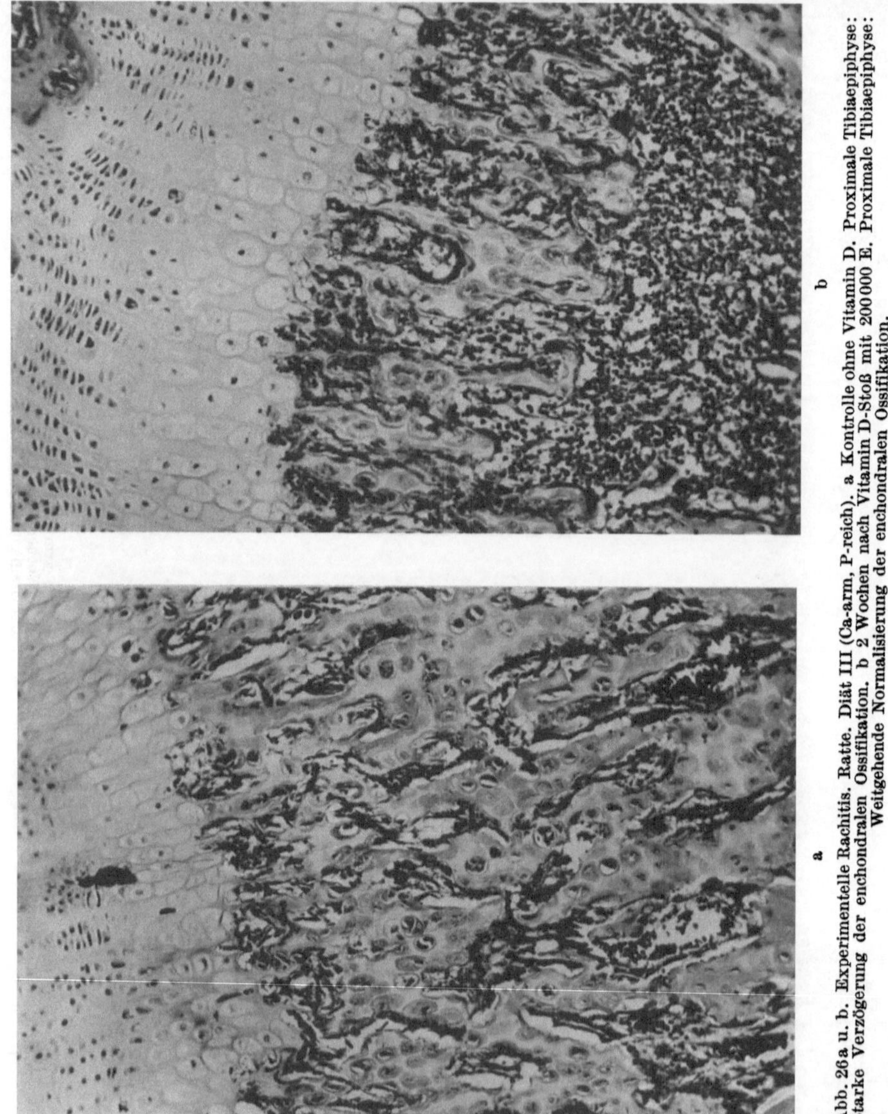

Abb. 26a u. b. Experimentelle Rachitis. Ratte. Diät III (Ca-arm, P-reich). a Kontrolle ohne Vitamin D. Proximale Tibiaepiphyse: Verzögerung der enchondralen Ossifikation. b 2 Wochen nach Vitamin D-Stoß mit 200000 E. Proximale Tibiaepiphyse: Weitgehende Normalisierung der enchondralen Ossifikation.

differenzierten Bindegewebszellen abzuleiten. Die Bedeutung der Mastocytose
ist noch ungeklärt. In Frage kommen Grundsubstanzbildung, Anreicherung
von alkalischer Phosphatase. Die Mastocytose wird durch einen gleichzeitigen
sekundären Hyperparathyreoidismus gefördert[1].

Durch einen einmaligen *Vitamin D-Stoß* von minimal 10000 E (= 0,25 mg/kg
Ratte) wird bei den Kostformen I—III die enchondrale Ossifikation in wenigen

[1] Shipley und Park 1922, Urist und McLean 1957, Urist und McLean 1957.

Tagen, spätestens in 14 Tagen normalisiert (Abb. 25a, 26b). Auch bei Kostgruppe IV wird eine Normalisierung angestrebt, doch nicht erreicht (Abb. 27b). Die Versuchstiere bleiben infolge des Wachstumsstillstandes und der völligen Desorganisation der enchondralen Ossifikation verkrüppelt und verkümmert. Die Normali-

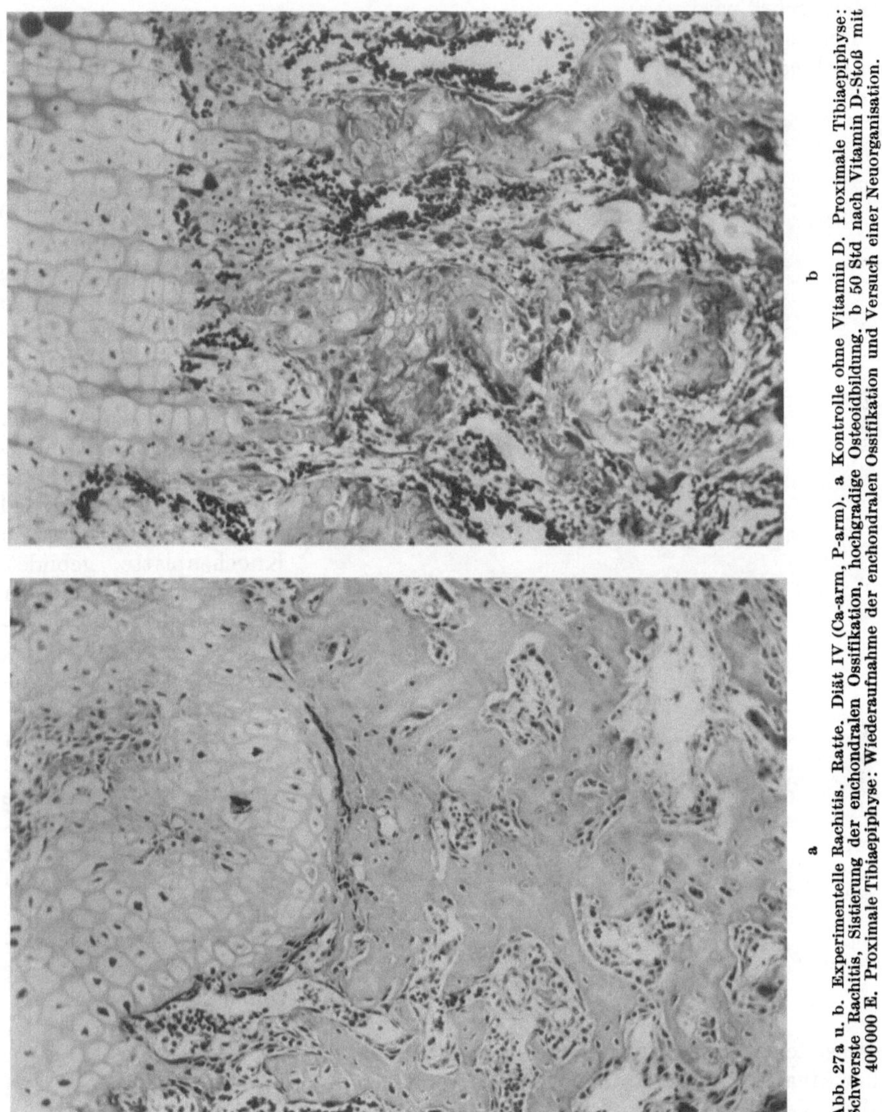

Abb. 27 a u. b. Experimentelle Rachitis. Ratte. Diät IV (Ca-arm, P-arm). a Kontrolle ohne Vitamin D. Proximale Tibiaepiphyse: Schwerste Rachitis, Sistierung der enchondralen Ossifikation, hochgradige Osteoidbildung. b 50 Std nach Vitamin D-Stoß mit 400000 E. Proximale Tibiaepiphyse: Wiederaufnahme der enchondralen Ossifikation und Versuch einer Neuorganisation.

sierung der enchondralen Ossifikation setzt an der Stelle ein, an welcher der enchondrale Ossifikationsprozeß bei normalen Kostverhältnissen und ohne Vitamin D-Mangel angelangt wäre. Durch quer einsprossende Periostgefäße wird eine neue Ossifikationsbasis geschaffen. Schon nach 24 Std läßt sich eine Neuordnung und Reorganisation der vasculären Chondrolyse nachweisen. Am 3.—4. Tage ist die Verkalkung der Knorpelgrundsubstanz weitgehend normalisiert oder sogar überschüssig (Abb. 28). Das rachitisch gestörte Ossifikationsgebiet wird erst im Verlaufe der 2. Woche aufgelöst und durch normale Spongiosa ersetzt. Nach 2 Wochen ist selbst bei der Kostgruppe II (Ca-reich/P-arm) die enchondrale Ossifikation wieder in die normale Schichtfolge zurückgeführt, die Regularität aber noch nicht vollkommen erreicht. In der 3.—4. Woche nach dem Vitamin D-Stoß klingen die therapeutischen Wirkungen allmählich ab, wenn die rachitogene Grundkost weitergeführt wird.

Der calciumresorbierende Effekt ist 4—12 Std nach dem Vitamin D-Stoß deutlich gesteigert, erreicht nach 60—72 Std ein Maximum und klingt ab 9. Versuchstag allmählich wieder ab[1].

In bezug auf Rachitiserzeugung und Rachitisheilung durch Vitamin D bestehen zwischen knorpelig und bindegewebig präformiertem Knochen keine Unterschiede. Beide Vorgänge lassen sich an bindegewebig präformierten Zahnalveolenknochen (Lamina dura) besonders deutlich verfolgen[2]. Die normale Zahnalveole wird von einer 34 μ breiten Knochenplatte gebildet. Diese wird auf seiten der Zahnwurzel von Osteoclasten stetig abgebaut, auf der Gegenseite von Osteoblasten wieder aufgebaut. Das Ergebnis ist eine exzentrische Wanderung der Knochenplatte und Ausweitung der Zahnalveole entsprechend der Massenzunahme der Zahnwurzel. Unter rachitogener Kost geht der osteoclastäre Abbau auf der Innenseite verzögert weiter, dagegen wird auf der Gegenseite nur noch Osteoid angelagert (Abb. 29a). Am 28. Versuchstag ist sämtlicher Alveolenknochen durch Osteoid ersetzt, das nun ein bis 106 μ breites Band bildet. Nach Umstellung auf Normalkost tritt frühestens nach 12—24 Std, bei Zugabe von Vitamin D nach 48 Std, eine punktförmige Verkalkung der ältesten Osteoidschichten auf. Gleichzeitig wird vom 2. Tage an an der Außenseite des Alveolenknochens durch Osteoblasten kalkhaltiger Knochen angelagert (Abb. 29b). Erst wenn dieser eine gewisse Breite erreicht hat, verkalkt auch das Osteoid und kann nun fortschreitend von der Zahnwurzelseite her durch Osteoclasten abgebaut und die Knochenplatte wieder auf die ursprüngliche Breite reduziert werden. In der Kieferspongiosa lassen sich die gleichen Transformationen erkennen.

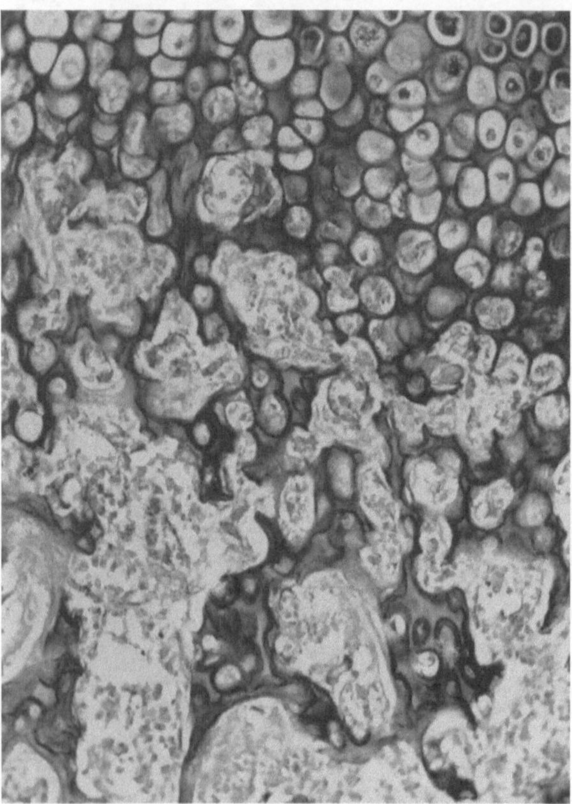

Abb. 28. Experimentelle Rachitis. Ratte. Diät I (Ca-reich, P-reich). 72 Std nach 400000 E Vitamin D. Proximale Tibiaepiphyse: Hochgradige Verkalkung der Knorpelgrundsubstanz.

[1] Claassen 1956.   [2] Bailie und Irving 1955, Uehlinger und Fricsay 1957.

Schon 3—4 Tage nach dem Vitamin D-Stoß ist bei einzelnen Kiefern das Spongiosagerüst vollständig verkalkt und die Normalisierung erreicht.

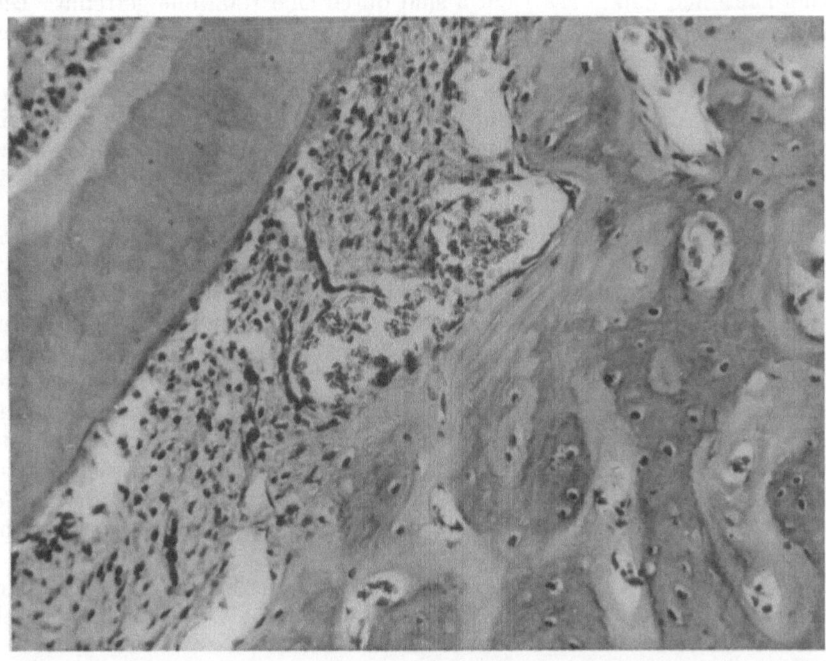

a

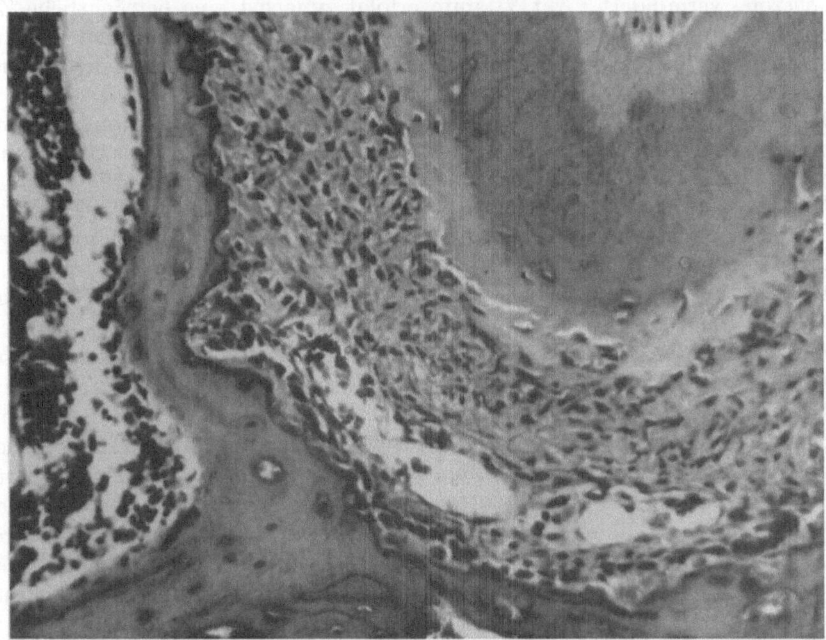

b

Abb. 29a u. b. Experimentelle Rachitis: Ratte. a Unterkiefer nach 14tägiger rachitogener Kost. Links Schneidezahn, rechts Unterkieferspongiosa mit Lamina dura. Reichlicher Einbau von Osteoid in das Spongiosagerüst. b Zustand nach 3tägiger Vitamin D-Behandlung. Osteoid der Spongiosa bis auf kleine Spangenfragmente durch kalkhaltigen Knochen ersetzt. Maßstab 50:1. (Aus UEHLINGER und FRICSAY 1957.)

Die Wirkung des Vitamin D-Mangels auf die *Zähne* besteht in der Bildung eines kalkarmen Dentins. Gleichzeitig ist die Bildung von Prädentin vermindert[1]. Kalknormales und kalkarmes Dentin sind durch eine Haarlinie getrennt. Diese markiert den Beginn des Vitamin D-Mangels. Der Zahnschmelz zeigt bei experimenteller Rachitis keine ausgeprägten Veränderungen.

Die genauen Vorgänge bei dem *Einbau der anorganischen Calcium-Phosphatverbindungen in die organische Matrix* sind nicht bekannt. Es läßt sich daher über die Wirkungsweise des Vitamin D auf die Verkalkung des Knorpels wie des Osteoids nichts Abschließendes aussagen. Wir verweisen auf die Diskussion dieses Problems im Beitrag von Kühnau.

Enteral zugeführtes $Ca^{45}Cl_2$ wird rasch resorbiert und ist schon nach 2 Std auch im Skelet nachweisbar[2]. Nach 72 Std sind die Serum- und Skeletwerte von Ca^{45} ausgeglichen. Es handelt sich dabei nicht um einen Einbau des Ca^{45} in das Kristallgitter des Hydroxylapatits, sondern nur um einen Ionenaustausch mit den an der Kristalloberfläche adsorbierten Ca-Ionen. Dabei zeigen die Epiphysen infolge ihrer stärkeren Vascularisation und ihres lebhafteren Stoffwechsels eine wesentlich höhere Radioaktivität als die Diaphysen. Nach 2 Wochen ist auch die Ca^{45}-Radioaktivität von Epiphyse und Diaphyse ausgeglichen. Normalratten zeigen einen rascheren Austausch zwischen Ca^{40} und Ca^{45} als rachitische Ratten. Die Zeit, die benötigt wird, damit das Skelet-Ca^{45} den Halbwert des Serum-Ca^{45} erreicht, beträgt für rachitische Ratten 65 Std, für rachitische Ratten, die mit Vitamin D behandelt worden sind, nur 45 Std[2].

Mit Vitamin D vorbehandelte rachitische Ratten zeigen eine raschere Aufnahme *von S^{35} und P^{32}* im enchondralen Ossifikationsgebiet als nicht vorbehandelte rachitische Ratten[3].

Bei rachitischen Ratten ist der *Glykogengehalt* der Knorpelzellen in der Proliferationszone vermindert. Auf Vitamin erfolgt zunächst eine beträchtliche Zunahme des intracellulären Glykogens, die wieder durch einen Glykogenrückgang abgelöst wird in dem Augenblick, in welchem die Verkalkung der Knorpelmatrix einsetzt[4].

Die Basophilie (Pyroninophilie) der Knorpelgrundsubstanz nimmt bei mit Vitamin D vorbehandelten Ratten um die Knorpelkalkbezirke ab. Gleichzeitig ändert sich die Basophilie der übrigen Knorpelmatrix[5].

Die Aktivität der alkalischen Phosphatase ist in der Regel in den Kalkknorpelbezirken und deren Umgebung vermindert, während die Reaktion auf saures Leukofuchsin verstärkt ist[5].

Die gleichen histochemischen Veränderungen sind nachweisbar, wenn bei rachitischen Ratten Vitamin D durch Na. citricum ersetzt wird[5].

Die Abnahme der Basophilie der Knorpelgrundsubstanz bei mit Vitamin D vorbehandelten Ratten ist wahrscheinlich auf eine Depolymerisation der Chondroitinsulfat-Protein-Komplexe zurückzuführen und weist zugleich auf die Bedeutung des Proteinanteils für die normale Gewebsverkalkung. Auch die nur zögernde Verkalkung des Osteoids nach Vitamin D-Zufuhr zeigt, daß dem Kollagen für die Bildung von Kristallisationszentren für den Hydroxylapatit eine führende Rolle zukommt, und daß bei Vitamin D-Mangel auch das Kollagen verändert wird. Bei der Azanfärbung färbt sich das rachitische Osteoid ausgesprochen blau. Nach Vitamin D-Zufuhr wird der blaue Farbstoff in wenigen Tagen durch das hellrote

---

[1] Follis 1958.   [2] Harrison und Harrison 1950.   [3] Dziewiatowski 1954.
[4] Ramalingaswami, Sriramachari, Dikshit, Tulpule und Patwardhan 1954.
[5] Ramalingaswami, Sriramachari, Dikshit, Tulpule und Patwardhan 1954, Dikshit und Patwardhan 1952, Patwardhan, Chitre und Sukhatankar 1945, Dikshit und Patwardhan 1947.

Azocarmin verdrängt. Gleichzeitig nimmt der doppelbrechende Anteil des azanrot gefärbten Trabekelinneren stark zu[1]. Die Adsorption von Azanblau und Azanrot steht in Abhängigkeit von der Ultrastrukturdichte des Bindegewebes[2]. Bei weitmaschiger Strukturdichte werden nur die groben, blauen Farbstoffanteile zurückgehalten, bei engmaschiger Strukturdichte dagegen die roten Farbstoffanteile. Der Wechsel des Osteoids von der Azanblau- zur Azanrotaufnahme nach Vitamin D-Vorbehandlung spricht dafür, daß Vitamin D auch auf die *Ultrastruktur* der organischen Knochenmatrix einwirkt[3].

Die histochemischen Untersuchungen zeigen gemeinsam, daß bei der experimentellen Rattenrachitis nach Vitamin D-Zufuhr in 1—3 Tagen eine Normalisierung eintritt.

Rachitis und Osteomalacie sind die bedeutsamsten Auswirkungen des Vitamin D-Mangels. Spontane Rachitis ist bei Haustieren (Pferde, Kühe, Schafe, Ziegen, Hunde, Katzen) wie bei wildlebenden, aber in Gefangenschaft gehaltenen Tieren (Affen) nicht selten[4]. Das Knochenschnittbild wird vielfach durch eine dissezierende Fibroosteoclasie als Ausdruck eines sekundären Hyperparathyreoidismus beherrscht, weshalb diese Vitamin D-Mangelschäden oft fälschlicherweise als Osteodystrophia fibrosa generalisata bezeichnet worden sind[5].

In der *Humanpathologie* werden unterschieden:

1. fetale Rachitis,
2. infantile Rachitis (zwischen dem 4. Monat und dem vollendeten 2. Lebensjahr),
3. juvenile Rachitis oder Spätrachitis,
4. Osteomalacie.

Die Existenz einer *fetalen Rachitis* ist umstritten. SCHMORL[6] hat sie auf Grund umfassender Untersuchungen ganz abgelehnt. Nach SCHMIDT[7] handelt es sich nicht um echte Vitamin D-Mangelrachitis, sondern um uncharakteristische Nährschäden des Skeletes.

Als *juvenile oder Spätrachitis* bezeichnet man die rachitischen Skeleterkrankungen zwischen dem 4. Lebensjahr und der Pubertät. Sie sind in der Regel auf die wachstumsaktivsten Gebiete des Hüft- und Kniegelenkes beschränkt und führen zu charakteristischen Gelenkfehlstellungen (Coxa vara und valga, Genu vara und valga). Die Epiphysenverbreiterung ist weniger ausgesprochen als bei der kindlichen Rachitis[8].

Das makroskopische Skeletbild der *infantilen Rachitis* ist gekennzeichnet durch die Verbreiterung der enchondralen Ossifikationszonen mit raschem Längenwachstum: Rippenknorpel, distale Femur- und proximale Tibiametaphyse, distale Radius- und proximale Humerusmetaphyse. Dazu kommen mehr flächenhaft ausgebreitete periostale Osteoidosteophyten über den Schädeldachknochen und an den mechanisch stark beanspruchten Stellen des Gliedmaßenskeletes. Die dorsalen Schädeldachknochen können besonders stark erweichen (Kraniotabes). Variationen ergeben sich durch üppige Entwicklung von periostalen Osteophyten (hyperplastische Rachitis), durch Verkrümmungen (Kyphoskoliosen, rachitisch verengtes Becken, Genu vara und valga, Coxa vara) und durch Wachstumshemmung der Gliedmaßen (rachitischer Minderwuchs mit gestörten Proportionen).

Makroskopisch zeigen die enchondralen Ossifikationsgebiete einen Ausfall der weißen Verkalkungslinie, eine Verbreiterung, Spreizung und Aufgliederung

---

[1] FRICSAY 1957.   [2] DETTMER, SCHMITT-RHODE und HABERICH 1956.
[3] LAMM und NEUMAN 1958.
[4] SCHMIDT 1928, UEHLINGER und KRUPSKI 1938, KRUPSKI und UEHLINGER 1941.
[5] UEHLINGER und KRUPSKI 1941.   [6] SCHMORL 1909.   [7] SCHMIDT 1928.
[8] LOOSER 1908.

der Knorpelwucherzone in Zungen, deren Grenzen von einem leuchtendroten Gefäßband linienartig nachgezeichnet werden. Anschließend folgt eine wechselnd breite Schicht aus feinporigem, weichem Osteoid. Der histologische Schnitt

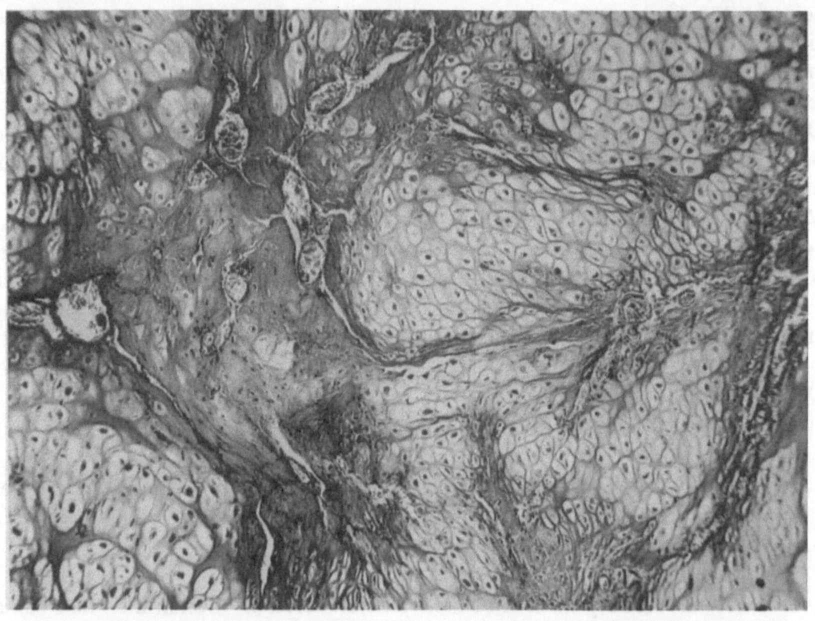

a

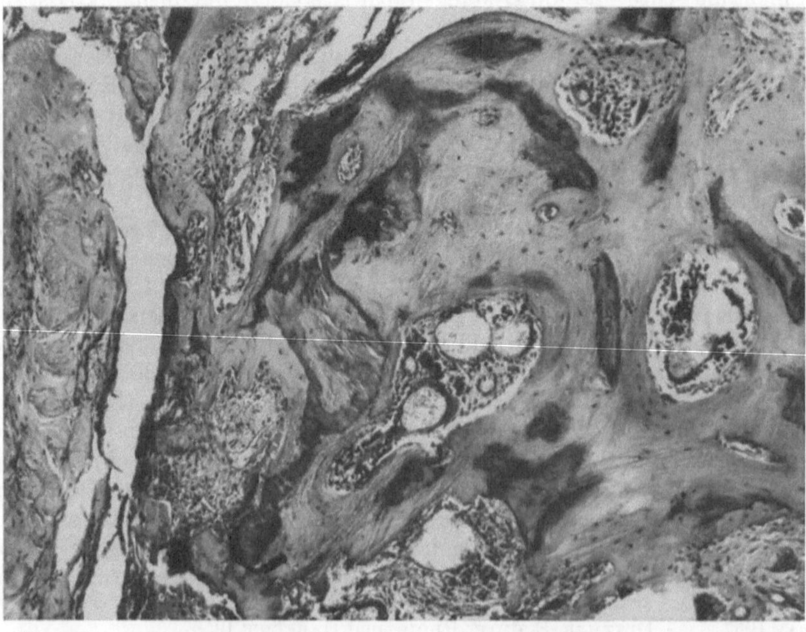

b

Abb. 30a u. b. Schwere Vitamin D-Mangel-Rachitis. Rippe mit enchondralem Ossifikationschaos. a Desorganisation und ungeordnete Aufteilung der Blasenknorpelzone durch Markcapillaren. b Sekundäre Ossifikationszone mit breitesten osteoiden Säumen um die Restfragmente der normal kalkhaltigen Spongiosa und Fasermark. (Neuer Schnitt des Falles Böttner in v. Recklinghausen 1910.)

der rachitischen Rippe wie auch der übrigen enchondralen Ossifikationszonen entspricht demjenigen der experimentellen Rattenrachitis. Hervorzuheben sind

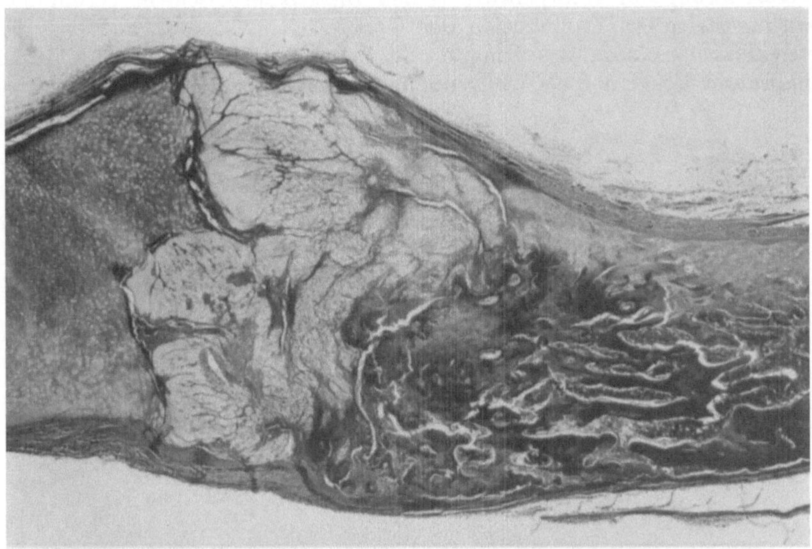

Abb. 31. Schwere Vitamin D-Mangelrachitis. Rippe mit enchondralem Ossifikationschaos. 5jähriges Kind (neuer Schnitt des Falles Böttner in v. RECKLINGHAUSEN 1910).

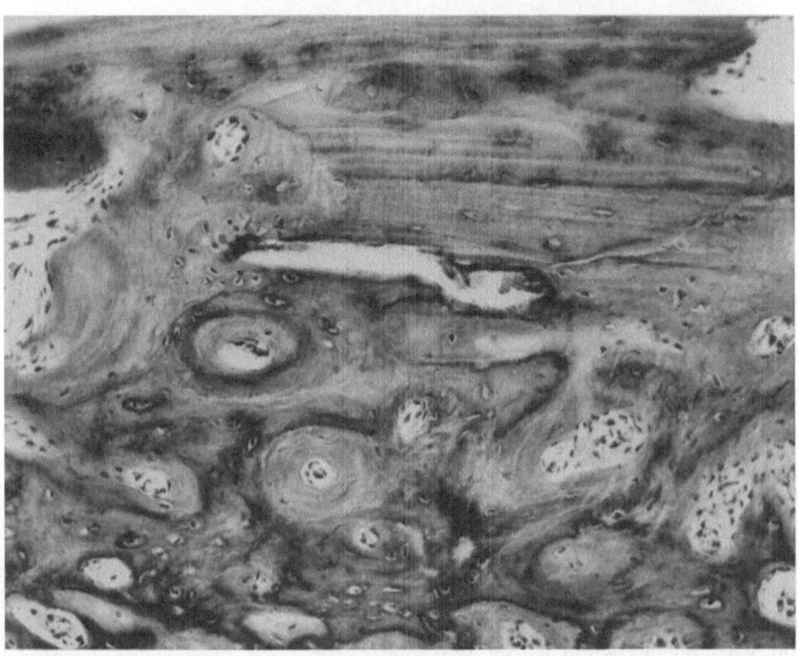

Abb. 32. Rippenumbauzone bei D-avitaminotischer Osteomalacie. Beschleunigter Einbau von Osteoidosteonen und Faserknochen in die Corticalis und subcorticale Spongiosa. Mikrofissur durch den Corticalisrest (rechts oben). P., Bertha, 58jährig (SN. 365/57).

1. die verstärkte Vascularisation in der primären Ossifikationszone mit ungeordnetem Einsprossen von Gefäßbüscheln tief in den Blasenknorpel hinein (Abb. 30),

2. die ungenügende oder fehlende Verkalkung der Knorpelmatrix, 3. die Ausdifferenzierung von Osteoid und Fasermark in der primären Ossifikationszone (Abb. 30). Die Verbreiterung der Knorpelwucher- und Blasenknorpelschicht beruht nicht auf einer gesteigerten Proliferation der Knorpelzellen, sondern auf einer verzögerten Transformation des Knorpels in Spongiosa. Unregelmäßige Tiefenvascularisation des Knorpels, Abtrennung ganzer Knorpelstücke durch quere

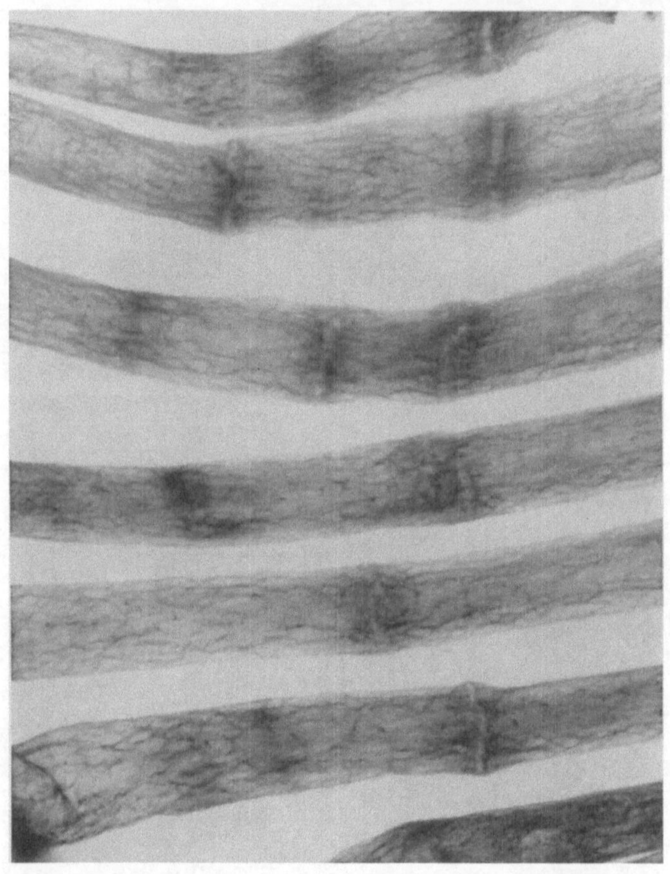

Abb. 33. Osteoporotische Osteomalacie mit multiplen Umbauzonen. M., Lina, 91jährig (SN. 504/55). (Röntgenaufnahme Prof. H. R. Schinz, Kantonsspital Zürich).

Gefäßanastomosen, Verbiegungen und Spaltbildungen zwischen den einzelnen Schichten führen schlußendlich zu einem kaum entwirrbaren Ossifikationschaos (Abb. 31).

Das Bild der *Osteomalacie* unterscheidet sich von demjenigen der Rachitis dadurch, daß ein Ersatz des kalkhaltigen Knochens durch Osteoid nur noch im Rahmen des normalen Knochenumbaues (turnover) möglich ist. Diese Restriktion wird ausgeglichen durch den Zeitfaktor. Der progressive Ersatz des kalkhaltigen Knochens durch den kalklosen führt zunächst zu einer gesteigerten Brüchigkeit (Osteomalacia fracturosa), später zu einer ausgeprägten Verbiegsamkeit (Osteomalacia cerea). Meist sind erhöhte Brüchigkeit und Biegsamkeit kombiniert. Stets ist mit der Malacie eine *Knochenatrophie* verbunden. Diese ist besonders dann ausgeprägt, wenn der Vitaminmangel auf einer enteralen

Resorptionsstörung beruht (Sprue, Gastro-Enterostomie, senile Atrophie der Magenschleimhaut).

Das Bild der voll entwickelten Osteomalacie ist gekennzeichnet durch einen runden Buckel mit Scheitel auf Höhe des 9. Brustwirbels, Keilwirbel und Fischwirbel, Glockenthorax mit Umkrempelung der Rippenbogen nach außen und seitlicher Brustkorbkompression, Steilstellung und dachziegelartige Überdeckung

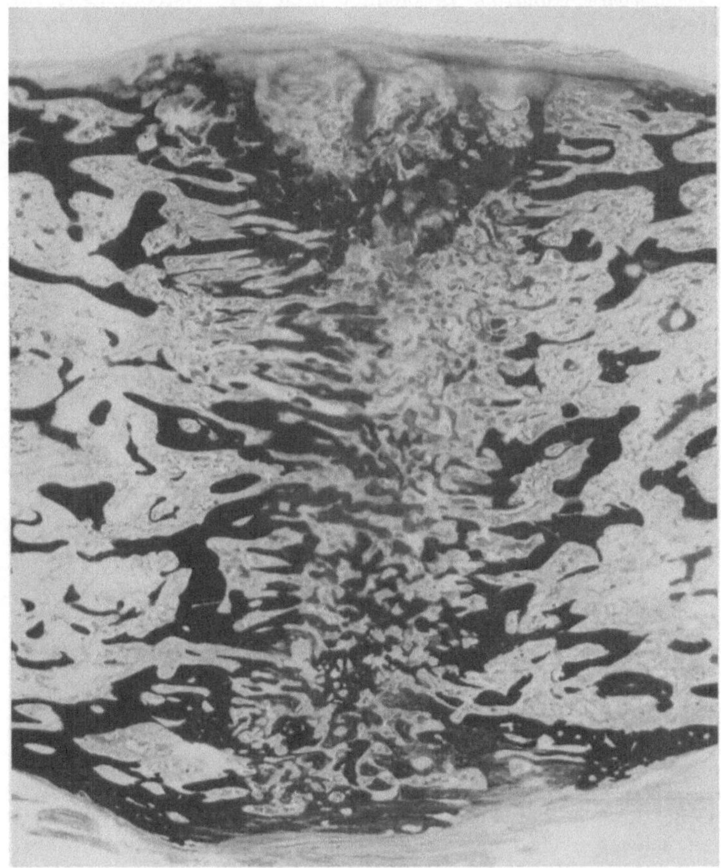

Abb. 34. Rippenumbauzone bei Osteomalacie. Übersicht. Ausdifferenzierung einer gestrüppartigen Mikrospongiosa im Umbaugebiet. N., Rosa, 61jährig (SN. 292/1922), Maßstab 6:1.

der Rippen, Falt- oder Schnabelbecken, Verkrümmung der Beine und Coxa vara. Die Biegungsverkürzung der Wirbelsäule führt zu charakteristischen Faltbildungen am Rücken und in den Bauchdecken.

Die *D-avitaminotische Osteomalacie* ist generalisiert, die *puerperale Osteomalacie* ist auf das Becken und die beckennahen Skeletteile beschränkt. Sie wird in der Regel erst nach mehreren Schwangerschaften manifest und verschlimmert sich bei jeder weiteren Gravidität.

Das *histologische Schnittbild* des osteomalacischen Knochens zeigt einen fortschreitenden Ersatz der kalkhaltigen Haversschen Osteonen durch kalkarme Osteonen und Osteoid (Abb. 32). Gleichzeitig werden an die Spongiosabälkchen osteoide Säume angelagert. Bei fortgeschrittenem Umbau entwickeln sich an den Spannungsspitzen, besonders an den Rippen und den Schambeinästen, Umbauzonen[1]. Im Röntgenbild sind die Umbauzonen gekennzeichnet durch eine quer verlaufende bandförmige Knochenunterbrechung, beidseits begrenzt durch krausenartige Knochenverdichtungen (Abb. 33). Histologisch liegt den Umbauzonen ein örtlich beschleunigter Austausch kalkhaltiger gegen kalklose Osteonen zugrunde mit sekundären Dauerfrakturen und Einbau eines Osteoidcallus oder einer Faserknorpelplatte (Abb. 34—35).

Als *Milkmansches Syndrom* bezeichnet man eine Osteomalacie mit vielen Umbauzonen[2].

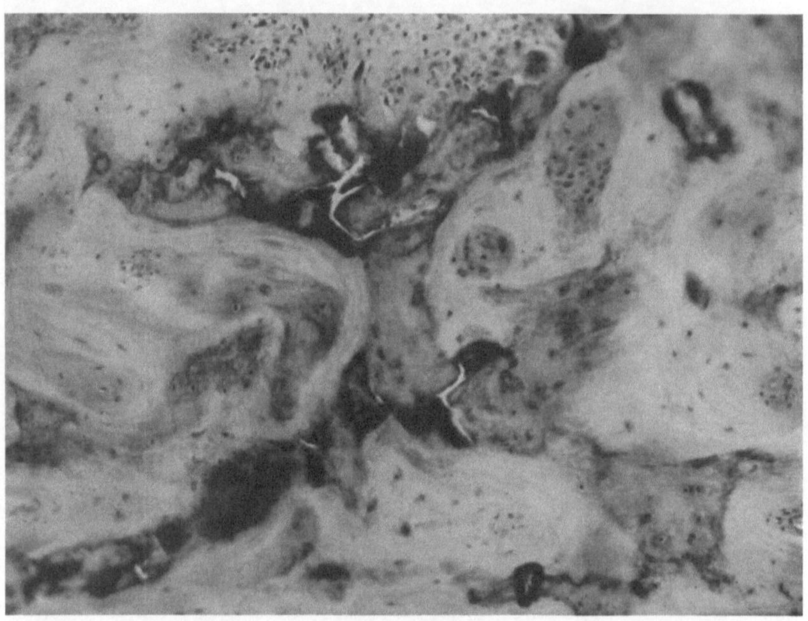

Abb. 35. Rippenumbauzone bei Osteomalacie. Umbaufeld mit reichlich Osteoid und Mikrofissuren. B., Rosa, 61jährig (SN. 292/1922).

Jede generalisierte Osteomalacie zeigt Zeichen eines dissezierenden fibroosteoklastischen Osteoabbaues als Ausdruck eines sekundären Hyperparathyreoidismus[3]. In schweren Fällen wird das Schnittbild durch die Fibroosteoklasie beherrscht. Im besonderen steht der fibroosteoklastische Umbau des Schädeldaches in engstem Zusammenhang mit einer vermehrten Ausschüttung von Parathormon. Progressiver Ersatz der kalkhaltigen Osteonen durch kalklose Osteonen und parathormonal stimulierte Fibroosteoklasie führen gemeinsam zur schwersten Skeleterweichung und weitgehenden Auflösung, die man als Knochenkachexie bezeichnet. Sie ist eine charakteristische Endform der nicht avitaminösen Osteomalacie bei Phosphatdiabetes[4].

Zufuhr von Vitamin D führt zur Heilung von Rachitis und Osteomalacie. Die *Heilungsvorgänge* bei Rachitis unterscheiden sich in nichts von den Feststellungen im Tierexperiment. Unter dem Einfluß von Vitamin D wuchern perichondrale Gefäße in den Epiphysenfugenknorpel ein an der Stelle, an welcher der enchondrale Ossifikationsprozeß bei ungestörtem Längenwachstum angelangt wäre, und bauen eine neue Ossifikationszone auf. Das rachitische Ossifikations-

---

[1] Looser 1908, Uehlinger 1959.   [2] Milkman 1934.
[3] Schmidt 1928, Uehlinger 1957.   [4] Uehlinger 1957.

chaos wird erst zu einem späteren Zeitpunkt aufgelöst. Die periostalen Osteophyten werden größtenteils abgebaut, leichte Deformitäten ausgeglichen, schwere gemildert. Wachstumsrückstände werden dagegen nur ganz unvollkommen aufgeholt. Es verbleibt ein dysproportionierter Minder- oder Zwergwuchs mit übermäßiger Kürzung der Gliedmaßen.

Die Recalcifikation des osteomalacischen Skeletes führt zur Konsolidierung der Deformitäten.

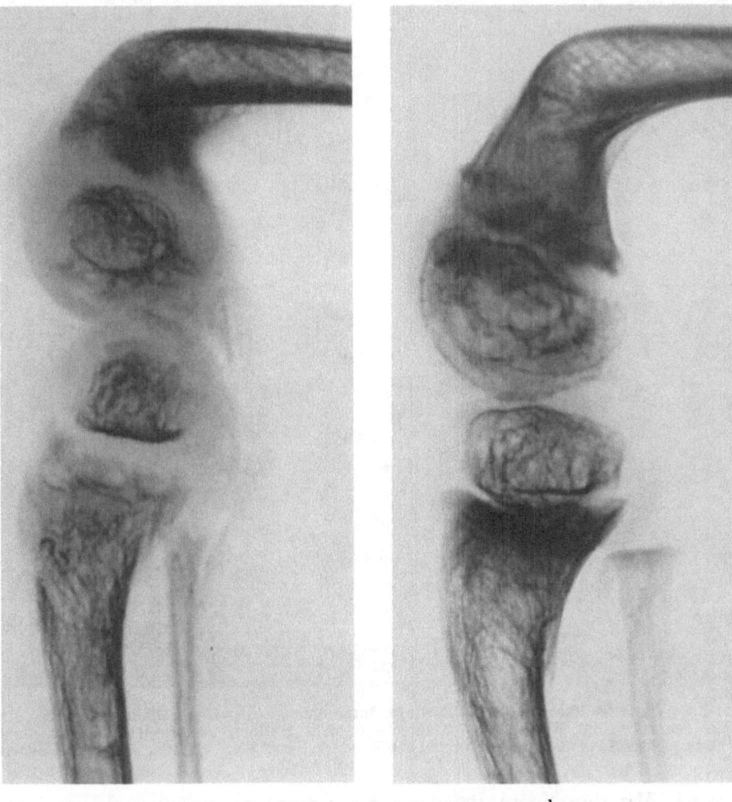

a   b

Abb. 36a u. b. Vitamin D-Mangelrachitis bei einem 6¹/₂jährigen Knaben. a Aufnahme mit 6¹/₂ Jahren. Schwerste floride Rachitis mit breiten flau begrenzten porotischen Metaphysen und winkliger Verbiegung des Femurschaftes. b Aufnahme mit 7¹/₄ Jahren nach Behandlung mit Vitamin D: weitgehende Rachitisheilung. Verschmälerung der Epiphysenfuge auf die Norm. Scharfe Skeletkonturen. Hypertrophisch-atrophische Spongiosa in den Epiphysen. (Aufnahmen Kinderklinik der Universität Zürich, Prof. G. FANCONI.)

Die Ausheilungsform von Rachitis und Osteomalacie ist zusätzlich abhängig von der Begleitatrophie. Selbst das wachsende Skelet ist unfähig, bei Normalisierung des Serum-Calcium/Phosphatspiegels wieder eine reguläre, feingliedrige, engmaschige, auf dem rechtwinkligen Kreuzungsprinzip (orthogenetisches Prinzip) beruhende Spongiosa aufzubauen. Die Rekonstruktion benützt vielmehr die vereinfachte Gerüstform der *hypertrophischen Atrophie* mit starker Reduktion der Zahl der Knochenbälkchen, Verstärkung des einzelnen Knochenbälkchens und präziser Einordnung der verdickten Knochenbälkchen in die maßgebenden Zug- und Drucklinien. Besonders eindrücklich gelangen diese Heilungsbilder im Summationseffekt des Röntgenbildes wie im Macerationspräparat zur Darstellung (Abb. 36 und 37).

Der Schweregrad der rachitischen und osteomalacischen Verkalkungsstörung wird weitgehend durch die Serumspiegel von Calcium und Phosphat bestimmt (s. S. 787). Diese stehen in Abhängigkeit von der Vitamin D-Wirkung auf Darm und Niere. Vitamin D fördert sowohl die enterale Calciumresorption wie die renale Phosphatausscheidung. Die vermehrte renale Phosphatausscheidung führt ebenfalls zu einer Erhöhung des Serumcalciumspiegels, da bei Absenkung des Serumphosphatspiegels mehr Calcium in den Körperflüssigkeiten gelöst

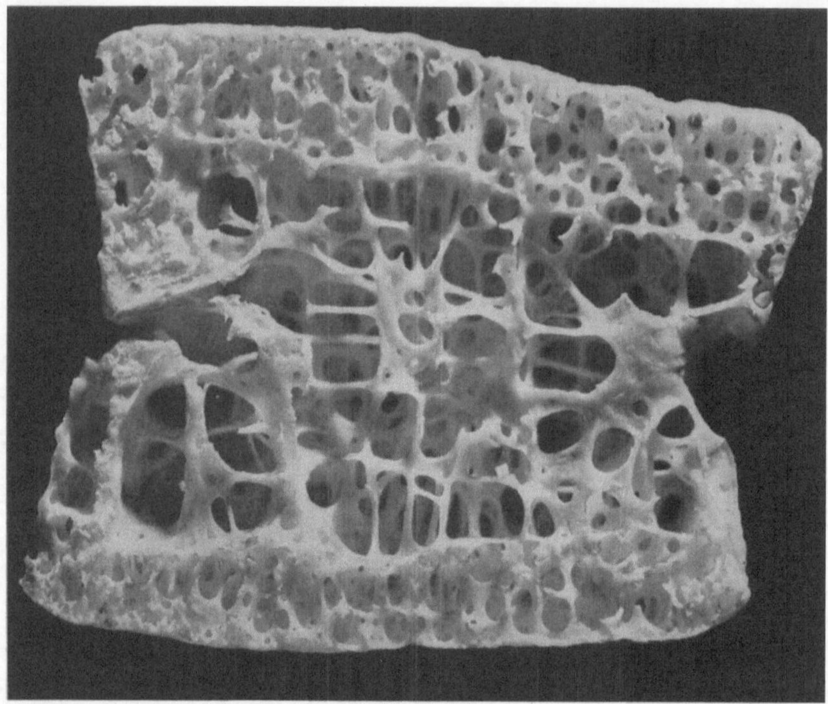

Abb. 37. Geheilte porotische Rachitis. Sagittalschnitt durch einen Brustwirbel. 9jähriger Knabe. Rarefizierte grobtrabeculäre Spongiosa im Wirbelkern (entsprechend einer floriden porotischen Rachitis im Alter von 6½ Jahren). Engmaschige Normalspongiosa entlang den Bandscheiben. (SN. 1412/1960.) Gleicher Fall wie Abb. 36.

werden kann[1]. Mit der Normalisierung des Serumcalciumspiegels wird auch die Aktivität der Epithelkörperchen auf die Norm zurückgeführt[1]. Vitamin D, Parathormon und Dehydrotachysterol wirken gleichsinnig stimulierend auf die enterale Calciumresorption und die renale Phosphatausscheidung, doch sind die Wirkakzente unterschiedlich verteilt. Albright[1] hat für das Wirkungspotential nebenstehende Tabelle aufgestellt:

Tabelle 4. *Wirkungspotential von Vitamin D, Dihydrotachysterol und Parathormon auf die intestinale Calciumresorption und die renale Phosphatausscheidung.*

	Intestinale Calcium-resorption	Renale Phosphat-ausscheidung
Vitamin D	++++	++
Dihydrotachysterol .	++	+++
Parathormon. . . .	+	++++

Vitamin D, Dihydrotachysterol und Parathormon können sich in ihrer Wirkung potenzieren oder vertreten. Die Wirkung im Einzelfall wird bestimmt durch den augenblicklichen Serumspiegel von Calcium und Phosphat. Es ergibt sich daraus ein wechsel-

[1] Albright und Reifenstein 1948.

reiches Spiel von Wirkungsverstärkungen und Dämpfungen, das oft schwer zu durchschauen ist. Die gegenseitige Abhängigkeit der Vitamin D-Wirkung auf den Serumcalcium/Phosphatspiegel, die enterale Calciumresorption und die renale Phosphatausscheidung veranschaulicht ein Wirkungsschema von ALBRIGHT u. Mitarb. (Tabelle 5).

Tabelle 5. *Wirkungsschema des Vitamin D nach* ALBRIGHT, BURNETT, PARSONS, REIFENSTEIN und Roos (1946)[1].

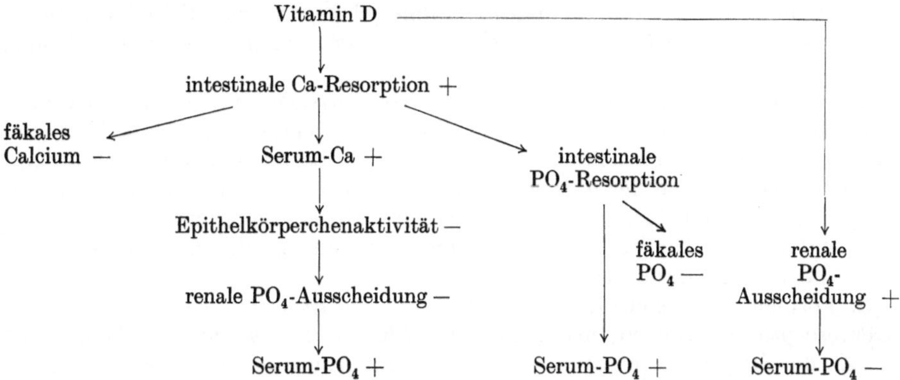

Aus dem Schema von ALBRIGHT geht beispielsweise hervor, daß auf Vitamin D-Zufuhr der Serumphosphatspiegel ansteigen wird, wenn die Förderung der *intestinalen* Calciumresorption vorherrscht, da der Anstieg des Serumcalciumspiegels eine vorübergehende Inaktivierung der Epithelkörperchen auslöst und der Ausfall des Parathormons die renale Phosphatausscheidung einschränkt. Steht aber die *renale* Wirkung des Vitamins im Vordergrund, so wird durch Steigerung der Phosphaturie der Blutphosphatspiegel abgesenkt und damit eine Entkalkung des Skeletes eingeleitet (paradoxer Vitamin D-Effekt). Diese unterschiedlichen Wirkungen und konditional abgestuften Wirkungsmöglichkeiten sind besonders dann zu berücksichtigen, wenn die Ca/PO₄-Störung nicht auf einem Vitamin D-Mangel, sondern auf einem Vitamin D-unabhängigen Mechanismus beruht (renale Rachitis, Phosphatdiabetes).

Die Heilung der avitaminotischen Rachitis und Osteomalacie beruht im wesentlichen auf der Normalisierung des Verhältnisses Serum-Calcium/Serum-Phosphat und der absoluten Werte. Es handelt sich dabei um eine charakteristische Vitaminleistung. Jeder andere Vorgang aber, der die Serumcalcium/Phosphat-Homöostase wiederherstellt, kann ebenfalls zur Heilung der Rachitis führen. So kommt der *Inaktivierung* ein gewisser rachitischer Heilungseffekt zu, indem der Calciumbedarf für die enchondrale Ossifikation aus dem bei der Inaktivitätsosteoporose frei werdenden Skeletcalcium gedeckt wird[2].

Auch *Hunger* wirkt rachitisheilend, besonders bei der normocalcämischen-hypophosphatämischen Form. Hunger führt rasch zu einem Anstieg des Serum-phosphatspiegels, indem bei dem verstärkten endogenen Eiweißabbau Phosphat freigesetzt wird. Die experimentelle Rattenrachitis heilt in 4 Hungertagen[2].

Man bezeichnet als *Vitamin D-resistente Rachitis*[3] eine Rachitis, die nur mit ungewöhnlich hohen Dosen von Vitamin D, die an der Toxicitätsgrenze liegen, zur Heilung gebracht werden kann (Tagesdosen von 1000—2000 bis 10 000 bis

---

[1] ALBRIGHT, BURNETT, PARSONS, REIFENSTEIN und ROOS 1946.
[2] THOMAS, HOWARD und CONNOR 1957.   [3] FANCONI 1955, DENT 1954, McCANCE 1947.

20000 Vitamin D-Einheiten). Die pathogenetische Grundlage der Verkalkungs-störung ist eine Vitamin D-unabhängige Hypocalcämie oder Hypophosphatämie mit Reduktion des Produktes aus Serumcalcium in mg-% × Serumphosphate in mg-% unter den kritischen Grenzwert von 30[1]. Ätiologisch liegen diesen Krank-heitsbildern vorwiegend chronische *renale Ausscheidungsstörungen* infolge chro-nischer Nierenentzündungen zugrunde (Pyelonephritis, interstitielle Nephritis unbekannter Ätiologie, chronische Glomerulonephritis, Nephronophthise) oder einer angeborenen, meist *erblichen Stoffwechselstörung mit erhöhter Phosphat-clearance* und sekundärer Hypophosphatämie. Fanconi hat diese Krankheits-gruppe als Phosphatdiabetes bezeichnet[2]. Dent und Harris unterscheiden 2 Hauptgruppen mit je 3 Untergruppen:

1. *Formen ohne Niereninsuffizienz*, die aber trotzdem einen tubulären Defekt aufweisen im Sinne einer Störung der Phosphatrückresorption. Rachitis und Wachstumsstörung treten meist erst nach dem 2. Lebensjahr auf. Der Serum-calciumspiegel liegt an der unteren Grenze der Norm, erreicht aber nie Tetanie-werte (unter 7,5 mg-%), Muskelschwäche und Muskelhypotonie halten sich in mäßigen Grenzen. Die Verkalkungsstörung kann zum mindesten teilweise durch sehr hohe Dosen Vitamin D behoben werden.

2. Formen, bei denen die *erhöhte Phosphatclearance* mit weiteren tubulären Rückresorptionsstörungen, insbesondere von *Glucose und Aminosäuren*, kombiniert ist. Zu der Hyperphosphaturie, Glucosurie und Aminoacidurie gesellen sich oft noch weitere Nierenschäden wie Proteinurie und Konzentrationsstarre. Die Krankheitsbilder dieser zweiten Gruppe werden meist als *Fanconi-Syndrom* bezeichnet. (Für Einzelheiten sei auf die zusammenfassende Arbeit von Dent und Harris verwiesen[3].)

Gewissermaßen das Gegenstück zur Vitamin D-resistenten Rachitis bildet die *idiopathische Hypercalcämie*, von der eine leichte Form (Lightwood[4]) und eine schwere Form (Fanconi-Girardet und Schlesinger-Butler-Black[5]) unter-schieden wird. Das Leitsymptom der leichten Form der idiopathischen Hyper-calcämie ist ein Wachstumsstillstand im Kleinkindesalter (failure to thrive). Weitere Symptome sind Anorexie, Obstipation, Polydipsie, Polyurie, Muskel-hypotonie, hypothyreotische Gesichtszüge. Biochemisch besteht eine mäßige Hypercalcämie, Hypercalcurie und Hyposthenurie. Skeletveränderungen sind nicht nachzuweisen. Bevorzugt ist das weibliche Geschlecht. Kalkarme Kost oder Cortison führen zu einer raschen Normalisierung des Serumcalciumspiegels. Dauerschäden sind nicht bekannt. Der Hypercalcämie liegt wahrscheinlich eine abnorme *Empfindlichkeit auf Vitamin D* zugrunde mit einer über den Bedarf gesteigerten enteralen Calciumresorption.

Die *schwere Form der idiopathischen Hypercalcämie* ist wahrscheinlich ein selb-ständiges Krankheitsbild. Die Beziehungen zum Vitamin D sind noch ungeklärt. Das Krankheitsbild ist gekennzeichnet durch Minderwuchs, eigenartig liebliche, elfenähnliche Gesichtszüge, Strabismus convergens, geistigen Entwicklungsrück-stand und Störungen der Nierenfunktion (leichte Proteinurie, erniedrigte Harn-stoffclearance). Die Phosphatclearance ist normal[6]. Die Serumcalciumwerte liegen zwischen 13,5 und 8,9 mg-%, die Serumphosphatwerte zwischen 6,3 bis 4,3 mg-%, der Reststickstoffwert zwischen 27 und 70 mg-%. Die Skeletröntgen-bilder zeigen eine wechselnd ausgeprägte Osteosklerose besonders der Schädel-basis und der metaphysären Spongiosa. Die Serumwerte von Vitamin A sind

---

[1] Howland und Kramer 1922.
[2] Fanconi 1951, Prader, Illig, Uehlinger und Stalder 1959, Dent und Harris 1956.
[3] Dent und Harris 1956.   [4] Lightwood 1952.
[5] Fanconi und Girardet 1952, Schlesinger, Butler und Black 1956.
[6] Fellers und Schwartz 1958.

erhöht (94—187 mcg auf 100 ml), Spätstadien zeigen die Symptome der Nephrocalcinose mit Polyurie und Konzentrationsstarre. Nach Untersuchungen von
FELLERS und SCHWARTZ ist die *Vitamin D-Aktivität* im Serum gegenüber der

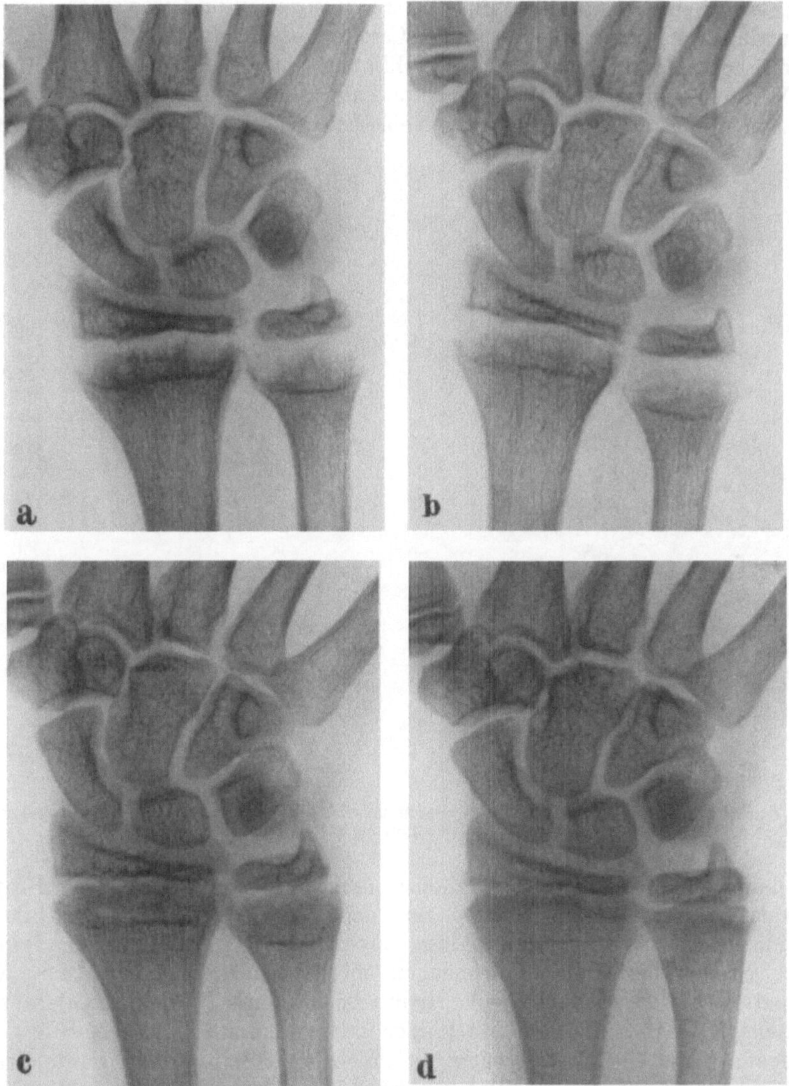

Abb. 38a—d. Schwere Rachitis bei „reparativem Riesenzellgranulom" der linken 6. Rippe. a Schwere Rachitis des Handgelenkes 1 Monat vor Exstirpation der Rippengeschwulst. b Zustand unmittelbar vor der Geschwulst-resektion. c Deutliche Besserung 2 Wochen nach der Geschwulstresektion, d vollständige Heilung 6 Wochen nach der Geschwulstresektion. Mädchen 11½jährig (Röntgenaufnahme Kinderklinik der Universität Zürich, Prof. G. FANCONI).

Norm um das *20—30fache erhöht*[1]. Diese Untersuchungen bedürfen noch der Nachprüfung.

Völlig neue Probleme der Beziehungen zwischen Vitamin D und Rachitis wirft eine wohl einmalige Beobachtung einer *Spätrachitis infolge einer Knochen-*

---

[1] FELLERS und SCHWARTZ 1958.

geschwulst auf[1]. Bei einem $11^1/_2$ Jahre alten Mädchen entwickelt sich innerhalb eines Jahres eine schwere Spätrachitis mit Skeletschmerzen, Muskelschwäche und serumchemischen Veränderungen (Serumcalcium 9,9 mg-%, Serumphosphate 1,9 mg-%, alkalische Phosphatase 26 Bodansky-Einheiten). Die Nierenfunktionsprüfung ergibt eine verminderte Phosphatrückresorption und eine eingeschränkte Konzentrierungsfähigkeit. Die renale Calciumausscheidung ist normal. Die Skeletröntgenbilder zeigen das typische Bild der schweren Rachitis mit beträchtlicher Verbreiterung der Epiphysenfuge und strähniger Auflösung der Metaphyse in den Fugenknorpel (Abb. 38) und als Nebenbefund eine paravertebrale cystische

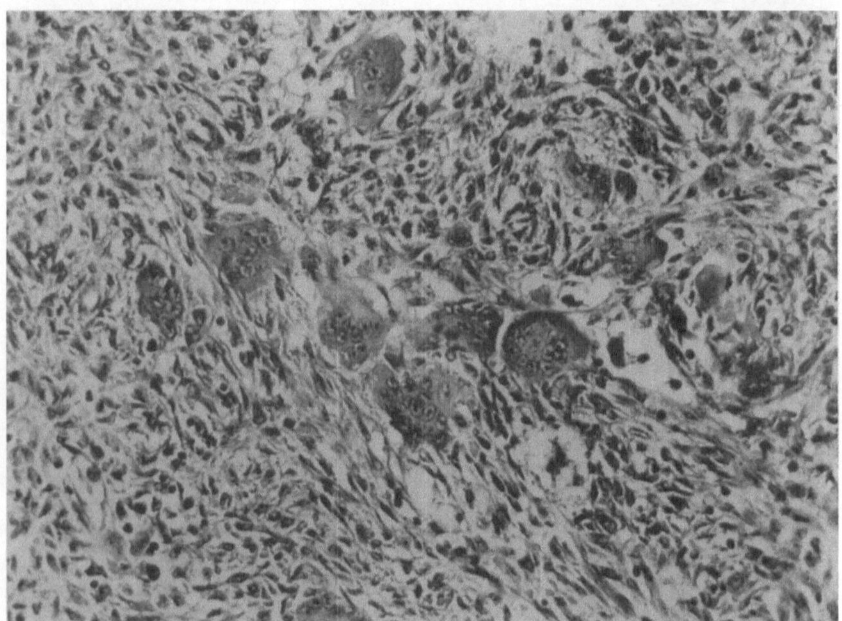

Abb. 39. Reparatives Riesenzellgranulom (Jaffe) oder brauner Tumor bei schwerer Rachitis. Heilung derselben nach Geschwulstresektion. Mädchen $11^1/_2$jährig.

Auftreibung der linken 6. Rippe. Biopsie und Resektionspräparat der Rippengeschwulst entsprechen dem Bild des reparativen Riesenzellgranuloms (Jaffe[2]), d. h. einer geschwulstähnlichen Bildung aus vielkernigen Riesenzellen, Spindelzellen, Schaumzellen und Makrophagen mit Hämosiderin (Abb. 39). Nach Exstirpation der Rippengeschwulst heilt die Rachitis, ohne besondere antirachitische Maßnahmen, innerhalb kurzer Zeit vollkommen aus (Abb. 38). Da eine bekannte Ursache für die Spätrachitis nicht gefunden werden konnte, drängt sich die Annahme auf, daß die Rippengeschwulst selbst einen rachitiserzeugenden Stoff produziert haben muß. Für die Wirkungsweise eines solchen Stoffes stehen sich 2 Hypothesen gegenüber:

1. Der von der Geschwulst erzeugte Stoff wirkt als Vitamin D-Antagonist.

2. Der von der Geschwulst produzierte Stoff übt eine dem nephrotropen Parathormonanteil ähnliche Wirkung aus und erzeugt durch Hemmung der tubulären Phosphatrückresorption eine rachitogene Hypophosphatämie. Da das Parathormon auch die Wasserrückresorption hemmt, würde diese These zugleich die verminderte Konzentrierungsfähigkeit der Nieren erklären.

---

[1] Prader, Illig, Uehlinger und Stalder 1959.   [2] Jaffe 1953.

Zum Schluß sei noch auf die Hypercalcämiesyndrome bei malignen Geschwülsten (ohne Skeletmetastasen)[1] und bei Sarkoidose[2] hingewiesen, bei denen angenommen wird, daß Geschwulstparenchym und Granulationsgewebe einen Stoff produzieren, der die Ansprechbarkeit der Gewebe auf Vitamin D erhöht. Alle diese Beobachtungen zeigen, daß die Problematik um das Vitamin D noch keineswegs abgeschlossen ist.

Von den *Vitaminen B, E und K* sind keine Skeletmangelsyndrome bekannt.

6. Gelenke.
(Literatur s. S. 1007.)

Über experimentelle Vitaminschäden an Gelenken ist wenig bekannt. Nur der relative oder absolute Mangel an *Vitamin C* (Ascorbinsäure = AS) scheint charakteristische Gelenkschäden zu verursachen.

Der Gelenkknorpel stellt den Mantelrest der knorpeligen Epiphysenanlage dar. Er ist nur in geringem Maße am Längenwachstum der Röhrenknochen beteiligt. Beim Menschen beträgt der Anteil des Femurkopfknorpels am Längenwachstum des Oberschenkelknochens während der Wachstumsperiode 18 mm, des distalen Epikondylengelenkknorpels 25 mm. Nach dem knöchernen Epiphysenfugenschluß ist ein Längenwachstum der Röhrenknochen nur noch über eine Proliferation der Gelenkknorpel möglich. Der dadurch erzielte Längenzuwachs beträgt für den Femur bis zum 30. Lebensjahr noch 3 mm, zwischen dem 30. und 50. Lebensjahr noch 1—2 mm[3].

Nach dem knöchernen Epiphysenfugenschluß machen die Gelenke, insbesondere die Hüftgelenke, noch eine gewisse Umformung durch. In dem vom statischen Druck entlasteten caudalen Femurkopfquadranten setzt ein lebhaftes Knorpeldickenwachstum ein, verbunden mit Tiefenvascularisation und Tiefenossifikation, wobei nur die Kalkknorpelschicht erhalten bleibt. Im belasteten kranialen Quadranten wird dagegen der Gelenkknorpel durch Ossifikation der tiefen Schicht verschmälert. Vitaminmangel und -überfluß können auf diesen Umbauprozeß einwirken.

Vitamine A und D können unmittelbar über Störungen der enchondralen epi- und metaphysären Ossifikation, besonders während der Wachstumsperiode, verformend auf die knorpelig-knöchernen Gelenkkonstituenten einwirken und auf diese Weise eine Arthrose verursachen.

Die ersten Hinweise auf *Gelenkveränderungen bei Vitamin C-Mangel* finden sich bei RINEHART[4], der 1935 auf die morphologische Ähnlichkeit, ja Übereinstimmung der experimentell beim Meerschweinchen durch C-Hypovitaminose erzeugten Arthrose/Arthritis und der chronischen rheumatischen Polyarthritis hingewiesen hat. Die morphologische Ähnlichkeit veranlaßte RINEHART schließlich, umfangreiche Tierexperimente durchzuführen, mit dem Ergebnis, daß es ihm gelang, durch Vitamin C-Mangel wenigstens bei Meerschweinchen, chronische deformierende Gelenkprozesse zu erzeugen. Nachprüfungen[5] brachten eine Bestätigung der Rinehartschen Befunde.

Erhalten Meerschweinchen mit einem Gewicht von 50—70 g eine Vitamin C-freie Skorbutkost mit einem Ascorbinsäurezusatz von täglich 0,05—0,08 mg, so treten am Ende der 2. und zu Beginn der 3. Versuchswoche massive Schwellungen der Gliedmaßen, insbesondere der Knie-, Sprung- und Handwurzelgelenke auf, denen umfangreiche Blutungen und Fibrinausscheidungen in das periartikuläre

---

[1] PLIMPTON und GELLHORN 1956, UEHLINGER 1956/57, 1961.   [2] UEHLINGER 1955.
[3] JOHNSON 1959.   [4] RINEHART 1935.
[5] PIRANI, BLY und SUTHERLAND 1950, CRUCHAUD 1956.

Gewebe zugrunde liegen. Die Blutungsneigung erreicht ihr Maximum in der 6.—9. Woche und sistiert nach der 12. Woche. In den folgenden Wochen ent-

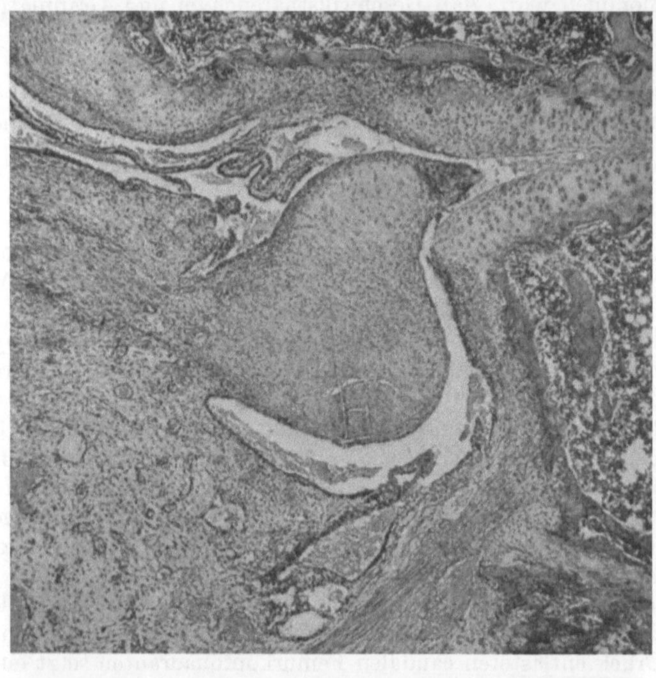

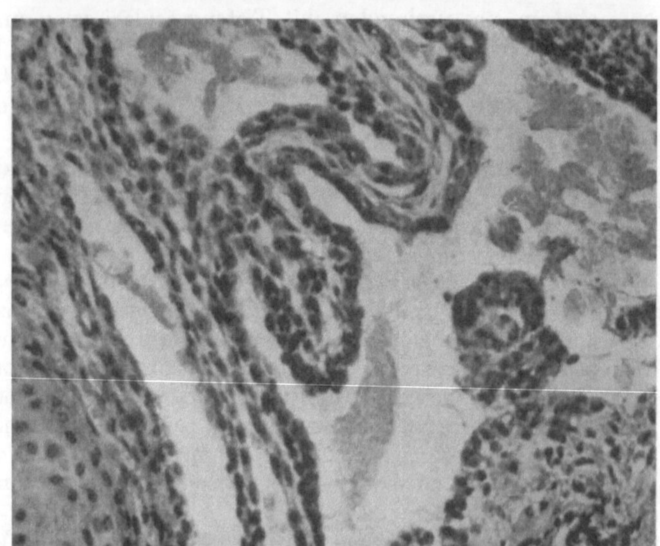

Abb. 40a u. b.   Experimentelle Ascorbinsäuremangel-Arthrose-Arthritis des Kniegelenkes bei Meerschweinchen. Spätphase mit starker pericapsulärer Spindelzellwucherung. a Übersicht. b Detailbild. (Aus PIRANI, BLY und SUTHERLAND 1950.)

wickelt sich an den Kniegelenken, unter fortschreitender Resorption des sero-fibrinösen hämorrhagischen Exsudates, eine zunehmende Versteifung in extremer Flexionsstellung, in geringem Maße auch an den übrigen Gelenken. Die Wirbel-säule zeigt eine Fixation der Costo-vertebralgelenke, eine Zunahme der Krümmung

oder der Streckung. Bei einigen Versuchstieren scheint auch das Mandibular-
gelenk mitbeteiligt zu sein. Die Kontrakturverkrüppelung erreicht in der
12.—24. Versuchswoche ihren höchsten Grad und bleibt von diesem Zeitpunkt an,
auch bei weiterem Vitamin C-Mangel, stationär, indem sich der Stoffwechsel der
Versuchstiere offenbar auf diese Kostform einstellt. Die Röntgenbilder zeigen
eine fortschreitende Osteoporose der knöchernen Gelenkkonstituenten.

Bei einigen Versuchstieren entwickeln sich zusätzlich subcutane Knoten an
den Stellen, wo die Haut unmittelbar über die Knochenvorsprünge hingleitet.
Dadurch wird die Ähnlichkeit der Gelenkveränderungen mit einer Polyarthritis
rheumatica nodosa noch verstärkt. Die chronischen Gelenkprozesse sind von

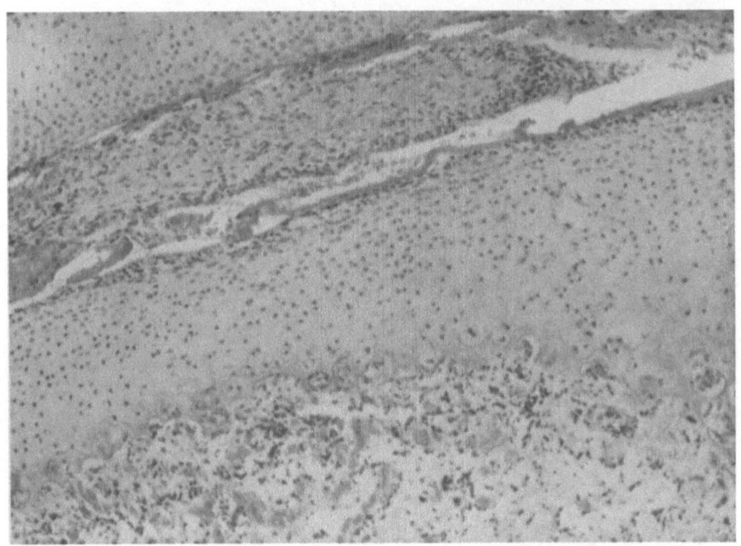

Abb. 41. Experimentelle Ascorbinsäuremangel-Arthrose-Arthritis des Kniegelenkes bei Meerschweinchen. Pannus-
artiges Einwuchern der Gelenkkapsel in den Gelenkspalt. (Aus PIRANI, BLY und SUTHERLAND 1950.)

einer progressiven Muskelfibrose und Atrophie begleitet. Das *histologische Gelenk-
schnittbild* zeigt in der Frühperiode ein fibrinös-hämorrhagisches Gelenk-Exsudat.
Das Blut wird in verhältnismäßig kurzer Zeit aufgelöst, das Fibrin von wuchernden
Synovialzellen umwachsen und in die Gelenkkapsel eingebaut. In den folgenden
Wochen kommt es zu umfangreichen Fibroblastenproliferationen im periartikulären Gewebe, um die Gelenkkapsel und Sehnenansätze. Die Fibroblastenwuche-
rungen sind auf der Flexorenseite stärker ausgeprägt als auf der Extensorenseite
und füllen im Kniegelenk die Fossa poplitea aus. Die subsynovialen Fettgewebs-
läppchen werden ebenfalls durch Fibroblasten ersetzt und tragen damit zur
Bewegungseinschränkung der Gelenke bei. Das wuchernde, gut vascularisierte
junge Bindegewebe bleibt aber überall unreif und bildet kaum kollagene Zwischensubstanz. Nur ausnahmsweise erfolgt in der Fossa poplitea die Ausscheidung einer
chondroiden Zwischensubstanz (Abb. 40).

Die Veränderungen am Gelenkknorpel sind auffallend gering. Manchmal
überschichten die fibrinhaltigen Synovialzotten pannusartig den Gelenkknorpel
und lösen die oberflächlichen Knorpelschichten auf (Abb. 41).

Zusätzliche gelenkferne bakterielle Infekte führen zu einer zeitlichen Raffung
und Intensivierung der Gelenkprozesse[1]. Ein Vergleich der hypovitaminotischen

---

[1] RINEHART 1935.

Gelenkprozesse an fixierten und nichtfixierten Kniegelenken ergibt, daß Blutung und Fibrinausscheidung im wesentlichen bewegungsunabhängig sind, während die periartikulären Spindelzellwucherungen in ihrem Ausmaß und in der Axenrichtung der Spindelzellen weitgehend bewegungsabhängig sind[1].

Cruchaud[2] gelang es, durch genaue Kontrolle der Kostform und stete Variation der C-Vitaminzusätze 2 Meerschweinchen bei einer hypovitaminotischen Kost während 240 bzw. 297 Tagen am Leben zu erhalten. Gegenüber den Kontrollen zeigten die hypovitaminotisch ernährten Versuchstiere einen verzögerten Gewichtsanstieg mit Stabilisation des Gewichtes zwischen 450 und 600 g. Die

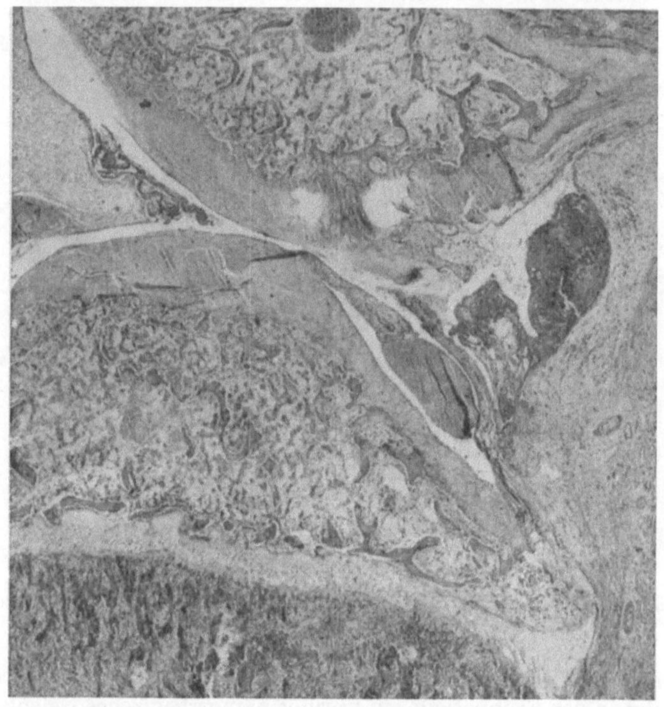

Abb. 42. Experimentelle Ascorbinsäuremangel-Arthose-Arthritis des Kniegelenkes bei Meerschweinchen. Starke Deformierung der Gelenkköpfe. Zottige Wucherung der Gelenkkapsel. Fibrinohämorrhagisches Gelenkexsudat. (Aus Pirani, Bly und Sutherland 1950.)

Tiere zeigten in den ersten 4 Wochen nur eine geringe Gehbehinderung, von der 5.—10. Versuchswoche zunehmende Gehschwierigkeiten mit Nachziehen der hinteren Gliedmaßen, von der 11.—14. Woche deutliche schmerzhafte Gelenkschwellungen, von der 14.—24. Woche zunehmende Anschwellung und Fixation der Gelenke in Kontrakturstellung, ab 24. Versuchswoche dauernde Verschlimmerung der Gelenkbefunde. Röntgenologisch konnte ab 5. Woche eine zunehmende Entkalkung der Epi- und Metaphysen um die Kontrakturgelenke, insbesondere Kniegelenke, nachgewiesen werden.

Die schwersten anatomischen Veränderungen zeigen die Kniegelenke. Bei 2 Meerschweinchen, die am 240. und 297. Versuchstag getötet wurden, sind die Gelenkköpfe wellig deformiert (Abb. 42). Der Gelenkknorpel der distalen Femurepiphyse ist gegenüber der Kniescheibe stark verdünnt und oberflächlich demaskiert, gegenüber den Tibiakondylen zusätzlich in seinem Aufbau schwer

<hr>

[1] Pirani, Bly und Sutherland 1956.   [2] Cruchaud 1956.

geschädigt. Man findet daselbst Chondrocytennekrosen und Proliferationen, Tiefenvascularisation, Verlust der Basophilie der Grundsubstanz und zunehmende subchondrale Osteosklerose. Die subchondralen Markräume enthalten vielfach fibröses Mark mit chondroider Transformation. Die Gelenkknorpel der Tibiakondylen sind in gleicher Weise verändert. Die äußeren Gelenkkapselschichten zeigen umfangreiche Spindelzellproliferationen, besonders in der Fossa poplitea, an umschriebener Stelle sogar mit der Ausbildung einer chondroiden Grundsubstanz. Der Gelenkbinnenraum wird durch umfangreiche Pannusbildungen ausgefüllt. Die Überwucherung der Gelenkknorpel beginnt meist vom anterioren Recessus aus. Das capillarreiche spindelzellige Bindegewebe schiebt sich sowohl über Tibiaknorpel wie über den Knorpelbelag der Kniescheibe. Auch die Menisci werden in ihrem ossifizierten Anteil von Pannusgewebe überwuchert. An der Knochen-Knorpelgrenze bilden sich öfters periostale Osteophyten. Die epi- und metaphysäre Spongiosa von Femur und Tibia ist gelockert, weitmaschig; ihre Struktur entspricht der der Sudeckschen Atrophie und nicht einer Inaktivitätsosteoporose. Die Schaftcompacta ist unregelmäßig durch Osteophyten verdickt. Die Muskeln zeigen eine Fibroblastose und Fibrocytose.

Gesamthaft steht im Beginn der C-hypovitaminotischen Arthrose/Arthritis der Knorpelschaden. Er ist gekennzeichnet durch eine Abnahme der sauren Mucopolysaccharide und relative Zunahme der kollagenen Fibrillen. Der Knorpel verliert dadurch an Elastizität und wird vulnerabel. Für die Entwicklung der Arthrose ist die Beibehaltung der Beweglichkeit entscheidend.

Ein fast spezifisches Gepräge erhalten diese chronischen deformierenden Kniegelenkveränderungen (Arthritiden-Arthrosen) durch die umfangreichen Spindelzellwucherungen in den äußeren Schichten der Gelenkkapsel und paraartikulär. Es handelt sich vorwiegend um cytoplasmareiche, saftreiche, noch undifferenzierte Bindegewebszellen, die wohl vermehrungsfähig sind, nicht aber Zwischensubstanz ausscheiden können. Nur wenigen Zellen gelingt es im Verlaufe des Versuches, trotz Vitamin C-Mangel, zum echten Fibro-, Chondro- und Osteoblasten sich weiterzuentwickeln. Die ungenügende Zwischensubstanz ist nach CRUCHAUD[1] im wesentlichen auf Störung der Vitamin-Ca-abhängigen Oxydations- und Reduktionsprozesse zurückzuführen. Der Sauerstoffmangel hat eine ungenügende Zelltätigkeit und -reifung zur Folge, weshalb auch die Bildung der Zwischensubstanz unterbleibt. Mit dieser ganz allgemeinen These können nach CRUCHAUD sämtliche an Vitamin C-Mangel-Gelenken erhobenen Befunde erklärt werden.

Während RINEHART[2] die morphologische Identität der durch Vitamin C experimentell beim Meerschweinchen verursachten Gelenkveränderungen mit der primär chronischen Polyarthritis und dem visceralen Rheumatismus bejaht, wird diese Übereinstimmung sowohl von PIRANI u. Mitarb.[3] wie auch später von CRUCHAUD abgelehnt. Nach PIRANI unterscheidet sich die C-hypovitaminotische Arthrose von der rheumatischen Arthritis durch den Mangel an Entzündungszellen und Makrophagen, durch die viel ausgeprägteren Blutungen, die Markfibrose und die periostalen Osteophytenbildung. Die Wucherung der Synovialis ist bei Skorbut weitgehend reversibel und hat nicht diesen destruktiven Charakter wie bei der Polyarthritis rheumatica. Dazu kommt, daß die Gelenkveränderungen beim Skorbut generalisiert, nur in ihrem Schweregrad unterschiedlich sind. Bei der Polyarthritis rheumatica bestehen dagegen von Gelenk zu Gelenk große Unterschiede. Die einen Gelenke sind schwer verändert, andere zeigen gar keine Veränderungen. Ferner haben die Untersuchungen von MOURIQUAND[4] ergeben,

---

[1] CRUCHAUD 1956.   [2] RINEHART 1956.
[3] PIRANI, BLY und SUTHERLAND 1950.   [4] MOURIQUAND 1951.

daß neben der Entkalkung der Epi- und Metaphysen eine beträchtliche periostale Knochenneubildung stattfindet, ein Vorgang, der bei der primär chronischen Polyarthritis nicht beobachtet wird. Eine Übereinstimmung von rheumatischer Arthritis und Vitamin C-hypovitaminotischen Gelenkveränderungen muß daher aus morphologischen Gründen abgelehnt werden. Die Ähnlichkeit ist eine äußerliche, keine grundsätzliche. Auch Cruchaud[1] hält die C-hypovitaminotische Arthritis aus morphologischen Gründen als nicht identisch mit den Veränderungen bei chronischer Polyarthritis. Gegen eine Übereinstimmung sprechen der Mangel an fibrinoiden Nekrosen, der Mangel an Kapselvillositäten und -zottenbildungen, der Mangel an Lymphfollikeln und echten Entzündungszeichen. Der bei der C-Hypovitaminose gefundene Pannus ist nicht entzündlicher Natur, sondern stellt einen Organisationsvorgang für das intraartikulär ausgeschiedene Fibrin dar.

Obwohl heute die Schlußfolgerungen von Rinehart[1] nicht mehr Anerkennung finden, hat er durch seine Experimente und die erstmals durch Vitamin C-Mangel experimentell erzeugten Gelenkveränderungen die Erforschung der primär chronischen Polyarthritis maßgebend gefördert. Es wurde auf Grund der Rinehartschen Experimente lange Zeit versucht, den primär chronischen Gelenkrheumatismus des Menschen mit Vitamin C, eventuell in Kombination mit Nebennierenrindenhormonen oder Salicylsäurepräparaten, anzugehen. Die Hoffnungen, die an eine solche kombinierte Behandlung geknüpft waren, haben sich nicht erfüllt. Kleine oder mittlere Vitamin C-Dosen sind nicht in der Lage, eine Polyarthritis rheumatica chronica primaria in günstigem Sinne zu beeinflussen (Hall u. Mitarb.[2]). Dagegen scheint es möglich, daß sehr große Vitamin C-Dosen einen schmerzlindernden und beruhigenden Effekt haben. Wahrscheinlich wird in diesen Fällen Vitamin C nicht als ein Enzym, sondern als Baustein für die Corticoide eingesetzt und kann so zur Behebung der arthritischen Schmerzen beitragen.

In diesem Zusammenhang sind auch die Untersuchungen von Rinehart[1] über den relativen Vitamin C-Mangel bei Patienten mit chronischem Gelenkrheumatismus zu erwähnen. Er fand bei Patienten mit atrophischer, primär chronischer Polyarthritis erniedrigte Serumascorbinsäurewerte und bei Patienten mit hypertrophischer primär chronischer Polyarthritis übernormale Werte. Nachuntersucher[3] bestätigten, daß viele Polyarthritiker erniedrigte Serumascorbinsäurewerte aufweisen, wobei aber kein Unterschied zwischen Patienten mit atrophischen und hypertrophischen Formen gefunden werden konnte. Eine ätiologische oder pathogenetische Bedeutung wurde dem erniedrigten Ascorbinsäurewert, entgegen der Auffassung Rineharts, von den meisten nicht zuerkannt, sondern in Übereinstimmung mit Faulkner[4] in den tiefen Ascorbinsäurewerten nur eine Erschöpfungs- und unspezifische Begleiterscheinung gesehen, wie sie jedem chronischen Infekt mit Erschöpfungszeichen zukommt. Die chronische Polyarthritis nimmt in dieser Beziehung keine Sonderstellung ein.

Es erregte daher ein gewisses Aufsehen, als 1949 Lewin und Wassén[5] ihre ersten Berichte über eine günstige Beeinflussung des chronischen Gelenkrheumatismus durch die kombinierte Behandlung mit Desoxycorticosteronacetat (DCA) und Ascorbinsäure (AS) veröffentlichten. Das Auffallendste waren die Abnahme der Schmerzhaftigkeit und Zunahme der Beweglichkeit. Die allgemeinen Entzündungszeichen (BSR, Blutbild) zeigten dagegen keine Veränderungen. Injektion von DCA und AS allein hatten nicht den gleich guten Erfolg. Die kombinierte

---

[1] Rinehart 1956.   [2] Hall, Darling und Taylor 1939.
[3] Faulkner und Taylor 1937, Kühnau 1937, Hall, Darling und Taylor 1939, Freyberg 1942, Traut und Matousek 1949.
[4] Faulkner 1935.   [5] Lewin und Wassén 1949.

Behandlung DCA und AS trat für kurze Zeit in Konkurrenz mit der zu gleicher Zeit von HENCH[1] eingeführten Cortisonbehandlung der chronischen Polyarthritis. Die kritische Nachprüfung ergab in kurzer Zeit zahlreiche begeisterte Zustimmungen[2], auch in der von LE VAY und LOXTON[3] modifizierten Applikation, welche die sukzessive Injektion von öliger DCA-Lösung und 1 g AS durch die simultane intravenöse Mischinjektion beider Pharmaka ersetzte. DCA allein erwies sich in der Regel als wirkungslos. Injektion von AS allein brachte gelegentlich leichte Besserung.

Zahlreiche Untersucher[4] erzielten aber mit der von LEWIN und WASSÉN eingeführten DCA/AS-Behandlung keine Besserungen, sondern beobachteten gelegentlich sogar eine Intensivierung der Gelenkprozesse.

Angeregt durch die Mitteilung von LEWIN und WASSÉN[5] wurde auch experimentell versucht, die Wirkung von DCA und AS auf chronische Gelenkentzündungen zu überprüfen. Als Testobjekt diente die von SELYE[6] eingeführte chronische Formalin-Arthritis bei der Albinoratte.

Besonders eingehende Untersuchungen an der Formalin-Arthritis der Ratte wurden von SIEBENMANN[7] mit folgenden Versuchsanordnungen durchgeführt: unbehandelte Kontrollen, beidseitige Adrenektomie + DCA, beidseitige Adrenektomie + AS, nur AS, beidseitige Adrenektomie + DCA + AS, beidseitige Adrenektomie + Cortison. Die Wirkung hoher Ascorbinsäuredosen ist bei nichtadrenektomierten und adrenektomierten Tieren gleich. Die Wirkung von AS geht also nicht über die Nebennieren. Bei Einsatz von AS allein kann eine sichere Entzündungshemmung festgestellt werden: geringeres Ödem, verminderte Exsudation gelapptkerniger Leukocyten. Die Vernarbung scheint gegenüber Kontrollen eher verstärkt und beschleunigt zu sein. Die Mesenchymaktivierung und die Bildung der Kollagenfasern sind ausgeprägter. Die Wirkung der AS kann man gesamthaft dahin umschreiben, daß die Bildung eines reifen, kollagenfaserreichen Granulationsgewebes gefördert wird. AS erreicht aber nie die entzündungsdämpfende Wirkung, wie sie dem Cortison zukommt.

Übertragen auf die klinischen Behandlungsergebnisse kann aus den Versuchen von SIEBENMANN abgeleitet werden, daß die Ascorbinsäure bei Polyarthritis chronica rheumatica unter bestimmten Bedingungen die Transformation des Granulationsgewebes in fibrilläres Narbengewebe fördert und damit den entzündlichen Anteil des Gelenkprozesses stabilisiert oder sogar vermindert.

7. Knorpel.
(Literatur s. S. 1008.)

Die Beziehungen der Vitamine zu den Knorpelgeweben sind größtenteils in den Kapiteln 5: Skelet und 6: Gelenke abgehandelt.

Vitamin A-Mangel führt zu einem Stillstand der Knorpelzellproliferation in der Epiphysenfuge. Die Grundsubstanz bleibt normal[8].

Vitamin C hat keinen maßgebenden Einfluß auf den Knorpel, dessen Grundsubstanz vorwiegend aus sauren Mucopolysacchariden besteht. Nach FOLLIS[9] sind Verlangsamung der Knorpelzellproliferation und Knorpelzellreifung bei

---

[1] HENCH, KENDALL, SLOCUMB und POLLEY 1948.
[2] FOX 1949, MORELLI und PUSATERI 1949, DOUTHWAITE 1949, ROBERTSON 1950, NASHAT 1950, ALBEAUX-FERNET, DANEL und DERIBREUX 1950, SPANOPOULOS 1950, ZONDEK 1950.
[3] LE VAY und LOXTON 1949.
[4] KELLGREN 1949, HARTFALL und HARRIS 1949, HART und STARER 1949, FLETCHER, LUSH, BUCHAN und WOLFF 1950, TALAAT 1950, KERSLEY, MANDEL und JEFFREY 1950, CURRIE und WILL 1950, BYWATERS, DIXON und WILD 1950, KLING 1950, McLEAN 1951, SPIES, STONE, DE MAEYER und NIEDERMEIER 1949, DRESNER, PUGH und WILD 1950.
[5] LEWIN und WASSÉN 1949.   [6] SELYE 1949.   [7] SIEBENMANN 1952.
[8] WOLBACH 1947.   [9] FOLLIS 1958.

Skorbut unspezifische Inanitionserscheinungen, nach WOLBACH ist dagegen die ungenügende Bildung von Grundsubstanz eine spezifische Vitamin C-Mangelerscheinung[1].

Über Vitamin D-Mangel und Knorpel s. S. 785.

Knorpelschäden bei Mangel an Vitamin B, E und K sind nicht bekannt.

8. Glatte Muskulatur.

(Literatur s. S. 1008.)

Bei Ratten führt *Vitamin E-Mangel* innerhalb von 3 Monaten zu gelblicher bis kastanienbrauner Verfärbung des Uterus (Abb. 43). Weniger deutliche, analoge Veränderungen finden sich in der glatten Muskulatur von Tuben, Cervix,

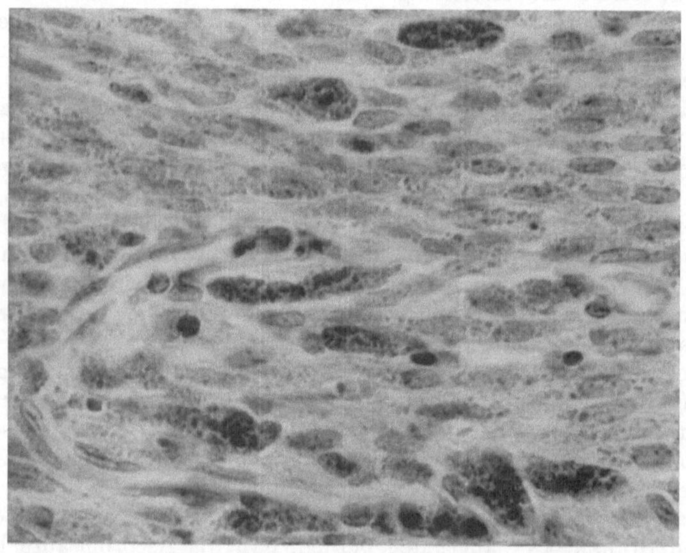

Abb. 43. Uterus, Ratte, Ziehl-Neelsen, Vergr. 310×. Vitamin E-Mangelkost während 8 Monaten. Die glatten Muskelzellen sind mit groben Pigmentschollen beladen und oft gebläht oder im Zerfall begriffen.

Vagina, Samenblasen, Prostata, Vas deferens, Ureter, Dünndarm und Bronchien sowie an Uterus- und Lungenvenen[2].

Histologisch erkennt man bräunliche Pigmentkörnchen in den glatten Muskelzellen, zuerst an den Polen des Nucleus. Bei fortgeschritteneren Fällen verdrängt das Pigment mehr und mehr die Myofibrillen peripherwärts, wobei es zur Ausweitung und zur Entstellung der Muskelzellen kommen kann. Diese sind dann kaum von den pigmentbeladenen Makrophagen zu unterscheiden, die unter Vitamin E-Mangel gehäuft auftreten. Die Kerne werden hyperchromatisch und schließlich pyknotisch. Das Pigment wurde erstmals von MARTIN und MOORE (1939) im Zusammenhang mit Vitamin E-Mangel beschrieben. Es ist sudanophil, basophil, säurefest, unlöslich in gebräuchlichen Fettlösungsmitteln, inert, weist eine charakteristische gelbgrüne Fluorescenz im Ultraviolettlicht auf und läßt sich auf Grund dieser Eigenschaften in die Gruppe der Lipofuscine einreihen[3]. Der Farbstoff reduziert ammoniakalische Silbersalze, Ferrichlorid-Ferricyanid und

---

[1] WOLBACH und MADDOCK 1952.

[2] MARTIN und MOORE 1939, MOORE und WANG 1943, 1947, ELFTMAN, KAUNITZ und SLANETZ 1949, RUPPEL 1949, HESSLER 1941, DEMOLE 1939, 1941, RADICE und HERRAIZ 1949, BECKMANN 1955.

[3] ELFTMAN, KAUNITZ und SLANETZ 1949, MOORE und WANG 1943, 1947.

Perjodsäure. Eisen läßt sich darin nicht nachweisen. Die Liebermann-Reaktion auf Cholesterin und die Feulgen-Reaktion auf freie Aldehydgruppen sind negativ, ebenso fallen alle herkömmlichen Eiweißreaktionen negativ oder insignifikant aus[1]; trotzdem ist es aber möglich, daß ein Eiweißoxydationsprodukt im E-Mangelpigment enthalten ist[2]. Elektronenmikroskopisch erweist es sich als ein globuläres polydisperses Kolloid[3]. Die Bildung erfolgt wohl vorwiegend im Muskelgewebe selbst. Aus diesem kann der Farbstoff in die Makrophagen des umliegenden Bindegewebes gelangen und sich schließlich im gesamten RES verteilen[4]. Abgesehen von gewissen Unterschieden im Oxydationspotential ist das E-Mangelpigment histochemisch identisch mit Ceroid[1]. Dieses bezeichnet in seiner ursprünglichen Bedeutung einen Farbstoff, der in Rattenlebern mit Cirrhose infolge von Eiweiß- bzw. Cholinmangelernährung zu finden ist[5]. (Siehe auch Ausführungen über Ceroid im Kapitel Leber, S. 875.)

Neuere histochemische Untersuchungen stützen die schon früher geäußerte Vermutung, wonach das Pigment durch Autooxydation (Peroxydation) und Polymerisation ungesättigter Fettstoffe in Zellen mit insuffizienten Antioxydantien entsteht[6]. In cirrhoseerzeugenden Diäten ist es neben dem Vitamin E-Mangel vor allem der Lebertran, welcher die Bildung des Ceroids begünstigt. Tocopherolverabreichung verhütet die Pigmentbildung[7]. Oxydierter Lebertran liefert ähnliche histochemische Reaktionen wie das E-Mangelpigment[8]. Das Ausmaß der Pigmentbildung hängt außer von Vitamin E auch von Menge, Kettenlänge und Sättigungsgrad der zugeführten Fette ab; mit zunehmender Kettenlänge und Entsättigung steigt die Pigmentproduktion an[9]. Ferner sind die Gegenwart von Peroxyden im Gewebe[10], sowie eine Reihe von verschiedenen Diätfaktoren[11] von Bedeutung.

Außer dem Ceroid weist auch das sog. „Abnützungspigment" große Ähnlichkeit mit dem E-Mangelpigment auf, und zwar sowohl im histochemischen Verhalten als auch bezüglich Lokalisation im Gewebe, so daß bei der Beurteilung eines E-Mangelzustandes auf Grund der Pigmentanwesenheit größte Vorsicht geboten ist.

Nach Ovariektomie vor der Reife kommt es bei Ratten unter E-Mangel nur zu Pigmentierung des Uterus, wenn Oestrogen verabreicht wird[12]. Die einmal vorhandene Pigmentierung läßt sich dagegen durch Tocopherol- oder Hormonbehandlung, Schwangerschaft oder Kastration kaum mehr beseitigen.

Die Pigmentierung der Uterusmuskulatur kann infolge von Implantationsstörungen die Fruchtbarkeit bis zu einem gewissen Grad beeinträchtigen; im übrigen hat sie aber keinen merklichen Einfluß auf das funktionelle Verhalten des Uterus[13].

Elektronenmikroskopische Untersuchungen zeigen, daß bei 11 Monate lang tocopherolfrei ernährten Ratten alle morphologischen Bestandteile der glatten Muskelzellen im Uterus grundsätzlich erhalten bleiben. Infolge der Raumverdrängung durch das E-Mangelpigment sind die Myofibrillen entsprechend vermindert. Die Mitochondrien dagegen erscheinen an Stellen von Pigmentanhäufungen vermehrt; man hat den Eindruck, daß sie an der Pigmentbildung beteiligt

---

[1] ELFTMAN, KAUNITZ und SLANETZ 1949.   [2] MOORE und WANG 1943, 1947.
[3] LINDNER 1954.   [4] MASON und EMMEL 1944, 1945.
[5] LILLIE, ASHBURN, SEBRELL und LOWRY 1942.   [6] CASSELMAN 1951, LILLIE 1952.
[7] VICTOR und PAPPENHEIMER 1945.   [8] ELFTMAN, KAUNITZ und SLANETZ 1949.
[9] FILER, RUMERY und MASON 1946.   [10] DAM und GRANADOS 1945.
[11] GRANADOS, AAES-JØRGENSEN und DAM 1949.
[12] ATKINSON, KAUNITZ und SLANETZ 1949.
[13] EMERSON und EVANS 1939, EVANS und EMERSON 1943, KAUNITZ und SLANETZ 1947, 1948, BLANDAU, KAUNITZ und SLANETZ 1949.

seien, indem ihr Membransystem morphologische Übergänge zu den Pigment-granula aufweist. Aus den Befunden wird geschlossen, daß unter Tocopherolmangel kein Funktionsausfall, sondern eine Verschiebung des normalen Gleichgewichtes der Zellstrukturen eintritt, und es wird angenommen, daß das Vitamin E durch Beeinflussung der submikroskopischen Membran seine Wirksamkeit entfaltet[1].

Die Artunterschiede hinsichtlich der Verteilung des E-Mangelpigmentes sind beträchtlich: Bei Affen[2] treten die Pigmentierungen besonders in der Gefäß-muskulatur auf, daneben aber auch in Dünndarm, Gallenblase, Harnblase und Bronchien. Bei Hamstern scheint die Verfärbung auf Harnblase, Blutgefäße und Dünndarm, bei Hunden auf den Dünndarm beschränkt zu sein. Bei der Baumwoll-ratte sollen Pigmentierungen fehlen. Bei der Maus wurde nur über bräunliche Verfärbung des Uterus berichtet. Bei Pflanzenfressern und Vögeln sind keine analogen Pigmentierungen bekannt.

Kaninchen können unter E-Mangel schon makroskopisch sichtbare, herd-förmige Nekrosen der glatten Muskulatur des Magens aufweisen; histologisch findet man Infiltration mit segmentkernigen Neutrophilen. Da nur rund $^1/_6$ der Tiere derartige Veränderungen zeigen, ist die Spezifität ungewiß[3].

Einen Hinweis auf den Wirkungsmechanismus liefert die Tatsache, daß die Pigmentierung durch Verabreichung von Methylenblau, Disulfiram oder Ascorbin-säure verhütet werden kann[4]. Bei gewissen Vogelarten, wie Truthühnern, kommt es als einzige Vitamin E-Mangelerscheinung zu fleckförmiger hyaliner Nekrose der glatten Fasern des Muskelmagens mit entzündlichen Reaktionen und fibröser Umwandlung[5]. Daneben finden sich angedeutete Regenerationen von Muskel-fasern. Bei Hühnern beobachtet man ähnliche Veränderungen, besonders bei gleichzeitiger fettreicher oder salzreicher Ernährung[6].

Angaben über Vitamin E-Mangelerscheinungen an glatter Muskulatur beim Menschen sind spärlich. Ablagerungen von einem histochemisch mit dem E-Mangelpigment identischen Farbstoff können bei chronischen Magen-Darm-affektionen sowie bei Hypoproteinämie in glatten Muskelzellen gefunden werden. Ob es sich in diesen Fällen tatsächlich um Folgen eines Vitamin E-Mangels handelt, ist fraglich[7].

Unter *Vitamin C*-Mangel findet man bei verschiedenen Versuchstieren vacuolige Degeneration der glatten Muskelfasern mit Tendenz zur Auflösung. Es kommt zu Schwellung und Atrophie sowohl des Sarkolemms als auch der Muskelfasern selber. Daneben kann ein Ödem vorliegen, das aber nicht für das vacuolige und gefensterte Aussehen der Muskulatur verantwortlich zu sein scheint. Gelegentlich findet man Fragmentation und selbst Verkalkung. Oft stellen sich Blutungen ein, z. B. in die Muskulatur des Magens und vor allem des Duodenums und Coecums[8].

Analoge Veränderungen in der Harnblasenmuskulatur erklären möglicherweise die gelegentliche Harninkontinenz der C-Mangeltiere[8].

Von den übrigen Vitaminen sind Mangelerscheinungen an der glatten Musku-latur nicht bekannt.

9. Quergestreifte Muskulatur.
(Literatur s. S. 1009.)

Die histopathologischen Veränderungen der Skeletmuskulatur unter *Vitamin E*-Mangel variieren beträchtlich von Species zu Species, und auch innerhalb ein und derselben Tierart kommen bedeutende Unterschiede in dieser Hinsicht vor:

---

[1] Lindner 1957.   [2] Mason und Telford 1947.   [3] Bragdon und Levine 1949.
[4] Dam, Kruse, Prange und Søndergaard 1951.   [5] Wolbach und Bessey 1942.
[6] Beckmann 1955.
[7] Pappenheimer und Victor 1946, Tverdy, Fröhlich und Fierens 1949, Lindner 1954.
[8] Meyer und McCormick 1928.

Bei *jungen* Tieren bieten die Mangelerscheinungen in der Regel ein akutes, bei erwachsenen Tieren ein chronisches Bild. Typisch ist die Lähmung in der späten Lactationsperiode, die sich bei Ratten leicht experimentell hervorrufen läßt und die gelegentlich „spontan" bei Haustieren vorkommt: Zwischen dem 18. und 25. Lebenstag entsteht bei Ratten gewöhnlich eine meist rasch eintretende, generalisierte Lähmung der Skeletmuskulatur[1]. Durch Verabreichung von Vitamin E vor dem 15. Tag nach der Geburt können die Erscheinungen verhütet werden; sind sie hingegen einmal eingetreten, so hat Tocopherol geringe oder gar keine Wirkung. Andererseits kommt es, allerdings selten, zu „Spontanheilungen" mit zurückbleibenden Restlähmungen[2].

Der Ursprung der Erscheinungen wird von den meisten Forschern als rein myogen betrachtet, daneben wird ein neurogenes Zustandekommen diskutiert. Ruhigstellung durch Nerven- oder Sehnendurchtrennung schützt den Muskel teilweise vor der Dystrophie[3].

Die dystrophischen Veränderungen bei *erwachsenen* Tieren weisen große Ähnlichkeit mit der menschlichen progressiven Muskeldystrophie und der Zenkerschen hyalinen Nekrose bei Infektionskrankheiten auf[4].

Bei Ratten lassen sich u. U. schon nach 3 Wochen Vitamin E-freier Ernährung histologische Muskelveränderungen feststellen[5]. *Makroskopisch* erscheinen die betroffenen Muskeln blaß, ischämisch, feucht, bisweilen mit einem grauen Unterton und mit Kalkkörnchen durchsetzt[6].

Mikroskopisch[7] findet man ein ausgedehntes interstitielles Ödem, Leukocyten- und Histiocyteninfiltrate, wachsartige Degeneration und scholligen Zerfall von einzelnen Muskelfasern oder ganzen Muskelbündeln. Die betroffenen Segmente zeigen Verlust der Querstreifung, amitotische Durchschnürungen der Sarkolemmkerne, hyaline Nekrose der Myofibrillen, Hyperchromatose, Pyknose und Fragmentation der Kerne sowie Ruptur der Sarkolemmschläuche. Eingewanderte Makrophagen beseitigen die Trümmer. Sie enthalten oft gelbbraune Körnchen des typischen säurefesten E-Mangelpigmentes, wie es auch gewöhnlich in den degenerierenden Fasern erscheint. In den kernreichen Zonen, die Stellen von Faserzerfall kennzeichnen, treten viele basophile, spindelförmige oder bandartige Stränge mit zentral gelegenen Kernen auf; diese stellen junge Muskelfaserregenerate dar, die vermutlich aus Plasmodiummassen und vielleicht aus intakten, in Sarkoplasma gehüllten Muskelzellkernen degenerativ zerfallener Fasern hervorgehen. Ödem und leukocytäre Infiltrate nehmen in wenigen Tagen ab und die Faserregenerate werden immer zahlreicher. Endgültig zerstörte Muskelfasern können bindegewebig ersetzt werden oder verkalken. Bei den Frühformen der Regenerate läßt sich oft nicht feststellen, ob sie sich zu Muskel- oder Bindegewebsfasern differenzieren. Fibrose ist immer nur in geringen Graden anzutreffen. Besonders rasch und ausgeprägt erscheinen die Muskelzerstörungen, wenn bei Ratten neben dem Vitamin E auch Vitamin K aus der Diät weggelassen wird und wenn zusätzlich schwerlösliche Sulfonamide verfüttert werden (Abb. 44).

---

[1] EVANS und BURR 1928. [2] EVANS und BURR 1928, EVANS 1940.

[3] WOLBACH und BESSEY 1942, PAPPENHEIMER 1940, 1943.

[4] MILHORAT, WEBER und TOSCANI 1940, WOLBACH und BESSEY 1942, MINOT und FRANK 1944, MILHORAT und BARTELS 1945, AMES und RISLEY 1948, MILHORAT, MACKENZIE, ULICK, ROSENKRANTZ und BARTELS 1949, MINOT, FRANK und DZIEWIATKOWSKI 1949, MINOT und GRIMES 1949, NOTHACKER und NETSKY 1950, MACKENZIE, ROSENKRANTZ, ULICK und MILHORAT 1950, TYLER und STEVENS 1950, 1951, ZATUCHNI, AEGERTER, MOLTHAN und SHUMAN 1951, YOUNG und DINNING 1951, DINNING, SEAGER und DAY 1951, McEACHERN 1951, RABINOVITCH, GIBSON und McEACHERN 1951, SHY und McEACHERN 1951, STEVENS und TYLER 1951, ORR und MINOT 1952, DENNY-BROWN 1952, MASON, DJU und CHAPIN 1953, MAXIMOWITSCH, FERDMAN und GRIGORIEWA 1953, BECKMANN 1955a.

[5] TONUTTI 1945.

[6] OLCOTT 1938, PAPPENHEIMER 1939, 1940, 1943, 1948, TELFORD, EMERSON und EVANS 1939, 1940.

[7] OLCOTT 1938, TELFORD, EMERSON und EVANS 1939, 1940, PAPPENHEIMER 1939, 1940, 1943, 1948, ASHBURN, DAFT, ENDICOTT und SEBRELL 1942, TONUTTI 1945, MASON und TELFORD 1947, RUPPEL 1949, LECOQ und ISIDOR 1949, MALAMUD, NELSON und EVANS 1949, BECKMANN 1955a.

Das häufige Vorhandensein normaler Fasern an der Muskelperipherie läßt vermuten, daß gute Gefäßversorgung die dystrophischen Vorgänge zu verzögern vermag[1].

In geringerem Ausmaß als in der glatten Muskulatur kommt es bei E-avitaminotischen Ratten zur Ablagerung eines gelbbraunen, säurefesten, eisenfreien, lipofuscinähnlichen Pigmentes in den Skeletmuskelfasern. Die Pigmentkörnchen sind oft von Vacuolen umgeben; anfänglich finden sie sich linear angeordnet zwischen den Myofibrillen. Das Pigment tritt gelegentlich schon vor dem Verlust der Querstreifung in Erscheinung[2].

Junge Ratten mit Vitamin E-Mangel, aber ohne Lähmungserscheinungen, oder solche mit spontanem Rückgang der Lähmungen zeigen in der Regel histologisch beträchtliche Muskelzerstörung.

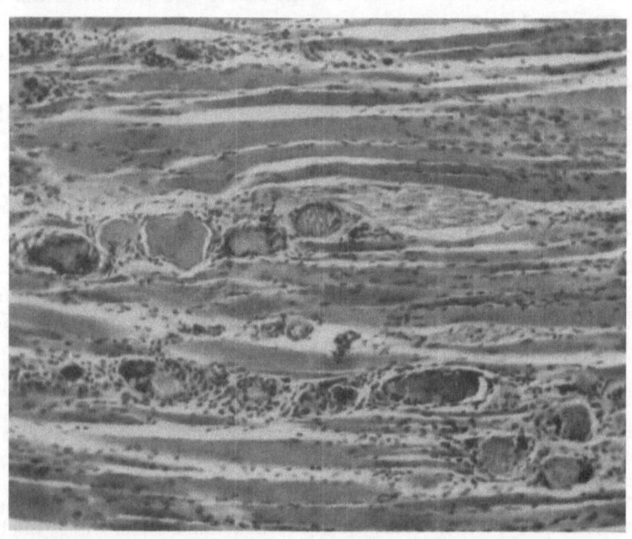

Abb. 44. Skeletmuskulatur, Ratte, Hämalaun-Eosin, Vergr. 130×. Vitamin E- und K-freie Ernährung während 8 Wochen und zusätzliche Fütterung von 1% eines schwerlöslichen Sulfonamids in der Diät. Herdförmiger Zerfall der Muskelfasern mit starker Proliferation der Sarkolemm-Zellen.

Ähnliche Muskelveränderungen ohne äußerliche Symptome werden bei neugeborenen Kaninchen[3] (Abb. 45), jungen Mäusen und Schweinen beobachtet. Bei letzteren lassen sich experimentell nur während der Embryonalentwicklung Vitamin E-Mangelerscheinungen hervorrufen[4]. Die Muskeldystrophie, wie sie bei nicht frei lebenden Lämmern[5], Kälbern[6] und Fohlen[7] vorkommt, ähnelt sehr stark den beschriebenen Erscheinungen bei jungen Ratten und andern Laboratoriumstieren und ist auf einen Vitamin E-Mangel zurückzuführen. Dasselbe gilt für die Muskelveränderungen bei jungen Hunden[8], Nerzen[9], Enten[10], Ziegen[11], Känguruhs[12] und Hühnern[13]. Bei letzteren werden eindeutige Läsionen nur in der Brustmuskulatur gefunden. Bei Zusatz von 0,01% DL-α-Tocopherol zu Vitamin E-freiem Futter kommt es bei Küken nicht zu Vitamin E-Mangelerscheinungen[14].

---

[1] Pappenheimer 1939, 1940, 1943.   [2] Mason und Emmel 1945.
[3] Pappenheimer 1948.   [4] Adamstone, Krider und James 1949, Hove und Seibold 1955.
[5] Willman, Loosli, Asdell, Morrison und Olafson 1945, 1946, Draper, James und Johnson 1952.
[6] Blaxter 1953, Blaxter, Watts und Wood 1952, Blaxter und Wood 1952, MacDonald, Blaxter, Watts und Wood 1952, Blaxter, Wood und MacDonald 1953, Blaxter, Brown und MacDonald 1953, Vawter und Records 1947.
[7] Jones und Reed 1948.   [8] Anderson, Elvehjem und Gonce 1939.
[9] Mason und Hartsough 1951.   [10] Pappenheimer und Goettsch 1934.
[11] Madsen, McCay und Maynard 1933, 1935.   [12] Schuhmacher und Schindler 1957.
[13] Beckmann 1955a, Dam, Prange und Søndergaard 1952.
[14] Dam, Prange und Søndergaard 1952.

Bei Küken, die während 4 Wochen eine Diät mit niedrigem Vitamin E- und Schwefelgehalt bekommen, entwickelt sich eine hyaline Degeneration der Brust- und Beinmuskulatur, die sich makroskopisch als weiße Streifung in der Faser- verlaufsrichtung äußert. Zusatz von α-Tocopherolacetat, Methionin, Cystin oder 0,25% des Antioxydans Diphenyl-p-phenylendiamin zum Futter verhüten diese Muskeldegeneration vollständig[1].

Affen zeigen im Vergleich zu Ratten stärkere Atrophie der Muskelfasern, aber geringere Pigmenteinlagerungen[2].

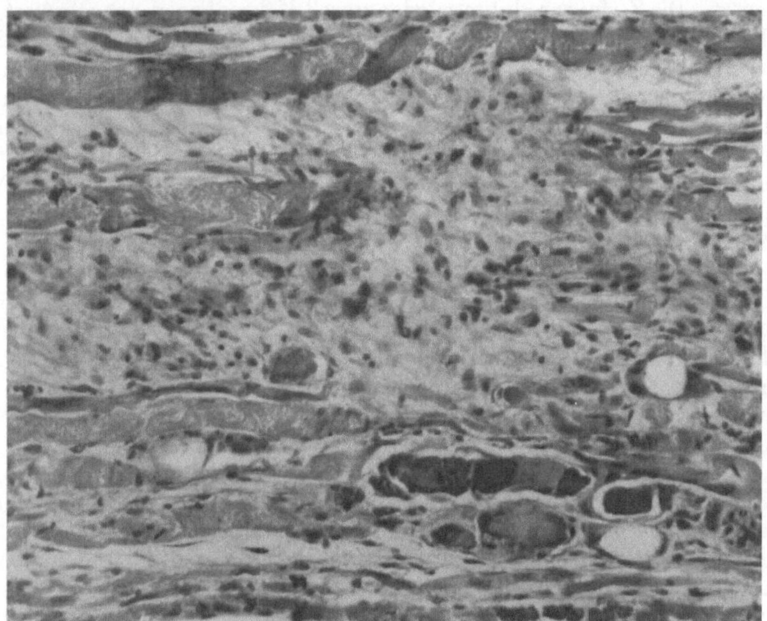

Abb. 45. Skeletmuskel, Kaninchen (Jungtier), Hämalaun-Eosin, Vergr. 200 ×. Vitamin E-freie Ernährung während 35 Tagen. Schwerste Zerstörung der Muskelfasern mit wachsartiger Degeneration, scholligem Zerfall und starker Sprossung des interstitiellen Bindegewebes.

Gleichzeitige Verabreichung von Lebertran verschlimmert bei Pflanzenfressern die Vitamin E-Mangelerscheinungen und wirkt dem Effekt der therapeutischen Tocopherolverabreichung entgegen[3]. Dasselbe gilt für Schilddrüsenpräparate und Hyperthyreoidismus[4]. Pflanzenfresser scheinen ganz allgemein besonders empfindlich gegenüber Vitamin E-Mangel zu sein und ebenso gegenüber der Verfütterung von ungesättigten Fettsäuren, wobei durch die Peroxyde das Vit- amin E zerstört werden kann[5].

Beim Kaninchen kommt es unter Vitamin E-Zufuhr zu rascher biochemischer und morphologischer Wiederherstellung der Mangelschäden. Hierin besteht somit ein grundsätzlicher Unterschied gegenüber der Ratte. Bei Kaninchen[6] und Meerschweinchen erscheinen die Vitamin E-Mangelzustände gewöhnlich akut.

In der Humanpathologie sind klinisch manifeste Muskelschäden bei Vitamin E- Mangel unbekannt. Trotzdem scheint es nicht ausgeschlossen, daß auch beim Menschen ein langfristiger Vitamin E-Mangel schließlich zu Muskelnekrosen führen könnte. Am ehesten ist ein solcher Vitamin E-Mangelschaden bei chro- nischen Fettresorptionsstörungen wie bei cystischer Pankreasfibromatose und

[5] MACHLIN und SHALKOP 1956.   [2] MASON und TELFORD 1947.
[3] WOLBACH und BESSEY 1942.   [4] TENTORI, TOSCHI und VIVALDI 1954.
[1] BECKMANN 1955a.   [6] NITOWSKY, GORDON und TILDON 1956.

kongenitaler Gallengangsatrophie zu erwarten[1]. Die histologische Nachkontrolle von 48 Fällen cystischer Pankreasfibromatose durch OPPENHEIMER[2] ergab in 10 Fällen genügend Muskelmaterial, um diese Frage zu prüfen. Dabei konnten bei einem einzigen Patienten (bei einem 24 Monate alten Knaben, dessen beide Geschwister ebenfalls an cystischer Pankreasfibromatose gestorben waren) umfangreichere Nekrosen in der Psoasmuskulatur nachgewiesen werden. Das histologische Muskel-Schnittbild zeigt eine Homogenisierung und einen scholligen Zerfall der Muskelfasern, verbunden mit einer interstitiellen Wucherung von Fibro- und Histiocyten. Die Zerfallsprodukte werden durch Makrophagen phagocytiert. Gelegentlich findet man auch Muskelfaserknospungen mit Kernanhäufungen im Sinne von Regenerationsvorgängen. Das Bild entspricht vollkommen demjenigen, wie es experimentell bis heute bei 19 Tiergattungen durch Tocopherol-(Vitamin E-) Mangel erzeugt werden konnte. Der Befund einer gelegentlichen Pflasterepithelmetaplasie in den Bronchen und einer Rachitis der Rippen weist auf einen gleichzeitigen Vitamin A- und Vitamin D-Mangel hin, so daß der Annahme, die Psoasmuskelnekrose beruhe bei diesem Knaben auf einem Vitamin E-Mangel als Teilerscheinung der Fettresorptionsstörung, große Berechtigung zukommt.

Die Ursache der Veränderungen an der quergestreiften Muskulatur bei Vitamin E-Mangel wird in einer Störung des Muskelstoffwechsels[3] und der Hypophysenvorderlappen- und Sexualdrüseninkretion gesehen[4]. In Analogie zur menschlichen progressiven Muskeldystrophie äußert sich diese Stoffwechselstörung in der Ausscheidung von Ribose-Phosphor-Verbindungen[5] sowie von Kreatin im Urin. Die Adenosintriphosphorsäure ihrerseits steht mit dem Kreatin- und Kohlenhydratstoffwechsel der Muskulatur in Zusammenhang.

Im Muskel findet sich überdies ein in die Kreatinbildung eingreifendes, nur unter Einwirkung von Phosphaten wirksames Enzym, dessen Coenzym möglicherweise ein Tocopherolabkömmling ist[6]. Die Erfolge einer Tocopherolbehandlung der progressiven Muskeldystrophie, bei der übrigens normale Vitamin E-Werte im Blut gefunden werden[7], sind jedoch bisher recht zweifelhaft geblieben. Immerhin bewirkt Vitamin E eine Verminderung der Kreatinurie[8], übrigens auch bei thyroxinbehandelten Ratten[9]. Bei Vitamin E-Mangelratten mit Muskeldystrophie ist die Aldolaseaktivität in Muskel und Serum, nicht aber in der Leber erhöht[10].

Die initiale Störung, die zu den klinisch und pathologisch-anatomisch feststellbaren Muskelveränderungen führt, soll auf Grund neuerer Untersuchungen auf einem Verlust oder auf Veränderungen der submikroskopischen Struktur von Actomyosin beruhen. Bei Untersuchungen im polarisierten Licht läßt sich eine Abnahme bzw. ein Verlust der Doppelbrechung der Muskelfasern feststellen. Diese Erscheinung tritt schon auf, bevor irgendwelche andere histologische Veränderungen zu sehen sind.

Das Verschwinden der doppelbrechenden Substanz wird mit dem Actomyosinverlust in Beziehung gebracht[11]. Auch das Myosin selbst weist unter Vitamin E-Mangel physikalisch-chemische Veränderungen auf[12].

Tocopherol übt eine peripher bremsende Wirkung auf gesteigerte oxydative Stoffwechselvorgänge der Skeletmuskulatur aus[13]. Der erhöhte Sauerstoff-

---

[1] NITOWSKY, GORDON und TILDON 1956.   [2] OPPENHEIMER 1956.
[3] RUPPEL 1949, VERZÁR 1939, 1955.   [4] VERZÁR 1939, 1955.
[5] MINOT, FRANK und DZIEWIATKOWSKI 1949, MINOT und GRIMES 1949, ORR und MINOT 1952.
[6] BECKMANN 1955a.   [7] MINOT und FRANK 1944.
[8] BECKMANN 1955a, VERZÁR 1939, 1955.   [9] BRAUNSTEINER und MLCZOCH 1950.
[10] BECKMANN und BUDDECKE 1956.
[11] ALOISI, ASCENZI und BONETTI 1952, BONETTI, ALOISI und MERUCCI 1952, ALOISI 1955.
[12] AZZONE und ALOISI 1955.
[13] MARKEES 1954, BRAUNSTEINER und MLCZOCH 1950.

verbrauch der isolierten Skeletmuskeln von hyperthyreotischen Ratten läßt sich durch Vitamin E-Verabreichung vermindern[1].

Bei Ratten mit experimentellen Muskelwunden kommt es unter reichlicher Vitamin E-Verfütterung anfänglich zu einer stärkeren Proliferation von Granulationsgewebe und Fibroblasten als bei Kontrolltieren. Nach 7—8 Tagen ist die celluläre Reaktion bei beiden Gruppen wieder gleich[2].

α-Tocopherylchinon und α-Tocopherylhydrochinon wirken wie α-Tocopherol antidystrophisch, haben aber keinen Einfluß auf die Sterilität infolge von E-Mangel[3].

Bei der *A-avitaminotischen* Ratte, die im Bereich der hinteren Extremitäten beginnende sensorische und motorische Funktionsausfälle mit unkoordinierten

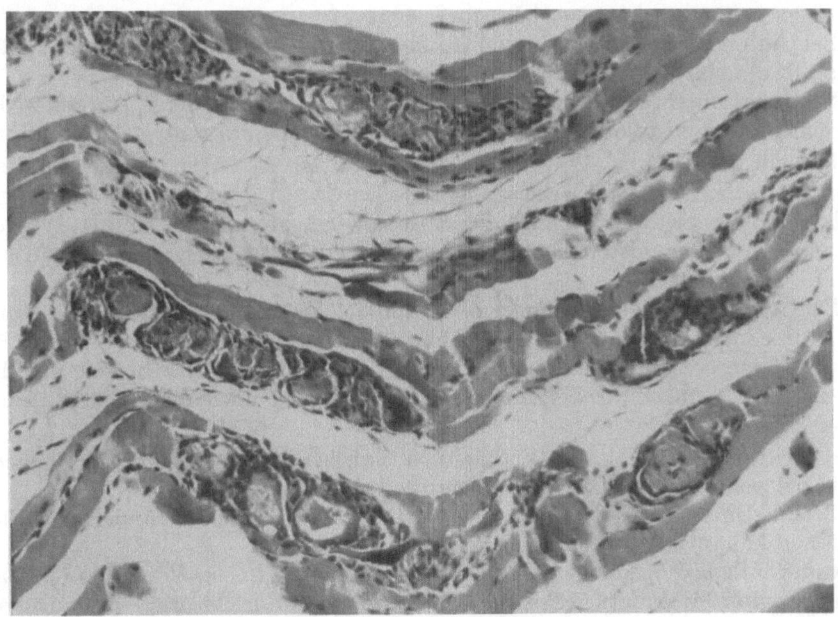

Abb. 46. Skeletmuskel, Oberschenkel, wachsende Ratte, Hämalaun-Eosin, Vergr. 180 ×. Status nach neunwöchigem Vitamin A-Mangel unter Zulage von Vitamin E. Umschriebener Zerfallsherd der Muskulatur mit Wucherungen des Sarkolemms und Bildung von Riesenzellen. Für Parasitenbefall bestehen keine Anhaltspunkte (Tiere aus Versuchen von Dr. H. PFALTZ).

Bewegungen bis zu vollständigen Lähmungen zeigt, findet man in der diffus leicht atrophischen Skeletmuskulatur umschriebene Zerfallsherde mit Riesenzellen und scholligen strukturlosen Massen (Abb. 46). Auch mit Spezialfärbungen gelingt es nicht, die Herkunft dieser Massen von der quergestreiften Muskulatur abzuleiten. Ein Zusammenhang mit den motorischen Endplatten läßt sich mittels Silberimprägnation nicht nachweisen. Es ist am ehesten anzunehmen, daß es sich um Wucherungen des Sarkolemms zufolge Zerfalls von Muskelfasern handelt. Die Veränderungen finden sich gehäuft in der gesamten Muskulatur bei Tieren, die länger als 9 Wochen auf A-Mangeldiät unter Zulage von Vitamin E gehalten wurden[4].

Daneben findet man meistens nur schwach ausgeprägte wachsartige und fettige Degeneration der quergestreiften Muskelfasern. In einzelnen Fällen werden

---

[1] BRAUNSTEINER und MLCZOCH 1950. [2] PIANA 1952. [3] MARKEES 1954.
[4] STUDER, unveröffentlicht.

Verkalkungen gefunden. Blutungen kommen nicht vor. Stets finden sich auch noch normale Muskelfasern[1].

Es ist anzunehmen, daß die Muskelveränderungen unmittelbar auf A-Mangel zurückzuführen sind und nicht lediglich neurogene sekundäre Reaktionen darstellen.

Bei jungen Ratten mit schweren rachitischen Veränderungen infolge *Vitamin D*-freier Ernährung während 35—45 Tagen finden sich die quergestreiften Muskelfasern verkleinert, besonders im Querschnitt. Die Kerne erscheinen zusammengedrängt, hauptsächlich längs der Faserachse[2]. Während 45 Tagen ohne Vitamin D ernährte Hähnchen weisen starken Tonusverlust der Skeletmuskulatur auf, so daß die Tiere nicht mehr stehen können[3].

Bei Mäusen soll es unter *Pantothensäure*mangel zu Ataxie und später zu Lähmungserscheinungen kommen können[4].

Bei pantothensäurefrei ernährten Ratten finden sich in ganz vereinzelten Fällen kleine Herde von Koagulationsnekrosen in der Skeletmuskulatur[5].

Schweine unter Pantothensäuremangel zeigen trotz schwerer Ataxie weder Atrophien noch histologische Veränderungen der quergestreiften Muskulatur[6].

Ungenügende *Vitamin B₆*-Zufuhr kann bei Ratten Atrophie der Skeletmuskulatur verursachen[7]. Spezifische Veränderungen lassen sich hingegen nicht feststellen[8]. Beim Schwein kommt es selbst unter schweren Vitamin B₆-Mangelzuständen zu keinen histologischen Veränderungen an der quergestreiften Muskulatur[6].

Bei Meerschweinchen lassen sich die im Gefolge von intramuskulärer Diphtherietoxinapplikation auftretenden Lähmungen durch subcutane Vitamin B₆-Verabreichung verhüten oder vermindern. Die Wirkungsweise beruht auf der Hebung des Tonus und der Anregung der Funktion noch nicht ausgefallener Muskelfasern[9].

Klinisch soll sich Vitamin B₆ prophylaktisch bei diphtherischen Lähmungen[9] sowie bei poliomyelitischen Lähmungen bewährt haben[10].

Bei Fehlen von *Vitamin B₂* zeigen Ratten keine anderen Veränderungen der Skeletmuskulatur als wie bei allgemeiner Inanition[8].

Unter *Vitamin B₁*-Mangel lassen sich keine histologischen Veränderungen an quergestreifter Muskulatur erkennen. Liegt hingegen gleichzeitig ein Mangel an Vitamin K vor, so kommt es bei Ratten zu Nekrosen von Skeletmuskelfasern[11].

Bei Ratten mit chronischem Vitamin B₁-Defizit ist der Kaliumgehalt der Skeletmuskulatur vermindert und der Natriumgehalt erhöht[12].

In Muskeln von Tauben, die unter Vitamin B₁-Mangel stehen, ist der Gehalt an Brenztraubensäure- und α-Ketoglutarsäureoxydase sowie an Brenztraubensäure- und α-Ketoglutarsäuredecarboxylase in der quergestreiften Muskulatur vermindert[13].

Bei *B₁₂-avitaminotischen* Ratten lassen sich keine histologischen Veränderungen an der quergestreiften Muskulatur feststellen[14].

Bei Schweinen findet man Herde von hyaliner Degeneration und geringe Atrophie der Skeletmuskulatur[15].

17tägige Embryonen von Vitamin B₁₂-arm ernährten Hühnern weisen ödematöse Durchtränkung und grobtropfige Verfettung sowie herdförmige Degeneration

---

[1] Sekizima 1941.   [2] Moretti 1953.   [3] Landauer 1954.   [4] Woolley 1941.
[5] Nelson 1939.   [6] Swank und Adams 1948.   [7] Antopol und Schotland 1940.
[8] Wolbach und Bessey 1942.   [9] Kircher 1954.   [10] Kircher 1952.
[11] Follis 1948.   [12] Pecora 1952.   [13] Monfoort 1952, Gruber 1952.
[14] Wang, Scheid und Schweigert 1954.
[15] Cartwright, Tatting, Robinson, Fellows, Gunn und Wintrobe 1951.

von Skeletmuskelfasern auf. Die Muskulatur erscheint im ganzen zellreicher, weil sie in der Entwicklung zurückgeblieben ist[1].

*Biotin*mangel führt bei Ratten zu charakteristischen Veränderungen. In fortgeschrittenen Stadien imponieren die Tiere durch ihre känguruhartige Haltung[2], wahrscheinlich infolge von Hypertonus der Skeletmuskulatur[3]. Makroskopisch erscheinen die Muskeln klein und blaß[4]. Histologisch findet man atrophische Muskelfasern, Fasernekrosen und Zunahme der Sarkolemmkerne[4], ähnlich wie unter Vitamin E-Mangel. Setzt man letzteres in reichlicher Menge zu, so kommt es lediglich zu Atrophien[5] ohne bindegewebigen Ersatz[4].

Der Kaliumgehalt in der Skeletmuskulatur ist bei den Mangeltieren um etwa 15% niedriger als bei gesunden Kontrolltieren. Die Schwere der Erscheinungen geht aber nicht parallel mit dem Kaliummangel[6].

Bei Patienten mit Muskeldystrophie nimmt die Kreatinurie unter gleichzeitiger Verabreichung von Inositol und α-Tocopherol ab, während bei Verabreichung von Vitamin E allein dieser Effekt weniger deutlich ist; in fortgeschrittenen Stadien oder bei der pseudohypertrophischen Form läßt er sich überhaupt nicht nachweisen. Mit gewissen andern Zuckern wie Galaktose und Mannose konnten ähnliche Wirkungen erzielt werden; die Wirkungsweise liegt noch im Dunkeln[7].

Dystrophische Skeletmuskelveränderungen bei Ratten, die lange Zeit unter *Cholin*mangel gehalten wurden, lassen sich nicht mit Sicherheit unmittelbar auf den Mangel an Methylspendern zurückführen, sondern können mit den Leberveränderungen zusammenhängen[8].

Cholinmangel während mehr als 70 Tagen kann bei Kaninchen zu einer progressiven Muskeldystrophie führen. Die Kreatinausscheidung nimmt allmählich zu und steigt über 40 mg/kg täglich, während die Kreatininausscheidung unter $^2/_3$ des Normalwertes sinkt. Insbesondere werden die hinteren Extremitäten sehr schlaff und schwach, wenn auch die aktive Beweglichkeit an sich erhalten bleibt. Histologisch findet man in der Muskulatur hyaline Degenerationserscheinungen, wie sie in ähnlicher Weise unter Vitamin E-Mangel vorkommen. Es kommt zu Verlust von Muskelfasern und Zunahme von fibrösem Bindegewebe. Stellenweise verschwindet die Querstreifung der Muskelfasern, die dann ein typisch wachsartiges Aussehen annehmen[9].

Bei Meerschweinchen, die sehr empfindlich gegenüber *Vitamin C*-Mangel sind, stellen die Muskelveränderungen die ersten Krankheitserscheinungen dar: Es kommt zu Atrophie mit Nekrose und allgemeiner Hyperämie. Auch Zellen mit Riesenkernen werden gefunden und an einzelnen Stellen tritt Kalkimprägnation der Nekrosen auf. An mechanisch besonders beanspruchten Stellen finden sich Blutungen[10]. Die Muskulatur kann so schwer verändert sein, daß sie mikroskopisch kaum mehr erkennbar ist[11]. Oft sieht man deutliche hydropische Degeneration. Fettige Infiltration wird selten beobachtet[12]. Wachsartige Degeneration kommt in hämorrhagischen Muskelpartien vor. An solchen Stellen sind die Kerne, die wahrscheinlich vom Sarkolemm ausgehen, gewöhnlich stark vermehrt. Stellenweise finden sich Zeichen von Auflösung; bisweilen bleibt nur noch eine schaumartige Masse zurück. Regelmäßig kommt es zu degenerativen Veränderungen der Intercostalmuskulatur von skorbutischen Meerschweinchen[13]. Intermittierende Muskelanstrengung verursacht stärkere skorbutische Veränderungen

---

[1] FERGUSON, RIGDON und COUCH 1955.   [2] BOAS 1927.   [3] GYÖRGY 1935, 1941.
[4] SHAW und PHILLIPS 1942.   [5] FOLLIS 1948.   [6] SERVIGNE und TERROINE 1954.
[7] BECKMANN 1951, 1955b.   [8] ALOISI und BONETTI 1952.   [9] HOVE und COPELAND 1954.
[10] HÖJER 1924.   [11] MEYER und McCORMICK 1928.   [12] HOLST und FRÖLICH 1907.
[13] DALLDORF 1929.

als kontinuierliche Muskeltätigkeit[1]. Am Sarkolemm lassen sich Proliferation, Schwellung und Atrophie, am eigentlichen Muskelgewebe Schwellung, Atrophie und Fragmentation beobachten, daneben Blutungsneigung, geringe fettige Entartung, leichte Verkalkung und ausgedehnte wachsartige Degeneration, die möglicherweise auf Zunahme der Wasserstoffionenkonzentration zurückzuführen ist[2]. Auch kann eine Störung des Aminosäurenstoffwechsels beteiligt sein[3].

Zwischen akuter und chronischer Form von Skorbut bestehen histologische Unterschiede[4]: Bei der akuten Form fallen hyaline Degenerationen und Kernproliferationen weniger auf als bei chronischem Skorbut, hingegen ist das Sarkolemm vermindert und die Fasern zeigen größere Tendenz, sich vom Sarkolemm abzulösen. Askorbinsäure scheint zur Aufrechterhaltung des Zusammenhaltes zwischen Myofibrillen und Sarkolemm notwendig zu sein[4].

Bei C-avitaminotischen Meerschweinchen ist der Fett- und Cholesteringehalt in der Skeletmuskulatur vermindert[5].

Der Kaliumgehalt des normalen Muskels sinkt bei Meerschweinchen unter askorbinsäurefreier Kost im Verlauf von 15 Tagen von 440 mg-% auf rund 300 mg-% ab[6].

Die experimentelle neuromuskuläre Regeneration bei Meerschweinchen nach Quetschung des Nervus tibialis wird durch Vitamin C-Verabreichung in optimalen Dosen gefördert. Steigerung der Zufuhr über den optimalen Wert hat keine zusätzliche Beschleunigung der Regenerationserscheinungen zur Folge[7].

Beim skorbutischen Menschen findet man Schrumpfungsvorgänge an Muskelfasern in hämorrhagischen Zonen. Solche Muskelbezirke färben sich gewöhnlich intensiv mit Eosin an[8].

Affen, die an Skorbut eingegangen waren, weisen in der Muskulatur Kalkkörnchen auf[9].

10. Herzmuskel.
(Literatur s. S. 1012.)

Unter *Vitamin E*-Mangel kommen hyaline Nekrosen und bindegewebiger Ersatz von Herzmuskelfasern bei Kaninchen[10], Meerschweinchen[11], Kälbern[12], Kühen[13], Schafen[14], Ziegen[15], Affen[16], Ratten[17], Mäusen[18], Hamstern[19] und Baumwollratten[19] vor. Die Schäden stellen sich bei Pflanzenfressern wie Kaninchen, Meerschweinchen, Schafen und Rindern frühzeitig ein, gehen nicht mit Auftreten von säurefestem Pigment einher und sind oft der Grund für plötzliche Todesfälle infolge von Herzversagen. In auffallendem Gegensatz hierzu können bei Ratten, Hamstern und Baumwollratten ausgedehnte herdförmige Nekrosen und Narben-

---

[1] Yakovlev 1941.   [2] Sekizima 1941.   [3] Christensen und Lynch 1948.
[4] Boyle und Irving 1951.   [5] Iwabuchi 1922.   [6] Kwiatkowski und Szmigiel 1953.
[7] Hines, Lazere, Thomson und Cretzmeyer 1944.   [8] Aschoff und Koch 1919.
[9] Hart und Lessing 1913.
[10] Madsen, McCay und Maynard 1933, 1935, Gatz und Houchin 1946, 1947, Bragdon und Levine 1949, Gatz und Houchin 1951, Merucci und Gilot 1953, Mulder, Gatz und Tigerman 1954.
[11] Madsen, McCay und Maynard 1933, 1935.
[12] Blaxter, Watts und Wood 1952, Blaxter und Wood 1952, MacDonald, Blaxter, Watts und Wood 1952.
[13] Gullickson und Calverley 1946, Gullickson 1949.
[14] Willman, Loosli, Asdell, Morrison und Olafson 1945, 1946, Culik, Bacigalupo, Thorp, Luecke und Nelson 1951.
[15] Madson, McCay und Maynard 1933, 1935.   [13] Mason und Telford 1947.
[17] Ashburn, Daft, Endicott und Sebrell 1942, Martin und Faust 1947, Ruppel 1949, Dessau, Lipchuck und Klein 1954.
[18] Tobin 1950, Dessau, Lipchuck und Klein 1954.
[19] Donegan, Messer, Orgain und Ruffin 1949.

bildungen im Myokard mit Anhäufung von Pigment in Muskelfasern und Makrophagen auftreten, ohne daß schwerwiegende funktionelle Störungen vorliegen. Bei Ratten, Meerschweinchen, Kaninchen, Rindern und Affen findet man verschieden schwere elektrokardiographische Veränderungen, die auf Herzmuskelschäden ohne Beteiligung des Reizleitungssystems hinweisen. Die eindrücklichste Erscheinung ist der plötzliche Herztod bei Rindern, dem gewöhnlich geringe oder keine krankhaften Erscheinungen vorausgehen[1].

Besonders gründliche histopathologische und elektrokardiographische Untersuchungen liegen vom Kaninchen vor[2]. Es wird angenommen, daß ein Stadium mit gesteigertem Muskelstoffwechsel, wie aus dem vermehrten Sauerstoffverbrauch von Herzmuskelschnitten[3] ersichtlich ist, dem Auftreten der morphologischen Veränderungen vorangeht[4]. In der Folge kommt es zu einem interstitiellen Ödem, Infiltration von polymorphkernigen neutrophilen und mononucleären Elementen, in der Regel herdförmig angeordneten hyalinen Nekrosen von Muskelfasern zusammen mit Koagulationsnekrosen und Vacuolisierung des Sarkoplasmas, sowie zu Verlust der Querstreifung und allmählichem Verschwinden der Myofibrillen. Auch findet man Kernpyknosen und Karyorrhexis der Muskelfaserkerne. Capillären und größere Gefäße sind prall mit Blut gefüllt, hin und wieder finden sich kleine Blutungen. Gelegentlich können die Nekroseherde auch verkalken. Die Purkinjeschen Fasern, die Neuren und die Fasern der autonomen Nervengeflechte zeigen keinerlei Veränderungen. In schweren Fällen sind die Schäden schon makroskopisch als umschriebene graurote Zonen sichtbar; sie finden sich hauptsächlich in den peripheren Myokardschichten der Ventrikel, besonders der Vorderwand, kommen aber auch in Papillarmuskeln, Kammerscheidewand und Vorhofmuskulatur vor[5]. Bei fettreich ernährten Tieren sind die entzündlichen Veränderungen im Herzmuskel besonders ausgesprochen[6]. Gleichzeitig mit dem Auftreten der morphologischen Veränderungen nimmt im Kaninchenherzmuskel auch der Gehalt an Kreatinphosphat ab, und zwar in Korrelation mit der Schwere der Dystrophie, während anorganische Phosphate und Adenosintriphosphorsäure unverändert bleiben. Der Glykogengehalt wird nicht beeinflußt[7].

Bei Affen kommt es unter Vitamin E-Mangel nur zu geringfügigen Veränderungen im Herzmuskel, und nur zu spärlicher Anhäufung von E-Mangelpigment in Umgebung der Muskelfaserkerne, gelegentlich auch in Makrophagen. An einzelnen Stellen findet man leichte Fibrose und nekrotische Fasern[8].

Die frühesten Herzmuskelveränderungen, die sich nach etwa 6 Monate dauernder Vitamin E-Mangelernährung bei Ratten einstellen, sind Kernveränderungen: Man findet Riesenkerne, Kerneinschnürungen und -durchschnürungen meist in querer Richtung, so daß nach derartigen amitotischen Kernteilungen oft 4—5 Kernsegmente perlschnurartig aneinandergereiht erscheinen. Die Muskelfasern sind „basophil degeneriert". Es kommt, oft unter tropfiger und scholliger Umwandlung der Fibrillenstruktur, zu Ablagerung von braunem Pigment, und zwar nicht wie bei Affen[8] in Umgebung der Kerne, sondern unregelmäßig im Protoplasma zerstreut. Nach Untergang der Fasern wird das Pigment allmählich durch Makrophagen abtransportiert; die Eisenreaktion, die ursprünglich negativ ausfällt, wird positiv. Es stellt sich eine Fibroblastenwucherung ein. Im Interstitium treten sog. Myocyten auf, Zellen, die fast nur aus einem großen ovalen Kern zentral gelegener raupenförmiger Chromatinstruktur bestehen. Es handelt sich hierbei wahrscheinlich um histiocytäre Elemente[9].

Mäuse und Ratten zeigen unter Vitamin E- und K-freier Diät mit 1% Sulfaguanidin im Myokard vorerst trübe Schwellung und eine ungleichmäßige Färbung der Muskelfasern (Abb. 47). Später kommt es zu massiven capillären Blutungen, Fasernekrosen und leukocytären Infiltraten. Bei Tieren, welche dieses Stadium

---

[1] GULLICKSON 1949.
[2] BRAGDON und LEVINE 1949, GATZ und HOUCHIN 1951, MERUCCI und GILOT 1953, MULDER, GATZ und TIGERMAN 1954.
[3] HOUCHIN und SMITH 1944.   [4] GATZ und HOUCHIN 1951.
[5] MASON und EMMEL 1945, BRAGDON und LEVINE 1949, GATZ und HOUCHIN 1951.
[6] GATZ und HOUCHIN 1946, 1947.   [7] MULDER, GATZ und TIGERMAN 1954.
[8] MASON und TELFORD 1947.   [9] RUPPEL 1949.

überleben, entstehen fibröse Herde mit Verkalkungen. 250 mg/kg Vitamin E und 2 mg/kg Vitamin K schützen vor dem Auftreten der geschilderten Schäden[1].

Einzelne Autoren berichten nur über leichte Unregelmäßigkeiten der Färbbarkeit der Herzmuskelfasern bei Vitamin E-frei ernährten Ratten[2].

Veränderungen im Elektrokardiogramm unter Vitamin E-Mangel kommen bei Katzen und Kaninchen vor, ebenso bei Lämmern, bei welchen auch degenerative Herzmuskelläsionen auftreten[3]. Bei Menschen mit chronischen Magen-Darm-Störungen kann es infolge von Resorptionsstörungen zu Erscheinungen kommen, die wahrscheinlich auf Vitamin E-Mangel zurückzuführen sind. Man findet dann im Herzmuskel das typische säurefeste Pigment[4].

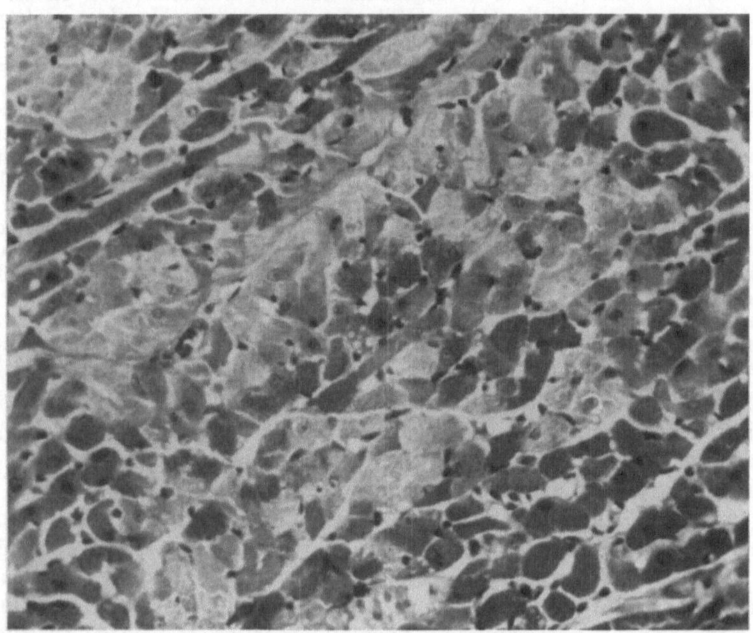

Abb. 47. Herzmuskulatur, Ratte, Hämalaun-Eosin, Vergr. 230 ×. Vitamin E- und K-freie Ernährung während 8 Wochen und zusätzliche Fütterung von 1% eines schwerlöslichen Sulfonamids in der Diät. Trübe Schwellung und ungleichmäßige Färbung der Muskelfasern.

Obgleich experimentelle Herzmuskelschäden in Form einer diffusen Myokardfibrose erzeugt werden können und auch beim Kalb elektrokardiographisch erfaßbar sind[5], sind solche in der *Humanpathologie* ungemein selten. Bei einer Kontrolle der Befunde cystischer Pankreasfibromatose von insgesamt 60 Fällen des Pathologischen Institutes der Universität Zürich konnte in einem einzigen Fall eine schwere diffuse, vorwiegend linksseitige Herzkammermuskelfibrose festgestellt werden, für die eine andere Ursache als Vitamin E-Mangel nicht namhaft gemacht werden konnte. Es liegt nahe, in diesem Fall eine nutritive Myokardfibrose im Zusammenhang mit dem schweren Vitamin E-Mangel anzunehmen.

Es handelt sich um einen $1^4/_{12}$ Jahre alten Knaben. Zwei Vettern leiden ebenfalls an Pankreascystofibromatose. Ein älterer Bruder ist gesund. Seit der Geburt schlechte körper-

---

[1] Dessau, Lipchuck und Klein 1954.   [2] Lecoq und Isidor 1949.
[3] Bradgon und Levine 1949, Gullickson und Calverley 1946, Bacigalupo, Alfredson, Luecke und Thorp 1953, Merucci und Gilot 1953.
[4] Pappenheimer und Victor 1946.
[5] Blaxter, Watts und Wood 1952, Blaxter und Wood 1952, MacDonald, Blaxter, Watts und Wood 1952.

liche Entwicklung, die frühzeitig ebenfalls mit einer Pankreasfibromatose in Zusammenhang gebracht wurde. Trotz entsprechender Behandlung andauernd schwere Dystrophie, Tachypnoe und Tachykardie. Im Alter von $1^4/_{12}$ Jahren unerwartet Eintritt des Todes infolge akutem Herzversagen. Die Sektion (S.-N. 416/60) bestätigt die Diagnose einer schweren Cystofibromatose des Pankreas. Pankreasgewicht 11,5 g. Von der exokrinen Drüse sind nur die Ausführungsgänge entwickelt und z. T. durch eosinophile Schollen blockiert. Das fibrocytäre Mantelgewebe umschließt zahlreiche Langerhanssche Inseln. Das Herz ist beträchtlich vergrößert, kugelförmig, wiegt 120 g. Beide Herzkammern sind stark ausgeweitet, die linke stärker als die rechte. Die linke Kammerwand hat eine Dicke von 3, die rechte von 8 mm. Auf Schnitt ist das Myokard fleckig von weißen Schwielen durchsetzt. Histologisch findet sich eine umfangreiche, eher zellarme, fleckige Fibrose des Myokards, stellenweise bis die Hälfte des Muskelgewebes ersetzend. Die fibrocytenreichen Bindegewebssprossen dringen

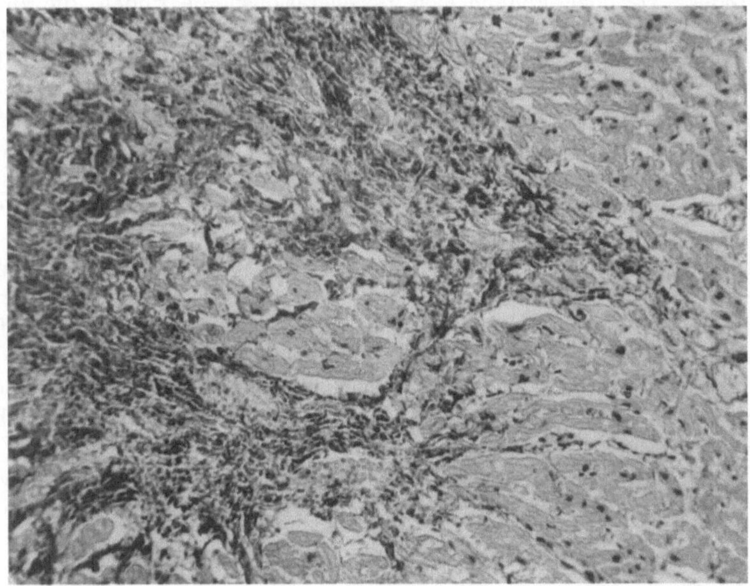

Abb. 48. Nutritive diffuse Myokardfibrose, sehr wahrscheinlich infolge Vitamin E-Mangel bei $1^4/_{12}$ Jahre altem Knaben mit Pankreascystofibromatose. Vergr. 160:1.

dissezierend in die angrenzende Restmuskulatur ein. Die Kontaktflächen zwischen Muskulatur und fibrillärem Bindegewebe sind scharf. Entzündliche Infiltrate sind nicht nachweisbar (Abb. 48).

Die Wirksamkeit der therapeutischen Verabreichung von Vitamin E bei Durchblutungsstörungen des Herzmuskels funktioneller und organischer Art wird von verschiedenen Autoren sehr unterschiedlich beurteilt. Durch die tierexperimentell erwiesene Tatsache, daß der Sauerstoffverbrauch des Herzmuskels bei Vitamin E-Mangel beträchtlich gesteigert sein kann und umgekehrt unter Vitamin E-Zufuhr sinkt, erfährt die therapeutische Anwendung von Tocopherol bei Hypoxie des Myokards eine theoretische Grundlage. Überdies soll die Beseitigung von thrombotischen Verlegungen der Herzkranzgefäße und die Erholung geschädigten Herzmuskelgewebes durch intensive Vitamin E-Behandlung beschleunigt werden[1]. Von anderer Seite wird dagegen die Nützlichkeit der Tocopherolbehandlung der Herzdurchblutungsstörungen bezweifelt[2].

---

[1] VOGELSANG, SHUTE und SHUTE 1947, 1948, SHUTE, SHUTE und VOGELSANG 1947, 1949, SHUTE 1949, PASCOE und SHUTE 1949.

[2] BAER, HEINE und GELFOND 1949, LEVY und BOAS 1948, MAKINSON, OLEESKY und STONE 1948, BAUM und STEIN 1949, DONEGAN, MESSER, ORGAIN und RUFFIN 1949, EICHERT 1949, TRAVELL, RINZLER, BAKST, BENJAMIN und BOBB 1949, RUSH 1949, RAVIN und KATZ 1949.

Mäuse mit *Vitamin A*-Mangel zeigen keine pathologischen Veränderungen in der Herzmuskulatur[1].

Bei neugeborenen, meist untergewichtigen Ratten von Müttern, die unter B_{12}-*Mangel* stehen, findet man deutlich verdünnte Vorhofwände. Die Herzmuskelzellen sehen unreif aus: Sie enthalten wenig basophiles Protoplasma; Myofibrillen und Querstreifung sind schlecht entwickelt, die Zellgrenzen treten aber deutlich hervor. Die Muskelfasern können auch kleine Fettvacuolen enthalten. Die Kerne sind größer, aber chromatinärmer als bei normalen Tieren, ferner ist der Gehalt an Desoxyribonucleinsäure bzw. an Nucleoprotein vermindert[2]. Bei Schweinen kommt es unter B_{12}-Mangel zu einfacher Atrophie des Herzmuskels. Daneben können sich Degenerationsherde finden, die zum Teil beträchtliche Ausdehnung erreichen; auch Nekrosen kommen vor, besonders in der Wand der linken Kammer. Lympho- und Monocyten wandern zahlreich ein[3].

17tägige Embryonen von Hühnern, die während 4 Wochen auf Vitamin B_{12}-Mangel gesetzt worden waren, weisen in rund der Hälfte der Fälle erweiterte, blasse und ungewöhnlich geformte Herzen auf. Oft findet man Blutungen im Myokard, oft auch starke Verfettung. Bei einzelnen Feten sind herdförmige Degenerationen zu sehen[4].

Es liegen nur wenige Beobachtungen vor über Myokardschäden bei Mäusen und Ratten unter *Pantothensäure*mangel. Es kommt zur Verfettung einzelner Herzmuskelfasern, ferner können leichte herdförmige polymorphkernige Infiltrate und herdförmige Koagulationsnekrosen gefunden werden[5].

Bei pantothensäurefrei ernährten jungen Enten ist der Coenzym A-Gehalt des Herzmuskels auf 40—80% der Norm herabgesetzt und der Sauerstoffverbrauch in vitro vermindert[6].

Bei Hunden, die etwa 1 Jahr lang auf *Vitamin B_6-Mangelkost* gehalten werden, stellen sich Dyspnoe und Tachykardie ein. Das rechte Herz ist erweitert, die Wand verdickt[7].

Vitamin B_6-Mangelratten weisen keine spezifischen histologischen Veränderungen des Herzmuskels auf[8]. Hingegen ist die Transaminase-Aktivität um etwa die Hälfte vermindert[9].

Besteht gleichzeitig ein Kaliummangel, so können Herzmuskelschäden in Erscheinung treten, was unter analogen Bedingungen bei B_1- oder B_2-Mangel nicht der Fall ist[10].

Bei B_6-avitaminotischen Kälbern findet man ausgedehnte Blutungen im epikardialen Fettgewebe. Im Herzmuskel kommt es zu regressiven Veränderungen, viele Fasern verlieren ihre Struktur, die Kerne erscheinen pyknotisch oder zeigen Karyorrhexis[11].

Vitamin B_2-Mangel ruft bei Ratten lediglich Veränderungen im Herzmuskel hervor, wie sie bei allgemeiner Inanition zu finden sind[8].

Bei jungen, *Vitamin B_1*-frei ernährten Ratten[12] kommt es in vielen Fällen zu Dickenzunahme, besonders im Bereich des rechten Herzvorhofes, die möglicherweise auf Ödembildung oder seröse Durchtränkung zurückzuführen ist[8]. Das

---

[1] McCarthy und Cerecedo 1952.   [2] Jones, Brown, Richardson und Sinclair 1955.
[3] Cartwright, Tatting, Robinson, Fellows, Gunn und Wintrobe 1951.
[4] Ferguson und Couch 1954, Ferguson, Rigdon und Couch 1955.
[5] Lippincott und Morris 1941, Nelson 1939, Supplee, Bender und Kahlenberg 1942.
[6] Olson und Stare 1951.   [7] Street, Cowgill und Zimmerman 1941.
[8] Wolbach und Bessey 1942.   [9] Ames, Sarma und Elvehjem 1947.
[10] Thomas, Mylon und Winternitz 1940.   [11] Johnson, Pinkos und Burke 1950.
[12] Pecora und Highman 1953, Ashburn und Lowry 1944.

Herz kann leicht bis hochgradig erweitert sein[1]. Das relative Herzgewicht ist beträchtlich vermehrt[2].

Histologische Veränderungen[3] lassen sich gewöhnlich in den Vorhöfen nachweisen, während die Ventrikel oft histologisch unverändert sind[4].

In einem ersten Stadium mit ausgesprochen herdförmigen Veränderungen erscheinen die Muskelfasern teils gequollen, teils atrophisch, hyalinisiert, oxyphil. Es kommt zu Kernpyknosen und Karyorrhexis. Die Muskelfasern sind teilweise fragmentiert. Die Fibrillen weisen verschiedene Stadien von Zerfall auf. Das Protoplasma derart betroffener Fasern erscheint fein granuliert, schaumig oder vacuolär, bis schließlich nur noch die optisch leeren Fasern übrigbleiben. In den betroffenen Herden werden gelegentlich einzelne erhaltene Muskelfasern gefunden. Die Infiltration mit Lymphocyten und großen Monocyten in wechselndem

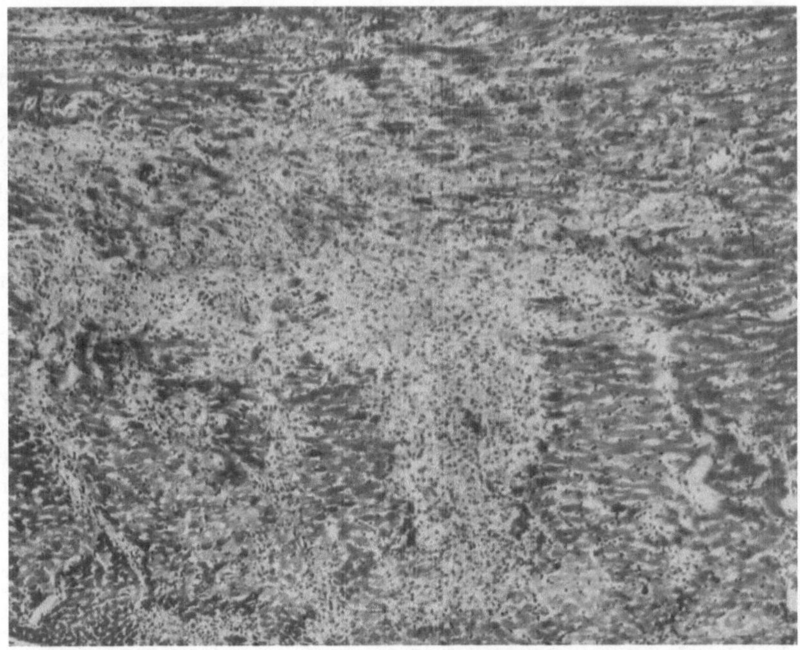

Abb. 49. Herzmuskulatur, Ratte, Hämalaun-Eosin, Vergr. 80 ×. Vitamin B$_1$-freie Ernährung während 4 Wochen. Herdförmiger Untergang des Muskelgewebes mit Bindegewebssprossung und diffusen Infiltraten von Lymphocyten.

Verhältnis erreicht gewöhnlich nur leichte bis mäßige Grade. Es kommen auch herdförmige Infiltrate ohne erkennbare Muskelfaserveränderungen vor. Bei fortgeschrittenen Läsionen können die Herde ineinanderfließen.

Die zweite Phase ist durch proliferative Vorgänge des interstitiellen Gewebes gekennzeichnet (Abb. 49). Die nekrotischen Muskelfasern sind verschwunden. In den Randzonen der Läsionen finden sich noch spärliche oxyphile Reste. Es kommt zu mehr oder weniger deutlicher Fibroblastenwucherung, in schwersten Fällen kann die ganze Wanddicke von Fibroblasten durchsetzt sein. An andern Stellen finden sich nur wenig Fibroblasten und das Gewebe besteht aus einem lockeren kollagenen Fasernetz mit geringer Infiltration. Die Blutgefäße erscheinen erweitert und hyperämisch, vor allem Capillaren und kleine Venen.

Im dritten inaktiven Stadium sind die Muskelfasern vermindert, stellenweise fehlen sie ganz. Die Wand erscheint verdünnt, die Fibrose ist gewöhnlich nur gering, Kollagen ist nur spärlich vorhanden. Nur selten findet man reichlich zellarmes Bindegewebe. Es kann zu Wandthrombenbildung kommen. Alle Teile des Vorhofes werden betroffen, auch das Vorhofseptum. Die Musculi pectinati sind oft besonders schwer befallen.

---

[1] Skelton 1950.   [2] Vallotton 1949.
[3] Ashburn und Lowry 1944, Vallotton 1949.
[4] Ashburn und Lowry 1944, Pecora und Highman 1953.

Bei Tauben[1], Füchsen[2] und Schweinen[3] kommen ähnliche Herzmuskelschäden unter B_1-Mangel vor. Bei Schweinen können die Nekrosen herdförmig oder diffus sein, und sie treten auch in der Kammermuskulatur auf[4]. Auch bei Rhesusaffen findet man kleine Nekroseherde im Myokard. Die Herzmuskelfasern können hydropische Degeneration mit hyperplastischen Kernveränderungen aufweisen, besonders im Bereich der subendokardialen Fasern, die wahrscheinlich dem Reizleitungssystem angehören[5].

B_1-hypovitaminotische Hunde weisen herdförmige Hyalinisierungen und Nekrosen im Herzmuskel auf. Auch Herzinfarkte kommen vor[6].

Die Pulsfrequenz nimmt bei Ratten[7], Hunden[6], Schweinen[8], Katzen[9], Tauben[10] und Affen[11] unter Thiaminmangel ab, während das menschliche Herz mit Tachykardie reagiert.

Der Sauerstoffverbrauch der Vorhofmuskulatur bei Ratten ist unter Vitamin B_1-Mangel signifikant vermindert, während die Kammermuskulatur in dieser Hinsicht durch Vitamin B_1-Mangel unbeeinflußt bleibt[12].

Bei Hunden mit akutem Vitamin B_1-Defizit ist der Brenztraubensäure-, Milchsäure-, Glucose- und Sauerstoffverbrauch des Herzmuskels vermindert[13].

Elektrokardiographische Untersuchungen beim unter Thiaminmangel stehenden Schwein zeigen Anomalien der P-Zacke, Verlängerung der Überleitungszeit und Vergrößerung der T-Zacke. Es kann auch zu Extrasystolen mit Atrioventrikulardissoziation, ja sogar zu vollständigem Block und zu Vorhofflimmern kommen[8]. Die äußerlichen Erscheinungen sind Cyanose und Dyspnoe. Der Tod kann plötzlich eintreten.

Vitamin B_1-Mangel führt beim *Menschen* zu charakteristischen Schädigungen des peripheren Nervensystems und des Myokards. Der Name für diese Vitamin-Mangelzustände Beriberi bedeutet im Singalesischen „cannot" und bezieht sich auf die durch Nervenschäden hervorgerufenen Muskelschwächen[14]. Im klinischen Erscheinungsbild sind zu unterscheiden die *fernöstlichen Vitamin B-Mangelkrankheiten* bei Genuß von poliertem Reis, wobei die Schädigungen des Nervensystems meist im Vordergrund stehen und die *B_1-Mangelzustände in Europa und Nord- und Südamerika*, die meist im Zusammenhang mit einem chronischen Alkoholismus stehen[15-18].

Die *fernöstlichen kardialen Vitamin B_1-Mangelschäden* haben 1929 eine eingehende klinische und pathophysiologische Analyse erfahren[19]. Wenckebach[20] hat 1934 das gesamte Erfahrungsgut nochmals monographisch überarbeitet. Die von ihm vorgetragene Deutung der kardialen Störungen wurde lange Zeit als maßgebend für die Diagnose eines Vitamin B_1-Mangelschadens anerkannt. Danach ist der Vitamin B_1-Mangelzustand des Herzens charakterisiert durch eine ausgeprägte Rechtsinsuffizienz mit starker Leberstauung bei nicht gestauten Lungen.

---

[1] Swank 1940.   [2] Evans, Carlson und Green 1942.
[3] Follis, Miller, Wintrobe und Stein 1943, v. Etten, Ellis und Madsen 1940, Wintrobe, Stein, Miller, Follis, Najjar und Humphreys 1942.
[4] Wintrobe, Stein, Miller, Follis, Najjar und Humphreys 1942, Follis, Miller, Wintrobe und Stein 1943.
[5] Rinehart, Greenberg und Friedman 1947.   [6] Swank, Porter und Yeomans 1941.
[7] Drury, Harris und Maudsley 1930, Weiss, Haynes und Zoll 1938, King und Sebrell 1946.
[8] Wintrobe, Alcayaga, Humphreys und Follis 1943.
[9] Toman, Everett, Oster und Smith 1945.   [10] Dagianti 1954.
[11] Waisman und McCall 1944.   [12] Follis 1948.
[13] Hackel, Goodale und Kleinerman 1953.   [14] Follis 1958.
[15] Weiss und Wilkins 1937.   [16] Blankenhorn 1945.
[17] Benchimol und Schlesinger 1953.   [18] Baron und Oliver 1958.
[19] Aalsmeer und Wenckebach 1929.   [20] Wenckebach 1934.

Die akute und chronische Beriberi-Herzinsuffizienz unterscheiden sich nur durch das Zeitmaß. Das Herz spricht therapeutisch auf eine Vitamin B-reiche Nahrung durch Normalisierung der Zirkulation, des EKG und Verkleinerung an. Für die fast elektive Rechtsinsuffizienz gibt WENCKEBACH folgende Erklärung[1]: Vitamin B₁-Mangel verursacht eine Kontraktionsschwäche der Herzmuskulatur. Die fast selektive Dilatation der rechten Herzkammer ergibt sich daraus, daß diese über eine viel geringere Muskelmasse verfügt als die linke Kammer und die Klappen des rechten atrio-ventrikulären Ostiums an der Muskulatur und nicht an einem Sehnen-ring inserieren. Rechter Vorhof und rechte Herzkammer haben somit das ganze Körperblut wohl aufzunehmen, linker Vor-hof und linke Kammer aber nur soviel Blut, als die geschwächte rechte Kammer aus-zuwerfen vermag. Je schwächer die rechte Herzkammer arbeitet, um so stärker wird die Blutverlagerung in das rechte Herz, die großen Körpervenen und die Leber. Tri-cuspidalinsuffizienz und Stauleber treten im klinischen Bild immer prägnanter in Erscheinung, während der Lungenkreislauf immer mehr entlastet wird. Die linke Herz-kammer bleibt wegen ungenügendem Blut-zufluß klein. Im klinischen Bild ist für diese Rechtsinsuffizienz das Fehlen eines Oppressionsgefühls charakteristisch.

Nach WENCKEBACH ist die anatomische Grundlage der Herzmuskelschwäche eine kolloidale Wasserbindung der Muskelfaser. Diese ist Teilerscheinung einer allgemeinen hydropischen Quellung. Durch die Wasser-speicherung in der Herzmuskelfaser soll deren Reizleitungsfähigkeit nicht gestört werden. Schon WEISS und WILKINS[2] konn-ten in quantitativen Wasserbestimmungen der Herzmuskulatur die von WENCKEBACH[3] angenommene hydropische Quellung nicht

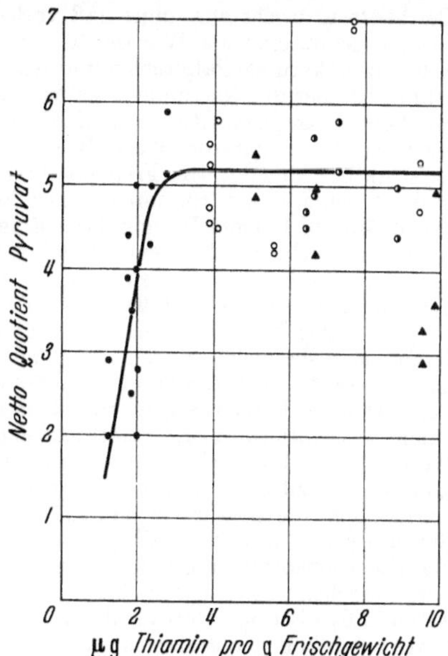

Abb. 50. Beziehung zwischen Pyruvatverbrauch und Thiamingehalt des Herzmuskels bei Enten: Punkte = Thiaminmangel, Ringe = normale Kontrollen, Halbringe = Kontrollen ohne Nah-rungsrestriktion, schwarze Dreiecke = normale Kontrollen mit freier Nahrung und 48stündiger Hungerperiode. (Nach FOLLIS 1958.)

bestätigen. Der Wassergehalt der Herzmuskulatur des Beriberi-Herzens ist nicht höher als der eines normalen Herzens. Die Aufklärung über die Wirkungsweise des Vitamin B₁ (Thiamins) in der Herzmuskulatur verdanken wir den Unter-suchungen von LOHMANN und SCHUSTER[4]. Wirksam ist nicht das Aneurin selbst, sondern sein Pyrophosphorsäureester. Dieser wirkt als Coferment der Pyruvat-decarboxylierung, d. h. als Cocarboxylase[5]. Die Phosphorylierung des Aneurins zur Cocarboxylase erfolgt durch das Adenosintriphosphat. Bei Vitamin B₁-Mangel wird das im Herzmuskel gebildete Pyruvat nicht mehr genügend ab-gebaut, wie an in vitro-Versuchen an Herzmuskeln von Vitamin B₁-Mangelratten bestätigt werden konnte[6]. Der Pyruvatabbau durch Vitamin-Mangel-Herzmusku-latur war signifikant vermindert. Zwischen dem Abbau des Pyruvates und dem Thiamingehalt des Herzmuskels besteht eine quantitative Beziehung[6]. Der Pyruvatabbau erfährt erst dann eine markante Reduktion, wenn der Thiamin-gehalt von 10 μg/g auf 2,5 μg/g Herzmuskulatur absinkt. Bei weiterer Reduktion

---

[1] WENCKEBACH 1934.   [2] WEISS und WILKINS 1937.   [3] WENCKEBACH 1928, 1934.
[4] LOHMANN und SCHUSTER, zit. nach LEUTHARDT 1955.   [5] LEUTHARDT 1955.
[6] FOLLIS 1958.

des Thiamingehaltes unter 2,5 μg/g Herzmuskulatur ergibt sich ein ungemein rascher Rückgang des Pyruvatabbaues (Abb. 50).

Die durch Vitamin B_1-Mangel ausgelöste kardiovasculäre Insuffizienz äußert sich bei Erwachsenen und Kindern in drei Beriberi-Syndromen:
a) die trockene oder typische Form,
b) die feuchte oder ödematöse Form,
c) die akute perniziöse kardiale Form.

Am häufigsten sind akute und chronische hypovitaminotische Formen.

Von besonderem Interesse ist die *akute Beriberi-Krankheit*, die etwa 5% aller fernöstlichen B_1-Hypovitaminosen ausmacht. Durch Vitamin B_1-Zufuhr gelang es Platt, 17 von 21 Pat. zu retten[1]. Ohne Vitamin B_1-Zufuhr gehen die Patienten in 1—2 Tagen zugrunde. Die perniziöse Beriberiform bricht aus, ohne daß vorher andere Mangelsymptome, insbesondere polyneuritische Symptome als Warnzeichen auftreten[2]. Die Patienten klagen über präkardiale Schmerzen, kardiale Palpitation und zeigen ausgeprägte motorische Unruhe. Sie sind durstig, erbrechen aber das Getrunkene sofort. Die Atemnot steht nicht im Vordergrund. Auch die auxiliäre Atemmuskulatur tritt nicht in Aktion. Dagegen bestehen eine Stauleber und eine Cyanose. Der inspiratorische Puls ist eher voll, aber leicht unterdrückbar. Die Herzaktion ist stark beschleunigt, die Frequenz beträgt 120—150. Das Herz ist nach allen Seiten verbreitert, seine Aktion tumultös. Über den Gefäßen sind die Herztöne zu hören. Der Blutdruck fällt auf 100 mm Hg und dann stufenweise weiterhin ab. Allmählich wird die Pulswelle immer undeutlicher, die Venen füllen sich stärker, die Atemnot nimmt zu. Die Patienten sterben, ohne bis zum letzten Atemzug das Bewußtsein zu verlieren. Die Ausdehnung der Stauungsödeme ist kein Maßstab für die Schwere des Vitamin B-Mangels.

Es ist das Verdienst von Weiss und Wilkins[3] nachgewiesen zu haben, daß auch im Okzident, insbesondere in den USA, mit Vitamin B_1-Hypo- und -Avitaminosen zu rechnen ist[4]. Diese Autoren durchgingen in Boston die Krankengeschichten von 900 Patienten mit verschiedenen Formen allgemeiner Unterernährung. Unter diesen fanden sie 85 Fälle mit einer Kreislaufinsuffizienz verschiedenen Grades, welche nicht den üblichen ätiologischen Faktoren zur Last gelegt werden konnte. Während einer Beobachtungszeit von 2 Jahren konnten sie auf 5506 Spitalaufnahmen weitere 35 Patienten mit den gleichen Symptomen ausscheiden, die sie zur Grundlage ihrer klinischen Besprechung nahmen. Es handelt sich durchwegs um chronische Alkoholiker. Chronischer Alkoholismus scheint besonders günstige Manifestationsbedingungen für eine B_1-Avitaminose zu schaffen. Alkoholische Getränke sind ausgesprochen calorienreich, besonders kohlenhydratreich, anderseits Vitamin B_1-arm. Da Vitamin B_1 über den Pyruvatabbau maßgebend am Kohlenhydratstoffwechsel beteiligt ist, fördert jede kohlenhydratreiche Kost die Manifestation von Vitamin B_1-Mangelerscheinungen. Das gleiche gilt für alle Krankheiten, welche den Stoffwechsel steigern (Hyperthyreose, Gravidität, Infekte). Darum kann die Beriberi-Krankheit ohne weiteres durch einen Infekt (im Fernen Osten insbesondere durch Malaria) ausgelöst werden.

Das von Weiss und Wilkins[3] gezeichnete kardiovasculäre Beriberi-Krankheitsbild ist wesentlich mannigfaltiger als das von Aalsmeer und Wenckebach[5] geprüfte fernöstliche Mangelsyndrom der ausgeprägten Rechtserweiterung und Rechtsinsuffizienz des Herzens. Im Vordergrund der klinischen Erscheinungen steht bald eine Links-, bald eine Rechts-, bald eine Globalinsuffizienz. Das Herz ist gesamthaft verbreitert, der Blutdruck normal, der Venendruck wesentlich erhöht. Bei Linksinsuffizienz besteht das Bild der Lungenstauung. Im EKG sind charakteristisch die Inversion von T und die Verlängerung der Systolen-Dauer (QT-Distanz). Für die Pathophysiologie der kardiovasculären Vitamin B_1-Insuffizienz ist die Erweiterung der peripheren Arteriolen besonders wichtig. Die Haut fühlt sich warm an. Der Blutdurchfluß ist beschleunigt, die Sauerstoffabgabe deshalb ungenügend.

Im Einzelfall ist der Nachweis, daß wirklich ein Vitamin B_1-Mangelsyndrom vorliegt, schwierig zu erbringen. Die Anerkennung eines Vitamin B_1-Mangelschadens als Ursache einer kardiovasculären Insuffizienz ist an folgende Kriterien gebunden[3]:
1. anamnestisch einseitige Ernährung (meist großer Alkoholkonsum),
2. keine andere Ursache für die kardio-vasculäre Insuffizienz,
3. Kombination mit klassischen extrakardialen Vitamin B-Mangelerscheinungen, wie Polyneuritis,
4. beschleunigter Blutdurchfluß im großen Kreislauf,
5. periphere Ödeme,
6. typische Stoffwechsel-EKG,
7. Rückbildung der kardialen Erscheinungen auf große Vitamin B_1-Dosen (20—50 mg Thiamin pro die).

---

[1] Platt 1958.   [2] De Langen und Lichtenstein 1936.   [3] Weiss und Wilkins 1937.
[4] Greeley 1958.   [5] Aalsmeer und Wenckebach 1929.

BLANKENHORN[1], der in Cincinnati die Befunde von WEISS und WILKINS[2] bestätigen konnte, erachtet für das alkoholische Vitamin B$_1$-Mangelsyndrom besonders charakteristisch ein großes Herz mit normalem sino-auriculärem Rhythmus, kardiale Ödeme, Erhöhung des Venendruckes und Fehlen einer anderen Ursache für die Herzinsuffizienz. Sowohl nach den Untersuchungen von WEISS und WILKINS[1] wie nach BLANKENHORN[1] ist der von WENCKEBACH[3] und AALS-MEER gezeichnete kardiale Vitamin B$_1$-Mangeltypus eine Ausnahmeerscheinung. Es kann kein Zweifel darüber bestehen, daß auch in Europa bei chronischen Alkoholikern die kardio-vasculären Insuffizienzen häufig zu Lasten eines Vitamin B$_1$-Mangels gehen[4], daß gewisse Sprue-Syndrome in Wahrheit einem Vitamin B$_1$-Mangelsyndrom entsprechen[5, 6].

Anatomisch ist das fernöstliche Beriberi-Herz gekennzeichnet durch eine Volumen- und Gewichtszunahme[7]. Die Herzkammern sind ausgeweitet, besonders die rechte Kammer und der rechte Vorhof. Herzklappen und Kranzarterien sind intakt. Die Muskelfasern sind eher breit, nicht verfettet, die Kerne hyperchromatisch und geflügelt. Zwischen den Muskelfasern besteht eine diffuse, infiltratfreie, schlankspindelige Fibrose. Einzelne Muskelfasern, besonders subendokardial, sind hydropisch gequollen. Im Gegensatz zu WENCKEBACH ist bei der okzidentalen Form der Beriberi-Krankheit das Herz meist normalgewichtig. Die rechte Kammer ist oft mäßig erweitert. Die histologischen Befunde entsprechen den Angaben von WENCKEBACH. Besonders häufig findet man eine perinucleäre Vacuolenbildung sowohl in den subendokardialen Muskelfasern der linken Herzkammer wie in den Muskelfasern des Reizleitungssystems und eine feingliedrige interstitielle Fibrose. Die makroskopischen und histologischen Befunde sind uncharakteristisch und können keinesfalls als pathognomonisch für einen Vitamin B$_1$-Mangel angesprochen werden, obwohl sie mit den im Tierexperiment durch Vitamin B$_1$-Mangel erzeugten Myokardschäden übereinstimmen. Die Beweisführung, daß es sich bei den Herzveränderungen um die Erscheinungen eines Vitamin B$_1$-Ausfalles handelt, ist aus dem Herzbefund allein nicht zu erbringen. Sie ergibt sich vielmehr aus dem gesamten Obduktionsbefund wie aus der Vorgeschichte.

Es ist nicht verwunderlich, daß an der Herzmuskulatur, dem stoffwechselaktivsten Gewebe des ganzen Körpers, qualitative und quantitative Nahrungsmängel besonders häufig zur Auswirkung kommen. Die *rein calorisch-quantitative Unterernährung* führt zu einer *Hungeratrophie* auch der Herzmuskulatur im Rahmen der Atrophie der quergestreiften Muskulatur überhaupt. Die Herzgewichte können absinken bis zum kritischen Grenzwert von 200 g[8].

Von den Vitamin-Mangelzuständen scheint bis heute nur der Mangel an Vitamin B$_1$ (Thiamin) zu charakteristischen kardio-vasculären Insuffizienzerscheinungen zu führen, die das klinische Bild beherrschen.

In jüngster Zeit sind aber nun vor allem in Afrika bestimmte kardio-vasculäre Insuffizienzsyndrome mit schweren anatomischen Herzschäden beschrieben worden, die in Zusammenhang mit bestimmten, aber heute noch nicht näher präzisierten Nahrungsteilmängeln in Zusammenhang gebracht werden. Es handelt sich aber bei diesen Syndromen einwandfrei nicht um Thiamin-Mangelschäden. Sie sollen hier trotzdem anhangsweise erwähnt werden, da vielleicht später ihre Einordnung unter die hypo- und avitaminotischen Schädigungen notwendig werden wird. Diese *qualitativ-nutritiven Herzschadenformen*, diese „chronic nutritional

---

[1] BLANKENHORN 1945.   [2] WEISS und WILKINS 1937.
[3] AALSMEER und WENCKEBACH 1929, WENCKEBACH 1934.
[4] BARON und OLIVER 1958, WERNLY 1945.   [5] LEITNER 1958.
[6] DAVIS und WOLF 1958.   [7] WENCKEBACH 1934.   [8] UEHLINGER 1958, 1948.

heart diseases", lassen sich in zwei Gruppen einreihen: eine *Herzhypertrophie mit Parietalthrombose* in Südafrika und eine *Kammerendokard-Fibroelastose* in Ostafrika (Uganda).

Die *Herzhypertrophie mit Parietalthrombose* ist bei Bantunegern in Südafrika beobachtet worden[1]. Die Kost der Bantuneger ist calorisch genügend, zeigt aber einen fast vollständigen Mangel an animalischem Eiweiß und eine fehlerhafte Mischung der Pflanzeneiweiße. Der calorische Bedarf wird vorwiegend durch Kohlenhydrate gedeckt. Das Krankheitsbild ist gekennzeichnet durch eine chronische, schubweise progrediente Herzinsuffizienz, die im Beginn durch Normalisierung der Kost behoben werden kann. Zunehmende Herzverbreiterung und umfangreiche Ödeme weisen auf ein fortschreitendes Myokardversagen hin. Der Tod tritt oft überraschend plötzlich ein. Die Zirkulation ist hypokinetisch. Minuten- und Schlagvolumen sind beträchtlich herabgesetzt. Die Sektion ergibt durchwegs vergrößerte Herzen mit Gewichten zwischen 355 und 750 g, vorwiegend aber zwischen 500 und 600 g, d. h. zwischen 0,66 und 0,9% des Körpergewichtes. Beide Herzkammern sind erweitert. Die Kammermuskelfasern sind hydropisch gequollen, die Kerne geflügelt. Bei 5 von 12 Fällen fanden sich in beiden Kammerspitzen zwischen den Trabekeln umfangreiche Parietalthromben und 7mal Herzohrthromben. Das Myokard zeigte an den Thrombenhaftstellen ein Muskelfaserödem und eine leichte, nicht sehr tiefgreifende, nur 2mal eine umfangreichere interstitielle Fibrose. In 4 von 7 Fällen fand sich zudem eine Fibrose der Vorhofmuskulatur. Die Klappen waren intakt, die Kranzarterien weit.

11 der 12 Fälle zeigten gleichzeitig eine insuläre *Lebercirrhose*, wie sie von Gillman und Gillman[2] beschrieben und für Fehlernährung als charakteristisch bezeichnet wird. Die Beziehungen zwischen den Herzveränderungen und der nutritiven Lebercirrhose sind ungeklärt.

Achtmal fand sich eine diskrete Hämosiderose von Myokard und Leber und eine stärkere Hämosiderose der Milz. Die nutritive Lebercirrhose und die diskrete Hämosiderose weisen darauf hin, daß der eigenartigen Herzschädigung offenbar ein komplexer Nährschaden zugrunde liegt.

Bei den von Ball, Williams und Davies[3] in Uganda beobachteten nutritiven kardiovasculären Insuffizienzen bei Eingeborenen, die vorwiegend ärmsten Bevölkerungskreisen entstammen, lassen sich klinisch zwei Typen unterscheiden: eine *reine Myokardinsuffizienz* und eine *Myokardinsuffizienz in Kombination mit einer atrio-ventrikulären Klappeninsuffizienz*. Bei den Patienten mit der reinen Myokardinsuffizienz stehen retrosternales Schmerzsyndrom, Atemnot und Ödeme im Vordergrund. Atemnot und Ödeme setzen gleichzeitig ein. Bei den komplexen Myokard-Klappen-Insuffizienzen ist das Klappeninsuffizienzsyndrom führend. Die Prognose ist schlecht. Die Krankheitsdauer schwankt zwischen Monaten bis einigen Jahren. Die Auswirkungen auf die Zirkulation entsprechen funktionell einer *konstriktiven Endokarditis* mit progressiver Reduktion des Fassungsvermögens. Das EKG zeigt, je nach Klappeninsuffizienz, ein Rechts- oder Linksüberwiegen in der QRS-Schwankung und low voltage. Die T-Welle ist normal, der Jugularisdruck ist stark erhöht. Bei der Obduktion zeigen die Herzen nur eine mäßige Vergrößerung. In den Kammern findet man eine fleckige bald mehr diffuse Endokardfibrose, beginnend in der Kammerspitze, gegen die Kammerbasis auslaufend und besonders im Bereich der Kammerhinterwand sich weit gegen die Kammerbasis vorschiebend. Trabekel und Papillarmuskeln werden in die Fibrose eingemauert. Schließlich ergreift die Fibrose auch die hinteren Mitral- und Tricuspidalsegel, die mit dem Parietalendokard verschmolzen werden, was eine Mitral- oder Tricuspidalinsuffizienz zur Folge hat. Die fibrösen Endokardtapeten werden von Fibrin überschichtet. Sie erreichen eine Dicke von mehreren Millimetern. Die Klappen selbst sind nicht vascularisiert, die Kranzarterien sind intakt. Histologisch bestehen die Endokardpolster und Trabekel aus einem gegen die Kammerinnenfläche fast gefäßfreien, gegen das Myokard mäßig vascularisierten fibrillärhyalinen Bindegewebe.

Eine Erklärung für diese eigenartige Herzschädigung kann zur Zeit nicht gegeben werden. Es handelt sich jedenfalls um ein Krankheitsbild, das wohl in seinen funktionellen Auswirkungen an die von Löffler[4] beschriebene Parietalendocarditis fibroplastica mit Bluteosinophilie erinnert, aber pathogenetisch und ätiologisch mit diesem Krankheitsbild nichts zu tun hat.

Kaliummangel kann ähnliche Herzmuskelveränderungen verursachen wie Thiaminmangel[5]. Eigentümlicherweise kommt es aber unter kombiniertem Kalium- und B_1-Mangel zu keiner Myokardschädigung[6].

---

[1] Higginson, Gillanders und Murray 1952, Higginson 1958, Gillanders 1951.
[2] Gillman und Gillmann 1945, Gillman 1944.
[3] Ball, Williams und Davies 1954. Davis und Wolf 1958.   [4] Löffler 1936.
[5] Follis, Orent-Keiles und McCollum 1942.   [6] Follis 1942.

Massive Überdosierung von *Biotin* beeinflußt die Herzfunktion von Ratten, Katzen und Fröschen nicht[1].

Akuter *Cholin*mangel verursacht bei Ratten häufig Blutungen im Myokard[2] sowie Nekrosen von Herzmuskelfasern[3], besonders im Bereiche der schwersten Blutungen[4]. Auch entzündliche Infiltrate werden in der Kammermuskulatur gefunden[4].

Bei jungen Enten kommt es unter *Folsäure*-Mangel zur Verwischung der Querstreifung der Herzmuskelfasern, es tritt eine mehr oder weniger deutliche Granulierung in Erscheinung[5].

Bei menschlicher Pellagra stellen sich häufig Veränderungen des Elektrokardiogramms ein: Aufgesplitterte oder niedrige Kammerkomplexe, abnorme S-T-Strecken, negative T-Zacken und andere Störungen können vorliegen[6].

An Hunden findet man unter *Nicotinsäure*mangel Degenerationserscheinungen an Herzmuskelfasern[7]. Es wird über gute therapeutische Erfolge mit Nicotinsäure bei Myokardinfarkt berichtet[8].

Bei *C-avitaminotischen* Meerschweinchen findet man herdförmige Nekrosen des Herzmuskels[9]; die Aktivität der Bernsteinsäure-Dehydrogenase ist herabgesetzt[10].

Die Herzen von *Skorbut*kranken sind oft schlaff und blaß. Mikroskopisch erweist sich die Feinstruktur der Herzmuskelfasern verwischt, die Färbbarkeit wird ungleichmäßig. Auch beginnende hyaline Entartung ist anzutreffen, niemals aber wachsartige Degeneration, wie man sie in der Skeletmuskulatur findet. Gelegentlich kommen geringfügige Herzbeutelblutungen vor[11].

11. Blutgefäße.
(Literatur s. S. 1015.)

Veränderungen der Venen, Arterien und Capillaren, die mit Sicherheit auf einem isolierten Vitaminmangel beruhen, sind nur wenige bekannt, obwohl die meisten Vitamine auch beim Aufbau und der Ernährung der Gefäßwände mit im Spiele sind. Bei Störungen von Stoffwechselvorgängen, z. B. bei der menschlichen Arteriosklerose und bei den wenigstens in Einzelfaktoren diesem Leiden verwandten „experimentellen Arteriosklerosen" sind Vitamine, die im Auf- und Abbau der Fette und Eiweiße maßgeblich beteiligt sind, auch für das pathologische Geschehen von einer gewissen Bedeutung. So befassen sich denn viele neuere Arbeiten mit den Beziehungen einzelner Vitamine, insbesondere der Vitamine A, E, B_6, C, Inositol und Cholin zu der menschlichen und der „experimentellen Arteriosklerose". Die Bewertung dieser Ergebnisse begegnet großen Schwierigkeiten, da der Einfluß einzelner Vitamine auf die menschliche Arteriosklerose klinisch nur mangelhaft erfaßt werden kann und da andererseits die „experimentelle Arteriosklerose" doch nur ein Modell darstellt, dessen Beziehungen zum arteriosklerotischen Gefäßleiden des Menschen noch lange nicht abgeklärt sind.

Viel leichter lassen sich die reinen Avitaminosefolgen am Gefäß-System übersehen. Von ihnen ist wohl die von RINEHART und GREENBERG (1949, 1950, 1951) entdeckte Arteriosklerose bei diätetischem oder durch Desoxypyridoxin induziertem *Vitamin B_6*-Mangel der Affen die interessanteste[12]: Nach 6—7monatigem

---

[1] SEBRELL und HARRIS 1954.　　[2] WOLBACH und BESSEY 1942, ENGEL und SALMON 1941.
[3] FOLLIS 1948, HARTROFT und BUCKLEY 1954, WILGRAM, BEST und BLUMENSTEIN 1955
[4] ENGEL und SALMON 1941.　　[5] MILLER, GODDARD, OLSON und STARE 1953.
[6] FEIL 1936, RACHMILEWITZ und BRAUN 1944.　　[7] LILLIE 1933.　　[8] GENARD 1950.
[9] McBROOM, SUNDERLAND, MOTE und JONES 1937.
[10] HARRER und KING 1941, FOLLIS 1948.　　[11] MEYER und McCORMICK 1928.
[12] MUSHETT und EMERSON 1956.

Pyridoxinmangel findet man bei Affen (Rhesus und Macaca mulatta) eine gewissen Formen der menschlichen Arteriosklerose durchaus vergleichbare Gefäß-erkrankung, die Aorta abdominalis, Arteria iliaca, Coronararterien, Nieren-, Hoden- und Pankreasarterien, meist jedoch nicht Brustaorta und Carotiden befällt und häufig an Bifurkationsstellen lokalisiert ist. Histopathologisch zeigen sich in den ersten Stadien eine Zunahme der metachromatisch färbbaren, durch Hyaluronidase angreifbaren Mucopolysaccharide in der Intima der Aorta, eine Vermehrung zelliger Elemente mit Bildung zarter kollagener und elastischer Fasern und später Einlagerung von Fett in den tieferen Schichten der Intima

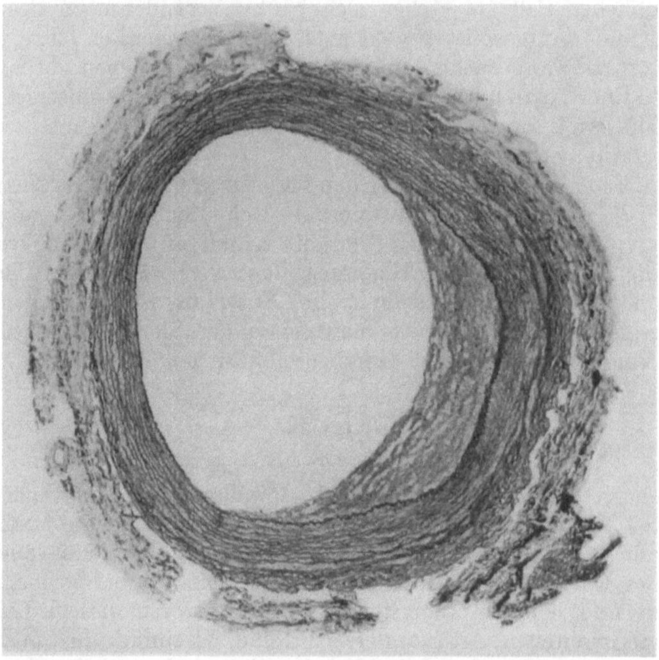

Abb. 51. Aorta abdominalis, Affe, Weigert-Van Gieson, Vergr. 20 ×. Vitamin B$_6$-freie Ernährung während 9 Monaten. Plaque-artige Verdickung der Intima. (Präparat Prof. L. D. Greenberg, University of California Medical Center, San Francisco.)

(Abb. 51). Die Media erscheint durch Quellung der interfibrillären Substanzen verbreitert. Oft kommt es auch zu Degeneration von elastischen Fasern der tieferen Intima-Schichten, jedoch nur selten zu Verkalkung. In den kleineren Arterien ist der Verlauf ähnlich; auch hier findet man Ansammlung metachroma-tischen Materials in der Intima, Bildung fibröser Polster und eine „Media-Hyper-trophie", bei welcher die glatten Muskelfasern durch das reichlich vorhandene metachromatische Material auseinandergedrängt werden. Hie und da ist auch die Lamina elastica interna aufgesplittert. Das Lumen kleiner Arterien kann durch sklerotische Intima-Verdickungen fast völlig verlegt sein (Abb. 52 und 53). Im Bereiche der Coronararterien sind die Veränderungen auffallend plaquesartig verteilt. Im elektronenmikroskopischen Bild fallen in der stark vermehrten mucoiden Substanz zahlreiche fädige Gebilde auf, was zur Annahme führt, daß der Vitamin B$_6$-Mangel durch Störung des Proteinstoffwechsels die Bildung kollagener und elastischer Fasern verzögert, wodurch es zu einer Anhäufung der „Grundsubstanz" kommt. Ähnliche fibrotische Veränderungen der Aortenintima werden auch bei Vitamin B$_6$-Mangel des Hundes beobachtet[1]. Vitamin B$_6$ vermag

---

[1] Mushett und Emerson 1956.

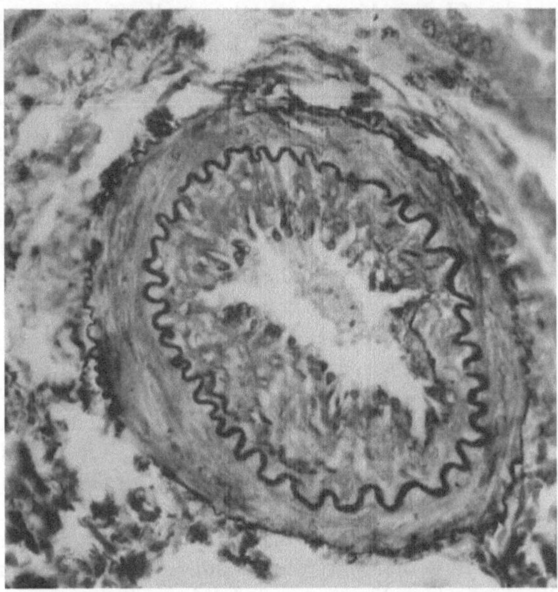

Abb. 52. Nierenarterie, Affe, Aldehyd-Fuchsin nach GOMORI, Vergr. 350×. Vitamin B$_6$-freie Ernährung während zweier Episoden von 7 und 6^1/$_2$ Monaten im Laufe von 1^1/$_2$ Jahren. Intimafibrose mit Verdickung und Aufsplitterung der Membrana elastica interna. (Präparat Prof. L. D. GREENBERG, University of California Medical Center, San Francisco.)

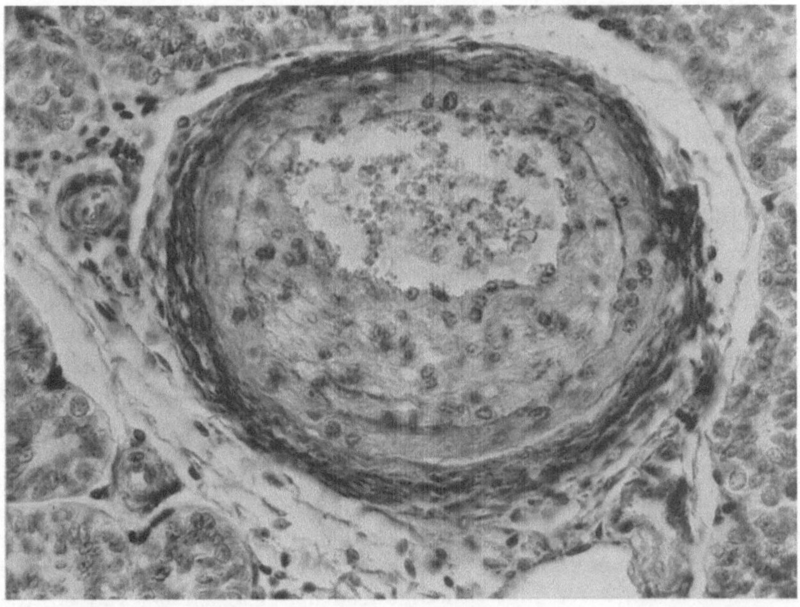

Abb. 53. Hodenarterie, Affe, Weigert-Van Gieson, Vergr. 350×. Vitamin B$_6$-freie Ernährung während 3 Episoden von 12^1/$_2$, 14 und 4^1/$_2$ Monaten im Laufe von 2 Jahren und 7 Monaten. Deutliche Intimafibrose mit Fragmentation und Aufsplitterung der elastischen Membranen. (Präparat Prof. L. D. GREENBERG, University of California Medical Center, San Francisco.)

auch in großen Dosen die Cholesterin-Fütterungsatheromatose junger Hähnchen nicht zu beeinflussen[1], dagegen wird ihm neuerdings eine therapeutische, den Kollagengehalt der Aorta alter Hühner vermindernde Wirkung zugeschrieben[2].

[1] McFARLAND 1953.   [2] WEITZEL und BUDDECKE 1956.

Die Bedeutung des *Cholins* für den Fetthaushalt macht es verständlich, daß auch bei Mangel dieses Stoffes Gefäßveränderungen vorkommen können: So zeigen Ratten auf Cholinmangeldiät bereits nach 4 Wochen teilweise Verfettung der Intima und Media der Aorta, oft auch Media-Verkalkung und eine Lipoidose der Media der Coronararterien[1]. In späteren Stadien kommt es zu Proliferation der Intimazellen, es bilden sich kleine Plaques, in deren Bereich die Media nekrotisch werden und verkalken kann[2].

Abgesehen von Vitamin B_6 und Cholin ist von keinem *Vitamin des B-Komplexes* eine spezifische, die Blutgefäße betreffende Avitaminosefolge bekannt. Bei Mangel an *Vitamin B_2*, bei welchem im allgemeinen die Gefäße unbeteiligt sind[3], werden lediglich bei Cebus-Affen ein leichter Grad von Media-Fibrose und lokale Intima-Hyperplasien beobachtet[4]. Bei *B_1-Avitaminose* der Affen sind dagegen die Arterien unverändert.

Nahe Beziehungen zum Gefäßsystem haben auch *Nicotinsäure* und *Nicotinsäureamid*. Gefäßveränderungen bei Mangel sind zwar nicht bekannt, doch wird die Eigenschaft der Nicotinsäure und ihrer Derivate, die Capillaren der Haut kräftig zu erweitern, in der Therapie zahlreicher Erkrankungen ausgedehnt verwendet (vergleiche „Toxikologie der Vitamine").

Obschon capilläre Blutungen wohl als Folge erhöhter Capillarpermeabilität oder -fragilität bei *Skorbut* des Menschen[5] und der Versuchstiere[6] ein Hauptsymptom darstellen, ist über die anatomische Grundlage dieser Erscheinungen noch nichts Sicheres bekannt. Weder für die Annahme einer Schädigung des intercellulären Zementes der Capillarendothelien noch für eine Insuffizienz ihrer Bindegewebsscheiden konnten bisher sichere Anhaltspunkte gefunden werden[7]. Capillarmikroskopische Untersuchungen an Mesenterialgefäßen skorbutischer Meerschweinchen ergeben eine Hyporeaktivität und Dilatation besonders der kleinsten terminalen Venen mit gesteigerter Blutungstendenz bei leichten Traumen, jedoch keine Abnormität der Capillarwandungen[8]. Auch histopathologisch können keine für Vitamin C-Mangel charakteristischen Capillarveränderungen festgestellt werden[3]. Es muß deshalb angenommen werden, daß sich die Vitamin C-Mangelschädigungen der Capillaren im submikroskopischen Bereiche abspielen. Bei den größeren Gefäßen werden jedoch deutliche Veränderungen festgestellt: So fanden Collazo (1940) und später Willis (1953) bei skorbutischen Meerschweinchen Bindegewebsvermehrung und Fetteinlagerung in der Intima der Arterien. Auch aus den Befunden von Davis und Oester (1952), wonach Vitamin C die schwere Intima- und Media-Fibrose, die sich bei Ratten durch Injektion von Epinephrin und Thyroxin erzeugen läßt, beträchtlich hemmt, läßt sich ableiten, daß Vitamin C für den strukturellen Aufbau der gesamten Gefäßwand von Bedeutung ist.

Bei *Vitamin E*-Mangel ist in der Wand der Arterien und Venen besonders die glatte Muskulatur betroffen. Man findet bei Ratten Einlagerung von säurefestem Pigment in glatten Muskelzellen und Kernpyknosen, dagegen nur selten Untergang von Muskelfasern[9]. Diese Veränderungen sind meist nicht sehr deutlich ausgebildet und können unter Umständen auch bei lange dauerndem Vitamin E-Mangel fehlen[10]. Schwerer sind Schädigungen der Arterien bei Ratten, die auf einer 1% Sulfaguanidin enthaltenden Vitamin E-armen Diät gehalten werden.

[1] Wilgram, Hartroft und Best 1954.   [2] Hartroft, Ridout, Sellers und Best 1952.
[3] Wolbach und Bessey 1942.   [4] Mann, Watson, McNally und Goddard 1952.
[5] Dalldorf und Russel 1935, Bell, Lazarus und Munro 1940, Maggioni und Borsatti 1949.
[6] Sevestre, Fabianek, Neumann und Lavollay 1951a, b, 1952.
[7] Wolbach und Bessey 1942, Elster und Schack 1950, Reid 1954.
[8] Lee und Lee 1947.   [9] Ruppel 1949.   [10] Lecoq und Isidor 1949.

Hier findet man fokale Verkalkungen, seltener Hyalinisierung und Nekrose, besonders der Lungen-, Herz-, Nieren-, Pankreas- und Darmarterien[1]. Auch bei Kaninchen findet man vereinzelt Nekrosen der glatten Muskelfasern, besonders der Lungenarteriolen[2]. Reichlich Pigment wird in der Gefäßwand von Vitamin E-Mangelaffen beobachtet[3]. Der Vitamin E-Mangel führt auch zu wesentlichen Störungen der Funktion des Capillarsystems. Besonders empfindlich sind die Vögel, deren wichtigste Vitamin E-Mangelsymptome in nächster Beziehung zur Schädigung der Capillarpermeabilität stehen. Das Vitamin E spielt deshalb gerade für die Ernährung und die Gesundheit des Geflügels eine sehr wichtige Rolle[4]. Capillarschädigungen als Folge eines Vitamin E-Defizits der Nahrung sind verantwortlich für das Absterben der Embryonen im Ei sowie für die schwere Encephalomalacie der Hühner, worauf in den Kapiteln über Embryonalentwicklung bzw. das Zentralnervensystem näher eingegangen wird. Auf eine Capillarschädigung ist aber auch die sog. „exsudative Diathese" der Vögel zurückzuführen[5]. Werden eben geschlüpfte Kücken mit einer Vitamin E-freien Diät ernährt, dann kommt es in kurzer Zeit zur Ausbildung eines subcutanen Ödems, das besonders die Gebiete des Kropfes und der Brust, später auch der übrigen Körperpartien ergreift. Das subcutane Gewebe ist mit einem durch Hämoglobin-Bestandteile grüngefärbten Ödem völlig durchtränkt. Häufig kommt es auch zu Blutungen ins subcutane Fettgewebe, gelegentlich auch zu Perikardergüssen, Herzdilatation und plötzlichem Tod[6]. Das Symptom der exsudativen Diathese der Vögel ist, wie dasjenige der Encephalomalacie, abhängig vom Gehalt der Nahrung an ungesättigten Fettsäuren[7] und kann nicht nur durch Vitamin E, sondern auch durch verschiedene Substanzen wie Methylenblau[8], Antabus, Nordihydroguajaretsäure, Ascorbinsäure, Thionin, Thiodiphenylamin[9], Lipocaic, Inositol[7] und Xanthophyll[10] teilweise hintangehalten werden. Über histopathologische Grundlagen, die zu dieser Störung der Capillarpermeabilität führen, ist nichts bekannt.

Eine ähnliche Capillarschädigung, die teilweise auf Vitamin E-Mangel zurückgeführt werden muß, wird bei jungen Ratten beobachtet, die von Geburt an Vitamin E-arm und mit reichlich ungesättigten Fettsäuren ernährt werden; hier beobachtet man hauptsächlich Blutungen in die Subcutis, in die interfascialen Räume und in den Thymus[11]. Noch augenfälliger sind Capillarschädigungen, die bei Feten Vitamin E-frei ernährter Ratten und Meerschweinchen auftreten (s. hierzu das Kapitel „Fetale Entwicklung"). Auch bei neugeborenen Welpen von Vitamin E-arm ernährten Hündinnen werden multiple Blutungen in die Körperhöhlen, in Lungen und Darm beobachtet[12]. Nach diesen Beobachtungen zu schließen, scheint der Vitamin E-Mangel besonders bei ganz jungen Organismen zu Capillarschädigungen zu führen. Begleitumstände wie Gehalt der Nahrung an ungesättigten Fettsäuren, allenfalls auch Traumen usw., können eine gewisse Rolle spielen. In diesem Zusammenhange sind die Befunde von MINKOWSKI (1949, 1950) und BECKMANN (1955) von großem Interesse, wonach Vitamin E bei prophylaktischer Verabreichung an die Mütter kurz vor der Geburt die Capillarresistenz junger Frühgeburten wesentlich zu steigern vermag. Eine therapeutische Vitamin E-Wirkung auf das Gefäß-System an sich ist nicht bewiesen.

Die Atheromatose alter Hühner wird nur bei Verabreichung sehr großer Vitamin E-Dosen (50 mg/Tier/Tag) leicht vermindert, wobei auch eine Senkung

---

[1] ASHBURN, DAFT, ENDICOTT und SEBRELL 1942.   [2] BRAGDON und LEVINE 1949.
[3] MASON und TELFORD 1947.   [4] AMES 1956.   [5] DAM und GLAVIND 1939.
[6] DAM und GLAVIND 1939, SØNDERGAARD, PRANGE und DAM 1955, AMES 1956.
[7] DAM 1944a.   [8] DAM, KRUSE, PRANGE und SØNDERGAARD 1951.
[9] DAM, KRUSE, PRANGE und SØNDERGAARD 1951, SØNDERGAARD, PRANGE und DAM 1955.
[10] GOLDHABER, ZACHARIAS und KINSEY 1950.   [11] RUMERY 1952.
[12] ELVEHJEM, GONCE und NEWELL 1944.

des Gesamtfettgehaltes der Aortenwand um etwa 40% nachzuweisen ist[1]. Die Cholesterin-Atheromatose des Kaninchens wird durch α-Tocopherol nicht beeinflußt[2].

Die *D-Avitaminose* führt nicht zu wesentlichen Gefäßveränderungen; dies im Gegensatz zur *D-Hypervitaminose* (s. S. 979), wo schwerste generalisierte Media-Verkalkungen ein Hauptsymptom darstellen.

Auch ein experimenteller Mangel an *Vitamin A* oder *Vitamin K* vermag die Struktur der Gefäße nicht wesentlich zu verändern. Fütterung von Vitamin K_1 (30 mg/Tag und Tier) vermag die spontane Arteriosklerose alter Hühner und die durch Cholesterinfütterung erzeugten Arterienveränderungen junger Hähnchen nicht zu beeinflussen[3]. Dagegen führt die tägliche orale Verabreichung von 7—10 mg Vitamin A-Palmitat nach den Befunden von Weitzel u. Mitarb. (1955, 1956) zu einer signifikanten Besserung des atheromatösen Befalls in der Aorta alter Hühner. Gleichzeitig kommt es zu einer deutlichen Verminderung des Gesamtfett- und Cholesteringehaltes der Aorta. Besonders deutlich ist dieser Effekt bei Kombination mit Vitamin E[1].

12. Bindegewebe einschließlich Wundheilung.
(Literatur s. S. 1016.)

Die Bedeutung der einzelnen Vitamine für die Pathologie des Bindegewebes ist schon deshalb nicht klar erfaßbar, weil über Bildung und Struktur der einzelnen Komponenten des Bindegewebes noch manche, zum Teil sogar prinzipielle Unklarheiten bestehen. Nach der mehrheitlich heute vertretenen Auffassung besteht das Bindegewebe aus Bindegewebszellen (Fibroblasten, Fibrocyten), Fasern (Retikulin, kollagene, elastische) und der sog. Grundsubstanz. Chemisch sind wahrscheinlich die Retikulin-Fasern und die kollagenen Fibrillen identisch. Die nach statisch-dynamischen Gesetzen angeordneten kollagenen Fibrillen gehen aus der Bündelung und dem Zusammenschluß von Retikulin-Fasern hervor. Das Kollagen ist ein Polypeptid, das zu je $1/3$ aus Glykokoll, 14 weiteren Aminosäuren (darunter besonders Glutaminsäure), Prolin und Oxyprolin besteht. Im Elektronenmikroskop sind die kollagenen Fibrillen quergestreift, mit einer Periodizität von 640 Ångström. Die Retikulinfasern bilden ein äußerst feines Netzwerk und sind nicht gerichtet. Der Unterschied zwischen kollagenen und Retikulin-Fasern liegt im Verhältnis gegenüber der Silberreaktion, die nur bei Retikulin-Fasern positiv ausfällt. Das Elastin ist ein Polypeptid aus Glycin, Alanin und Valin. Die Grundsubstanz besteht aus einem gelartigen Komplex aus Mucopolysacchariden und aus Glycoproteiden. Ihr Mischungsverhältnis wechselt von Ort zu Ort. Die sauren Mucopolysaccharide sind hochmolekulare, lineare Verbindungen, die sich aus Disacchariden zusammensetzen. Diese bestehen aus einem acetylierten Hexosamin (Glucosamin und Chondrosamin) und aus einer Glucuronsäure (D-Glucuronsäure). Das Molekulargewicht beträgt etwa 50000. Bei einer Verbindung mit Eiweiß steigt das Molekulargewicht bis auf 4000000. Die Carboxyl- und Sulfatgruppen verleihen diesen Substanzen eine hohe negative Ladung und damit die Bindungsmöglichkeit von Kationen. Bei Absättigung der negativen Ladungen, z. B. mit Calcium, können sich die Fibrillen verknäueln und so die Porenweite von Membranen variieren. Die wichtigsten Mucopolysaccharide sind die Hyaluronsäure, ein Polymer aus N-Acetyl-D-Glucosamin + D-Glucuronsäure, und die Chondroitinschwefelsäure.

Am eingehendsten von den Vitaminen wurde hinsichtlich Beziehung zum Bindegewebe *Vitamin C* untersucht, ohne daß allerdings eine Klarstellung der

---

[1] Weitzel, Schön und Gey 1955, Weitzel, Schön, Gey und Buddecke 1956.
[2] Dam 1944 b.   [3] Weitzel, Schön und Gey 1955.

Zusammenhänge im jetzigen Zeitpunkt möglich ist[1]. Unsere Darstellungen mußten sich deshalb darauf beschränken, die Bedeutung von Vitamin C für die einzelnen Bindegewebsbestandteile, gestützt auf die Ergebnisse der letzten 30 Jahre, zu umreißen und dabei auf offene Fragen und Widersprüche hinzuweisen. Die einschlägige Untersuchungstechnik umfaßt Gewebekultur, experimentelle Entzündung und Setzen von Wunden. Besonders aufschlußreich ist dabei das Studium experimenteller Wunden in ihrer Heilungsphase.

Die Erkenntnis, daß bei Skorbutmeerschweinchen die Neubildung von kollagenen Fasern erschwert ist[2] und Heilung experimenteller Wunden stagniert[3], ist schon alt. Die Proliferationstendenz der Zellen, insbesondere der Fibroblasten, ist zwar nicht gestört, aber die Differenzierung und Reifung fehlt. Von vielen Autoren wurde bestätigt, daß Vitamin C-Mangel die Wundheilung stört. Das Problem liegt allerdings sehr verwickelt[4]. Schon früh wurde festgestellt, daß Vitamin C in vitro die Proliferation von Fibroblasten fördert. In den letzten 10 Jahren konzentrierte sich das Interesse bei den experimentellen Untersuchungen auf die Zugfestigkeit der Wunden und auf das Verhalten der Wundnarben bei Vitamin C-Mangel. Die Zug-(Reiß-)festigkeit experimenteller Wunden am Meerschweinchen und am Kaninchen ist deutlich herabgesetzt[5]. Die kritische Grenze liegt bei einem Blutgehalt an Vitamin C von 0,1 mg-%. Es ist dann ein Absinken der Zugfestigkeit festzustellen, auch wenn histologisch im Wundgebiet noch keine Unterschiede faßbar sind. Die durch Cortisonvorbehandlung herabgesetzte Zugfestigkeit der experimentellen Wunden kann durch Vitamin C nicht verbessert werden[6].

Von Bedeutung ist, daß auch nach erfolgter Abheilung, also im Narbenstadium, Vitamin C noch notwendig ist[7].

Läßt man experimentelle Wunden an normalen Meerschweinchen 6 Wochen ausheilen und setzt die Tiere dann auf Vitamin C-Mangelkost, so geraten sie nach 26 Tagen in einen schwer skorbutischen Zustand mit makroskopisch wahrnehmbarer Schwellung und mit Blutungen im Bereiche der vorher bereits verheilten Wundgebiete. Histologisch zeigt dabei die Epidermis gegenüber den Kontrollen keinerlei Unterschiede. Das Bindegewebe ist jedoch loser und zellreicher (viele Fibroblasten, unreife mesenchymale Zellen und einige Fibrocyten; es bildet sich reichlich Granulationsgewebe mit vielen capillaren Blutungen). Die kollagenen Fasern färben sich mit van Gieson nicht leuchtend rot, sondern nur rosa oder gelb-rosa. Die Metachromasie ist vermehrt. Diese Befunde decken sich mit solchen, die auf Grund von Zahnfleischbiopsien bei Skorbutmeerschweinchen erhoben wurden[8].

Nach dem Gesagten wäre zunächst anzunehmen, daß die Wundheilung und die Narbenbildung beim Skorbut dadurch gestört ist, daß die Entwicklung neuer kollagener Fasern ausbleibt. Wie verwickelt jedoch die Verhältnisse liegen, geht aus folgendem hervor: Die chemische Bestimmung des Kollagengehaltes in Haut, Leber, Niere, Lunge und Milz ergibt bei Skorbuttieren keine Reduktion, wohl aber in den Zähnen und in den Rippengelenken. Bei heilenden Wunden oder bei der Bindegewebsneubildung nach subcutaner Implantation von Diacetylphosphat oder Extrakten aus Irisch-Moos ist der Kollagengehalt des neuentstandenen Gewebes bei Skorbutmeerschweinchen und bei normalen Tieren gleich. Dagegen wird in der durch eine Plastikhülle um eine Niere ausgelösten Granulationsbildung bei Skorbuttieren weniger Kollagen gefunden[9].

Zu ähnlichen Resultaten kommt ELSTER (1950). Er findet den Kollagengehalt bei Skorbutmeerschweinchen nur gegenüber gleichaltrigen, nicht aber gegenüber gleichgewichtigen Kontrollen herabgesetzt. Somit ist Ascorbinsäure zur Neubildung von Kollagen nicht überall im Körper erforderlich und somit kann die

[1] FROMM und NORDLIE 1957.   [2] HÖJER 1924.   [3] WOLBACH und HOWE 1926.
[4] ROBERTSON 1950.   [5] BOURNE 1944, SCHILLING, RADAKOVICH, FAVATA und FILER 1953.
[6] BOURNE 1952.   [7] PIRANI und LEVENSON 1953, PIRANI und LEVENSON 1952.
[8] TURESKY und GLICKMAN 1954.   [9] ROBERTSON 1952.

gestörte Wundheilung, die sichergestellt ist, nicht einfach auf eine Hemmung der Kollagenbildung zurückgeführt werden. Auch ist — dies sei im Hinblick auf die Untersuchungen der Narbenbildung gesagt — der Stoffwechsel in schon gebildetem kollagenem Gewebe, wie die Untersuchungen mit C^{14}-Glycin zeigen, außerordentlich gering[1]. Histochemische[2] und autoradiographische Untersuchungen[3] weisen darauf hin, daß Vitamin C notwendig ist zur Bildung von Mucopolysacchariden, eventuell auch von Hydroxyprolin, die ihrerseits eine Rolle spielen beim Aufbau von kollagenen Fibrillen. S^{35}-Sulfat wird selektiv in Mucopolysacchariden und Kollagen des normalen Bindegewebes eingebaut. Dieser Einbau ist bei Mangeltieren vermindert. Auf jeden Fall treten in den frühen Stadien der Wundheilung bei Meerschweinchen Mucopolysaccharide vermehrt auf, die bei Skorbut nicht gebildet werden können[4] und die sich nicht, wie bei den normalen Tieren, an der Oberfläche der Fibroblasten anlagern[5]. Ob hier ein Zusammenhang besteht zum erhöhten Gehalt an Glykoproteinen des Blutes bei Skorbut ist noch unklar. Pirani und Catchpole (1951) vermuten eine Depolymerisierung der Kohlenhydrate in der Grundsubstanz mit Übertritt der Bruchstücke in die Zirkulation. Eine Reihe von Autoren, neuerdings Daubenmerkl (1951), vertreten seit 1939 die Auffassung, daß der Depolymerisationseffekt auf labile Wasserstoffperoxydgruppen zurückzuführen ist. Zusammenfassend kann lediglich gesagt werden, daß Vitamin C zweifellos eine wichtige Beziehung zum Bindegewebe hat und wahrscheinlich an der Bildung der Mucopolysaccharide beteiligt ist[6]. In welcher Weise dies jedoch erfolgt und welche Enzymsysteme eventuell mit Vitamin C in Verbindung stehen, ist im jetzigen Moment noch nicht zu übersehen.

Über die Verhältnisse beim Menschen liegen eingehendere Untersuchungen vor[7]. Bei Versuchspersonen genügen 30 mg Vitamin C täglich, um experimentelle Hautwunden normal heilen zu lassen. Nach 9monatigem Vitamin C-Mangel heilen experimentelle Wunden schlecht. Es besteht zwar eine lebhafte Fibroblastentätigkeit, aber die Retikulinbildung fehlt (s. Abb. 15).

Eine gewisse Übereinstimmung zum Verhalten der Narben im Tierversuch bei Vitamin C-Mangel ergibt die Beobachtung, wonach bei skorbutischen Matrosen alte, längst geheilte Wunden wieder aufbrechen sollen.

Vitamin A-Mangel soll bei Ratten die normale Synthese von Vitamin C beeinträchtigen[8]. Der Kollagengehalt im Bindegewebe ist aber bei A- und C-avitaminotischen Ratten gleich hoch wie bei normalen Kontrolltieren[9].

Untersuchungen an Meerschweinchen zeigen, daß Vitamin A für die Wundheilung unerläßlich ist[10]. Durch systemische oder lokale Anwendung von Vitamin A läßt sich die Wundheilung deutlich beschleunigen. Unter Verabreichung von 2 Tropfen einer öligen 3,5%igen Vitamin A-Lösung jeden zweiten Tag zeigt sich bei Meerschweinchen eine deutlich gesteigerte Wundheilungstendenz im Vergleich zu unbehandelten Kontrolltieren, besonders eine vermehrte Bindegewebsbildung und Vascularisierung des Narbengewebes. Bei höheren Dosen, z. B. 6 Tropfen der oben genannten Vitamin A-Lösung, tritt indessen nach anfänglich beschleunigter Heilung ein plötzlicher Heilungsstillstand ein, indem die epidermalen Ränder nicht mehr weiterwachsen, während sich die Wundoberfläche

---

[1] Perrone und Slack 1951, Robertson 1952.   [2] Numers 1953.
[3] Upton und Odell 1956.   [4] Wolbach und Bessey 1942.
[5] Penney und Balfour 1941.   [6] Bradfield und Kodicek 1951.
[7] Crandon, Lund und Dill 1940, Pijoan und Lozner 1944, Peters, Coward, Krebs, Mapson, Parsons, Platt, Spence und O'Brien 1948, Bartley, Krebs und O'Brien 1953.
[8] Mayer und Krehl 1948.   [9] Robertson und Cross 1952, 1954.
[10] Escarras und Paillas 1938, Chevallier, Escarras und Paillas 1938.

mit einer dünnen, glänzenden, festhaftenden Schicht überzieht. In diesem Zustand kann die Wunde wochen- bis monatelang verharren ohne die mindeste Veränderung.

Histologisch findet man unter der glänzenden oberflächlichen Schicht ein spongiöses, stark hämorrhagisches Gewebe. Gegen die Wundränder zu bietet die Epidermis einen typisch papillomatösen Aspekt; die Zellen des Stratum granulosum sind hier spongiös, während die oberflächlicheren Schichten eine normale Keratinisierung aufweisen. Gegen die nicht überhäutete Wundfläche zu werden die Papillen kürzer und aneinander gedrängt, die Spongiosa verschwindet und die Keratohyalinkörnchen werden deutlich sichtbar, ebenso die Intercellularbrücken der Stachelzellenschicht. Am Wundrand ist das Epithel flach und weist keine Papillen mehr auf. An den dicksten Stellen zählt man bis 20, an den Wundrändern nur noch eine oder zwei Epithelzellagen.

Die Oberfläche der nicht überhäuteten Zone besteht aus drei Schichten: einer oberflächlichen, ziemlich dicken Lage von geronnenem Fibrin, einer mittleren Masse von Erythrocyten, Granulocyten und Zelltrümmern und einer sehr dünnen, tiefen Schicht von Fibroblasten, die in die oberflächlichen Schichten eindringen. Unter diesen drei Schichten erweckt das Bindegewebe einen plasmodialen Eindruck, es ist reich an unscharf begrenzten Fibroblasten mit dicht gedrängten hyperchromatischen Kernen. Das Gewebe ist stark vascularisiert, größtenteils von kleinen, vorwiegend parallel zur Oberfläche verlaufenden Capillaren, deren Lumen von 3—4 Endothelzellen umspannt wird. Diese Endothelzellen weisen große Kerne auf und springen daher in das Gefäßlumen vor. Man findet zahlreiche Hämorrhagien, während leukocytäre Infiltrate fehlen.

Es wird angenommen, daß die geschilderten histologischen Veränderungen der Ausdruck einer lokalen A-Hypervitaminose sind[1].

Die Fremdkörpergranulombildung nach intrapleuraler oder intraperitonealer Injektion von 10 ml Kieselguraufschwemmung fällt bei A-hypovitaminotischen Meerschweinchen geringer aus als bei normalen Tieren. Besonders starke Bindegewebsreaktionen treten auf, wenn gleichzeitig mit dem Kieselgur Vitamin A in die Pleurahöhle gebracht wird. Diese Beobachtung spricht wiederum für eine lokale Einwirkung von Vitamin A auf das Bindegewebe. Nach intramuskulärer Verabreichung von Vitamin A in großen Dosen kommt es bei der Ratte an der Injektionsstelle im Muskelbindegewebe zu proliferativen und emigrativen Entzündungserscheinungen. Die Fibroblastenproliferation kann sehr erheblich sein.

Die Bedeutung von Vitamin A für die Bindegewebsneubildung ist an Hand von Fibroblastenkulturen ersichtlich; die Fibroblasten vermehren sich nur unter Anwesenheit von Vitamin A[2].

Mangel an *Vitamin E* scheint keine faßbaren Veränderungen am Bindegewebe zu verursachen. Hingegen liegen zahlreiche Beobachtungen über günstige Beeinflussung verschiedener Erkrankungen des Bindegewebes durch Vitamin E vor[3]. Dies gilt insbesondere für die sog. Kollagenosen. Die günstige Wirkung wird dabei auf eine verbesserte Durchblutung zurückgeführt oder einer primären Veränderung gestörter Gewebsstoffwechselverhältnisse zugeschrieben. Von einzelnen Autoren werden dem Vitamin E keine therapeutischen Wirkungen bei Kollagenkrankheiten zugebilligt[4]. Es liegen aber auch Mitteilungen über wundheilungsfördernde Eigenschaften von Vitamin E vor[5]. Der Wirkungsmechanismus von Vitamin E bei Bindegewebsaffektionen ist noch keineswegs geklärt[6], wenn auch einzelne Eigenschaften, wie z.B. Hemmung der Hyaluronidase, experimentell gesichert sind[7].

Bei Ratten mit *Riboflavin*mangel ist die Heilung experimenteller Hautwunden verzögert[8]. Das Granulationsgewebe entwickelt sich mangelhaft und enthält nur wenig Kollagen, hingegen beträchtliche Mengen Präkollagen. Das

---

[1] Escarras und Paillas 1938. [2] Gordonoff und Ludwig 1937.
[3] Steinberg 1946, Steinberg 1951, Thomson 1949, Kirk und Chieffi 1952.
[4] King 1949, Richards 1952. [5] Boschi und Gaspari 1951.
[6] Edgerton, Hanrahan und Davis 1951, Burgess und Pritchard 1948, Boschi und Gaspari 1951.
[7] Grifa 1952. [8] Bosse und Axelrod 1948, Sullivan 1947.

Narbengewebe ist verhältnismäßig zell- und gefäßreich[1]. Bei Meerschweinchen beschleunigt die intramuskuläre Verabreichung von Vitamin B_2 die Wundheilung[2].

Auch unter *Pyridoxin*mangel weisen Ratten um 4—7 Tage verzögerte Wundheilung auf, und zwar sind Granulationsgewebsbildung und Epithelisierung verlangsamt. Es tritt nur wenig Kollagen auf, Präkollagen findet sich aber wiederum reichlich. Das Narbengewebe ist weniger dicht, dagegen gefäß- und zellreicher als bei Kontrolltieren[1].

Vitamin B_{12} übt unter Voraussetzung genügender Eiweißzufuhr eine günstige Wirkung auf die Wundheilung bei Ratten aus. Bei ungenügendem Eiweißgehalt im Futter, z. B. 0,9%, hat Vitamin B_{12} keinen Einfluß auf die unter diesen Umständen verzögerte und mangelhafte Wundheilung. Vitamin B_{12} scheint nur im Frühstadium der Wundheilung, etwa bis zum 4. Tag, eine Rolle zu spielen[3].

Bei *Biotin*mangelratten weist die Heilung von experimentellen Hautwunden während der ersten 2 Wochen einen allerdings nur histologisch feststellbaren Rückstand gegenüber Vergleichstieren auf, der sich in verzögerter Kollagenbildung und verminderter Dichte des Granulationsgewebes äußert, während Präkollagen und Vascularisation reichlicher als bei Normaltieren sind. Nach 20 Tagen lassen sich keine Unterschiede mehr zwischen den Narben von Mangel- und von Kontrolltieren nachweisen[4]. Durch zusätzliche Biotinverabreichung wird die normale Wundheilung bei Ratten nicht beschleunigt[5].

Bei Kaninchen soll nur die lokale Anwendung von *Pantothensäure* die Heilung experimenteller Hautwunden beschleunigen[6]. Es ist aber möglich, daß es sich in den entsprechenden Versuchen um eine unspezifische Wirkung handelt. Durch Gefrieren verursachte Hautläsionen bei Meerschweinchen zeigen nach Bepinseln mit einer 5%igen Natrium-Pantothenatlösung gesteigerte Mitosetätigkeit. Normale Haut reagiert auf lokale Pantothensäureapplikation nicht mit Mitosesteigerung[7].

Bei Ratten ist die Wundheilung unter Pantothensäuremangel verzögert[8].

13. Mund-, Rachen- und Zungenschleimhaut.
(Literatur s. S. 1018.)

Schleimhautveränderungen der Mundregion werden bei vielen Vitaminmangelzuständen beobachtet[9]. Sie können jedoch in den meisten Fällen nicht als direkte Avitaminosesymptome bezeichnet werden, da andere Faktoren wie Unterernährung, Fieber, Superinfektion, Inanition usw. bei ihrer Entstehung oft maßgeblich beteiligt sind. So findet man beispielsweise bei Hunden, die 200—400 Tage lang ohne Nicotinsäureamid, Riboflavin, Vitamin B_6, Pantothensäure oder Folsäure ernährt wurden, unspezifische Hyperämie und Entzündung des Zahnfleisches, Veränderungen, die bei regelmäßiger Mundpflege nicht in Erscheinung treten[10].

Durch verschiedene Avitaminosen wird das Schleimhautepithel der Mundregion geschädigt oder in seiner Vitalität herabgesetzt, so daß sich durch die mechanische Beanspruchung beim Kau- und Eßakt und Superinfektionen Krankheitserscheinungen herausbilden können, die in einigen Fällen ein charakteristisches Bild ergeben.

So sind beispielsweise bei der menschlichen *Pellagra* Schädigungen der Mundschleimhaut, insbesondere Atrophie und Epitheldesquamation regelmäßig vor-

---

[1] Bosse und Axelrod 1948.   [2] Masella 1949.   [3] Findlay 1953.
[4] Bosse und Axelrod 1948.
[5] Crittenden, Dickinson, Fernandez, Glaser und Gundel 1948.
[6] Petrina 1951.   [7] Mouchette 1953.   [8] Sullivan 1947.
[9] Schour und Massler 1945.   [10] Afonsky 1954.

handen. Beim akuten *Nicotinsäureamid*mangel findet man beim Menschen Hyperämie der Zungenschleimhaut, zuerst Hypertrophie, dann Atrophie der fungiformen, weniger der filiformen Papillen. Die Zunge ist geschwollen, hypertrophisch, in schweren Fällen hochrot und glatt („cardinal oder bald tongue"); oft kommt es auch zu Erosionen und Ulcerationen. Bei chronischem Mangel ist die Zunge atrophisch, weniger stark gerötet und an den Rändern vielfach eingekerbt[1].

Bei Hunden sind die Schleimhautveränderungen der Mundregion ein sehr charakteristisches Symptom des Nicotinsäureamidmangels („black tongue-Krankheit"). Das erste Mangelzeichen ist Rötung der Mundschleimhaut an der Innenseite der Oberlippe. In weiter fortgeschrittenen Stadien findet sich eine diffuse Dunkelrotfärbung der Mundschleimhaut, Atrophie der Zungenpapillen, starker Speichelfluß und schließlich Ulcerationen bis zur gangränösen Zerstörung der Zungenschleimhaut[2]. Auch bei wachsenden Hühnchen entsteht bei Nicotinsäureamid-freier Ernährung eine Entzündung der ganzen Mundschleimhaut mit starker Rötung der Zunge, besonders wenn reichlich Eiweiß mit geringem Tryptophangehalt gefüttert wurde (z. B. Gelatine)[3].

Von den Veränderungen bei Pellagra sind die Schleimhautschädigungen bei der *Ariboflavinose* abzugrenzen. Beim Menschen beginnen diese ein- oder beidseitig mit Blässe der Schleimhaut im Bereiche der Mundwinkel. Später kommt es zu Maceration und zur Entwicklung einer erosiven und nässenden Stomatitis mit Bildung von Fissuren. Die Mundschleimhaut ist ödematös geschwollen. Recht oft, jedoch nicht in allen Fällen, ist die Zunge in charakteristischer Weise verändert: Die Schleimhaut wird glatt, trocken, auffallend purpurrot (Magentazunge)[1]. Bei der Ausbildung dieser besonderen Form der Glossitis scheinen neben der Avitaminose auch andere diätetische Faktoren beteiligt zu sein, tritt sie doch bei reinem Vitamin B_2-Mangel nicht in Erscheinung[4].

Ähnliche Veränderungen, nämlich Hyperämie der Mundschleimhaut und Schleimhautläsionen der Lippen und der Mundwinkel, wurden beim Vitamin B_2-Mangel der Kälber beobachtet[5]. Bei Hunden kommt es zu Atrophie der Zungenpapillen[6].

Weniger charakteristische Schleimhautveränderungen der Mundregion finden sich bei andern Vitaminmangelzuständen. So geht beispielsweise der *Pantothensäure*mangel bei Ratten[7] und Hunden[8] mit Epitheldesquamation und Ulcusbildung der Mundschleimhaut einher. Auch bei *Biotin*mangel zeigen Ratten häufig Ulcera der Zungenschleimhaut[7].

Bei *Vitamin B_{12}*-Mangel der Schweine findet man Hyperämie und ausgedehnte leukocytäre Infiltration der Zungenschleimhaut[9].

Bei *Folsäure*mangel der Affen sind Entzündungen im Bereiche der Mundregion ein regelmäßiger Befund. Da hauptsächlich das Zahnfleisch betroffen ist, soll im Kapitel über Zähne und Zahnfleisch näher auf die interessanten Veränderungen eingegangen werden.

Ulceröse Stomatitiden werden auch beim Menschen während einer antitumorösen Therapie mit einem Folsäureantagonisten (Aminopterin) beobachtet. Die Läsionen heilen nach Behandlung mit Citrovorum-Faktor ab[10]. Auch die Zungenentzündungen bei Sprue scheinen, aus dem therapeutischen Effekt zu schließen, mit einem Folsäuremangel in Zusammenhang zu stehen[11].

[1] HEE 1948, AFONSKY 1950.　　[2] SMITH, CURRY und HAWFIELD 1943, AFONSKY 1953, 1955.
[3] BRIGGS, GROSCHKE und LILLIE 1946, BRIGGS, MILLS, ELVEHJEM und HART 1942.
[4] HILLS, LIEBERT, STEINBERG und HORWITT 1951.
[5] WIESE, JOHNSON, MITCHELL und NEVENS 1947.　　[6] AFONSKY 1953, 1954.
[7] ZISKIN, KARSHAN, STEIN und DRAGIFF 1949.　　[8] HEE 1948.
[9] NEUMANN, JOHNSON und THIERSCH 1950.
[10] SCHOENBACH, GREENSPAN und COLSKY 1950.　　[11] DARBY, JONES und JOHNSON 1946.

Vereinzelt kann beim Menschen eine diätetisch bedingte Glossitis auch durch *Vitamin B_6* günstig beeinflußt werden[1]. Beim Hund geht chronischer Vitamin B_6-Mangel mit Atrophie der Zungenpapillen einher[2].

Vitamin B_1-Mangel hat keine histopathologischen Veränderungen der Mundschleimhaut zur Folge. Klinisch findet man beim Menschen Hyperästhesie und Schmerzen im Bereiche der Zunge, der Zähne und der Wangen[3].

Bei *Vitamin C*-Mangel finden sich die hauptsächlichsten Veränderungen im Bereiche des Zahnfleisches; sie werden deshalb im Zusammenhang mit Zähnen und Gingiva abgehandelt.

Bei *Vitamin A*-Mangel kommt es auch im Bereiche der Mundhöhle zu verstärkter Verhornung des Plattenepithels. Bei Ratten findet man am Zungengrund große ovale oder runde, von Plattenepithel ausgekleidete und mit Hornmassen gefüllte Räume[4]. Über Veränderungen im Bereiche der Zähne und des Zahnfleisches bei Vitamin A-Mangel siehe das entsprechende Kapitel.

14. Zähne und Zahnfleisch.
(Literatur s. S. 1018.)

Veränderungen der Zähne, des Zahnfleisches und des Halteapparates der Zähne sind bei Vitaminmangel häufig zu beobachten[5]. Es ist verständlich, daß sich diese Störungen besonders während der komplizierten Zahnentwicklung auswirken. Avitaminosen, die das Epithelgewebe besonders treffen (z.B. Vitamin A und eventuell auch Pantothensäure) schädigen den sich entwickelnden Zahn grundsätzlich anders als Mangelzustände, welche die Bildung des Bindegewebes (Vitamin C) oder die Verkalkungsvorgänge (Vitamin D) regeln. Bei allen Avitaminosen sind zudem sekundäre Veränderungen des Zahnfleisches und der Zähne in Betracht zu ziehen, so Entzündungen infolge verminderter Resistenz, unphysiologische Ernährungsbedingungen, Superinfektionen usw. Auf diese Begleitsymptome der Avitaminosen wird auch im Abschnitt über „die Mundhöhle" hingewiesen; sie sind jedoch gerade im Bereiche des Zahnfleisches besonders häufig, weil sich hier Speisereste ansammeln und zersetzen und weil Erkrankungen der Zähne, insbesondere die Zahnfäulnis und die Zahnsteinbildung, ihrerseits die gingivalen Schädigungen verstärken.

Auf die zahlreichen experimentellen und klinischen Befunde über Vitaminmangel und Zahncaries wird in einem kurzen Anhang zu diesem Kapitel eingegangen.

Die tiefgreifenden Störungen der Zahnbildung bei *Vitamin A*-Mangel lassen sich besonders gut bei Nagetieren verfolgen, deren Schneidezähne während des ganzen Lebens in raschem Wachstum begriffen sind. Die Verhältnisse wurden von Wolbach u. Mitarb. (1933, 1942) an Ratten und Meerschweinchen sorgfältig untersucht und von vielen Autoren bestätigt und erweitert. Der Vitamin A-Mangel wirkt sich, wie überall im Körper, primär auf den epithelialen Anteil der Zahnanlage, also das Schmelzorgan, aus. Es kommt zu verhornender Metaplasie des Schmelzepithels, gefolgt von Atrophie. Die Odontoblasten als mesenchymale und daher durch die A-Avitaminose nicht direkt betroffene Zellen wachsen weiter und lagern Prädentin ab, doch erfolgt dies ungeordnet, da der formative Reiz, der offenbar von den Adamantoblasten ausgeht, nicht mehr vorhanden ist. Die Odontoblasten der lingualen Zahnseite atrophieren in fortgeschrittenen Stadien, die Bildung von Dentin ist vermindert und hört schließlich ganz auf. Die immer noch wachsende Odontoblastenschicht durchwächst stellenweise die dünne Dentin-

---

[1] Rosenblum und Jolliffe 1941.   [2] Afonsky 1954.   [3] Hee 1948, Afonsky 1950.
[4] Sullivan und Evans 1943.   [5] Schour und Massler 1945.

hülle pulpawärts oder legt sich in grobe Falten. Auf der labialen Seite des Zahnes ist die Dentinbildung charakteristischerweise, so lange das Schmelzorgan noch besteht, erhalten. Auch hier wird das Dentin noch strukturiert abgelagert. Dadurch entsteht das Bild des labial dentinreichen, an den übrigen Stellen extrem dünnen Zahnes. In späteren Stadien atrophiert die Odontoblastenschicht jedoch auch auf der labialen Seite[1]. Die beschriebenen Veränderungen der zahnbildenden Gewebe sind völlig reversibel. Auch die Zähne der Vitamin A-Mangelratte sind, wie beim Vitamin E-Mangel, entfärbt, was auf einer Hemmung der Farbstoffbildung durch die Adamantoblastenschicht beruht. Eine Vitamin A-Zulage, die eben genügt, um das Wachstum der Ratten zu normalisieren, vermag die Zahnentfärbung noch nicht zu beheben[2]. Die außerordentliche Bedeutung, die das Vitamin A für die Zahnbildung besitzt, geht auch aus den Beobachtungen von MELLANBY (1939) hervor, wonach Vitamin A-arme Ernährung gravider Ratten zu schweren Zahnschädigungen der Jungen führt. Insbesondere wird auch hier wiederum das Emailorgan schwer geschädigt. Analoge Zahnveränderungen wie sie für die Nagetiere beschrieben wurden, fand man bei einem Zahnkeim eines $3^1/_2$ Monate alten, frühgeborenen Kindes, das an kongenitaler Syphilis starb. Neben der Schädigung des Schmelzorganes fanden sich auch andere Vitamin A-Mangelzeichen, insbesondere verhornende Metaplasie der Tracheal- und Nierenbeckenschleimhaut[3]. Am Epithel der Gingiva werden bei Vitamin A-Mangelratten mit Phasenkontrastmikroskop folgende Veränderungen gefunden: Verdünnung, Parakeratose, Verschwinden der Basalmembran und damit unscharfe Abgrenzung des Epithels, granuläre Involution der Tonofibrillen im Stratum spinosum[4]. Eine Verdickung des gingivalen Epithels mit leichter Keratose sowie zum Teil Nekrosen und Ulcerationen im Bereiche der Zahnfestigung sieht man bei Vitamin A-Mangel von Rhesusaffen[5]. Ähnliche Veränderungen sind beim Hund[6] bekannt.

Störungen der Zahnbildung sind wie bei der A-Avitaminose auch beim *Vitamin C*-Mangel ein wichtiges und frühzeitig auftretendes Symptom. Während jedoch bei der A-Avitaminose das Schmelzorgan als epithelialer Anteil primär betroffen ist, werden beim Skorbut die mesenchymalen Odontoblasten zuerst geschädigt. Beim Menschen ist das Zahnwachstum sehr langsam, so daß sich hier keine wesentlichen Störungen durch Vitamin C-Mangelzustände entwickeln können[7]. Dagegen lassen sich beim Meerschweinchen, welches für C-Avitaminose das geeignetste Studienobjekt darstellt und dessen Zähne sehr rasch, nämlich etwa 2 mm pro Woche[8] wachsen, sehr auffällige Veränderungen nachweisen. Schon wenige Tage nach Beginn der Vitamin C-freien Ernährung zeigen sich histopathologische Schädigungen der Zahnbildung: Die Odontoblasten lagern die Matrixsubstanz zunächst ganz unregelmäßig ab und verlieren schließlich ihre Fähigkeit, Prädentin zu bilden, ganz. Die polare Anordnung der Odontoblasten geht ebenfalls verloren, die Zellen atrophieren und nehmen fibroblastenähnliche Gestalt an. An den Stellen, wo normalerweise Prädentin abgelagert werden sollte, sind die Mitosen stark vermehrt (kompensatorische Proliferation). Das noch vorhandene Prädentin ist übermäßig verkalkt. In der Pulpa sind die Capillaren und Venen erweitert. Erst in späteren Stadien ist auch das Emailorgan betroffen. Man findet Atrophie der Adamantoblasten und Blutungen. Skorbutische Veränderungen werden auch im Alveolarknochen festgestellt (s. Kapitel „Knochen"), ebenso kommt es zu Lockerung der bindegewebigen Halteorgane des Zahnes.

---

[1] WOLBACH und HOWE 1933, SCHOUR, HOFFMAN und SMITH 1941, WOLBACH und BESSEY 1942, SCHOUR und MASSLER 1945.
[2] MOORE 1943.   [3] BOYLE 1933.   [4] BAUME und FRANDSEN 1953.
[5] TOMLINSON 1939.   [6] MELLANBY 1930.   [7] BOYLE 1934, FOLLIS 1948.   [8] BOYLE 1934.

Die Veränderungen des Schmelzorganes, des Knochens und der Haltevorrichtung werden durch den Kauakt beeinflußt, welcher bei Lockerung der Zähne zu starker Traumatisierung der Alveolarregion führt[1]. Die verschiedenen Zahnveränderungen sind beim Meerschweinchen deutlich abhängig vom Gehalt des Futters an Vitamin C, so daß die histologische Untersuchung der Odontoblastenschicht die empfindlichste Methode zur Ermittlung des Vitamin C-Bedarfs der Meerschweinchen sowie der Wirksamkeit der Vitamin C-Präparate darstellt[2].

Die Literatur über Vitamin C-Mangel und Zahnfleischveränderungen ist kaum übersehbar. Ascorbinsäure wird, in Analogie zu den bei schwerem Skorbut häufigen Zahnfleischschwellungen und -blutungen, bei den verschiedensten Formen von Gingivitis, Alveolarpyorrhoe, Zahnfleischblutungen, Paradentose usw. mit oft gutem Erfolg verwendet. Abgesehen davon, daß bei diesen Erkrankungen zahlreiche ätiologische Momente wie Zahncaries und Zahnsteinbildung, mangelhafte Pflege der Zähne, medikamentöse Einflüsse, unzweckmäßige Ernährungen und genetische Faktoren sowie Erkrankungen aller Art von wesentlicher Bedeutung sind, werden die therapeutischen Erfolge mit Vitamin C-Dosen erzielt, die deutlich über dem Tagesbedarf liegen, so daß es sich sicher nicht um eine Substitutionstherapie, d.h. um die reine Behebung eines Vitaminmangelzustandes handelt.

Es ist aber durchaus anzunehmen, daß die bindegewebsreiche und stark durchblutete Gingiva im Verlaufe des Skorbutes zu Krankheitssymptomen Anlaß gibt. Daß diese Erscheinungen, die, wie überall im Organismus, auf einer gestörten Capillarpermeabilität oder -fragilität (vgl. Kapitel „Blutgefäße") beruhen, durch die erwähnten Umstände, insbesondere den Zustand des Gebisses, gefördert werden, ist verständlich und muß bei der Bewertung der Befunde, sowohl am Menschen wie beim Tier, berücksichtigt werden. Beim bekannten Sheffield-Experiment[3] zeigten sich bei gesunden, erwachsenen Versuchspersonen, die Vitamin C-frei ernährt wurden, die ersten Zahnfleischveränderungen erst nach 26 Wochen, nachdem sich die charakteristische Hautveränderung bereits durchwegs entwickelt hatte. Die Zahnfleischveränderungen bestanden in Schwellungen und kleinen Blutungen der interdentalen Papillen; bei einigen Patienten war das Zahnfleisch stark geschwollen und purpurrot, zum Teil nekrotisch. Blutungen waren recht häufig. Am schwersten waren die Veränderungen bei 2 Freiwilligen, die schon vor Beginn des Experimentes an Gingivitis chronica gelitten hatten. Diese Erfahrung, wonach die skorbutischen Zahnfleischschädigungen erst spät und hauptsächlich bei Patienten mit schlechtem Gebiß und chronischer Entzündung der Gingiva auftreten, decken sich mit den klinischen Beobachtungen von Vilter (1954).

Die histopathologische Untersuchung der makroskopisch in der Regel wenig veränderten Gingiva des skorbutischen Meerschweinchens ergibt folgendes: das Epithel ist intakt. Das Bindegewebe der Tunica propria ist ödematös aufgelockert, der Gehalt an Grundsubstanz und Glykogen vermindert. Die Blutgefäße sind erweitert[4], die kollagenen Fasern verklumpt. Gelegentlich finden sich kleine Blutungen[5]. Degenerative Veränderungen und Ödem zeigen sich insbesondere auch im Bereich der kollagenen Fasern der Wurzelhaut, wo es ebenfalls zu Blutungen kommt[6]. Die Heilung gingivaler Verletzungen ist außerordentlich stark

---

[1] Boyle, Wolbach und Bessey 1936, Boyle, Bessey und Wolbach 1937, Boyle 1938, Boyle, Bessey und Howe 1940, Wolbach und Bessey 1942, Schour und Massler 1945, Follis 1948, Boyle und Irving 1952, Irving und Boyle 1952, Meessen 1952.
[2] Crampton 1947, Crampton und Lloyd 1950, Goldman und Gould 1951.
[3] Peters, Coward, Krebs, Mapson, Parsons, Platt, Spence und O'Brien 1948, Krebs 1953.
[4] Turesky und Glickman 1953, 1954.   [5] Glickman 1948.   [6] Glickman 1948.

verzögert[1]. Bei skorbutischen Rhesusaffen werden Schwellungen der Gingiva und nekrotische Gingivitis, Blutungen, reichliche Hämosiderinablagerungen, zum Teil sogar Nekrosen der Zahnwurzelhaut festgestellt[2], doch sind hier wohl ähnliche fördernde Umstände wie beim Skorbut des Menschen mitbeteiligt.

Wiederum auf einem ganz anderen Mechanismus beruhen die bei *Vitamin D-Mangel* entstehenden Zahnveränderungen. Bei Ratten und Meerschweinchen findet man schon sehr früh eine Verkalkungsstörung im Dentin. Die Verkalkung ist unregelmäßig und lückenhaft, der Übergang zwischen unverkalktem Prädentin und verkalktem Dentin unscharf. Da die Prädentinbildung der Odontoblasten unvermindert weiter geht, kommt es zu einer starken Verdickung der Prädentinschicht bis auf das 10fache der normalen Breite. Die Odontoblasten beginnen nach 14tägigem Vitamin D-Mangel zu atrophieren, wobei die jüngeren Zellen früher verändert sind als die älteren[3]. Das Emailorgan ist in der Regel nicht wesentlich geschädigt. Zu Hypoplasien des Emails soll es erst dann kommen, wenn der Vitamin D-Mangel durch einen Calciummangel, z.B. bei Entfernung der Nebenschilddrüsen oder bei calciumarmer Ernährung, verstärkt ist. Der Zahndurchbruch ist bei rachitischen Ratten verzögert[4]. Bei anderen Tieren führt experimenteller Vitamin D-Mangel ebenfalls zu ähnlichen Zahnveränderungen, so bei Hunden und Meerschweinchen[5].

Beim Menschen führt Rachitis nur dann zu Veränderungen der Zahnbildung, wenn die Krankheit in die formative Periode des Zahnes fällt. Wie beim Versuchstier findet sich auch hier eine Verkalkungsstörung des Dentins. Dagegen sind Emailhypoplasien nicht als regelmäßige Folge der Rachitis anzusehen. Sie entwickeln sich, wenn die Rachitis durch Calciummangelzustände (Tetanie) kompliziert ist. Auch beim Menschen ist bei Rachitis der Zahndurchbruch verzögert. Die Entstehung hypoplastischer Zähne wird in vielen Fällen ebenfalls dieser Erkrankung zugeschrieben[6]. Zahnfleischveränderungen gehören nicht obligatorisch ins Bild der Rachitis. Bei Vitamin D-Mangel der Rhesusaffen werden gelegentlich Nekrosen des Zahnfleisches beobachtet[7].

Von den Vitaminen des *B-Komplexes* hat die *Pantothensäure* eine gewisse Bedeutung für die Intaktheit der Gingiva. Bei Pantothensäuremangel der Maus findet man Hyperämie der Zahnpulpa, ausgedehnte Resorption des alveolären Knochens, sowie eine ausgesprochene Proliferation des Plattenepithels der Gingiva entlang der Zahnwurzel in die Tiefe. Diese Veränderungen bilden sich bei Übergang auf normale Kost wieder zurück[8]. Auch bei Pantothensäuremangel des Hundes werden Osteoporose und Randatrophien des Alveolarknochens beobachtet[9]. Das Oberflächenepithel der Gingiva wird hyperkeratotisch, löst sich häufig ab oder ist sehr stark verdünnt. Die Malassezschen Epithelreste sind verbreitert[10]. Ähnliche Veränderungen, Hyperkeratose, Desquamation und Nekrose, an anderen Stellen Proliferation des gingivalen Epithels sind bei der Pantothensäuremangelratte anzutreffen. In schweren Fällen reichen die Nekrosen der Gingiva bis zum Alveolarknochen[11]. Es ist anzunehmen, daß Sekundärinfekt und ähnliche Faktoren bei der Ausgestaltung dieser auf eine Epithelschwäche zurückgeführten Schädigungen von wesentlicher Bedeutung sind.

Charakteristische Zahnfleischveränderungen treten bei Affen im Gefolge von *Folsäure*mangelzuständen häufig in Erscheinung. Kurz nach Beginn der Leukopenie

---

[1] TURESKY und GLICKMAN 1954.   [2] TOMLINSON 1939.   [3] BECKS und RYDER 1931.

[4] BECKS und RYDER 1931, HOWE, WESSON, BOYLE und WOLBACH 1940, SCHOUR und MASSLER 1945.

[5] SCHOUR und MASSLER 1945.   [6] JUMP 1939, SCHOUR und MASSLER 1945.

[7] TOMLINSON 1939.   [8] LEVY 1947, 1949.   [9] HEE 1948.

[10] BECKS und MORGAN 1942, BECKS, WAINWRIGHT und MORGAN 1943, HEE 1948.

[11] WAINWRIGHT und NELSON 1945.

im Blut zeigen die Ränder der Gingiva, besonders im Bereiche der Schneidezähne, eine blasse Verfärbung, dazu häufig Blutungen und Nekrosen, die zum
Ausfall der Incisiven führen können[1]. Oft sind diese Läsionen mit Staphylo-
kokken, Streptokokken oder Plaut-Vinzent-Flora superinfiziert[2]. Gleiche Veränderungen lassen sich bei Ratten unter der Behandlung mit dem Folsäureantagonisten Methyl-Folsäure erzeugen[3].

Ein *Vitamin B_6*-Mangel führt bei Mäusen zu Wachstumsstillstand des Alveolar-
fortsatzes. An den Knochenbalken bilden sich breite, basophile Ränder. Das
Gingivalepithel ist von neutrophilen Leukocyten infiltriert und zeigt unregelmäßige Anordnung der Zellen, in späteren Stadien ist es weitgehend durch Nekrose
zerstört. Im Bereiche des Alveolarknochens kommt es zu resorptiven Vorgängen[4].
Affen mit chronischem Vitamin B_6-Mangel zeigen auffallende Zunahme der Zahncaries und Anomalien in der Stellung der Eck- und Schneidezähne[5].

Bei der menschlichen *Pellagra* ist eine hypertrophische Gingivitis mit Steinbildung ein häufiger Befund[6], sie ist sicher nur teilweise direkt auf den Vitamin
PP-Mangel zurückzuführen. Zahnveränderungen durch *experimentellen* Nicotinsäuremangel sind nicht bekannt. An den Gingiven sind die gleichen Veränderungen, wie sie bei der übrigen Mundschleimhaut (s. dort) beschrieben wurden, zu
beobachten.

Der Mangel an den übrigen wasserlöslichen Vitaminen, sowie an Vitamin K
führt nicht zu charakteristischen Zahnveränderungen.

Dagegen besitzt das *Vitamin E*, wenigstens bei einigen Tierarten, für die
Zahnbildung eine wesentliche Bedeutung. Eine charakteristische Veränderung
bei chronischem Vitamin E-Mangel von Ratten und Hamstern ist die Depigmentation der Schneidezähne, die bei Albinoratten früher erscheint als bei gescheckten
Tieren[7]; im Gegensatz zu der A-Avitaminose ist der Zahnschmelz dabei nicht
verdünnt; gestört ist lediglich die Einlagerung eines eisenhaltigen, nicht fluores-
cierenden Pigmentes durch die Adamantoblasten. Der normalerweise gelbliche
Schmelz wird durchsichtig, wodurch sich die weißen Flecke erklären. Chemisch
ist in den betroffenen Zähnen das Eisen sowohl im Schmelz wie im Dentin stark
vermindert, das Mangan vermehrt, Calcium und Phosphor unverändert[8]. So
wird im Schmelz von Ratten mit Vitamin E-Mangel ein Eisengehalt von weniger
als 0,02—0,039% gefunden. Der normale Eisengehalt des Schmelzes ist 0,071
bis 0,27%[9].

Histopathologisch zeigen sich bei den Zähnen Vitamin E-frei ernährter Ratten
Ödem und vorzeitige Atrophie des Schmelzorganes, Unregelmäßigkeit in der
Adamantoblastenschicht mit Bildung von Falten und Hohlräumen[10]. Als Ursache
dieser Veränderungen werden Capillarschädigungen, die von Ödembildung und
Desorganisation der papillären Schicht des Schmelzorgans und der Adamantoblastenschicht begleitet sind, angenommen[11]. Die Depigmentation der Schneidezähne tritt um so häufiger auf, je größer der Gehalt der Nahrung an ungesättigten
Fettsäuren ist[12] und läßt sich durch verschiedene Stoffe wie Antabus, Methylenblau, Nordihydroguajaretsäure usw. verhindern[13]. Bei Darreichung von Vitamin E
wird wieder normaler Schmelz produziert. Zulagen von Eiweiß in der Diät verstärken die Zahndepigmentierung, durch Mangan wird sie verhindert[14].

---

[1] DAY, LANGSHAN und SHUKERS 1935.   [2] SASLAW, SCHWAB, WOOLPERT und WILSON 1942.
[3] FRANKLIN, STOKSTAD, BELT und JUKES 1947, PINDBORG 1949.   [4] LEVY 1950.
[5] MUSHETT und EMERSON 1956.   [6] AFONSKY 1950.   [7] MOORE und MITCHELL 1956.
[8] DAM, GRANADOS und MALTESEN 1950, GRANADOS und DAM 1952.
[9] MOORE und MITCHELL 1956.   [10] GRANADOS und DAM 1952, PINDBORG 1952a und b.
[11] PINDBORG 1952b.   [12] AAES-JØRGENSEN, DAM und GRANADOS 1951.
[13] AAES-JØRGENSEN, DAM und GRANADOS 1951, GRANADOS und DAM 1952.
[14] GRANADOS, AAES-JØRGENSEN und DAM 1949.

Auch die Gingiva ist bei der Vitamin E-Mangelratte verändert: Es kommt zu Taschenbildung des Epithels im Bereiche der Zahnhälse, zu entzündlichen Infiltraten der subepithelialen Schichten, gelegentlich auch zu kleinen Abscessen im Bereiche der Wurzelspitzen mit Arrosion des Alveolarknochens[1].

Im hochvascularisierten Bindegewebe des periodontalen Gewebes wird häufig Ablagerung von säurefestem Ceroidpigment gefunden.

Anhang: Vitaminmangel und Zahncaries.

Die zahlreichen Schädigungen der Zahnbildung, die bei Vitaminmangelzuständen beobachtet werden, führten zu der Annahme, daß als Teilursache der Zahncaries ebenfalls Hypo- und Avitaminosen von Bedeutung sein könnten. Es steht außer Zweifel, daß diätetische Faktoren für die Häufigkeit des Zahnzerfalls bei der zivilisierten Bevölkerung eine überragende Rolle spielen. So ist mit Sicherheit festgestellt, daß der Genuß von raffiniertem Zucker, weißem Mehl und gekochter Milch zu der Entstehung der Zahncaries wesentliches beiträgt. Es ist bei dieser Krankheit, bei welcher nicht nur Fragen der Ernährung, sondern auch Einflüsse der Vererbung, der Zahnpflege usw. eine große Rolle spielen, sehr schwierig, die Bedeutung der verschiedenen Vitamine mit genügender Sicherheit abzugrenzen. Bei Vitaminmangelzuständen besteht ja in der Regel eine wesentliche Störung des Allgemeinbefindens, welche ebenfalls zu der Entstehung einer Zahncaries beitragen kann. In der sehr großen Literatur über dieses Gebiet herrscht noch keine Einigkeit. Die Gegensätze beziehen sich schon auf prinzipielle Fragen: Während die eine Gruppe von Autoren einen guten Ernährungszustand als wesentlichen Faktor für die Verminderung der Zahncaries hinstellt, weisen andere auf die Tatsache hin, daß die Krankheit bei schlecht Ernährten signifikant seltener vorkommt als bei normal ernährten Menschen[2].

Für eine Begünstigung des Zahnzerfalls durch Vitaminmangel bestehen im Prinzip zwei Möglichkeiten. Einmal kann ein in der Bildungsperiode durch Vitaminmangel geschädigter Zahn Defekte aufweisen, die ihn für die Zahncaries anfälliger machen. Andererseits ist es möglich, daß ein Vitaminmangelzustand entweder direkt oder indirekt, z.B. auf dem Wege einer Zahnfleischerkrankung, den bereits gebildeten Zahn schädigt. Diese beiden Möglichkeiten sind in der Literatur namentlich für den Vitamin D-Mangel ausgiebig diskutiert worden. Doch ergibt sich nach den gründlichen Übersichten von SCHOUR und MASSLER (1945) sowie BICKNELL und PRESCOTT (1953), daß im heutigen Zeitpunkt weder für die eine noch für die andere Möglichkeit sichere experimentelle oder klinische Beweise vorliegen. Vitamin D mag zwar in einzelnen Fällen die Häufigkeit der kindlichen Zahncaries vermindert haben, doch muß dies mit einer allgemeinen Verbesserung des Allgemeinzustandes und der Resistenz erklärt werden. Es ergeben sich keine Anhaltspunkte dafür, daß durch prophylaktische Verabreichung von Vitamin D die Carieshäufigkeit in der Bevölkerung vermindert werden kann. Auch Vitamin C, A und K haben sich weder im Tierexperiment noch im praktischen Versuch am Menschen als mit Sicherheit carieshemmend erwiesen[3].

Die schwierige Beurteilung einer Vitaminwirkung auf die Zahnfäulnis nicht nur in der täglichen Praxis, sondern auch im Tierexperiment, ergibt sich aus neueren Beobachtungen von GRANADOS, GLAVIND und DAM (1949). Sie verabreichten Goldhamstern die Vitamine des B-Komplexes in hohen und in 20mal niedrigeren Dosen. Die Tiere mit der reichlichen Vitamin B-Zulage in kristalliner Form in der Nahrung zeigten eine viel geringere Caries als die Tiergruppe mit

---

[1] GOLDBACH und KAINDL 1948.   [2] GRANADOS, GLAVIND und DAM 1949.
[3] SCHOUR und MASSLER 1945, GRANADOS, GLAVIND und DAM 1949, BICKNELL und PRESCOTT 1953.

der niedrigeren Dosis. Gab man dagegen die großen Vitamin B-Dosen in Tropfenform per os, dann verschwand dieser Unterschied zur niedrigeren Dosis fast völlig. Subcutan verabreicht, erwies sich die große Vitamin B-Dosis als deutlich weniger wirksam zur Verhinderung der Zahncaries als bei Zugabe zur Diät. Diese Versuche beweisen eine gewisse Wirkung der B-Vitamine auf die experimentelle Zahncaries des Goldhamsters, doch ergibt sich auch ohne weiteres, daß es sich nicht um eine einfache Substitutionstherapie handelt, sondern daß andere Faktoren, die noch keineswegs bekannt sind, mit eine Rolle spielen müssen.

Überblickt man die große Literatur über die hier kurz angeschnittene Fragestellung, dann ergibt sich, daß die menschliche Zahncaries sicher keine wesentliche Rachitisfolge, noch der Ausdruck einer anderen Avitaminose darstellt. Andererseits sind diätetische Einflüsse bei der Entstehung ohne Zweifel vorhanden. Alle Versuche, die Zahnfäulnis mit Vitaminen allein zu behandeln, sind bisher unbefriedigend verlaufen.

15. Oesophagus, Magen, Darm.
(Literatur s. S. 1020.)

Wohl die am besten charakterisierten Veränderungen des Verdauungstraktes werden bei *Pantothensäuremangel* beobachtet: Ratten zeigen bei pantothensäurefreier Ernährung eine Blähung und Hyperämie des Magens und des Dünndarmes[1]. Auch beim Menschen weisen gewisse Beobachtungen auf eine Förderung der Darmperistaltik durch große Dosen Pantothensäure hin. Das Vitamin wird vor allem zur Behandlung der postoperativen Darmatonie oft mit gutem Erfolg verwendet[2]. Je nach Intensität und Dauer des Mangelzustandes kommt es bei Ratten auch zu mikroskopisch sichtbaren Schleimhautveränderungen: Atrophie der Duodenalschleimhaut mit Abflachung oder Verschwinden der Zotten und, besonders bei akutem Mangel, Ulcerationen, die recht oft mit Perforation einhergehen[3]. In den übrigen Darmpartien werden nur vereinzelte entzündliche Veränderungen beobachtet[4]. — Zu besonders ausgedehnten Veränderungen, die vorwiegend im Dickdarm lokalisiert sind, kommt es bei pantothensäurefrei ernährten Ferkeln. Die Schleimhaut des Dickdarmes ist hyperämisch und ödematös verdickt, die Schleimproduktion erheblich vermehrt. Makroskopisch finden sich kleine Blutungen sowie flache, zum Teil reepithelialisierte Ulcera und Schwellung der regionären Lymphknoten. Bei mikroskopischer Betrachtung zeigen sich herdförmige Epithelnekrosen, selten tiefere Ulcera, gelegentlich Abscesse, ferner eine starke Vermehrung der Schleimproduktion mit Ausweitung der Krypten, ödematöse Durchtränkung der ganzen Schleimhaut, Hyperämie und diffuse und herdförmige lymphocytäre Infiltrate[5].

Ähnliche Veränderungen des Darmes finden sich auch bei *Nicotinsäureamidmangel*. Bei der menschlichen Pellagra sind Durchfälle eines der wichtigsten Symptome. Histopathologisch findet man dabei im Colon cystisch erweiterte und mit Schleimzelldetritus und Entzündungszellen gefüllte Krypten, gelegentlich auch Ulcera. Dasselbe pathologisch-anatomische Bild ist bei Hunden mit der, hauptsächlich auf Nicotinsäuremangel zurückzuführenden, Schwarzzungenkrankheit (black tongue disease) zu sehen[6]. Beim Schwein finden sich ebenfalls vorwiegend im Colon starke Schleimsekretion und Erweiterung der Krypten,

---

[1] Jürgens und Pfaltz 1944, Jacques 1951, Deane und McKibbin 1946.
[2] Skley 1956, Felten 1953.   [3] Berg, Zucker und Zucker 1949.   [4] Nelson 1939.
[5] Sharma, Johnston, Luecke, Hoefer, Gray und Thorp 1952, Stothers, Schmidt, Johnston, Hoefer und Luecke 1955, Wintrobe, Follis, Alcayaga, Paulson und Humphreys 1943.
[6] Denton 1928.

wechselnd starke Hyperämie und, wohl infolge bakterieller Infektion, auch Ulcerationen[1].

Bei Ratten, die auf einer nicotinsäurefreien „Pellagradiät" mit 40% Mais und nur 3,5% Casein gehalten werden, findet man histopathologisch eine Verdünnung der Magenschleimhaut, hauptsächlich auf Kosten der acidophilen Belegzellen, sowie leichte Veränderungen der Darmschleimhaut, die sich zwar durch Nicotinsäureamid beheben lassen, deren Entstehung jedoch zum Teil auch auf die ungünstige Zusammensetzung der Diät zurückzuführen ist[2].

Bei Avitaminosen mit den übrigen Vitaminen des B-Komplexes sind keine so charakteristischen Veränderungen des Magen-Darmtractus erkennbar: $Vitamin\ B_1$-Mangel führt zu einer Verminderung der Magensekretion bei Ratten[3], histopathologisch jedoch nicht zu Veränderungen der Schleimhaut.

Bei B_2-*Avitaminose* zeigen Cebusaffen atrophische Veränderungen der Darmepithelien sowie Zeichen bakterieller Invasion und Vernarbungen[4]. Bei Ratten wird auch bei längerdauerndem Vitamin B_2-Mangel keine Schädigung der Magen-Darmschleimhaut festgestellt.

Hauptsächlich auf die Magensekretion wirkt sich ein Mangel an *Vitamin B_6* aus. So wird bei Ratten[3] und Hunden[5] eine starke Hemmung der Magensekretion festgestellt. Histopathologische Schleimhautveränderungen werden dabei nicht beobachtet[6].

Kälber zeigen bei Vitamin B_6-Mangel, der durch Desoxypyridoxin verstärkt wird, ausgedehnte Epitheldesquamation der Dünn- und Dickdarmschleimhaut[7].

Auch bei *Vitamin B_{12}*-Mangel sind keine wesentlichen Veränderungen des Magen-Darmtractus bekannt. 17tägige Embryonen aus Eiern, die von Vitamin B_{12}-Mangelhennen gelegt wurden, zeigen eine unvollständige Entwicklung des epithelialen Anteils und der glatten Muskulatur im ganzen Magen-Darmtractus. Der Fettgehalt des Epithels und der glatten Muskelzellen ist vermehrt[8].

Auch *Folsäuremangel* führt nicht zu spezifischen Schleimhautschädigungen: Junge Enten, die 28 Tage auf Folsäuremangeldiät gehalten werden, zeigen zwar im Duodenalinhalt eine verminderte Amylaseaktivität, jedoch keine histopathologischen Veränderungen der Darmschleimhaut[9].

Mit Aminopterin behandelte Ratten zeigen bei fortgeschrittenen Folsäure-Mangelzuständen Durchfall, histopathologisch Verminderung der Mitosenzahl in den Lieberkühnschen Krypten, oberflächliche Nekrosen, entzündliche Infiltrate und Blutungen[10].

In diesem Zusammenhang scheint es interessant, daß bei menschlicher Perniciosa im Magenabstrich große charakteristische Zellen („P.A.-Zellen") gefunden wurden, die sich durch ein gefaltetes Aussehen der Zellmembran, starke Cytoplasmagranulierung und kleine Chromatinagglomerationen von anderen Magenzellen unterscheiden. Nach Behandlung der Perniciosa mit Leberpräparaten oder Vitamin B_{12} und Folsäure verschwinden diese Zellen aus dem Magenabstrich[11].

Bei *Cholinmangel* des Hundes werden Veränderungen der Duodenalschleimhaut, insbesondere vermehrte Becherzellen, sowie gehäuft peptische Geschwüre festgestellt[12]. In einigen Fällen kommt es sogar zu Perforationsperitonitis. Welche

---

[1] DUNNE, LUECKE, McMILLEN, GRAY und THORP 1949, BRAUDE, KON und WHITE 1946, WINTROBE, STEIN, FOLLIS und HUMPHREYS 1945, BURROUGHS, EDGINGTON, ROBISON und BETHKE 1950.
[2] BOURNE und HARRIS 1950.   [3] HAWK und HUNDLEY 1951.
[4] MANN, WATSON, McNALLY und GODDARD 1952.   [5] GILMAN, PERRY und HILL 1952.
[6] WOLBACH und BESSEY 1942.   [7] JOHNSON, PINKOS und BURKE 1950.
[8] FERGUSON, RIGDON und COUCH 1955.   [9] MILLER, GODDARD, OLSON und STARE 1953.
[10] VITALE, ZAMCHECK, DI GEORGIO und HEGSTED 1954.   [11] MASSEY und RUBIN 1954.
[12] HUNDLEY 1947, FOUTS 1943.

Bedeutung der Cholinmangel bei der Entstehung dieser Schädigungen besitzt, ist noch nicht völlig geklärt.

Cholin vermag gemeinsam mit Vitamin B_6 die papillomatösen Hyperplasien und Ulcerationen der Vormagenschleimhaut, welche bei Ratten nach Fütterung einer Diät mit 90% Weißmehl, 5% Butterfett, ohne besondere Eiweißzulage, entstehen, zu verhindern[1].

Spezifische Magen-Darmveränderungen, die auf einem Mangel an *Biotin*, *p-Aminobenzoesäure* oder *Vitamin K* beruhen, sind nicht bekannt. Beim Skorbut sind kleine subperitoneale oder intramuköse Blutungen häufig.

Bei *Vitamin A-Mangel* kommt es im Oesophagus zu Hyperkeratose des Epithels. Die Epithelien des übrigen Speisetraktes zeigen, abgesehen von gelegentlicher Atrophie der drüsigen Bildungen, keine Veränderungen[2].

Bei sehr chronischem Vitamin A-Mangel, erzeugt durch Fütterung einer Diät mit erhitztem Fett, werden bei Mäusen papillomatöse, zum Teil ulceröse Veränderungen der Schleimhaut des Vormagens beobachtet, die sich durch Vitamin A verhindern lassen[3].

Bei schwerem *Vitamin E-Mangel* der Ratten und Kaninchen finden sich im Magen-Darmtractus einige Schädigungen der glatten Muskulatur, insbesondere herdförmiger Faserzerfall und Pigmentablagerung[4]. Degenerative Veränderungen des Epithels und der übrigen Schleimhautanteile fehlen[5]. Durch Hunger experimentell erzeugte, ulcusähnliche Läsionen der Magenschleimhaut werden bei Ratten durch Vitamin E verhindert oder in ihrer Heilung gefördert[6].

Über spezifische Veränderungen des Magen-Darmtraktes bei *Vitamin D-Mangel* ist nichts bekannt.

16. Speicheldrüsen und Pankreas (exokriner Anteil).
(Literatur s. S. 1021.)

Die am besten charakterisierten Avitaminoseveränderungen von Speicheldrüsen und Pankreas finden sich bei *Vitamin A*-Mangel. Alle untersuchten Tierarten zeigen hier Plattenepithelmetaplasie der Ausführungsgänge, sowohl in den Speicheldrüsen wie im Pankreas. In schweren Fällen kommt es zu Verhornung und Desquamation von Hornschuppen ins Lumen der Kanälchen. Als Folge dieser Epithelveränderungen findet man recht oft Degeneration oder Entzündung des vom Vitamin A-Mangel nicht direkt betroffenen Drüsengewebes[7]. Ein histopathologisch ähnliches Bild findet sich bei der cystischen Pankreasfibrose des Menschen, doch ist hier die Hypothese des angeborenen Vitamin A-Defizites als Ursache der Erkrankung, welche sich auf die Verwandtschaft der histopathologischen Befunde stützte, verlassen worden[8].

Bei den meisten experimentellen Avitaminosen kann es in Speicheldrüsen und Pankreas zu leichten Atrophien des Drüsengewebes kommen, welche teilweise oder ganz auf die partielle Inanition der Versuchstiere zurückzuführen sind. Doch findet man bei einzelnen Avitaminosen gewisse recht charakteristische Merkmale, so beim *Vitamin B_1-Mangel* der Ratten: Hier kommt es zu einem Schwund der Prosekretgranula im Drüsengewebe des Pankreas, ferner zu einer langsam fortschreitenden Atrophie mit Kernpyknosen oder mit vacuolärer Umwandlung des Protoplasmas. In anderen Zellen sind die Prosekretgranula zu oxyphilen Massen umgewandelt. Die zentroacinären Zellen sind oft vermehrt, die Schaltstücke erweitert[9] (Abb. 54 und 55).

---

[1] Sharpless und Sabol 1943.   [2] Wolbach 1954, Planel, Sardou und Guilhem 1955.
[3] Beck und Peacock 1941.   [4] Bragdon und Levine 1949.   [5] Lecoq und Isidor 1949.
[6] Howe und Harris 1950, Jensen 1946.
[7] Jürgens und Pfaltz 1946, Jungherr, Helmboldt und Eaton 1950, McCarthy und Cerecedo 1952, Helmboldt, Jungherr, Eaton und Moore 1953.
[8] Werthemann, Grogg und Frey 1952.   [9] Faller 1956.

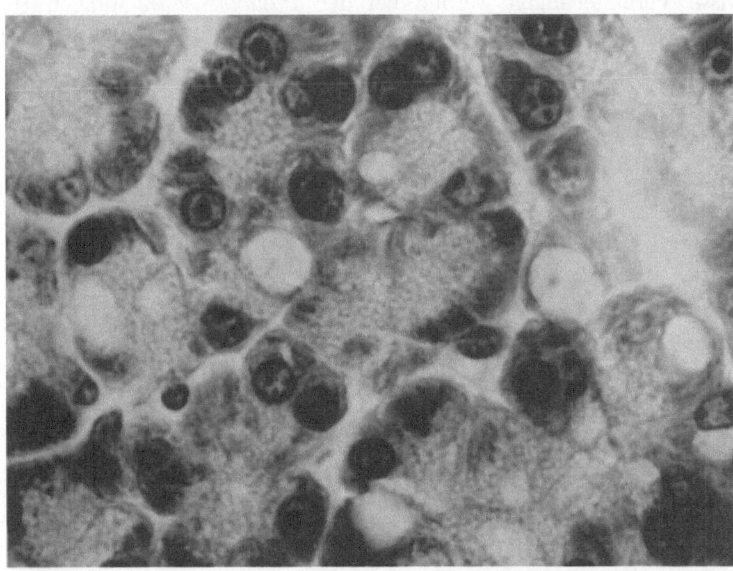

Abb. 54. Pankreas, Ratte, Eosin-Methylenblau, Vergr. etwa 800 ×. Status nach 4wöchiger Vitamin B_1-Mangel-ernährung. Fortschreitender Schwund der Prosekretgranula, Vacuolisierung und Untergang von Zellen. (Präparat und Aufnahme Prof. Dr. A. FALLER, Freiburg i. Ue.)

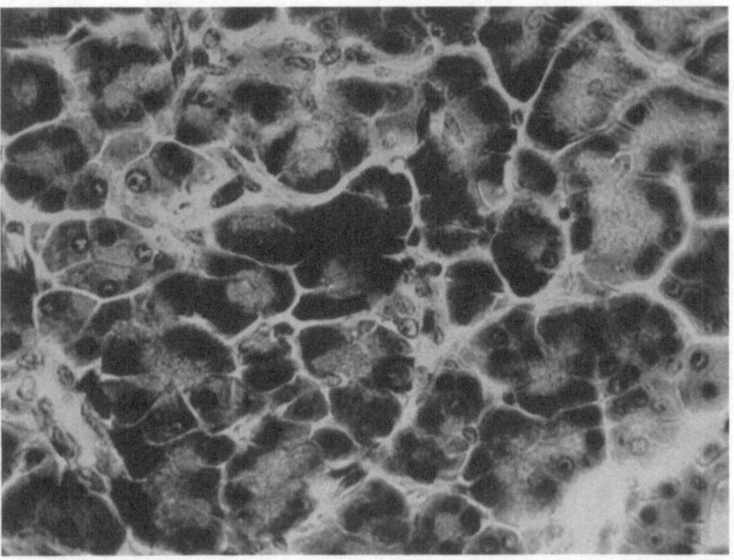

Abb. 55. Pankreas, Ratte, Eosin-Methylenblau, Vergr. etwa 600 ×. Status nach 4wöchiger Vitamin B_1-Mangel-ernährung. Endzustand der eosinophilen Degeneration. Kernpyknosen, Verschwinden der Prosekretgranula, Schrumpfung der Zellen. (Präparat und Aufnahme Prof. Dr. A. FALLER, Freiburg i. Ue.)

Bei *Vitamin B_2*-Mangel der Ratten sind weder in Speicheldrüsen noch im Pankreas wesentliche pathologische Veränderungen beobachtet worden[1]. Dasselbe gilt für *Vitamin B_6*[2].

---

[1] PATEK, POST und VICTOR 1941, SHAW und PHILLIPS 1941, WOLBACH und BESSEY 1942, JÜRGENS und PFALTZ 1946.
[2] WOLBACH und BESSEY 1942, JÜRGENS und PFALTZ 1946.

Gewisse Veränderungen werden bei der *Pantothensäure*-Mangelratte beobachtet, wo namentlich die Speicheldrüsen gehäuft entzündliche Veränderungen

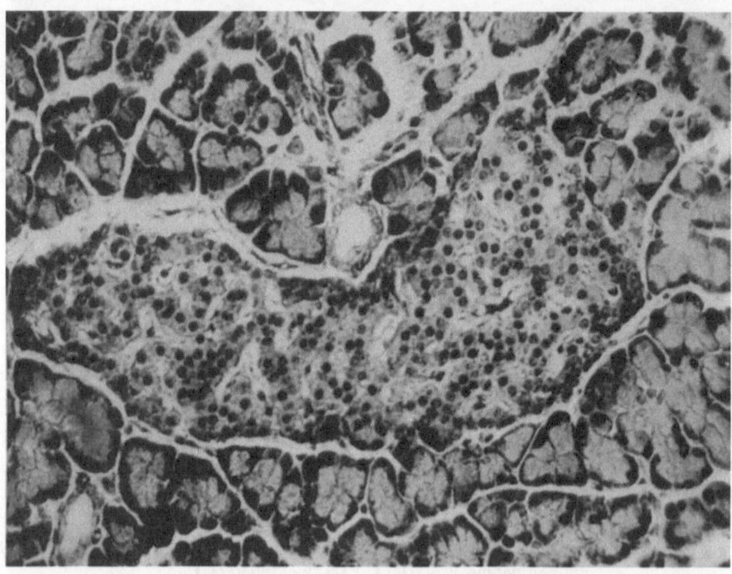

Abb. 56. Pankreas, Ratte, Eosin-Methylenblau, Vergr. etwa 200×. Status nach 4wöchiger Vitamin B₁-Mangelernährung. Beginnende Makronesie. Langerhanssche Inseln werden z. T. sehr groß. Der periphere Mantel von A-Zellen schwindet. Neubildung von B-Zellen sowohl aus A-Zellen wie aus exokrinen Drüsenzellen. (Präparat und Aufnahme Prof. Dr. A. Faller, Freiburg i. Ue.)

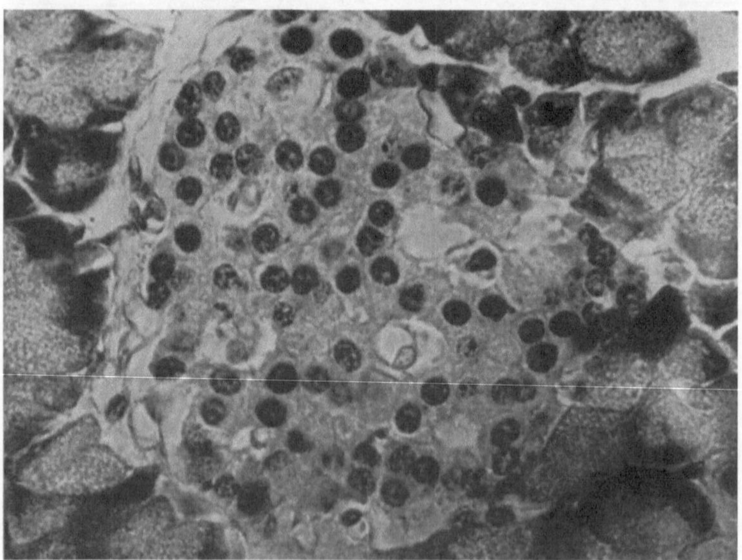

Abb. 57. Pankreas, Ratte, Eosin-Methylenblau, Vergr. etwa 600×. Status nach 4wöchiger Vitamin B₁-Mangelernährung. B-Zell-Insel. Langerhanssche Inseln bestehen z. T. fast ausschließlich aus B-Zellen, deren Kerne unterschiedlichen Chromatingehalt aufweisen. (Präparat und Aufnahme Prof. Dr. A. Faller, Freiburg i. Ue.)

mit vermehrter Zelldesquamation in die Ausführungsgänge aufweisen[1], während das Pankreas stets als unverändert bezeichnet wird[2].

[1] Jürgens und Pfaltz 1946.   [2] Nelson 1939, Ashburn 1940.

Bei 28tägiger *Folsäure*-freier Ernährung junger Enten finden sich histopathologisch als Zeichen einer funktionellen Inaktivität folgende Veränderungen im Pankreas: Häufig Verlust des acinären Aufbaues, abnorme Lagerung der Zymogengranula und Verminderung des Desoxyribonukleasegehaltes der Kerne[1].

17tägige Embryonen aus Eiern von *Vitamin B_{12}*-Mangelhennen zeigen, abgesehen von einem Reifungsrückstand, keine charakteristischen Veränderungen des Pankreas[2].

Beim Skorbut werden Atrophie der Speicheldrüsen[3], jedoch keine oder nur sehr geringfügige Veränderungen des exokrinen Drüsengewebes des Pankreas beschrieben[4].

Bei chronischem *Vitamin E*-Mangel erweisen sich Parotis und Glandula submaxillaris bei Ratten histopathologisch als unverändert[5]. Auch das Pankreas von Ferkeln Vitamin E-frei ernährter Mutterschweine ist intakt[6].

Langerhanssche Inseln.

Das endokrine Inselsystem des Pankreas zeigt nur bei zwei Avitaminosen einigermaßen charakteristische Veränderungen:

Beim *Vitamin B_1*-Mangel der Ratten ist die Zahl der Inseln vermehrt. Oft finden sich auch eigentliche Rieseninseln. Die kleinsten Inseln bestehen oft fast nur aus A-Zellen, die Rieseninseln fast ausschließlich aus B-Zellen (Abb. 56 und 57). Degenerative Veränderungen, insbesondere Kernpyknosen, finden sich sowohl in A- wie in B-Zellen. Die Capillaren der Inselregion sind stark erweitert[7].

Eine eigentliche Vermehrung und Vergrößerung der Langerhansschen Inseln wird von vielen Autoren beim *skorbutischen* Meerschweinchen beobachtet[8], wobei es zu einer vom Grade des Vitamin C-Mangels abhängigen relativen Vermehrung der A-Zellen kommt[9]. Auch degenerative Veränderungen der Inselzellen mit Kernpyknosen sind beschrieben[10].

Bei *rachitischen* Ratten ist die histologische Struktur der Inseln intakt[11], doch zeigen neuere Experimente, daß Rachitis die schädigende Wirkung von Alloxan auf die B-Zellen verzögert[12].

17. Leber.
(Literatur s. S. 1021.)

Die Tatsache, daß die Leberzelle auf verschiedenartige schädliche Einflüsse, insbesondere auch auf Vitaminmangelzustände, in so auffälliger Weise mit Verfettung reagiert, hat dazu geführt, den dabei beteiligten Faktoren besondere Beachtung zu schenken. Naturgemäß erstreckt sich das Interesse vornehmlich auf Substanzen, die einer derartigen Verfettung entgegenwirken können. Mit dem Problem solcher „lipotroper Faktoren" befaßt sich im besonderen der Anhang dieses Kapitels.

Im Tierversuch lassen sich Fettleber und Cirrhose einerseits und akute Lebernekrose andererseits als zwei ätiologisch, pathogenetisch und morphologisch grundsätzlich verschiedene alimentäre Mangelsyndrome der Leber auseinanderhalten. Es ist möglich, diese beiden Erscheinungen im Tierversuch einzeln hervorzurufen, ja sie können in bezug auf die Schutzwirkung gewisser Diätfaktoren sogar eine gegensätzliche Stellung einnehmen. So schützen Cystin, Vitamin E

---

[1] MILLER, GODDARD, OLSON und STARE 1953.   [2] FERGUSON, RIGDON und COUCH 1955.
[3] HÖJER 1924.   [4] HESS 1920, MEYER und McCORMICK 1928.
[5] LECOQ und ISIDOR 1949a und b.   [6] ADAMSTONE, KRIDER und JAMES 1949.
[7] WOLBACH 1937, FALLER 1956.
[8] LÖWY 1923, BOURNE 1950, GABE 1950, ALLEGRETTI 1954.   [9] ALLEGRETTI 1954.
[10] BOURNE 1950.   [11] KREUZER und FALLER 1950.
[12] KREUZER und FALLER 1950, FALLER 1954.

und die unter den Begriff „Faktor 3" fallenden Selenverbindungen[1] einzeln oder in Kombination gegen experimentelle Lebernekrose; Cholin, Methionin, Betain, Vitamin B_{12} und Folsäure gegen Verfettung und Cirrhose der Leber. Umgekehrt werden Leberverfettung und Cirrhose durch Cystin, und Lebernekrosen durch Cholin, Betain, Vitamin B_{12} und Folsäure in geeigneter Dosierung verschlimmert[2]. Trotzdem wird von anderer Seite die Berechtigung einer grundsätzlichen Unterscheidung dieser Leberaffektionen bestritten, vor allem auf Grund von menschlichem Beobachtungsgut[3].

Bis heute sind die ätiologischen und pathogenetischen Verhältnisse der alimentären Lebererkrankungen des Menschen noch nicht geklärt. Besonders sind die Kenntnisse über Lebernekrose als Folge von Mangelernährung zur Zeit noch recht spärlich[4]. Besser ist das Problem der Leberverfettung und Lebercirrhose erforscht. Wie aus unzähligen Tierversuchen hervorgeht, ist aber auch dieses Syndrom das Ergebnis recht komplizierter alimentärer Mangelsituationen; es läßt sich nicht auf das Fehlen einzelner, sondern nur auf eine bestimmte Konstellation verschiedener Diätfaktoren zurückführen[5].

Andererseits ist es möglich, daß unter Umständen Cirrhose und Nekrose nebeneinander auftreten[6]. Nekrosen und Hämorrhagien können in solchen Fällen praktisch auf jedes Entwicklungsstadium der Cirrhose aufgepfropft erscheinen[7].

Werden Ratten einem 30—50tägigen *Vitamin A*-Mangel unterworfen[8], so erweisen sich die Gallengänge nach dieser Zeit auf das 3—8fache erweitert; in vereinzelten Fällen findet man darin als Zeichen einer aufsteigenden Cholangitis Bakterien und Leukocyten sowie desquamierte Epithelien und Konkremente, die den Gallenabfluß behindern und Stauungsikterus verursachen können. Die Epithelschicht ist verdickt, sie besteht aus 5—10 Zellagen. In der Gallengangwandung kommen drüsenähnliche Aussackungen vor. Regelmäßig kommt es unter Vitamin A-Mangel zu Epithelmetaplasien in der Wandung der extrahepatischen, gelegentlich auch der intrahepatischen Gallengänge.

Venen und Lymphgefäße sind ebenfalls erweitert. Das periportale Bindegewebe ist locker, ödematös. Leukocyten sind spärlich.

Die Anordnung der Leberzellen bleibt unverändert; häufig sind Mitosen zu sehen. In der Läppchenperipherie können die Leberzellen geschwollen sein und dunkle Kerne aufweisen. Der Cholesteringehalt in der Leber weist unter Vitamin A-Mangel keine signifikanten Abweichungen von der Norm auf[9].

Gibt man noch nicht ausgewachsenen Hamstern eine bestimmte fettfreie Diät[10], so kommt es zur Bildung von Gallensteinen, besonders unter Vitamin A-Mangel. Die Konkremente bestehen hauptsächlich aus Cholesterin und finden sich vornehmlich in eine gelatinöse Schleimmasse eingebettet in der Gallenblase[10].

Das Verhalten der Leber gegenüber *Vitamin E*-Mangel ist je nach Tierart verschieden. Ausschließlicher Vitamin E-Mangel soll bei der Ratte in der Regel keine oder nur unwesentliche Leberzellveränderungen zur Folge haben. Gelegentlich werden Gruppen von sog. dunklen Leberzellen gefunden. Die Kerne weisen große Nucleolen auf. Ein Teil der Leberzellen kann verfettet sein. In den Kupfferschen Sternzellen ist hie und da ein eisenpositives Pigment vorhanden, während die Leberzellen pigmentfrei bleiben[11]. Schwere Leberveränderungen stellen sich

[1] Schwarz und Foltz 1957.
[2] Daft, Sebrell und Lillie 1942, Daft 1954, Schwarz 1954.
[3] Dubin 1954, György 1954, Popper 1954.
[4] Schwarz 1954, Dubin 1954, Popper 1954, Davidson 1954.
[5] Schwarz 1954, Daft 1954.   [6] Daft 1954.   [7] Daft, Sebrell und Lillie 1942.
[8] Hamre 1950.   [9] Green, Lowe und Morton 1955.
[10] Fortner und Kohen 1954.   [11] Ruppel 1949.

indessen ein, wenn neben dem E-Mangel gleichzeitig schwefelhaltige Aminosäuren wie Methionin oder Cystin fehlen; es kommt dann bei Ratten zu Lebernekrosen, die im Verlauf von durchschnittlich 39 Tagen zum Tod führen[1] (Abb. 58 und 59).

Die Verabreichung von alkalibehandeltem Casein als Eiweißquelle in einer Menge von 15—16% des Gesamtfutters hat bei gleichzeitigem Vitamin E-Mangel dieselben Folgen für die Rattenleber wie das Fehlen von schwefelhaltigen Aminosäuren[2].

Neben dem Mangel an Vitamin E und Cystin bzw. Methionin soll noch das Fehlen eines dritten, selenhaltigen Faktors für das Zustandekommen einer diätetischen Lebernekrose Bedingung sein. Jeder einzelne der drei genannten Faktoren soll in genügender Dosis vor dem Auftreten von nekrotischer Leberdegeneration schützen, selbst bei Fehlen der beiden anderen Faktoren[3].

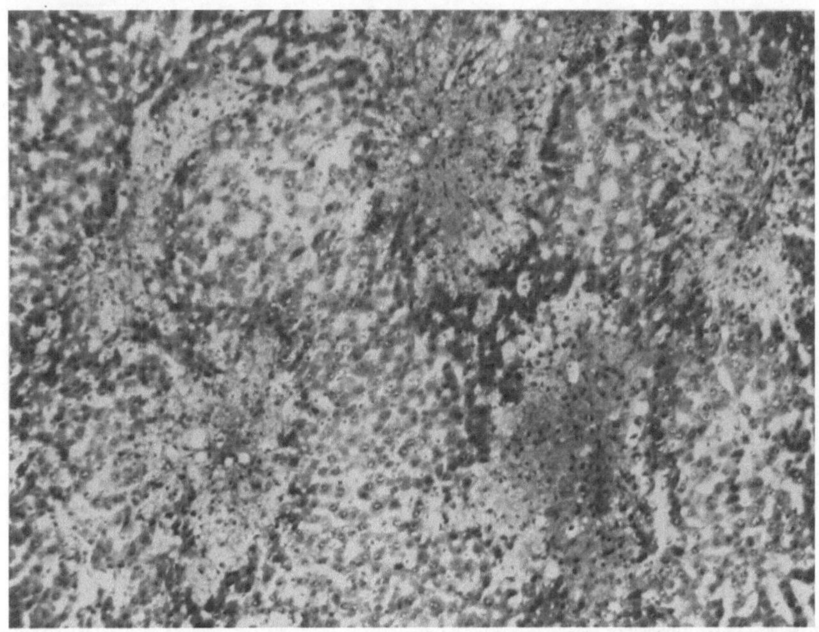

Abb. 58. Leber, Ratte, Hämalaun-Eosin, Vergr. 100 ×. Diätetische Lebernekrose. Status nach 18tägiger Fütterung mit einer Vitamin E-freien, eiweißarmen (Casein 10%) und fettreichen (Schweineschmalz 19%, Lebertran 1%) Diät. Ausgedehnte Leberschädigung mit Dissoziation und Nekrose der Leberzellen, Hyperämie und Blutungen.

Die Verfütterung einer Vitamin E-freien Diät mit 15% Sojabohnenprotein hat bei Ratten nach einer Dauer von 33—42 Tagen den Tod an schwerer hämorrhagischer Lebernekrose zur Folge. Werden 0,0125% Vitamin E verabreicht, so kommt es nicht zu Nekrosen; die Leber weist aber histologisch leichte Degenerationserscheinungen auf. Bei Zusatz von Methionin zum Futter zeigt die Leber eine normale histologische Struktur[4]. Die Wirkungsweise von Vitamin E stellt man sich hierbei unspezifisch vor. Es soll die Zellatmung der geschädigten, geschwollenen Leberepithelien verbessern[4].

Die zu Lebernekrose führenden diätetischen Versuche[5] sind recht subtil und lassen sich nicht reproduzieren, wenn gewisse, scheinbar belanglose Faktoren nicht beachtet werden[6]. So enthält beispielsweise das Pflanzenfettpräparat CRISCO Vitamin E und führt infolgedessen zu anderen Ergebnissen als wenn Speck als Fettquelle gegeben wird.

Wenn Ratten eine Vitamin E-arme Kost mit 10% Casein und 19% Speck erhalten, sterben 75% der Männchen und 30% der Weibchen innerhalb von 10 Wochen[7]. Die Oberfläche der Leber ist glatt, marmoriert. Das Gewicht ist leicht vermehrt. Der Fettgehalt

---

[1] MATET, MATET und FRIDENSON 1949, MCLEAN und BEVERIDGE 1953.
[2] SCHWARZ 1944, MATET, MATET und FRIDENSON 1949.
[3] SCHWARZ 1951a und b, SCHWARZ und FOLTZ 1957.
[4] MATET, MATET und FRIDENSON 1949.   [5] SCHWARZ 1944.
[6] GYÖRGY und GOLDBLATT 1949a und b. HOVE 1949. HOVE, COPELAND und SALMON 1949.
[7] HOVE, COPELAND und SALMON 1949.

beträgt 3,8% gegenüber 4% bei den Kontrollen. Histologisch findet man ausgedehnte zentrolobuläre Nekrosen, die meistens alle Läppchen betreffen; bei leichteren Graden sind die Nekrosen fleckförmig. In schweren Fällen können ganze Leberlappen zugrunde gehen. Verfettungen treten nicht auf. Es kann auch zu herdförmigen Regenerationserscheinungen kommen. Die Lebernekrosen lassen sich durch Tocopherol, durch 18% Eiweiß oder durch Cystin- oder Methioninzufuhr verhüten.

Der Fettgehalt des Futters hat zwischen 5 und 40% keinen wesentlichen Einfluß auf die Nekrosen. Es wird angenommen, daß Casein einen Co-Faktor enthält, der sich durch Extraktion mit Alkalien entfernen läßt. Es handelt sich dabei weder um Cystin noch um Methionin. Es ist denkbar, daß die entstehenden Schäden darauf zurückzuführen sind, daß infolge des Mangels an Vitamin E und schwefelhaltigen Aminosäuren gewisse toxische Stoffwechsel-

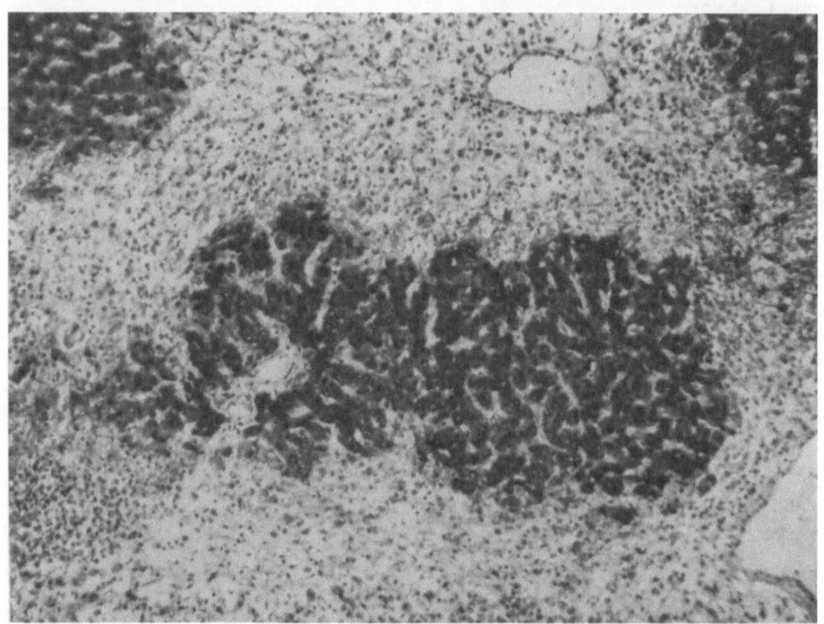

Abb. 59. Leber, Ratte, Hämalaun-Eosin, Vergr. 100×. Diätetische Lebernekrose. Status nach 22tägiger Fütterung mit einer Vitamin E-freien, eiweißarmen (Casein 10%) und fettreichen (Schweineschmalz 19%, Lebertran 1%) Diät. Landkartenförmige Untergänge des Lebergewebes mit mäßiger Bindegewebsreaktion.

zwischenprodukte nicht mehr entgiftet werden können[1]. Auch eine primäre Gefäßschädigung wurde als Ursache für die Lebernekrose in Erwägung gezogen[2].

Werden bei Ratten die Darmbakterien, die Vitamin E synthetisieren können, durch 1% Sulfaguanidin gehemmt, so kommt es bei tocopherolarmer Diät zu leichter bis mäßiger Vergrößerung der Leberzellen und ihrer Kerne, sowie zu Hyperchromasie der letzteren. Seltener sind einzelne oder Gruppen von Leberzellen ödematös geschwollen. Solche Zellen können auf das 3—4fache vergrößert erscheinen, sie weisen bisweilen einen zentral gelegenen, kleinen, pyknotischen Kern auf. Gelegentlich kommt es zu Nekrosen, allerdings auch bei den mit Sulfaguanidin und Vitamin E-Zulagen behandelten Kontrolltieren[3].

21 Tage alte, etwa 35 g schwere Ratten von tocopherolarm ernährten Müttern gehen im Verlauf von 5—40 Tagen zu 91% an massiver Lebernekrose zugrunde, wenn sie eine Vitamin E-Mangeldiät mit niedrigem Caseingehalt bekommen. Bei den überlebenden Tieren lassen sich keine Leberschädigungen nachweisen. Zusatz von 0,3% Methionin oder 0,3% Cystin zum Futter oder Steigerung des Caseingehaltes von 5,8 auf 11,6% vermindert die Fälle von tödlichen Lebernekrosen. Die Höhe des Schweineschmalzgehaltes in der Nahrung beeinflußt die Mortalität nicht; dasselbe gilt für Zulagen von Cholin oder Inositol. Hingegen sind wöchentlich 2 mg α-Tocopherol pro Ratte imstande, massive Lebernekrosen zu verhüten. Man findet dann bei der Hälfte der Tiere Fettablagerungen in der Leber und bei einem Viertel diffuse Leberfibrose. Werden zusätzlich 0,3% Methionin verabreicht, so läßt sich auch die

---

[1] György, zit. nach Beckmann 1955.   [2] Hove, Copeland und Salmon 1949.
[3] Ashburn, Daft, Endicott und Sebrell 1942.

Fettinfiltration und die diffuse Fibrose der Leber verhindern, während die gleiche Menge Cystin diese Erscheinungen verstärken soll[1].

Bei Ratten, die eine Vitamin E- und methioninarme Hefediät erhalten, kommt es nur dann zu einer schweren Lebernekrose, wenn die Tiere trächtig werden. Tocopherolzulagen verhüten diese Erscheinung[2].

Eiweiß- und tocopherolarm ernährte Ratten, die zugleich 20% Lebertran im Futter erhalten, werden ebenfalls von Lebernekrosen betroffen. An Stelle von Vitamin E soll auch $^1/_8$% Methylenblau im Futter vor dieser Mangelerscheinung schützen[3]. Die Ernährung von jungen Ratten mit einer Vitamin E-armen Diät, die als alleinige Proteinquelle 7—18% Bäckerhefe enthält, führt in durchschnittlich 4 Wochen zum Tod an Lebernekrose. Man findet in solchen Lebern keine Ascorbinsäure mehr und nur noch wenig reduziertes Glutathion[4]. Wird anstatt Bäckerhefe die gleiche Menge Bierhefe gegeben, so ist das Auftreten der letalen Lebernekrosen verzögert. Diese Erscheinung wird u. a. darauf zurückgeführt, daß Bierhefe 40% mehr Cystin und Glutathion enthält als Bäckerhefe[4].

Die durch Tetrachlorkohlenstoff bewirkte Leberverfettung läßt sich durch nachträgliche Verabreichung von Vitamin E nicht vermindern[5]. Auch wenn schon 16 Tage vor der peroralen Vergiftung durch 0,5 ml Tetrachlorkohlenstoff mit der täglichen Verfütterung von 0,1 g Vitamin E begonnen wird, läßt sich die Schwere der auftretenden Lebernekrosen nicht beeinflussen, dagegen weist die Verfettung der Leberepithelien in diesen Fällen geringere Grade auf, als wenn kein Tocopherol verabreicht wird. Vitamin E schützt die vergiftete Leber auch vor Glykogenschwund[6].

Gegen die durch Natriumselenat verursachten Leberschäden schützt Vitamin E zusammen mit Methionin[7].

In Leberschnitten von Ratten, die eine Vitamin E-Mangeldiät erhalten hatten, sind die Oxydationsvorgänge und die Verwertung von markierter Essigsäure beträchtlich vermindert. Diese Stoffwechselstörungen gehen stets dem Auftreten der Lebernekrose voraus und können durch Verabreichung von Vitamin E verhindert werden[8].

Bei Mäusen kann es, im Gegensatz zu Ratten, nach mindestens 14 Monate dauerndem Vitamin E-Mangel zu einer zunehmenden Ansammlung von groben Lipoidtropfen sowie zu Schwellung der Leberzellen und zu Kernpyknosen kommen[9]. Auch Blutaustritte und Hämosiderinspeicherung in Kupfferschen Sternzellen werden beschrieben. Daneben findet man Umbauerscheinungen des Lebergewebes[9].

Kaninchen mit hochgradigem Vitamin E-Mangel zeigen histologisch eine vorwiegend zentrale Verfettung der Leberläppchen[10].

Durch den Mangel an Vitamin B_{12} und Folsäure sollen die Tocopherolmangelerscheinungen in der Leber von Schweinen verstärkt werden. Es kommt zu keinen äußerlich erkennbaren Mangelerscheinungen, im Gegenteil scheint der Allgemeinzustand der Tiere ausgezeichnet. Im Verlauf von 86 Tagen geht aber die Hälfte der Tiere ein. Autoptisch findet sich eine akute Nekrose des gesamten Leberparenchyms mit wechselnd starken Hämorrhagien in den Läppchen, die der Schnittfläche makroskopisch ein scheckiges Aussehen verleihen. Die nicht spontan eingegangenen Tiere weisen Zeichen von postnekrotischer Lebercirrhose auf. Da auch Kontrolltiere bei einer Tagesdosis von 150 mg Vitamin E an akuter hämorrhagischer Lebernekrose zugrunde gehen können, ist die Signifikanz dieses Versuches in Frage gestellt[11].

Andere Autoren berichten von unregelmäßiger Verteilung des Fettgehaltes und Verbreiterung der interlobulären Bindegewebssepten in der Leber tocopherolarm ernährter Schweine[12].

Die Vitamin E-Mangelerscheinungen der Leber können sich auch beim Schwein nur bei gleichzeitig eiweißarmer Ernährung manifestieren.

Die Kupfferschen Sternzellen Vitamin E-arm ernährter 2—3jähriger Affen fallen durch ihren Pigmentgehalt auf, während sich in den Leberzellen nur wenig Pigment findet[13].

Am Beispiel der Leber tritt die außergewöhnlich komplexe Natur der Wirkungsweise von Vitamin E besonders deutlich zutage. Das Eingreifen dieses Vitamins in den intermediären Stoffwechsel der Leber beruht zumindest großen Teils auf der antioxydativen Eigenschaft. Die zahlreichen angedeuteten Zusammenhänge sind aber im einzelnen noch recht wenig geklärt.

Nach Inaktivierung der Darmflora durch orale Verabreichung von Sulfathiazol kommt es zu einem Mangel an *Vitamin K*, der bei Ratten im Verlauf von 2 Wochen

---

[1] GOETTSCH 1951.   [2] LINDAN 1951.   [3] DAM und GRANADOS 1951.
[4] LINDAN und WORK 1951.   [5] HOVE und HARDIN 1951.   [6] KRONE 1952.
[7] SELLERS, YOU und LUCAS 1950.   [8] ROSECAN, RODNAM, CHERNICK und SCHWARZ 1954.
[9] MENSCHIK und SZCZESNIAK 1949.   [10] CHEVREL, BELTAN und CORMIER 1951.
[11] HOVE und SEIBOLD 1955.   [12] ADAMSTONE, KRIDER und JAMES 1949.
[13] MASON und TELFORD 1947.

eine gewisse Leberverfettung zur Folge hat. Diese Leberveränderung kann durch Zusatz von Vitamin K zum Futter verhütet werden[1]. Hierbei soll Vitamin K_1 100—250mal so wirksam sein wie wasserlösliche synthetische Menadionderivate[2].

Bei Hühnchen läßt sich unter Vitamin K-Mangel keine Veränderung des Leberfettgehaltes nachweisen[3].

Wenn der Gallenabfluß in den Darmkanal gestört ist, z.B. infolge von Erkrankungen der Leber oder der Gallenwege, so wird auch die Resorption von Vitamin K beeinträchtigt. Als klinisch augenfälligste Folge stellen sich Blutgerinnungsstörungen und in schweren Fällen Blutungen ein[4]. Die Leberfunktionsproben bleiben indessen normal[5].

Die präventive Verabreichung großer Dosen von Vitamin K soll die Leber vor der schädigenden Einwirkung von Chloroform schützen[5]. Auch Blutungen nach Leberbiopsie werden hierdurch vermieden[6]. Vitamin K_1 normalisiert bei Kaninchen nicht nur die durch das Dicumarol-Analoge 3-(1′-Phenyl-propyl)-4-oxy-cumarin gehemmte Prothrombinsynthese, sondern verhindert auch weitgehend die damit einhergehenden Lebergewebsschädigungen, selbst bei Dosen von täglich 500 mg des Dicumarols pro kg Körpergewicht[7]. Die Leber ist an der Bildung des Prothrombins zwar beteiligt, bei Verabreichung großer Dosen von Vitamin K_1 aber nicht erforderlich[8].

Vitamin K soll eine günstige therapeutische Wirkung bei Lebercirrhose[9] und Hepatitis[10] ausüben; doch sind die Ergebnisse umstritten[11]. Der durch Leberschäden verursachte Mangel an Prothrombin und anderen Gerinnungsfaktoren[12] läßt sich indessen nicht ohne weiteres durch Vitamin K beheben[13]. Diese Tatsache, die übrigens den hepatocellulären Angriffspunkt von Vitamin K unterstreicht, kann als Leberfunktionsprüfung benützt werden[14].

In den Lebern junger Ratten, die keine *Vitamin B_1*-Zulagen im Futter erhalten und bei welchen sich im Verlauf von 36 Tagen schwere Avitaminosesymptome einstellen, werden keine histologischen Unterschiede gegenüber den Lebern von normalen Tieren gefunden; auch bleibt in diesen Versuchen das auf das Körpergewicht bezogene Lebergewicht unverändert[15]. Die Mitteilungen, wonach Thiaminmangel morphologisch faßbare Leberveränderungen verursacht[16], scheinen somit nicht stichhaltig. Bei experimentellem Vitamin B_1-Mangel darf die Möglichkeit unspezifischer Auswirkungen nicht außer acht gelassen werden. Unter calorischer Mangelernährung, die einen bestimmten Gewichtsrückgang verursacht, kommen schwere Leberveränderungen vor, während bei einem gleichartigen, durch Thiaminmangel verursachten Gewichtsabfall histologische Leberveränderungen vollständig fehlen können[17].

Vitamin B_2-Mangel soll bei jungen Ratten keine spezifischen histologischen Leberveränderungen verursachen[18]. Allfällige Erscheinungen wie Atrophie, Abnahme des Fett- und Glykogengehaltes und in schweren Fällen Vakuolisierung und andere Degenerationserscheinungen der zentralen Zellen werden auf die mit dem Vitaminmangel einhergehende Inanition zurückgeführt[19].

---

[1] Braganca und Radhakrishna Rao 1947.   [2] Mushett und Seeler 1947.
[3] Field und Dam 1945.
[4] Quick, Stanley-Brown und Bancroft 1935, Hawkins und Brinkhous 1936, Smith, Warner, Brinkhous und Seegers 1938.
[5] Pessagno Espora 1950.   [6] Sherlock 1945.   [7] Jürgens und Studer 1954.
[8] Jürgens und Studer 1952.   [9] Küley 1949.   [10] Mossberg 1952.
[11] Mossberg 1952.   [12] Ferguson 1946, Günther und Kiefer 1955.
[13] Almquist 1954.   [14] Lasch und Linke 1953, Günther und Kiefer 1955.
[15] Skelton 1950.
[16] Ashburn und Lowry 1944, Deane und Shaw 1947, Pecora und Highman 1953.
[17] Skelton 1950.   [18] Shaw und Phillips 1941.   [19] Wolbach und Bessey 1942.

Daß eine vorübergehende, unter andauerndem Riboflavinmangel innert 3—6 Wochen auftretende und im Verlauf von 8—10 Wochen wieder verschwindende Zunahme des Fettgehaltes in Rattenlebern[1] als unmittelbare Hypovitaminoseerscheinung zu werten sei, wird ebenfalls bestritten[2]. Das Fett erscheint in groben Tropfen in der Peripherie der Leberläppchen. Die Ketosteroidreaktion fällt negativ aus[12]. Bei diesen Tieren ist der Gehalt des besonders zentrolobulär gelegenen Glykogens nur unwesentlich vermindert[1].

Bei Hunden nimmt der Leberfettgehalt unter Riboflavinmangel von normal 15% auf 40—50% zu[3]. Die Leber kann dadurch einen gelben Farbton erhalten[4]. Die Spezifität dieser Fettvermehrung wird bestritten[5]. Dasselbe gilt für die bei B_2-hypovitaminotischen Schweinen in zwei Dritteln der Fälle histologisch beobachtete Fettvermehrung in der Leber[6], sowie für die bei Füchsen[7] und Rhesusaffen[8] beschriebene Leberverfettung. Bei Cebusaffen kommt es unter Riboflavinmangel zu keiner Leberverfettung. Das Lebercholesterin wird eindeutig erniedrigt. Dieses Phänomen wird auf die mit den Versuchsbedingungen einhergehende Belastung zurückgeführt, also nicht als spezifische Vitaminmangelerscheinung gedeutet[9].

Die bei 16 Kindern im Alter von 3—24 Monaten sowie bei einem 7jährigen bioptisch nachgewiesene Leberverfettung wird ursächlich mit Wahrscheinlichkeit auf Durchfälle zurückgeführt. Diese Kinder, von denen 10 einen deutlichen Riboflavinmangel zeigten, litten an Miliartuberkulose, infantiler perniziöser Anämie, schwerem Eiweißmangel, Cöliakie oder Sepsis[10].

Die Frage, ob unter *Pyridoxin*-Mangel in der Rattenleber histologisch erkennbare Veränderungen zustandekommen bzw. ob solche als spezifische Hypovitaminoseerscheinungen zu werten sind, wird von der neueren Literatur widersprechend beantwortet. Es liegen verschiedene Beobachtungen vor, wonach Lebern von B_6-hypovitaminotischen Ratten histologisch keine Abweichungen von der Norm erkennen lassen[11], vorausgesetzt, daß andere notwendige Nährstoffe und Vitamine, z.B. Cholin[12], in genügenden Mengen zur Verfügung stehen. Wenn gleichzeitig ein relativer Cholinmangel vorliegt, kann man eine Abnahme des Leberfettgehaltes und in einzelnen Fällen Degenerationserscheinungen und Cirrhose beobachten[12].

Im Gegensatz zu den erwähnten negativen Feststellungen werden einige Befunde an Rattenlebern mitgeteilt, die von den betreffenden Autoren auf reinen Pyridoxinmangel zurückgeführt werden: Einerseits chemisch nachweisbare Zunahme des Fettgehaltes[13], andererseits Verschwinden des histologisch darstellbaren Fettes[1], ferner Abnahme des Glykogengehaltes, besonders in der Läppchenperipherie[14].

Die bei Mäusen unter Pyridoxinmangel vorkommende Leberverfettung wird durch Verfütterung von schwefelhaltigen Aminosäuren beschleunigt[15].

Auch bei Schweinen kommt unter lang andauerndem Pyridoxinmangel fettige Infiltration der Leber vor[16]. Diese betrifft in der Regel die zentralen, in schweren Fällen zudem die mittleren Läppchenzonen[17]. Außerdem beobachtet man Hämosiderinablagerungen in Kupfferschen Sternzellen, seltener auch in Leberzellen der periportalen Läppchenabschnitte. Unter Pyridoxinbehandlung gehen diese Erscheinungen wieder zurück[17].

Bei 16 Monate lang pyridoxinfrei ernährten Affen werden Lebern mit rehfarbener, knotiger Oberfläche beschrieben. Mikroskopisch finden sich schon nach einer Versuchsdauer von

---

[1] Deane und Shaw 1947.　　[2] György und Goldblatt 1940, Wolbach und Bessey 1942.
[3] Potter, Axelrod und Elvehjem 1942, Follis 1948.　　[4] Sebrell 1933.
[5] György und Goldblatt 1940, Street, Cowgill und Zimmermann 1941, Wolbach und Bessey 1942.
[6] Waisman 1944, Follis 1948.　　[7] Schaefer, Whitehair und Elvehjem 1947.
[8] Cooperman, Waisman, McCall und Elvehjem 1945.
[9] Mann, Watson, McNally und Goddard 1952.　　[10] Albeggiani 1954.
[11] Wolbach und Bessey 1942, Antopol und Unna 1942.　　[12] Antopol und Unna 1942
[13] Halliday 1938.　　[14] Supplee, Bender und Hanford 1942, Deane und Shaw 1947.
[15] Schweigert, Sauberlich, Elvehjem und Baumann 1946.
[16] Wintrobe, Follis, Miller, Stein, Alcayaga, Humphreys, Suksta und Cartwright 1943, Cartwright, Wintrobe und Humphreys 1944.
[17] Cartwright, Wintrobe und Humphreys 1944.

7 Monaten leichte periportale und diffuse fibrotische Veränderungen. Nach 16 Monate dauerndem Mangel kommen histologisch degenerative Veränderungen neben Regenerationserscheinungen und Hyperplasien vor[1].

In hypertonischer Saccharoselösung zentrifugierte Homogenate von Ratten- und Mäuselebern ergeben, daß 28—45% Pyridoxin auf die Mitochondrien, 3—11% auf die Kerne und 4—8% auf die Mikrosomen entfallen, während die überstehende Lösung die restlichen 45 bis 64% enthält[2].

Junge Ratten, die eine *Vitamin B$_{12}$*-freie Diät mit Mais, Sojabohnenmehl und jodiertem Casein erhalten, weisen nach 4—6 Wochen keine histologischen Leberveränderungen auf[3]. Wenn aber in der Diät 22% Sojabohnenmehl als einzige Eiweißquelle enthalten sind, kommt es unter Vitamin B$_{12}$-Mangel im Verlauf von 3 Wochen zu einer Verminderung des Desoxyribonucleinsäure- und des Ribonucleinsäuregehaltes in der Leber[4]. Dieser Nucleinsäuremangel äußert sich histologisch in einem Verlust der Basophilie des Lebercytoplasmas. Übrigens weist auch das verzögerte Wachstum der jungen Ratten auf eine Störung der Eiweißsynthese hin, die auf den Vitaminmangel zurückzuführen ist[5].

Bei Verfütterung einer Diät, die kein Vitamin B$_{12}$ und keine sog. labilen Methylgruppen enthält, kommt es bei erwachsenen Ratten im Verlauf von 100 Tagen zu Leberverfettung, später zu Cirrhose. Nach längerer Zeit können sich auch präneoplastische Erscheinungen einstellen, ähnlich wie sie durch Paradimethylaminoazobenzol verursacht werden. Der durchschnittliche Gehalt an Vitamin B$_{12}$ sinkt im Verlauf dieses Versuches auf 0,03 μg/g getrocknete Leber ab, während der entsprechende Wert bei zusätzlicher peroraler Verabreichung von täglich 8 μg Vitamin B$_{12}$, im übrigen aber unveränderter Diät, 0,15 μg beträgt. Unter dieser Vitamindosis werden die oben beschriebenen Leberveränderungen verringert und verzögert. Ohne Vitamin B$_{12}$ ist der Fettgehalt der Leber erhöht, das Körperfett dagegen vermindert; diese Verhältnisse erscheinen indessen bei täglicher Verabreichung von 8 μg Vitamin B$_{12}$ normal[6].

Bei den, übrigens untergewichtigen, Neugeborenen von Ratten mit Vitamin B$_{12}$-Mangel beobachtet man in der Leber histologisch erweiterte Sinusoide. In der Läppchenperipherie finden sich in den Capillaren normale Erythrocyten, weiter zentralwärts aber Erythrocytenschatten und -fragmente. Im Läppchenzentrum enthalten die Capillaren reichlich Fetttropfen und rings um die Zentralvene zahlreiche Leukocyten. Die Leberzellbalken erscheinen geschrumpft, Glykogen läßt sich nicht nachweisen. Der Desoxyribonucleinsäuregehalt der Kerne ist vermindert. Die vergrößerten Kupfferschen Sternzellen enthalten reichlich Hämosiderin. Die Blutbildungsherde in der Leber fallen durch große, dicht gelagerte, zum Teil pyknotische Kerne auf[7].

Bei B$_{12}$-avitaminotisch ernährten Schweinen kommt es nach einiger Zeit zu Verfettungen, granulärer Degeneration, Vakuolisierung und Atrophie der Leberzellen, zu zentrolobulären Nekrosen und spärlicher, vorwiegend neutrophiler Infiltration. Die Veränderungen lassen sich durch Vitamin B$_{12}$ verhüten, hingegen nicht mehr rückgängig machen, sobald sie in Erscheinung getreten sind[8].

Die Lebern 17tägiger Embryonen von B$_{12}$-avitaminotisch ernährten Hühnern sind in $^4/_5$ der Fälle blaß und zeigen herdförmige Nekrosen, besonders an den Lappenkanten. Zwischen Leberkapsel und Nekroseherd bleibt jeweils eine Schicht von Lebergewebe erhalten. Der Fettgehalt ist erhöht. Die Sinusoide weisen umschriebene, teilweise beträchtliche Erweiterungen auf. Oft kommen Erythrocyten im Gewebe vor. Entzündliche Reaktionen oder Gefäßverschlüsse lassen sich dagegen nicht nachweisen[9].

Hunde, die als Grundfutter 30% Erdnußöl, 39,5% Saccharose, 6% gereinigtes Casein, 19% Speck, 0,1% Cystin, Mineralstoffe und alle Vitamine außer B$_{12}$ erhalten, können in

---

[1] Rinehart und Greenberg 1949   [2] Price, Miller und Miller 1949.

[3] Wang, Scheid und Schweigert 1954.

[4] Stern, Taylor und Russell 1949, Rose und Schweigert 1952.

[5] Stern, Taylor und Russell 1949.   [6] Bennett, Hellerman und Donnelly 1954, 1955.

[7] Jones, Brown, Richardson und Sinclair 1955.

[8] Cartwright, Tatting, Robinson, Fellows, Gunn und Wintrobe 1951.

[9] Ferguson und Couch 1954, Ferguson, Rigdon und Couch 1955.

einzelnen Fällen eine Lebercirrhose aufweisen, die sich durch Vitamin B$_{12}$- oder gesteigerte Cholinverabreichung verhüten läßt[1].

Vitamin B$_{12}$ vermindert die nach Tetrachlorkohlenstoffvergiftung auftretende Leberverfettung und die zentrolobuläre Nekrose. Durch prophylaktische Verabreichung von 15 μg Vitamin B$_{12}$ subcutan wird die letale Dosis von Tetrachlorkohlenstoff heraufgesetzt[2]. Ähnliches gilt für Meerschweinchen[3]. Der Wirkungsmechanismus des Vitamins steht noch nicht fest; unter anderem wird die Ansicht vertreten, daß die Schutzwirkung auf einem gefäßerweiternden pharmakodynamischen Effekt beruhe, und nicht, wie früher angenommen, mit den Nucleinsäuren zusammenhänge[4].

Die Verteilung des Vitamins B$_{12}$ in den Leberzellen kann an Hand von Untersuchungen an zentrifugierten Leberzellhomogenaten festgestellt werden. Bei Webster-Mäusen finden sich 60% in der Mitochondrienfraktion, die Kernfraktion enthält 10%, in den submikroskopischen Partikeln sind nur Spuren vorhanden und 10—20% lassen sich in der überstehenden Flüssigkeit nachweisen[5].

Die Leberverfettung, die bei jungen Hunden auftritt, wenn diese mit einer hochgereinigten Diät mit 19% Casein, 68% Kohlenhydraten, 7% Baumwollsamenöl und 2% Lebertran ernährt werden, kann sowohl durch Vitamin B$_{12}$ als auch durch Cholin aufgehoben werden[6]. Bezüglich weiterer lipotroper Eigenschaften von Vitamin B$_{12}$ sei auf den Anhang verwiesen.

Biotin scheint hauptsächlich für die Veresterung und vielleicht auch für die Bildung und Speicherung von Fettsäuren, gelegentlich auch für die Speicherung von Cholesterin von Bedeutung zu sein[7]. Die Literatur enthält widersprechende Angaben, insbesondere was die Frage der Verursachung einer Fettleber mit hohem Cholesteringehalt durch Biotin betrifft[8].

Ratten, die eine Diät mit einem mäßigen Gehalt an Eiweiß oder Volleipulver erhalten, entwickeln einen leichten Grad von Biotinmangel, der sich unter anderem in vermindertem Fett- und insbesondere Cholesteringehalt der Leber äußert. In schweren Mangelfällen nehmen sämtliche Fettreserven bis zum Verschwinden ab. Zusatz von Biotin zum Futter führt zur Wiederherstellung der Fettlager und des Leberfettes. Cholesterinreiches Futter mit gleichzeitigem reichlichem Biotinzusatz führt zu einer Zunahme des Fettsäuregehaltes in der Leber auf das 1^1/$_2$—3fache und des Gesamtlebercholesterins auf das 6—8fache, im Vergleich zu Ratten mit entsprechender Diät ohne Cholesterinzusatz. Enthält die gleiche Grunddiät viel Cholesterin, aber wenig Biotin, so kommt es zu keiner Förderung der Fett- oder Cholesterinspeicherung in der Leber[9]. Biotinverabreichung führt aber nicht regelmäßig zu Fettleber, und auch die Förderung der Cholesterinablagerung in der Leber wird bestritten[10].

---

[1] SCHAEFER, COPELAND und SALMON 1951.

[2] POPPER, KOCH-WESER und SZANTO 1949, JOHNSON, NEUMANN, NESHEIM, MARIAN, KRIDER, DANA, URBANA und THIERSCH 1950, KOCH-WESER, SZANTO, FARBER und POPPER 1950, MUSHETT 1950.

[3] ROYER, WOLFF und KARLIN 1952.

[4] POPPER, KOCH-WESER und SZANTO 1949, LEWIS, REGISTER und ELVEHJEM 1949, KOCH-WESER, SZANTO, FARBER und POPPER 1950.

[5] SWENDSEID, BETHELL und ACKERMANN 1951.

[6] BURNS und McKIBBIN 1951.

[7] OKEY, PENCHARZ, LEPKOVSKY und VERNON 1951.

[8] McHENRY und GAVIN 1941a, GAVIN und McHENRY 1941, GAVIN, PATTERSON und McHENRY 1943, McHENRY und PATTERSON 1944, MacFARLAND und McHENRY 1945, BEST, LUCAS, PATTERSON und RIDOUT 1946, OKEY 1946, OKEY, PENCHARZ und LEPKOVSKY 1950, OKEY, PENCHARZ, LEPKOVSKY und VERNON 1951.

[9] OKEY 1946, OKEY, PENCHARZ und LEPKOVSKY 1950, OKEY, PENCHARZ, LEPKOVSKY und VERNON 1951.

[10] BEST, LUCAS, PATTERSON und RIDOUT 1946.

Bei Meerschweinchen, die im Alter von 2—8 Tagen auf *Folsäure*-Mangeldiät gesetzt werden, kommt es zu fettiger Leberinfiltration[1]. Auch junge Enten, 28 Tage lang auf Mangeldiät gehalten, weisen in der vergrößerten Leber leicht erhöhten Fettgehalt auf. Außerdem ist der Gesamtstickstoffgehalt etwas vermehrt, der Glykogengehalt dagegen vermindert, desgleichen die alkalische Phosphatase. Die Leberzellkerne enthalten weniger Chromatin als solche normaler Tiere[2].

Bei jungen Ratten wird durch 1% Pyridin im Futter die Kreatinausscheidung vermindert. Folsäure und Vitamin B_{12} können diese Verminderung beheben, gleichzeitig entwickelt sich aber eine Leberverfettung, die ohne Folsäure- und Vitamin B_{12}-Verabreichung nicht auftritt. Wahrscheinlich fördern diese beiden Vitamine die Methylierung des Pyridins. Hierdurch würde die Leber an Methylspendern verarmen und infolgedessen verfetten[3]. Erwachsene Ratten, die täglich neben einer Normalkost intramuskulär 40 mg/kg Folsäure erhalten, weisen schon nach 10 Tagen histologisch feststellbare Leberveränderungen auf, die bis zum 25. Tag stark zunehmen. Es kommt zu vorwiegend peripherer und intermediärer Verfettung. In den Läppchenzentren beobachtet man trübe Schwellung der Leberepithelien. Die inter- und zentrolobulären Gefäße sind hyperämisch und es kommen Blutungen vor[4].

Bei Mäusen kommt es unter analogen Bedingungen, aber mit zusätzlich 5 g/kg Methionin, ebenfalls zu Hyperämie und trüber Schwellung, aber zu keiner Verfettung im Leberparenchym[4].

Die Verabreichung von Folsäure an Patienten mit Leberparenchymschäden in peroralen oder parenteralen Dosen von täglich 15—20 mg soll von guter therapeutischer Wirkung sein[5].

Ausschließlicher Mangel an *Inositol* vermag bei sonst normaler Kost bei den untersuchten Tierarten keine histologischen Leberveränderungen zu verursachen. Hingegen kann Inositol die Entstehung einer durch Cholinmangel verursachten Lebercirrhose verhüten. Diese Leberschutzwirkung läßt sich scheinbar nicht auf einen lipotropen Effekt zurückführen, da der Fettgehalt in solchen Lebern durch Inositol nicht vermindert wird[6].

Bei 150 g schweren Ratten, die während 10—33 Tagen eine fettreiche Diät erhalten, führt die tägliche Verabreichung von 5—10 mg Inositol zu einer Verminderung der Ketokörper, z. B. der Acetessigsäure, in der Leber. Der respiratorische Quotient wird hierbei nicht beeinflußt. Aus dieser Tatsache läßt sich schließen, daß das Inositol nicht auf den oxydativen Abbau der Fette, sondern auf die nachfolgende Umwandlung der entstehenden Ketokörper zu Zucker einwirkt[7].

Abgesehen von diesen Feststellungen wirkt sich Inositol aber hauptsächlich auf Grund seiner lipotropen Eigenschaften auf die Leber aus. Die damit zusammenhängenden Erscheinungen werden im Anhang dieses Kapitels behandelt.

Mangel an *Nicotinsäureamid* verursacht beim Hund eine leichte fettige Infiltration der Leber[8]. Bei der Ratte tritt unter kombiniertem Nicotinsäure- und Tryptophanmangel Leberverfettung auf[9].

Ob die Leberveränderungen, die in *Pantothensäure*-Mangelversuchen gesehen werden, tatsächlich auf den Vitaminmangel zurückzuführen sind, steht nicht eindeutig fest: Die von verschiedenen Autoren beschriebene Leberverfettung[10]

[1] Reid, Martin und Briggs 1956.   [2] Miller, Goddard, Olson und Stare 1953.
[3] Dinning, Keith, Parsons und Day 1950.   [4] Beghelli und Rosso 1948.
[5] Novoselsky 1952.
[6] Engel 1942a, Handler 1946, Follis 1948, Handler und Follis 1948.
[7] Pittoni und Rossi 1954.   [8] Lillie 1933.
[9] Spector 1948, Spector und Adamstone 1950.
[10] Nelson 1939, Lippincott und Morris 1941, Schaefer, McKibbin und Elvehjem 1942, Jürgens und Pfaltz 1944, Silber 1944, Morgan und Guehring 1951.

wird von anderen Autoren nicht bestätigt[1]; Degeneration bzw. Atrophie von Leberzellen[2], herdförmige Nekrosen[3], Hyperämie[4] und Ödem[5] scheinen vielfach so geringfügig und unregelmäßig aufzutreten, daß an ihrer Signifikanz zu zweifeln ist.

Vitamin C. Die Lebern von skorbutischen Meerschweinchen sind blaß und verfettet[6]. Gewöhnlich besteht eine Stauung. Manchmal kommt es zu Blutungen, deren Häufigkeit und Ausmaß aber nicht mit der Schwere der Haut- und Schleimhautblutungen übereinstimmt. Neben der Verfettung können degenerative Auflösungserscheinungen und Nekrosen, die zu Verkalkung neigen, vorliegen[7]. Die Leberzellen werden kleiner, das Cytoplasma färbt sich nur schwach an und erscheint homogen, die Zellgrenzen werden undeutlich[8]. Es kann zu einer Art Zellverschmelzung kommen; jedenfalls werden große, helle Zonen, die von ungefähr normal großen Leberzellen umgeben sein können, als solche gedeutet[9]. Die Verminderung des Parenchyms wird durch eine Zunahme des Stromas ausgeglichen[8]. In leichten Fällen von Skorbut erscheinen die Leberzellen intakt, die Kupfferschen Sternzellen hie und da etwas hyperplastisch. Oft finden sich Inseln von Erythroblasten, aber ausschließlich intracapillär; es liegt also keine lokale Erythroblastose vor, sondern eine solche des peripheren Blutes. Die Leber ist in diesen Fällen nicht vergrößert[10].

Subcutan verabreichtes Trypanblau wird in vermehrtem Ausmaß in den Leberzellen skorbutischer Meerschweinchen abgelagert[11]. Diese Feststellung sowie die fettige Entartung der Leberzellen wird zur Erklärung der für Ascorbinsäuremangel charakteristischen Eiweißstoffwechselstörungen herangezogen[12]. Bei Affen soll es aber unter Ascorbinsäuremangel zu keiner eindeutigen Veränderung des Leberfettgehaltes kommen[13]. Auch bei Meerschweinchen ist die Verfettung nicht immer deutlich[14]; der Gehalt an Phospholipoiden und Cholin kann praktisch unverändert sein[15].

Bei der Beurteilung widersprechender Befunde muß großes Gewicht auf den Ernährungszustand der zu vergleichenden Tiergruppen gelegt werden; wenn Körpergewichtsunterschiede zwischen Versuchs- und Kontrollgruppe vermieden werden, so können auch histologische Unterschiede zwischen den Lebern normaler und ascorbinsäurefrei ernährter Meerschweinchen vollständig fehlen[16] oder unbedeutend sein[17]. Das Vitamin scheint aber doch für den Fettsäurestoffwechsel wichtig zu sein, wie aus Untersuchungen über die Fettsäureoxydation hervorgeht[18]. Die Ascorbinsäure soll die Phospholipoidoxydation in der Leber katalysieren[19].

Die Glykogenspeicherung in der Leber ist bei skorbutischen Meerschweinchen vermindert. Bei hungernden Meerschweinchen wird der Glykogengehalt der Leber durch Ascorbinsäureverabreichung erhöht. Hingegen steigert die Injektion von

---

[1] Deane und McKibbin 1946, Guehring, Hurley und Morgan 1952, Morgan und Lewis 1952, 1953.

[2] Nelson 1939, Jürgens und Pfaltz 1944, Deane und McKibbin 1946, Coates, Kon und Shepheard 1950, Sharma, Johnston, Luecke, Hoefer, Gray und Thorp 1952.

[3] Nelson 1939.

[4] Jürgens und Pfaltz 1944, Sharma, Johnston, Luecke, Hoefer, Gray und Thorp 1952.

[5] Sharma, Johnston, Luecke, Hoefer, Gray und Thorp 1952.

[6] Höjer 1924, Bessey, Menten und King 1934, Terbrüggen 1938.

[7] Höjer 1924, Bessey, Menten und King 1934.   [8] Höjer 1924.

[9] Meyer und McCormick 1928.   [10] Mouriquand, Revol und Edel 1952.

[11] Russell und Callaway 1943.

[12] Sealock, Ziegler und Driver 1939, Christensen und Lynch 1948.

[13] Tomlinson 1942.   [14] Beyer 1943.   [15] Sadhu 1952.

[16] MacLean, Sheppard und McHenry 1939.   [17] Baldwin, Longenecker und King 1944.

[18] Quastel und Wheatley 1934.   [19] Rusch und Kline 1941.

Vitamin C bei skorbutischen Meerschweinchen die Glykogenablagerung nicht. Ebensowenig führt die subcutane Verabreichung von insgesamt 350 mg Vitamin C, verteilt auf 6 Tage, zur Vermehrung des Leberglykogengehaltes normaler Meerschweinchen[1]. Die Beziehungen zwischen Leberglykogen und Ascorbinsäure scheinen mit dem Glucocorticosteroidstoffwechsel zusammenzuhängen[2].

Anhang: Lipotrope Faktoren.

Lipotrope Faktoren sind nach der klassischen Definition von Best alimentäre Substanzen, die der Anhäufung von überschüssigem Fett in der Leber entgegenwirken[3].

Der Sprachgebrauch hat es mit sich gebracht, daß diese Definition einer Neuformulierung bedarf. Um die heutige Situation klarzumachen, ist ein kurzer Rückblick erforderlich.

Die Beobachtung, daß Ratten unter gewissen Diäten Leberverfettung aufweisen, wurde ursprünglich einem Mangel an alimentärem Eiweiß zugeschrieben. Best machte erstmals 1932[4] darauf aufmerksam, daß der betreffende „lipotrope" Effekt, wie er ihn später nannte[5], nicht dem Eiweiß als solchem, sondern vornehmlich bestimmten Nahrungsbestandteilen zukommt. Solche Stoffe, die seither als lipotrope Substanzen oder lipotrope Faktoren bezeichnet werden, sind z.B. vor allem der Trimethylaminoalkohol Cholin sowie dessen analoge Säure Betain, ferner Methionin und unter gewissen Bedingungen auch Inositol und Vitamin B_{12}.

Mit der Zeit wurde der Begriff von verschiedenen Autoren weit über die Grenzen der ursprünglichen Definition erweitert. Unbekümmert um die Natur des diese Eigenschaft aufweisenden Faktors und das betreffende Substrat wird das Wort „lipotrop" heute vielfach im Sinne von „verfettungsverhütend" oder „verfettungsbehebend" verwendet. Best aber steht noch 1954 für eine umschriebene Verwendung der Bezeichnung „lipotrop" ein[6]; er versteht darunter den spezifischen Cholineffekt an der Leberzelle und billigt eine Erweiterung des Begriffes bezüglich Faktor oder Substrat nur dann, wenn in physiologisch-chemischer Hinsicht grundsätzliche Übereinstimmung mit dem Verhalten von Cholin an der Leberzelle besteht.

Obwohl diese Einschränkung vom physiologisch-chemischen Standpunkt aus durchaus begründet erscheint, befriedigt sie doch nicht gewisse arbeitshypothetische Bedürfnisse: Gerade wegen der Verschiedenartigkeit verfettungsverhütender Faktoren bezüglich chemischer Struktur und Wirkungsmechanismus besteht Bedarf nach einem Sammelnamen, wie er in der Bezeichnung „lipotrope Substanzen" gegeben ist.

Auf der anderen Seite erscheint es nicht sinnvoll, den Begriff zu weit zu fassen und beispielsweise vom lipotropen Effekt der Kälte zu sprechen[7], sonst sagt das Wort „lipotrop" überhaupt nichts Spezifisches mehr aus, sondern bezeichnet lediglich noch einen den Fettstoffwechsel beeinflussenden Effekt. Erst recht wirkt es verwirrend, wenn mit „lipotrop" gar verfettungsfördernde Eigenschaften bezeichnet werden[8], obwohl zugegeben werden muß, daß dieses Wort an sich doppelsinnig ist und zudem bestimmte Substanzen in der Tat unter gewissen Umständen im einen, unter anderen im umgekehrten Sinne wirken können, wie z.B. Biotin[9] und Methionin[10]. Best u. Mitarb. (1954) unterscheiden übrigens

---

[1] Koch 1950, Nadel, Mulay und Saslaw 1955.   [2] Nadel, Mulay und Saslaw 1955.
[3] Best, Huntsman und Ridout 1935, Best, Lucas und Ridout 1954.
[4] Best und Huntsman 1932, Best, Hershey und Huntsman 1932a und b.
[5] Best, Huntsman und Ridout 1935.   [6] Best, Lucas und Ridout 1954.
[7] Sellers und You 1949, 1950.   [8] Best, Lucas und Ridout 1954.
[9] Gavin, Patterson und McHenry 1943.   [10] Shils, De Giovanni und Stewart 1955.

zwischen „lipotropen Substanzen" und „lipotropem Effekt". Sie sagen, eine Substanz könne einen lipotropen Effekt ausüben ohne ein lipotropes Agens zu sein.

Im gegenwärtigen Zeitpunkt ist es noch außerordentlich schwierig, eine einheitliche und befriedigende Definition aufzustellen, da vielfach noch widersprechende Beobachtungen und Ansichten vorliegen. Es ist noch Ermessenssache, wie weit man den Begriff der lipotropen Faktoren fassen will; vielerlei Faktoren, stoffliche und physikalische, können der krankhaften Verfettung der Leber sowie anderer Organe entgegenwirken und ließen sich infolgedessen mit einem gewissen Recht als lipotrop bezeichnen. Im Rahmen des vorliegenden Kapitels definieren wir die lipotropen Faktoren — mit gewissen Vorbehalten, auf die noch eingegangen wird — im ursprünglichen Sinne von BEST als Diätfaktoren, deren Fehlen eine Leberverfettung zur Folge hat. Daneben behalten wir im Auge, daß zahlreiche andere Faktoren den Verfettungszustand der Leber bzw. den lipotropen Effekt fördernd oder hemmend mitbeeinflussen.

Der Wirkungsmechanismus der lipotropen Substanzen ist noch nicht bis in alle Einzelheiten bekannt, und es liegen noch zahlreiche widerspruchsvolle experimentelle Anhaltspunkte vor. Trotzdem kann man sich in stark vereinfachter Form ein gewisses Bild vom Zusammenspiel der verschiedenartigen Faktoren machen.

Die Fettstoffe werden im tierischen Organismus vorwiegend in Form von Phosphatiden (Phospholipoiden) resorbiert, transportiert und umgesetzt. Wo die Phosphorylierung aus irgendeinem Grunde gestört erscheint, sind daher auch diese Vorgänge gehemmt, was sich in einem vermehrten Fettgehalt in den Geweben äußern kann.

Die Phosphatide sind phosphorsäurehaltige Lipoide. In der Regel enthalten sie noch einen weiteren Bestandteil, der z. B. eine stickstoffhaltige Base wie Cholin, Äthanolamin oder Serin oder z. B. Inositol sein kann. Um das dem Körper mit der Nahrung zugeführte Neutralfett in die „aktive" Form des Phosphatids überführen zu können, bedarf es demnach

— einer Phosphatquelle,

— einer Stickstoffbase oder Inositol,

— eines intakten Systems von verschiedenen Fermenten.

Auf Grund dieser Erkenntnisse kann man zwischen unmittelbar und mittelbar wirkenden lipotropen Faktoren unterscheiden. Zu jenen gehören Substanzen, die wie Cholin unverändert in die Phospholipoide eingebaut werden können, die sich also mit der von BEST aufgestellten Definition decken.

Indirekt wirken dagegen Stoffe wie Vitamin B_{12} und Folsäure, die in der Transmethylierung eine Rolle spielen; Antibiotica, die durch Einwirkung auf die Darmflora den Abbau von „Methylspendern" zu hemmen oder deren Synthese zu fördern vermögen; Eiweißbestandteile wie Casein, die auf dem Umweg über Glycin, Serin oder Methionin vom Organismus in Cholin umgewandelt werden können.

Als historisch und vielleicht auch praktisch wichtigster lipotroper Faktor sei das Cholin ausführlich behandelt; an diesem Beispiel wird auch auf weitere grundsätzliche Fragen des Lipotropismus eingegangen.

Akuter *Cholin*mangel verursacht bei Ratten[1] auffallend blasse, verfettete, vergrößerte Lebern. Histologisch erweist sich die Verfettung als gleichmäßig diffus[2] oder als vorwiegend zentrolobulär[3]. Der Leberfettgehalt kann innert 5 Tagen

---

[1] MacLean und Best 1934, Engel und Salmon 1941, György und Goldblatt 1942, Handler und Dubin 1946, Follis 1948, Hartroft 1950.
[2] Engel und Salmon 1941, Nino-Herrera, Harper und Elvehjem 1954.
[3] Buckley und Hartroft 1955.

von 4,1 auf 21,1% steigen. Gewöhnlich sinkt er hierauf nochmals ab, z.B. am 11. Tag auf 12,8%, wahrscheinlich verursacht durch Ernährungsstörungen, die sich auf cholinmangelbedingte Nierenveränderungen zurückführen lassen. Am 13. Versuchstag werden aber wieder Werte von 21,7% gefunden[1]. In den Leberzellen erscheinen schon nach 24stündigem Mangel kleine Tropfen von färbbaren Lipoiden, die sich allmählich vergrößern und verschmelzen. Die Zellen werden bis auf die doppelte Größe ausgeweitet, die Kerne verdrängt. Alle diese Veränderungen können sich innerhalb der ersten Woche des akuten Cholinmangels vollziehen. Bei andauerndem Cholinmangel kann die Fettanhäufung in den Leberzellen ein solches Ausmaß erreichen, daß die Zellwände platzen und die Fettmassen aus verschiedenen Zellen zusammenfließen. Die umliegenden Parenchymzellen werden durch diese Lipodiastemata genannten Gebilde platt gedrückt, es entsteht eine Art epithelialer Cyste, deren Wand aus zwei oder mehreren abgeflachten Parenchymzellen besteht[2]. Nimmt der Fettgehalt noch weiter zu, so können auch diese „Fettcysten" platzen, der Inhalt kann in benachbarte Blutgefäße einbrechen und auf diese Weise aus der Leber verschwinden. Die übrigbleibenden „Cystenwände", die aus atrophischen Parenchymzellen bestehen, können zusammen mit ihrem reticulären Stroma die sog. fibrösen Bälkchen des cirrhotischen Gewebes bilden. Mit zunehmender Fibrose nimmt der Fettgehalt ab[3]. Damit ist eine Brücke von der fettigen Degeneration zu den cirrhotischen Erscheinungen geschlagen. Ein weiterer für die Cirrhoseentstehung zu berücksichtigender Faktor ist die Kompression der Sinusoide durch die intra- und extracellulären Fettmassen, besonders in den Läppchenzentren, wo der Gefäßinnendruck am geringsten ist; hierdurch wird die Sauerstoffversorgung beeinträchtigt. Diese Hypoxie wird als ein wichtiger Faktor für die nachfolgende Entstehung der Leberzellatrophie angesehen[4]. Mit dem Auftreten cirrhotischer Veränderungen nimmt der Leberfettgehalt gewöhnlich entsprechend ab[5]. Diese Tatsache läßt sich teilweise auf das oben geschilderte Einbrechen von Fettmassen in die Blutbahn zurückführen. Reste von „Fettcysten", die allerdings in histologischen Schnitten schwierig zu finden sind, beweisen, daß in einem früheren Zeitpunkt eine hochgradige Leberverfettung bis zum Stadium des Zerplatzens fettüberladener Leberzellen vorgelegen haben muß[6]. In den Lebern von Cholinmangelratten sind die Zentralvenen gelegentlich stark erweitert und gefüllt[7]. Durch cholinarme Ernährung können bei Ratten Leberadenome hervorgerufen werden[8].

Ähnlich wirkt sich Cholinmangel bei Mäusen aus[9]. Das Ausmaß der unter Cholinmangel entstehenden Leberverfettung hängt weitgehend von der Ernährung[10] bzw. von Art und Menge der verfütterten Proteine[11], Lipoide[12] und Kohlenhydrate[13] ab. Zwar kann es auch bei fettarmer Ernährung unter Cholinmangel zu Leberverfettung kommen[14], wobei dann wahrscheinlich Fett aus Kohlenhydraten gebildet wird[15]; besonders ausgeprägte Leberverfettung soll aber bei

---

[1] Olson und Deane 1949.   [2] Hartroft 1950, Hartroft und Ridout 1951.
[3] Handler und Dubin 1946, Follis 1948, Hartroft 1950, Hartroft und Ridout 1951.
[4] Hartroft 1950.   [5] Hartroft und Ridout 1951, Lucas, Ridout und Hartroft 1952.
[6] Hartroft 1954.   [7] Engel und Salmon 1941.
[8] Staub, Viollier und Werthemann 1948.   [9] Buckley und Hartroft 1955.
[10] Handler 1943, Beveridge, Lucas und O'Grady 1944, 1945, Salmon 1947, Best, Hartroft, Lucas und Ridout 1949, Best, Lucas, Ridout und Patterson 1950.
[11] Griffith und Wade 1939, 1940, Griffith 1941, Mulford und Griffith 1942, Litwack, Hankes und Elvehjem 1952.
[12] Channon und Wilkinson 1936, Channon, Hanson und Loizides 1942, Mulford und Griffith 1942, Stetten und Salcedo 1945, Kesten, Salcedo und Stetten 1945.
[13] Mulford und Griffith 1942, Artom und Fishman 1947, Litwack, Hankes und Elvehjem 1952.
[14] Best und Huntsman 1935, Griffith 1940b.   [15] Barrett, Best und Ridout 1938.

fettreicher, eiweißarmer Ernährung auftreten. Unter dieser Voraussetzung kann Cholinmangel bei Ratten zu diffuser Leberfibrose und Cirrhose führen[1].

Cirrhotische Veränderungen lassen sich bei Cholinmangelratten leicht durch eine Diät mit 20% Fett, 4—5% Protein, Stärke als Kohlenhydratquelle und Zusatz von Cystin und Cholesterin[2] hervorrufen[3]. Ebenso führt die Verfütterung einer Diät mit 50% Fett bei Ratten ausnahmslos zu schwerer Fettinfiltration und diffuser Leberfibrose, bei einzelnen Tieren auch zu typischer Cirrhose mit Ablagerung von Ceroidpigment[4]. Man sieht aber auch Cholinmangelcirrhosen ohne Ceroidbildung[5]. Zulagen von täglich 4 mg Cholinchlorid schwächen diese Erscheinungen wesentlich ab. Wenn die Diät 30% Fett enthält, können Leberschäden durch Tagesmengen von 8 mg Cholinchlorid vollständig verhütet werden[6].

Gesättigte Fettsäuren haben eine stärker verfettende Wirkung als ungesättigte[7]. Unter Cholinmangel nimmt der Anteil an gesättigten Fettsäuren in den Leberphospholipoiden zu[8]. Auch die Kettenlänge spielt eine Rolle. Besonders schädlich wirkt sich Äthyllaurat aus[9].

Entgegen früheren Auffassungen[10] erfolgen die initialen cirrhotischen Umwandlungen in der Leber von Cholinmangelratten nicht in Umgebung des portalen Kreislaufgebietes[11]. Diese Tatsache steht in Übereinstimmung mit der Verteilung abnormen Fettes in den Leberläppchen bei Cholinmangel, die anfänglich und in erster Linie nicht portal, sondern zentrolobulär ist[12]. Bei der Beurteilung, ob cirrhotische Veränderungen portal angeordnet sind oder nicht, ist zu beachten, daß Umbau unter Bildung von Pseudoläppchen möglich ist und daß dadurch die Gefäßversorgungsverhältnisse entsprechend verändert werden können.

Fettige und fibrotische Leberumwandlungen bei Cholinmangelratten beginnen in Umgebung der Lebervenenäste, also an Stellen, die am weitesten von denjenigen entfernt liegen, an welchen das Blut die Endäste des Pfortadersystems verläßt und in die Sinusoide eindringt. Selbst in recht fortgeschrittenen Stadien der Cirrhose bleiben die terminalen Pfortadergebiete am Übergang in die Sinusoide fast vollständig frei von Fibrose.

In der Leber von Cholinmangelratten lassen sich oft große Mengen eines orangebraunen Pigments nachweisen (Abb. 60). Dieser Ceroid genannte Farbstoff[13] ist sudanophil, basophil, säurefest, homogen und unlöslich in Alkohol, Xylol und anderen üblichen Fettlösungsmitteln. Die Eisenreaktion fällt negativ, die Oxydasereaktion positiv aus. Im Ultraviolettlicht tritt eine typische Fluorescenz in Erscheinung. Das Ceroid läßt sich leicht identifizieren, wenn Paraffinschnitte, aus denen ja alle löslichen Lipoide herausgewaschen sind, mit irgendeinem Fettfarbstoff wie Sudan, Ölrot O usw. gefärbt werden. Bei menschlicher Cirrhose läßt sich nur spärlich oder kein Ceroid nachweisen[14]; höchstens bei Alkoholikern kommen geringe Mengen vor[15]. Die Ceroidablagerung bei cirrhotischen

---

[1] BLOOMBERG und McCOLLUM 1941, LOWRY, DAFT, ASHBURN und LILLIE 1941, WOLBACH und BESSEY 1942, RADHAKRISHNA RAO, DATTA und KRISHNAN 1950.
[2] GRIFFITH 1940a.   [3] HANDLER und DUBIN 1946, FOLLIS 1948, HARTROFT 1950.
[4] ENDICOTT, DAFT und SEBRELL 1944, FOLLIS 1948, RADHAKRISHNA RAO, DATTA und KRISHNAN 1950.
[5] ENDICOTT, DAFT und SEBRELL 1944, FOLLIS 1948.
[6] RADHAKRISHNA RAO, DATTA und KRISHNAN 1950.
[7] CHANNON, HANSON und LOIZIDES 1942.   [8] RAMAN 1952.
[9] STETTEN und SALCEDO 1945, KESTEN, SALCEDO und STETTEN 1945.
[10] GYÖRGY und GOLDBLATT 1939.
[11] ASHBURN, ENDICOTT, DAFT und LILLIE 1947, GLYNN, HIMSWORTH und LINDAN 1948, HARTROFT 1950.
[12] BEST, HARTROFT und SELLERS 1952, BUCKLEY und HARTROFT 1955.
[13] LILLIE, ASHBURN, SEBRELL, DAFT und LOWRY 1942.
[14] LILLIE, ASHBURN, SEBRELL, DAFT und LOWRY 1942, POPPER, GYÖRGY und GOLDBLATT 1944, PAPPENHEIMER und VICTOR 1946.
[15] GRIFFITH und NYC 1954.

Ratten kann vermindert werden durch Verfütterung großer Mengen von
α-Tocopherol oder durch Ersatz der ungesättigten Fette im Futter durch hydro-
genierte pflanzliche Öle[1]. Es ist möglich, daß Ceroid das Oxydationsprodukt
ungesättigter Fettsäuren zu einem unlöslichen Polymerisat darstellt, welches aber
das Charakteristikum der Sudanophilie behalten hat[2]. Tocopherol kann diese
Umwandlung hemmen auf Grund seiner antioxydativen Eigenschaften[3].

Bei experimenteller Cirrhose findet man ceroidhaltige Knötchen, die im Zentrum Erythrocyten einschließen können[4]. Wahrscheinlich entstehen diese Gebilde auf folgende Weise: Bei der Ruptur von Fettcysten können kleine Blutungen
in die Fettmassen erfolgen[5]. Die mit dem extracellulären Leberfett in Berührung

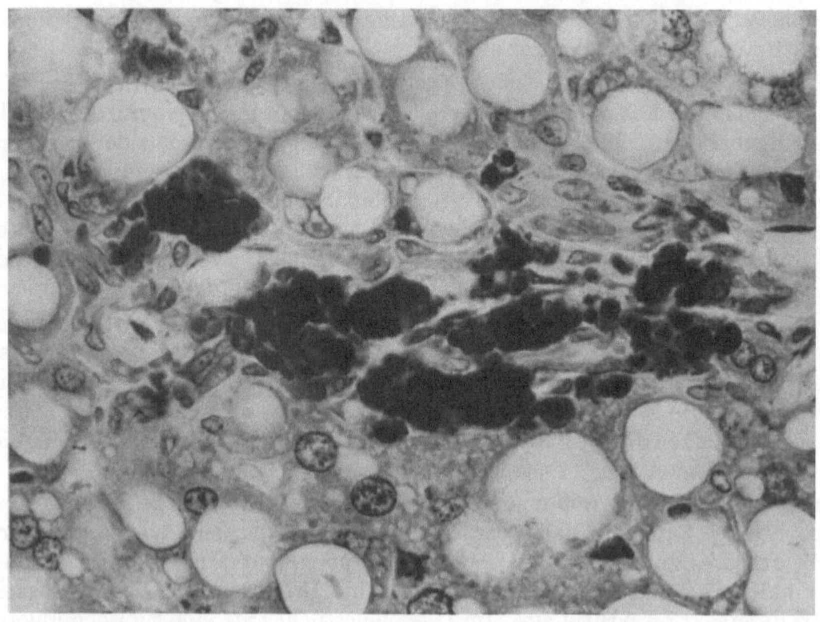

Abb. 60. Leber, Ratte, Färbung nach Ziehl-Neelsen, Vergr. 400×. 20 Wochen Cholinmangel-Ernährung.
Grobtropfige Leberverfettung und Speicherung von säurefestem Ceroid in gewucherten reticuloendothelialen
Zellen.

kommenden Erythrocyten könnten vielleicht zur oxydativen Umwandlung gewisser Fettfraktionen zu Ceroid beitragen. Auf der anderen Seite werden die
roten Blutkörperchen durch das umgebende Fett bzw. Ceroid gewissermaßen
konserviert und vor Zerfall und Umwandlung zu Hämosiderin geschützt. In
ceroidhaltigen Lebern ist denn auch Hämosiderin in der Regel spärlich oder
fehlt ganz. Dagegen läßt sich Hämosiderin in cirrhotischen Rattenlebern nachweisen, wenn die Tiere eine der Ceroidbildung entgegenwirkende Diät erhalten
hatten[6].

Cystinreiche Ernährung leistet der Leberverfettung Vorschub, vielleicht auf
Grund der Wachstumssteigerung, die einen Mehrverbrauch von Cholin bzw. von
Methylgruppen mit sich bringt[7]. Dieser Cystineffekt kann durch 0,1% Thiouracil
in der Diät aufgehoben werden[8]. Fettarme Ernährung und Methylspender wie

---

[1] Victor und Pappenheimer 1945, György und Goldblatt 1949a, Hartroft 1950.
[2] Hartroft 1951.   [3] Victor und Pappenheimer 1945.   [4] Hartroft 1951.
[5] Hartroft und Ridout 1951.   [6] Hartroft 1950.
[7] Mulford und Griffith 1942, Handler 1943.   [8] Follis 1948.

Casein[1], Methionin[2], Cholin und Lecithin wirken der Leberverfettung entgegen[3], ebenso erhöhter Eiweißgehalt[4].

Cholin neutralisiert bis zu einem gewissen Grad auch die leberverfettende Wirkung von Cholesterin[5], wenigstens in den Anfangsstadien der Verabreichung[6]. Inositol ist in dieser Hinsicht weniger wirksam[7].

Unter Behandlung mit Cholin oder anderen geeigneten lipotropen Substanzen geht der pathologisch gesteigerte Gehalt an histologisch erkennbarem Fett rasch zurück, der größte Teil des intra- und extracellulären Fettes wird resorbiert[8]. Gleichzeitig wird das während des Mangelzustandes zugrunde gegangene Lebergewebe bis zu einem gewissen Grad regeneriert. Oft findet man dann große, groteske, mehrkernige Leberzellen. Das Narbengewebe bleibt allerdings bestehen[9].

Wie sich bei Ratten feststellen läßt, vermindert Cholin den Ketokörpergehalt in der Leber, steigert den Sauerstoffverbrauch und setzt den respiratorischen Quotienten herab. Gleichzeitig mit der durch Cholin verursachten Lipoidabnahme steigt der Zuckergehalt an. Cholin greift demnach sowohl in den oxydativen Abbau der Lipoide als auch in die darauffolgende Synthese zu Zucker ein[10]. Über den Einfluß von Cholin auf die Phospholipoidsynthese in der Leber liegen verschiedene Mitteilungen vor[11]. Unter Cholinmangel ist der Phospholipoidgehalt der Leber vermindert[12].

Die durch Cholinmangel verursachte Abnahme cholinhaltiger Phospholipoide läßt sich eigentümlicherweise bei 2—3 Monate alten Ratten durch Cholinverabreichung nicht gänzlich rückgängig machen, hingegen wohl bei jungen, entwöhnten Ratten[13]. Aminoäthanol, Methionin, Serin oder Glycin steigern diesen Effekt nicht[14]. Bei älteren Ratten übt Cholin keinerlei Wirkung auf den Gesamtphospholipoidgehalt oder den Cholingehalt der Leber aus[15], während die Verabreichung von Cholin bei jungen Ratten den Gehalt an cholinhaltigen sowie an Gesamtphospholipoiden steigert[16]. Es liegen aber auch einige widersprechende Mitteilungen vor[17].

In diesem Zusammenhang ist die Feststellung interessant, daß die Cholinoxydaseaktivität der Leber junger Ratten auf derjenigen Altersstufe stark ansteigt, auf welcher die Tiere besonders empfindlich gegenüber akutem Cholinmangel werden[18]; der kritische Zeitpunkt liegt um den 20. Lebenstag[19]. Eine Parallele hierzu bildet die geringere Cholinmangelempfindlichkeit von Hamstern, deren Cholinoxydaseaktivität in der Leber schwächer ist als bei Ratten[20].

---

[1] BEESTON, CHANNON und WILKINSON 1935, BEST und RIDOUT 1936, BEESTON, CHANNON und PLATT 1937.

[2] CHANNON, MANIFOLD und PLATT 1938.

[3] BEST, HERSHEY und HUNTSMAN 1932b, BEST und HUNTSMAN 1932, WOLBACH und BESSEY 1942, FOLLIS 1948, RAMAN 1952.

[4] LITWACK, HANKES und ELVEHJEM 1952.

[5] BEST und RIDOUT 1933, BEST, CHANNON und RIDOUT 1934, PERLMAN und CHAIKOFF 1939, GRIFFITH 1940a, WIGRAM, BEST und BLUMENSTEIN 1955.

[6] GRIFFITH und MULFORD 1941a und b.   [7] BEST, LUCAS, PATTERSON und RIDOUT 1951.

[8] HARTROFT und SELLERS 1952, BEST, HARTROFT und SELLERS 1952.

[9] LILLIE, ASHBURN, SEBRELL, DAFT und LOWRY 1942, FOLLIS 1948.

[10] PITTONI und ROSSI 1954.

[11] ARTOM und FISHMAN 1943, FISHMAN und ARTOM 1944a und b, TOLBERT und OKEY 1952.

[12] ARTOM und FISHMAN 1943, FISHMAN und ARTOM 1944a und b.

[13] ARTOM und FISHMAN 1943.   [14] FISHMAN und ARTOM 1944a und b.

[15] BEST, CHANNON und RIDOUT 1934, CHANNON und WILKINSON 1934, CEDRANGOLO und BACCARI 1938, ARTOM und FISHMAN 1943.

[16] ENGEL 1942b, STETTEN und GRAIL 1942, HANDLER und DANN 1942, HORNING und ECKSTEIN 1946.

[17] PERLMAN und CHAIKOFF 1939, BRANTE 1943, KAHANE, LÉVY und TANGUY 1950.

[18] KENSLER, RUDDEN, SHAPIRO und LANGEMANN 1952.

[19] GRIFFITH 1940b.   [20] HANDLER und BERNHEIM 1949.

Die Leberverfettung unter Cholinmangel wird gemildert, wenn an Stelle von Rohrzucker Dextrin[1] oder Lactose[2] verfüttert wird.

Besteht neben dem Cholinmangel gleichzeitig Inanition oder Mangel an Vitamin B_1, so stellt sich keine Leberverfettung ein und es kommt zu keinen Nekrosen. Letztere wären demnach eine Folge der Verfettung und nicht eine primäre Cholinmangelerscheinung[3].

Wird Ratten mit einem kombinierten Cholin- und Thiaminmangel Vitamin B_1 verabreicht, so nimmt der Leberfettgehalt deutlich zu[4]. Thiamin ist vielleicht für die Synthese von Fett aus Kohlenhydraten erforderlich[4]. Die Spezifität dieses Effektes wird allerdings durch die Beobachtung in Frage gestellt, daß die Verminderung der Fettsynthese unter Thiaminmangel das gleiche Ausmaß erreicht wie wenn Thiamin zugesetzt, die Nahrungsaufnahme aber auf eine Menge eingeschränkt wird, die derjenigen der Thiaminmangeltiere entspricht[5].

Im Gegensatz zu Thiamin ist Pyridoxin zur Verhütung von Leberverfettung erforderlich; Pyridoxin wirkt synergistisch mit dem lipotropen Effekt von Cholin bzw. stellt die Voraussetzung für diesen dar[6].

Auch Nicotinsäure und Nicotinsäureamid beeinflussen die Cholinwirkung. Nicotinsäureamid kann in vitro die Cholinoxydase hemmen[7]. Der Cystineffekt läßt sich bei Ratten aufheben, wenn dem Futter reichlich Nicotinsäure zugesetzt wird[8]. Dagegen wird der Cholesteringehalt der Leber durch Nicotinsäure erhöht und der lipotrope Effekt von Cholin vermindert, wahrscheinlich deshalb, weil die Methylierung der Nicotinsäure zu N^1-Methylniazinamid, in welcher Form das Vitamin ausgeschieden wird, Methylgruppen verbraucht[9].

Auch verschiedene Hormone beeinflussen den Fettgehalt der Leber und die leberverfettende Wirkung von Cholinmangel bzw. den lipotropen Effekt von Cholin. Der Leberfettgehalt wird durch Wachstumshormon und ACTH gesteigert[10]. Cortison verhütet bei Cholinmangelratten nicht die Ablagerung von Leberfett, schützt aber weitgehend vor hämorrhagischen Degenerationserscheinungen[11]. Adrenalektomie verhütet teilweise die Leberverfettung bei männlichen Cholinmangelratten; bei weiblichen Tieren ist der Effekt nur gering[12]. Bei weiblichen Ratten kommt es nach Kastration zu Vermehrung des Leberfettgehaltes, nicht aber bei männlichen[13]. Testosteronpropionat steigert die Leberschäden von Ratten mit cholinarmer, fettreicher Ernährung[14]. Männliche Ratten sind empfindlicher gegenüber schwerem, akutem Cholinmangel als weibliche[15]. Thyreoidektomie verhütet Fettlebern bei Cholinmangelratten[13]. Andererseits soll Thyreoidektomie oder Verfütterung von Thiouracil eine leichte Zunahme von Neutralfett und eine deutliche Cholesterinvermehrung in der Leber von normalen und Cholinmangelratten bewirken[16]. Umgekehrt wirkt aber Thiouracil dem leberverfettenden Effekt cystinreicher Ernährung entgegen, in diesem Fall wahrscheinlich durch Wachstumsverzögerung und damit Einsparung von Methylgruppen[17].

Auch die Umgebungstemperatur spielt eine maßgebliche Rolle: Bei Ratten, die auf 2,5° C gehalten werden, beträgt der Leberfettgehalt $7,2 \pm 1,24\%$, während bei 25° C gehaltene Tiere mit der gleichen cholinarmen Diät einen Leberfettgehalt

---

[1] Litwack, Hankes und Elvehjem 1952.   [2] Artom und Fishman 1947.
[3] Follis 1948.   [4] McHenry 1937.   [5] Boxer und Stetten 1944.
[6] Halliday 1938, McHenry und Gavin 1941b.
[7] Williams, Litwack und Elvehjem 1951.
[8] Salmon 1947, Tyner, Lewis und Eckstein 1950.   [9] Forbes 1941.
[10] Best und Campbell 1936, 1938, Bennett, Kreiss, Li und Evans 1948, Li, Simpson und Evans 1949.
[11] Sellers, You, Ridout und Best 1950.   [12] Shipley, Chudzik und György 1948.
[13] Shipley, Chudzik und György 1948.   [14] Emerson, Zamecnik und Nathanson 1951.
[15] Griffith 1940b.   [16] Handler 1948.   [17] Griffith und Wade 1939, Handler 1943.

von 24,8 ± 4,9% aufweisen. Dabei verzehren die in der Kälte gehaltenen Tiere 50% mehr Futter als die im warmen Milieu lebenden[1]. Dieser „lipotrope" Effekt der Kälte ist nicht nur eine vorübergehende Erscheinung, sondern läßt sich während einer Versuchsdauer von mindestens 15 Wochen beobachten; zuvor an die Kälte gewöhnte Tiere reagieren in gleicher Weise; Thyreoidektomie und nachfolgende Verabreichung einer Erhaltungsdosis von Thyroxin beeinflussen dieses Verhalten nicht[2]. Die Zusammenhänge zwischen dem Lipotropismus niedriger Umweltstemperaturen und der Einwirkung von Schilddrüsen- und Nebennierenhormonen sind noch nicht geklärt[3]. Selbst durch langdauernden Cholinmangel

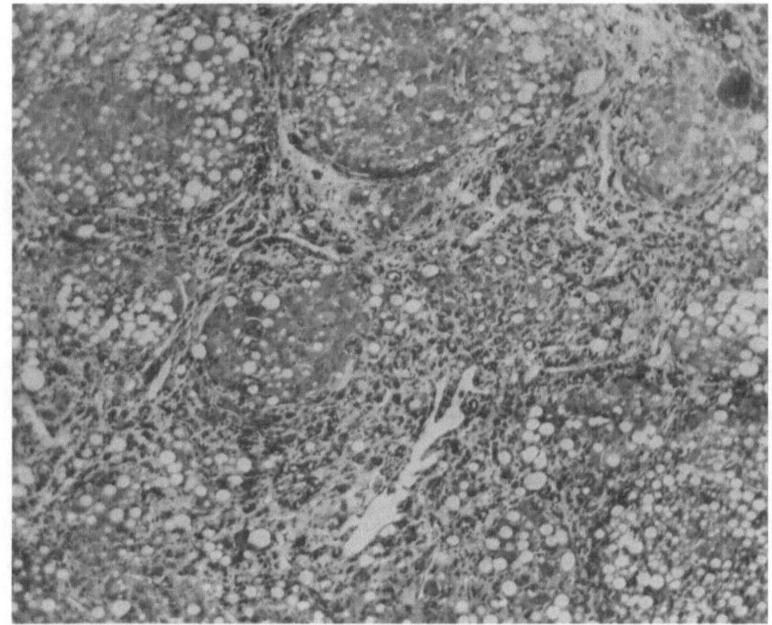

Abb. 61. Leber, Kaninchen, Hämalaun-Eosin, Vergr. 80 ×. Cholinmangelernährung. Anuläre Lebercirrhose mit starker Leberverfettung und sog. Gallengangswucherungen. (Präparat Dr. D. H. COPELAND, Alabama Polytechnic Institute, Auburn).

mit Verfettung und Cirrhose der Leber soll bei Ratten die Fettresorption aus dem Darm[4] und der Lipoidgehalt des Serums nicht beeinflußt werden[5].

Neben der Verfettung kommt es bei Mäusen unter reinem Cholinmangel nur zu geringer Fibrose, nie zu eigentlicher Cirrhose. Schon sehr früh, nämlich nach 24tägiger Mangeldiät, können adenomatöse Hyperplasien der Gallengänge auftreten. Derartige Wucherungen können in die Wand von Lebervenen eindringen, bis an das Endothel gelangen und dort kleine fett- und ceroidhaltige Knoten bilden. Ja es kommt sogar vor, daß das adenomatöse Gewebe in die Blutbahn einbricht und in die Lungen metastasiert. Neben den adenomatösen Wucherungen kommen Herde von hyperplastischen Parenchymzellen mit normal großen Kernen vor; diese Gebilde unterscheiden sich histologisch nicht von Hepatomen. Adenomatöse Wucherungen und Hepatome können bei etwa einem Fünftel der Cholinmangelmäuse gefunden werden. Oft kommt Ceroidablagerung vor, und zwar meistens in Umgebung der Lebervenenäste, nicht am portalen Gefäßgebiet[6].

---

[1] SELLERS und YOU 1949.   [2] SELLERS und YOU 1952.
[3] SELLERS und YOU 1950, SELLERS, YOU und THOMAS 1951, SELLERS und YOU 1951.
[4] LONGENECKER, GAVIN und McHENRY 1940, WARD, HASLAM und SCHIFF 1954.
[5] WARD, HASLAM und SCHIFF 1954.   [6] BUCKLEY und HARTROFT 1955.

Bei Kaninchen kann unter Cholinmangel eine Lebercirrhose auftreten, die der von Laënnec beschriebenen Form ähnelt (Abb. 61). Der Leberumbau erfolgt diffus; das Parenchym ist stark vermindert und enthält beträchtliche Mengen Fett. Das Bindegewebe, besonders das kollagene, ist vermehrt. Man erkennt massenhaft kleine Knötchen. Von Bindegewebsstreifen umgebene Pseudoläppchen treten auf. In Fällen von ausgeprägter Cirrhose werden auch sog. Gallengangswucherungen gefunden[1]. Die Narbenbildung scheint nicht eine Heilungserscheinung von Nekroseherden darzustellen, sondern eine Reaktion auf eine diffuse Schädigung. Die Entstehung der Cirrhose kann durch Verfütterung von

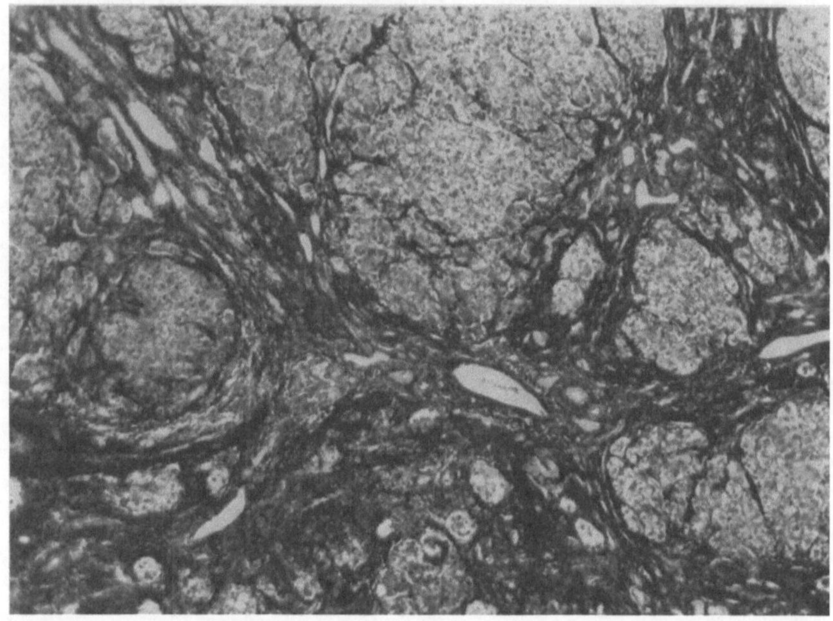

Abb. 62. Leber, Schwein, Bindegewebsfärbung nach Mallory, Vergr. 80×. Cholinmangelernährung. Lebercirrhose mit ausgesprochener Vermehrung des fibrösen Bindegewebes. (Präparat Dr. D. H. Copeland, Alabama Polytechnic Institute, Auburn.)

Hefe verhindert werden, nicht aber durch die bekannten Vitamine des B-Komplexes, abgesehen von Cholin[2].

Bei Meerschweinchen können unter Cholinmangel zentrolobulär Fetttröpfchen auftreten, im Gegensatz zu Kontrolltieren, die Cholin erhalten[3]. Die Veränderungen scheinen aber recht diskret zu sein und werden von anderen Autoren überhaupt nicht gefunden[4].

Hamster, die 35 Tage lang eine Cholinmangeldiät mit 30% Erdnußöl erhalten, weisen Fettlebern auf. Der Leberfettgehalt schwankt zwischen 9,4 und 28,1%. Bei Ratten steigt der Fettgehalt unter diesen Bedingungen doppelt so hoch. Vielleicht hängt dieser Artunterschied damit zusammen, daß die Hamsterleber eine bedeutend geringere Cholinoxydaseaktivität aufweist als die Rattenleber; oder der geringere Appetit und das langsamere Wachstum der Hamster ist für diese relative Resistenz verantwortlich[5].

[1] Rich und Hamilton 1940, Wolbach und Bessey 1942.
[2] Rich und Hamilton 1940, Wolbach und Bessey 1942.
[3] Casselman und Williams 1954.   [4] Reid 1955.   [5] Handler und Bernheim 1949.

Auch bei Schweinen wird über Cholinmangelerscheinungen in der Leber berichtet[1] (Abb. 62). Neugeborene Kälber weisen nach 6—8tägiger Cholinmangelernährung Verfettung und in einem Teil der Fälle auch trübe Schwellung der Leber auf[2].

Bei einem Gehalt von weniger als 0,05% Cholin in der Diät gehen junge Hunde im Verlauf von 13—55 Wochen zugrunde. Alle Tiere zeigen einen erhöhten Leberfettgehalt. Die Schwere der histologischen Leberveränderungen hängt von der Überlebensdauer ab; nach 13wöchigem Cholinmangel findet man fettige Infiltration und milde diffuse Fibrose; zwischen der 25. und 30. Woche können schwere Lebercirrhosen mit ausgedehnten Gallengangswucherungen gesehen werden; bei einer Überlebensdauer von 30—55 Wochen treten hyperplastische Regenerationsknötchen in Erscheinung. Adenomatöse Knoten mit Durchmessern von bis zu 2 cm kommen bei rund der Hälfte der Tiere vor. Sie bestehen aus abnorm angeordneten, großen parenchymatösen Zellen mit hyperchromatischen Kernen und enthalten nur sehr wenig Bindegewebe. Die Leber erscheint vollständig umgebaut. Im Parenchym finden sich Fettkügelchen. Die Leberzellen sind stark basophil und oft eigentümlich geformt und auffallend groß, sie besitzen 1—2 deutliche Kernkörperchen[3]. Auch ausgesprochene Cirrhose kann bei fettreicher, eiweißarmer Ernährung vorkommen[4]. Vitamin B_{12} übt eine gewisse vikariierende Schutzwirkung aus[3].

Die beim pankreaslosen Hund gewöhnlich auftretende Leberverfettung kann durch Verabreichung von Lecithin, dessen aktives Prinzip Cholin ist[5], verhütet werden[6].

Prophylaktische Cholinverabreichung vermindert bei der Ratte die unter akuter Äthanolvergiftung auftretende Leberverfettung[7]. Diese durch Äthanolverabreichung bei Ratten verursachte Leberschädigung liefert ein ausgezeichnetes Bild für die Schutzwirkung lipotroper Substanzen wie Cholin[8]. Allerdings wird auch die Meinung vertreten, daß der vom Alkohol ausgeübte Effekt nichts mit den lipotropen Faktoren zu tun habe[9]. Bei Ratten mit proteinarmer, cholinarmer Diät und 15% Alkohol im Trinkwasser findet man in nahezu der Hälfte der Fälle gesteigerte Bindegewebsbildung[10]. Gleichgefütterte Kontrollen entwickeln denselben Grad der Schädigung nur dann, wenn die Gesamtcalorienzufuhr dem Calorienwert von Alkohol durch Verabreichung einer isocalorischen Menge von Saccharose angeglichen wird. Hieraus wird der Schluß gezogen, daß der Alkoholeffekt auf die Rattenleber auf einem Mangel an lipotropen Faktoren, insbesondere an Cholin, beruht.

Die Verabreichung von niedrigmolekularen halogenierten Kohlenwasserstoffen durch Injektion oder Inhalation verursacht bei Ratten mit cholin- und eiweißarmer Diät schwere Verfettung und Degeneration der Leber. Methionin schützt beträchtlich besser gegen diese Leberschäden als Cholin, obwohl letzteres zusammen mit Cystin die Resistenz gegenüber Äthylen- und Propylendichlorid steigert[11]. Weder Methionin noch Cholin schützen gegen die durch Tetrachlorkohlenstoff bei

---

[1] BAXTER 1947, NEUMANN, KRIDER, JAMES und JOHNSON 1949.

[2] JOHNSON, MITCHELL, PINKOS und MORRILL 1951.

[3] SCHAEFER, COPELAND und SALMON 1951.

[4] CHAIKOFF und CONNOR 1940, WOLBACH und BESSEY 1942, SCHAEFER, COPELAND und SALMON 1951.

[5] BEST und HUNTSMAN 1932, FOLLIS 1948.   [6] HERSHEY 1930, FOLLIS 1948.

[7] MALLOV und BLOCH 1956.   [8] DAFT, SEBRELL und LILLIE 1942.

[9] ASHWORTH 1947.   [10] BEST, HARTROFT, LUCAS und RIDOUT 1949.

[11] HEPPEL, NEAL, DAFT, ENDICOTT, ORR und PORTERFIELD 1945, HEPPEL, HIGHMAN und PORTERFIELD 1946.

Ratten verursachte fettige Degeneration[1]. Cholin ist verhältnismäßig unwirksam als Schutzstoff gegen die leberschädigende Wirkung von Pyridin, Chinolin und Pyridinderivaten[2].

Bei Kindern mit Fettleber findet sich nach mindestens 10tägiger Behandlung mit täglich 5 g Cholin ein signifikant geringerer bioptisch festgestellter Leberfettgehalt als bei unbehandelten Vergleichsfällen. Diese Beobachtung wird als Beweis für die lipotrope Wirkung von Cholin aufgefaßt[3]. Trotzdem vertritt Best[4] 1954 noch die Ansicht, daß der Beweis für die lipotrope Wirksamkeit von Cholin für den Menschen noch nicht endgültig erbracht sei.

So bleiben also noch viele grundsätzliche Fragen zum Problem der lipotropen Faktoren zu beantworten, bevor es möglich sein wird, diesen Begriff überhaupt eindeutig zu definieren.

18. Nieren und ableitende Harnwege.
(Literatur s. S. 1028.)

Wohl die auffallendsten und eigenartigsten Nierenveränderungen werden bei *Cholinmangel* der Ratte beobachtet: es handelt sich um oft ausgedehnte hämorrhagische Rindennekrosen, die bei jungen Tieren bereits nach wenigen Tagen cholinfreier Ernährung auftreten und unter Erhöhung des Rest-N häufig zum Tode führen[5]. Schon 4—5 Tage nach Beginn des Cholinentzuges ist die Niere stark vergrößert (durchschnittlich 2,77% gegenüber normal 1,6% des Körpergewichts[6]); histopathologisch findet man eine ausgesprochene Hyperämie im Bereiche der Nierenrinde und der -kapsel und, etwa vom 5. Tage an, eine Verfettung, hauptsächlich der proximalen Tubulusabschnitte. Wenig später kommt es häufig, besonders subcapsulär, zu Blutungen. Degenerative Tubulusveränderungen kündigen sich durch Fragmentation der Mitochondrien an. Bald finden sich von der trüben Schwellung und Vakuolisierung über die hyalintropfige Degeneration bis zur Nekrose sämtliche möglichen degenerativen Epithelveränderungen. In schweren Fällen werden große Rindenbezirke hämorrhagisch und nekrotisch, die Tubuli enthalten massenhaft hyaline Zylinder und Zelldetritus, jedoch nur selten Blut. Die alkalische und saure Phosphatase in den Tubulusepithelien sind vermindert[7], die Nierenkapseln häufig durch ausgedehnte Blutungen abgehoben und verdickt[8]. Als Begleitsymptome findet man regelmäßig Hyperplasie der Nebennierenrinde, besonders der Zona glomerulosa[6] und Thymusinvolution[9].

Sofern eine Ratte das akute Stadium der Nierenschädigung überlebt, bilden sich trotz andauernder cholinfreier Ernährung alle Veränderungen zurück: die Kongestion verschwindet, ebenso die Zylinder; die Verfettung der Epithelien nimmt wieder ab, die Blutungen werden resorbiert und die nekrotischen Rindenbezirke von Bindegewebe durchwachsen. Häufig kommt es zu Verkalkung der Narben. Zahlreiche Tubulusepithelien regenerieren. Die narbige Schrumpfung und die fibröse Kapselverdickung geben der regenerierten Niere ein charakteristisches („frosted") Aussehen. Vier bis sieben Monate nach Überstehen einer akuten Nierenschädigung durch Cholinmangel zeigen alle nierengeschädigten Ratten eine

---

[1] Benard und Gajdos-Torok 1947.   [2] Coulson und Brazda 1947, 1948.
[3] Meneghello und Niemeyer 1950.   [4] Best, Lucas und Ridout 1954.
[5] Dessau und Oleson 1947.   [6] Olson und Deane 1949.   [7] Wachstein 1944.
[8] Dessau und Oleson 1947, Hartroft 1948, Best und Hartroft 1949, Hartroft und Best 1947, Olson und Deane 1949, Baxter und Goodman 1955, Handler 1946, Engel 1942, Christensen 1942, György und Goldblatt 1940, Griffith 1941, Best 1941, Griffith 1940, Griffith und Mulford 1941, Christensen 1940.
[9] Christensen und Griffith 1942.

arterielle Hypertonie selbst wenn sie nach der wenige Tage dauernden Nierenkrise mit vollwertiger Diät ernährt wurden[1]. Durch Dekapsulation der Niere kann die Entwicklung dieser Hypertonie verhindert werden[2], was darauf hinweist, daß die Ischämie infolge Kompression des Organs durch die fibröse Kapsel die Hauptursache dieser Folgekrankheit darstellt.

Es ist selbstverständlich, daß das eigenartige und dramatische Geschehen der hämorrhagischen Nierennekrose bei der Cholinmangel-Ratte zu zahlreichen Deutungsversuchen und Experimenten Anlaß gegeben hat. Seltsam ist vor allem, daß nur junge Tiere Nierennekrosen bekommen, während erwachsene Ratten selbst bei mehrmonatigem Cholinmangel zwar Tubulusdegenerationen im Sinne einer Atrophie und Verfettung, kaum je aber hämorrhagische Nekrosen und Hyperämie zeigen[3]. Nur wenn ausgewachsene Ratten einseitig nephrektomiert werden, und wenn der Cholinmangel während der Entwicklung der kompensatorischen Hypertrophie der verbleibenden Niere einsetzt, kommt es ebenfalls zu hämorrhagischen Nekrosen[4]. Ganz ungewöhnlich ist auch der episodenhafte Verlauf der Nierenschädigung, die sich trotz Andauern des Vitaminmangels bei den überlebenden Tieren spontan zurückbildet. Bei der Entwicklung der Nekrose spielt auch die Ernährung eine gewisse Rolle: so entsteht der Nierenschaden bei einem Eiweißgehalt der Diät von 15% in wenigen Tagen, bei einem solchen von 6% jedoch erst in 5—6 Wochen[4]. Cholesterinfütterung verstärkt die Nierenschädigung[5]. Auch das verfütterte Kohlenhydrat beeinflußt das Ausmaß des Nierenschadens: enthält die Cholinmangeldiät Rohrzucker, Glucose oder Stärke, dann tritt die Nierenveränderung regelmäßig ein, enthält sie dagegen Lactose oder Galactose, dann kommt es nur ausnahmsweise zu hämorrhagischen Nierennekrosen[4].

Über die Pathogenese der Cholinmangelschädigung der Rattenniere besteht noch keine Einigkeit. HARTROFT und BEST (1947) messen, in Analogie zu der Leberverfettung bei Cholinmangel, der frühzeitig einsetzenden Nierenverfettung bei Entstehung der Nekrosen und Hämorrhagien eine primäre Bedeutung zu. Nach dieser Auffassung führt die Schwellung der verfetteten Tubulusepithelien zu einer sog. tubulären Capillarobstruktion, die von Ischämie, Nekrose und Blutungen gefolgt ist[6]. Dies wird neuerdings von BAXTER u. Mitarb. (1955) auf Grund eingehender Untersuchungen der frühesten Nierenveränderungen bestritten. Andere Autoren[7] neigen mehr dazu, eine neurovasculäre Störung in den Vordergrund des pathogenetischen Geschehens zu rücken. Für diese Auffassung spricht die Tatsache, daß eine Dekapsulation der Niere vor Beginn des Cholinmangels die hämorrhagische Nierennekrose meist verhindert[8].

Noch ungeklärt ist die Bedeutung verschiedener Pharmaka, die ebenfalls bis zu einem gewissen Grad die Cholinmangelschäden der Niere hintanhalten. Es betrifft dies Atropin[9], Atebrin[10], Thiouracil[11], Dibenamin[11], sowie Substituierte des Cholins, wie Arsenocholin und Triäthylcholin[12].

Andere Laboratoriumstiere außer der Ratte zeigen bei Cholinmangel wohl gewisse Nierenschädigungen, jedoch nie das eigentümliche Bild der hämorrhagischen Nekrose. Bei *Mäusen* kommt es in etwa 50% der Fälle zu Verfettung der proximalen gewundenen Kanälchen, hie und da auch zu Hyalinisierung und Verkalkung der subintimalen Mediaschicht der Nierengefäße[13]. Bei *Kaninchen* findet man ebenfalls nur bei etwa der Hälfte der Tiere tubuläre Nekrosen ohne Blutungen, die, namentlich im Bereiche der Sammelrohre, von atypischer Regeneration mit Proliferation des Epithels ins Tubuluslumen gefolgt sind[14] (Abb. 63). Bei *Meerschweinchen* werden keine schweren Nierenschädigungen festgestellt[15]. Bei Hunden kommt es zu degenerativen Nierenschädigungen ohne Hämorrhagien[16], und auch bei Kälbern wird trübe Nierenschwellung beobachtet[17].

---

[1] HARTROFT und BEST 1949, BEST und HARTROFT 1949.   [2] HANDLER und BERNHEIM 1951.
[3] HARTROFT 1948.   [4] HANDLER 1946.   [5] WIGRAM, BEST und BLUMENSTEIN 1955.
[6] HARTROFT und BEST 1947, HARTROFT 1948.
[7] WOLBACH und BESSEY 1942, DESSAU und OLESON 1947.   [8] DESSAU und OLESON 1947.
[9] DESSAU und OLESON 1947.   [10] HEGSTED, McKIBBIN und STARE 1944.
[11] BAXTER 1953.   [12] WELCH 1950.   [13] BUCKLEY und HARTROFT 1955.
[14] HOVE, COPELAND und SALMON 1954.   [15] REID 1955.
[16] SCHAEFER, COPELAND und SALMON 1951.
[17] JOHNSON, MITCHELL, PINKOS und MORRILL 1951.

Unter bestimmten Versuchsbedingungen kommt es bei *Pantothensäuremangel* von Laboratoriumstieren auch zu histopathologisch nachweisbaren Nierenveränderungen. Beobachtet werden bei Ratten vereinzelt Verfettung oder Vakuolisierung der Nierenepithelien und Bildung hyaliner und verkalkter Zylinder[1], Desintegration und Vergrößerung von Nierenepithelien im Bereiche der Markrindengrenze[2], trübe Schwellung, Hyperämie und vereinzelt streifenförmige Blutung[3], bei Mäusen gelegentlich starke Verfettung[4] und bei Ferkeln Kongestion des Markes, später herdförmige und diffuse Blutungen, Schrumpfung von Glomerula und Ödem der Rinde[4]. Bei Hunden mit Pantothensäuremangel sind die Nieren

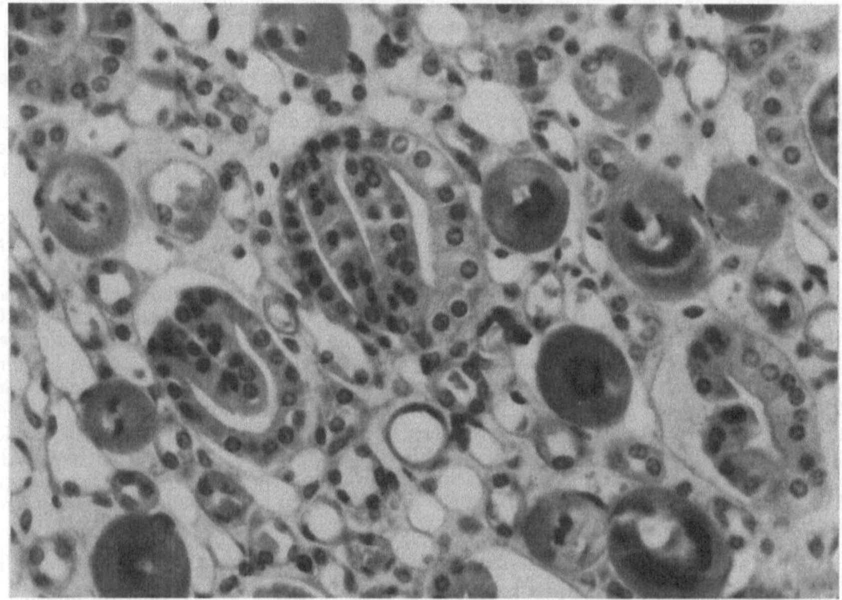

Abb. 63. Niere, Kaninchen, Hämalaun-Eosin, Vergr. 360 ×. Cholinmangelernährung. Degeneration und Nekrose vieler Tubulusepithelien mit eigenartiger Regeneration der Sammelrohr-Epithelien. (Präparat Dr. D. H. Copeland, Alabama Polytechnic Institute, Auburn.)

makroskopisch intakt[5]. Es handelt sich somit durchwegs nur um uncharakteristische und inkonstante Nierenschädigungen, die eher auf Inanition oder ähnliche Begleitumstände als auf Pantothensäuremangel an sich zurückgeführt werden müssen.

Nierenveränderungen, die hauptsächlich auf einem *Vitamin B_2-Mangel* beruhen, werden bei Schweinen beobachtet, bei welchen es, allerdings nicht regelmäßig, zu Einlagerung von Neutralfetten und doppelbrechenden Fetten in den proximalen Tubuli contorti kommt[6]. Bei Ratten sind keine B_2-Avitaminoseschädigungen der Nieren bekannt[7]. Bei 2 von 5 Cebusaffen mit B_2-Avitaminose fanden Mann u. Mitarb. (1952) fibrotische Arterienveränderungen, unter anderem auch in den Nieren. Ein ursächlicher Zusammenhang mit der Avitaminose ist fraglich.

Bei *Pyridoxinmangel*ratten findet man nach Agnew (1951) bei akuter Avitaminose recht oft eine Hämaturie, histopathologisch Ablagerung von eosinophilem

---

¹ Nelson 1939.   ² Deane und McKibbin 1946.   ³ Jürgens und Pfaltz 1944.
⁴ Lippincott und Morris 1941.   ⁵ Silber 1944.
⁶ Wintrobe, Buschke, Follis und Humphreys 1944, Patek, Post und Victor 1941.
⁷ Wolbach und Bessey 1942, Shaw und Phillips 1941.

Material im Kapselraum, gelegentlich auch Verkalkungen an der Markrinden-grenze und in den Papillen und größere narbige Schrumpfungsherde. Es ist fraglich, ob diese Veränderungen, die bei der Verwendung hochgereinigter Diät recht oft in Erscheinung treten, allein dem Vitamin B_6-Mangel zuzuschreiben sind. Bei chronischem Mangel sind die Nieren von Ratten mikroskopisch nicht wesentlich verändert[1]. Dagegen ist der Gehalt mehrerer Fermente infolge des Vitamin B_6-Mangels stark vermindert. Dies betrifft hauptsächlich die Trans-aminase, bei welcher Pyridoxalphosphat als Coenzym wirkt und deren Gehalt im Nierencortex der Ratte auf 40% absinkt[2]. Auch die Glutaminase-[3] und D-Aminosäureoxydase-Aktivität der Rattenniere[4] sind unter diesen Umständen beträchtlich vermindert, letztere jedoch nur im Vergleich zu normal ernährten, nicht jedoch zu unterernährten („pair-fed") Kontrolltieren[4].

Histopathologische Nierenveränderungen bei *Vitamin B_{12}-Mangel* ließen sich bisher nur an fetalen Organismen, deren Muttertiere Vitamin B_{12}-frei ernährt wurden, nachweisen. So zeigen neugeborene Ratten unter solchen Umständen eine starke Entwicklungshemmung der Nierenrinde mit Erweiterung der Tubuli contorti und der Bowmanschen Kapsel, feine basale Lipoideinlagerung in den Epithelien, ein starkes interstitielles Ödem und Blutungen[5]. 17tägige Embryonen aus Eiern, die von Vitamin B_{12}-Mangelhennen gelegt wurden, zeigen blasse Nieren mit Vermehrung des Fettes in den Epithelien und desquamierte Zellen und Leuko-cyten in den Tubuli[6]. Bei Cholinmangelratten ist Vitamin B_{12} unter bestimmten experimentellen Bedingungen befähigt, die hämorrhagische Nierennekrose zu verhindern[7].

Bei Ratten, die auf einer *Nicotinsäureamid*-freien Pellagradiät gehalten werden, beobachtet man ziemlich schwere degenerative Nierenveränderungen[8]. Ihre Spezifität ist jedoch nicht sichergestellt.

Über spezifische Nierenveränderungen bei *Folsäuremangel* ist nichts bekannt. Dagegen scheinen übermäßige Folsäuregaben zu Nierenschädigungen zu führen (s. Kapitel Toxikologie der Vitamine). Auch übermäßige Dosen von *p-Amino-benzoesäure* führen bei Kaninchen, wahrscheinlich auch beim Menschen, nicht aber bei Ratten und Meerschweinchen, zu Nierenschädigungen, insbesondere Nierenverfettung[9] (s. Toxikologie der Vitamine). Nierenveränderungen bei p-Aminobenzoesäuremangel sind dagegen nicht bekannt.

*Vitamin B_1-Mangel*ratten zeigen eine signifikante Zunahme des relativen Nieren-gewichts. Nach 5wöchiger Mangelernährung ist die Nierenrinde etwas verbreitert und zeigt makroskopisch eine weißliche Zone im Bereiche der inneren Rinden-schicht; histologisch ist hier eine Erweiterung der Tubuli und der Glomerula erkennbar[10]. In späteren Stadien kommt es zu einer Atrophie der Niere, besonders der Tubuli[11].

Der Mangel an *Biotin* und *Inositol* hat keine spezifischen Nierenveränderungen zur Folge.

Auch über Nierenveränderungen bei *Vitamin C-Mangel* ist nichts Wesentliches bekannt. Subcutan injiziertes Trypanblau wird beim skorbutischen Meerschwein-chen vermehrt in den Hauptstückepithelien abgelagert, woraus man auf gewisse, histopathologisch nicht erkennbare Cytoplasmaveränderungen schließen kann[12].

---

[1] WOLBACH und BESSEY 1942.   [2] AMES, SARMA und ELVEHJEM 1947.
[3] BEATON und GOODWIN 1955.   [4] ARMSTRONG, FELDOTT und LARDY 1950.
[5] JONES, BROWN, RICHARDSON und SINCLAIR 1955.
[6] FERGUSON, RIGDON und COUCH 1955, FERGUSON und COUCH 1954.
[7] BEST, LUCAS, PATTERSON und RIDOUT 1953, HAWK und ELVEHJEM 1953.
[8] BOURNE und HARRIS 1950.   [9] CRUICKSHANK und MITCHELL 1951, FETTER 1952.
[10] SKELTON 1950.   [11] PECORA und HIGHMAN 1953.
[12] RUSSELL und CALLAWAY 1943.

Bei den fettlöslichen Vitaminen findet man als regelmäßige Folge des *Vitamin A-Mangels* eine bei allen Tierarten und auch bei Kindern[1] vorkommende Plattenepithelmetaplasie und Verhornung der Schleimhaut des Nierenbeckens und der Harnblase[2]. Die Verhornung kann ganz außerordentlichen Umfang erreichen, so daß die Hornmassen Nierenbecken und Blase weitgehend ausfüllen und das Epithel kaum mehr sichtbar ist. Ureter- und Nierenbeckendilatation, eitrige Pyelitis, Absceßbildung und interstitielle Niereninfiltrate sind häufige Folgen. Abgeschilferte Hornmassen können zu Steinbildung Anlaß geben[3]; doch hat das Nierensteinleiden des Menschen wohl keine Beziehungen zum Vitamin A-Mangel[4]. Bei ganz akutem Vitamin A-Mangel, der bei Ratten durch Verfütterung von ranzigem Schweineschmalz verstärkt wird, fanden Stoerk u. Mitarb. (1952) bei einem Drittel der Mangeltiere Veränderungen auch im Bereiche der Henleschen Schleifen: Vergrößerung der Epithelien, Basophilie des Protoplasmas, Desquamation von Zellen mit Bildung von Konglomeraten aus gut erhaltenen Zellen, ferner Erweiterung der distalen Tubuli contorti und der Sammelrohre, deren Zellen ebenfalls vergrößert sind und oft mehrkernige Riesenzellen bilden. Die Frage, ob es sich bei diesen Veränderungen, die bei chronischem Vitamin A-Mangel nicht vorkommen, um eine besondere Art der Metaplasie handelt, ist noch nicht entschieden.

Bei längerdauerndem und intensivem *Vitamin E-Mangel* kommt es bei Ratten häufig zu progressiven nekrotischen Veränderungen: die Tubulusepithelien werden wabig oder körnig; gelegentlich enthalten sie eisenhaltige Pigmentschollen. Schließlich können sie in größeren Bezirken nekrotisieren und sich von der Basalmembran ablösen. Im Lumen der Tubuli finden sich zahlreiche hyaline Zylinder[5]. Wahrscheinlich handelt es sich bei diesen degenerativen Nierenveränderungen nicht um eine direkte Folge des Vitaminmangels, sondern um eine Schädigung durch Muskelabbauprodukte, die beim akuten Zerfall der quergestreiften Muskulatur frei werden[6]. Säurefestes Pigment wird in den Tubulusepithelien von Ratten[7] und anderen Tieren gefunden, ebenso in Makrophagen der Nierenrinde bei Affen[8]. Andere Autoren finden die Niere bei Vitamin E-Mangel der Ratten[9] und beim Schwein[10] unverändert.

Mangel an Vitamin D oder Vitamin K führt nicht zu spezifischen Nierenveränderungen. Für die schweren Nierenveränderungen bei der Vitamin D-Hypervitaminose sei auf das entsprechende Kapitel verwiesen.

19. Atmungsorgane.
(Literatur s. S. 1030.)

Von den fettlöslichen Vitaminen wurde schon 1933[11] das *Vitamin A* als besonders bedeutungsvoll für einen normalen funktionellen und anatomischen Zustand der Atmungsorgane des Menschen erkannt, nachdem die Beziehung zwischen Vitamin A und Schleimhaut bereits 10 Jahre früher in Tierversuchen untersucht worden war. Bei Kindern im A-Mangelzustand ist Husten ein Frühsymptom. Am Tier, besonders an der Ratte, lassen sich alle Stadien verfolgen, von der Störung der Ciliarfunktion über Atrophie und vor allem Metaplasie der Epithelien zu verhornenden Plattenepithelien bis zu den Folgezuständen mit

---

[1] Blackfan und Wolbach 1933, Sweet und K'ang 1935, Boyle 1933.
[2] Hedenberg 1954, McCarthy und Cerecedo 1952, Stoerk, Kaunitz und Slanetz 1952.
[3] Hedenberg 1954.   [4] Hedenberg 1951.   [5] Ruppel 1949, Martin und Moore 1939.
[6] Ruppel 1949.   [7] Mason und Emmel 1945.   [8] Mason und Telford 1947.
[9] Lecoq und Isidor 1949.   [10] Adamstone, Krider und James 1949.
[11] Blackfan und Wolbach 1933.

Bronchiektasien und Bronchitiden und vor allem Herdpneumonien. Die mangelnde Abwehrkraft des Epithels gegenüber der Keiminvasion kann daran erkannt werden, daß bei Ratten oft Fremdkörper in den Lungenalveolen gefunden werden, wenn die Tiere auf A-Mangelkost gesetzt sind. Entsprechende Veränderungen finden sich auch in den Nebenhöhlen, der eustachischen Röhre und im Mittelohr. An der Ratte werden die epithelialen Veränderungen in neuerer Zeit von FINOCCHI und DE RITIS (1951) bestätigt. Während sich an der äußeren Haut Entzug von Vitamin A, aber auch Überdosierung von Vitamin A, morphologisch auswirken, können am Epithel des Atmungstraktes bei Überdosierung keine Veränderungen festgestellt werden[1].

Rachitische Kinder leiden häufig an Erkältungskrankheiten; diese sind aber wohl weniger auf den *Vitamin D*-Mangel selbst zurückzuführen, als vielmehr auf die allgemein ungesunde Lebensweise, die Skeletdeformationen und den oft mit dem D-Mangel einhergehenden Mangel an Vitamin A[2].

Vitamin E-Mangel führt nach RUPPEL (1949) bei der Ratte im Spätstadium zu folgenden Veränderungen der Lunge: Zunächst, d.h. nach 5—8 Monaten, wird das gleiche Pigment in der Bronchialmuskulatur eingelagert, das im Uterus zu finden ist. Die Muskelfasern gehen dann zugrunde und die Pigmentschollen werden von Makrophagen aufgenommen. Die elastischen Fasern der Bronchialwand bleiben erhalten. Es kommt zur Ausbildung von Bronchiektasien. Das Bronchialepithel ist verdünnt, das Zylinderepithel wird kubisch. Auch an den Knorpelspangen der Bronchien findet man Abbauvorgänge. In der Folge erscheinen bei alten E-Mangelratten einzelne Lungenbezirke gebläht. Demgegenüber sind die Veränderungen am Alveolarepithel gering und auf gelegentliche Verfettungen beschränkt. Auch bei Affen auf E-Mangelkost werden Makrophagen mit Pigmentschollen gesehen[3]. Wird Mangel an Vitamin E bei Ratten auf eiweißarmer und fettreicher Kost erzeugt, so entstehen Lungenblutungen[4], die sich durch Zugabe von 1,8% Methylenblau zur Diät vermeiden lassen[5]. Im Gegensatz zu diesen Befunden finden LECOQ und ISIDOR (1949) bei Ratten und ADAMSTONE u. Mitarb. (1949) bei Ferkeln im E-Mangelzustand keine histologischen Veränderungen der Lungen. Trotzdem dürften sie wohl bestehen, zumal ja bei E-Mangel das ganze glatte Muskelsystem befallen ist und nicht, wie man früher glaubte, nur der Uterus.

In Analogie zu den Veränderungen in der Wand der Vorhöfe des Herzens findet sich bei B_1-Mangelratten eine Reduktion der Muskelfasern in den Pulmonalvenen mit leichter Fibrose der Gefäße. Es kann dann auch zu starker Verdünnung der Venenwand kommen. ASHBURN und LOWRY (1944) beobachteten solche Veränderungen bei nicht ganz der Hälfte der Tiere.

Verschiedene Autoren[6] weisen auf die Häufigkeit von Pneumonien bei *Pantothensäure*-Mangelratten hin und nehmen eine herabgesetzte Resistenz gegenüber Infekten an. Im Gegensatz zu Vitamin A ließ sich morphologisch keine Erklärung dafür finden, lediglich das Interstitium ist etwas verbreitert.

Bei 17tägigen Embryonen von B_{12}-*Mangel*hennen ist nach FERGUSON u. Mitarb. (1955) das Stroma auf Kosten der Alveolen noch vorherrschend, was als Zeichen eines geringeren Reifegrades gedeutet werden kann. Im Epithel der Trachea und der Bronchien werden mehr und größere Fetttropfen gefunden als bei den Kontrollen.

---

[1] STUDER, unveröffentlicht.   [2] BICKNELL und PRESCOTT 1953.
[3] MASON und TELFORD 1947.
[4] HOVE, COPELAND und SALMON 1949, DAM und GRANADOS 1951.
[5] DAM und GRANADOS 1951.
[6] NELSON 1939, JÜRGENS und PFALTZ 1944, SALMON und ENGEL 1940.

Bei Mangel an *Vitamin B_2* oder *B_6* werden keine charakteristischen histologischen Veränderungen gesehen[1]. Bei *nicotinsäure*frei ernährten Ratten finden sich degenerative Veränderungen am Trachealepithel[2], während bei der menschlichen Pellagra keine sicheren spezifischen Läsionen gefunden werden[3]. Auch Bourne und Harris (1950) betonen, daß noch nicht ausgeschlossen werden kann, daß es sich bei den experimentell erzeugten Läsionen um bloße Inanitionsfolgen handelt.

Akuter *Cholin*mangel führt bei Ratten zu Kongestion der Lungengefäße und Blutungen[4]. Chronischer Cholinmangel kann Anlaß zur Ausbildung von Bronchiektasien sein[5]. Bei Mäusen wird Ceroidpigment abgelagert[6].

Untersuchungen über *Vitamin C*-Mangelerscheinungen beim Meerschweinchen liegen zum Teil weit zurück. Skorbut führt zu Veränderungen der Lungenarterienwand und der Knorpelspangen der Bronchien[7], sowie zu einer Abnahme des Cholesteringehaltes der Lungen[8]. Die Lungen zeigen oft kleine, dunkelrote Zonen, gelegentlich erscheinen auch ganze Lappen dunkelrot und täuschen so makroskopisch das Bild einer Pneumonie vor. Bei der histologischen Untersuchung findet man jedoch keine pneumonischen Veränderungen. Bisweilen beobachtet man Stauung, Kollaps und Autolyse von Lungengewebe. Besonders schwere autolytische Veränderungen zeigen sich an Arterienwänden und Knorpelzellen, auch kommt Vakuolisierung vor, sowie fettige Entartung[7].

Bei Patienten mit aktiver Tbc besteht ein schwereres Vitamin C-Defizit als bei Vergleichspersonen mit inaktiver Tbc bzw. bei Gesunden[9].

20. Weibliche Geschlechtsorgane.
(Literatur s. S. 1031.)

Vitamin A-Mangel führt beim Menschen und bei allen diesbezüglich untersuchten Tieren zu verhornender Metaplasie der Epithelien von Vagina, Eileiter und Uterus. Der diagnostischen Untersuchung besonders leicht zugänglich ist das Vaginalepithel. In Abstrichen findet man massenhaft verhornte Epithelien. (Kolpokeratose). Bei Nagern ist das cytologische Bild des Vaginalabstriches bei A-Avitaminose dasselbe wie während der Brunst („Daueroestrus"). Es ist ein Frühsymptom des Vitamin A-Mangels und bereits einige Zeit vor den Avitaminosesymptomen der Augen zu beobachten[10]. Die Kolpokeratose tritt auch bei kastrierten und graviden Ratten auf, ist also unabhängig von der Ovarialfunktion[11]. Beim Menschen können Vitamin A-Mangelzustände und ihre Heilung im Bilde des Vaginalabstrichs festgestellt und verfolgt werden. So fand Brugsch (1950) beispielsweise 1947 in Berlin unter 170 dyspeptischen und dystrophischen Säuglingen bei einem Drittel Kolpo- bzw. Rectokeratose mit Normalisierung nach Vitamin A-Behandlung.

Besonders schön wurde die Wirkung von Vitamin A auf die Vaginalschleimhaut in Gewebekulturen demonstriert[12]. Explantate von Vaginalschleimhaut juveniler Ratten verhornen in 4 Tagen. Zusatz von Vitamin A zur Kulturflüssigkeit verhindert die Verhornung und begünstigt die Ausbildung eines schleimsezernierenden Gewebes.

Die Deciduabildung und Proliferation der Uterusschleimhaut bei Pseudogravidität der Kaninchen wird durch einen beginnenden Vitamin A-Mangel nicht

---

[1] Wolbach und Bessey 1942.   [2] Bourne und Harris 1950.
[3] Wolbach und Bessey 1942.   [4] Engel und Salmon 1941, Wolbach und Bessey 1942
[5] Lalich, Kline und Rusch 1949.   [6] Buckley und Hartroft 1955.
[7] Meyer und McCormick 1928.   [8] Randoin und Michaux 1926.
[9] Czina, Középesy und Biró 1955.   [10] Kuncz 1942, Evans 1928.
[11] Evans 1928.   [12] Kahn 1954.

beeinträchtigt[1]. Bei Ratten zeigt das Uterusepithel in frühen Stadien des Vitamin A-Mangels ein abweichendes Verhalten, indem sich parallel zu den ersten Stadien der Kolpokeratose eine vorübergehende Uterusvergrößerung mit Proliferation des Epithels ausbildet[2].

Das Ovarium zeigt bei Vitamin A-Mangel sowohl bei Versuchstieren wie bei Kindern, die unter Zeichen des Vitamin A-Mangels gestorben sind, im allgemeinen keine wesentlichen Veränderungen[3]. Beobachtet sind lediglich bei Vitamin A-Mangel von Kaninchen vermehrte prämature Degeneration von Eizellen[4], ebenso bei Ratten, wo auch eine kurz dauernde, vorübergehende Stimulierung der Zwischenzellen und, am 12. Tage der Kolpokeratose, eine deutliche Vermehrung des Bindegewebes im Ovarialstroma festgestellt wird[5].

Eines der wichtigsten Symptome des experimentellen *Vitamin E*-Mangels bezieht sich auf das weibliche Genitalsystem: Es handelt sich um die Fertilitätsstörungen, die bei gewissen Versuchstieren je nach Versorgungslage mit Vitamin E in Totgeburt, Abort oder Resorption des Feten bestehen. Trotz dieses pathologischen Verlaufes der Gravidität können morphologisch auch bei schwerem Vitamin E-Mangel keine Veränderungen im Brunstcyclus, in der Zahl und der Befruchtung der Eier, in der frühen Eientwicklung und im Eitransport durch die Tuben festgestellt werden[6].

Im Ovarium Vitamin E-frei ernährter Ratten findet man Follikel in allen Reifungsstadien, ebenso Corpora lutea[7]. Im normal großen Uterus sind die Drüsenschläuche oft etwas unregelmäßig geformt oder cystisch erweitert. Epithel und Stroma sind intakt[8]. Dagegen werden bei Mäusen gewisse Veränderungen im Ovarium festgestellt, nämlich Verminderung der Zahl der Primordialfollikel und des Ovarialstromas, Verminderung der Zellzahl in den Follikeln, Vermehrung der an sich kleineren Corpora lutea sowie Verschwinden des Neutralfettes und Zunahme unlöslicher Lipoidkomplexe sowohl im Ovarium wie im Mesovarium[9]. Die bei Vitamin E-Mangel der Nagetiere auffälligsten Veränderungen finden sich im Myometrium. Makroskopisch ist hier eine Braunfärbung als eines der charakteristischsten Symptome der E-Avitaminose erkennbar. Diese Braunfärbung beruht auf einer Akkumulation von zum Teil säurefestem, fluorescierendem Pigment, über dessen chemische Natur und Entstehung im Kapitel über glatte Muskulatur näher eingegangen wird. Histopathologisch findet man — besonders gut bei Ratten und Mäusen zu beobachten — das Pigment vorerst in dicht gelagerten Körnchen an den Kernpolen der glatten Muskelfasern abgelagert. Später füllt es die ganze Faser aus, und die Kerne der glatten Muskulatur sind oft pyknotisch. Erst in fortgeschrittenen Stadien kommt es zum Untergang größerer Muskelbezirke mit Bildung von Fibroseherden. Perivasculär finden sich massenhaft pigmentbeladene Makrophagen[10]. Die Pigmentierung ist bei Ratten, die eine oder mehrere Schwangerschaften mit Resorption der Feten durchmachten, stärker als bei virginellen Tieren[11]. Neben der Pigmentierung findet man häufig auch eine lockere, diffuse Infiltration des Myometriums, besonders durch eosinophile Leukocyten. Gelegentlich werden auch multiple Fibromyome beobachtet[11].

Die Braunfärbung des Uterus kann bei Ratten unter anderem auch durch viele Farbstoffe wie Rosanilin (0,1% Diätzusatz), Methylviolett (0,126%), Malachitgrün, Leuko-Malachitgrün und Methylenblau verhindert werden[12]. Bei

---

[1] LAMMING, SALISBURY, HAYS und KENDALL 1954.   [2] KUNCZ 1942.   [3] WOLBACH 1954.
[4] LAMMING, SALISBURY, HAYS und KENDALL 1954.   [5] KUNCZ 1952.
[6] BLANDAU, KAUNITZ und SLANETZ 1949.   [7] RUPPEL 1949.
[8] RUPPEL 1949, LOPES DE FARIA 1949.   [9] MENSCHIK 1948.
[10] RUPPEL 1949, BARRIE 1938.   [11] BARRIE 1938.
[12] MOORE, SHARMAN und WARD 1954.

kastrierten Ratten fördert Oestrogen die Pigmentierung; Progesteron neutralisiert diesen Effekt[1].

Auch im Ovarialstroma von Vitamin E-Mangelratten und -Hamstern[2] finden sich viele pigmentbeladene Makrophagen, besonders im Bereiche von atretischen Follikeln und in Regression befindlichen Corpora lutea. Ähnliches wird bei Affen beobachtet[3].

Wesentliche Veränderungen der weiblichen Genitalorgane durch *Vitamin K*- und *D*-Mangel sind nicht bekannt.

Bei den wasserlöslichen Vitaminen führt ein Mangel relativ oft zu einer Reifungshemmung der Ovarien. Dies muß jedoch als unspezifischer Effekt infolge allgemeiner Unterentwicklung angesehen werden. So ist beispielsweise bei *pantothensäure*frei ernährten jungen, weiblichen Ratten Ausbleiben der sexuellen Reifung nachgewiesen. Das Vaginalepithel ist stark verdünnt, der Uterus verkleinert und anämisch. In den Ovarien sind keine Zeichen der Ovulation erkennbar. Die Eizellen zeigen häufig vacuolisiertes Protoplasma; nur bei wenigen Tieren finden sich einige verkleinerte Corpora lutea. Injektionen von Gonadotropin und oestrogenen Hormonen führen auch bei den Pantothensäure-Mangeltieren zu den typischen Reaktionen der Genitalorgane[4].

Bei Ratten, die 60 Tage *Vitamin B_6*-frei ernährt werden, findet man eine starke Verkleinerung der Ovarien, die Zahl der Follikel ist vermindert, die Follikel meist klein. Das interstitielle Gewebe ist atrophisch, die Kerne oft pyknotisch[5]. Diese Veränderungen differieren jedoch kaum von denjenigen, wie sie bei Inanition vorkommen[6]. Gonadotropininjektion führt bei Vitamin B_6-Mangelratten zu deutlicher Ovarialvergrößerung[7].

Bei jungen, *Vitamin B_2*-frei ernährten weiblichen Ratten ist die Geschlechtsreifung sehr stark verzögert. Uterus und Ovarien sind atrophisch, in den Ovarien sind nach 90 Tagen lediglich Primordialfollikel nachweisbar. Fütterung von Vitamin B_2 bringt nur eine langsame Geschlechtsreifung in Gang, was auf eine unspezifische Wirkung des Vitamin B_2-Mangels, d.h. eine Reifungshemmung als Ausdruck einer allgemeinen Unterentwicklung, hindeutet[8]. Bei geschlechtsreifen Ratten tritt bei Vitamin B_2-Mangelernährung Anoestrus auf. Doch setzt der Geschlechtscyclus auf Vitamin B_2-Therapie prompt wieder ein[9].

Vitamin B_1-Mangel verursacht bei Ratten Anoestrus, der durch Vitamin B_1-Zulagen allein nicht rückgängig gemacht werden kann[9].

Über Veränderungen des weiblichen Genitaltractus bei *Vitamin B_{12}*-Mangel ist nichts Sicheres bekannt.

Bei *biotin*frei ernährten Ratten ist eine Verkleinerung des Uterus beschrieben. In vitro ist die Kontraktion des Uterus biotinfrei ernährter Ratten deutlich geringer als normal[10].

Auch bei reinem *Nicotinsäureamid*-Mangel sind keine wesentlichen Veränderungen des weiblichen Genitaltraktes bekannt. Bei der menschlichen Pellagra zeigt die Vaginalschleimhaut analoge Veränderungen wie die Mundschleimhaut (s. dort)[11].

Morphologische Veränderungen der weiblichen Genitalorgane bei *Folsäure*-Mangel sind ebenfalls nicht bekannt. Dagegen wurden in den letzten Jahren viele Experimente durchgeführt, die sich mit der Beziehung eines Folsäure-

---

[1] Atkinson, Kaunitz und Slanetz 1949.   [2] Mason 1954.
[3] Mason und Telford 1947.   [4] Figge und Allen 1942.
[5] Wooten, Nelson, Simpson und Evans 1955.   [6] Wolbach und Bessey 1942.
[7] Morris, Dunn und Wagner 1953.   [8] Piccioni 1951.
[9] Coward, Morgan und Waller 1942.
[10] Crittenden Dickinson, Fernandez, Glaser und Gundel 1948.   [11] Follis 1948.

Defizites zur Wirkung von Ovarialhormonen auf die sekundären Geschlechts-
merkmale befassen. Durch Injektion von 0,5 mg Stilboestrol pro Tag während
6 Tagen wird das Gewicht des Eileiters normaler Kücken vervierzigfacht, während
sich bei diätetischem oder mit Folsäureantagonisten induziertem Folsäuremangel
höchstens eine Vervierfachung des Eileitergewichts ergibt[1]. Bei weiblichen
kastrierten Ratten kann die Wachstumssteigerung der Brustdrüsen und des
Uterus durch Oestrogene bei aminopterininduziertem Folsäuremangel ebenfalls
deutlich vermindert werden[2]. Auch die durch Testosteron am Kücken induzierte
Proliferation des Eileiters wird bei Folsäuredefizit geringer[3]. Derselbe Effekt
wird auch bei folsäurefrei ernährten, sexuell unreifen Rhesusaffen beobachtet,
bei welchen die äußeren Genitalien nicht mehr auf die Injektion von Oestrogenen
reagieren und bei welchen im Vaginalabstrich keine verhornenden Zellen mehr
auftreten[4]. Der hemmende Effekt auf die Oestrogenwirkung am Hühnchen-
eileiter kann nicht nur durch Folsäure, sondern auch durch Procain-Penicillin per
os aufgehoben werden[5]. Über den genauen Mechanismus dieser antagonistischen
Wirkung zwischen Oestrogenen und Folsäuremangel ist noch nichts Sicheres
bekannt. Man weiß jedoch, daß es sich um eine spezifische Hemmung handelt,
welche bei anderen Avitaminosen in diesem Maße nicht vorkommt[6]. Aus Versuchen an weiblichen und männlichen kastrierten Ratten ist bekannt, daß Folsäure die Wirkung von oestrogenen Hormonen (im Allen-Doisy-Test), nicht aber
diejenige von Testosteronpropionat verstärkt[7].

Vitamin C-frei ernährte Ratten werfen normale Junge. Dagegen ist beim
hypovitaminotischen Meerschweinchen der Geschlechtscyclus stark gestört: Je
nach Dauer und Intensität des Vitamin C-Mangels kommt es zu selteneren
Graviditäten, die stets mit Resorption oder Abort enden, oder auch zu Sterilität.
Im Ovar findet man Veränderungen der Graafschen Follikel wie Störung der
normalen Reifung, Atresie und schwerste Desintegration der Struktur[8].

21. Männliche Geschlechtsorgane.
(Literatur s. S. 1032.)

A. Hoden.

Der Hoden wird als Organ mit großer cellulärer Aktivität durch äußere Ein-
flüsse, die ihn entweder direkt, durch Hemmung der Hypophyse oder durch
Schädigung des Gesamtorganismus treffen, häufig in Mitleidenschaft gezogen.
Die mannigfachsten exogenen Schädigungen wie beispielsweise Strahlen, cyto-
statische oder auch allgemeintoxische Substanzen und Oestrogene sowie auch
Inanition bei Mangelernährung wirken sich auf das germinative Epithel aus,
wobei die Empfindlichkeit des sich entwickelnden, jugendlichen Hodens in der
Regel wesentlich höher ist als diejenige des geschlechtsreifen Organs. Die hormon-
produzierenden Zwischenzellen werden dagegen viel weniger stark beeinträchtigt.

Bei dieser hohen Empfindlichkeit des Hodengewebes auf äußere Einflüsse
ist es verständlich, daß auch im Gefolge der meisten Vitaminmangelzustände
Hodenschädigungen auftreten. Diese gehen manchmal parallel mit den durch
Vitaminmangel hervorgerufenen Störungen des Allgemeinzustandes und sind
von Veränderungen, wie sie bei partieller Inanition vorkommen, nicht zu unterscheiden. Häufig aber ist der Hodenschaden des avitaminotischen Tieres etwas
oder sogar deutlich stärker ausgebildet als bei vollwertig ernährten Tieren mit

---

[1] HERTZ und SEBRELL 1944, HERTZ 1945, PHILLIPS, MAW und COMMON 1953.
[2] SILVER 1953, SILVER 1954, HERTZ 1950.   [3] KLINE und DORFMAN 1951.
[4] HERTZ 1948.   [5] BROWN 1953.   [6] HERTZ 1945.   [7] OVERBEEK und TAUSK 1950.
[8] KRAMER, HARMAN und BRILL 1933.

isocalorischer Ernährung. Da das histopathologische Bild der Hodenveränderungen bei den verschiedenen Avitaminosen und bei Inanition sich in der Regel nur in quantitativer Hinsicht unterscheidet, ist die Frage nach der Spezifität der Hodendegenerationen oft nur schwer oder überhaupt nicht zu entscheiden.

Eine wesentliche Ausnahme hiervon stellt die *E-Avitaminose* dar. Das *Vitamin E* spielt für die normale Struktur und Funktion des Keimepithels des Hodens bei verschiedenen Tierarten eine wesentliche, wenn auch in ihrem Wirkungsmechanismus noch wenig abgeklärte Rolle. Die charakteristischen Degenerationserscheinungen treten trotz minimalster Beeinflussung des Allgemeinzustandes mit einer solchen Regelmäßigkeit auf, daß sie füglich als spezifisches Avitaminosesymptom betrachtet werden dürfen. — Bei der Histogenese der seit langem bekannten Hodendegeneration durch Vitamin E-Mangel (Literatur bei Mason 1953) werden 5 Stadien unterschieden, welche nachstehend am Beispiel der Ratte beschrieben werden, die jedoch auch für andere Tierarten Gültigkeit besitzen[1].

Bringt man Ratten am 21. Lebenstag auf eine Vitamin E-freie Kost, so entwickeln sich nach einer gewissen Zeit, die je nach Reinheit der Diät 30—100 Tage beträgt, ohne äußerlich erkennbare Schädigung der Tiere die ersten histopathologischen Hodenveränderungen: Die Spermatogenese, die bei der Ratte in 19 wohlcharakterisierten Stufen von der Spermatogonie zum reifen

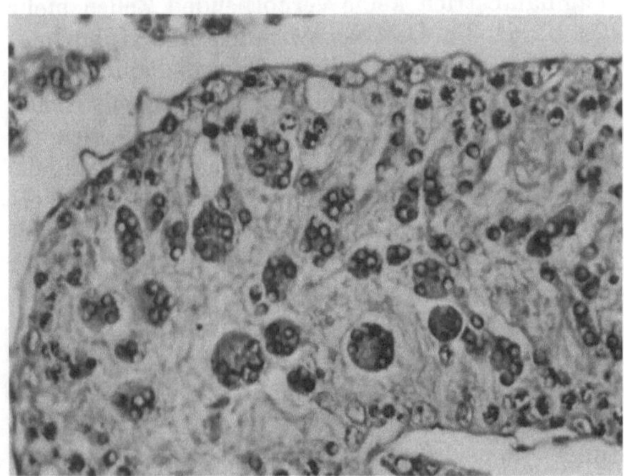

Abb. 64. Hoden, Ratte, Hämalaun-Eosin, Vergr. 310 ×. Vitamin E-Mangelkost während 8 Monaten. 3. Stadium der Hodendegeneration: Desquamation von Spermatocyten unter Bildung von riesenzellartigen Gebilden. Weitgehende Hemmung der Samenreifung. Einige Spermatogonien und Spermatocyten erhalten.

Spermium führt[2], wird verlangsamt und hört schließlich ganz auf. Mikroskopisch lassen die reifsten Formen, d. h. die unreifen und reifen Spermien, als erste Degenerationsveränderungen Chromatolyse und Verschmelzung der Köpfe erkennen (1. Stadium). Gleichzeitig oder nur wenig später zeigen auch die Spermatiden und Spermatocyten 2. Ordnung ähnliche Chromatinverflüssigung, wobei die typischen „perlenartigen" Spermatiden entstehen (2. Stadium). Im 3. Stadium kommt es zur Desquamation von oft geschwollenen Spermatocyten und Spermatiden, welche häufig miteinander verschmelzen und „Riesenzellen" mit 2—40 kugeligen, randständigen Kernen bilden (Abb. 64). Im 4. Stadium sind auch die Spermatocyten 1. Ordnung und die Spermatogonien geschädigt. Auch ihre Kerne zeigen Chromatolyse und Desintegration. Die so degenerierten Zellen werden ebenfalls ins Lumen der Kanälchen ausgestoßen und können unter Bildung von „Riesenzellen" miteinander verschmelzen. Im 5. und schwersten Stadium der Degeneration sind die meisten Tubuli vollständig atrophisch. Das Keimepithel ist verschwunden und durch ein lockeres Netz von z. T. vacuolisierten Sertolizellen ersetzt[3] (Abb. 65).

Die Leydigschen Zwischenzellen sind normal entwickelt oder hypertrophisch; wie aus dem unveränderten Gewicht der akzessorischen Geschlechtsdrüsen zu schließen ist, scheint ihre endokrine Funktion nicht gestört zu sein[4]. Makroskopisch fällt der Rattenhoden bei schwerer E-Avitaminose nicht nur durch seine Kleinheit, sondern auch durch seine schlaffe, oft fluktuierende, auf ein aus-

---

[1] Mason 1926, 1933.   [2] Leblond und Clermont 1952.
[3] Mason 1926, 1933, Juhász-Schäffer 1931, 1932, Wolbach und Bessey 1942, Engel und Bretschneider 1943, Lecoq und Isidor 1949, Pierangeli, Radice und Herraiz 1949.
[4] Evans und Emerson 1943.

geprägtes interstitielles Ödem zurückzuführende Konsistenz und durch seine Braunfärbung (Einlagerung von säurefestem Pigment) auf. Die Hodendegeneration ist durch Vitamin E in den Frühstadien nur teilweise, bei fortgeschrittenem Mangel überhaupt nicht zu beeinflussen. Eine wirksame Prophylaxe mit α-Tocopherol muß 10—15 Tage vor dem Auftreten der ersten histopathologischen Degenerationszeichen einsetzen[1]. Wie das Vitamin E vermögen auch das Vitamin K und Aureomycin (Chlortetracyclin) bei prophylaktischer Verabreichung die Hodendegeneration zu verhindern. Eine sichere Erklärung dieser Beobachtung steht noch aus[2]. Dagegen bewirkt eine Argininzulage zur Vitamin E-Mangelkost eine Beschleunigung der Degeneration[3].

Ähnliche Hodenveränderungen wie bei der Ratte werden, allerdings erst nach 1½jährigem Vitamin E-Mangel, bei der Maus beobachtet[4], ebenso können beim Meerschweinchen, besonders bei Zusatz von 5% ranzigem Fett, Involutionsprozesse des Samenepithels und Aspermie erzeugt werden[5]. Beim Kaninchen gelang es, Hodenveränderung bis zum Stadium III zu erzielen[6]. Affen und Hunde zeigen bei Vitamin E-Mangel nur geringe[7], Baumwollratten überhaupt keine

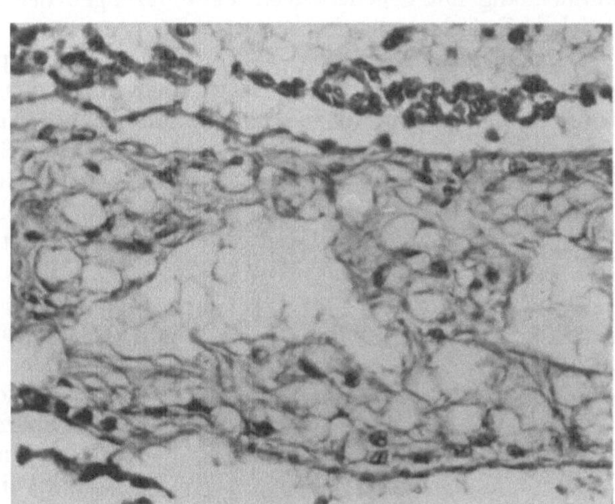

Abb. 65. Hoden, Ratte, Hämalaun-Eosin, Vergr. 310×. Vitamin E-Mangelkost während 11 Monaten. In den Samenkanälchen sind nur noch Sertoli-Zellen erhalten.

Hodenveränderungen[8]. Sehr leicht lassen sich solche dagegen beim Hamster erzeugen, wobei reichliche Mengen säurefesten Pigmentes in Samenzellen und interstitiellen Makrophagen besonders auffallen[9].

Über die Ursache dieser verschiedenen Ansprechbarkeit der Tierarten ist nichts Sicheres bekannt.

Bei *Vitamin A*-Mangel kommt es bei verschiedenen Tierarten ebenfalls zu ziemlich rasch entstehenden und schweren Hodenveränderungen, die jedoch kaum je das Maß der E-Avitaminose erreichen und die durch Inanition nur teilweise erklärbar sind. Ungefähr gleichzeitig mit dem Auftreten der Xerophthalmie findet man bei der Ratte eine Verschmälerung der Samenkanälchen, Desquamation von z. T. degenerierten und pyknotische Kerne enthaltenden Zellen, deutliche Verminderung der Spermatogenese und, in Spätstadien, eine weitgehende Atrophie des germinativen Epithels. Im Gegensatz zur E-Avitaminose bleibt jedoch meist eine Lage undifferenzierter Epithelien erhalten, von denen aus nach 4—13wöchiger Therapie mit Vitamin A eine Restitution des Epithels erfolgt[10] (Abb. 66).

---

[1] MASON 1940, ENGEL und BRETSCHNEIDER 1943.
[2] REBER, MORRILL, NORTON und RHOADES 1956.   [3] ROSENKRANTZ und MILHORAT 1953.
[4] MENSCHIK, MUNK, ROGALSKI, RYMASZEWSKI und SZCZESNIAK 1949.   [5] CURTO 1954.
[6] CHEVREL-BODIN und CORMIER 1948, 1949.
[7] BRINKHOUS und WARNER 1941, MASON und TELFORD 1947.   [8] MASON 1954.   [9] MASON 1954.
[10] MASON 1930, 1933, PAPPENHEIMER und GOETTSCH 1931, KÜTTNER 1939, WENNER 1944, ZAHLER 1947.

Durch zusätzliche Verabreichung von Androsteron wird diese Hodenatrophie bei Ratten nicht beeinflußt[1], dagegen durch oestrogene Substanzen verstärkt[2]. Die inkretorische Funktion der oft vermehrten Leydigschen Zwischenzellen scheint, obschon keine morphologischen Veränderungen nachweisbar sind[3], beeinträchtigt zu sein: Samenblasen und Prostata sind bei Vitamin A-Mangeltieren beträchtlich verkleinert. Sie vergrößern sich jedoch prompt auf Testosteroninjektionen, was darauf hinweist, daß der „Kastrationseffekt" der A-Avitaminose auf einem Mangel an androgenen Hormonen und nicht auf einer Schädigung der sekundären Geschlechtsdrüsen beruht[4]. In fortgeschrittenen Stadien atrophieren im Zusammenhang mit degenerativen Veränderungen der Hypophyse auch die Leydigschen Zwischenzellen[5].

Bei der Maus wird bei Vitamin A-Mangel Atrophie der Samenkanälchen, Aspermie und Hyperplasie der Zwischenzellen beobachtet[6]. Ähnlich sind die Hodenveränderungen, die bei A-avitaminotischen Kälbern gefunden werden[7].

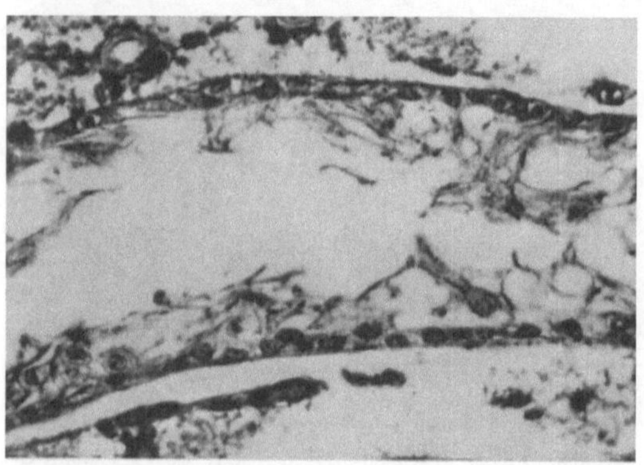

Abb. 66. Hoden, Hämalaun-Eosin, Vergr. 310×. Vitamin A-Mangelkost während 27 Tagen. Starke Hemmung der Spermatogenese. Bis auf eine Schicht undifferenzierter Epithelien sind sämtliche Vorstadien der Spermien verschwunden.

Eine Atrophie des Hodens, die in der Regel diejenige von gleich ernährten (pair fed) Kontrolltieren übertrifft, wird auch bei *Pantothensäure*mangel der Ratten beobachtet. Histopathologisch findet man Hemmung der Spermatogenese, Desquamation von z. T. nekrotischen Spermatiden und Spermatocyten, oft auch Bildung mehrkerniger „Riesenzellen" (Abb. 67 und 68). Die Zwischenzellen zeigen ein normales Aussehen[8]. Bei der pantothensäurefrei ernährten Maus sind Spermatogenese und Zwischenzellen intakt[9].

Leichte bis deutliche Hodenatrophien mit Hemmung oder Stillstand der Spermatogenese, Kernpyknose und Desquamation von Spermatiden und Spermatocyten und gelegentlich auch Verschmelzung von Epithelien zu mehrkernigen Gebilden sind bei vielen anderen Vitaminmangelzuständen beschrieben, so bei Ratten mit Mangel an *Vitamin B₁*[10], *Vitamin B₂*[11], *Vitamin D*[12] und *Nicotinsäureamid*[13], sowie beim *Vitamin B₆*-Mangel der Hamster[14] und Ratten[15].

Ähnliche Hodendegenerationen findet man auch beim Skorbut des Meerschweinchens, dessen Sterilität und sexuelle Inaktivität durch *Vitamin C* in wenigen Tagen behoben werden kann[16]. Bei Affen wird unter *Vitamin B₂*-Mangel neben Hemmung der Spermatogenese eine auffällige Hyperplasie der interstitiellen Zellen beobachtet[17]. — Alle diese Veränderungen sind wohl größtenteils als Folgen einer partiellen Inanition zu betrachten; histopathologisch sind sie jedenfalls nicht von der seit langem bekannten Hungeratrophie des Hodens[18] abzugrenzen.

---

[1] Zahler 1947.   [2] Wenner 1944.   [3] Zahler 1947.
[4] Zahler 1947, Mayer und Truant 1948, Mayer und Goddard 1951.   [5] Zahler 1947.
[6] McCarthy und Cerecedo 1952.   [7] Jungherr, Helmboldt und Eaton 1950.
[8] Nelson 1939, Ashburn 1940, Morgan und Simms 1940, Shaw und Phillips 1942.
[9] Melampy und Cavazos 1954.   [10] Skelton 1950, Pecora und Highman 1953.
[11] Shaw und Phillips 1941, 1942, Wolbach und Bessey 1942.   [12] Mason 1933.
[13] Bourne und Harris 1950.   [14] Strauss und Schwartzman 1949.
[15] Antopol und Unna 1942.   [16] Lindsay und Medes 1926, Mason 1933, Harman 1950.
[17] Mann, Watson, McNally und Goddard 1952.   [18] Siperstein 1921.

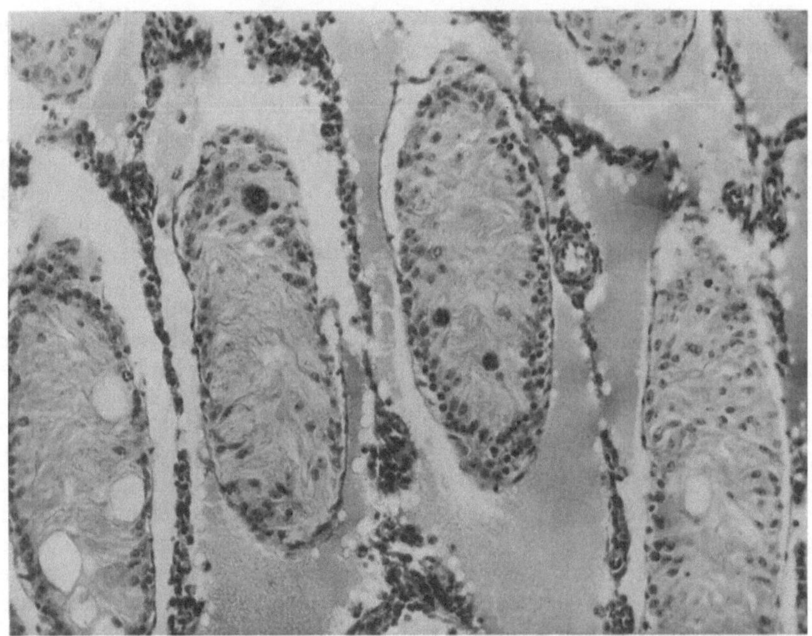

Abb. 67. Hoden, Ratte, Hämalaun-Eosin, Vergr. 150 ×. Chronischer Pantothensäuremangel während 7 Monaten
Starke Hemmung der Spermatogenese, Desquamation von Spermatocyten und Bildung einzelner „Riesenzellen"
Deutliches interstitielles Ödem.

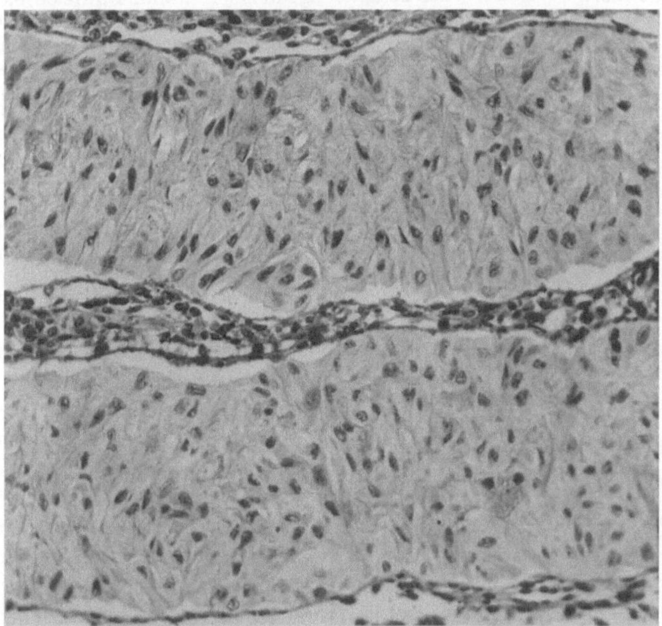

Abb. 68. Hoden, Ratte, Hämalaun-Eosin, Vergr. 200 ×. Chronischer Pantothensäuremangel während 7 Monaten.
Ungewöhnlich starke Atrophie des Keimepithels und Wucherung der Sertoli-Zellen.

Ob daneben auch hemmende Einflüsse auf die Gonadotropinsekretion der
Hypophyse eine Rolle spielen (vgl. hierzu Lutwak-Mann und Mann 1950 und
Skelton 1950), muß in weiteren Versuchen abgeklärt werden. — Von *Inositol*,

p-Aminobenzoesäure, *Cholin* und *Vitamin K* sind keine wesentlichen Mangelerscheinungen der männlichen Geschlechtsdrüsen bekannt.

Eine deutliche Hemmung der Spermatogenese mit histopathologischen Veränderungen des Samenepithels findet sich auch beim *Biotin*-Mangel der Ratte: man findet Kernverdichtung und Trübung des Protoplasmas bei Spermatocyten, Desquamation von Epithelien und schon frühzeitig zahlreiche „Riesenzellen". In späteren Stadien sind einige Samenkanälchen stark atrophisch. Die Veränderungen sind in der Regel schwerer als bei den Kontrolltieren mit partieller Inanition, so daß eine gewisse Spezifität der Schädigung möglich erscheint[1]. Dagegen ist die von Manning (1950) beschriebene, auf eine Kremasterkontraktur zurückgeführte Retentio testis nicht als Folge des Biotinmangels per se zu betrachten, sondern auf allgemeine Mangelernährung zurückzuführen[2].

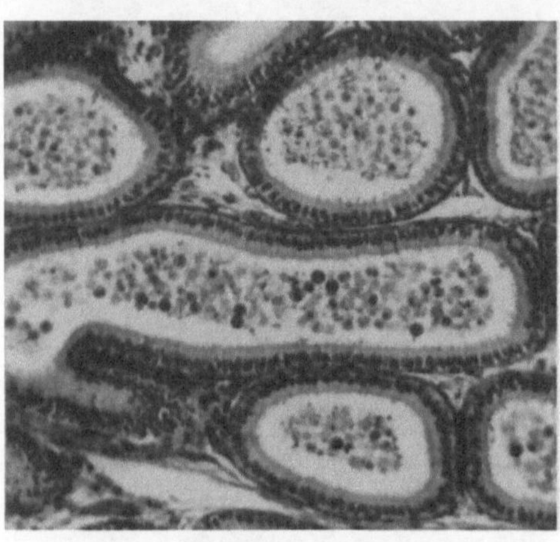

Abb. 69. Nebenhoden, Meerschweinchen, Hämalaun-Eosin, Vergr. 140×. 21 Tage Skorbutdiät. In den Nebenhodenkanälchen statt Spermien viele desquamierte und degenerierte Epithelien.

Noch wenig geklärt ist das Zustandekommen von Hodenveränderungen bei *Vitamin B_{12}*-Mangel.

Ratten zeigen nach wenigen Wochen Behandlung mit einer Vitamin B_{12}-freien, 0,06% jodiertes Casein enthaltenden Diät schwere Degeneration der samenbildenden Zellen, sowie gewisse Schädigungen der Leydigschen Zwischenzellen, Veränderungen, die eventuell auf eine Hemmung der Gonadotropinbildung in der Hypophyse zurückzuführen sind[3]. Andererseits zeigen Hähne, die auf einer Vitamin B_{12}-freien Diät mit 70% Sesammehl gehalten werden, eine Hemmung der Hodendifferenzierung und des Kammwachstums. Fütterung von 0,4% DL-Cystin und 53 γ Vitamin B_{12}/kg Diät vermag diese Störung zu beheben. Hier wird eine Störung der Eiweiß-Synthese verantwortlich gemacht[4].

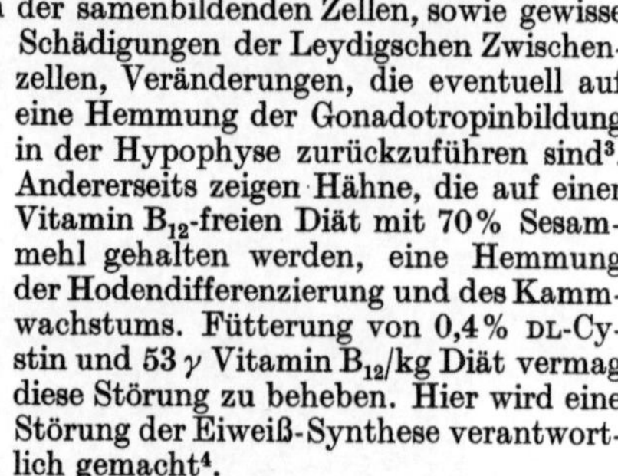

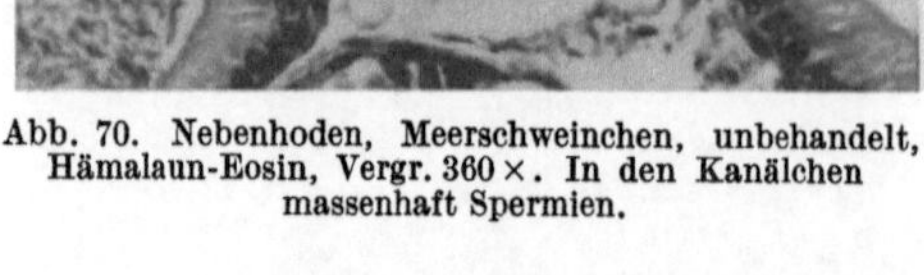

Abb. 70. Nebenhoden, Meerschweinchen, unbehandelt, Hämalaun-Eosin, Vergr. 360×. In den Kanälchen massenhaft Spermien.

Wesentliche morphologische Hodenveränderungen bei *Folsäure*mangel wurden bisher nicht beobachtet. Dagegen bestehen gewisse Anhaltspunkte dafür, daß ein Folsäuremangel, ähnlich wie es bei weiblichen Tieren mehrfach nachgewiesen wurde, die Ansprechbarkeit der sekundären Geschlechtsdrüsen auf das Geschlechtshormon herabsetzt. Eine solche Wirkung kann jedoch nur an der Samenblase der Maus[5], nicht aber bei der Ratte[6] und beim Hahn (Kamm-

---

[1] Shaw und Phillips 1942, Manning 1950, Delost und Terroine 1954, 1955a und b.
[2] Bishop und Kosarick 1951.   [3] Wang, Scheid und Schweigert 1954.
[4] Gassner, Patton, Wilgus und Charkey 1950.
[5] Goldsmith, Black und Nigrelli 1949,
[6] Brendler 1949, Kline und Dorfman 1951.

wachstum)[1] bestätigt werden. Andererseits soll Folsäure bei der Normalratte die stimulierende Wirkung von Testosteron auf das Gewicht der Samenblase erhöhen[2].

B. Sekundäre Geschlechtsdrüsen und Vas deferens.

Nebenhoden, Samenblase, Prostata und Vas deferens sind bei den meisten Vitaminmangelzuständen wenig oder nicht verändert. Gelegentlich kommt es zu wohl unspezifischen Atrophien dieser Organe, welche besonders beim *Vitamin A*-Mangel oft ein beträchtliches Ausmaß erreichen[3]. Hier findet man zudem Plattenepithelmetaplasien und Verhornung, besonders in der Samenblase, deren Lumen oft mit Hornmassen und eosinophilem Material ausgefüllt ist, ferner auch im Vas deferens und, in bedeutend geringerem Grade, in der Prostata[4]. Beim experimentellen *Vitamin E-Mangel* sind Nebenhoden, Samenblase, Prostata und Vas deferens im Gegensatz zum schwer veränderten Hoden stets normal. Eine deutliche Atrophie der Samenblase und der Prostata wird auch beim *Pantothensäure*mangel der Maus beschrieben[5], wobei jedoch im Gegensatz zu der Atrophie bei *Folsäure*mangel[6] nach Testosteroninjektion eine prompte Restitution erfolgt. Bei Störung der Spermienreifung im Gefolge verschiedener Vitaminmangelzustände findet man im Lumen der Nebenhodenkanälchen häufig statt Spermien desquamierte und degenerierte Epithelien (Abb. 69 und 70).

22. Haut und Anhangsorgane, Milchdrüsen.
(Literatur s. S. 1034.)

Von den in zahlreichen Arbeiten bei den verschiedensten Tierarten beschriebenen Beobachtungen über *makroskopisch* erkennbare Hautveränderungen bei Vitaminmangel sind *mikroskopische* Untersuchungen leider nur recht selten durchgeführt worden. Unser heutiges Wissen über Histopathologie und namentlich auch *Histochemie* der Haut bei Avitaminosen erscheint deshalb noch lückenhaft.

Am besten untersucht sind die charakteristischen histopathologischen Veränderungen der Haut bei den drei „schuppenden Dermatosen der *Ratte*" (Vitamin B_2-, B_6- und Biotinmangel).

Ein Mangel an *Riboflavin* führt vor allem zu Veränderungen der Epidermis: Schon in wenigen Wochen entwickelt sich eine leichte Hyperkeratose; in den atrophierenden Haarfollikeln findet man die verschiedensten Stadien von defekter Haarbildung, z. B. Haarwurzeln mit unvollständiger oder nur aus locker angeordneten fusiformen Zellen bestehender Rindensubstanz, oft auch starke Verhornung der äußeren Wurzelscheide mit Ausfall des Haares. Die Talgdrüsen sind häufig erweitert und zeigen in zahlreichen Läppchen Zelldegenerationen, die zu Schrumpfung und völliger Atrophie des Drüsengewebes führen. Auch die Meibomschen Drüsen und die rudimentären Schweißdrüsen atrophieren. In fortgeschrittenen Stadien ist die Epidermis stark verdünnt. Die Cutis ist nicht verändert und höchstens im Bereiche der Mundwinkel, der Lider und der Anogenitalregion locker diffus von Lymphocyten infiltriert. An Stelle der atrophierten Follikel und Talgdrüsen finden sich Ansammlungen dicht gepackter, kollagener Fasern[7]. Bei der *Maus* bewirkt der Mangel an Vitamin B_2 herdförmige Atrophie und Desquamation der Epidermis mit Bildung flacher Ulcera, häufig auch

---

[1] HAQUE, LILLIE, SHAFFNER und BRIGGS 1949, ZARROW, KORETSKY und ZARROW 1951.
[2] PENHOS 1954.   [3] ZAHLER 1947, MAYER und TRUANT 1948, MAYER und GODDARD 1951.
[4] McCARTHY und CERECEDO 1952, HEDENBERG 1954.   [5] MELAMPY und CAVAZOS 1954.
[6] GOLDSMITH, BLACK und NIGRELLI 1949.
[7] GYÖRGY, SULLIVAN und KARSNER 1937, WOLBACH 1937, WOLBACH und BESSEY 1942, SULLIVAN und NICHOLLS 1941a.

Hyperkeratose ohne Verdünnung der Epidermis. Im Stratum spinosum findet man Anhäufungen polymorphkerniger Zellen. Talgdrüsen und Cutis sind unverändert[1]. Vitamin B_2-frei ernährte *Ferkel* zeigen namentlich im Bereiche der Schnauze Verdickung und Schuppung der Epidermis, Ulcera an Schnauze und Hufen, Schwellung der Lider, sowie Ergrauen und Ausfall der Haare, besonders im Bereiche der Augen und des Rückens[2].

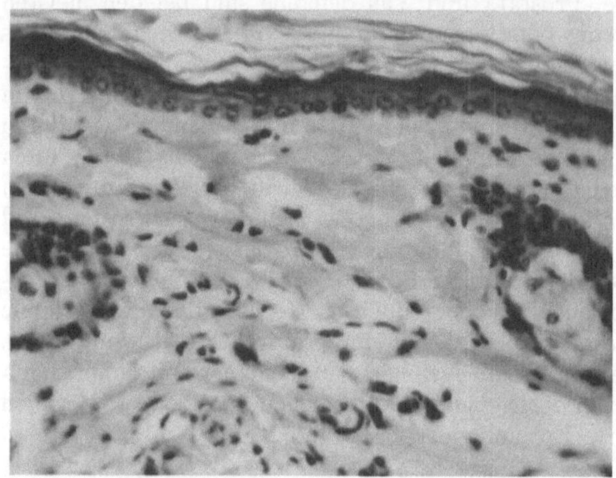

Abb. 71. Haut (Pfote), Ratte, Hämalaun-Eosin, Vergr. 500×. a) Haut (Pfote) einer mit Vitamin B_6-haltiger Diät ernährten Kontrollratte.

Die morphologischen Hautveränderungen bei Mangel an *Vitamin B_6* sind bei der *Ratte*, entsprechend den Erscheinungen der „Rattenakrodynie", am deutlichsten an den Pfoten ausgebildet. Die Epidermis ist hier verdickt, gelegentlich ödematös und, in Spätstadien, von neutrophilen Leukocyten durchsetzt. Die Lamellen der verdickten Hornschicht sind locker angeordnet, Parakeratose ist selten. Die Keratohyalinschicht ist verbreitert, die Zellen des Stratum spinosum sind geschwollen. In der Basalzellschicht finden sich gehäufte Mitosen (Abb. 71, 72 und 73). Während die Haarfollikel und Schweißdrüsen atrophieren, bleiben die Talgdrüsen, in deren Umgebung sich durch Sekundärinfektion häufig kleine Abscesse bilden, intakt. In Spätstadien bilden sich Ulcera mit fibrinös-leukocytärem Exsudat. Die Cutis ist hyperämisch, ödematös durchtränkt und von einem lymphocytären, in schweren Fällen auch poly-

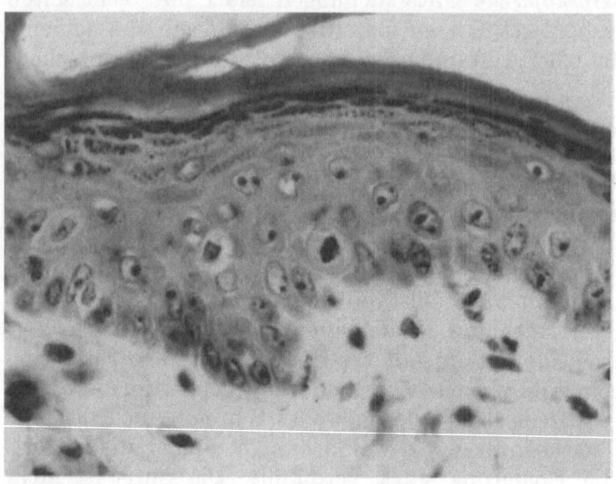

Abb. 72. Haut (Pfote), Ratte, Hämalaun-Eosin, Vergr. 500×. b) 4 Wochen Vitamin B_6-freie Ernährung und Behandlung mit 50 mg/kg Desoxypyridoxin intraperitoneal 2—3mal pro Woche.

morphkernigen entzündlichen Infiltrat durchsetzt. Das Fettgewebe der ebenfalls hyperämischen und ödematösen Subcutis ist geschwunden[3]. Bei schweren Mangelzuständen kann auch die Haut der Schnauze und der Ohren in gleicher Weise verändert sein, während am Stamm nur leichtere Veränderungen, wie herd-

[1] Lippincott und Morris 1942.   [2] Patek, Post und Victor 1941.
[3] György, Sullivan und Karsner 1937, Antopol und Unna 1939, 1942, Sullivan und Nicholls 1940a, Ramalingaswami und Sinclair 1953a und b.

förmige Atrophie der Epidermis, leichte Hyperkeratose und leichte Erweiterung der Follikel, gelegentlich mit Ausfall der Haare, beobachtet werden. Die Histaminaseaktivität der Haut der Vitamin B_6-Mangelratte ist vermindert und entsprechend die Quaddelbildung bei Histamininjektion erhöht[1].

Der bei *Ratten* durch Fütterung von getrocknetem Hühner-Eiweiß erzeugte *Biotin*mangel ist histopathologisch ebenfalls durch eine Hyperkeratose charakterisiert. In fortgeschrittenen Fällen finden sich an der Hautoberfläche Krusten aus verfetteten Hornlamellen, vermischt mit geronnenem Serum und abgebrochenen Haaren. Gelegentlich kommt auch Parakeratose vor. Die Epidermis ist verbreitert und zeigt inter- und intracelluläres Ödem, oft auch intraepidermale Blasenbildung. Die Haarfollikel sind erweitert und, wie die Ausgänge der Talgdrüsen, mit verfetteten Hornmassen verstopft. In Spätstadien atrophiert die Epidermis und die Talgdrüsen werden kleiner. Die Cutis ist besonders in den subepidermalen Partien ödematös, jedoch nur geringgradig mit Rundzellen infiltriert. Das subcutane Fett schwindet[2].

Leichter chronischer Biotinmangel führt dagegen nicht zu Dermatosen, sondern lediglich zu diffusen Alopecien[3], die sich bei männlichen Ratten viel rascher und vollständiger ausbilden als bei weiblichen[4]. Bei der *Maus* sind die Biotinmangelzeichen der Haut weniger ausgeprägt: Die Hyperkeratose ist geringer, und die Haarfollikel sind erhalten. Die Epidermis wird akanthotisch, die Mitosen im Stratum spinosum sind vermehrt. Deutliche Veränderungen zeigen sich an den Talgdrüsen, deren periphere Zellen degenerieren. In der benachbarten Cutis findet man zahlreiche verfettete Makrophagen und ein dichtes Infiltrat von Lymphocyten, eosinophilen und neutrophilen Leukocyten. Das subcutane Fett bleibt erhalten[5].

In der *menschlichen* Pathologie ergeben sich Beziehungen zwischen Biotinmangel und Hautveränderungen bei seborrhoischer Dermatitis der Säuglinge.

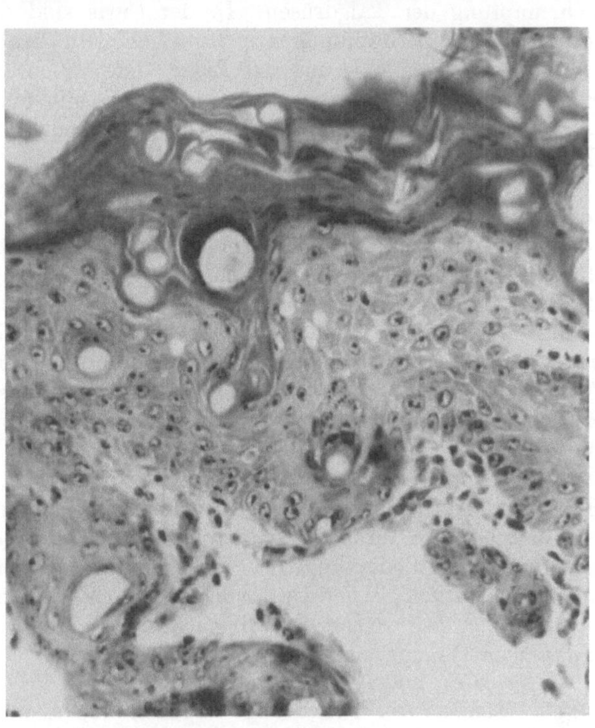

Abb. 73. Haut (Pfote), Ratte, Hämalaun-Eosin, Vergr. 255×. 4 Wochen Vitamin B_6-freie Ernährung und Behandlung mit 50 mg/kg Desoxypyridoxin intraperitoneal 2—3mal pro Woche. Hyperkeratose, Verdickung der Epidermis und Spongiosa.

---

[1] SINCLAIR 1952.
[2] FINDLAY und STERN 1929, GYÖRGY, SULLIVAN und KARSNER 1937, SHAW und PHILLIPS 1942, SULLIVAN und NICHOLLS 1942a, SULLIVAN, KOLB und NICHOLLS 1942.
[3] GIROUD, LEFEBVRES und DUPUIS 1956.   [4] OKEY, PENCHARZ und LEPKOVSKY 1950.
[5] MONTAGNA 1950.

Diese wird, wie ihre schwerste Form, die Erythrodermia desquamativa Leiner, durch therapeutische Biotingaben oft geheilt[1].

Bei der Achromotrichie und Alopecie der Ratte infolge *Pantothensäure*mangel sind die histopathologisch nachweisbaren Hautveränderungen gering und beschränken sich, im Bereiche krustiger, ekzematöser Plaques, auf leichte Hyperkeratose, eventuell mit Parakeratose oder intraepidermaler Blasenbildung, leichte Verdünnung der Epidermis und Erweiterung der Haarfollikel, gelegentlich auch Schrumpfung der Talgdrüsen. In der Cutis sind die elastischen Fasern vermindert. Ein perifollikuläres entzündliches Infiltrat findet sich höchstens im Bereiche der Schnauze und der Lider. Das subcutane Fettgewebe atrophiert[2]. Eine atrophische, desquamative Dermatose mit mäßiger Hyperkeratose, Verschmälerung oder Verlust der Keratohyalinschicht und Erosionen wird auch bei der *Maus* beobachtet[3].

Im Gegensatz zu der beim *Menschen* vorkommenden Pellagra, die ausgedehnte histopathologisch nachweisbare Hautveränderungen wie Hyperkeratose, Parakeratose, intra- und subepidermale Blasen, Acanthose oder herdförmige bis diffuse Epidermisatrophie, Degeneration der Talgdrüsen, Ödem und Hyperämie der Cutis mit Degeneration der kollagenen Fasern und mäßigem lymphocytärem Infiltrat verursacht[4], sind beim Tier keine wesentlichen, auf isolierten *Nicotinsäure*mangel zurückzuführenden Hautveränderungen bekannt. Bei jungen *Mäusen* führt eine intensive Behandlung mit 2—4 mg des Nicotinsäureantagonisten 3-Acetylpyridin zu Rötung und Entzündung der Haut des Stammes[5]. Histopathologische Untersuchungen liegen nicht vor.

Ein Mangel an *p-Amino-Benzoesäure* führt bei der schwarzen *Ratte* zum Ergrauen. Auch hier fehlen histopathologische Untersuchungen der Haut[6].

Auch bei dem durch *Inositol*mangel bei *Mäusen* und *Ratten* unter bestimmten experimentellen Bedingungen hervorgerufenen diffusen Haarausfall wurden bisher keine histopathologischen Untersuchungen der Haut durchgeführt[7], ebensowenig bei *Cholin*mangel, welcher bei jungen *Ratten* zu Rostigwerden des Pelzes[8] und bei *Hunden* zu Bildung von Hautulcera führen kann[9].

Vitamin B₁₂ und *Folsäure* sind besonders für die normale Funktion der Haut junger *Hühner* von Bedeutung: Kücken aus Eiern von Vitamin B₁₂-Mangelhennen zeigen ödematöse, von Blutungen durchsetzte Haut und spärliches Federkleid. Mikroskopisch finden sich dabei keine charakteristischen Veränderungen[10]. Ein Folsäuremangel führt bei Kücken zu Depigmentation und partiellem Verlust der Federn[11]. Durch Sulfasuccidinfütterung provozierter Folsäuremangel bewirkt beim *Schwein* Alopecie[12].

Für *Vitamin B₁*-Mangel charakteristische Hautveränderungen sind nicht bekannt. Bei *Mäusen* sind lediglich Atrophie der Talgdrüsen und der Haarfollikel beschrieben[13].

Bei *kombiniertem Mangel* mehrerer Vitamine des B-Komplexes werden die charakteristischen Mangelsymptome der Haut weitgehend unterdrückt: so findet man bei *Ratten*, die unter Vitamin B₆- und Pantothensäuremangel gehalten

---

[1] Thélin 1949, Berger 1950, Svejcar und Homolka 1950.
[2] Morgan und Simms 1940, Sullivan und Nicholls 1942b.
[3] Lippincott und Morris 1941a und b.
[4] Denton 1925, 1928, Smith, Smith und Callway 1941, Moore, Spies und Cooper 1942.
[5] Woolley 1945.   [6] Ansbacher 1941.
[7] Woolley 1941, Cunha, Kirkwood, Phillips und Bohstedt 1943.
[8] Owens, Trautman und Woods 1941.   [9] Fouts 1943.
[10] Ferguson, Rigdon und Couch 1955.
[11] Mills, Briggs, Elvehjem und Hart 1942, Frost, Dann und McIntire 1946.
[12] Cartwright, Wintrobe und Humphreys 1946.   [13] Argyris 1956.

werden, zwar zuerst die Zeichen der Akrodynie, in späteren Stadien ein ganz neues Krankheitsbild, das mit Ödem, Blutungen, Gangrän und Spontanamputation der Extremitäten einhergeht und bei dem histopathologisch Ödem und Hyperämie des Coriums, intraepidermale Blasenbildung und Hautnekrosen gefunden werden[1]. Werden jedoch aus der „synthetischen" Rattendiät sämtliche B-Vitamine außer Aneurin weggelassen, so findet man lediglich partielle Alopecie und leichte, generalisierte Schuppung, histopathologisch eine Atrophie der Haarfollikel und der Talgdrüsen[2]. Andererseits vermag ein derartiger, kombinierter B-Komplex-Mangel die Folgen eines nachträglich aufgepfropften Vitamin A-Mangels zu beschleunigen und zu intensivieren[3].

Ein Mangel an *Vitamin C* führt bei Versuchstieren nicht zu wesentlichen morphologischen Veränderungen der Haut[4], dagegen sind gewisse chemische bzw. physikalisch-chemische Veränderungen, wie Verminderung des Chondroitinschwefelsäuregehaltes[5] und leichte Herabsetzung des totalen Wassergehaltes[6] beschrieben.

Im Gegensatz zu diesen spärlichen Befunden bei experimenteller C-Avitaminose stehen die charakteristischen Hautveränderungen beim Skorbut des *Menschen*, wo perifollikuläre oder ausgedehntere Blutungen und follikuläre Hyperkeratosen nur selten fehlen[7].

Bei *Vitamin K*-Mangel der *Hühner* ist das Gefieder verdünnt, die Haut oft mit kleinen Blutungen durchsetzt.

Mangel an *Vitamin E* führt beim *Hühnerkücken* zum Krankheitsbild der exsudativen Diathese, welches durch generalisierte Ödeme charakterisiert ist und im Kapitel „Blutgefäße" näher abgehandelt wird. Ähnliche Ödeme der Haut kommen beim Vitamin E-Mangel der jungen *Schweine* vor, wenn ihre Kost 10—25% Lebertran enthält[8].

Von den fettlöslichen Vitaminen führt besonders Mangel an *Vitamin A* zu wesentlichen Hautveränderungen. Bei der Vitamin A-Mangel*ratte* finden sich folgende histopathologisch nachweisbare Zeichen: Verdickung der Hornschichtung mit lockerer Anordnung der Hornlamellen ohne Parakeratose, Epidermis meist atrophisch, selten akanthotisch, Stratum granulosum dünn oder undeutlich ausgebildet. Die Basalzellen sind an der Planta pedis oft kaum mehr zu erkennen, sonst jedoch intakt. Die Haarfollikel zeigen im obersten Drittel eine charakteristische Erweiterung mit Atrophie des begrenzenden Epithels; gelegentlich sind sie mit Hornmassen, die eigentliche Pfröpfe bilden können, gefüllt. Die unteren zwei Drittel der Follikel und die Haare sind unverändert. Die Talgdrüsen sind vermindert und zeigen oft eine Erweiterung der Acini mit partieller oder totaler Desintegration der Zellen, andere Talgdrüsen sind atrophisch. Die rudimentären Schweißdrüsen sind erst in Spätstadien erweitert und atrophisch, Epithelmetaplasien fehlen. Die Cutis ist höchstens in Spätstadien etwas verdünnt. Das Bindegewebe ist unverändert. Gelegentlich findet sich ein spärliches Infiltrat von mononucleären Zellen. Das subcutane Fett schwindet[9].

Die Veränderungen gleichen somit den bei A-Avitaminose des *Menschen* beobachteten ziemlich stark, wobei jedoch hier die charakteristische follikuläre Hyperkeratose sowohl makroskopisch wie mikroskopisch deutlicher ins Auge fällt.

---

[1] SULLIVAN und NICHOLLS 1941 b.　　[2] SULLIVAN und NICHOLLS 1940 b.
[3] SULLIVAN und EVANS 1945.　　[4] NUMERS 1953.　　[5] SADHU 1952.
[6] HARTZELL und STONE 1942.
[7] WILTSHIRE 1919, CRANDON, LUND und DILL 1940, PETERS, COWARD, KREBS, MAPSON, PARSONS, PLATT, SPENCE und O'BRIEN 1948.
[8] GARTON und NAFTALIN 1953.
[9] MOULT 1943, SULLIVAN und EVANS 1943, 1945, RAMALINGASWAMI und SINCLAIR 1953 b.

Die Ähnlichkeit der Vitamin A-Mangel-Veränderungen mit verschiedenen Hautkrankheiten des Menschen, die ebenfalls mit (follikulären) Hyperkeratosen einhergehen, haben zahlreiche therapeutische Versuche mit Vitamin A veranlaßt. Hierbei werden gute Resultate besonders bei Acne vulgaris, Rosacea, verschiedenen Keratosen und Hyperkeratosen, M. Darier, Ichthyosis, Pityriasis rubra pilaris usw. erzielt, wobei jedoch sehr große Dosen des Vitamins über längere Zeit verabreicht werden müssen. Unseres Erachtens handelt es sich somit wohl um einen „pharmakodynamischen" Effekt, der sich weitgehend auf das Epithel und die gestörte Verhornung beschränkt[1]. Diese Beziehung des Vitamin A zum Epithel, welche sich nicht nur bei Mangel, sondern auch bei übernormaler Zufuhr morphologisch manifestiert, ergibt sich in gleicher Weise auch aus den Epidermisveränderungen bei experimenteller A-Hypervitaminose[2] (s. dort).

Bei *Vitamin D*-Mangel entstehen keine charakteristischen Hautveränderungen.

Wie Vitamin A wird auch das Calciferol zur Behandlung menschlicher Hautkrankheiten in Riesendosen und während Monaten angewendet. Ermutigende Erfolge stellten sich besonders beim Lupus vulgaris[3] und beim Boeckschen Sarkoid ein[4].

Anhang: Milchdrüsen.

Systematische histopathologische Untersuchungen der Milchdrüsen bei Avitaminosen sind unseres Wissens nicht durchgeführt worden, doch kann man annehmen, daß das Drüsengewebe und die Ausführungsgänge ähnliche Veränderungen erleiden, wie sie bei den Talgdrüsen beschrieben wurden. Von *Vitamin B₆*-Mangelmäusen ist bekannt, daß Gonadotropininjektionen in gleicher Weise wie bei normalen Tieren die Milchdrüsen zur Proliferation anregen[5].

Bei verschiedenen experimentellen Vitaminmangelzuständen ist eine Störung der Laktationsfähigkeit beschrieben, doch hängt dies wohl nicht in erster Linie mit Veränderungen des Drüsengewebes an sich, sondern mit dem allgemein schlechten Zustand der Muttertiere zusammen. Dies geht z. B. daraus hervor, daß ein *Vitamin E*-Mangel bei Ratten, der den Allgemeinzustand nicht wesentlich beeinträchtigt, die Laktationsfähigkeit nicht stört[6]. Verständlich ist auch, daß bei Laktation der Vitaminbedarf sowohl bei Mensch wie bei Tier gesteigert ist. Dies geht beispielsweise aus den Versuchen von Evans und Burr hervor, welche 1928 feststellten, daß säugende Ratten fünfmal mehr „*B-Vitamin*" (als Trockenhefe verabreicht) benötigen als nicht laktierende, gleich alte Tiere.

Eine gewisse Beziehung des *Vitamin E* zum Drüsengewebe der Mammae ergibt sich aus Versuchen von Piana (1953a und b), wonach Vitamin E in der Dosis von 10—20 mg pro Tier und Tag das Milchdrüsengewebe kastrierter oder virgineller Meerschweinchen zu deutlicher Entwicklung bis zur Sekretion stimuliert.

23. Hypophyse.
(Literatur s. S. 1035.)

Es ist vorauszuschicken, daß die Frage nach der Spezifität der Veränderungen bei verschiedenen Vitaminmangelzuständen ganz besonders kritisch gestellt werden muß, da die Hypophyse als Intermediärorgan in besonderem Maße auch

---

[1] Leclercq 1951, Germeraad 1952, de Graciansky und Grupper 1953, Griesemer, Frazier und Blank 1953, Miescher 1954, Germeraad, Vasbinder, Verbeek und van der Sijde 1955, Kalkoff und Conraths 1956.
[2] Studer und Frey 1949.
[3] Charpy 1943, Dowling und Thomas 1946, Charpy, Marcussen, Nielsen und Riehl 1952.
[4] Charpy, Témine, Calas und Tramier 1951, Larsson, Liljestrand und Wahlund 1952.
[5] Morris, Dunn und Wagner 1953.   [6] Barrie 1938.

zu sekundären Veränderungen befähigt ist. In ausgesprochener Weise gilt dies für die Beziehung zu den Geschlechtsdrüsen, die bei verschiedenen Vitaminmangelzuständen, in erster Linie bei Vitamin E-Mangel, atrophieren und dann als Folgezustände auch Veränderungen in der Hypophyse auslösen können. An diesem Beispiel sei gezeigt, daß in der Interpretation Vorsicht geübt werden muß, zumal die Befunde sehr widersprechend sind.

Von den fettlöslichen Vitaminen ist *Vitamin E* besonders genau untersucht. Schon seit längerer Zeit wurde auf Veränderungen bei Mangelzuständen geachtet. So wiesen VERZÁR u. Mitarb. (1931) auf die Beziehungen zwischen Hypophyse und Vitamin E hin. Man fand Zustandsbilder, die demjenigen nach Kastration weitgehend gleichen. Im wesentlichen kommt es, wie dann später gezeigt wurde, zu einer Regression der basophilen Zellen mit Auflösungserscheinungen und Degranulierung[1]. Die acidophilen Zellen werden als vermehrt angegeben[2]. P'AN u. Mitarb. (1949) beschreiben eine Vermehrung des gonadotropen Hormons in der Mangelhypophyse, was allerdings der Feststellung von HÜTER (1947) widerspricht, wonach bei E-Hypervitaminose am Kaninchen eine Steigerung der Bildung von gonadotropem Hormon festgestellt wird.

Unbekümmert darum, ob diese Veränderungen der Hypophyse primär oder sekundär sind, sind sich die meisten Autoren einig, daß morphologisch bei E-Mangel pathologische Zustände vorliegen, so daß die Feststellung von LECOQ und ISIDOR (1949), die keine Veränderungen bei Ratten im Mangelversuch sahen, als Einzelbeobachtung gewertet werden muß.

Im wesentlichen morphologisch ähnlich sind die Veränderungen bei *Vitamin A*-Mangel; die basophilen Zellen sind vermindert[3]. Im Endzustand sind auch die acidophilen Zellen vermindert. Anfänglich kommt es etwa im Sinne eines Reizzustandes zu einer Vermehrung der acidophilen und der basophilen Zellen, bis dann die Degenerationserscheinungen einsetzen. Beim Kalb wird von JUNGHERR u. Mitarb. (1950) eine Vermehrung der chromophoben Zellen eben auf Kosten der acidophilen und der basophilen vermerkt.

Aus der Gruppe der wasserlöslichen Vitamine liegen spärliche Angaben über den B-Komplex vor. PECORA und HIGHMAN (1953) sahen bei Ratten im B_1-Mangelzustand eine Verminderung der acidophilen Zellen, etwa ähnlich wie bei Unterernährung. NIWELINSKI (1953) beschreibt Verminderung der Gesamtgröße der Hypophyse und der basophilen Zellen (β-Zellen), dagegen Zunahme der δ- oder „blassen basophilen" Zellen. Es wird angenommen, daß diese Veränderungen via Beeinflussung des Nervensystems zustande kommen[4]. Die Zugabe von B_1 (täglich 10 mg) führt am normalen Kaninchen nach JULESZ und WINKLER (1952) zu einer Vermehrung der acidophilen Zellen, am kastrierten Kaninchen dagegen zu einer Verminderung der acidophilen Zellen mit Vermehrung des basophilen Kolloids, wie wir es im Kastrationszustand auftreten sehen. Auf jeden Fall wird die „Kastrationshypophyse" durch Vitamin B_1 weder verhindert noch geheilt.

Mangel an *Vitamin B_2* und *Pantothensäure* hat keine morphologischen Schäden an der Hypophyse zur Folge[5], lediglich im *Vitamin B_6*-Mangelzustand ist das Gewicht der Hypophyse etwas vermindert[6].

---

[1] BECKMANN 1955, HERRICK, EIDE und SNOW 1952, RUPPEL 1949, WOLBACH und BESSEY 1942.
[2] BECKMANN 1955, RUPPEL 1949.
[3] SLUNGAARD und HIGGINS 1956, ENGEL und SALMON 1941, ZAHLER 1947.
[4] NIWELINSKI 1953.
[5] SHAW und PHILLIPS 1941, ERSHOFF, SLATER und GAINES 1953.
[6] WOOTEN, NELSON, SIMPSON und EVANS 1955.

Bourne und Harris (1950) beschreiben an der Ratte bei *Nicotinsäureamid*-mangel eine Verminderung der acidophilen Zellen, lassen aber die Frage der Spezifität mit Recht offen, da quantitativ gleich gefütterte Kontrollen ähnliche Umänderungen aufwiesen.

24. Nebenniere.
(Literatur s. S. 1036.)

Spezifische morphologische Veränderungen der Nebennieren bei Avitaminosen sind nicht bekannt. Die wichtige Stellung dieses Organs bei der endokrinen Regulation und besonders bei der Reaktion auf exogene Schädigungen bringt es mit sich, daß jeder Mangel eines oder mehrerer Vitamine irgendwie auch die Funktion der Nebennieren beansprucht, d. h. die Avitaminose wirkt als Stress, welcher nach den Gesetzen des Adaptationssyndroms beantwortet wird, wobei es zu mehr oder weniger ausgeprägten histopathologischen und histochemischen Veränderungen der Nebenniere kommt[1]. Je akuter und tiefgreifender der Vitaminmangel den Allgemeinzustand eines Organismus schädigt, um so ausgeprägter erscheinen auch diese morphologischen Veränderungen. Die mannigfaltigen Möglichkeiten im Schweregrad und in der Dauer eines Vitaminmangels, die oft verschiedenartige Reaktionsweise der Tierarten[2] oder von Tieren verschiedenen Alters[3] sowie die Tatsache, daß der histopathologische Nebennierenbefund immer nur als Ausdruck des momentanen Funktionszustandes im Zeitpunkt des Todes gewertet werden kann, erklären die trotz der einheitlichen Entstehungsweise so verschiedenartigen und zahlreichen mikroskopisch beobachteten Nebennierenveränderungen. Diese bestehen hauptsächlich in Aktivierung, in schwereren Fällen auch Erschöpfung der Nebennierenrinde, Veränderungen, die, sofern der Vitaminmangel zu Verminderung der Nahrungsaufnahme führte, nicht selten mit dem Grad der Inanition parallel gehen. Oft führt jedoch der Vitaminmangel selbst noch zu einem zusätzlichen Stress, der sich dann besonders deutlich auswirkt, wenn das fehlende Vitamin — wie es für die Pantothensäure und das Vitamin C zutrifft — bei der Funktion der Nebenniere eine wesentliche Rolle spielt[4].

Die Notwendigkeit einer ausreichenden Versorgung mit *Pantothensäure* für die Aufrechterhaltung einer normalen Nebennierenrindenfunktion ergibt sich aus zahlreichen Experimenten: so ermüden beispielsweise pantothensäurefrei ernährte Ratten im Schwimmtest viel rascher als die Kontrolltiere bei vollwertiger Ernährung[5] und diese wiederum ermüden schneller als Kontrollratten, die 4 mg Pantothensäure pro Tag zusätzlich verabfolgt erhielten[6]. Können Ratten ihre Diät aus verschiedenen Grundstoffen selbst auswählen, dann nehmen sie bei körperlicher Anstrengung signifikant mehr Calciumpantothenat zu sich als bei Ruhe[7]. Der Eosinophilensturz nach ACTH-Injektion ist bei Pantothensäure-Mangelratten gering[8] und ein Stress durch akuten Unterdruck wird von ihnen nicht wie vom Normaltier, mit Blutzuckeranstieg und starker Zunahme des Leberglycogens beantwortet[9]. Auch gegenüber einer Wasser-Intoxikation und Kälteeinwirkung verhalten sich die Mangeltiere weniger widerstandsfähig[10]. Alle diese Versuche weisen darauf hin, daß ein Pantothensäuremangel die Nebennieren nicht, wie man früher annahm, schädigt, sondern bis zur Erschöpfung stimuliert, was dann zu einer Unterfunktion, nicht jedoch zu einem völligen Versagen führt;

---

[1] Selye 1937, 1946, Tonutti 1952, Creutzfeld, Husten und Haager 1953.
[2] Whitehead 1942, D'Angelo, Gordon und Charipper 1948, Knigge 1955.
[3] Zbinden und Studer 1956.   [4] Morgan 1951.
[5] Lefebvres-Boisselot und Ratsimamanga 1953.   [6] Dumm und Ralli 1953.
[7] Griffiths 1956.   [8] Winters, Schultz und Krehl 1952a.
[9] Hurley und Morgan 1952, Hurley und Mackenzie 1954, Hurley 1954.
[10] Wintrobe, Follis, Alcayaga, Paulson und Humphreys 1943, Ershoff 1953.

denn gewisse Reaktionen wie Entladung der Ascorbinsäurereserven bei Kälte-stress[1] und ACTH-Injektion, Reduktion der Blutleukocyten und Verminderung des Cholesteringehaltes nach ACTH- und Epinephrininjektion[2] bleiben auch bei der Pantothensäure-Mangelratte erhalten. — Als Bestandteil des Coenzym A scheint die Pantothensäure maßgeblich bei der Synthese des NNR-Cholesterins und der Rindensteroide beteiligt. Der mehrfach beobachtete Abfall des Cholesteringehaltes in den Nebennieren pantothensäurefrei ernährter Ratten[3] ist wohl nicht nur der beschleunigten Mobilisierung des Cholesterins während der Aktivierungsphase, sondern auch einer gehemmten Synthese zuzuschreiben. Dafür spricht auch die Beobachtung, daß der bei einseitiger Adrenalektomie rasch absinkende Cholesteringehalt der Nebennieren von Ratten bei Pantothensäuremangel auch nach 7 Tagen noch nicht normalisiert wird, während das vollwertig ernährte Normaltier, das derselben Schädigung unterworfen wurde, bereits nach 24 Std wieder den vollen Cholesteringehalt der Nebennieren aufweist[4].

Die unter Pantothensäuremangel auftretenden histopathologisch und histochemisch nachweisbaren Veränderungen sind besonders bei der *Ratte* deutlich zu beobachten. In den ersten Wochen kommt es zu einem progressiven Schwund der sudanophilen und doppelbrechenden Lipide im Bereiche der inneren Z. fasciculata, die sich allmählich morphologisch der Z. reticularis angleicht. Im weiteren Verlauf verschwinden die Fettstoffe auch aus der äußeren Z. fasciculata. In gleicher Weise geht auch die Ketosteroidreaktion allmählich verloren. Dagegen ist der Ascorbinsäuregehalt der Nebennierenrinde häufig normal und nur selten vermindert. Die Zellen der Z. fasciculata sind klein und dunkel, ihre feinen Vacuolen verschwinden, die Mitochondrien sind vermindert, teilweise hell und geschwollen, teilweise dunkel und miteinander verbacken. Auffallend sind die zahlreichen Mitosen. Die nicht unter dem Einfluß der Hypophyse stehende Z. glomerulosa[5] bleibt meistens normal breit und fettreich. Sie ist nur in Ausnahmefällen verdünnt oder sogar fehlend, und ihr Fettgehalt ist selten fleckweise vermindert. Sehr häufig sind die Blutgefäße des inneren Drittels der Z. fasciculata stark erweitert. Je stärker der Pantothensäuremangel, um so häufiger kommt es hier auch zu Blutungen und zu den charakteristischen hämorrhagischen Nekrosen. Im Anschluß an diese Nekrosen findet man Sprossung des Bindegewebes, besonders am Übergang von der Z. fasciculata zur Z. reticularis, später auch eine ausgedehnte Fibrose mit Hämosiderininkrustation, hämosiderinhaltigen Makrophagen und ausgedehnten Verkalkungen der nekrotischen Partien. Die Z. reticularis ist in diesem Stadium deutlich verbreitert, ihre Zellen sind klein und dunkel und ebenfalls häufig durch Bindegewebsauszüge auseinandergedrängt. Das Nebennierenmark ist, abgesehen von gelegentlicher Hyperämie, immer intakt[6]. Durch Injektionen von ACTH, nicht aber von Cortison, werden diese Nebennierenveränderungen eindeutig verstärkt und beschleunigt[7].

Wesentlich geringere Veränderungen, die sich in der Hauptsache auf Hyperämie und Blutungen in der Z. fasciculata und reticularis, z. T. mit Atrophie der

---

[1] PERRY, HAWKINS und CUMMING 1953.   [2] ERSHOFF, SLATER und GAINES 1953.
[3] MORGAN und LEWIS 1952, WINTERS, SCHULTZ und KREHL 1952b, DUMM, GERSHBERG, BECK und RALLI 1953, PERRY, HAWKINS und CUMMING 1953, HURLEY und MACKENZIE 1954.
[4] DUMM, GERSHBERG, BECK und RALLI 1953.   [5] RACE und GREEN 1955.
[6] DAFT und SEBRELL 1939, NELSON 1939, ASHBURN 1940, DAFT, SEBRELL, BABCOCK und JUKES 1940, MORGAN und SIMMS 1940, SALMON und ENGEL 1940, JÜRGENS und PFALTZ 1944, DEANE und MCKIBBIN 1946, MCQUEENEY, ASHBURN, DAFT und FAULKNER 1947, MELAMPY, CHENG und NORTHROP 1951, COWGILL, WINTERS, SCHULTZ und KREHL 1952, GUEHRING, HURLEY und MORGAN 1952.
[7] COWGILL, WINTERS, SCHULTZ und KREHL 1952.

Rindenzellen, beschränken, wurden bei pantothensäurefrei ernährten Ferkeln[1], Hunden[2] und Meerschweinchen[3] beobachtet. Andere Autoren fanden die Nebennieren bei Pantothensäuremangel des Schweines intakt[4]. Auch beim Hund bestehen Anhaltspunkte für eine Beteiligung der Pantothensäure bei der Synthese von Nebennierenrinden-Steroiden; es hat sich nämlich gezeigt, daß bei experimentellem Hochdruck Pantothensäuremangel zu einem Blutdruckabfall, erneute Pantothensäurefütterung zu einem Wiederanstieg des Blutdruckes führen[5].

Die Nebennieren der *Maus* sind, im Gegensatz zu der Ratte, bei Pantothensäuremangel meistens erhalten. Ein leichter Schwund des Fettgehaltes wird nur ausnahmsweise beobachtet[6].

Die Beziehungen des *Vitamin C* zu der Funktion der Nebennierenrinde sind erst teilweise aufgehellt. Daß jedoch solche bestehen, geht bereits aus dem relativ hohen Ascorbinsäuregehalt des Nebennierenrindengewebes[7] (bei Ratten 0,38 bis 0,5 mg/100 g gegenüber einem durchschnittlichen Vitamin C-Gehalt der übrigen Gewebe von 0,042—0,075 mg/100 g)[8] und aus dem raschen Absinken des Ascorbinsäuregehaltes der Nebennierenrinde während einer Aktivierung bei Stress-Situationen oder ACTH-Injektion hervor[9]. Injektion eines Thymusextraktes führt beim Meerschweinchen dagegen zu einer Erhöhung des Ascorbinsäure-Cholesteringehaltes der Nebennieren[10]. Andererseits vermag im Experiment eine zusätzliche Ascorbinsäure-Fütterung die Auswirkungen exogener Noxen, z. B. einer starken Unterkühlung, auf die Nebennieren von Mäusen, Ratten und Meerschweinchen deutlich zu mildern oder zu verhindern; so werden nicht nur die Nebennierenhypertrophie und der Abfall des Cholesterin- und Histamingehaltes der Nebennierenrinde hintangehalten, sondern auch die Überlebenszeit der Tiere wird oft wesentlich verlängert[11]. Dagegen wird das Nebennierengewicht der *hypophysektomierten* Ratte nach neuesten Untersuchungen durch Ascorbinsäure nicht verändert[12]. Aus diesen Beobachtungen darf der Ascorbinsäureverlust der Nebennierenrinde nicht mit einer Funktionsstörung gleichgesetzt werden; so ist beim skorbutischen Menschen und Meerschweinchen trotz Vitamin C-Verarmung der Nebennieren die 17-Ketosteroid-Ausscheidung im Urin erhöht[13]; zudem soll die Bildung von markiertem Cholesterin aus markierter Essigsäure beim skorbutischen Meerschweinchen diejenige des Normaltieres sogar übertreffen[14].

Aus diesen z. T. widersprechenden Angaben und auch aus der umfassenden Literaturübersicht von Pirani (1952) geht hervor, daß die Frage nach der möglichen Mitwirkung der Ascorbinsäure bei der Synthese der Nebennierenrinden-Steroide heute noch nicht eindeutig beantwortet werden kann.

Die *morphologischen Veränderungen* der Nebennieren bei Skorbut sind vor allem beim Meerschweinchen ausgedehnt untersucht und beschrieben worden. Sie sind hauptsächlich charakterisiert durch eine Vergrößerung und Hyperämie des Organs, Hypertrophie und Lipidschwund der Z. fasciculata und Atrophie der Z. glomeru-

[1] Sharma, Johnston, Luecke, Hoefer, Gray und Thorp 1952, Stothers, Schmidt, Johnston, Hoefer und Luecke 1955.
[2] Morgan und Guehring 1951.   [3] Reid und Briggs 1954.
[4] Wintrobe, Follis, Alcayaga, Paulson und Humphreys 1943.
[5] Lewis und Page 1953.
[6] Lippincott und Morris 1941, Levy 1949, Melampy, Cheng und Northrop 1951.
[7] Brüggemann, Karg und Käppeler 1956.   [8] Ludewig und Chanutin 1947.
[9] Sayers, Sayers, Liang und Long 1946, Ludewig und Chanutin 1947, Sesmarais und Dugal 1949, Oesterling und Long 1951, Kar 1952, Costa, Galansino und Foà 1956.
[10] Comsa und Leroux 1955.
[11] Dugal und Therien 1949, Therien, Leblanc, Heroux und Dugal 1949, Booker, Maloney, Da Costa, Jones und Froix 1952.
[12] Knobil und Fregly 1955.   [13] Clayton, Mills und Prunty 1954.
[14] Becker, Burch, Salomon, Venkitasubramanian und King 1953.

losa. In der Z. fasciculata sind vermehrte Mitosen regelmäßig, kleine Blutungen gelegentlich zu beobachten. Der Cholesteringehalt der Nebennierenrinde ist in den ersten Stadien erhöht, später deutlich vermindert. Der Ascorbinsäure- und der Corticosteroidgehalt sind herabgesetzt[1]. Diesen Veränderungen wurde in der älteren Vitaminliteratur, für welche auf die ausführliche Zusammenstellung von REID (1954) verwiesen werden muß, eine große Bedeutung beigemessen. Ihre Entwicklung fällt jedoch in der Regel mit Verschlechterung des Allgemeinzustandes und Gewichtsverlusten in den terminalen Stadien des Skorbuts zusammen, und sie unterscheiden sich nach der heutigen Ansicht in nichts von Nebennierenveränderungen, wie sie z. B. bei Inanition oder A-Hypervitaminose beobachtet wurden[2]. Es handelt sich demnach nicht um eine spezifische oder gar *die* zentrale morphologische Manifestation des Skorbuts, sondern um recht unspezifische Nebennierenveränderungen, wie sie bei den verschiedenartigsten exogenen Schädigungen entstehen.

Zu einer deutlichen Nebennierenrinden-Stimulierung führt bei der Ratte auch eine *B_6-Avitaminose*. Dies wird besonders deutlich, wenn der Vitaminmangel durch Verabreichung des Antivitamins Desoxypyridoxin verstärkt wird. In diesen Fällen findet man regelmäßig eine Aktivierung der Nebenniere: Das relative Nebennierengewicht nimmt vorerst zu, später ab, die Z. fasciculata verliert progressiv ihre sudanophilen und doppelbrechenden Lipide und gleichzeitig kommt es zu einer Verminderung des Gehaltes an Ascorbinsäure und Schiff-positiven Substanzen. Die Zellen der Z. fasciculata sind vergrößert und enthalten oft basophile und eosinophile Granula. Die Z. glomerulosa ist wiederum kaum verändert, und das Nebennierenmark ist intakt[3]. Diese morphologischen Veränderungen sind mit gewissen Störungen der Nebennierenfunktion vergesellschaftet wie Herabsetzung der Widerstandsfähigkeit gegen Kälte[4], Ausbleiben einer gesteigerten Diurese beim Wasserstoß[5] und fehlendem Cholesterinsturz in den Nebennieren bei akuter Schädigung durch Hypoxie[6].

Gleiche Aktivierungszeichen der Nebennierenrinde wie bei der Ratte wurden beim B_6-avitaminotischen *Hund* beschrieben[7], dagegen findet man bei der *Maus* trotz Behandlung mit Desoxypyridoxin keine analogen Strukturveränderungen[8].

Der Mangel an *Vitamin B_1* hat bei der Ratte ganz ähnliche Nebennierenveränderungen zur Folge: Man findet Verbreiterung der Z. fasciculata, Schwund der Neutralfette, des Cholesterins, der Ascorbinsäure und der Schiff-positiven Substanzen, Schwellung der Mitochondrien in den Zellen der Z. fasciculata und weitgehende Unversehrtheit der Z. glomerulosa[9]. Es handelt sich auch hier um die klassischen Zeichen des Adaptationssyndroms, bei deren Ausgestaltung nicht nur der Vitaminmangel an sich, sondern auch die bei der B_1-Avitaminose charakteristische, rigorose Herabsetzung der Futteraufnahme maßgeblich beteiligt ist. Sie unterscheiden sich deshalb nur wenig von den Veränderungen, wie sie bei partieller Inanition bei Unterernährung vorkommen[10].

Einen recht bedeutenden Stress stellt bei der Ratte der akute *Cholin*mangel dar. Die Nebennieren reagieren mit rascher Gewichtszunahme und Verbreiterung der Rinde. Häufig findet man kleine Blutungen im Bereiche der Kapsel und der

---

[1] BESSEY, MENTEN und KING 1934, OESTERLING und LONG 1951, STEPTO, PIRANI, CONSOLAZIO und BELL 1951, LIBRETTI und TUSINI 1952, WOLBACH 1953.
[2] WOLBACH 1953.
[3] MORGAN und SIMMS 1940, ANTOPOL und UNNA 1942, WOLBACH und BESSEY 1942, DEANE und SHAW 1947, GRÉGOIRE 1949, STEBBINS 1951b.
[4] ERSHOFF 1951.   [5] STEBBINS 1951a.   [6] BUTLER und MORGAN 1954.
[7] MUSHETT, STEBBINS und BARTON 1947.   [8] WEIR, HEINLE und WELCH 1948.
[9] DEANE und SHAW 1947, SKELTON 1950, PECORA und HIGHMAN 1953.   [10] SKELTON 1950.

Z. glomerulosa, die sich in schweren Fällen bis ins Mark ausbreiten und zu Untergang des Parenchyms führen. Die Fett-Tropfen in den Zellen der Z. fasciculata sind verkleinert[1]. Es findet sich hier aber insofern ein vom üblichen Schema abweichendes Bild, als neben der mäßigen Aktivierung der Z. fasciculata und reticularis auch die Z. glomerulosa, die sich bei Stress-Situationen sonst kaum beteiligt, auffallend verändert ist. So beobachtet man regelmäßig eine Verbreiterung der Z. glomerulosa und einen Verlust ihres Fettes. Da sich die Umbildung der Z. glomerulosa parallel zu den schweren hämorrhagischen Nierennekrosen entwickelt und bei Abheilung dieser Nekrosen wieder zurückbildet, liegt der Gedanke nahe, daß eine im Verlaufe der schweren Nierenschädigung entstandene Störung im Elektrolytgleichgewicht bei der besonderen Nebennierenaktivierung ursächlich beteiligt ist[2]. Dies erscheint durchaus möglich, da bei der Ratte, wie aus zahlreichen Experimenten geschlossen wird, die Mineralocorticoide in der Z. glomerulosa gebildet werden[3].

Auch beim Meerschweinchen werden bei Cholinmangel Verbreiterung der Nebennierenrinde und Blutungen beobachtet[4].

Ein Mangel an *Vitamin B₂* übt bei der Ratte meist nur einen geringen Einfluß auf die Struktur der Nebenniere aus, vermag aber nichtsdestoweniger gewisse funktionelle Störungen, namentlich Herabsetzung der Widerstandskraft gegenüber einem Kältestress[5] zu erzeugen. An morphologischen Veränderungen sind beschrieben: leichte Atrophie wie bei Inanition[6], leichte Gewichtsvermehrung, gefolgt von Atrophie, mäßige Vermehrung der doppelbrechenden Substanzen bei unverändertem Gehalt der sudanophilen Fette in der Z. fasciculata[7] und bei schweren Mangelzuständen bei Jungtieren eine Desorganisation der Z. fasciculata, die sich der Z. reticularis angleicht[8]. — Bei Ferkeln werden Verlust der Vacuolisierung von Rindenzellen, Vermehrung des Stromas und z. T. frische Blutungen gefunden[9].

Bei den übrigen wasserlöslichen Vitaminen sind keine wesentlichen Mangelerscheinungen der Nebennieren bekannt. Ratten, die auf einer *Nicotinsäureamid*-freien Pellagradiät mit nur 3,5% Casein und 40% Mais gehalten werden, zeigen lediglich eine Verschmälerung der Nebennierenrinde[10]. Bei Ratten auf *Biotin*-mangeldiät sind die Nebennieren nach 1—11 Wochen intakt[11]. *Folsäure*mangel führt bei Meerschweinchen zu leichter Hypertrophie der Nebennierenrinde, sofern die Tiere die dreimonatige Versuchsdauer erleben, dagegen zu Atrophie der Nebennieren und Schwund der Lipide, wenn sie vorher an Durchfall und unter Gewichtsverlust sterben[12]. Auch Nebennierenblutungen kommen vor[13]. Embryonen aus Eiern von *Vitamin B₁₂*-Mangelhennen, die nach 17tägiger Bebrütung untersucht werden, weisen keine spezifischen Veränderungen der Nebennierenstruktur, sondern lediglich eine gewisse Reifungshemmung auf[14].

Über Nebennierenveränderungen bei Mangel an *Inositol* und *p-Aminobenzoesäure* ist nichts bekannt.

Bei den fettlöslichen Vitaminen führt ein Mangel an *Vitamin A* nur zu unbedeutenden Veränderungen der Nebennierenstruktur. Der Gehalt an Neutralfetten und Cholesterin bleibt unverändert, und nur die Phospholipide sind teilweise etwas vermindert[15]. Lediglich bei lange dauerndem Mangel mit Inanition wurde

---

[1] György und Goldblatt 1939, Engel und Salmon 1941, Follis 1948, Olson und Deane 1949, Reid 1955.
[2] Olson und Deane 1949.   [3] Race und Green 1955.   [4] Reid 1955.
[5] Ershoff 1952.   [6] Wolbach und Bessey 1942.   [7] Deane und Shaw 1947.
[8] Shaw und Phillips 1941.   [9] Patek, Post und Victor 1941.
[10] Bourne und Harris 1950.   [11] Delost und Terroine 1954.
[12] Slungaard und Higgins 1956.   [13] Reid, Martin und Briggs 1956.
[14] Ferguson, Rigdon und Couch 1955.   [15] Lowe, Morton und Harrison 1953.

eine Nebennierenatrophie beschrieben[1]. STOERK, KAUNITZ und SLANETZ (1952) fanden bei etwa 50% der auf chronischen Vitamin A-Mangel gesetzten Ratten hyaline, PAS-positive Tröpfchen in den NN-Rindenzellen. Trotz dieser geringen morphologischen Veränderungen scheint die Funktion der Nebennierenrinde bei der Vitamin A-Mangelratte beeinträchtigt, was sich in einer starken Herabsetzung der Widerstandskraft gegen Kälte und Röntgenstrahlen zeigt[2].

Bei der A-Avitaminose der Maus sind die Nebennieren unverändert[3].

Auch ein Mangel an *Vitamin E* beeinflußt die Nebennieren nur wenig. Erst wenn die Avitaminose viele Monate lang dauert, treten leichte strukturelle Veränderungen wie Fettentspeicherung der Z. fasciculata, Bindegewebsvermehrung im Bereiche der Markrindengrenze, Vermehrung des eisenhaltigen Pigmentes, Verkleinerung der Zellen am Übergang der Z. fasciculata zur glomerulosa und in schwersten Fällen auch Atrophie der Z. glomerulosa auf[4]. Ziemlich regelmäßig findet man auch Vermehrung des säurefesten Pigmentes in Makrophagen und in Uferzellen der Capillaren besonders im Bereiche der Markrindengrenze[5]. Gleichartige Pigmentvermehrungen sind bei Mäusen, Hamstern und Affen beschrieben[6].

Bei *D- und K-Avitaminosen* sind keine wesentlichen Änderungen der Nebennierenstruktur bekannt.

25. Schilddrüse.
(Literatur s. S. 1039.)

Zwischen Schilddrüse und Vitaminen bestehen zahlreiche, vielfach noch nicht geklärte Beziehungen; diese betreffen vor allem das Gebiet des intermediären Stoffwechsels, in den das Schilddrüsenhormon und die Vitamine von verschiedenen Seiten her eingreifen. Wenn auch die hypo- und hyperthyreotischen Zustände sowie die verschiedenen Hypo- und Hypervitaminosen in die Betrachtung mit einbezogen werden, dann erweitern sich die Möglichkeiten der gegenseitigen Beeinflussung, Förderung oder Störung noch gewaltig. Für den Pathologen ist es bei dieser Sachlage sehr schwierig, aus dem histologischen Bild, das ihm die einfach gebaute Schilddrüse bietet und das eine Momentaufnahme zeigt, aus welcher nur in grober Weise auf den Aktivitätsgrad im Zeitpunkt des Todes geschlossen werden kann, bindende Aussagen über die funktionelle Bedeutung des beobachteten Zustandsbildes zu machen. So sind denn auch in der Literatur der Schilddrüsenveränderungen bei Hypo- und Avitaminosen die verschiedensten Bewertungen der an sich recht spärlichen und einfachen morphologischen Befunde niedergelegt.

Über Veränderungen der Schilddrüsenstruktur bei experimentellem *Vitamin A-Mangel* sind zahlreiche Arbeiten publiziert worden (Übersicht bei [7]). Die Angaben sind jedoch, namentlich in der älteren Literatur, sehr widersprechend, indem bald Aktivierung der Drüse mit Hypertrophie des Epithels, bald eine Hypofunktion mit Atrophie oder Degeneration des Epithels gefunden wurde. Dies erklärt sich aus der Tatsache, daß Schilddrüsenveränderungen bei Vitamin A-Mangel außerordentlich stark von den gewählten Versuchsbedingungen, dem Geschlecht der Versuchstiere, der Diät und dem Zeitpunkt der Untersuchung abhängig sind[8]. Nach neueren Beobachtungen[9] findet man bei Ratten in den ersten Wochen des Vitamin A-Mangels eine follikuläre Hyperplasie besonders der zentralen Drüsenpartien. In späteren Stadien kommt es zu Abflachung und Degeneration

---

[1] BLUMENTHAL und LOEB 1942.
[2] ERSHOFF 1950, 1952b, ERSHOFF und GREENBERG 1950, 1953.
[3] McCARTHY und CERECEDO 1952.   [4] TONUTTI 1943.   [5] RUPPEL 1949.
[6] MASON und TELFORD 1947, TOBIN und BIRNBAUM 1947, MENSCHIK, MUNK, ROGALSKI, RYMASZEWSKI und SZCZESNIAK 1949.
[7] DRILL 1943, LIPSETT und WINZLER 1947.   [8] COPLAN und SAMPSON 1935.
[9] LIPSETT und WINZLER 1947, VAN DYKE 1955.

des Epithels sowie zu Cystenbildung im Zentrum der Schilddrüsenlappen; diese Cysten sind von geschichtetem Plattenepithel ausgekleidet und oft mit desquamierten Zellen gefüllt. Sie entstehen wohl aus erweiterten Bläschen und bilden sich bei adäquater Therapie mit Vitamin A langsam zurück[1].

Auch bei Kälbern scheint bei Vitamin A-Mangel die Schilddrüse aktiviert, wobei die Follikel oft durch ein kubisches bis zylindrisches Epithel fast ausgefüllt werden[2]. Bei Mäusen dagegen führt die A-Avitaminose nicht zu morphologischen Schilddrüsenveränderungen[3].

Neben diesen histopathologisch erkennbaren Folgen der A-Avitaminose auf die Schilddrüse ergeben sich aus experimentellen und klinischen Untersuchungen zahlreiche Anhaltspunkte für wichtige Beziehungen des Vitamin A zur Schilddrüsen*funktion*. Vitamin A scheint demnach eine den stoffwechselfördernden Funktionen des Schilddrüsenhormons entgegengesetzte Wirkung auszuüben (Übersicht bei [4]). So führen beispielsweise bereits 25—100 IE Vitamin A bei der Vitamin A-Mangelratte zu einer deutlichen Verminderung der Aufnahme von radioaktivem Jod durch die Schilddrüsen[5]. Nach größeren Vitamin A-Dosen kommt es, ebenfalls bei Ratten, zu Verkleinerung der Schilddrüse, ein Effekt, der wahrscheinlich auf dem Wege einer herabgesetzten Sekretion von thyreotropem Hormon des Hypophysenvorderlappens zustandekommt[6], der Thiouracilkropf der Ratte wird durch große Dosen von Vitamin A nicht gehemmt[7]. Außerdem erniedrigt Vitamin A den Grundumsatz hyperthyreotischer Ratten[8]. Bei der Hyperthyreose des Menschen scheint der Vitamin A-Bedarf erhöht zu sein[4] und bei Kretinen werden niedriger Vitamin A-Spiegel im Blut und schlechte Dunkeladaptation häufig beobachtet[9].

Noch nicht geklärt ist die Bedeutung einer carotinarmen Ernährung für die Entstehung des menschlichen Kropfes, doch wollen auch hier gewisse Autoren der A-Hypovitaminose ursächliche Bedeutung beimessen[10]. Experimentell ließ sich jedoch an der Ratte die Entwicklung des Jodmangelkropfes durch einen Vitamin A-Mangel nicht beeinflussen[11].

Diese skizzenhafte Darstellung der mannigfachen Beziehung zwischen Vitamin A und Schilddrüsenhormon möge genügen, um ein Forschungsgebiet in Erinnerung zu rufen, in dem noch manches Problem seiner Lösung harrt, und das eines Tages vor allem für Fragen des Fettstoffwechsels nicht nur für den Biochemiker, sondern auch für den Pathologen aktuell werden kann.

Von den fettlöslichen Vitaminen hat auch *Vitamin E* Beziehungen zur Schilddrüse: Bei der histopathologischen Untersuchung finden sich in der Schilddrüse von Ratten, die mehrere Monate lang Vitamin E-frei ernährt wurden, als Zeichen der Unterfunktion meist große, oft unregelmäßig geformte und reichlich polychromatophiles Kolloid enthaltende Bläschen. Das Epithel ist abgeflacht[12]. Die Bewertung dieser morphologischen Veränderungen ist aber in der Literatur nicht einheitlich; während sie von einigen Autoren[13] als deutliche Hypoplasie, von anderen[14] wegen prompter Reaktivierung durch Vitamin E-Verabreichung sogar als spezifisches Mangelsymptom bezeichnet werden, beurteilen Ruppel (1949) und Telford u. Mitarb. (1938) die Schilddrüse ihrer Vitamin E-Mangelratten als so gut wie unverändert.

---

[1] van Dyke 1955.   [2] Jungherr, Helmboldt und Eaton 1951.
[3] McCarthy und Cerecedo 1952.   [4] Coplan und Sampson 1935.
[5] Money, Fager, Lucas und Rawson 1952.   [6] Sadhu 1948.   [7] Studer 1949.
[8] Sadhu und Brody 1947.   [9] Wohl und Feldman 1939, Wendt 1935.
[10] Bukatsch, Haubold und Lackner 1951.   [11] Harris und Remington 1939.
[12] Barrie 1937, Bomskov und Schneider 1939, Lecoq und Isidor 1949, Singer 1936.
[13] Singer 1936, Barrie 1937.   [14] Bomskov und Schneider 1939.

Ein Hinweis auf die Bedeutung des Vitamin E für die Schilddrüsen*funktion* ergibt sich aus der Beobachtung, daß die Schilddrüsen infantiler Kaninchen durch Vitamin E aktiviert werden. Histopathologisch findet man dabei sehr hohes Epithel und Schwund des Kolloids[1]. Die normalerweise „ruhige" Schilddrüse des Meerschweinchens wird dagegen durch große Vitamin E-Dosen nicht aktiviert[2]. Experimentell hyperthyreotisch gemachte Kücken sterben bei Fütterung einer Vitamin E-freien Diät wesentlich rascher als normothyreotische Tiere; hypothyreotische Tiere leben am längsten[3].

Aus diesen Beobachtungen ergibt sich, daß zwischen dem Vitamin E und der Schilddrüse wohl Beziehungen bestehen, bei deren Störung unter Umständen auch gewisse strukturelle Veränderungen des Organs auftreten können. Von spezifischen Vitamin E-Mangelzeichen der Schilddrüse kann jedoch in pathologisch-anatomischer Sicht nicht gesprochen werden.

Nur unbedeutend und inkonstant sind die Veränderungen, die bei *Vitamin D-Mangel* beobachtet werden: Bei Verfütterung einer rachitogenen Diät zeigen Ratten häufig eine Vergrößerung der Schilddrüse. Es ist aber wahrscheinlich, daß diese Hyperplasie und Hypertrophie des Organs nicht als Folge des Vitamin-Mangels an sich zustande kommt, sondern auf andere Faktoren wie Jodmangel oder unzweckmäßige Zusammensetzung der Diät zurückgeführt werden muß[4]. De Robertis (1941) beschreibt bei rachitischen Ratten mit Ca-armer Diät die Schilddrüse als normal, bei P-armer Ernährung aber als hypertrophisch und hyperaktiv.

Bei *K-Avitaminose* kommen wesentliche Schilddrüsen-Veränderungen nicht vor.

Bei den Vitaminen des B-Komplexes zeigt das *Vitamin B$_{12}$* wohl die wichtigsten, wenn auch bei weitem noch nicht geklärten Beziehungen zur Schilddrüse. Zwar scheint Vitamin B$_{12}$ weder beim Menschen[5] noch bei der Ratte[6] die normale Schilddrüsenfunktion zu beeinflussen. Doch ist es ein sicher nachgewiesener Wachstumsfaktor für Ratten und Kücken, die durch Schilddrüsenhormon oder jodiertes Casein hyperthyreotisch gemacht wurden[7]. *Folsäure* dagegen ist unter den gleichen Bedingungen unwirksam[8]. Der Mechanismus dieses, gegen die Auswirkungen der Hyperthyreose gerichteten Effektes ist noch ungeklärt. Vitamin B$_{12}$ scheint in wesentliche innersekretorische Regulationen einzugreifen, was daraus hervorgeht, daß es sich bei männlichen hyperthyreotischen Ratten besser auswirkt als bei weiblichen[9] und auch bei Kastration Wirkungsunterschiede bestehen[10]. Gleichzeitig vermag Vitamin B$_{12}$ den Stickstoff-Verlust hyperthyreotischer Ratten, der durch die katabole Wirkung des Thyroxins zustande kommt, zu vermindern[11]. Auch die bei Ratten durch Thiouracil-Fütterung erzeugte Wachstumshemmung wird durch Vitamin B$_{12}$ aufgehoben; zudem kommt es dabei zu einer Hemmung der Schilddrüsen-Hypertrophie[12].

Morphologische Schilddrüsenveränderungen bei Vitamin B$_{12}$-Mangel sind bisher nur wenige beschrieben: Wang u. Mitarb. (1954) fanden bei Ratten, die Vitamin B$_{12}$-frei auf einer 0,06% jodiertes Casein enthaltenden Diät gehalten wurden, Verkleinerung der Drüsenepithelien mit Akkumulation von basophilem Kolloid, starke Abflachung des Epithels mit Parallelstellung der Kerne zur Basalmembran, somit Zeichen einer starken Inaktivierung. Diese Veränderungen, die

---

[1] Hüter 1947.   [2] Bomskov und Schneider 1939.   [3] Wheeler und Perkinson 1949.
[4] Drill 1943.   [5] Wayne, MacGregor und Miller 1950.   [6] Meites 1950.
[7] Sure und Easterling 1950, Betheil und Lardy 1949, Emerson 1949.
[8] Betheil und Lardy 1949.   [9] Bolene, Ross und MacVicar 1950.
[10] Watts, Ross, Whitehair und MacVicar 1951.
[11] Rupp, Paschkis und Cantarow 1951.
[12] Bukatsch, Haubold und Lackner 1951, Guarini 1952.

sich durch Vitamin B_{12} nicht völlig normalisieren ließen, sind wahrscheinlich durch eine Hemmung der Hypophyse zu erklären[1]. Bei 17tägigen Embryonen aus Eiern, die von Vitamin B_{12}-Mangelhennen gelegt worden waren, findet man in der Schilddrüse eine Verminderung des Kolloids und unregelmäßige Ausbildung der spärlich vorhandenen Drüsenpartien, d. h. eine Hemmung der Schilddrüsenentwicklung[2]. Die Speicherung von radioaktivem Jod ist verringert[3].

Gewisse Beziehungen bestehen zwischen *Pantothensäure* und Schilddrüsenfunktion: Verschiedene Symptome der experimentellen Hyperthyreose können bei Ratten durch 50—100 mg Pantothensäure gehemmt werden[4]. Auch bei menschlicher Hyperthyreose wird eine ähnliche Wirkung beobachtet[5]. Bei der Pantothensäure-Mangelratte finden sich histopathologisch Zeichen der Inaktivität der Schilddrüse: gleichmäßige, dunkle Färbung des Kolloids, gelegentlich Epitheldesquamation[6].

Auch bei der *Vitamin B_6*-Mangelratte werden, abgesehen von Zeichen verminderter Aktivität[7], keine spezifischen Schilddrüsenveränderungen beobachtet[8]. Durch Schilddrüsen-Fütterung wird bei Ratten das B_6-Mangelsymptom nicht wesentlich verändert[9], ebensowenig durch Thyreoidektomie[10]. Dagegen vermag Thiouracil das Symptom der Rattenakrodynie etwas zu verstärken[10].

Ähnlich sind die Veränderungen bei *Vitamin B_2-Mangel*, der in der Regel keine anderen Veränderungen der Schilddrüse als die dem Grad der Inanition entsprechenden verursacht[8]. Bei der Vitamin B_2-Avitaminose *junger* Ratten wird ein hochkubisches, hypertrophisches Epithel mit starker Verminderung des Kolloids beschrieben[11]. Bei Cebus-Affen enthält die Schilddrüse nach Vitamin B_2-Mangel reichlich Kolloid, und das Epithel befindet sich im Ruhestadium[12]. Die Schilddrüse von B_2-Mangel-Ferkeln ist intakt[13].

Spezifische morphologische Schilddrüsenveränderungen bei *Vitamin B_1-Mangel*, wie sie ältere Autoren teilweise beschrieben (Übersicht bei[14]), konnten in neueren Experimenten mit einwandfreier Versuchsanordnung nicht reproduziert werden. Die Schilddrüse Vitamin B_1-frei ernährter Ratten erweist sich bezüglich Größe, histologischer Struktur und Jodgehalt als unverändert[15].

Interessant sind die zwischen Schilddrüse und *Paraaminobenzoesäure* (PABS) bestehenden Beziehungen. Wohl ist über Schilddrüsen-Veränderungen bei *Mangel* an PABS nichts bekannt. Dagegen führen *große Dosen* zu Vergrößerung der Drüse mit Verminderung des Kolloids, Abnahme seiner Eosinophilie sowie zu Hypertrophie des Drüsenepithels[16]. Große Dosen PABS besitzen demnach einen dem Thiouracil ähnlichen, die Schilddrüse hemmenden Effekt, auf den weiter unten im Kapitel „Toxikologie der Vitamine" noch kurz eingegangen wird.

Von den übrigen Vitaminen des B-Komplexes, *Biotin*[17], *Inositol*, *Cholin* und *Folsäure* sind keine wesentlichen, die Schilddrüsen betreffenden Mangelsymptome bekannt.

Schilddrüsenveränderungen bei Skorbut, namentlich bei skorbutischen Meerschweinchen, sind oft beobachtet worden. Man findet, besonders bei chronischem *Vitamin C - Mangel*, bei unverändertem Gewicht der Schilddrüse, histopathologisch eine Aktivierung, Polymorphie der Follikel, Erhöhung der

---

[1] Wang, Scheid und Schweigert 1954.   [2] Ferguson, Rigdon und Couch 1955, 1957.
[3] Ferguson, Trunnell, Dennis, Wade und Couch 1957.   [4] Abelin 1945.
[5] Ehrengut 1951.   [6] Morgan und Simms 1940.   [7] Grégoire 1949.
[8] Morgan und Simms 1940, Wolbach und Bessey 1942.   [9] Beaton und Goodwin 1954.
[10] Beaton, Beare, Beaton, White und McHenry 1953.   [11] Shaw und Phillips 1941.
[12] Mann, Watson, McNally und Goddard 1952.   [13] Patek, Post und Victor 1941.
[14] Drill 1943.   [15] Carpenter und Sharpless 1937, Harris und Remington 1939.
[16] Upton und Zarafonetis 1950, Gordon, Goldsmith und Charipper 1945.
[17] Delost und Terroine 1954.

Epithelien, Verminderung des Kolloidgehaltes und unregelmäßige Färbung des Kolloids[1]. Diese Veränderungen sind aber innerhalb der Drüse nur stellenweise ausgebildet und finden sich nur bei einem Teil der Versuchstiere[2], so daß kaum von einem spezifischen Skorbut-Symptom gesprochen werden kann[3]. Nach MAY (1937) ist für die Schilddrüse des skorbutischen Meerschweinchens außerdem besonders eine Hyperämie, die sich bei Vitamin C-Fütterung zurückbildet, charakteristisch.

26. Nebenschilddrüse.
(Literatur s. S. 1039.)

Über Veränderung der Nebenschilddrüse bei Avitaminosen ist wenig bekannt. Das Organ spielt als Regulator des Calciumhaushaltes eine Rolle bei der *Rachitis*. Bei menschlicher und experimenteller Rachitis findet man oft eine deutliche Hyperplasie der Nebenschilddrüse, wie das erstmals 1907 und 1911 von ERDHEIM beschrieben und experimentell gesichert worden ist[4]. Bei rachitischen Ratten ist die Hyperplasie besonders deutlich bei Ca-armer Ernährung. Es kommt zu Vermehrung und Vergrößerung der Zellen, der Golgi-Apparat erscheint oft fragmentiert und das Protoplasma vacuolisiert. Häufig treten auch dunkle, mit Osmium färbbare Zellen auf. All diese cytologischen Zeichen deuten auf eine vermehrte Aktivität der Nebenschilddrüse hin[5].

Bei *Vitamin A-Mangel* dagegen ist die Nebenschilddrüse unverändert.

Bei Ratten mit Mangel an *Vitamin B$_6$* und *B$_2$* sind keine anderen Veränderungen beobachtet worden als sie bei Inanition zu finden sind[6]. Weitere Beobachtungen über Nebenschilddrüsenveränderungen bei Avitaminosen sind uns nicht bekannt.

27. Zentrales und peripheres Nervensystem.
(Literatur s. S. 1041.)

Für Funktion und anatomische Unversehrtheit des Nervensystems sind viele Vitamine, besonders diejenigen des B-Komplexes von überragender Bedeutung [Übersicht bei SINCLAIR (1956)]. Seit Jahrzehnten hat das Verhältnis des *Vitamin B$_1$* zum Nervensystem, insbesondere die morphologischen Auswirkungen des Vitamin B$_1$-Mangels, zu eingehenden Diskussionen Anlaß gegeben. Das Hauptproblem der histopathologischen Beurteilung experimentell erzeugter Veränderungen des peripheren Nervensystems bei Vitamin B$_1$-Mangel liegt in der Abgrenzung von spezifischen Avitaminosefolgen gegenüber den Schädigungen durch Inanition.

Es ist praktisch unmöglich, einen Vitamin B$_1$-Mangel von einer gewissen zeitlichen Ausdehnung zu erzeugen, ohne daß die Nahrungsaufnahme stark gestört ist. Ein Vergleich mit isocalorisch ernährten Kontrolltieren ist nur bedingt zulässig, da ein calorisch unterernährtes Tier andere Ernährungsbedürfnisse hat als ein avitaminotisches, dessen intermediärer Stoffwechsel grundlegend verändert ist. Die Diskussion über die Vitamin B$_1$-Mangelschädigung des Nervensystems entspringt sicher zum Teil einer gewissen Überbewertung des morphologischen Befundes als alleinigem Beweismittel für das Vorliegen einer Avitaminose, unterliegt es doch nach den heutigen Kenntnissen gar keinem Zweifel, daß das Vitamin B$_1$ dank seiner zentralen Stellung im Kohlenhydratstoffwechsel für die Funktion und Ernährung des gesamten Nervensystems von überragender

---

[1] SPENCE und SCOWEN 1935, ABERCROMBIE 1935, HARRIS und SMITH 1928, SCHULZE und LINNEMANN 1938.
[2] SCHULZE und LINNEMANN 1938, SPENCE und SCOWEN 1935.
[3] MEYER und McCORMICK 1928.
[4] ERDHEIM 1906, 1907, 1911, 1914, DE ROBERTIS 1941, LANDAUER 1954.
[5] DE ROBERTIS 1941.   [6] WOLBACH und BESSEY 1942.

Bedeutung ist. Ein Vitamin B_1-Mangel kann demnach das Nervensystem schädigen, ohne daß man mikroskopisch sichere Veränderungen zu finden braucht. Es entsteht, wie Peters (1948) es ausdrückt, eine „biochemische Läsion". Die Wichtigkeit des Vitamin B_1 wird nach den Befunden von Minz (1938) und ausgedehnten Untersuchungen v. Muralts und seiner Schule (1945) durch die Tatsache unterstrichen, daß das Aneurin bei der Nervenreizung als „Aktionssubstanz" im Nerven freigesetzt und bei Vagusreizung des isolierten Herzens in die Herzflüssigkeit abgegeben wird. Vitamin B_1 wird zudem bei manchen Formen menschlicher Neuritis oft mit gutem Erfolg therapeutisch verwendet, wobei jedoch auch eine analgetische Wirkung des Vitamins eine Rolle spielen soll (z. B. bei Behandlung von Neuralgien und Amputationsbeschwerden)[1].

Die Frage nach den *morphologischen Auswirkungen* eines reinen, unkomplizierten Vitamin B_1-Mangels im zentralen und peripheren Nervensystem ist auch nach den neuesten Untersuchungen nicht völlig geklärt. Eijkman (1897, 1906) fand als erster 1897 in seinen für die Vitaminlehre grundlegenden Versuchen bei Hühnern nach Fütterung einer Vitamin B_1-armen Diät aus poliertem Reis nervöse Erscheinungen und histopathologisch degenerative Veränderungen der peripheren Nerven, die er mit der Polyneuritis der menschlichen Beriberi-Krankheit verglich. Seither sind sehr viele an den verschiedensten Tierarten durchgeführte Experimente publiziert worden, bei welchen durch Vitamin B_1-Mangel erzeugte Veränderungen des peripheren und zentralen Nervensystems mitgeteilt wurden. Oft sind dabei jedoch unvollkommene Diäten mit ungenügenden Vitaminzulagen, namentlich Fehlen der Pantothensäure, verwendet worden, oder man trug der bei Aneurinmangel stets vorhandenen starken Anorexie und der dadurch bedingten partiellen Inanition der Versuchstiere sowie dem unterschiedlichen Verhalten verschiedener Tierarten nicht genügend Rechnung. Auch wurde die Bedeutung der positiven Marchi-Reaktion der Markscheiden wohl oft überbewertet, findet man mit dieser Färbemethode doch auch bei Inanition[2] und bei unsorgfältiger Präparation recht oft Schwärzung der peripheren Nervenfasern. Es kann sich deshalb hier nicht darum handeln, alle diese, wenn auch hochinteressanten, so doch teilweise unrichtigen, oder durch neue Erkenntnisse überholten Arbeiten aufzuzählen. Für diese historischen Tatsachen sei auf die Zusammenstellung von Wolbach und Bessey (1942) und Follis (1948) hingewiesen.

Bei Ratten führt ein Vitamin B_1-Mangel neurologisch zuerst zu Tonusverlust, später zu schweren nervösen Störungen wie Spreizen und stundenlanges Überstrecken der Beine, Starre der Muskulatur, intensive Hypermotilität und Wackelbewegungen des Kopfes. Überleben die Tiere diesen Zustand, dann werden sie apathisch, sitzen in kyphotischer Haltung mit wackelndem Kopf und gestreckten Extremitäten da und gehen schließlich unter starkem Gewichtsverlust zugrunde[3]. Histopathologisch erweisen sich die *peripheren Nerven* nach neueren und unter einwandfreien Bedingungen durchgeführten Versuchen als intakt[4]. Auch beim Vitamin B_1-Mangel der Katzen[5], der Schweine[6] und der Affen[7] sind die peripheren Nerven mikroskopisch unverändert. Bei B_1-Mangelkatzen[5] und B_1-Mangelratten[8] wurde die Regeneration des lädierten peripheren Nerven als ungestört befunden.

---

[1] Stepp 1950.   [2] Swank 1940, North und Sinclair 1956.
[3] Davison und Stone 1937, Kalm, Luckner und Magun 1952.
[4] Engel und Phillips 1938, Follis 1948, Kalm, Luckner und Magun 1952, Luckner und Magun 1952.
[5] Berry, Neumann und Hinsey 1945.
[6] Follis, Miller, Wintrobe und Stein 1943, Wintrobe, Follis, Humphreys, Stein und Lauritsen 1944.
[7] Rinehart, Friedman und Greenberg 1946, Rinehart, Greenberg und Friedman 1947.
[8] Vogel 1957.

Entgegen diesen Befunden berichten SINCLAIR und NORTH und SINCLAIR 1956 erneut über Nervendegenerationen bei chronischem Vitamin B$_1$-Mangel von Ratten, wobei allerdings nur ein Teil der avitaminotischen Tiere betroffen war. Das Spinalganglion war intakt.

Bei B$_1$-avitaminotischen Säugetieren ist das Rückenmark unverändert. Dagegen wurden sehr oft Schädigungen des Gehirns festgestellt:

Bei Ratten findet man in der Medulla oblongata, im Boden des 4. Ventrikels und im Bereiche der Vestibularis- und Kleinhirnkerne häufig Ganglienzellveränderungen wie homogene oder vacuoläre Umänderung des Protoplasmas, Hyperchromasie und Vergrößerung der Kerne mit Verschwinden des Kernkörperchens und kleinen Einkerbungen der Kernmembran. In der Großhirnrinde und in den Stammganglien sind diese Veränderungen seltener, dagegen findet man hier, besonders in der vierten Schicht der Großhirnrinde, recht oft geschrumpfte, dunkle Ganglienzellen mit geschwollenen Fortsätzen[1]. Hie und da sieht man auch Blutungen besonders im Bereiche der Brücke, der Medulla oblongata und der Kleinhirnkerne[2].

Bei andern Säugetieren werden ähnliche Veränderungen festgestellt: bei Affen beispielsweise degenerative Veränderungen mit Ödem, Fragmentation von Markscheiden, Vermehrung der Mikroglia, Untergang von Ganglienzellen und leichte Vermehrung der Capillaren im Bereiche des Putamen und des Nucleus caudatus, seltener in den übrigen Hirnkernen[3].

Noch nicht ganz geklärt sind die Verhältnisse bei Vögeln, wo insbesondere Tauben häufig untersucht wurden. Hier führt ein akuter Vitamin B$_1$-Mangel zu schweren zentralnervösen Störungen in der Form eines akuten Opisthotonus[4]. Histopathologisch zeigen die peripheren Nerven und das Rückenmark dabei nur dann Markscheidendegenerationen, wenn die Avitaminose mit deutlicher Inanition kombiniert ist. Ein chronischer Vitamin B$_1$-Mangel der Tauben führt zu Schwächezuständen der Beine, Ataxie und Lähmungen[5], histopathologisch zu distal beginnenden Degenerationen, hauptsächlich der langen und dickeren Fasern der peripheren Nerven: Es kommt dabei zu Zerfall der Achsenzylinder und zu Markscheidendegenerationen[6]. Die zu den degenerierten Fasern gehörigen Nervenzellen des Spinalganglions und des Rückenmarks sind leicht geschrumpft[7]. Im dorsalen Spinalganglion werden auch Lyse und exzentrische Verlagerung der Ganglienzellkerne festgestellt[8].

Auch im Rückenmark werden gelegentlich Faserdegenerationen, besonders des Vorder- und Seitenstranges, beobachtet[6]. Trotz der zahlreichen Beobachtungen solcher Schädigungen des Nervensystems sind die Verhältnisse noch nicht geklärt, da auch bei Tauben eine Inanition mit Mangel anderer wichtiger Nahrungsbestandteile bei der Entstehung der Nervenveränderungen, wenigstens zum Teil, eine Rolle spielen kann[9]. Dies geht auch daraus hervor, daß die Schwäche der Beine bei Vitamin B$_1$-Therapie nur langsam zurückgeht, während sich der auf akuten Vitamin B$_1$-Mangel zurückzuführende Opisthotonus auf Vitamin B$_1$ prompt zurückbildet[10]. Von ENGEL und PHILLIPS (1938) wird das Vorhandensein peripherer Nervendegenerationen beim B$_1$-avitaminotischen Hühnchen bestritten.

Im Zentralnervensystem wurden bei Vögeln Blutungen und degenerative Veränderungen von Nervenzellen und -fasern im Bereiche der Vestibularis- und

---

[1] PRICKETT 1934, DAVISON und STONE 1937, FOLLIS 1948, KALM, LUCKNER und MAGUN 1952.

[2] PRICKETT 1934, CHURCH 1935, FOLLIS 1948, KALM, LUCKNER und MAGUN 1952, PECORA und HIGHMAN 1953.

[3] RINEHART, FRIEDMAN und GREENBERG 1946, RINEHART, GREENBERG und FRIEDMAN 1947.

[4] SWANK 1940, SWANK und PRADOS 1942.   [5] SWANK und BESSEY 1941.

[6] SWANK 1940, SHAW und PHILLIPS 1945b.   [7] SWANK und PRADOS 1942.

[8] SWANK 1940.   [9] SHAW und PHILLIPS 1945b.   [10] SWANK und BESSEY 1941.

Oculomotoriuskerne sowie im Kleinhirn beobachtet[1], doch ist auch hier die Spezifität der Veränderungen wegen ungenügender Fütterungsmöglichkeiten der avitaminotischen Tiere angezweifelt worden[2]. Es wird vielleicht in der Zukunft möglich sein, auf histochemischem Wege die morphologischen Beweise für eine Vitamin B_1-Mangelschädigung des Nervensystems zu vermehren und zu kräftigen. Ansätze dazu sind vorhanden: So findet man bei B_1-avitaminotischen Ratten in den Ganglienzellen des Gehirns eine Vermehrung der alkalischen und eine Verminderung der sauren Phosphatase[3]. Beim Vitamin B_1-Mangelkücken ist die Adenosin-5'-Phosphatase in den Zellkernen der Hirnrinde vermehrt, in den Nervenfasern des Gehirns dagegen verschwunden[4].

Beim Menschen wird neben der Polyneuritis bei Beriberi (s. S. 834) auch die *Polioencephalitis haemorrhagica superior Wernicke* mit einem Vitamin B_1-Mangel in Zusammenhang gebracht. Es handelt sich dabei um streng symmetrisch auftretende, herdförmige, varicöse Veränderungen der Blutgefäße und Blutungen im Bereiche namentlich der äußeren Augenmuskelkerne, des Thalamus und Hypothalamus, der Habenulae und einiger anderer Hirnkerne[5]. Die Krankheit kommt am häufigsten bei Alkoholikern vor und ist sicher nur teilweise auf einen Vitamin B_1-Mangel zurückzuführen. Andere, beim chronischen Alkoholismus mit seinen oft einseitigen Ernährungsbedingungen häufig anzutreffende Stoffwechselstörungen sowie Leberschädigungen sind ursächlich neben dem Vitamin B_1-Mangel von Bedeutung[6].

Ähnliches gilt für die *Chastek-Paralyse* der Silberfüchse und Nerze (so genannt nach der Chastek-Farm, Minnesota, wo die Krankheit 1932 erstmals beobachtet wurde).

Die Krankheit tritt bei Fütterung mit mehr als 10% rohen Fischen auf und kann auf enzymatischen Abbau des Vitamin B_1 durch einen im Futter enthaltenen Stoff zurückgeführt werden[7]. Klinisch zeigen die Tiere eine mit Hyperaesthesien verbundene, sich sehr rasch entwickelnde Ataxie und Spastizität und gehen unter Krämpfen in wenigen Tagen zugrunde[8]. Histopathologisch finden sich Gefäßerweiterungen und herdförmige proliferative Reaktionen der Endothelien und adventitiellen Zellen der kleinen Hirngefäße ebenfalls mit symmetrischer Anordnung besonders im Bereiche der „paraventrikulären" Kerne. Oft sieht man auch kleine Blutungen sowie leichte Degeneration von Nervenzellen, gelegentlich mit Gliareaktion[9], ferner Blutungen und degenerative Veränderungen des Myokards.

Das histopathologische Bild und die Verteilung der Läsionen im Gehirn sind praktisch gleich wie bei der Wernicke-Krankheit des Menschen[10]. Ursächlich kommen neben dem Vitamin B_1-Mangel auch andere diätetische Faktoren in Frage, findet man doch auch degenerative Schädigungen anderer Organe, die sich nicht ohne weiteres in das Bild der B_1-Avitaminose einordnen lassen, so z. B. schwere Leberverfettung, z. T. mit Nekrosen und Hämorrhagien.

Überblickt man die hier kurz zusammengefaßten Tatsachen über Veränderungen des peripheren und zentralen Nervensystems bei Vitamin B_1-Mangel, dann kommt man zu folgendem Schluß: Die Polyneuritis ist kein spezifisches Vitamin B_1-Mangelsymptom. Als Zeichen eines schweren Ernährungsschadens bei der menschlichen Beriberi ist sie wohl teilweise durch einen Vitamin B_1-Mangel bedingt. Andere Vitamine sowie die einseitige und ungenügende Ernährung spielen bei ihrer Entstehung jedoch ebenfalls eine wichtige Rolle. Durch

---

[1] Alexander, Pijoan, Myerson und Keane 1938, Prados und Swank 1942, Swank und Prados 1942.
[2] Follis 1948.   [3] Shimizu, Handa, Handa und Kumamoto 1950.
[4] Naidoo und Pratt 1954.   [5] Alexander 1940.   [6] Riggs und Boles 1944.
[7] Krampitz und Woolley 1944.   [8] Green, Carlson und Evans 1941.
[9] Green und Evans 1940, Evans, Carlson und Green 1942.
[10] Evans, Carlson und Green 1942.

reinen Vitamin B_1-Mangel läßt sich bei Säugetieren keine Degeneration des peripheren Nervensystems erzeugen. Bei Vögeln ist die Frage noch nicht geklärt. Markscheidendegenerationen der peripheren Nerven und des Rückenmarks im Gefolge von Vitamin B_1-Mangel-Experimenten werden um so häufiger beobachtet, je länger der Mangelzustand dauert. Bei solchen Versuchen sind jedoch andere Störungen der Ernährung, insbesondere calorische Unterernährung, unvermeidbar[1]. Ähnliches gilt für die Schädigungen, die im zentralen Nervensystem beobachtet werden. Es ist unwahrscheinlich, daß es experimentell einmal gelingen wird, Avitaminoseschädigungen und Folgen der mangelhaften Ernährung auseinanderzuhalten. Man würde vielleicht gut tun, in Zukunft statt von Schädigungen des Nervensystems *durch* Vitamin B_1-Mangel von Veränderungen *bei* B_1-Avitaminose zu sprechen, um so die noch unentschiedene ursächliche Bedeutung des Vitamin B_1 bis zum Vorliegen neuerer und besserer Argumente offen zu lassen.

Etwas übersichtlicher gestalten sich die Verhältnisse bei anderen Vitaminen des B-Komplexes: Bei schweren experimentellen *Vitamin B_2*-Mangelzuständen sind wiederholt morphologische Veränderungen des Nervensystems beschrieben worden, so z. B. beim Hund, bei welchem in langdauernden Versuchen Markscheidendegeneration der peripheren Nerven und des Rückenmarkshinterstranges beobachtet werden[2]. Beim Huhn kommt unter bestimmten Fütterungsbedingungen eine akut einsetzende oder eine sich chronisch entwickelnde Lähmung vor, die mit Vitamin B_2-Mangel in Zusammenhang steht, und bei der im peripheren Nerven Myelindegeneration, Proliferation der Schwannschen Zellen, Schwellung und Fragmentation der Achsenzylinder beobachtet werden[3]. Bei Ratten können je nach Versuchsanordnung, Diät und Versuchsdauer entweder keine[4] oder ähnliche Veränderungen der peripheren Nerven wie beim Huhn erzeugt werden[5]. Auch im Rückenmark finden sich hierbei degenerative Veränderungen der Markscheiden, z. T. mit Gliose[5]. Fettreiche Diät verstärkt diese Schädigungen[5]. Bei der Maus dagegen werden nur vereinzelt beginnende Läsionen der peripheren Nerven und der Markscheiden im Rückenmark gefunden[6]. Die Regeneration durchtrennter Nerven ist bei Vitamin B_2-Mangelratten unbeeinflußt[7]. Bei Affen sieht man in Terminalstadien eines schweren Vitamin B_2-Mangels Ataxie[8], histopathologisch Demyelinisierung der peripheren Nerven[9]. Das zentrale und periphere Nervensystem von Ferkeln mit mehrmonatigem Vitamin B_2-Mangel ist intakt[10]. Es ergibt sich aus diesen zahlreichen Beobachtungen, daß ein Vitamin B_2-Mangel wohl unter gewissen Umständen mit morphologischen Veränderungen des peripheren Nerven und des Rückenmarks einhergeht, daß jedoch bei der Entstehung dieser Schädigungen neben der Avitaminose noch andere Faktoren diätetischer Art mit beteiligt sind. Das Gehirn ist nach den bisherigen Erfahrungen nicht betroffen.

Das *Vitamin B_6* ist für den Stoffwechsel der Nerven von überragender Bedeutung. Ein Mangel an Vitamin B_6 kann zu Störungen des Zentralnervensystems Anlaß geben, über deren morphologische Grundlage noch nichts bekannt ist. So zeigen menschliche Säuglinge, die mit Vitamin B_6-armer Büchsenmilch ernährt werden, ein durch epileptiforme Krämpfe charakterisiertes Syndrom, welches mit Pyridoxin prompt zum Verschwinden gebracht werden

---

[1] Davison und Stone 1937.　　[2] Street, Cowgill und Zimmerman 1941 b.
[3] Phillips und Engel 1938.　　[4] Engel und Phillips 1939.
[5] Shaw und Phillips 1941.　　[6] Lippincott und Morris 1942.　　[7] Vogel 1957.
[8] Waisman 1944, Mann, Watson, McNally und Goddard 1952.
[9] Mann, Watson, McNally und Goddard 1952.
[10] Patek, Post und Victor 1941.

kann[1]. Auch bei Schweinen[2], Ratten[3], Hühnern[4], Truthühnern[5] und Kaninchen[6] zeigen sich bei Vitamin B_6-Mangel tonisch-klonische Konvulsionen. Die Ursache dieser Krämpfe ist möglicherweise eine Verminderung des 5-Hydroxytryptamin-Gehaltes des Gehirns, da zur Bildung dieses Hormons aus 5-Hydroxytryptophan Vitamin B_6 notwendig ist[7].

Beim erwachsenen Menschen führt ein experimenteller mit Desoxypyridoxin verstärkter Vitamin B_6-Mangel zu Zeichen einer peripheren Neuritis, die hauptsächlich durch Sensibilitätsstörungen imponiert[8]. Histopathologische Befunde sind hierbei nicht bekannt. Dagegen ergibt sich aus Versuchen, die besonders an Schweinen durchgeführt wurden, daß ein Vitamin B_6-Mangel die peripheren

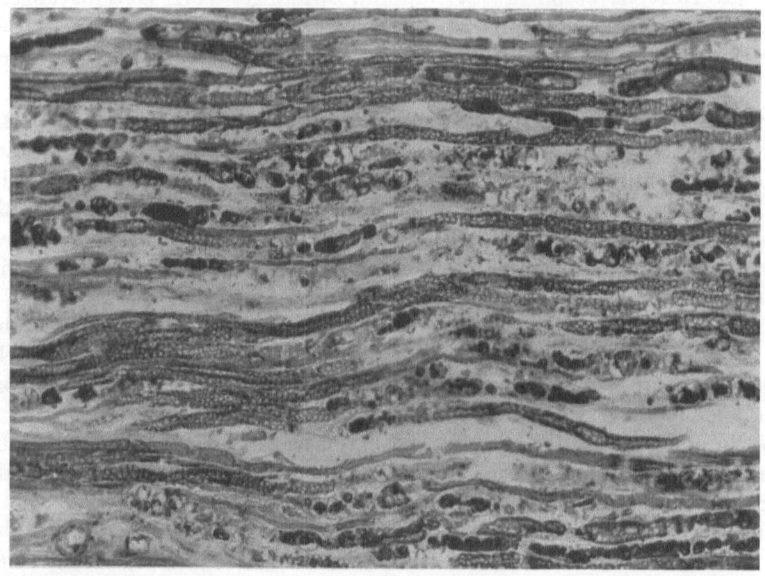

Abb. 74. Nervus ischiadicus, Ratte, Sudanschwarz. Vergr. 250 ×. Status nach 50wöchiger Behandlung mit einem 0,2%igen Zusatz von Isonicotinsäurehydrazin zur Diät. Blähung und Zerfall von Markscheiden, Umwandlung des Myelins zu Neutralfett. (Nach Zbinden und Studer 1955.)

Nerven schädigt. Bei Schweinen werden Gangstörungen beobachtet, die an den hinteren Extremitäten beginnen und die schließlich in schwere Ataxie übergehen. Histopathologisch findet man als erstes Zeichen nach 9- bis 10wöchigem Mangelzustand Entmarkung der peripheren Nerven, Schwellung und Fragmentation der Markscheiden, Auftreten von Neutralfett und eher spärliche Fettkörnchenzellen. In späteren Stadien zeigen die Achsenzylinder deutliche degenerative Veränderungen. In den hinteren Rückenmarkswurzeln sind nur einzelne Fasern degeneriert, die vorderen Rückenmarkswurzeln sind intakt. Wohl sekundärer Natur sind leichte, nur in vorgeschrittenen Fällen zu beobachtende Atrophien von Ganglienzellen im dorsalen Spinalganglion. Ausnahmsweise wird hier Phago-

---

[1] Snyderman, Holt, Carretero und Jacobs 1953, Coursin 1954, 1955, Molony und Parmelee 1954.

[2] Wintrobe, Follis, Miller, Stein, Alcayaga, Humphreys, Suksta und Cartwright 1943.

[3] Chick, El Sadr und Worden 1940, Daniel, Kline und Tolle 1942, Lepkovsky, Krause und Dimick 1942, Patton, Karn und Longenecker 1944.

[4] Jukes 1939, Lepkovsky und Kratzer 1942.

[5] Bird, Kratzer, Asmundson und Lepkovsky 1943.

[6] Hove und Herndon 1957.   [7] Sinclair 1956.

[8] Vilter, Mueller, Glazer, Jarrold, Abraham, Thompson und Hawkins 1953.

cytose von Ganglienzellen beobachtet. Im Rückenmark, in der Medulla oblongata und im Gehirn sind keine sicheren pathologischen Veränderungen festzustellen[1]. Ähnliche degenerative Veränderungen der peripheren Nerven, dazu aber auch im Rückenmark, sind bei Vitamin B$_6$-Mangel des Hundes beschrieben[2]. Auch bei Kälbern gelingt es, leichte degenerative periphere Nervenveränderungen durch Vitamin B$_6$-Mangel zu erzeugen[3]. Dagegen finden sich in der Literatur keine Angaben über Vitamin B$_6$-Mangelveränderungen am Nervensystem von Ratten. In eigenen Versuchen[4] ließen sich an jungen, Vitamin B$_6$-frei ernährten Ratten,

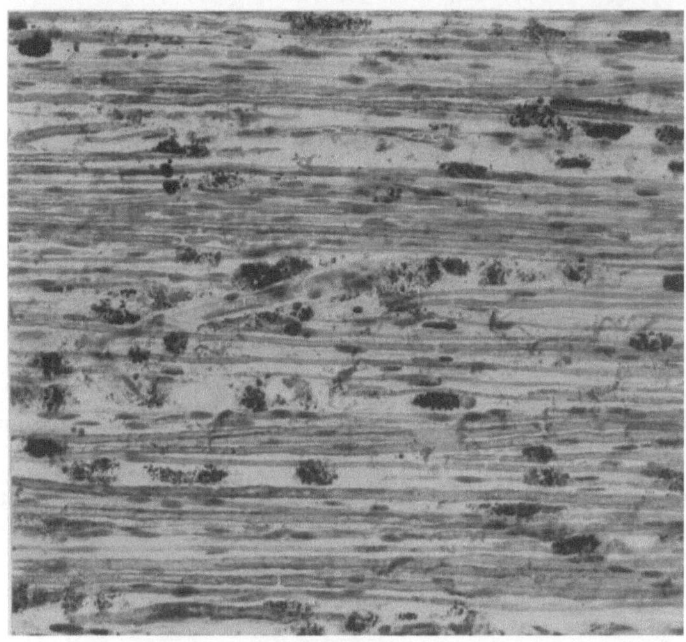

Abb. 75. Nervus ischiadicus, Ratte, Fettrot 7B, Vergr. 200×. Status nach 50wöchiger Behandlung mit einem 0,2%igen Zusatz von Isonicotinsäurehydrazin zur Diät. Schwerste Atrophie der Nervenfasern. Zahlreiche Fettkörnchenzellen. (Nach ZBINDEN und STUDER 1955.)

die mit Desoxypyridoxin behandelt wurden und die schwere äußere Zeichen des Vitamin B$_6$-Mangels (Rattenakrodynie) aufwiesen, histopathologisch keine Veränderungen des N. ischiadicus nachweisen. Dagegen ist die Regeneration durchtrennter Nerven bei Vitamin B$_6$-Mangelratten beeinträchtigt, indem im regenerierten Nerven ein starker Mangel an Achsenzylindern und eine dürftige Myelinbildung auffallen[5]. An Ratten gelingt es, durch hohe Dosen Isoniazid eine Degeneration der peripheren Nerven zu erzeugen, die histopathologisch mit der beim Schwein beobachteten Vitamin B$_6$-Mangel-Neuropathie übereinstimmt[6] (Abb. 74 und 75) und die sich durch große Dosen Pyridoxin, Pyridoxamin oder Pyridoxal-5-phosphat weitgehend hemmen läßt[7].

Es bestehen auch beim Menschen zahlreiche Anhaltspunkte, daß bei hochdosierter Isoniazid-Behandlung der Vitamin B$_6$-Stoffwechsel gestört ist[8]; die bei

---

[1] FOLLIS und WINTROBE 1945, SWANK und ADAMS 1948.
[2] STREET, COWGILL und ZIMMERMAN 1941a.
[3] JOHNSON, PINKOS und BURKE 1950.
[4] ZBINDEN und STUDER, unveröffentlicht.   [5] VOGEL 1957.
[6] KLINGHARDT 1954, KLINGHARDT, RADENBACH und MROWKA 1954, ZBINDEN und STUDER 1955a, b und c.
[7] ZBINDEN und STUDER 1955a und b.   [8] BIEHL und VILTER 1954.

der Isoniazid-Therapie der menschlichen Tuberkulose gelegentlich beobachtete „periphere Polyneuritis" geht ebenfalls mit charakteristischen histopathologisch

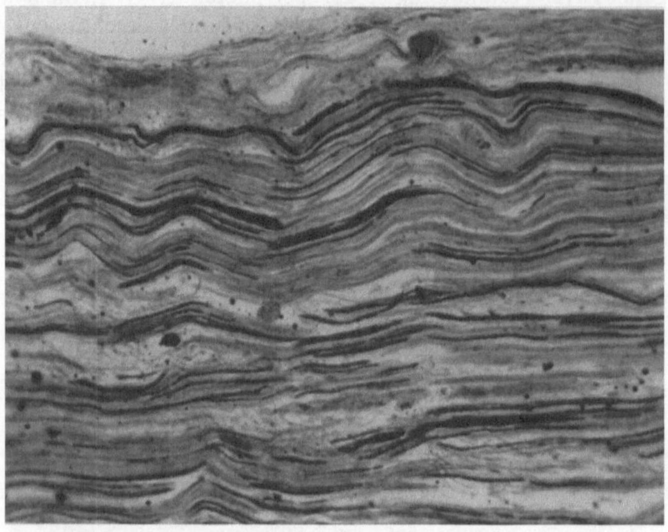

Abb. 76. Nervus ischiadicus, Mensch, Sudanschwarz, Vergr. 130 ×. Polyneuritis nach Behandlung einer Lungen-tuberkulose mit Isonicotinsäurehydrazid. Schwerste Atrophie der Markscheiden. (Material freundlicherweise von Herrn Prof. F. Beckermann und Herrn Doz. Dr. P. Bünger, Allg. Krankenhaus Heidberg, Hamburg, zur Verfügung gestellt.)

feststellbaren, degenerativen Veränderungen des peripheren Nerven einher[1] (Abb. 76 und 77) und kann, wie zahlreiche klinische Beobachtungen in Analogie

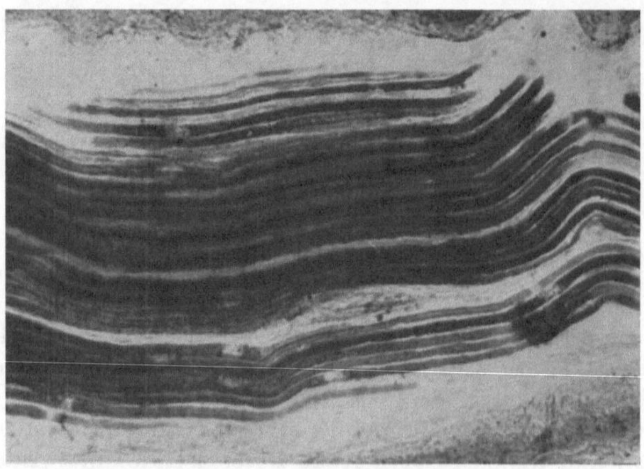

Abb. 77. Nervus ischiadicus, Mensch, Sudanschwarz, Vergr. 130 ×. Normaler, gleichalter Vergleichsfall. Regelmäßige und deutliche Färbung der Markscheiden.

zu den tierexperimentellen Befunden ergeben, durch prophylaktische Vitamin B_6-Verabreichung verhindert werden. Es ist noch nicht geklärt, ob ein direkter Isoniazid-Vitamin B_6-Antagonismus, eine Vermehrung der Vitamin B_6-Aus-scheidung oder, wie auch vermutet wird[2], ein Vitamin B_6-Mangel infolge des

---

[1] Klinghardt, Radenbach und Mrowka 1954, Zbinden und Studer 1955a und c.
[2] Axt, Bünger und Lass 1956.

gesteigerten Eiweißumsatzes als Ursache der Nervenschädigung zu betrachten ist. Außerdem werden beim Menschen zahlreiche Erkrankungen des zentralen und peripheren Nervensystems, die wohl keine Beziehungen zu einem Vitamin B$_6$-Mangel aufweisen, oft mit gutem Erfolg mit mittleren und großen Vitamin B$_6$-Dosen behandelt. So sind gute therapeutische Wirkungen von Vitamin B$_6$ bei diphtherischen Lähmungen[1], bei zentralnervösen Folgen einer akuten Methylbromidvergiftung[2], bei verschiedenen extrapyramidalen Störungen[3], bei Hirnschädigung durch Trauma, Infektionen und mangelhafte Durchblutung[4] sowie bei verschiedenen Erkrankungen der peripheren Nerven beschrieben[5]. Die Wirkungsweise des Vitamins ist hier noch keineswegs geklärt.

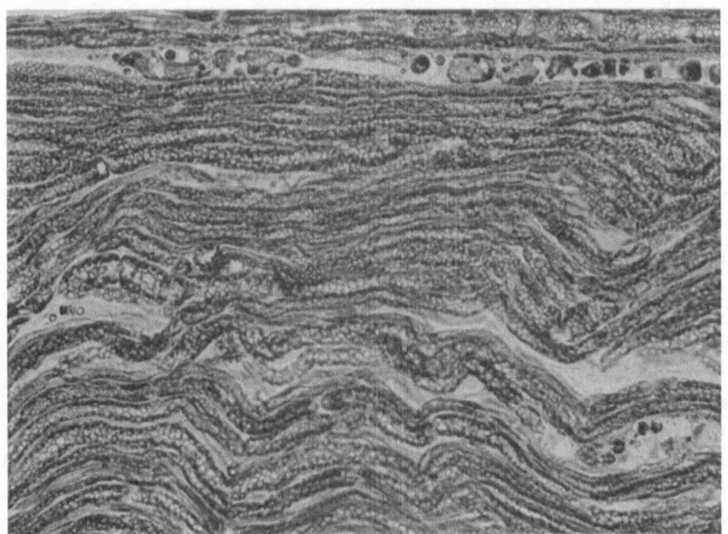

Abb. 78. Nervus ischiadicus, Ratte, Sudanschwarz, Vergr. 200 ×. Chronischer Pantothensäuremangel während 7 Monaten. Herdförmige Blähung und Fragmentierung der Markscheiden.

*Pantothensäure*mangel führt bei allen untersuchten Tierarten zu degenerativer Veränderung des Nervensystems. Betroffen sind vor allem Rückenmark, Spinalganglien und periphere Nerven (Abb. 78), wobei noch nicht als völlig geklärt gelten kann, ob die Nervenzelle oder die Nervenfaser primär betroffen ist oder ob beide gleichzeitig geschädigt werden. Gehirn und Medulla oblongata werden fast stets als unverändert beschrieben. Beim Schwein sind die schwersten und wohl anch die ersten Veränderungen in den Ganglienzellen des dorsalen Spinalganglions anzutreffen[6].

Es kommt hier zu Chromatolyse eines Teils der Ganglienzellen, Abflachung und exzentrischer Verlagerung der Kerne, später zu Nekrosen der Zellen mit Neuronophagie. In fortgeschrittenen Stadien sind auch die peripheren Nerven verändert: Schwellung und Zerfall der Markscheiden, Auftreten von Neutralfett, Zerfall von Achsenzylindern findet man am häufigsten im Bereiche der dicken Fasern des Lumbosacralplexus. Nur in schweren Fällen sind auch die dorsalen Wurzeln, dagegen nie die ventralen Wurzeln des Rückenmarks betroffen. Im Rückenmark selbst findet man, besonders im Hinterstrang, nur geringe Markscheidenausfälle ohne Gliareaktion, ferner gelegentlich Chromatolyse von

[1] KIRCHER 1954. [2] SIGWALD, BOUTER, GUILBERT und NICOLAS-CHARLES 1955.
[3] GRINGSCHGL 1951. [4] BIRKMAYER und SCHMID 1950a und b.
[5] FERNANDEZ 1951. [6] FOLLIS und WINTROBE 1945.

Ganglienzellen des Vorderhornes und der intermediären grauen Substanz. In fortgeschrittenen Stadien sind die beschriebenen Myelindegenerationen nicht mehr reversibel[1]. Bei den übrigen untersuchten Tierarten sind die Nervenveränderungen ähnlich. Beim Kücken, bei dem sich unter Pantothensäuremangel schwere Paralysen einstellen, sind die Markscheiden- und Achsenzylinderdegenerationen besonders stark im Rückenmark ausgebildet, wo vor allem Vorder- und Seitenstränge betroffen sind[2]. Auch die Ganglienzellen des Rückenmarks zeigen zum Teil Chromatolyse. Im peripheren Nerven werden keine Veränderungen beobachtet[3]. Im Gehirn fand nur ein Untersucher Myelindegenerationen[4]. Auch bei Mäusen führt Pantothensäuremangel zu Lähmungen der hinteren Extremitäten[5], histopathologisch zu Markscheidenzerfall in den peripheren Nerven, vereinzelt auch in den hinteren Wurzeln[6] sowie in den Vorder- und Seitenstrangbahnen des Rückenmarks. Interessanterweise werden bei den Mäusen ältere Tiere stärker geschädigt als Jungtiere[6]. Die Regeneration durchtrennter Nerven ist bei Pantothensäure-Mangelratten unbeeinträchtigt[7].

Beim Menschen wurde ein Pantothensäuremangelzustand diätetisch und mit Hilfe des Antagonisten ω-Methyl-pantothensäure erzeugt[8]. Die klinischen Symptome bestehen in peripherer Sensibilitätsstörung, namentlich Paraesthesien, „Burning-Feet-Syndrom" und Schweregefühl. Histopathologische Befunde sind nicht bekannt.

Eine charakteristische Schädigung des Nervensystems bei reinem *Nicotinsäureamid*-Mangel ist nicht bekannt. Beim Menschen sind deliröse Zustände und Sensibilitätsstörungen bei Pellagra häufig. Histopathologisch werden dabei Chromatolyse der Ganglienzellen im dorsalen Spinalganglion sowie weitere degenerative Veränderungen in den Zellen der Clarkschen Säule, des Rückenmarkvorderhorns sowie in den großen Pyramidenzellen im Stirnlappen beschrieben[9]. Vereinzelt findet man auch herdförmige Degenerationen der Rückenmarkhinterstränge und der peripheren Nerven. Die Bedeutung dieser Befunde ist aber noch nicht geklärt. Ähnliche Veränderungen sind bei der Schwarzzungenkrankheit des Hundes bekannt[10]. Da sowohl die menschliche Pellagra wie die Schwarzzungenkrankheit des Hundes nicht reine Nicotinsäureamid-Mangelzustände darstellen, sondern mit andern ernährungsbedingten Störungen (insbesondere Riboflavinmangel) einhergehen, ist die Spezifität der Nervenbefunde fraglich. — Bei Schweinen kommt es bei Vitamin PP-Mangel und eiweißarmer Ernährung zu Chromatolyse der Ganglienzellen in den dorsalen spinalen Ganglien. Markscheidendegenerationen sind jedoch nicht nachweisbar[11].

Ein Einfluß des *Vitamin B₁₂* auf den Zustand des Nervensystems ist nach der einwandfrei erwiesenen therapeutischen Wirksamkeit bei funikulären Myelosen im Gefolge einer perniziösen Anämie sichergestellt [Übersicht bei Sinclair (1956) und Victor und Lear (1956)]. Bei andern, durch Ernährungsstörungen, Diabetes mellitus, chronischen Alkoholismus usw. bedingten Nervenschädigungen ist das Vitamin B₁₂ therapeutisch oft auch von guter Wirksamkeit, wobei jedoch Dosen bis 1 mg/Tag benötigt werden[12]. Es handelt sich demnach nicht um die bloße Behebung eines Vitamin B₁₂-Mangels, sondern wohl eher um einen pharmakodynamischen Effekt. Eine solche Wirkung kann sogar morphologisch bewiesen werden: Wenn bei zweizeitiger bilateraler Sympathektomie beim Menschen nach

---

[1] Stothers, Schmidt, Johnston, Hoefer und Luecke 1955.
[2] Phillips und Engel 1939, Shaw und Phillips 1945a.   [3] Shaw und Phillips 1945a.
[4] Jukes 1939.   [5] Woolley 1941.   [6] Lippincott und Morris 1941.   [7] Vogel 1957.
[8] Bean und Hodges 1954.   [9] Vedder 1944, Follis 1948, Leigh 1952.
[10] Eddy und Dalldorf 1941.   [11] Follis 1948, Leigh 1952.
[12] Férond 1953, Lereboulet und Pluvinage 1953, Sauer und Düssler 1954 u. a.

der ersten Operation hohe Dosen Vitamin B$_{12}$ verabreicht werden, kommt es zu histologischen Veränderungen der Ganglienzellen (bessere Färbung und gleichmäßigere Verteilung der basophilen Granula), welche sich durch Vergleich des vor und nach Vitamin B$_{12}$-Behandlung entfernten sympathischen Gewebes einwandfrei nachweisen lassen[1]. Unter Vitamin B$_{12}$-Behandlung findet man außerdem bei erschöpften Meerschweinchen eine beschleunigte Wiederherstellung des Nucleoproteingehaltes motorischer Rückenmarkszellen[2]. Von einzelnen Autoren[3] wird, im Gegensatz zu diesen Angaben, ein therapeutischer Effekt von Vitamin B$_{12}$ bei diabetischer Neuropathie bestritten.

Im Tierexperiment gelingt es nicht, durch Vitamin B$_{12}$-freie Ernährung der funikulären Myelose ähnliche morphologische Veränderungen zu erzeugen. Die histologisch oder histochemisch bei experimentellem Vitamin B$_{12}$-Mangel nachzuweisenden Schädigungen sind hauptsächlich durch Störung des Nucleinsäure-, Eiweiß- und Fettstoffwechsels bedingt: Junge Ratten, die bis 14 Wochen auf Vitamin B$_{12}$-freier Diät gehalten werden, zeigen eine Verminderung des Ribonucleinsäuregehaltes und eine Vermehrung der sudanophilen Substanzen in den multipolaren Ganglienzellen des Rückenmarks und des sympathischen Grenzstranges. Einzelne Ganglienzellen sind geschrumpft oder völlig verschwunden. Im Ischiasnerven findet man diskrete Veränderungen des Neurokeratingerüstes, die wahrscheinlich mit einer Vermehrung des Fettgehaltes der Markscheiden zusammenhängen. Ähnlich sind die Nerven auch im Rückenmark verändert[4]. Bei 17tägigen Embryonen aus Eiern von Vitamin B$_{12}$-Mangelhennen finden sich im Gehirn oft Blutungen und Nekrosen. Im Rückenmark ist die Zahl der markhaltigen Fasern deutlich vermindert, und in den peripheren Nerven ist die Markscheidenreifung stark verzögert. In den multipolaren Ganglienzellen des Rückenmarks und des sympathischen Grenzstranges zeigen sich ähnliche Veränderungen wie bei den Ratten: Verminderung des Nucleinsäuregehaltes, gelegentlich Neuronolyse mit leichter Gliareaktion. Im dorsalen Spinalganglion sind diese Veränderungen ähnlich, aber schwächer ausgebildet[5]. Gröbere Störungen des Nervensystems zeigen sich bei Embryonen von Vitamin B$_{12}$-Mangelratten, von denen 20—28% einen Hydrocephalus mit Verdünnung der Großhirnrinde, Abflachung des Ependyms, oft Verschluß des Aquädukts, leichter Gliose und Veränderung des Plexus chorioideus zeigen[6] (s. S. 937). Nach Durchtrennung des N. ischiadicus ist die Regeneration bei Vitamin B$_{12}$-Mangelratten stark gestört. Die Achsenzylinder erholen sich nicht mehr, und die Myelineinlagerung in die Markscheiden ist beträchtlich vermindert[7].

Ein akuter *Folsäure*mangel führt bei Kücken nicht zu histopathologischen Veränderungen der Rückenmarksstruktur. Myelindegeneration der peripheren Nerven wird nur bei vereinzelten Tieren in schlechtem Allgemeinzustand angetroffen[8]. Die Nervenregeneration ist bei Folsäure-Mangelratten normal[7]. Die Jungtiere von folsäurefrei ernährten Rattenmüttern zeigen hie und da (in 8%) Hydrocephalus[9]. Außer diesen wenigen Befunden sind keine Beziehungen des Folsäuremangels zum Nervensystem bekannt.

Ein *Biotin*mangel führt bei Ratten in Spätstadien zu spastischen Paralysen der Extremitäten, ohne daß sich histopathologisch im peripheren Nerven, im Spinalganglion, Gehirn und Rückenmark degenerative Veränderungen erkennen lassen[10]. Auch die Nervenregeneration solcher Tiere nach Quetschung ist normal[11]. Bei

---

[1] ALEXANDER 1956.   [2] GOMIRATO 1954.   [3] SHUMAN und GILPIN 1954.
[4] ALEXANDER 1953, 1956.   [5] LEIGH 1952, FERGUSON, RIGDON und COUCH 1955.
[6] ALEXANDER 1956, NEWBERNE und O'DELL 1956.   [7] VOGEL 1957.
[8] SHAW und PHILLIPS 1945a.   [9] RICHARDSON 1951.
[10] SHAW und PHILLIPS 1942, SULLIVAN, KOLB und NICHOLLS 1942.
[11] LAZERE, THOMSON und HINES 1943.

ganz jungen Kälbern kommt es bei biotinfreier Ernährung zu Lähmungen der hinteren Extremitäten, die nach Biotingaben prompt verschwinden. Histopathologische Untersuchungen des Nervensystems wurden bisher nicht durchgeführt[1]. Auch bei Biotinmangel der Kücken sind histopathologisch keine Veränderungen des Nervensystems nachgewiesen[2].

Jungtiere *cholin*arm und cystinreich ernährter Rattenmütter zeigen Lähmungen, an denen sie in kurzer Zeit zugrunde gehen[3]. Histopathologisch findet man ausgedehnte, diffuse Blutungen im Kleinhirn und vereinzelt auch in der Großhirnrinde, jedoch keine Zeichen einer primären Schädigung der Hirnsubstanz[4]. Die bei Ratten für Cholinmangel charakteristische hämorrhagische Nierennekrose ist von einer stark positiven Xanthydrolreaktion im Gehirn als Zeichen der Urämie begleitet[5]. Ein Cholinmangel führt somit nur zu sekundären Schädigungen des Nervensystems. Er beeinträchtigt bei der Ratte auch nicht die Regeneration durchtrennter peripherer Nerven[6].

Vitamin C kommt im Nervensystem, namentlich in den Ganglienzellen, sehr reichlich vor, doch sind, abgesehen von unregelmäßig verteilten, oft ausgedehnten Blutungen im Gehirn, Rückenmark, dorsalen Spinalganglion und in den peripheren Nervenstämmen keine spezifischen Avitaminoseveränderungen bekannt. Vereinzelte Beobachtungen schwerer Degenerationserscheinungen von Markscheiden- und Achsenzylindern[7] sind wohl sekundärer Natur.

Wiederum sehr schwierig und sehr komplex ist die Frage der Nervenschädigung bei *Vitamin E*-Mangel. Die histopathologischen Veränderungen des Nervensystems bei der E-Avitaminose sind ganz besonders ausführlich bei Ratten untersucht worden, und die Diskussion über die Bedeutung der oft voneinander abweichenden Befunde verschiedener Autoren ist noch nicht verstummt. Das klinische Bild des chronischen Vitamin E-Mangels ausgewachsener Ratten ist durch irreversible, vom Schwanz kopfwärts sich ausdehnende spastische Paresen, Amyotrophie, Ataxie, Koordinations- und Sensibilitätsstörungen charakterisiert[8]. Die morphologische Grundlage dieser Störungen liegt einerseits in den degenerativen Veränderungen der Muskelfasern, andererseits in Schädigungen des zentralen und eventuell des peripheren Nervensystems, wie sie erstmals von Einarson und Ringsted (1938) beschrieben und seither mehrfach zum Teil bestätigt, zum Teil aber auch bezweifelt oder bestritten wurden[9], wobei als Ursache mancher Diskrepanzen einerseits wohl unterschiedliche Zusammensetzung und Reinheit der Diäten[10], andererseits aber auch die Schwierigkeit der histopathologischen Beurteilung von Veränderungen des Nervensystems kleiner Laboratoriumstiere und ihrer Abgrenzung gegenüber unspezifischen Schädigungen, besonders Inanition, Anorexie usw., eine Rolle spielen. Es handelt sich hier um ähnliche Fragen, wie sie beim Vitamin B_1-Mangel zur Diskussion gestellt werden.

Bei der histopathologischen Untersuchung des Nervensystems von Ratten, die während längerer Zeit Vitamin E-frei ernährt worden sind, findet man Schädigungen der Markscheiden und der Achsenzylinder des Fasciculus gracilis und Fasciculus cuneatus, welche hauptsächlich im Bereiche des lumbalen Rückenmarks betroffen sind. Es handelt sich um Entmarkungsvorgänge mit Fragmentation der Achsenzylinder und anschließender Gliawucherung und Atrophie[11].

---

[1] Wiese, Johnson und Nevens 1946.   [2] Shaw und Phillips 1945a.
[3] György und Goldblatt 1940, Sure 1940.   [4] Jervis 1942.
[5] Engel und Salmon 1941.   [6] Vogel 1957.   [7] Meyer und McCormick 1928.
[8] Monnier 1941, Einarson 1953.
[9] Pappenheimer 1939, Wolf und Pappenheimer 1942, Lecoq und Isidor 1949a.
[10] Malamud, Nelson und Evans 1949.
[11] Monnier 1941, Luttrell und Mason 1949, Malamud, Nelson und Evans 1949, Einarson 1953.

Von einzelnen Autoren werden solche Schädigungen auch in den peripheren Nerven[1] beobachtet, während die motorische Endplatte im allgemeinen als normal bezeichnet wird[2]. LECOQ und ISIDOR (1949a und b) finden dagegen lediglich herdförmige Degenerationen und Blutungen der weißen Substanz des Kleinhirns, nicht aber Schädigungen des Rückenmarks und der peripheren Nerven. Von den Markscheidenveränderungen abzugrenzen sind Degenerationen der Ganglienzellen, deren Bedeutung noch umstritten ist[3]. Nach EINARSON (1949, 1953) handelt es sich um degenerative Veränderungen vorwiegend der motorischen Vorderhornzellen, zum Teil aber auch von sensorischen Zellen des Rückenmarks, sowie von Ganglienzellen des Hirnstammes, der Spinalganglien, der Hirnnervenkerne, der Großhirnrinde und des Kleinhirns. Im histologischen Präparat findet sich ein Schwund der Nisslschen Schollen, die durch ein Gemisch von Lipoiden, Lipoproteiden und Proteinen mit besonderen färberischen Eigenschaften ersetzt waren. Parallel dazu geht eine Abnahme des Ribonucleinsäuregehaltes des Protoplasmas sowie Schrumpfung, exzentrische Verlagerung und Hyperchromatose des Kerns[4]. Ähnliche Veränderungen, denen für die Beeinflussung des weiblichen Genitalorgans eine Bedeutung beigemessen wird, sieht man in den parauterinen, sympathischen Ganglien E-avitaminotischer Ratten[5].

Bei anderen Tierarten, die weniger genau untersucht sind, scheint sich der Vitamin E-Mangel hauptsächlich auf die Muskulatur auszuwirken. Das Nervensystem wird bei Ferkeln[6], Kaninchen[7], Meerschweinchen[7] und Mäusen[8] als unverändert beschrieben. Auch die bei jungen, säugenden Ratten von Vitamin E-Mangelmüttern beobachteten akuten Lähmungen der hintern Extremitäten sind hauptsächlich auf muskuläre Degenerationen zurückzuführen[9]. Während somit bei der Mehrzahl der Tiere der das Bewegungssystem schädigende Einfluß des Vitamin E-Mangels zur Hauptsache auf eine Schädigung der Skeletmuskulatur zurückgeführt wird, scheint sich beim besonders gut untersuchten „Spezialfall" Ratte unter bestimmten experimentellen Bedingungen auch ein das Nervensystem schädigender Einfluß des Vitamin E-Mangels zu entwickeln. Bis zum Vorliegen des Gegenbeweises müssen beide Veränderungen als Folge des chronischen Vitamin E-Mangelzustandes betrachtet werden, und es erscheint heute nicht gerechtfertigt, die eine Schädigung als Folge der andern darzustellen.

Bei Hühnern führt ein Vitamin E-Mangel zu Schädigungen des Gehirns, vorab bei Jungtieren, die bei Vitamin E-armer und fettreicher Ernährung an der sog. *alimentären Encephalomalacie* erkranken[10]. Diese zeigt sich in akut beginnender Ataxie, verbunden mit charakteristischem Einrollen des Kopfes, Tremor und Muskelspasmen[11]. Die Krankheit führt sehr oft zum Tode des Kückens. Bei makroskopischer Beobachtung finden sich Erweichungen, Blutungen und Ödem namentlich im Kleinhirnbereich, jedoch gelegentlich auch in andern Hirnpartien. Histopathologisch sieht man ödematöse Durchtränkung und Erweichung der Kleinhirnsubstanz, Untergang der Purkinje-Zellen und anderer Ganglienzellen, häufig auch capilläre Thromben und Blutungen. Hat das Kücken das akute Stadium überlebt, dann kommt es zu Vermehrung von Mikrogliazellen im Bereiche der ischämischen Nekrosen, Proliferation von Capillarendothelien und schließlich

---

[1] MONNIER 1941, EINARSON 1953.   [2] MALAMUD, NELSON und EVANS 1949.
[3] WOLF und PAPPENHEIMER 1942, LUTTRELL und MASON 1949, MALAMUD, NELSON und EVANS 1949.
[4] MONNIER 1941.   [5] COUJARD und DAUM 1954.
[6] ADAMSTONE, KRIDER und JAMES 1949.   [7] GOETTSCH und PAPPENHEIMER 1931.
[8] TOBIN 1950.   [9] OLCOTT 1938, PAPPENHEIMER 1939.
[10] PAPPENHEIMER und GOETTSCH 1931, WOLF und PAPPENHEIMER 1931, ADAMSTONE 1941, SØNDERGAARD, PRANGE und DAM 1955, AMES 1956.
[11] ZACHARIAS, GOLDHABER und KINSEY 1950.

partieller mesodermaler Organisation der Erweichungsherde[1]. Die alimentäre
Encephalomalacie ist eine Schwesterkrankheit der exsudativen Diathese des
Huhnes. Bei beiden ist der Vitamin E-Mangel im Futter die Grundursache. Beide
Symptome werden durch den Gehalt der Nahrung an ungesättigten Fettsäuren
gefördert, und bei beiden scheinen Gefäß-Störungen pathogenetisch besonders
wichtig zu sein. Ob jedoch Encephalomalacie oder exsudative Diathese oder
beide Symptome zusammen manifest werden, ist abhängig von der Zusammensetzung der Ernährung, wobei u. a. Gehalt und Art des Fettes sowie Zusammensetzung der Salzzulagen eine wesentliche Rolle spielen. Wie bei der exsudativen
Diathese vermögen auch bei der Encephalomalacie Antioxydantien und Reduktionsmittel wie Methylenblau, Nordihydroguajaretsäure, Ascorbinsäure, Xanthophyll und einige andere Stoffe unter bestimmten Bedingungen eine Schutzwirkung
auszuüben[2].

Die alimentäre Encephalomalacie der Hühner tritt nicht nur unter experimentellen Bedingungen auf, sondern wird, in den USA, auch unter Feldbe-
dingungen beobachtet und als sog. Crazy-chick-disease beschrieben[3]. Für die
Entstehung dieser Krankheit ist die Ernährung mit Fischölen, deren ungesättigte
Fettsäuren Anti-Vitamin E-Wirkungen ausüben, von Wichtigkeit, doch spielen
auch andere Faktoren der Ernährung, des Wachstums und der Lebensbedingungen
eine wichtige Rolle. Die Bedeutung des Vitamin E für die Biochemie des intermediären Stoffwechsels ist jedoch nur sehr lückenhaft bekannt, so daß über den
Mechanismus der Entstehung der Encephalomalacie noch keine Klarheit herrscht.

Auch die Veränderungen des Nervensystems, die unter *Vitamin A*-Mangel
auftreten, sind komplexer Natur. Ratten auf Vitamin A-Mangelkost zeigen unkoordinierte Bewegungen der Hinterbeine bis zur teilweisen Lähmung eines oder
beider Beine und Bewegungsverlust der Finger. Für die Erklärung dieser Veränderungen werden zwei prinzipiell verschiedene Hypothesen herangezogen. Die einen
Autoren fassen sie als Ausdruck sekundärer, die andern als Zeichen primärer
Nervenschädigungen auf. Sutton, Setterfield und Krauss (1934) und Setterfield und Sutton (1935) beschreiben degenerative Markscheidenveränderungen
des Nervus ischiadicus und Nervus femoralis, die zur gleichen Zeit erscheinen wie
die Xerophthalmie und der Wachstumsstillstand; die Degeneration schreitet fort
und ist ausgedehnt, bevor klinische Symptome in Erscheinung treten. Zimmerman (1937) findet außerdem Markscheidendegeneration der sensiblen Bahnen in
der Peripherie des Rückenmarks und in den Hintersträngen, viel weniger häufig
dagegen in den gekreuzten und ungekreuzten Pyramidenbahnen. Auch Irving
und Richards (1938) sehen die neurotrophischen Störungen im Vordergrund und
fassen alle anderen Veränderungen als sekundär auf. Die Veränderungen erscheinen bei Tieren, deren Mütter vor der Entwöhnung strenge Vitamin A-
Mangelkost bekommen, früher als bei solchen, deren Mütter normal ernährt
wurden. Eine andere Gruppe von Autoren interpretiert die Nervenveränderungen
als sekundär. Nach Mellanby (1944) hat Vitamin A-Mangel Knochenhyper-
trophie zur Folge, die sich an den Austrittsstellen der Nerven, insbesondere auch
des N. olfactorius, des N. trigeminus und N. acusticus durch Druck auf die
Nervenstränge besonders nachteilig bemerkbar macht. Nach Wolbach und
Bessey (1940) dagegen ist das gesamte Knochenwachstum bei Vitamin A-Mangel

---

[1] Wolf und Pappenheimer 1931.
[2] Goldhaber, Zacharias und Kinsey 1950, Zacharias, Goldhaber und Kinsey 1950,
Dam, Kruse, Prange und Søndergaard 1951, Singsen, Bunnell, Kozeff, Matterson
und Jungherr 1953, Bunnell, Matterson, Singsen, Potter, Kozeff und Jungherr
1954, Søndergaard, Prange und Dam 1955, Ames 1956.
[3] Jungherr 1949, Ames 1956.

gehemmt, während das Nervensystem normal wächst. Dies führt im Schädel zu Kompressionserscheinungen mit sekundären Nervenveränderungen. Nach MELLANBY (1937) sind im Rückenmark die Vorderstränge wesentlich stärker befallen als die Hinterstränge. MELLANBY (1938) beobachtet außerdem Knochenwucherungen in der Labyrinthkapsel, in den Gehörgängen, sekundär findet er in Versuchen an Hunden Degeneration des sensorischen Epithels des Labyrinths einschließlich des Cortischen Organs.

Im Lichte der neueren Untersuchungen gelangt man mehr und mehr zur Auffassung, daß die Veränderungen des Nervengewebes bei experimentellem Vitamin A-Mangel sekundär auf Knochenveränderungen zurückzuführen sind und nicht primäre Folge des Vitamin A-Mangels darstellen[1]. Die Untersuchungen zeigen mit zunehmender Deutlichkeit, daß Vitamin A für die enchondrale Ossifikation benötigt wird, und daß sein Mangel zu einem Stillstand des Knochenwachstums führt mit sekundärem Hydrocephalus internus und mit Druckerscheinungen auf die Nerven an ihren Austrittsstellen. Damit steht im Einklang, daß die Nervenveränderungen nicht mehr auftreten, wenn das Schädel- und Knochenwachstum schon eine gewisse Entwicklung erreicht hat. Wie weitgehend bei der Entstehung eines Hydrocephalus internus Vitamin A-Mangel ursprünglich in Frage kommt, ist noch nicht zu entscheiden. Immerhin sei darauf hingewiesen, daß Vitamin A-Hypervitaminose bei Kleinkindern zu Auftreten eines Hydrocephalus internus führt. Das spricht insofern für einen Zusammenhang zwischen Hydrocephalus internus und Vitamin A, als einige Symptome der experimentellen A-Avitaminose und der A-Hypervitaminose sich weitgehend gleichen (s. auch unter „Knochen").

Durch *Vitamin K*-Mangel lassen sich die schwersten Schädigungen bei jungen Kücken erzeugen: Histopathologisch findet man eine diffuse Erweiterung der Capillaren des Gehirns, sowohl in der weißen wie in der grauen Substanz, dazu auch perivasculäres Ödem und perivasculäre Blutungen. Kleine oder größere Blutungen sind auch in der Dura mater, im Subarachnoidalraum, in den Ventrikeln und im Rückenmark anzutreffen. Die Blutungen sind teils frisch, teils bereits weitgehend organisiert. Im Bereiche der Blutungsherde kommt es zum Untergang von Nervenzellen, Entmarkung und Gliawucherung[2]. Bei jungen Ratten kommen ähnliche Veränderungen viel seltener vor, doch kann die Häufigkeit der hypoprothrombinämischen Blutungen durch Verfütterung eines Mineralöles erhöht werden[2].

Die Schädigung des Nervensystems ist nicht eine spezifische, sondern muß als Begleitsymptom der durch Hypoprothrombinämie bedingten hämorrhagischen Diathese angesehen werden.

Schädigungen des Nervensystems durch *Vitamin D*-Mangel sind nicht bekannt.

28. Auge und Tränendrüse.
(Literatur s. S. 1045.)

Die größte Bedeutung für das Auge hat von allen Vitaminen das *Vitamin A*. Die Hemeralopie, ein Symptom des chronischen Vitamin A-Mangels, kommt auch in zivilisierten Ländern heute noch oft vor[3]; Augenschädigungen durch schweren Vitamin A-Mangel, Xerophthalmie und Keratomalacie, sind in Indien und anderen Ländern[4] die häufigsten Ursachen der Erblindung und eine der praktisch

---

[1] WOLBACH und BESSEY 1942, HELMBOLDT, JUNGHERR, EATON und MOORE 1953, MILLEN, WOOLLAM und LAMMING 1953, SEBRELL und HARRIS 1954, WOOLLAM und MILLEN 1955.
[2] FERRARO und ROIZIN 1943.   [3] BHATIA 1953, GREENSPOON 1953.
[4] BOKIL 1952/53, CORCOS, KORTOBI und ZARKA-CORCOS 1954, GREENSPOON 1953.

wichtigsten Avitaminosen überhaupt. Die Ursache der Nachtblindheit liegt in einer Störung der Sehpurpurbildung durch den chronischen Mangel an Vitamin A[1], doch ist über morphologisch faßbare Veränderungen der Retina bei Hemeralopie des Menschen nichts Sicheres bekannt. Einzig RODGER (1957) berichtet neuerdings über Retinaveränderungen, die in Afrika in Gebieten mit endemisch vorkommender Onchocercose beobachtet wurden. Es handelt sich durchwegs um Patienten mit niedrigem Vitamin A-Spiegel im Plasma (durchschnittlich 25 IE je 100 ml). Die Veränderungen gleichen den unten beschriebenen Retina-Störungen bei Vitamin A-Mangelaffen und sind wahrscheinlich auch auf chronische Vitamin A-Mangelernährung zurückzuführen (Abb. 79). Bei Vitamin A-Mangel von Versuchstieren werden in der Retina verschiedene histopathologisch

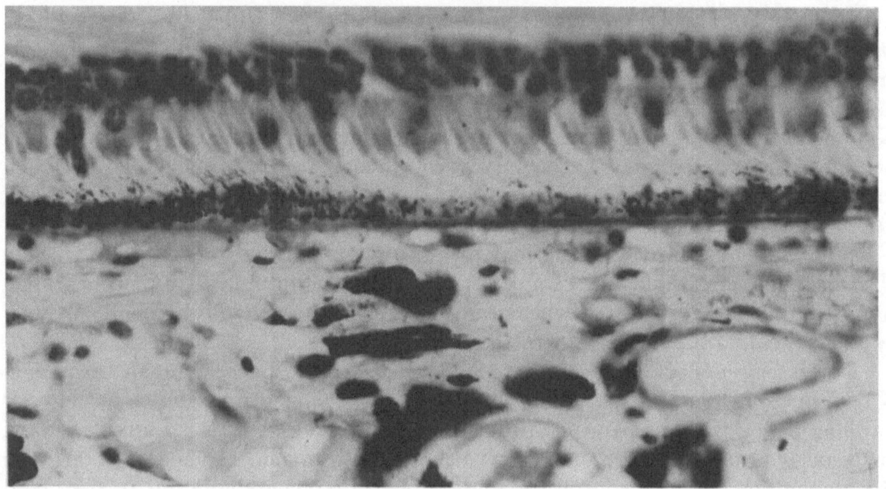

Abb. 79. Retina, Mensch, Phosphorwolframhämatoxylin nach MALLORY, Vergr. 475×. Vitamin A-Mangelernährung: Ähnliche Veränderungen der Retina wie beim experimentellen Vitamin A-Mangel des Affen (s. Text). (Präparat und Aufnahme Dr. F. C. RODGER, London.)

nachweisbare Veränderungen gefunden: Bei Ratten, die während längerer Zeit einen schweren Vitamin A-Mangelzustand aufweisen, sind die Stäbchenzellen stark degeneriert. Später findet man auch degenerative Veränderungen (nach der Reihenfolge des zeitlichen Auftretens) in der äußeren Körnerschicht, im Pigmentepithel, in der äußeren reticulären und in der inneren Körnerschicht. Die Veränderungen sind, wenn nicht zu weit fortgeschritten, reversibel[2]. Ferner läßt sich histochemisch bei Methylgrün-Pyroninfärbung der mit Platinchlorid fixierten Retina in den äußeren Segmenten der Receptoren eine Verminderung an Carotinoiden und eventuell an Vitamin A wahrscheinlich machen[3]. Bei Affen, die 4½ bis 8 Monate lang Vitamin A-frei ernährt werden und zum Teil Xerophthalmie oder Keratomalacie zeigen, finden sich degenerative Veränderungen der Retina wie Kernpyknosen oder Totalverlust der Stäbchen, Schwellung, verstärkte Kernfärbbarkeit der Zapfen, beides hauptsächlich im Bereiche des gelben Fleckes, sowie Degeneration und Quellung des Pigmentepithels (Abb. 80). Ganglienzellschicht und bipolare Zellen sind intakt[4].

Viel auffälliger und für den Vitamin A-Mangel besonders charakteristisch sind die degenerativen Veränderungen der *Conjunctiva* und der *Cornea*.

[1] MORTON und GOODWIN 1956, GRIESEBACH 1957.   [2] JOHNSON 1943.   [3] BERGER 1950.
[4] RAMALINGASWAMI, LEACH und SRIRAMACHARI 1955.

Sie verlaufen bei den verschiedenen untersuchten Tierarten und, soweit man aus dem relativ spärlichen bekannten Autopsiematerial entnehmen kann, auch beim Menschen gleichartig. Das erste Stadium der Augenveränderungen (Präxerose) ist charakterisiert durch Verlust der Becherzellen und vermehrte Desquamation von oberflächlichen Epithelien im Bereich der Conjunctiva bulbi et palpebrae. Auch die Cornea zeigt Abschilferungen des oberflächlichen Epithels. Im Stadium der Xerose kommt es zu Verdickung und Verhornung des Epithels der Conjunctiva bulbi, Blähung der Epithelien, bei dunkelhäutigen Rassen auch zu einer Vermehrung des Pigmentes in den Basalzellen. Die subepithelialen Schichten sind verquollen (Abb. 81). In dieser Periode treten als charakteristisches Symptom neben der Trockenheit der Bindehaut die sog. *Bitotschen Flecke* in Erscheinung (Abb. 82). Diese weißlichen, schaumartigen, scharf begrenzten, etwa 5 mm großen Gebilde liegen meist auf der temporalen Augenseite neben der Cornea und bestehen aus Zelldetritus, Talg aus den Meibomschen Drüsen sowie zahlreichen Mikroorganismen. Im Konjunktivalsack sammeln sich desquamierte, verhornte Zellen an, welche zu Entzündung (Xerophthalmie) Anlaß geben. Im

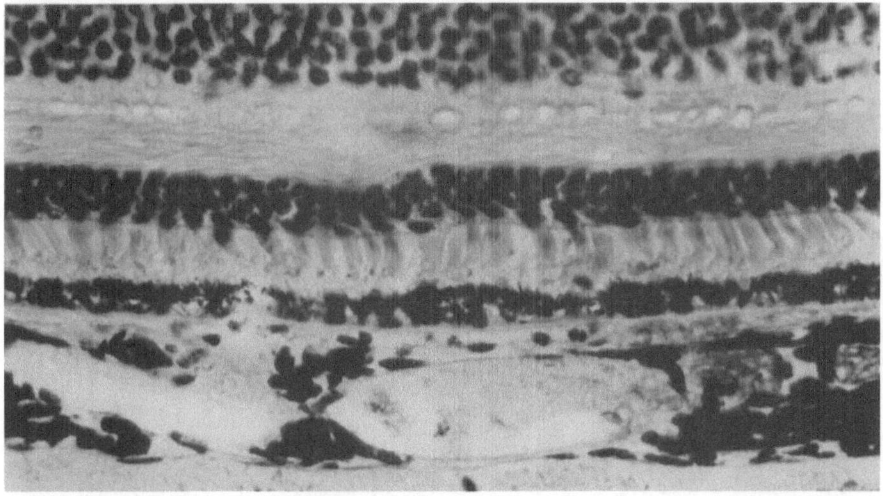

Abb. 80. Retina, Affe, Phosphorwolframhämatoxylin nach MALLORY, Vergr. 485 ×. Vitamin A-Mangelernährung. Schwere Degenerationen des Pigmentepithels und der Stäbchen- und Zapfenschicht. (Nach RAMALINGASWAMI, LEACH und SRIRAMACHARI 1955, Aufnahme freundlicherweise zur Verfügung gestellt von Dr. F. C. RODGER, London.)

weiteren Verlauf wird die Cornea dicker und trübe, aus dem Gefäßplexus des Limbus corneae sprossen Capillaren in die Hornhaut ein, das oberflächliche Epithel verhornt und desquamiert. Anschließend kommt es zur Invasion von Bakterien, entzündlichen Infiltraten, Ödem und oft sehr rascher Erweichung mit herdförmigen Nekrosen und Bildung von Hornhautgeschwüren (Stadium der Keratomalacie). Perforation der Cornea mit Panophthalmie und Verlust des Auges ist häufig[1].

In den Tränendrüsen kommt es zu verhornender Metaplasie des Epithels der Ausführungsgänge und zu Atrophie des Drüsenkörpers, die Folge davon ist eine Verminderung der Tränensekretion, womit die durch Becherzellen-Verlust und Verhornung der Conjunctiva bedingte Xerose noch verstärkt wird. Die Meibomschen Drüsen sind oft erweitert. Linsenveränderungen gehören nicht zum Vitamin A-Mangelsyndrom, doch soll es bei menschlichen Neugeborenen nach akutem Vitamin A-Mangel der Mutter in den letzten Monaten der Gravidität zu lamellärer Katarakt kommen[2].

Von den übrigen fettlöslichen Vitaminen sind die Beziehungen des *Vitamins D* zum Auge noch ungeklärt. Man weiß, daß Katarakte bei Störungen des Calcium-

---

[1] WOLBACH und HOWE 1925, SULLIVAN und EVANS 1943, BOWLES, ALLEN, SYDENSTRICKER, HOCK und HALL 1946, CAMERON 1952, MOURIQUAND, ROLLET und EDEL 1953, BOKIL 1952/53.
[2] BOKIL 1952/53.

und Phosphorstoffwechsels, z. B. bei Tetanie, entstehen. Ob und wieweit Vitamin D-Mangel dabei im Spiele ist, kann noch nicht mit Sicherheit gesagt werden. Auch wird angenommen, daß gewisse kindliche Myopien, bei deren Behandlung Vitamin D oder Calcium gute Wirkung haben, mit der Rachitis in Zusammenhang stehen[1].

Über die Wirkung eines *Vitamin E*-Mangels auf das Auge liegen nur wenige exakte Beobachtungen vor: Demole und Knapp (1941) beschreiben eine bei Jungen von Vitamin E-arm ernährten Rattenmüttern mit Beginn der charakteristischen Extremitätenlähmungen fast regelmäßig auftretende Keratoconjuncti-

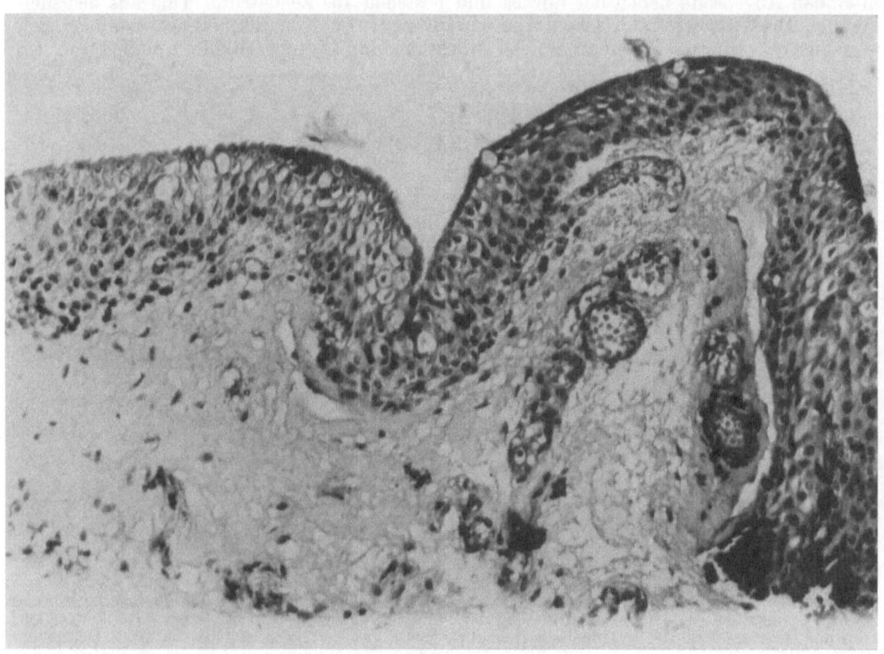

Abb. 81. Auge, Mensch, Vitamin A-Mangel. Conjunctiva bulbi (nicht im Bereiche eines Bitotschen Flecks). Hämalaun-Eosin, Vergr. 375×. Blähung der Epithelien, ödematöse Durchtränkung der subepithelialen Schichten. (Aufnahme freundlicherweise zur Verfügung gestellt von Dr. M. Damieau-Gillet, Astrida, R. U.)

vitis, welche möglicherweise mit der Abnahme der Frequenz der Lidbewegungen durch Muskelschädigung zusammenhängt. Ferner beobachten sie bei ausgewachsenen Vitamin E-frei ernährten Ratten sehr häufig Exophthalmus, ausnahmsweise auch Trübung und Vascularisation der Cornea, Keratoconus und Iridocyclitis, z. T. mit Cataracta complicata. Ein sicherer Zusammenhang dieser Augenerkrankungen mit dem Vitaminmangel ist nicht nachgewiesen. Andere Autoren[2] beobachten bei neugeborenen Ratten von Vitamin E-arm ernährten Rattenmüttern Verkleinerung des Augapfels, weißliche Membranen im Bereiche der Pupille und in einem Fall einen großen Blutpfropf in der Pupillenregion; diese Beobachtungen werden mit der retrolentalen Fibroplasie der menschlichen Neugeborenen in Zusammenhang gebracht. Die *retrolentale Fibroplasie* ist eine bei frühgeborenen Kindern recht oft auftretende Wucherung der Netzhautcapillaren, verbunden mit Blutungen in den Glaskörper, Netzhautablösung und Bildung eines membranartigen Gewebes im Glaskörper. Als Ursache dieser Veränderungen wird von verschiedenen Autoren eine Störung der Vitamin E-Versorgung

---

[1] Cameron 1952, Greenspoon 1953.   [2] Callison und Orent-Keiles 1951.

vermutet[1]. Die prophylaktische Verabreichung von Vitamin E schien nach den ersten Beobachtungen von OWENS und OWENS (1949) die Krankheit weitgehend zu verhindern, doch ließen spätere Untersuchungen die zuerst beobachtete eklatante Wirkung vermissen[2]. Zur Zeit sind die mannigfaltigen Fragen nach dem Zustandekommen der retrolentalen Fibroplasie und der Bedeutung eines Vitamin E-Mangels noch keineswegs geklärt. Wahrscheinlich spielt eine übermäßige therapeutische Zufuhr von Sauerstoff pathogenetisch die wesentlichste Rolle[3].

Bei *Vitamin K*-Mangel kann es auch im Auge zu Blutungen kommen. Weitere K-Avitaminosesymptome sind nicht bekannt[4].

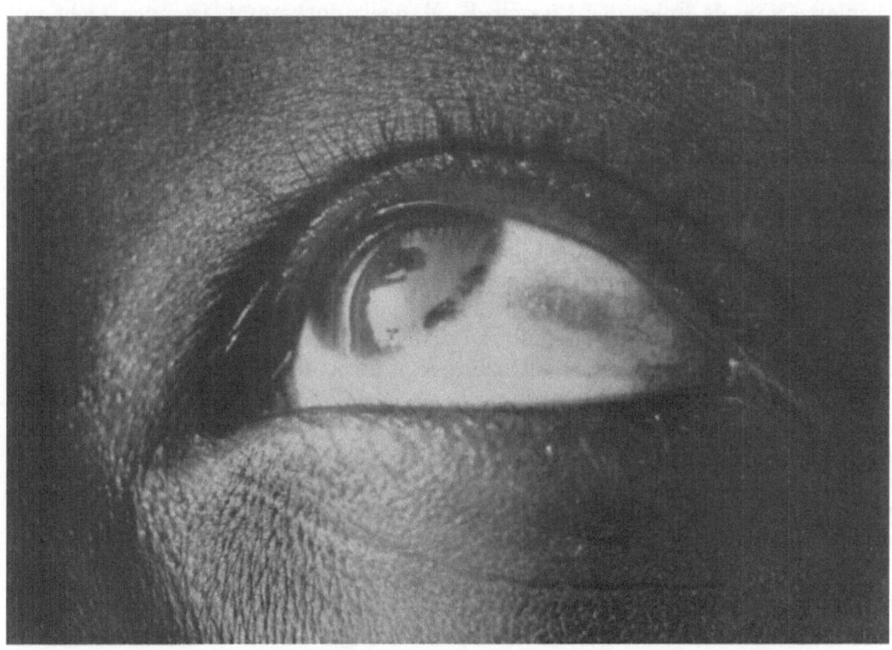

Abb. 82. Auge, Mensch, Vitamin A-Mangel. Bitotscher Fleck. (Aufnahme freundlicherweise überlassen von Dr. ROELS. Vgl. ROELS, DEBEIR und TROUT 1958, „Vitamin A deficiency in Ruanda Urundi".)

Von den *Vitaminen des B-Komplexes* verdient das *Vitamin B₂* die größte Beachtung. Bei den verschiedensten Tierarten sind durch Vitamin B_2-Mangel ausgedehnte Augenveränderungen erzeugt worden. Ratten zeigen stets eine schwere Blepharoconjunctivitis sowie Trübung und Vascularisation der Cornea[5]. Eiweißzulagen zum Futter verzögern das Auftreten der Augensymptome[6]. Bei Vitamin B_2-frei ernährten Ratten fällt der Riboflavingehalt der Cornea innerhalb von 3 Wochen auf 40% der Norm ab. Zu diesem Zeitpunkt beginnt die Vascularisation[7].

Histopathologisch findet man als Substrat der Hornhauttrübung ein Einsprossen von Capillaren aus dem limbalen Plexus in die sonst nicht wesentlich veränderte Cornea. Die Capillaren ziehen direkt unter dem Epithel nach dem Zentrum der Hornhaut hin. Später kommt es zu ödematöser Durchtränkung der Substantia propria corneae mit Leukocyteninfiltration, was zur makroskopisch erkennbaren Trübung der Hornhaut führt. In fortgeschrittenen Fällen findet man Verschmelzung und Hyalinisierung der kollagenen Fasern;

---

[1] OWENS und OWENS 1949, KINSEY und CHISHOLM 1951, SMITH 1950.
[2] LA MOTTE, TYNER und SCHEIE 1952, KINSEY und CHISHOLM 1951.   [3] GORDON 1954.
[4] CAMERON 1952.   [5] WOLBACH und BESSEY 1942, WIESINGER, KAUNITZ und SLANETZ 1955.
[6] WIESINGER, KAUNITZ und SLANETZ 1955.   [7] BESSEY und LOWRY 1944.

Fibroblasten können in die Hornhaut einsprossen, das Epithel löst sich ab und wird nekrotisch; häufig entstehen Ulcera[1]. Die Heilung der Cornealveränderungen erfolgt nach Vitamin B_2-Verabreichung in wenigen Tagen[1].

Gleichartige Cornealveränderungen werden bei Mäusen beobachtet[2]. Auch Hunde zeigen häufig Conjunctivitis und Hornhauttrübung[3]. Bei Schweinen findet man Trübung der Cornea infolge Degeneration des Epithels, jedoch keine Cornealvascularisation[4]. Beim Menschen werden gewisse Formen von Conjunctivitis, Tränenfluß, Photophobie, Schwellung der Lider, Keratitis usw. mit einem Riboflavinmangel in Zusammenhang gebracht und auch häufig durch Vitamin B_2-Behandlung gebessert oder geheilt[5]. Ob beim Menschen auch Cornealvascularisation als Folge des Vitamin B_2-Mangels vorkommt, ist noch nicht mit Sicherheit entschieden, wird aber durch zahlreiche Beobachtungen wahrscheinlich gemacht (s. Übersichten[6]).

Als weiteres B_2-Avitaminosesymptom wurde erstmals von Day u. Mitarb.[7] bei Ratten eine Katarakt beschrieben. Riboflavin vermochte die Linsenschädigung zu verhindern. Bei der Entstehung dieser Linsenveränderungen scheinen jedoch neben dem Vitamin B_2-Mangel noch andere Faktoren (Ernährung, Tiermaterial) eine Rolle zu spielen[8]. Histopathologisch ist bei der Entstehung der Katarakt bei Vitamin B_2-Mangel als erstes eine Proliferation des Linsenepithels erkennbar. Später kommt es zu einem Zerfall, zuerst der subepithelialen, später der tieferen Linsenfasern[9]. Ähnliche Linsendegenerationen werden bei Mäusen[10], vereinzelt auch bei Schweinen[4] und bei andern Tieren festgestellt[11]. Die übrigen Teile des Auges, Sclera, Iris, Ciliarkörper, Chorioidea, Retina usw., sind bei Vitamin B_2-Mangel unverändert[12].

Bei Vitamin B_2-Mangel der Ratten ist häufig eine Atrophie der Harterschen Drüse zu beobachten[13], doch kann die damit zusammenhängende Sekretionsstörung nicht als Ursache der Augenveränderungen angesehen werden, da die Hornhaut bei Exstirpation dieser Drüse beim normal ernährten Tier klar bleibt[14]. Die gewöhnlichen Tränendrüsen sind unverändert[1].

Eine gewisse Bedeutung für das Auge besitzt auch die *Pantothensäure*. Pantothensäuremangel führt nach den Versuchen von Bowles u. Mitarb. (1949) bei erwachsenen Ratten in durchschnittlich 68 Tagen zu leichter Trübung und Vascularisierung der Cornea. Im fortgeschrittenen Stadium kann die Trübung stark und von Ulcera begleitet sein. Vascularisierung und Trübung verschwinden nach Pantothensäureverabreichung in wenigen Tagen. Bei jungen Ratten dagegen können während 89tägiger Pantothensäuremangelernährung keine Augenveränderungen festgestellt werden. Auch Nelson (1939) findet bei Pantothensäure-Mangelratten histopathologisch keine Veränderungen der Cornea oder der übrigen Augenabschnitte. In den intraorbitalen Tränendrüsen werden leichte Epitheldesquamation und einige Blutungen festgestellt[15]. Mäuse zeigen bei Pantothen-

---

[1] Wolbach und Bessey 1942.
[2] Wolbach und Bessey 1942, Lippincott und Morris 1942.
[3] Street, Cowgill und Zimmerman 1941, Potter, Axelrod und Elvehjem 1942.
[4] Patek, Post und Victor 1941.
[5] Jackson 1950, Wolbach und Bessey 1942, Appelmans und Weyts 1951 u. a.
[6] Horwitt 1954, Greenspoon 1953, Stern 1950, Übersicht 1949a, Cameron 1952.
[7] Day, Darby und Langston 1937, Day, Langston und O'Brien 1931, Day 1934, Day, Darby und Cosgrove 1938.
[8] Bessey und Wolbach 1939.
[9] Hall, Bowles, Sydenstricker und Schmidt 1948, Wolbach und Bessey 1942.
[10] Lippincott und Morris 1942.   [11] Greenspoon 1953.
[12] Lippincott und Morris 1942, Mann, Watson, McNally und Goddard 1952.
[13] Pirie 1948, Übersicht 1949a, Wolbach und Bessey 1942.
[14] Pirie 1948.   [15] Salmon und Engel 1940.

säuremangel häufig durch Exsudat verklebte Augen[1] und in etwa 50% der Fälle Hyperämie und Ödem der Lider[2].

Eine gewisse Wirkung auf das Cornealepithel scheint die Pantothensäure bei lokaler Anwendung zu besitzen. Aus Tierexperimenten geht hervor, daß künstlich gesetzte Schädigungen der Hornhaut unter lokaler Pantothensäureanwendung oft beschleunigt abheilen[3]. Von dieser Eigenschaft des Vitamins wird in der Therapie verschiedener Cornealulcera mit Erfolg Gebrauch gemacht[4].

Ebenfalls eine leichte Vascularisation und Trübung der Cornea wird bei Ratten mit *Vitamin B_6*-Mangel beobachtet[5], jedoch nur bei 45 bis 57 Tage alten und nicht bei jüngeren oder bei älteren Tieren. Nach neueren Untersuchungen entstehen bei Vitamin B_6-Mangel der Ratten ähnliche Veränderungen wie bei der Xerophthalmie, nämlich Hypertrophie der Conjunctiva, Blepharoconjunctivitis, regressive Veränderungen in den Tränendrüsen, Xerose, Trübung und Vascularisation der Cornea, oft Infektionen und Ulcera[6]. Pyridoxinverabreichung bringt prompte Reparation der Veränderungen. Bei Vitamin B_6-freier Ernährung neugeborener Schweine zeigt sich nach 23 Tagen eine Conjunctivitis mit braunem Exsudat[7].

Die Rolle des *Vitamin B_1* für die verschiedenen Anteile des Auges ist noch nicht geklärt. Bei Beriberi findet man multiple Skotome und retrobulbäre Neuritis, bei deren Entstehung der Vitaminmangelzustand wahrscheinlich von Bedeutung ist. Aus Erfahrung in Kriegsgefangenenlagern wird der chronischen Mangelernährung, insbesondere dem Fehlen des Vitamin B-Komplexes und namentlich des Vitamin B_1 (auch für die Entstehung der Tabak-Alkohol-Amblyopie) eine große Bedeutung beigemessen[8]. Sichere Avitaminose-Symptome der Augen bei reinem Vitamin B_1-Mangel sind dagegen nicht bekannt[9]. Der durch große Dosen Galaktose bei weißen Ratten erzeugte Galaktosestar kann durch prophylaktische Co-Carboxylase-Injektionen verhindert werden, was darauf hindeutet, daß die Linsenschädigung durch eine Störung im Abbau der Brenztraubensäure verursacht wird[10].

Nicotinsäureamid hat gewisse Beziehungen zum Stoffwechsel der Linse, der Netzhaut und der Cornea. So vermag das Vitamin die bei Ratten experimentell durch Tryptophanmangel erzeugbare Katarakt zu verhüten, sofern die Diät noch wenigstens 0,2% Tryptophan enthält. Es handelt sich dabei wohl um die sog. tryptophansparende Wirkung des Nicotinsäureamids[11]. Bei der experimentellen Katarakt des Kaninchens durch Naphthalin oder mechanische Schädigung ist der Nicotinsäureamidgehalt der Linse stark vermindert[12].

Herabgesetzte Dunkeladaptation läßt sich beim Menschen durch Nicotinsäureamid oft deutlich bessern[13], was möglicherweise mit der Wirkung, die das nicotinsäureamidhaltige Coenzym I (Diphosphopyridin-Nucleotid) bei der Umwandlung von Vitamin A zu Rhodopsin ausübt, in Zusammenhang steht[14].

Eine Beziehung von Nicotinsäureamid zum Stoffwechsel der Cornea ergibt sich aus den allerdings nur an wenigen Kaninchen durchgeführten Versuchen von AGARWAL und DATT (1954), bei welchen die Heilung von experimentell gesetzten Cornealverletzungen unter Nicotinsäureamid-Behandlung mit geringerer Narbenbildung verlief als bei normal ernährten Tieren. Klinische Beobachtungen an Patienten mit Hornhautgeschwüren stehen mit den Experimenten im Einklang[15].

---

[1] WOOLLEY 1941.   [2] JONES, FOSTER, DORFMAN und HUNTER 1945.
[3] HASELMANN, PULFRICH und HASELMANN 1952, CASCIO und CASELLI 1952.
[4] HASELMANN, PULFRICH und HASELMANN 1952.
[5] BOWLES, HALL, SYDENSTRICKER und HOCK 1949, Übersicht 1949b.
[6] MUSINI und TENCONI 1953.   [7] LEHRER, WIESE, MOORE und ENSMINGER 1951.
[8] CAMERON 1952, GREENSPOON 1953, PIRIE 1956.   [9] GORDON und VAIL 1950.
[10] HÖRMANN 1954.   [11] PIKE 1951.   [12] SIMONELLI 1945.   [13] HOSOYA, FANG und PENG 1950.
[14] HUBBARD und WALD 1952.   [15] AGARWAL und DATT 1954.

Eine interessante Augenveränderung wird bei Ratten mit *Cholin*mangel beobachtet. Diese Tiere zeigen relativ häufig (1 bis 2 Ratten pro Wurf) etwa 48 Std vor dem Tod intraoculäre Blutungen zwischen Linse und Glaskörper, hämorrhagische Schwellung des Ciliarkörpers, häufig auch Blut in der Vorderkammer[1].

Von den übrigen Vitaminen des B-Komplexes sind keine wesentlichen Beziehungen zum Auge bekannt.

Beim *Skorbut* findet man wie in den übrigen Organen auch im Bereiche des Auges multiple Blutungen, so in den Lidern, der Conjunctiva und im Innern des Organs. Orbitale Blutungen können zu Exophthalmus führen[2]. Da in der Linse reichlich Vitamin C (5—49 mg/100 g) gefunden wird, vermutete man einen Zusammenhang zwischen Vitamin C-Versorgung und Katarakt. Doch konnten diese Hypothesen nicht gesichert werden; jedenfalls führt Vitamin C-Mangel an sich nicht zu Linsentrübung[3].

In der Netzhaut skorbutischer Meerschweinchen werden nur geringe histopathologische Veränderungen, namentlich Vergrößerung der Ganglienzellen beobachtet[4]. Bei experimentellen Hornhautverletzungen verläuft die Heilung bei skorbutischen Meerschweinchen unter viel stärkerer Cornealvascularisation als bei normal ernährten Kontrolltieren[5].

29. Gehör- und Gleichgewichtsorgan.
(Literatur s. S. 1046.)

Veränderungen des Gehör- und Gleichgewichtsorgans wurden besonders ausgedehnt an *Vitamin A*-Mangeltieren studiert. Im Mittelohr findet man bei verschiedenen Tierarten häufig Atrophie und verhornende Metaplasie des Epithels, gefolgt von oft eitrigen Infektionen[6]. Lovino und Lecco (1950) beschreiben zudem hyaline Degeneration der sinusoiden Capillaren in den lockeren subepithelialen Schichten der Schleimhaut. Mit den Vitamin A-Mangelschädigungen des Innenohres befaßt sich besonders Mellanby (1938), welcher bei jungen Hunden schwere Degeneration des Nervus cochlearis und der Ganglienzellen im Ganglion spirale, geringgradige Degeneration des Nervus vestibularis, oft auch seröse Labyrinthitis mit Degeneration des sensorischen Epithels des Labyrinths, des Cortischen Organs und der Zellen in Ampulle und Bogengängen feststellt. Mellanby führt diese Schädigungen auf die beim Vitamin A-Mangel charakteristischen Wucherungen des periostalen Knochens zurück (s. auch Kapitel Nervensystem).

Solche periostalen Wucherungen findet man in ausgedehntem Maße im Bereiche des Modiolus, in den periostalen Schichten der Labyrinthkapsel nahe dem Gehirn und am Meatus acusticus internus. Es kommt hier zu schichtweiser Knochenneubildung, welche bis zur typischen Exostosenbildung gehen kann. Die Folge davon ist eine Kompression des Nervus cochlearis bzw. Nervus acusticus mit Entmarkung der Nervenfasern und degenerativen Veränderungen der Ganglienzellen des Ganglion spirale, gewisser Zellgruppen im Cortischen Organ, der Zellen in der Stria vascularis, in geringerem Maße auch im Bereiche des Vestibularapparates. Je nach Ausmaß und Stärke des Vitamin A-Mangels variiert auch die Ausbildung der Knochenproliferation[7]. Nach dieser Auffassung sind die Nerven- und Ganglienzellschädigungen bei Vitamin A-Mangel somit sekundärer Natur. Lovino und Lecco (1950) betonen dagegen, daß sich degenerative Veränderungen im Ganglion vestibulare, im Ganglion spirale, im Bereiche der Bogengänge und des Ductus cochlearis schon relativ früh und ohne eine wesentliche periostale Knochenvermehrung nachweisen lassen.

Ein gewisser Hinweis auf eine Beteiligung des Vitamin A bei der Funktion des Gleichgewichts- und Gehörorgans ergibt sich aus Experimenten, nach welchen

---

[1] Bellows und Chinn 1943, Griffith und Wade 1939.   [2] Cameron 1952.
[3] Greenspoon 1953, Cameron 1952.   [4] Müller und Nover 1955.
[5] Campbell und Ferguson 1950.   [6] Loch 1939, Covell 1941a.
[7] Mellanby 1938, Loch 1939, Covell 1941a und b, Perlman und Willard 1941.

Streptomycin- und Neomycinschädigungen des Gehörs und des Gleichgewichtsorgans bei Kaninchen und Meerschweinchen durch große Dosen Vitamin A deutlich vermindert werden[1]. Da bekannt ist, daß Streptomycin und Neomycin die
Sinnesepithelien des Cortischen Organs schädigen, ist anzunehmen, daß sich die
„Schutzwirkung" von Vitamin A in erster Linie auf die Haarzellen erstreckt.
Einen weiteren Hinweis der Beziehungen von Vitamin A zum Gehörorgan gibt
die klinische Erfahrung, daß verschiedene Formen von Innenohrschwerhörigkeit
und Tinnitus mit großen Dosen Vitamin A gebessert werden[2]. Auch wurde gezeigt, daß das Cortische Organ durch Vitamin A gegen Lärmschädigungen geschützt werden kann[3]. Für beide Effekte sind sehr große und wiederholt ange-
wendete Dosen Vitamin A notwendig, so daß es sich sicher nicht um eine Substitutionstherapie bei Vitamin A-Mangel handelt. Es ist noch nicht abgeklärt,
inwieweit die Besserung der Hörfähigkeit bei der Innenohrschwerhörigkeit lediglich durch eine Besserung des Allgemeinbefindens bedingt ist, oder ob es sich um
eine direkte therapeutische Wirkung des Vitamin A auf die Sinneszellen des
Cortischen Organs handelt.

Ein *Vitamin E*-Mangel ist bei Ratten häufig mit leichter Entzündung der
Mittelohrschleimhaut verbunden. Ferner findet man Faserdegenerationen der
beiden Mittelohrmuskeln, namentlich des Musculus tensor tympani. Auch Mittel-
ohreiterungen sind bei Vitamin E-Mangelratten häufig[4]. Im Bereiche des Innenohres findet man unregelmäßige, oft umschriebene Knochenneubildung, namentlich der periostalen und endostalen Labyrinthkapsel, gelegentlich auch Exostosenbildung, welche jedoch nie sehr ausgedehnt sind und welche deshalb auch nicht zu
Kompression der Nerven Anlaß geben. Außerdem werden vereinzelt Blutungen
in die Scala tympani beobachtet sowie Gefäßerweiterungen und Blutungen im
Bereiche des Knochenmarks, subdural und subperiostal[5].

Auch bei *rachitischen* Ratten sind eitrige Mittelohrentzündungen häufig[6].
Daneben findet man die typischen rachitischen Knochenveränderungen deutlich
ausgeprägt: Ablagerung von osteoiden Säumen an rarefizierten Knochenbälkchen
der Labyrinthkapsel, vorwiegend im Bereich der periostalen Schicht, sowie
Störung der enchondralen Ossifikation[7]. Sichere Veränderungen im Cortischen
Organ werden nicht beobachtet[6].

Für die normale Struktur und Funktion des Gehör- und Gleichgewichtsorgans sind die *Vitamine des B-Komplexes* wichtig. Bei Mangel irgendeines
Vitamins dieser Gruppe findet man bei Ratten gehäuft Mittelohrentzündungen
und -eiterungen. Es handelt sich hier nicht um spezifische Avitaminosesymptome,
sondern um den Ausdruck einer verminderten Abwehr, da Laboratoriumsratten
ja ohnehin leicht an Mittel- und Innenohreiterungen erkranken[8]. Im Bereiche
des Innenohres werden bei verschiedenen Mangelzuständen von Vitaminen des
B-Komplexes Veränderungen festgestellt, die jedoch nicht Anspruch auf Spezifität
erheben können. Inanition und Unterernährung, komplizierende Otitis media
purulenta usw. mögen für zahlreiche der beobachteten und nachstehend kurz
erwähnten Veränderungen von wesentlicher Bedeutung sein.

Nach COVELL (1941a und b) sind bei verschiedenen Mangelzuständen bei
Ratten folgende Veränderungen zu finden:

[1] ESCHER und ROOST 1951, TSCHIRREN 1951, ESCHER und RUPP 1953, RÜEDI 1954, TSCHIRREN
1954.
[2] ANDERSON, ZOLLER und ALEXANDER 1950, NAGER 1952, RÜEDI 1954.
[3] WILLEMSE 1952, RÜEDI 1954.   [4] LOCH 1939, COVELL 1941a.
[5] LOCH 1939, COVELL 1941a und b.   [6] COVELL 1941a.
[7] LOCH 1939, COVELL 1941a, LOVINO und LECCO 1950.
[8] COVELL 1941b.

Bei *Vitamin B_1*-Mangel Blutungen in die Scala tympani, vereinzelt auch Degeneration von Haarzellen, Schwellung und Vacuolisierung von Zellen im Bereiche der Scala tympani, leichte Degeneration der Ganglienzellen im Ganglion spirale, ferner leichte Demyelinisierung der distalen Teile des Nervus cochlearis.

Bei *Vitamin B_2*-Mangel Blutungen im Bereiche des Hörnervs, in der Region des Modiolus, vereinzelte Degenerationen im Ganglion spirale sowie leichte Markscheidendegeneration des Nervus cochlearis.

Bei *Vitamin B_6*-Mangel leichte Myelindegeneration der distalen Partien des Nervus cochlearis, eventuell auch Verlust einiger Zellen im Ganglion spirale.

Bei *Pantothensäure*mangel leichte Veränderungen der Ganglienzellen im Ganglion spirale, welche im histologischen Präparat dunkler gefärbt und geschrumpft erscheinen; ferner leichte Demyelinisierung des Nervus cochlearis.

Bei einem Hund mit *Nicotinsäureamid*mangel konnten ähnliche leichte Degenerationen des Nervus cochlearis wie bei den andern Avitaminosen des B-Komplexes festgestellt werden[1].

Beim *skorbutischen* Meerschweinchen findet sich im Mittelohr oft serosanguinöses Exsudat, dazu Blutungen in die Submucosa mit Fibroblastenwucherung. Im umgebenden Knochen ist häufig eine Tendenz zum Ersatz des cellulären Markes durch Fasermark feststellbar[2]. Auch im Bereiche der Labyrinthkapsel und der Cochlea werden Blutungen beobachtet, ferner Verdickung der Knochenbälkchen und Umwandlung des Knochenmarks zu Fasermark[3]. Oft findet man auch Schwellung und Degeneration aller Zellen des Cortischen Organs und der Stria vascularis sowie eine Flüssigkeitsansammlung zwischen Ligamentum spirale und Knochenwand[4].

Von den übrigen Vitaminen sind keine wesentlichen Mangelsymptome des Gehör- und Gleichgewichtsorgans bekannt.

Anhang: Geruchssinn und niedere Sinnesorgane.

Die wichtigste Bedeutung für den Geruchssinn scheint, nach den bisherigen spärlichen Kenntnissen, dem *Vitamin A* zuzukommen. Das Gebiet der Regio olfactoria ist bei zahlreichen Säugetieren, zum Teil auch beim Menschen, gelblich gefärbt (Locus luteus). Chemische Untersuchungen dieser Region beim Stier zeigen, daß hier sehr reichlich Vitamin A und Carotinoide vorhanden sind[5]. Bei Vitamin A-Mangelratten kann einwandfrei ein Verschwinden des Geruchssinnes nachgewiesen werden[6].

Im übrigen zeigt auch das Flimmerepithel der Nasenschleimhaut wie viele andere Epithelien bei Vitamin A-Mangel Plattenepithelmetaplasie. Dies wird nicht nur bei Versuchstieren[7], sondern auch beim Menschen beobachtet[8].

In ähnlicher Weise wie einige mit Hyperkeratose einhergehende Hautveränderungen werden auch Erkrankungen der Nasenschleimhaut, bei welchen Schädigungen des spezifischen Epithels im Vordergrunde stehen, therapeutisch mit Vitamin A behandelt. Gute Erfolge sah man, allerdings wiederum nur bei Verwendung sehr großer Dosen, bei Rhinitis sicca und Ozaena[9].

Über den Einfluß anderer Avitaminosen auf das Geruchsorgan sind keine wesentlichen Befunde bekannt.

Auch Veränderungen der niederen Sinnesorgane bei Vitaminmangel sind bisher unseres Wissens nicht beschrieben worden.

---

[1] Covell 1941 b.   [2] Loch 1939, Covell 1941 a und b.   [3] Loch 1939.
[4] Covell 1941 a und b.   [5] Milas, Postman und Heggie 1949.
[6] Le Magnen und Rapaport 1951.   [7] Wolbach und Howe 1925.
[8] Blackfan und Wolbach 1933.   [9] Strandbygard 1952, Burian 1955 u. a.

D. Embryonalentwicklung.

(Literatur s. S. 1047.)

In diesem Kapitel kommen nicht nur Vitaminmangelerscheinungen zur Sprache, die sich auf die Embryonalentwicklung im eigentlichen Sinne beziehen, sondern es werden auch Einflüsse von Vitaminen bzw. deren Mangel auf die Fertilität und auf das frühe postnatale Stadium behandelt.

Im Tierversuch lassen sich durch Vitaminmangel verschiedene kongenitale Mißbildungen hervorrufen. Es wird auf diese Versuche eingegangen, obwohl eine Übertragung auf den Menschen nicht ohne weiteres statthaft ist. Die Anomalien sind für den betreffenden Vitaminmangel nicht spezifisch; sie sind nicht unterscheidbar von Mißbildungen, die auf gewisse andere schädigende Einflüsse, wie z. B. ionisierende Strahlen, zurückgehen. Andererseits variiert aber doch das einer bestimmten Mißbildung zugeordnete teratogene Stadium innerhalb gewisser Grenzen je nach der Art der Noxe[1].

Schwerer *Vitamin A*-Mangel führt bei trächtigen Schweinen und Ratten unter Degeneration des Placentarepithels zu intrauterinem Fruchttod und Resorption der Feten[2]. In leichteren Fällen treten fetale Anomalien mit Entwicklungsstörungen verschiedener Organe, insbesondere des Skeletsystems auf[3].

Hält man Schweine während eines halben Jahres vor, sowie 30 Tage nach der Paarung auf Vitamin A-Mangel und verfüttert man sodann Lebertran, um das Austragen der Feten zu ermöglichen, so weisen die Neugeborenen verschiedene Defekte auf wie Entwicklungsstörungen der Augen bis zu vollständiger Anophthalmie, Hasenscharte, Wolfsrachen, Nierenverlagerung, subcutane Cysten und zusätzliche ohrähnliche Auswüchse[4]. Je nach Schwere, Zeitpunkt und Dauer des Vitamin A-Mangels können die kongenitalen Mißbildungen verschiedene Organteile, z. B. bestimmte Teile der Augen, betreffen[5]. Genetische Faktoren lassen sich hierbei ausschließen, da Paarungen von mißgebildeten weiblichen und männlichen Geschwistern zu normalen Nachkommen führen, sofern genügende Vitaminzufuhr gewährleistet ist[1].

Bei Ratten finden sich unter ähnlichen Bedingungen ebenfalls Fehlentwicklungen an Augen, Zähnen, Pleura, Lungen, Zwerchfell, Herz, Nieren und Urogenitaltrakt[6]. Die Jungen erscheinen dabei oft äußerlich normal; gelegentlich sind sie durch ein generalisiertes Ödem gekennzeichnet[1]. Am Urogenitaltrakt können schon bei 18tägigen Feten Keratinisierungen und Epithelmetaplasien in Erscheinung treten[7]. In schweren Fällen bilden sich „Hufeisennieren"[1]. Auch kommen Fehlentwicklungen des Zentralnervensystems mit Hydrocephalus vor, die zu spastischen Kontraktionen der Extremitäten führen. Weitere äußere Symptome wie Konvulsionen des Schwanzes, brillenhämatomartige Erscheinungen, Behaarungsstörungen sind teilweise als sekundär zu betrachten, verursacht durch die Veränderungen des ZNS. Bei den verschiedenartigen Augenmißbildungen findet sich regelmäßig eine fibröse retrolentikuläre Membran. Die Netzhaut erscheint oft gefaltet. Verschiedentlich treten Kolobome und Netzhauteversionen auf. Iris und Ciliarkörper bleiben rudimentär, die Hornhaut kann

---

[1] WARKANY 1954.   [2] MASON 1935, WOLBACH und BESSEY 1942.

[3] HALE 1935, SCHROEDER 1950, DE WATTEVILLE, JÜRGENS, PFALTZ, SCHENKER, FUST, BORTH, PELLMONT und LUNENFELD 1954.

[4] HALE 1935.   [5] TEAGUE, CARPENTER und WINTERS 1953.

[6] WILSON und WARKANY 1948, MELLANBY 1939, WILSON, ROTH und WARKANY 1953, WILSON und WARKANY 1950a, WARKANY 1945, WARKANY und ROTH 1948, WILSON und BARCH 1949, WILSON und WARKANY 1950b, Editorial 1953, WOLBACH und BESSEY 1942, WARKANY 1954.

[7] WILSON und WARKANY 1947, 1948.

mit den Lidern verschmolzen sein[1]. Zwerchfellhernien betreffen vorwiegend die rechte Seite. Am Herzen treten Septumdefekte auf. Der Aortenbogen kann verschiedenartige Mißbildungen aufweisen[1]. An den Zähnen können sich schon vor dem Durchbruch Fehlentwicklungen zeigen; in späteren Stadien erkennt man solche makroskopisch an Deformationen und am Fehlen der bei Ratten physiologischen, auf Carotineinlagerungen beruhenden gelben Färbung der Schneidezähne. Histologisch findet man vor dem Zahndurchbruch am Schmelzorgan undeutliche Zellschichtung, degenerierte, abgeflachte Ameloblasten, unterentwickelte Epithelpapillen und spärliche Blutversorgung. Der Schmelz ist hypoplastisch, an den Mahlzähnen fehlt er stellenweise. Das Dentin bleibt spärlich verkalkt und ist an den Schneidezähnen von sehr ungleichmäßiger Dicke. Die Odontoblasten fehlen fleckweise auf der lingualen Seite der Schneidezähne, während sie auf der labialen Seite gesteigerte Proliferation aufweisen. Die Pulpa erscheint dichter als normal, besonders an Mahlzähnen. Auch der Alveolarknochen zeigt vermehrte Dichte und weist wenig Lacunen auf. Die Osteoblasten degenerieren über dem Schmelzorgan der Schneidezähne und zeigen herabgesetzte Tätigkeit[2].

Die Häufigkeit der einzelnen Mißbildungen hängt auch bei Ratten davon ab, über welche Zeitspanne der Embryonalentwicklung sich der mütterliche Vitaminmangel erstreckt[1]. Von besonderem Interesse ist die Feststellung, daß sich bei Inzuchtratten mit kongenitalen Zwerchfellhernien als genetischem Merkmal die Häufigkeit der Manifestierung des Defektes je nach dem Vitamin A-Gehalt des Futters von 0,9—18,9% künstlich variieren läßt[3].

Zur Gewährleistung einer normalen Reproduktionsfähigkeit sind bei Merinoschafen täglich 50 μg Carotin pro kg Körpergewicht erforderlich[4].

Anreicherung des Futters mit Vitamin A ist auch für die Aufzuchtergebnisse von Meerschweinchen von Bedeutung[5].

Bei Kaninchen verursacht Vitamin A-Mangel Degeneration der Eier vor der Implantation, während die durchschnittliche Anzahl Corpora lutea nicht verändert ist[6].

Kaninchen und Hasen, die während 14—18 Wochen vor der Paarung und während der Trächtigkeit weniger als 0,1 μg Carotin/g Futter erhalten, bringen in einem hohen Prozentsatz Junge mit Hydrocephalus und anderen Mißbildungen zur Welt, auch kommt es in vermehrtem Maße zu Abort und Totgeburten[7]. Die Placenta erscheint gelegentlich gesprenkelt, was auf eine verminderte Vascularisation schließen läßt[8]. Bei den Muttertieren können unter diesen Umständen akute Mangelzeichen vollständig fehlen[6]. Der Hydrocephalus tritt gewöhnlich erst nach der Geburt in Erscheinung als Folge einer kongenitalen Stenose des Aquaeductus mesencephali. 21—74 Tage nach der Geburt treten bei den Jungen Konvulsionen und Paralysen auf, und es lassen sich Stauungspapillen feststellen. Die Entstehung des Hydrocephalus braucht somit nicht mit dem abnormen Knochenwachstum zusammenzuhängen[9]. Dagegen soll die bei Kälbern vorkommende kongenitale Blindheit, die auf Carotinmangel der Muttertiere zurückzuführen ist, durch knöcherne Kompression des Sehnervs verursacht sein[10].

Bei Mäusen führt Vitamin A-Mangel zu Potenzverlust und herabgesetzter Fertilität. Nur 7% der Männchen sind begattungsfähig, 53% der Weibchen werden gravid, aber nur 33% bringen Junge zur Welt. Häufig kommt es zu Resorption der Feten oder zu ektopischen Schwangerschaften, oder die graviden Weibchen gehen ein. Nach erfolgter Geburt fehlt der normale Mutterinstinkt.

---

[1] Warkany 1954.   [2] Mellanby 1939.   [3] Anderson 1949.   [4] Pierce 1954.
[5] Tison 1950.   [6] Lamming, Salisbury, Hays und Kendall 1954a und b.
[7] Millen, Woollam und Lamming 1953, Lamming, Millen und Woollam 1954, Lamming, Woollam und Millen 1954, Millen, Woollam und Lamming 1954.
[8] Lamming, Salisbury, Hays und Kendall 1954b.
[9] Lamming, Millen und Woollam 1954, Lamming, Woollam und Millen 1954.
[10] Moore, Huffman und Duncan 1935.

Die männliche Sterilität der Mangeltiere läßt sich durch Vitamin A-Verabreichung rückgängig machen, sofern sie nicht schon zu weit fortgeschritten ist[1].

Bei Patienten mit Oligospermie bewirken tägliche Injektionen von 100000 bis 200000 IE Vitamin A eine Verminderung der Spermienzahl, während Dosen von 30000—50000 IE Zahl und Beweglichkeit der Spermien steigern. Die günstige Wirkung des Vitamin A wird durch Zusatz von Tocopherol noch erhöht[2].

Vitamin A- bzw. Carotinverabreichung an Hennen ist ohne Einfluß auf die Anzahl der gelegten Eier, hingegen kommt es zur Erhöhung des Vitamin A-Gehaltes im Eigelb[3]. Erhalten Hennen eine Vitamin A- bzw. carotinarme Ernährung, so können die Embryonen nur während der ersten zwei Drittel der Bebrütung Vitamin A aus dem Dotter aufnehmen[4].

Es wird erwogen, ob kongenitale Mißbildungen bei Kindern, deren Mütter im ersten Drittel der Schwangerschaft an Röteln erkrankt waren, auf ein durch die Infektion bedingtes Vitamin A-Defizit zurückzuführen sind[5]. Wenn dieser Vermutung auch widersprochen wird[6], so stimmen Ansichten verschiedener Autoren doch darin überein, daß allen Schwangeren, die während des ersten Drittels der Gravidität von Röteln oder auch von andern Infektionskrankheiten befallen werden, zusätzlich Vitamin A verabreicht werden sollte[7].

Fälle von kongenitaler Xerophthalmie und Hasenscharte bei Kindern von Müttern, die während der Schwangerschaft an Vitamin A-Mangel litten, wobei es sich allerdings meist um eine Polyavitaminose handelte, sind beschrieben[8].

Daß pränataler mütterlicher Vitaminmangel für eine erhöhte kindliche Mortalität verantwortlich sein kann, wobei besonders das Vitamin A von Bedeutung zu sein scheint, wird von verschiedenen Seiten betont[9].

Exzessive Dosen von Vitamin A während der Trächtigkeit verursachen bei Ratten Mißbildungen der Feten. Die kritische Periode für die Entfaltung dieser teratogenen Wirkung soll auf den 7. bis 10. Trächtigkeitstag fallen. So führen z. B. 60000 IE Vitamin A, an drei aufeinanderfolgenden Tagen injiziert, entweder zu Absterben und Resorption der Feten oder zu Abort, oder die Jungen weisen Exencephalie, Anencephalie, Mikroencephalie, Katarakte und andere Augenmißbildungen, Gaumenspalte, Makroglossie, Verkürzung der Kieferknochen, Spina bifida, Meningocele oder Hydrocephalus auf[10]. Es wird angenommen, daß das überschüssige Vitamin A eine antimetabolische Wirkung ausübt[11]. Tägliche Dosen von 15000 IE Vitamin A haben keine fetalen Mißbildungen zur Folge[11].

Ähnliche kongenitale Mißbildungen wie unter Vitamin A-Mangel kommen auch durch Unterdruckbehandlung bzw. Sauerstoffmangel zustande[12].

Bezüglich Auswirkungen von *Vitamin D*-Mangel während der Embryonalentwicklung sei auf die betreffenden Abschnitte im Kapitel Knochen verwiesen.

Über postnatale Wachstumsverbesserungen durch Vitamin D beim Menschen sowie bei verschiedenen Tierarten liegen Angaben von zahlreichen Autoren vor (s. Literatur bei[13]).

Bei jungen Ratten herrschen optimale Bedingungen für das Wachstum, wenn die Diät einen niedrigen Calciumgehalt aufweist und einen Zusatz von Phosphor enthält[13].

[1] McCarthy und Cerecedo 1952.   [2] Narpozzi 1954.
[3] Charlet-Léry, François und Leroy 1953.
[4] Parrish, Williams, Hughes und Payne 1950.   [5] Bicknell 1950.   [6] Leitner 1950.
[7] Bicknell 1950, Leitner 1950.   [8] Houet und Lecomte-Ramioul 1950.
[9] Schroeder 1950.
[10] Cohlan 1954, Giroud und Martinet 1955, Editorial 1953, Cohlan 1953, Giroud und Martinet 1954.
[11] Cohlan 1954.
[12] Cohlan 1953b, Werthemann und Reiniger 1950, Reiniger und Thölen 1950.
[13] Steenbock und Herting 1955.

Meerschweinchen, die eine tägliche Menge von 1200 IE Vitamin D zum gewöhnlichen Futter erhalten, werfen durchschnittlich 5 Junge an Stelle der normalen Wurfzahl von durchschnittlich 3 bis 4. Die Tragzeit wird indessen von 72 ± 14 Tagen auf 100 ± 40 Tage verlängert, und die Sterblichkeit der Jungtiere nimmt zu. Sonstige Hypervitaminoseerscheinungen sind bei dieser Dosierung nicht feststellbar[1].

Das *Vitamin E* wurde auf Grund seiner Bedeutung für die Fortpflanzung der Ratte entdeckt[2]. Unter Vitamin E-freier Ernährung kommt es bei dieser Tierart verhältnismäßig rasch zu Resorptionssterilität; die Eiimplantation bzw. die Placentabildung und die Ausbildung des Corpus luteum graviditatis werden beeinträchtigt[3]. Dagegen bleibt die Ovarialfunktion ungestört[4]. Unterwirft man Rattenweibchen erst nach der Begattung einer E-Karenz, so werden die Jungen noch ausgetragen; diese sind aber gewöhnlich untergewichtig und unterentwickelt, auch stellen sich vielfach irreversible Extremitätenlähmungen ein. An den Embryonen läßt sich eine verminderte Entwicklung der Blutinseln in Dottersack und Leber nachweisen, Allantois und mesenchymale Gewebe des Embryos entwickeln sich mangelhaft und die Placentabildung kommt nicht richtig zustande, wodurch die Gefäßbeziehungen zwischen mütterlichem und fetalem Organismus ungenügend werden und eine fetale Asphyxie resultiert. Diese kann den Tod des Embryos zur Folge haben, welcher dann mitsamt der Placenta gewöhnlich rasch und weitgehend resorbiert wird. Der Tod tritt gewöhnlich um den 12. bis 14. Tag ein[5]. Bei Verabreichung von Vitamin E in einem bestimmten Zeitpunkt nach dem 8. Trächtigkeitstag können Junge mit ausgedehnten Skeletdefekten geboren werden[6].

Werden ungenügende Tocopheroldosen verabreicht, so sterben die Jungen entweder ebenfalls in utero ab, oder sie sind nach der Geburt gewöhnlich nur wenige Tage lebensfähig. Um den 16. Trächtigkeitstag herum findet man bei solchen Embryonen Gefäß- und Kreislaufstörungen wie Stasen, Erweiterungen, Thrombosen, lokale Blutungen und allgemeine Ischämie, während die Blutbildung nicht sichtlich gestört ist[7].

Durch genügende Zufuhr von Vitamin E, spätestens im Verlauf der ersten Trächtigkeitswoche, läßt sich die Unfruchtbarkeit der Rattenweibchen alsbald wieder beheben, ebenso werden fetale Entwicklungsstörungen verhütet. Im Gegensatz dazu ist die Sterilität, die sich unter E-Mangel bei männlichen Ratten einstellt, irreparabel; Samenkanälchen und Keimepithel degenerieren. Stroma und Sertoli-Zellen bleiben verschont; trotzdem nehmen diese Tiere den Habitus und das Verhalten von Kastraten an. Die Hodenatrophie läßt sich durch Methylenblauverabreichung in Dosen von 0,12% im Futter nicht verhüten[8].

Die Zusammenhänge zwischen Vitamin E-Wirkung und Sexualphysiologie sind übrigens recht komplizierter Natur. So läßt sich nachweisen, daß Tocopherol bei Ratten die Bildung von gonadotropem Hormon anregt und die Wirkung von Androsteron aktiviert[9].

Ähnliche Verhältnisse wie bei Ratten stellen sich bei Mäusen und Hamstern unter Vitamin E-Mangel ein. Die Unfruchtbarkeit solcher Mäuse wird auf eine gestörte histiotrophe Ernährung der Embryonen zurückgeführt[10]. Bei diesen Tieren sinkt auch der Gehalt an ionisiertem Eisen im Uterus unter Vitamin E-

---

[1] Neuweiler 1954.   [2] Evans und Burr 1927, Urner 1931.
[3] Emerson und Evans 1939, Kaunitz und Slanetz 1947, 1948, Beckmann 1955, Blandau, Kaunitz und Slanetz 1949, Wolbach und Bessey 1942.
[4] Blandau, Kaunitz und Slanetz 1949, Wolbach und Bessey 1942.
[5] Wolbach und Bessey 1942.   [6] Thomas und Cheng 1952.   [7] Mason 1942.
[8] Moore, Sharman und Ward 1953.   [9] Beckmann 1955.   [10] Soumalainen 1950.

Mangel ab, unter gleichzeitiger Zunahme im Dottersack[1]. Bei Meerschweinchen kommt Nekrose oder vorzeitige Ablösung der Placenta vor; man findet Infarktbildungen und Hämorrhagien. Oft sind große, doppelbrechende gelbliche Kristalle abgelagert[2].

Das Vitamin E läßt sich im Rattenversuch durch Methylenblau teilweise ersetzen; ein Zusatz von 0,126% Methylenblau zum Futter soll einen Effekt haben, der unter diesen Umständen 0,02% synthetischem α-Tocopherol entspricht und die Fortpflanzung ermöglicht. Jedoch kommt es zu einer Wachstumsverzögerung, wenn die Tiere an Stelle von Vitamin E Methylenblau erhalten[3]. Bei Methylenblauverabreichung sinkt der Vitamin E-Gehalt im Rattenorganismus unter Vitamin E-Mangelernährung langsamer ab als ohne Methylenblauzusatz. Die Wirkung des Methylenblaus beruht vielleicht nicht lediglich auf einer Schonung der Vitamin E-Reserven, da Ratten, die durch Vitamin E-Mangel unfruchtbar geworden waren, nach Verfütterung von Methylenblau wieder normale Junge gebären können[4]. Es ist aber außerordentlich schwierig, Spuren von Vitamin E mit Sicherheit aus der Diät auszuschließen, so daß gerade im zuletztgenannten Fall Methylenblau durch Schonung minimaler Vitamin E-Mengen wirken könnte.

Bisweilen gelingt es im akuten Versuch nicht, das Vitamin E durch Methylenblau zu ersetzen; jedoch könnten hierfür Angewöhnungsschwierigkeiten verantwortlich sein[5].

α-Tocopherol läßt sich für die Fortpflanzung nicht durch α-Tocopherylchinon bzw. -Hydrochinon, Oxychroman und ähnliche Verbindungen ersetzen[6]. Ebenso sind Antioxydantien wie Cystin, Cystein, Methionin und Ascorbinsäure unwirksam[7].

Die Antifertilitätswirkung von Pisum sativum bei weißen Mäusen läßt sich durch Vitamin E nicht beheben[8].

Unter Vitamin E-Überschuß können Feldmäuse wegen Hypertrophie des interstitiellen Gewebes der Ovarien und manchmal der Tunica interna folliculi unfruchtbar werden[9].

Meerschweinchen benötigen während der Trächtigkeit täglich 1,6 mg Vitamin E. Bei geringeren Dosen kommt es zu Abort infolge von vorzeitiger Placentalösung oder Nekrose der Placenta[10].

Bei Zuchtstuten kann durch Vitamin E-Behandlung eine Zunahme der Konzeptionen um rund 5% und eine Vermehrung der aufzuchtfähigen Fohlen um etwa 7% erreicht werden. Bei Hengsten erhöht Vitamin E-Zufuhr die Decklust[11].

Bei der sog. symptomlosen Sterilität der Kuh, die hauptsächlich während der zweiten Hälfte der Dürrfutterperiode auftritt, und bei der klinisch und pathologisch-anatomisch keine Veränderungen an den Geschlechtsorganen erkennbar sind, liegt wahrscheinlich ein Vitamin E-Mangel vor. Jedenfalls läßt sich die Sterilität durch Verabreichung von Vitamin E in täglichen Dosen von 0,05 g in über 80% der Fälle beheben[12].

Bei im Spätherbst und Winter geborenen Kälbern treten gelegentlich Muskeldystrophien mit hyaliner Degeneration sowie starke Kreatinurie auf. Es lassen sich aber keine unmittelbaren Beziehungen zwischen diesen Erscheinungen und

---

[1] SOUMALAINEN 1950.
[2] PAPPENHEIMER und GOETTSCH 1941, INGELMAN-SUNDBERG 1949, 1954.
[3] DAM und GRANADOS 1952, MARKEES 1953, 1954.   [4] MARKEES 1953, 1954.
[5] MARKEES 1954a und b, MOORE, SHARMAN und WARD 1953.
[6] BOYER, RABINOVITZ und LIEBE 1951, ISSIDORIDES und MATTILL 1951, MARKEES 1954a und b, MACKENZIE und MACKENZIE 1953.
[7] MARKEES 1954a.   [8] BEILER, SWAYNE, MENAKER und MARTIN 1953.
[9] BODENHEIMER und LASCH 1950.   [10] INGELMAN-SUNDBERG 1949.
[11] FEY und THOMANN 1948.   [12] SCHWEIZER 1945.

der Vitamin E-Einnahme der Muttertiere nachweisen, obwohl der Vitamin E-Gehalt im Blutserum von 4 Tage alten Kälbern in proportionalem Verhältnis zum Serumtocopherolgehalt der Muttertiere steht[1].

Schweineembryonen sterben bei mütterlichem Vitamin E-Mangel ab. Ovulation und Implantation scheinen normal zu sein. Die abgestorbenen Embryonen weisen keine Hämorrhagien auf[2]. Für das postnatale Wachstum scheint Vitamin E von untergeordneter Bedeutung zu sein[3].

Bei Truthühnern kommt es unter Vitamin E-Mangelernährung und Fütterung mit Sojabohnen und Mais zu Entwicklungsstörungen der Embryonen: Alle Embryonen sind kleiner als normal, viele gehen zwischen dem 24. und 28. Bebrütungstag zugrunde. In manchen Fällen finden sich Entwicklungsstörungen und Trübungen der Linsen, Glaskörperblutungen sowie Hämorrhagien an Hals und Füßen[4].

Bei Hühnern wird die Eiproduktion durch Vitamin E-Mangel nicht beeinflußt, hingegen nimmt die Bebrütbarkeit bzw. die Lebensfähigkeit der Küken ab. Diese gehen gewöhnlich an Encephalomalacie zugrunde[5].

Normale, nicht gravide Frauen weisen einen durchschnittlichen Vitamin E-Gehalt von 7—8 μg/ml Serum auf[6]; es finden sich aber auch Werte bis zu 20 μg/ml. In der ersten Hälfte der Schwangerschaft sind die Verhältnisse normalerweise ungefähr gleich. Bei Frauen mit Fehlgeburt finden sich dagegen in 64% der Fälle ausgesprochene E-Hypovitaminosen mit 2—3 μg/ml. Auf Grund von Vitamin E-Belastungsproben läßt sich feststellen, daß das Defizit nicht auf mangelhafte Zufuhr, sondern auf bisher noch nicht geklärte innere Ursachen zurückzuführen ist[6].

Die zahlreichen Berichte über Wirksamkeit von Vitamin E bei menschlichen Fertilitätsstörungen weisen recht widersprechende Beurteilungen auf. Der Vitamin E-Behandlung in Fällen von habituellem Abort wird ein günstiger Effekt zugeschrieben[7], obwohl die durchschnittliche menschliche Ernährung keinen Vitamin E-Mangel aufweist und nur etwa 16% der Frauen mit habituellem Abort unternormale Plasmatocopherolwerte zeigen[8]. Bei letzteren wird durch Verabreichung von täglich 25 mg α-Tocopherol ein normaler Vitamin E-Gehalt im Plasma erreicht[9]. Die Wirksamkeit von Vitamin E bei drohendem Abort wird recht einstimmig anerkannt[10]. Auch bei Placentarlösung[11] und Spättoxämien nicht eklamptischer Natur[12] wird Tocopherolbehandlung günstig beurteilt, obwohl sich auch in diesen Fällen gewöhnlich kein Vitamin E-Mangel im Plasma nachweisen läßt[13].

Der Nutzen der Tocopherolbehandlung bei männlicher Sterilität wird nicht einheitlich beurteilt[14].

Ebenso wie Vitamin E-Mangel zu Frühgeburten Anlaß geben kann, ist auch beim frühgeborenen Kind mit einem solchen Mangel zu rechnen, der allerdings nicht durch spezifische Erscheinungen erkenntlich ist[15]. Für Vitaminmangelzustände generell charakteristisch sind Wachstums- und Entwicklungsstörungen sowie verminderte Widerstandskraft gegenüber Infekten. Hieraus ergibt sich die Indikation von Vitaminen, im besonderen von Vitamin E, bei Frühgeburten[16].

[1] Blaxter, Brown und MacDonald 1952.   [2] Adamstone, Krider und James 1949.
[3] Hove und Seibold 1955.
[4] Ferguson, Atkinson und Couch 1954, Atkinson, Ferguson, Quisenberry und Couch 1955.
[5] Singsen, Matterson, Kozeff, Bunnell und Jungherr 1954.   [6] Athanassiu 1946.
[7] Bacharach 1940, 1948, Javert, Finn und Stander 1949.
[8] Hertig und Livingstone 1944.   [9] Delfs und Jones 1948.
[10] Shute und Shute 1942, Shute 1942a, 1945.   [11] Shute 1942b.   [12] Shute 1946.
[13] Scrimshaw, Greer und Goodland 1949.   [14] Farris 1949, Swyer 1949.
[15] Widenbauer 1939.   [16] Beckmann 1955.

Eine normale Lebensfähigkeit von Küken wird nur durch genügende Aufnahme von *Vitamin K₁* durch die Hennen gewährleistet. Durch Zusatz von 2,5% Alfalfamehl zum Futter wird die notwendige Tagesration erreicht. Bei Mangel treten Blutgerinnungsstörungen auf; Blutgerinnungszeit und Prothrombingehalt von eintägigen Kücken hängen vom Vitamin K-Gehalt des Futters der Hennen ab[1]. Hieraus ist ersichtlich, daß das Vitamin vom Huhn in das Ei gelangt; es wird im Dotter, aber nicht im Eiweiß abgelagert.

Gesteigerte Dosen von Vitamin K ergeben keinen günstigeren Effekt auf das Gedeihen der Kücken[2].

Das natürliche Vitamin K (= K_1) läßt sich durch intraovuläre Injektionen von verestertem 2-Methyl-1,4-naphthohydrochinon ersetzen[3].

Der Bedarf an *Vitamin B₁* ist bei Ratten während der ersten 16 Tage der Trächtigkeit nicht gesteigert. Von diesem Zeitpunkt an nimmt er aber zu und erreicht am 21. Tag einen Höchstwert von 75 γ täglich[4].

Setzt man 90 Tage alte Ratten von der Paarung an auf Thiaminmangel, so liegt das Geburtsgewicht der Jungen unter dem Durchschnitt, und 30% der Tiere kommen tot zur Welt. Beginnt die Mangelzufuhr schon vor der Paarung, so ergeben sich entsprechend schwerere Fertilitätsstörungen; 50—90% der stark untergewichtigen Tiere werden tot geboren, wenn die Mangelernährung 1 Woche vor Paarung beginnt; bei 2 Wochen vor Paarung werden 90% der Feten resorbiert, bei noch länger dauerndem Mangel kommt es nur in 60% zur Implantation und in 100% zur Resorption der Embryonen. Die Muttertiere verlieren an Körpergewicht und weisen eine Sterblichkeit von 20% (3—26%) in der zweiten Trächtigkeitshälfte auf. Durch Zufuhr von Oestron und Progesteron während der ersten 13 Tage der Gravidität kann die Mangelwirkung einigermaßen kompensiert werden, so daß z. B. in der Gruppe, die schon 2 Wochen vor der Paarung auf Thiaminmangel gesetzt worden war, 90% der Jungen lebend geboren werden[5].

Vitamin B₁-avitaminotisch ernährte Rattenweibchen sind je nach Dauer und Schwere des Vitaminmangels in 17—100% der Fälle steril, wobei äußere Mangelsymptome fehlen können. Unter den gleichen Bedingungen kommen unspezifische fetale Mißbildungen[6] sowie fetale Hämorrhagien und Ödeme, hauptsächlich in der Kopfregion, vor[7].

Bei Hühnerembryonen wird die Sterblichkeit durch Zufuhr von Thiaminantagonisten wie Oxythiamin erhöht[8].

Überschüssige Thiaminzufuhr während mehr als einer Generation steigert bei Ratten die Fertilität, hingegen kommt es bei Dosen von über 30 IE täglich zu Störungen der Lactation und des Mutterinstinktes, zu Kannibalismus und zu vermehrter Sterblichkeit der Jungen[9].

Für den Menschen besteht in dieser Hinsicht keine Gefahr der Überdosierung, da die Differenz zwischen dem Optimalbedarf und der Dosis, die sich nach Generationen toxisch auswirken könnte, äußerst groß ist[9].

Bei Ratten führt mehr als 10 Wochen dauernder *Riboflavin*mangel zu irreparablen Oestrusstörungen[10]. Während der Gravidität ist der Riboflavinbedarf zunächst nicht gesteigert, erst vom 16. Tag an nimmt er allmählich zu und erreicht am 21. Tag einen Höchstwert von 60 μg täglich[11]. Unter Vitamin B₂-

---

[1] ALMQUIST, MECCHI und KLOSE 1938, CRAVENS, RANDLE, ELVEHJEM und HALPIN 1941.
[2] ALMQUIST und STOKSTAD 1936, CRAVENS, RANDLE, ELVEHJEM und HALPIN 1941.
[3] TIDRICK, STAMLER, JOYCE und WARNER 1941.   [4] BARRETT und EVERSON 1951.
[5] NELSON und EVANS 1954, 1955.
[6] PFALTZ 1955, DE WATTEVILLE, JÜRGENS, PFALTZ, SCHENKER, FUST, BORTH, PELLMONT und LUNENFELD 1954.
[7] DE WATTEVILLE, JÜRGENS, PFALTZ, SCHENKER, FUST, BORTH, PELLMONT und LUNENFELD 1954.
[8] NABER, CRAVENS, BAUMANN und BIRD 1954.   [9] PERLA 1937.
[10] COWARD, MORGAN und WALLER 1942.   [11] BARRETT und EVERSON 1951.

Mangel kommt es vermehrt zu intrauteriner fetaler Resorption[1]. Die Jungen von B_2-avitaminotischen Ratten sind gewöhnlich kleiner als normal[1] und können etwa in einem Drittel der Fälle[2] verschiedene kongenitale Schäden aufweisen. Insbesondere ist die Skeletbildung gestört. Die Mißbildungen betreffen, in der Reihenfolge ihrer Häufigkeit aufgezählt, Tibia (93%), Mandibula, Rippen, Fibula, Radius, Knochen der Vorderpfote, Sternum, Ulna, Humerus, Knochen der Hinterpfote, Maxilla, Scapula, Clavicula und Femur (1%)[2]. Histologisch findet man an der mißgebildeten Tibia unregelmäßige Knochenbildung: In lichteren Fällen zeigen die Ossifikationszonen der Metaphysen einen ungleichmäßigen, welligen Aufbau. Im Diaphysenknochen bleiben ausgedehnte Knorpelinseln erhalten, die Knochentrabekel zeigen eine anormale diagonale Anordnung. In schweren Fällen kann die Tibia praktisch vollständig knorpelig bleiben. Auch an den Pfoten ist die Ossifikation unregelmäßig und verzögert. Manche Knochen erscheinen verkürzt, andere länger als normal. Gelegentlich kommen in kurzen Röhrenknochen exzentrische Ossifikationsherde vor. Es besteht eine knorpelige Verwachsungstendenz, die sich in Knorpelbrücken zwischen den einzelnen Skeletteilen äußern kann[3]. Äußerlich imponieren derart mißgebildete Tiere durch Verkürzung der Extremitäten, besonders der distalen Gliedabschnitte, Klumpfuß, Syndaktylien, Zahnanomalien, Brachygnathie, Protrusion der Zunge und Gaumenspalten, während Hasenscharten fehlen[4]. Ferner kommen kongenitale Ödeme vor[1]. Der Riboflavinmangel scheint die Vermehrung und Differenzierung der mesenchymalen Zellen zu beeinträchtigen[5].

Alle Mißbildungen lassen sich verhüten, wenn vor dem 13. Trächtigkeitstag mit der Verabreichung von Vitamin B_2 begonnen wird[6]. Der Schwellenwert für fetale Mißbildungen bei Ratten entspricht einer Abnahme des B_2-Gehaltes in der Leber des Muttertiers um 35—37%, d. h. von 30,2 auf 19,7 $\mu g/g$ Gewebe. Im fetalen Organismus ist der Riboflavingehalt in diesen Fällen um rund 50% herabgesetzt, z. B. in der Leber von 8,7 auf 4,2 $\mu g/g$ [7].

Die Aktivität der alkalischen Phosphatase ist in der Tibia neugeborener Ratten unter Riboflavinmangel niedriger als normal[8].

Das teratogene Stadium bei riboflavinfreier Kost fällt vermutlich auf den 14. Tag der Trächtigkeit[6].

Werden B_2-Mangelratten zusätzlich mit Riboflavinantimetaboliten, z. B. mit Galaktoflavin, behandelt, so kommt es zu hoher fetaler Sterblichkeit, und zu den Skeletmißbildungen gesellen sich solche des kardiovasculären und urogenitalen Systems sowie von Gehirn und Augen. Wird der Antimetabolit während der ganzen Gravidität verabreicht, so herrschen die Skeletmißbildungen vor, während bei Applikation vom 7.—11. Tag der Trächtigkeit kardiovasculäre Mißbildungen im Vordergrund stehen[9].

Bei Hühnern kommt es unter B_2-Mangel zum Absterben der Embryonen[10], oder es treten Anomalien auf wie Degeneration des Wolffschen Körpers, Deformation der Flaumfedern und Ödeme[11].

---

[1] Gilman, Perry und Hill 1952.   [2] Warkany 1954.
[3] Giroud, Lefebvres und Prost 1953, Warkany 1954, Nelson, Sulon, Becks und Evans 1947.
[4] Warkany und Nelson 1940, Warkany 1945, Follis 1948, Warkany und Nelson 1942, Warkany und Schraffenberger 1944, Nelson, Sulon, Becks und Evans 1947, Warkany und Deuschle 1955, Giroud, Lefebvres und Prost 1953, Warkany 1954, Grainger, O'Dell und Hogan 1954, Pfaltz 1955.
[5] Warkany und Deuschle 1955, Warkany 1954.
[6] Giroud, Lévy und Lefebvres-Boisselot 1950, Warkany 1954.
[7] Giroud, Lévy und Lefebvres-Boisselot 1950.   [8] Grainger, O'Dell und Hogan 1954.
[9] Nelson, Baird, Wright und Evans 1956.   [10] Maw 1954.   [11] Wolbach und Bessey 1942.

Vitamin B$_6$-Mangel führt bei der Ratte zu Wachstumsverzögerung und zu Verkleinerung der akzessorischen Geschlechtsorgane[1]. Mit an B$_6$-Mangel leidenden männlichen Ratten lassen sich keine Paarungen vornehmen[1].

Setzt man 3 Monate alte weibliche Ratten auf Pyridoxinmangeldiät und fügt 0,5 mg-% Desoxypyridoxin als B$_6$-Antagonist hinzu, so kommt es zu Resorption der Feten. Wird die Behandlung vom Tag der Paarung an durchgeführt, so wird durchschnittlich ein Zehntel der Feten resorbiert; beginnt die Behandlung 12 Tage vor der Paarung, so kommt es zu Resorption von einem Drittel der Feten, bei 16-tägiger Vorbehandlung gehen drei Viertel und bei 22tägiger Behandlung vor der Paarung sämtliche Feten in utero zugrunde. Im letzteren Fall kommt es bei einem Drittel der begatteten Tiere zu keiner Implantation. In allen Gruppen ist das Geburtsgewicht vermindert[2]. Durch Zusatz von Pyridoxin in verhältnismäßig kleinen Mengen läßt sich die Wirkung des Antagonisten aufheben[3].

Pyridoxinmangel ohne Antagonistenzusatz übt eine geringere schädigende Wirkung aus, die Zahl der Totgeburten ist im Vergleich zu normal ernährten Tieren zwar etwas gesteigert, es kommt aber nicht zur Resorption der Feten[4].

B$_6$-Mangel verursacht bei der Ratte einen Mangel an Ovarialhormon[5]. Hierdurch erklärt sich die Tatsache, daß die Verabreichung von natürlichen oder künstlichen weiblichen Sexualhormonen den Folgen von Pyridoxinmangel auf die Embryonalentwicklung entgegenwirkt. Auch gonadotropes Hypophysenhormon kann bis zu einem gewissen Grad die B$_6$-Mangelwirkungen beheben[5].

Hühner reagieren auf Vitamin B$_6$-Mangel mit geringerer Eierproduktion und herabgesetzter Brutfähigkeit[6]. Die Bebrütbarkeit der Eier fällt innerhalb 7 Wochen Mangelnahrung von 80 auf 0% ab. Nach 8 Wochen hört die Eiproduktion gänzlich auf. Die Hennen erleiden innerhalb 9 Wochen einen durchschnittlichen Gewichtsverlust von 500 g[7].

Durch Injektion von 1 mg Desoxypyridoxin in die Eier vor der Bebrütung kommt es in allen Fällen zum Absterben des Keimes. Dieser Effekt kann durch gleichzeitige Zufuhr von Pyridoxin unterdrückt werden. Nach 4 und mehr Tagen Bebrütung übt Desoxypyridoxin keinen toxischen Effekt mehr aus. Hieraus ist ersichtlich, daß Vitamin B$_6$ in den frühesten Entwicklungsstadien lebensnotwendig ist[8].

Therapeutisch wird Vitamin B$_6$ in großen Dosen gegen Schwangerschaftserbrechen gegeben. Der Wirkungsmechanismus ist unbekannt. Pyridoxin vermindert die bei Schwangeren gesteigerte Xanthurensäureausscheidung[9]; die niedrigen Nüchternharnstoffwerte werden auf normale Werte gebracht[10].

Würfe von Ratten mit schwerem *Vitamin B$_{12}$*-Defizit sind untergewichtig und nur wenig lebensfähig, die Jungen sterben meist schon innerhalb der ersten 4 Tage nach der Geburt, selbst wenn sie von normalen Muttertieren gesäugt werden[11]. Einzelne Tiere erweisen sich als resistent gegenüber Vitamin B$_{12}$-Mangel; es wäre denkbar, daß in diesen Fällen eine gesteigerte Synthese im Darm vorliegt[12]. Es ist aber auch möglich, daß neben dem B$_{12}$ andere, noch unbekannte Faktoren mit eine Rolle spielen[13]. So ist im rohen Casein ein Faktor enthalten, der zur Gewährleistung lebensfähiger Junger unentbehrlich ist und nicht durch Vitamin B$_{12}$ ersetzt werden kann[14].

---

[1] EMERSON und EVANS 1940.   [2] NELSON und EVANS 1948, ROSS und PIKE 1956.
[3] NELSON und EVANS 1948.   [4] NELSON und EVANS 1951.
[5] WOOTEN, NELSON, SIMPSON und EVANS 1955.
[6] CRAVENS, SEBESTA, HALPIN und HART 1946.
[7] CRAVENS, SEBESTA, HALPIN und HART 1943.
[8] CRAVENS und SNELL 1949.   [9] WACHSTEIN und GUDAITIS 1952.
[10] McGANITY, McHENRY, VAN WYCK und WATT 1949.
[11] DRYDEN, HARTMAN und CARY 1952, JONES, BROWN, RICHARDSON und SINCLAIR 1955, JAFFÉ 1956.
[12] DRYDEN, HARTMAN und CARY 1952, JAFFÉ 1956a.
[13] DRYDEN, HARTMAN und CARY 1952.   [14] PICCIONI, RABBI und MORUZZI 1951.

Die geringe Vermehrungsfähigkeit von Ratten und Mäusen, die eine B_{12}-arme Diät mit 46% Sojabohnenmehl und 46% Maismehl erhalten, kann durch Zulage von 40 mg Kobaltchlorid /kg Diät oder von 0,2 mg-% Kobaltchlorid im Trinkwasser normalisiert werden[1]. Bei mit Stockdiät ernährten Mäusen ist Kobaltchlorid in Dosen von 58 mg/kg Futter ohne Einfluß auf Wachstum und Vermehrung[2].

Die Anzahl der Konzeptionen und fetalen Resorptionen wird durch B_{12}-Mangel nicht beeinflußt[3]. Bei wiederholten Würfen unter andauernder B_{12}-Mangelernährung wird die Anzahl der Jungen jedoch vermindert[4].

Junge von Ratten, die eine synthetische Grunddiät mit 70% Sojamehl, 22% Glucose (Cerelose®), 4% Speck und 4% Salzmischung erhalten, weisen in rund einem Viertel der Fälle kongenitale Mißbildungen, insbesondere Hydrocephalus, auf. Diese Mißbildungen lassen sich durch orale oder parenterale Verabreichung von Folsäure plus Vitamin B_{12} vor dem 14. Schwangerschaftstag verhüten. Folsäure allein ist wirkungslos[5]. Augenentwicklungsstörungen infolge B_{12}-Mangel treten regelmäßig zwischen dem 16. und 18. Tag der Embryonalentwicklung in Erscheinung[6]. Bei der Geburt weisen diese Tiere uni- oder bilaterale Anophthalmie, Mikrophthalmie, Kolobome oder Retinaldeformationen auf. Die Anophthalmie wird nicht auf einen primären Anlagedefekt zurückgeführt, sondern als sekundäre Degeneration von vorgebildetem Gewebe gedeutet[7].

In Fällen von Hydrocephalus ist die Hirnrinde verdünnt, die Oberfläche ziemlich glatt. Die Zellstruktur der Plexus chorioidei ist unregelmäßig, stellenweise fehlt das Ependym der Seitenventrikel und des dritten Ventrikels. Der Aquaeductus mesencephali ist in etwa der Hälfte der Fälle undurchgängig, bei den übrigen sehr eng oder unregelmäßig entwickelt. An der Oligodendroglia finden sich Glioseerscheinungen[8].

In anderen Versuchen bringen Ratten, deren Diät hauptsächlich aus Mais und Sojabohnen besteht, angereichert durch alle bekannten Vitamine außer Vitamin B_{12}, normale Junge zur Welt. Durch zusätzliche Verabreichung von Vitamin B_{12} kann das Geburtsgewicht der Jungen jedoch gesteigert werden[9]. Bei weiblichen Ratten von unter B_{12}-Mangel stehenden Müttern kommt es zu einer Verzögerung der Geschlechtsreife[10]. Der Grad dieser Verzögerung ist außerdem abhängig von der diätetischen Eiweiß- und Kohlenhydratquelle; Ernährung mit Sojabohnenprotein und Sucrose hat stärkere Reifeverzögerung zur Folge als Fütterung mit Casein, Lactose und Dextrin[11].

Über den Bedarf an Vitamin B_{12} für die Fortpflanzung von Ratten und die Beeinflussung desselben durch verschiedene diätetische Faktoren liegen umfangreiche Arbeiten vor[12].

Werden aufeinanderfolgende Generationen von Sprague-Dawley-Ratten während 8 Jahren ununterbrochen mit B_{12}-freier Diät, bestehend aus Sojamehl, Maismehl, Öl und Salzgemisch ernährt und alle bekannten Vitamine, mit Ausnahme von Vitamin B_{12}, in genügenden Mengen zugesetzt, so ist die Sterblichkeit von der zweiten Generation an erhöht, das Gewicht im Alter von 4 Wochen um ein Drittel vermindert, während das Blutbild nicht beeinflußt wird. Diese Verhältnisse bleiben bei den folgenden Generationen unter andauerndem B_{12}-Mangel praktisch unverändert. Übertragung von B_{12}-Reserven über mehr als eine Generation erfolgt also nicht und es kommt andererseits zu keiner Anpassung an den B_{12}-Mangel. Zusatz von $3\mu g$ Vitamin B_{12} auf 1 kg Futter reduziert die erhöhte Sterblichkeit auf ein normales Maß, verhütet

---

[1] Jaffé 1952, 1956a.   [2] Mirone und Wade 1953.
[3] Dryden, Hartman und Cary 1951.   [4] Daniel, Gardiner und Ottey 1953.
[5] O'Dell, Whitley und Hogan 1951, Grainger, O'Dell und Hogan 1954.
[6] Ransdell 1956, Grainger, O'Dell und Hogan 1954.   [7] Ransdell 1956.
[8] Newberne und O'Dell 1956.   [9] Watts, Swank, Ohman, Ross und MacVicar 1950.
[10] Jaffé 1956b, Dryden, Hartman und Cary 1954.
[11] Dryden, Hartman und Cary 1954, Jaffé 1956a.   [12] Jaffé 1957.

hingegen nicht gänzlich die Wachstumshemmung. Diese wird erst bei Zulagen von 5 μg Vitamin B$_{12}$ zum Kilogramm Diät restlos behoben. Drei Mikrogramm genügen, um die meisten Mangelerscheinungen zum Verschwinden zu bringen, besonders diejenigen, die sich auf die Fortpflanzung beziehen, während sich der Unterschied in der Wirkung der beiden Dosen am auffälligsten im Gewicht der Jungen zur Zeit der Entwöhnung äußert.

Daraus ist zu schließen, daß der Bedarf an Vitamin B$_{12}$ für das frühe Wachstum bzw. die Milchproduktion der Muttertiere am größten ist.

Durch hohen Eiweißgehalt in der Diät werden die Mangelerscheinungen verstärkt.

Es ist noch darauf hinzuweisen, daß Mais verhältnismäßig viel Kobalt enthält und somit imstande sein könnte, den exogenen Vitamin B$_{12}$-Bedarf zu vermindern bzw. den B$_{12}$-Mangelerscheinungen entgegenzuwirken[1].

Bei Albinomäusen decken 3 μg Vitamin B$_{12}$ im kg Futter vollauf den Bedarf[6].

Hohe Dosen Vitamin B$_{12}$ in der Diät der Muttertiere, z. B. 1 mg/kg Futter, haben keine toxische Wirkung auf den Nachwuchs von Ratten. Das durchschnittliche Geburtsgewicht wird etwas erhöht[2]. Auch die Fertilität wird durch große Dosen nicht beeinträchtigt. Die optimale Wirkung wird bei 5—10 μg/kg Diät erreicht[3]. Bei Verfütterung von Sojaprotein ist der Vitamin B$_{12}$-Bedarf relativ höher als wenn Casein als Eiweißquelle gegeben wird[4]. Junge von Ratten, die während der Trächtigkeit zusätzlich Vitamin B$_{12}$ erhalten, weisen einen niedrigeren Adenosintriphosphorsäuregehalt im Blut und eine geringere Erythrocytengröße auf als Junge von gewöhnlich ernährten Tieren[5].

Auch Schweine benötigen zu normaler Vermehrung Vitamin B$_{12}$[6].

Bei Hühnern äußert sich B$_{12}$-Mangel in geringem Wachstum und hoher Sterblichkeit der Küken. Bei schwerem Mangel sterben die Embryonen gewöhnlich um den 17. Bebrütungstag ab. Sie weisen vielfach Muskelatrophien sowie Blutungen, vor allem in Muskulatur, Knorpelskelet und Allantois auf[7]. Ferner beobachtet man spärliche Fiederung, Perosis, vergrößerte Schilddrüsen, dünne Darmwände, Ödeme, Fettlebern, blasse dilatierte Herzen und Fettnieren nach dem 17. Bebrütungstag[8]. Es stellt sich auch eine durch Hämoglobin- und Erythrocytenmangel charakterisierte Anämie ein[9]. Typisch ist eine anomale Haltung des Embryos mit dem Kopf zwischen den Oberschenkeln[10].

Durch intraovuläre Injektion von 0,5 bis 1,25 μg Vitamin B$_{12}$ lassen sich alle diese Erscheinungen verhüten und ein normales Gedeihen von Küken, die von B$_{12}$-avitaminotischen Hennen stammen, gewährleisten[11].

Für eine normale Entwicklung der Embryonen sind wöchentlich 4 μg Vitamin B$_{12}$ pro Henne bzw. 10—20 μg/kg Futter erforderlich[12]. Nach vierwöchiger Vitamin B$_{12}$-freier Ernährung gelegte Eier sind nicht mehr ausbrütbar. Durch Verfütterung von Aureomycin und Penicillin wird die Ausbildung des Vitamin B$_{12}$-Defizits der Hennen beschleunigt[13]. Dagegen erhöht die Verfütterung von Terramycin bei Vitamin B$_{12}$-armer Diät die Ausbrütbarkeit der Eier[14], ist aber ohne Einfluß auf die Anämien, die sich als Folge des Vitamin B$_{12}$-Mangels einstellen können[9].

---

[1] JAFFÉ 1957.   [2] RICHARDSON und BROCK 1956.
[3] RICHARDSON 1954, JAFFÉ 1956a und b.   [4] JAFFÉ 1956a.   [5] MANYAI 1954.
[6] ANDERSON und HOGAN 1950.
[7] OLCESE, COUCH, QUISENBERRY und PEARSON 1950, FERGUSON und COUCH 1954.
[8] FERGUSON und COUCH 1954, 1955.   [9] HSU, STERN und McGINNIS 1952.
[10] FERGUSON und COUCH 1954, OLCESE, COUCH, QUISENBERRY und PEARSON 1950, FERGUSON und COUCH 1955.
[11] AFONSKY 1954, FERGUSON und COUCH 1955.
[12] WIESE, PETERSEN, DAHLSTROM und LAMPMAN 1952, OLCESE, COUCH, QUISENBERRY und PEARSON 1950, PETERSEN, WIESE, LAMPMAN und DAHLSTROM 1950.
[13] HALICK und COUCH 1951.   [14] MARIAKULANDAI, THAN MYINT und McGINNIS 1952.

Auch bei Hühnern ist ein in Molken enthaltener Faktor für die Embryonalentwicklung notwendig, der nicht durch Vitamin B_{12} ersetzt werden kann[1]. Besonders ist dies der Fall, wenn das Futter Sojabohnenmehl enthält[2].

Über den *Biotin*bedarf trächtiger Ratten ist sehr wenig bekannt. Wahrscheinlich genügt unter normalen Bedingungen die Synthese im Organismus. Versuche an trächtigen Ratten, die eine Diät nach Steenbock und zusätzlich täglich 2,5 γ Biotin erhalten, ergeben, daß der Biotingehalt der Placenta in den letzten Tagen der Trächtigkeit um ein Vielfaches ansteigt. In der Mitte der Tragzeit ist der Biotingehalt der Placenta im Vergleich zu demjenigen der Leber und der übrigen Organe gering. Der Biotinverbrauch während der letzten Tage der Trächtigkeit wird auf 3 γ pro Tag geschätzt[3]. Daß Biotin für die Embryonalentwicklung von Ratten und Mäusen notwendig ist, geht aus Arbeiten von Kennedy und Palmer (1945) sowie von Mirone und Cerecedo (1947) hervor. Diese Autoren weisen auch auf die Bedeutung von Biotin für die Lactation hin.

Bei Hennen nimmt die Bebrütbarkeit der Eier unter Biotinmangel rasch ab, kehrt aber nach Verfütterung einer Normalkost zurück[4].

Küken von biotinarm ernährten Hennen weisen kongenitale Perosis, Ataxie und charakteristische Skeletdeformitäten auf: Verkürzung und Verkrümmung der Tibia, Verkürzung des Tarsometatarsus, der Flügelknochen und des Schädels, „Papageienschnabel", Verkürzung und Verformung des Schulterblattes. Diese Veränderungen scheinen irreversibel zu sein, jedenfalls konnten sie durch intraperitoneale oder orale Biotinverabreichung nicht zum Verschwinden gebracht werden[5].

Der Biotingehalt der fetalen Gewebe nimmt im letzten Stadium der Embryonalentwicklung stark zu; bei Ratten steigt er innerhalb der letzten 2—3 Tage vor der Geburt von 0,02 μg/g Frischgewebe am 13. Trächtigkeitstag auf das Fünffache[6].

Bei Mäusen wird durch *Cholin*mangel die Konzeptionsfähigkeit herabgesetzt[6].

Bei jungen Meerschweinchen genügt ein Zusatz von 1—1,5 $^0/_{00}$ Cholinchlorid zum Futter, um normales Wachstum und normale Entwicklung zu gewährleisten[7]. Das Cholin läßt sich weder durch Betain noch durch Methionin ersetzen; einzig die Auswirkungen von ungenügender Cholinzufuhr lassen sich durch diese Stoffe bis zu einem gewissen Grade einschränken. Dimethylaminoäthanol in molaren Mengen hat die gleiche Wirkung wie Cholinchlorid[7].

Fetale Ratten sind außerordentlich empfindlich gegenüber *Folsäure*mangel. Schon 48stündige Mangeldiät verursacht in bestimmten Trächtigkeitsstadien (vor dem 10. Tag der Gravidität) kongenitale kardiovasculäre Mißbildungen in einem Viertel bis der Hälfte der Fälle. Man beobachtet Septumdefekte, persistierenden Truncus arteriosus, doppelten oder rechtsseitigen Aortenbogen, Fehlen des Ductus arteriosus sowie Aberration des subclaviculären Arterienursprungs[8]. Von anderen Autoren werden Hypoplasien und Mißbildungen von Nieren und Harnwegssystem bei Rattenfeten beschrieben, wenn die Muttertiere vom 11. Tag nach der Paarung an auf Folsäuremangel gesetzt worden waren[9].

Die Verabreichung von 5% Succinylsulfathiazol im Futter bei gleichzeitigem Fehlen von Folsäure in der Nahrung führt bei Ratten zu Aborten, Frühgeburten und in etwa der Hälfte der Fälle zu Hämorrhagien, Ödemen und kongenitalen

---

[1] Couch, Olcese, Sanders und Halick 1950, Whitson, Titus und Bird 1946b.
[2] Whitson, Titus und Bird 1946a.   [3] Lewis und Everson 1952.
[4] Couch, Cravens, Elvehjem und Halpin 1948, 1949. Cravens, Sebesta, Halpin und Hart 1942, Cravens, McGibbon und Sebesta 1944.
[5] Couch, Cravens, Elvehjem und Halpin 1948.   [6] Mirone 1954.   [7] Reid 1955b.
[8] Baird, Nelson, Monie und Evans 1954.   [9] Monie, Nelson und Evans 1954.

Defekten wie Augen-, Gesichts- und Kopfmißbildungen, Zwergwuchs, visceralen Hernien[1] oder zu Resorption der Feten[2]. Auch kongenitaler Hydrocephalus tritt in etwa 2—8% der Fälle als Folge von Folsäuremangel auf [3]. Aminopterin in täglichen Dosen von 12,5 μg/kg Körpergewicht verursacht ebenfalls kongenitale Mißbildungen oder Resorption der Embryonen in utero[4]. Wird bei Ratten zwischen dem 7. und 14. Trächtigkeitstag durch Verabreichung einer folsäurefreien Kost mit 1% Succinylsulfathiazol und 0,5% Methylpteroylglutaminsäure ein Folsäuremangel verursacht, so kommen 70—100% der Feten mit Mißbildungen zur Welt, während die Muttertiere bei guter Gesundheit bleiben und an Gewicht zunehmen. Die fetalen Anomalien sind im einzelnen starken Variationen unterworfen und betreffen Nervensystem, Auge, Skelet, Urogenital- und Kreislaufsystem, Körperbedeckung und Atmungsorgane einschließlich Zwerchfell. Sie lassen sich zum Teil als Entwicklungsstillstand, zum Teil als Fehlentwicklungen deuten. Die fetalen Anomalien sind um so schwerer, je früher der Folsäuremangel nach dem 7. Trächtigkeitstag einsetzt[5]. Wird dem Futter pro kg 1 mg Folsäure zugesetzt, so treten keine Entwicklungsstörungen auf[6]. Wenn kein Folsäureantagonist gegeben wird, genügen tägliche Mengen von 30 μg Folsäure, um das Vorkommen von Mißbildungen zu verhüten[7].

Gibt man trächtigen Ratten Folsäure, so verkleinert sich der durchschnittliche Durchmesser der Erythroblasten der Feten. Hieraus läßt sich der Schluß ziehen, daß Folsäure die Placentaschranke überschreitet[8].

Bei Frauen mit Fehl-, Früh- und Totgeburten sowie untergewichtigen Kindern liegt häufig ein Folsäuremangel vor. Ein solcher kann dann angenommen werden, wenn die Zahl der Lymphocyten im Blut weniger als 1500 /mm^3 beträgt. Durch Verabreichung von Folsäure, verbunden mit eiweiß- und vitaminreicher Kost, kann in derartigen Fällen die Reproduktionsfähigkeit wesentlich verbessert werden[9].

Hühner und Truthühner bedürfen 0,12 mg Folsäure /kg Futter für eine normale Eiproduktion[10]. Um eine normale Bebrütbarkeit zu erreichen, sind 0,45 mg pro kg Futter erforderlich[11]. Steigerung auf 1 mg/kg hat keine Zunahme der Eizahl, hingegen eine erhöhte Bebrütbarkeit zur Folge[12]. Der Folsäuregehalt der Eier, der um 1 μg/g liegt, wird durch Folsäurezusatz in der Nahrung der Hennen um die Hälfte bis drei Viertel gesteigert. Der Folsäurebedarf der Jungtiere liegt bei 0,8 mg/kg Futter. Bei Küken von folsäurearm ernährten Hennen ist dieser Bedarf erhöht[10].

Die durch intraovuläre Injektion von Aminopterin verursachte Störung der Embryonalentwicklung läßt sich durch gleichzeitige Injektion von Folsäure, Thymidin oder Citrovorumfaktor teilweise verhindern[13].

Inositol bewirkt bei Ratten eine verminderte Sterblichkeit der Neugeborenen. Es steigert auch die Milchbildung der säugenden Ratte[14].

Hohe Dosen von Inositol üben keine nachteilige Wirkung auf Wachstum oder Vermehrung aus[15].

---

[1] GIROUD, LEFEBVRES und DUPUIS 1952, GIROUD und LEFEBVRES 1951, NELSON, ASLING und EVANS 1952.
[2] NELSON, ASLING und EVANS 1952.   [3] RICHARDSON und HOGAN 1946, RICHARDSON 1951.
[4] SANSONE und ZUNIN 1954.   [5] NELSON, WRIGHT, ASLING und EVANS 1955.
[6] RICHARDSON 1951.
[7] GIROUD und LEFEBVRES 1951, GIROUD, LEFEBVRES und DUPUIS 1952.
[8] JONES und SMITH 1950.   [9] LAWSON und DEGARIS 1953.
[10] TAYLOR 1947.   [11] SCHWEIGERT, GERMAN, PEARSON und SHERWOOD 1948.
[12] TAYLOR 1947, SCHWEIGERT, GERMAN, PEARSON und SHERWOOD 1948.
[13] SNELL und CRAVENS 1950, CRAVENS und SNELL 1950.
[14] CLIMENKO und McCHESNEY 1942.   [15] ERSHOFF 1944.

Im übrigen liegen zum Teil recht widerspruchsvolle Berichte über Versuche an Ratten vor[1]. Möglicherweise sind die Unterschiede auf Verschiedenheiten in der Fütterung und auf deren Auswirkung auf die Darmflora zurückzuführen.

Bei Hamstern soll Inositol einen günstigen Einfluß auf Fortpflanzungsstörungen haben[2].

Die durch *Pantothensäure*mangel verursachten Fortpflanzungsstörungen äußern sich bei Ratten entweder in Sterilität oder Tod und Resorption der Feten, wenn weniger als 10 μg Pantothensäure pro Tag mit der Diät zugeführt werden[3]. Der Pantothensäuregehalt in der Leber der Muttertiere ist in diesen Fällen um 40% vermindert, nämlich von 90 μg auf 52 μg/g Gewebe[4]. In leichteren Fällen sind die Jungen schwächlich. Werden die Muttertiere erst von Beginn der Trächtigkeit an auf Pantothensäuremangel gesetzt, so sind die geworfenen Jungen normal[5] oder untergewichtig[6]. Etwa $1/3$ der Embryonen soll in utero resorbiert werden[6]. Es lassen sich unter diesen Umständen aber keine histologischen Veränderungen nachweisen[7]. Gelegentlich beobachtet man cerebrale Mißbildungen, Exencephalie, Pseudoencephalie, Anophthalmie oder Mikrophthalmie[8]. Auch kongenitale Ödeme und Hämorrhagien kommen vor[9]. Die Pantothensäure-Mangelerscheinungen werden durch Verabreichung von Cholin oder Nicotinsäureamid verstärkt[10]. Um eine vollständig normale Embryonalentwicklung zu gewährleisten, sind 50 μg Pantothensäure täglich erforderlich[1]. Der Pantothensäurebedarf ist besonders hoch während der letzten Tage der Trächtigkeit; am 21. Tag soll er 600 μg betragen[11].

Bei Hühnern nimmt unter schwerem Pantothensäuremangel die Eiproduktion sowie die Bebrütbarkeit ab. Die Embryonen sterben in der Regel zwischen dem 18. und 21. Tag der Bebrütung, ausgeschlüpfte Junge sind wenig lebensfähig und die Flaumfedern sind mangelhaft entwickelt; das Wachstum ist verzögert[12].

Überschüssige Pantothensäurezufuhr von 100 γ täglich verursacht bei Ratten und Mäusen eine signifikante Steigerung der Anzahl der geworfenen Jungen um 24%, wahrscheinlich bedingt durch größere Überlebensquoten der Eier. Die Gewichte von Hirn und Herz der Jungen sind jedoch durchschnittlich eher niedriger als bei Jungen von normal ernährten Tieren. Bei Hühnern wird über analoge Ergebnisse berichtet[13].

Paraaminobenzoesäure soll die Sterblichkeit neugeborener Ratten vermindern[14]. Der Feststellung, daß die Milchbildung bei säugenden Ratten vermindert sei[15], wird von anderen Autoren widersprochen[16].

Paraaminobenzoesäure in großen Dosen übt keine nachteilige Wirkung auf Wachstum oder Fortpflanzung aus[17].

Die Verabreichung einer Mischung der Vitamine B_1, B_2, B_6, Nicotinsäure und Pantothensäure bewirkt bei weiblichen Meerschweinchen eine deutliche Anregung der Milchdrüsensekretion[18].

Ein gelegentlich als „Vitamin T" bezeichneter Faktor soll aktivierende Eigenschaften auf Gonaden und Spermien besitzen und bei Impotentia generandi des

---

[1] Sure 1943, Ershoff und McWilliams 1943.   [2] Hamilton und Hogan 1944.
[3] Lefebvres 1954.   [4] Giroud, Lévy und Lefebvres 1954.
[5] Bologna 1951.   [6] Nelson und Evans 1946.
[7] Chung, Northrop, Getty und Everson 1954.
[8] Giroud, Lévy und Lefebvres 1954, Lefebvres-Boisselot 1951, Zunin und Borrone 1954.
[9] Lefebvres-Boisselot 1951, Boisselot 1949.   [10] Lefebvres-Boisselot 1951.
[11] Lewis und Everson 1952.   [12] Gillis, Heuser und Norris 1942, 1943, 1948.
[13] Taylor, Pennington und Thacker 1943.   [14] Sure 1943.
[15] Climenko und McChesney 1942.   [16] Ershoff 1944, 1946, Sure 1943.
[17] Ershoff 1944, 1946.   [18] Tamburello 1947—1949.

Menschen therapeutisch brauchbar sein[1]; diese Mitteilung hat bisher keine Bestätigung von anderer Seite erfahren.

Schon nach 10—15tägiger *Ascorbinsäure*-Mangelernährung der Muttertiere weisen Meerschweinchenembryonen eindeutige skorbutische Schädigungen auf. Sie kommen oft verfrüht oder tot zur Welt oder zeigen verzögertes Wachstum. Körper und Organe sind kleiner als bei normalen Tieren. Die Differenzierung des Muskelgewebes ist bei Embryonen C-avitaminotischer Meerschweinchen um etwa 6 Tage verzögert. Bei 27tägigen Embryonen weist die Epidermis geringere Dicke und weniger große und differenzierte Zellkerne auf als bei gleichaltrigen, normalen Feten. Ebenso erscheinen im Darmepithel die Zellgrenzen verwischt, die Kerne zusammengedrängt und die Epithelschichten abgelöst, wenn die Muttertiere eine 6tägige Vitamin C-Karenz durchgemacht hatten. Die Schilddrüsen bleiben unter C-Mangel kleiner und dunkler als bei ausreichender Ascorbinsäurezufuhr[2].

Der Vitamin C-Bedarf trächtiger Meerschweinchen beträgt rund das 20fache nichtgravider Tiere. 25 mg täglich sind ausreichend, während $^1/_7$ dieser Dosis, also rund 3,5 mg täglich, den Tod der Muttertiere unter den Zeichen allgemeiner Dystrophie zur Folge hat[3].

Daß den Muttertieren während der Lactationsperiode Vitamin C zugeführt werden muß, um eine normale Entwicklung der Jungtiere und die Integrität der Muttertiere sicherzustellen, versteht sich von selbst[4].

Langdauernde massive Überdosierung von Vitamin C führt bei nicht trächtigen Meerschweinchen zu keinen manifesten hypervitaminotischen Erscheinungen, es kommt lediglich zu einer leichten Gewichtszunahme gegenüber Kontrolltieren. Bei graviden Meerschweinchen hat die Verabreichung von täglich 250 mg Vitamin C Frühgeburten, Totgeburten und Unfruchtbarkeit zur Folge[5]. Ähnliche Auswirkungen sollen sogar schon mit täglich 25 mg Vitamin C vorkommen, wenn die Meerschweinchen während mindestens 10 Monaten solche Dosen erhalten hatten[6]. Die menschliche Placenta hat mit 2,8—37,5 mg-% einen bedeutend höheren Vitamin C-Gehalt als das mütterliche Blut mit 0,6—1,0 mg-%[7]. Hierfür ist keine andere Erklärung möglich, als daß entweder die Placenta imstande ist, Vitamin C zu synthetisieren[8] oder daß sie selektiv Vitamin C aus dem mütterlichen Blut resorbiert[9]. Vitamin C findet sich sowohl im mütterlichen wie im fetalen Teil der Placenta[10].

Es ist denkbar, daß der hohe Ascorbinsäuregehalt der Placenta entweder für die Hormonproduktion erforderlich ist — analog dem hohen Vitamin C-Gehalt der Nebennieren — oder daß er eine Reserve darstellt, um die Vitamin C-Versorgung für den fetalen Organismus unter allen Umständen, insbesondere während der Vitamin C-armen Jahreszeit, sicherzustellen.

E. Avitaminosen und Infektionskrankheiten.

(Literatur s. S. 1053.)

Daß quantitative und qualitative Fehlernährung für die Widerstandskraft gegen Infektionen und auch für den Verlauf infektiöser Erkrankungen sehr wichtig ist, darf wohl als eine uralte Erfahrungstatsache bezeichnet werden. Wenn

---

[1] GOETTSCH 1951.   [2] HARMAN und WARREN 1951.
[3] MOURIQUAND und EDEL 1951, REID 1954a.   [4] DAY 1947.
[5] NEUWEILER 1950, MOURIQUAND und EDEL 1953, 1954.   [6] NEUWEILER 1951, 1953/54.
[7] NEUWEILER 1935, 1936.
[8] GIROUD, SANTOS RUIZ, RATSIMAMANGA, RABINOWICZ und HARTMANN 1936.
[9] NEUWEILER 1938, BARNES 1947.   [10] TONUTTI und PLATE 1937, NEUWEILER 1939.

jedoch die Bedeutung einzelner Vitamine für die so schwer zu erfassende „Resistenz" eines Organismus behandelt werden soll, wenn es darum geht, die Auswirkungen von Avitaminosen auf den Ablauf von infektiösen Erkrankungen abzuklären, dann genügt die einfache medizinische Erfahrung nicht mehr, und das Experiment, bei welchem Art und Virulenz des Erregers, Infektionsweg und Dosis, Ernährung, Alter, Geschlecht und Abstammung der infizierten Organismen weitgehend konstant gehalten werden können, muß zu einer nähern Differenzierung beitragen. So stehen denn dem großen klinischen Beobachtungsgut über den Einfluß der Ernährung bei Infektionskrankheiten zahlreiche neuere experimentelle Arbeiten gegenüber, so daß man wohl heute in der Lage ist, die Auswirkungen von Avitaminosen auf infektiöse Prozesse teilweise zu übersehen.

Durch sehr zahlreiche Tierexperimente wurde die allgemein anerkannte und oft als selbstverständlich angesehene Erfahrung, daß sich ein durch Fehl- und Mangelernährung geschwächter Organismus gegen Infektionen schlechter wehren kann als ein gesunder, weitgehend bestätigt. Doch ließen sich auch im Experiment Ausnahmen von dieser Regel recht oft beobachten, so wie es ja auch dem Kliniker geläufig ist, daß gewisse Infektionen kräftige und schwache Individuen in gleicher Weise, hie und da gesunde und wohlernährte Menschen sogar besonders häufig befallen. Für dieses unterschiedliche Verhalten verschiedener Infektionskrankheiten konnte auch das Tierexperiment noch keine sichere Erklärung geben, obschon sich gewisse theoretische Vermutungen durchaus vertreten lassen. Delaunay u. Mitarb. (1951) haben die Bedeutung der Ernährung und besonders der Avitaminosen für die Resistenz gegen Infektionen in sehr klarer und sachkundiger Weise herausgearbeitet, so daß sich die nachstehende Zusammenfassung des Problems weitgehend diesen Überlegungen anschließen kann. Wie bereits erwähnt, geht aus zahlreichen Experimenten hervor, daß durch verschiedene Hypo- und Avitaminosen die Widerstandskraft des Organismus gegen Infektionen abgeschwächt ist. Wie Tabelle 6 zeigt, führen Avitaminosen oft zu einer Verminderung der Resistenz und zu einer Förderung des Infektionsverlaufes, unabhängig davon, ob es sich um eine Erkrankung mit Bakterien, Viren oder Protozoen handelt. Es kann auf Grund dieser Untersuchungen als sichergestellt gelten, daß sich zwischen Infektion und Ernährungszustand, insbesondere Versorgung mit Vitaminen, wichtige Beziehungen ergeben, wobei im einzelnen Falle mehr die allgemeine Inanition als Folge der Avitaminose, unter anderen Umständen die Avitaminose selbst für die Erschwerung des infektiösen Krankheitsbildes eine Rolle spielen. Eine theoretisch und praktisch besonders bedeutsame Frage ist die, auf welche Weise eine herabgesetzte Resistenz gegen Infektionen bei Hypo- und Avitaminose zustande kommt. Die allgemeine Vorstellung von einer „Schwächung der Abwehrkräfte" ist ja gewiß richtig, doch ist damit über den Mechanismus dieser verminderten Infektabwehr nichts Genaues ausgesagt.

Von Delaunay u. Mitarb. (1951) wurden die heute bekannten spezifischen und unspezifischen Reaktionen des Organismus, die bei der Entstehung und Ausbreitung von Infektionen ablaufen, in übersichtlicher Weise zusammengestellt. Unter den zu berücksichtigenden Faktoren ist einmal die Veränderung der Gewebsstruktur zu nennen, was namentlich im Zusammenhang mit den Epithelveränderungen bei Vitamin A-Mangel diskutiert wird. Es besteht kein Zweifel, daß Entdifferenzierung und Metaplasie der spezifischen Epithelien in verschiedenen Organen das Eindringen von Krankheitserregern fördern. So findet man bei A-Avitaminose eitrige Infektionen in verschiedenen Organen, z. B. in der Niere, der Harnblase, in sekundären männlichen Geschlechtsorganen, in den Speicheldrüsen, im Mittelohr usw. Durch die Avitaminose könnte ferner der Vorgang der *Phagocytose* verändert werden, einmal durch Verminderung der Leukocyten im Blut (s. Kapitel Blut), zum andern durch eine Beeinträchtigung der phagocytierenden Eigenschaften der Leukocyten und Makrophagen, durch Störung der Immigrationsfähigkeit der hämatogen phagocytierenden Elemente und weiterer, noch recht wenig bekannter Reaktionen der Infektabwehr. Auch hierüber bestehen in der Literatur einige Angaben. So wurde festgestellt, daß bei Mangel

Tabelle 6. *Experimentelle Hypo- und Avitaminosen, die zur Herabsetzung der Resistenz gegen Infektionen führen.*

Hypo-, Avitaminose	Infektionserreger Krankheit	Tierart	Bemerkungen	Autor
B_1	Salmonella typhi murium	Maus Ratte	Verminderung der Resistenz bei oraler Infektion; bei Ratten hauptsächlich Inanition von Bedeutung	[1]
B_1	Shigella dysenteriae	Maus	Bei experimenteller Infektion ist Letaldosis bei Mangeltieren viel geringer als bei normalen und Inanitionskontrollen	[2]
B_1, B_2	Pneumococcus Typ I	Maus	Geringere Resistenz der Mangeltiere bei nasaler Infektion	[3]
B_2	Salmonellen	Maus	Verlust der Resistenz gegen spontane Salmonelleninfektion	[4]
B_6	Bacillus pyliformis (Tyzzer's disease)	Maus Ratte	Verlust der natürlichen Resistenz	[5]
Pantothensäure	Corynebacterium (mäusepathogen)	Ratte	Verlust der natürlichen Resistenz	[6]
Pantothensäure	Corynebacterium 197	Ratte	Verlust der natürlichen Resistenz	[7]
Biotin	Salmonella typhi murium	Ratte	Infektion verläuft schwerer	[8]
Folsäure	Shigella paradysenteriae (FLECHSNER)	Affe	Häufige Spontaninfektion und Verlust der natürlichen Resistenz bei oraler Infektion	[9]
A	Darminfekte, pyogene Infektionen	Ratte	Praktisch alle Ratten auf Vitamin A-Mangelkost sterben an solchen Infektionen. Carotin schützt vor diesen Krankheiten	[10]
A	Infektion der Genitalorgane	Trächtige Ratten	Häufung von eitrigen Infektionen bei Vitamin A-Mangel	[11]
B_2	Rickettsien	Ratte	Verlust der Resistenz (Typhus Rickettsia)	[12]
B_1	Virus der vesiculären Stomatitis	Maus	Verlust der natürlichen Resistenz der Jungtiere	[13]
B_6	Viruspneumonie	Maus	Resistenz gegen Infektionen abgeschwächt, sofern Vitaminmangel 8 Tage vor Infektion einsetzt	[14]
D	Poliomyelitisvirus	Affe	Herabgesetzte Resistenz bei Rachitis	[15]
D	Schweine-Influenzavirus	Junge Maus	Abschwächung der Resistenz, besonders bei Weibchen	[16]
Biotin	Plasmodium lophurae und Plasmodium cathemurium	Huhn	Deutliche Herabsetzung der Resistenz selbst bei geringem Biotinmangel	[17]
Biotin	Plasmodium lophurae	Küken	Stärkere Vermehrung der Parasiten als bei biotinhaltiger Ernährung	[18]
Cholin	Mycobact. tuberculosis	Ratte	Herabgesetzte Resistenz, durch Folsäure Abschwächung dieses Effektes	[19]
Cholin	Plasmodium lophurae	Huhn	Etwas schwererer Verlauf der Infektion	[20]
Nicotinsäure	Plasmodium lophurae	Huhn	Deutlich schwererer Infektionsverlauf	[20]
Biotin	Trypanosoma lewisi	Ratte	Verlängerung der Infektionsdauer	[21]
A	Trichinose	Ratte	Viel schwererer Verlauf der Infektion	[22]
A	Coccidiose Trichomoniase	Huhn Truthuhn	Schwererer Verlauf der Infektion	[23]

[1] GUGGENHEIM und BUECHLER 1946. [2] SPORN, SCHANTZ und ENGLEY 1950. [3] WOOLEY und SEBRELL 1942. [4] KLIGLER, GUGGENHEIM und BUECHLER 1944. [5] STOERK 1950. [6] ZUCKER und ZUCKER 1954, SERONDE, ZUCKER und ZUCKER 1956. [7] SERONDE, ZUCKER und ZUCKER 1955. [8] KLIGLER, GUGGENHEIM und HERRNHEISER 1946. [9] JANOTA und DACK 1939, DAY 1944. [10] GREEN und MELLANBY 1928, 1930. [11] GREEN, PINDAR, DAVIS und MELLANBY 1931. [12] PINKERTON und BESSEY 1939. [13] SABIN und DUFFY 1940. [14] MIRICK und LEFTWICH 1949. [15] TOOMEY 1941. [16] YOUNG, UNDERDAHL und CARPENTER 1949. [17] TRAGER 1943, 1947. [18] SEELER, OTT und GUNDEL 1944. [19] STOLIGVO und ZIELENS 1957. [20] HEGSTED 1946. [21] CALDWELL und GYÖRGY 1943. [22] CLAUSEN 1933. [23] HOGAN 1950.

an Vitamin B_1, B_2, B_6, Pantothensäure und Cholin bei der Ratte die phagocytären Eigenschaften der Blutleukocyten vermindert sind, ebenso beim skorbutischen Meerschweinchen[1]. Die leukocytäre Reaktion im Granulationsgewebe ist bei Vitamin B_6- und B_2-Mangelratten in experimentellen Wunden vermindert[2]. Die Migrationsfähigkeit von Entzündungszellen war auch in Versuchen von Wertman u. Mitarb.[3] bei Ratten mit Vitamin B_6-, B_{12}-, Folsäure- und Nicotinsäureamid-Mangel vermindert. Auch die zellige Zusammensetzung entzündlicher Exsudate zeigte Unterschiede gegenüber normal ernährten Tieren. Mit BCG infizierte, skorbutische Meerschweinchen zeigen eine besonders starke, entzündliche Reaktion gegenüber Tuberkulin[4].

Als wohl wichtigster Faktor für die verminderte Infektabwehr ist die Beeinträchtigung der Bildung von Antikörpern durch Hypo- und Avitaminosen in Erwägung zu ziehen. Axelrod und Pruzansky (1955) kommen in einer auf über 90 neueren Arbeiten beruhenden Übersicht zum Schluß, daß an einer Hemmung der Antikörperbildung durch Vitaminmangelzustände nicht zu zweifeln ist. Dabei spielt es im Prinzip keine Rolle, ob es sich beim Antigen um lebende Bakterien, ein Toxin, ein Fremdeiweiß oder um artfremde Zellen, z. B. um Erythrocyten handelt. Der deutlichste Effekt läßt sich nach übereinstimmenden Befunden zahlreicher Autoren bei Mangel an Vitamin B_6, Folsäure und Pantothensäure nachweisen. Pantothensäuremangel führt, wie neueste Untersuchungen an Ratten zeigen[5], auch zu einer Abnahme der unspezifischen Abwehrkörper, des Properdins. Verschiedene Vitaminmangelzustände gehen zudem mit einer Verminderung des Serumkomplements einher[6]. Bei der Diskussion der möglichen Ursachen der Antikörperbildungsstörungen bei Vitaminmangel kommen Axelrod und Pruzansky (1955) zum Schluß, daß es sich oft um eine weitgehend spezifische Avitaminosefolge handelt, und daß die bei vielen Avitaminoseversuchen vorhandene und das Experiment komplizierende Inanition keine entscheidende Bedeutung besitzt. Als mögliche Faktoren werden Störungen im Antigenstoffwechsel, Schädigungen der Antikörper produzierenden Zellen oder der enzymatischen Vorgänge bei der Antikörpersynthese, schließlich auch eine Beeinträchtigung der Antikörperfreisetzung und ein verstärkter Antikörperabbau erwogen.

Recht oft sind hypo- und avitaminotische Tiere gegenüber Infektionen nicht wesentlich empfindlicher als normal ernährte Kontrollen. Dies ist um so eher der Fall, je heftiger die Infektion verläuft bzw. je größer die Infektiosität des geprüften Erregers für das Versuchstier ist. Einige derartige Versuchsergebnisse sind in Tabelle 7 zusammengefaßt. Diese Beobachtungen geben einen Hinweis darauf, daß sich unter bestimmten Bedingungen eine Infektion unabhängig von der Vitaminversorgung des erkrankten Organismus ausbreiten kann, so daß allfällige Störungen der individuellen Abwehr nicht meßbar ins Gewicht fallen. Wohl mag in vielen Fällen die Antikörperbildung durch Avitaminose verändert sein, doch ist es durchaus möglich, daß bei vielen Infektionen in gewissen Stadien die Antigen-Antikörper-Reaktionen von untergeordneter Bedeutung sind.

Interessant ist die auch nicht zu seltene Erscheinung, daß ein avitaminotisches Tier sich gegenüber bestimmten Erregern wesentlich resistenter verhält als ein normal ernährtes. Einige derartige Beobachtungen sind in Tabelle 8 zusammengestellt. Besonders auffallend ist die Schutzwirkung der B_1- und B_2-Avitaminose gegenüber dem Poliomyelitisvirus, was auch mit der klinischen Erfahrung, wonach

---

[1] Mills 1949.   [2] Bosse und Axelrod 1948.
[3] Wertman, Smith und O'Leary 1954, Wertman, O'Leary und Smith 1955, Wertman, Lynn, Disque, Kohr und Carroll 1956.
[4] Long, Miles und Perry 1951, Long 1954.
[5] Wiss, Weber und Isliker 1957.
[6] Wertman, Smith und O'Leary 1954, Wertman, O'Leary und Smith 1955, Axelrod und Pruzansky 1955, Wertman, Lynn, Disque, Kohr und Carroll 1956.

Tabelle 7. *Experimentelle Hypo- und Avitaminosen, welche die Resistenz gegen Infektionen nicht beeinflussen.*

Hypo-, Avitaminose	Infektionserreger	Tierart	Bemerkungen	Autor
B_1, B_6	Corynebacterium	Ratte	Kein schädigender Einfluß	1
Pantothensäure	Pneumococcus Typ I	Ratte Maus	Keine Unterschiede in Überlebenszeit gegenüber Kontrolltieren	2
B_2, B_6, Nicotinsäureamid, Biotin, Folsäure	Shigella dysenteriae	Maus	Kein Einfluß auf experimentelle Infektion	3
B_1	Poliomyelitisvirus	Affe	Keine Erhöhung der Resistenz, wie bei der Maus bekannt	4
B_2	Theiler's Encephalomyelitisvirus	Maus	Kein Einfluß auf Empfindlichkeit	5
B_6, Inositol, Biotin	Theiler's Encephalomyelitisvirus	Maus	Kein Einfluß auf Empfindlichkeit	6
Pantothensäure	Poliomyelitis (Stamm Lansing)	Maus	Geringe oder keine Verstärkung der Resistenz	7
D	Poliomyelitisvirus	Baumwollratte	Kein Einfluß der Rachitis auf Infektionsverlauf	8
E	Virus der vesiculären Stomatitis	Maus	Keine wesentliche Beeinflussung der natürlichen Resistenz	9
B_1	Plasmodium lophurae	Huhn	Kein Einfluß auf Infektionsverlauf	10
Pantothensäure	Plasmodium lophurae	Huhn	Kein Einfluß auf den Infektionsverlauf	11
A	Plasmodium lophurae	Ente	Kein Einfluß auf den Infektionsverlauf	12
A, Cholin, B_1, Nicotinsäure	Plasmodium lophurae	Ente	Kein Einfluß auf den schweren Verlauf bei der besonders empfindlichen Ente	10

die Poliomyelitis mit Vorliebe kräftige, gesunde Menschen befällt, in Parallele gesetzt werden kann.

Die theoretischen Überlegungen, die für dieses besondere Verhalten avitaminotischer Tiere gegenüber gewissen Infektionen herangezogen werden können, gehen dahin, daß der Infektionserreger durch den Vitaminmangel stärker geschädigt wird als der Wirtsorganismus, oder daß Organe und Stoffwechsel des infizierten avitaminotischen Tieres derart verändert sind, daß die „Lebensbedingungen" für den eingedrungenen Infektionserreger ungünstig geworden sind[13]. Über diese rein theoretischen Überlegungen ist man bis heute nicht hinausgekommen.

Zusammenfassend ist festzuhalten, daß wohl mit Sicherheit eine Beziehung der Avitaminosen zu den infektiösen Erkrankungen und zur Infektionsabwehr besteht. In den meisten Fällen ist die Mangelernährung mit einer mehr oder weniger starken Verminderung der Resistenz gekoppelt, so daß die Bemühungen der Ärzte, bei infektiösen Erkrankungen allfällig bestehende oder vermutete Hypovitaminosen sowie andere Zustände von Fehl- und Mangelernährung möglichst zu beheben, wohl richtig und wissenschaftlich haltbar sind. Daneben

---

[1] SERONDE, ZUCKER und ZUCKER 1956.   [2] DAY und McCLUNG 1945.
[3] SPORN, SCHANTZ und ENGLEY 1950.   [4] CLARK, WAISMAN, LICHSTEIN und JONES 1945.
[5] RASMUSSEN, WAISMAN und LICHSTEIN 1944.
[6] LICHSTEIN, WAISMAN, McCALL, ELVEHJEM und CLARK 1945.
[7] LICHSTEIN, WAISMAN, ELVEHJEM und CLARK 1944.
[8] WEAVER, AMMON und HASTINGS 1944.   [9] SABIN und DUFFY 1940.
[10] HEGSTED 1946.   [11] TRAGER 1943.   [12] RIGDON 1946.
[13] McKEE und GEIMAN 1946, DELAUNAY, LEBRUN, ROBINEAUX und BAZIN 1951.

Tabelle 8. *Experimentelle Hypo- und Avitaminosen, welche die Resistenz gegen Infektionen verstärken.*

Hypo-, Avitaminose	Infektionserreger	Tierart	Bemerkungen	Autor
B_2	Pneumokokken Pneumonie	Ratte	Verminderte Empfindlichkeit	[1]
Pantothensäure	Pneumococcus Typ I	Ratte	Geringe Empfindlichkeit bei nasaler Infektion	[2]
B_1, B_2	Poliomyelitisvirus	Maus	Fast völliger Schutz gegen Lähmungen	[3]
B_1	Poliomyelitisvirus	Maus	Verstärkung der Resistenz	[4]
B_2	Poliomyelitisvirus (Stamm Lansing)	Maus	Leichte Verstärkung der Resistenz	[5]
Pantothensäure	Theiler's Encephalo-myelitisvirus	Maus	Zunahme der Resistenz	[6]
B_6	Viruspneumonie	Maus	Mangeltiere resistenter als Kontrollen (nicht durch Inanition bedingt), sofern Infektion vor Beginn der Mangelernährung	[7]
C	Plasmodium knowlesi	Affe	Geringerer Anstieg der Parasiten im Blut und längere Überlebenszeit	[8]
A	Plasmodium lophurae	Huhn	Etwas milderer Verlauf der Infektion	[9]

besteht das noch wenig abgeklärte Phänomen der erhöhten Infektionsresistenz bei bestimmten Erkrankungen und Avitaminosen. Vielleicht eröffnet die weitere Verfolgung gerade dieser Ausnahmebefunde dereinst neue therapeutische Möglichkeiten, ähnlich wie sie sich bei der Antimetabolit-Therapie von Leukämien und Tumoren gezeigt haben.

F. Vitamine und Tumoren

(Literatur s. S. 1054.)

Die Tatsache, daß Vitamine in allen Zellen bei Stoffwechsel- und Teilungsvorgängen als essentielle Faktoren beteiligt sind, rechtfertigt auch ein Studium ihrer Wirkung bei Tumoren und Leukämien. Das Problem kann von den verschiedensten Seiten angegangen werden, doch müssen hier die interessanten biochemischen Gesichtspunkte, auf die im Geschwulstband (dieses Handbuch, Band VI, 3. Teil) an verschiedenen Stellen eingegangen wird, zugunsten einer mehr morphologischen Betrachtungsweise vernachlässigt werden. Während das Studium über den Einfluß eines nahrungsbedingten Vitaminmangels auf die Tumorentwicklung sich weitgehend auf das Tierexperiment beschränken muß, öffnete die Entdeckung der Antivitamine oder Vitamininhibitoren auch für die klinische Medizin den Weg zu neuen Methoden der Tumorbekämpfung. Die Möglichkeit, durch gewisse Substanzen gezielt einen Vitaminmangel zu erzeugen und damit die Proliferation maligner Gewebe zu hemmen, hat, namentlich mit Folsäureantagonisten, zu ermutigenden ersten therapeutischen Erfolgen geführt.

Im folgenden werden in einem Querschnitt durch die neuere Literatur vor allem experimentelle Tatsachen über Avitaminose- und Vitaminwirkungen auf Tumoren und Leukämien dargestellt, wobei auf therapeutische Gesichtspunkte nur hingewiesen werden kann.

[1] Robinson und Siegel 1944.   [2] West, Bent, Rivera und Tisdale 1944.
[3] Foster, Jones, Henle und Dorfman 1942, Elvehjem 1952.
[4] Rasmussen, Waisman, Elvehjem und Clark 1944.
[5] Rasmussen, Waisman und Lichstein 1944.
[6] Lichstein, Waisman, Elvehjem und Clark 1944.   [7] Leftwich und Mirick 1949.
[8] McKee und Geiman 1946.   [9] Hegsted 1946.

Bei herabgesetztem Ernährungszustand, sei es infolge Fehl- oder Mangelernährung oder infolge Schädigung durch toxische Substanzen, kann das Tumorwachstum auf unspezifischem Wege wesentlich beeinträchtigt werden[1].

Dieser Gesichtspunkt muß besonders bei der Wirkung eines experimentellen
Vitamin B$_1$-Mangels, der ja stets mit Anorexie und Inanition einhergeht, berücksichtigt werden. So ist das Wachstum des spontanen Mammacarcinoms bei
C$_3$H-Mäusen durch schweren Vitamin B$_1$-Mangel stark gehemmt, nicht jedoch
bei einer Vitamin B$_1$-Fütterung, die knapp zur Lebenserhaltung ausreicht[2]. Bei
dem Rous-Sarkom der Hühner ist das Tumorwachstum bei B$_1$-Avitaminose
ebenfalls verlangsamt, die Tumorhäufigkeit jedoch unbeeinflußt[3]. Verschieden
dosierte Vitamin B$_1$-Zulagen zur Diät bewirken keine konstanten Unterschiede
im Wachstum des spontanen Mammacarcinoms und gewisser, experimentell
induzierter Hauttumoren der Maus[4].

Vitamin B$_2$ greift als Bestandteil der Atmungsfermente in starkem Maße in
den lebhaften Stoffwechsel der rasch proliferierenden Tumorgewebe ein. So ist
es durchaus verständlich, daß sich ein Riboflavinmangel besonders deutlich beim
Tumorwachstum hemmend auswirkt. Dies wurde z. B. festgestellt beim Mammacarcinom der C$_3$H-Maus, wobei allerdings erst eine schwere Avitaminose Wachstum und Auftreten der Spontantumoren beeinflußt[5]. Ebenfalls tumorhemmend
wirken die Vitamin B$_2$-Antagonisten, so beispielsweise bei dem transplantablen
Lymphosarkom der C$_3$H-Maus (Isoriboflavin oder Galactoflavin)[6], beim Walker-
Carcinom der Ratte [,,Diäthylriboflavin" = 6,7-Diäthyl-9-(1'-D-Ribityl)-iso-
alloxazin[7], 6,7-Dichlor-9-(1'-D-Sorbityl)isoalloxazin][8]. Ferner werden das Murphy-Lymphosarkom der Ratte[9], das transplantable Lymphosarkom der C$_3$H-
Maus[10] und das Rous-Sarkom des Huhnes[11] durch Riboflavinmangel entweder im
Wachstum gehemmt, oder es zeigt sich, namentlich beim Rous-Sarkom, eine
Verminderung der Tumorhäufigkeit[11]. Nach einer durch Vitamin B$_2$ bedingten
Regression des transplantablen Lymphosarkoms bei Mäusen und Ratten geht ein
zweites Implantat desselben Tumors nicht mehr an. Ferner kann die durch Riboflavinmangel bedingte Tumorhemmung durch Cortison verhindert werden[12]. Auf
die Entstehung des spontanen Hepatoms der Maus hat Vitamin B$_2$-Mangel dagegen keinen Einfluß[13].

Auch bei Überdosierung scheint Vitamin B$_2$ eine gewisse Wirkung auf bestimmte Tumoren auszuüben, indem bei Ratten nach hochdosierter Riboflavin-
behandlung Lebertumoren durch Buttergelbfütterung seltener vorkommen als
bei unbehandelten gleich ernährten Kontrolltieren[14], dies namentlich bei relativ
eiweißarmer Ernährung[15]. Die unter p-Dimethylaminoazobenzol-Fütterung[4] bei
Ratten zu beobachtenden Verschiebungen im Nucleinsäuregehalt der Milz werden
durch Vitamin B$_2$ verzögert[16].

Verschiedene experimentelle Tumoren zeigen bei *Vitamin B$_6$*-Mangel eine
deutliche Wachstumshemmung; dieser Effekt ist im allgemeinen deutlicher als
bei Normaltieren, die durch Nahrungsbeschränkung in einen ähnlichen Grad der
Inanition gebracht wurden. Diese Wirkung ist ohne weiteres verständlich, wenn

---

[1] TANNENBAUM 1947.   [2] MORRIS 1947.   [3] LITTLE, OLESON und SUBBAROW 1948.
[4] TANNENBAUM und SILVERSTONE 1952.   [5] MORRIS und ROBERTSON 1943, MORRIS 1947.
[6] STOERK und EMERSON 1949.   [7] APOSHIAN und LAMBOOY 1951.
[8] HOLLY, PEEL, MOZINGO und FOLKERS 1950.   [9] KAUNITZ, SLANETZ und STOERK 1954.
[10] STOERK und EMERSON 1949, STOERK 1950b, EMERSON, WURTZ und ZANETTI 1950.
[11] LITTLE, OLESON und SUBBAROW 1948.   [12] STOERK 1950b.
[13] SILVERSTONE und TANNENBAUM 1951.
[14] ANTOPOL und UNNA 1942, MILLER und MILLER 1947, v. EULER 1953.
[15] MINER, MILLER, BAUMANN und RUSCH 1943.
[16] CERECEDO, PRICE, RODRIGUEZ und RODRIGUEZ 1956.

man die große Bedeutung des Vitamin B_6 bei der Eiweiß-Synthese berücksichtigt. So ist unter Vitamin B_6-Mangel eine Hemmung der Gewichts- und Größenzunahme bei folgenden Tumoren beschrieben: Sarkom 180 der Maus[1], transplantables Lymphosarkom der Maus[2], Flexner-Jobling-Carcinom der Ratte[3], Yale-Ca 1 sowie ein durch UV-Licht erzeugtes[3] und nach lokaler Methylcholanthrenbehandlung entstandenes Epitheliom der Maus[4]. Gehemmt wird ebenfalls das Murphy-Lymphosarkom der Ratte, dieses besonders deutlich bei Kombination des Vitamin B_6-Mangels mit Cortison[5]. Oft ist auch die Tumorhäufigkeit herabgesetzt, namentlich dann, wenn die Transplantation bereits an Vitamin B_6-Mangeltieren vorgenommen wird. Das Lebercarcinom nach p-Dimethylaminoazobenzol-Fütterung ist bei Vitamin B_6-Mangelratten deutlich seltener als bei normalen Tieren[6], besonders bei eiweißreicher Diät[7]. Im Gegensatz zu den erwähnten Befunden wurde von Morris (1947) keine Beeinflussung des Mammacarcinoms der C_3H-Maus durch schweren Vitamin B_6-Mangel beobachtet. Die von Carcinom befallenen Mäuse nahmen deutlich weniger an Gewicht ab als tumorfreie Kontrollen auf derselben Vitamin B_6-Mangelkost. Besonders eindrückliche Wachstumshemmung experimenteller Geschwülste, teilweise auch deutliche bis vollständige Regression wird bei Verstärkung des alimentären Vitamin B_6-Mangels durch Antagonisten, namentlich Desoxypyridoxin, beobachtet. Einen weitgehenden, durch Desoxypyridoxin verstärkten Schwund bei Vitamin B_6-Mangel zeigt das Lymphosarkom der C_3H-Mäuse[8]. Bei Tieren, die bereits in einem schweren Vitamin B_6-Mangelzustand sind, gehen die Transplantate des Lymphosarkoms häufig nicht an[9]. Besonders deutlich ist dieser Hemmeffekt bei der allerdings sehr toxischen Kombination von Vitamin B_6-Mangel, Vitamin B_6-Antagonist und Cortison[10]. In ähnlicher Weise wird auch die tumorhemmende Wirkung von 8-Azaguanin beim Mammaadenocarcinom der Maus durch Desoxypyridoxin verstärkt[11].

Desoxypyridoxin allein ohne gleichzeitigen alimentären Vitamin B_6-Mangel hat keine deutliche Wirkung auf experimentelle Tumoren. Zwar ist, bei allerdings recht kurzfristigen Versuchen, von Loefer (1951) eine mäßige Hemmung eines implantierten Fibrosarkoms der Ratte durch Desoxypyridoxin beschrieben. Dagegen führten Versuche, ein transplantables Lymphosarkom bei normal ernährten Ratten durch große Dosen von Desoxypyridoxin zur Regression zu bringen, zu keinen überzeugenden Resultaten[12]. Ohne wesentliche Wirkung auf Lymphocyten, Leber, Milz, Knochenmark und Lymphknoten ist auch die Desoxypyridoxinbehandlung bei der transplantablen Leukämie der Ak-Mäuse, wobei auch die Granulocytenzahlen stärker ansteigen als bei nicht leukämischen Mäusen[13]. Am Menschen wurden von Gellhorn und Jones (1949) und Weir und Morningstar (1954) Versuche zur Beeinflussung maligner Tumoren mittels einer durch Desoxypyridoxin verstärkten Vitamin B_6-Mangelernährung oder durch den Vitamin B_6-Antagonisten allein durchgeführt. Vier Patienten mit akuter lymphatischer Leukämie zeigten einen Abfall unreifer lymphatischer Zellen im Blut und histopathologische Veränderungen in den leukämischen Infiltraten. Eine wesentliche klinische Besserung konnte, wie auch bei Patienten mit Lymphosarkom, nicht erzielt werden. Eine gewisse Wirkung auf das Wachstum experimenteller Tumoren kommt auch großen Dosen Vitamin B_6 zu: So fördert die

[1] Bischoff, Ingraham und Rupp 1943.   [2] Stoerk 1947, 1950b.
[3] Kline, Rusch, Baumann und Lavik 1943.   [4] Rusch 1944.   [5] Stoerk 1950c.
[6] Miner, Miller, Baumann und Rusch 1943, Rusch 1944, Miller, Baumann und Rusch 1945.
[7] Miller, Baumann und Rusch 1945.   [8] Cerecedo, Lombardo, Reddy und Travers 1952.
[9] Stoerk 1947, 1950a.   [10] Stoerk 1950c.   [11] Shapiro und Gellhorn 1951.
[12] Grégoire 1949.   [13] Weir, Heinle und Welch 1948.

intensive Vorbehandlung mit Pyridoxin bei Ratten das Angehen eines transplantablen Fibrosarkoms auf 40% gegenüber 16% bei den normal ernährten unbehandelten Kontrolltieren[1]. Pyridoxin scheint ferner bei Ratten das Angehen von Lebergeschwülsten bei Buttergelbfütterung etwas zu fördern[2]. Beim Sarkom 180 der Maus kann bei Mangel aller B-Vitamine durch Pyridoxin allein eine signifikante Steigerung des Wachstums erzeugt werden[3]. Für die Entstehung transplantabler Leukämien von Ak-Mäusen sind Pyridoxininjektionen jedoch ohne Wirkung[4]. Pyridoxal bewirkt bei Ehrlichschen Mäuse-Ascites-Tumorzellen eine Erhöhung der Konzentration der Aminosäuren, gemessen am Einbau von Glykokoll[5]. Desoxypyridoxin hemmt die Akkumulierung von Glycin in diesen Tumorzellen[6].

Ein starker *Pantothensäure*mangel vermag das Wachstum experimenteller Geschwülste zu hemmen, so beispielsweise das spontane Mammacarcinom von C$_3$H-Mäusen[7] und das Rous-Sarkom des Hühnchens[8]. Der Pantothensäuremangel muß aber, um sich auf das Tumorwachstum auszuwirken, sehr ausgesprochen sein; so wird ein transplantables Fibrosarkom bei Ratten erst nach einer mehr als einwöchigen Mangelperiode beeinflußt[9] und in einem 30tägigen Versuch von Bischoff, Ingraham und Rupp (1943) konnte wohl wegen der nicht vollständigen Erschöpfung der Pantothensäurevorräte keine Wirkung auf das Sarkom 180 der Maus festgestellt werden. Die durch Pantothensäuremangel erzeugte Hemmung eines transplantablen Rattenfibrosarkoms wurde durch Injektionen des Pantothensäureantagonisten ω-Methyl-Pantothensäure nicht verstärkt[9].

An Hand von Untersuchungen an zentrifugierten Leberzellhomogenaten von Ratten läßt sich feststellen, daß innerhalb der Leberzelle Pantothensäure und Coenzym A größtenteils in den Mitochondrien und nur in geringen Mengen in den Mikrosomen lokalisiert sind. In verschiedenen experimentellen Lebergeschwülsten wie Walker-, Jensen-, Flexner-, Jobling- und Buttergelbtumoren ist der Gehalt an Pantothensäure und Coenzym A bedeutend niedriger als im normalen Lebergewebe; der Hauptanteil des Vitamins bzw. des Coenzyms findet sich dann auch nicht in den Mitochondrien, sondern in der überstehenden Flüssigkeit[10].

Eine wesentliche Beeinflussung von Tumoren verschiedener Art kann bei *Folsäure*mangel beobachtet werden. So kommt es unter diesen Bedingungen zu totaler[4] oder starker[11] Hemmung des Wachstums des Rous-Sarkoms des Hühnchens, wobei jedoch histopathologisch keine Unterschiede zwischen gehemmten und sich normal entwickelnden Tumorgeweben festzustellen sind[11]. Vitamin B$_{12}$ kann in diesen Versuchen die Folsäure bis zu einem gewissen Grade ersetzen[12].

Eine große Bedeutung für die Beeinflussung des Tumorwachstums haben in neuester Zeit die Folsäureantagonisten erhalten. Aus der großen Literatur über diese Stoffe sollen einige Beispiele angeführt werden. Deutliche Beeinflussung durch Folsäureantagonisten sind bei folgenden experimentellen Tumoren beschrieben: Verlängerung der Überlebenszeit bei transplantablen, vor allem lymphatischen Leukämien der Maus (Amethopterin[13], 9-Methyl-Folsäure[14],

---

[1] Loefer 1951.   [2] Miner, Miller, Baumann und Rusch 1943.
[3] Bischoff, Ingraham und Rupp 1943.   [4] Weir, Heinle und Welch 1948.
[5] Riggs, Coyne und Christensen 1953, Christensen, Riggs und Coyne 1954.
[6] Christensen, Riggs und Coyne 1954.   [7] Morris und Lippincott 1941, Morris 1947.
[8] Little, Oleson und SubbaRow 1948.   [9] Montañez, Murphy und Dunn 1951.
[10] Harkness, Seifter, Novic und Muntwyler 1949.
[11] Engelbreth-Holm, Rask-Nielsen, Hoff-Jørgensen und Kalckar 1951.
[12] Oleson und Little 1949, Engelbreth-Holm, Rask-Nielsen, Hoff-Jørgensen und Kalckar 1951.
[13] Kirschbaum, Geisse, Judd und Meyer 1950.
[14] Burchenal, Johnston und Waring 1951.

Aminopterin[1]), Wachstumshemmung bei Sarkom 180 der Maus (Aminopterin) verbunden mit histopathologischen Veränderungen wie Zellverminderung, Zunahme fibröser Elemente, Seltenheit der Mitosen und Cytolyse[2], ebenfalls Wachstumshemmung des Rous-Sarkoms des Hühnchens, verbunden mit Verlängerung der Überlebenszeit und geringerer Tumorhäufigkeit (4-Amino-Pteroyl-Asparaginsäure und 4-Amino-Pteroyl-α(-)Glutaminsäure)[3].

Die Fähigkeit des lymphatischen Gewebes leukämischer Mäuse, in vitro aus Folsäure den Citrovorumfaktor zu synthetisieren, ist in Anwesenheit von Aminopterin und Amethopterin vermindert[4], dies besonders bei solchen Leukämieformen, die auch in vivo durch die beiden Antagonisten beeinflußt werden.

Beim Menschen haben sich Folsäureantagonisten, namentlich zur Bekämpfung kindlicher Leukämien, als vorübergehend wirksam erwiesen. Es kommt dabei oft zu auffälliger Besserung des Allgemeinzustandes und des Knochenmarksbefundes, doch zwingen toxische Reaktionen, namentlich Schädigungen der Blutbildung, oft schon in kurzer Zeit zum Absetzen der Therapie[5]. Aus Tierexperimenten geht hervor, daß Citrovorumfaktor bei leukämischen Mäusen die Toxizität von Aminopterin deutlich herabsetzt, ohne die Tumorhemmung zu beeinflussen[6]. In einzelnen Fällen ist auch bei leukämischen Kindern über eine Herabsetzung der Toxicität von Aminopterin durch Citrovorumfaktor berichtet worden[7].

Über Beziehungen des *Vitamin B₁₂* zur Tumorentwicklung sind noch wenig sichere Ergebnisse bekannt. In neueren Untersuchungen wurde festgestellt, daß Vitamin B_{12}-frei ernährte Ratten nach sechsmonatiger Fütterung von 0,6% p-Dimethylaminoazobenzol wesentlich häufiger Lebertumoren aufweisen als Kontrolltiere, die täglich 8 γ Vitamin B_{12} erhielten[8]. Die verminderte Atmung von Leberbrei von Ratten nach Buttergelbbehandlung wird durch Vitamin B_{12}-Verabreichung nochmals beträchtlich gesenkt[9]. In früheren Untersuchungen fanden andere Autoren, daß die durch p-Dimethylaminoazobenzol erzeugte Hepatombildung bei Ratten, die methioninarm ernährt wurden, durch zusätzliche Fütterung von 5 γ Vitamin B_{12}/100 g Diät stark erhöht wurde[10]. Auf eine weitere interessante Beziehung des Vitamin B_{12} zum Tumorwachstum hat Woolley (1953) hingewiesen: Nach seinen Angaben soll der spontane Mammatumor der Maus, nicht aber verschiedene transplantable Tumoren, die Fähigkeit besitzen, Vitamin B_{12} zu synthetisieren. Normales Mäusegewebe besitzt diese Eigenschaft nicht. Ob diesen Befunden auch für andere Tumorformen eine Bedeutung zukommt, müssen weitere Untersuchungen zeigen.

Über *Nicotinsäureamid-* und *Biotin*mangel bei experimentellen Tumoren ist nicht viel bekannt. Bei nicotinsäureamidfrei ernährten Hühnchen ist das Wachstum des Rous-Sarkoms verlangsamt und die Tumorhäufigkeit um etwa 50% herabgesetzt[11]. Ein solcher Effekt ist bei biotinfreier Ernährung nicht nachzuweisen[11]. Von du Vigneaud u. Mitarb. (1942) wurde unter bestimmten diätetischen Bedingungen ein tumorfördernder Effekt des Biotins beim Buttergelbhepatom der Ratte beobachtet, doch konnte dies durch spätere Untersuchungen

---

[1] Kirschbaum, Geisse, Judd und Meyer 1950, Skipper, Chapman und Bell 1950.
[2] Schoenbach, Goldin, Goldberg und Ortega 1949.
[3] Little, Sampath und SubbaRow 1948, Chubb und Laursen 1954.
[4] Nichol 1954.
[5] McCall und Scherer 1950, Smith und Bell 1950, Poncher, Waisman, Richmond, Horak und Limarzi 1952, Farber 1952, Gasser und Cramer 1953.
[6] Sauberlich 1953, Golden, Mantel, Greenhouse, Venditti und Humphreys 1954.
[7] Earle, Reilly und Lawson 1951.   [8] Bennett, Ramsey und Donnelly 1956.
[9] Dessi 1957.   [10] Day, Payne und Dinning 1950.
[11] Little, Oleson und SubbaRow 1948.

nicht bestätigt werden[1], noch konnten bei Mäusen das spontane Mammacarcinom, das Sarkom 180 und andere Tumoren durch Fütterung von Eiereiweiß und/oder Avidin gehemmt werden[2].

Gewisse, unter sich zum Teil in Beziehung stehende Wirkungen auf Tumoren haben auch *Inositol* und *p-Aminobenzoesäure*. Inositol soll in hohen Dosen (bis 100 γ) bei intravenöser, nicht aber bei subcutaner und oraler Verabreichung das Wachstum des Sarkoms 180 der Maus hemmen[3]; dieser Effekt kann durch gleiche Mengen p-Aminobenzoesäure unterdrückt werden[4]. Inositol vermag auch das Wachstum des Mammaadenocarcinoms der Maus[5], nicht aber die Entstehung der Lebertumoren nach Buttergelbfütterung an Ratten[6] zu beeinflussen. Auf Tumorhäufigkeit und Wachstum des Rous-Sarkoms des Hühnchens hat Inositol keine Wirkung[11]. Dasselbe gilt für p-Aminobenzoesäure[7]. Auch p-Aminobenzoesäure vermag die Entstehung der Buttergelb-Hepatome der Ratte nicht zu hemmen[6]. Dagegen soll dieses Vitamin beim Mamma-Adenocarcinom der Maus eine leichte Hemmwirkung entfalten[8]. Nach p-Aminobenzoesäure-Behandlung kann bei einigen Fällen chronischer und subakuter myeloischer, nicht aber lymphatischer Leukämien des Menschen ein deutlicher Leukocytenabfall beobachtet werden.

Einige interessante Befunde sind über *Cholin*mangel als ursächlichen Faktor bei der Entstehung maligner Tumoren bekannt. So entwickeln sich bei Ratten, besonders bei Stämmen mit hohem Cholinbedarf, bei mehrmonatiger cholinarmer Ernährung häufig Tumoren, hauptsächlich in den Lungen, aber auch in Leber und Pankreas, seltener in andern Organen. Histopathologisch handelt es sich um die verschiedenartigsten Geschwülste, z. B. undifferenzierte Bronchialcarcinome, Lebercarcinome, subcutane Sarkome, Hämangioendotheliome des Mesenteriums und der Subcutis usw.[9]. STAUB, VIOLLIER und WERTHEMANN (1948) erzeugten bei Ratten durch Fütterung von cholinfreien Diäten mit hochgereinigtem Casein schon nach 3—4 Monaten multiple Adenome der Leber. Durch 20 mg Vitamin B_2/kg Diät läßt sich die Tumorbildung durch Cholinmangel bei Ratten verhindern[10]. Auch bei cholinarm ernährten Hühnern treten gehäuft zum Teil metastasierende, vorwiegend in der Leber lokalisierte Tumoren auf, so besonders Adenocarcinome, Hämangioendotheliome, Gallengangscarcinome usw., ferner Tumoren der Nieren und des subcutanen Gewebes (Fibrome, Myxofibrome, Fibro-Sarkome) usw.[11]. Beim Hund führt chronischer Cholinmangel häufig zu Adenombildung in der cirrhotischen Leber[12].

Cholinmangel fördert bei einem bestimmten Mäusestamm auch die Bildung von Mammacarcinomen, die unter dem Einfluß von oestrogenen Hormonen entstehen können[13].

Über die Wirkung eines Vitamin C-Mangels auf verschiedene Tumoren liegen Untersuchungen hauptsächlich von SOKOLOFF u. Mitarb. (1953, 1954) vor. Diese Autoren finden keinen wesentlichen Einfluß einer Vitamin C-freien Ernährung auf die transplantable lymphatische Leukämie der Maus, auch wenn der Vitamin C-Mangel durch Fütterung von D-Gluco-ascorbinsäure intensiviert wird.

---

[1] KLINE, MILLER und RUSCH 1945, GYÖRGY 1954.
[2] WEST und WOGLOM 1942, KENSLER, WADSWORTH, SUGIURA, RHOADS, DITTMER und DU VIGNEAUD 1943.
[3] LASZLO und LEUCHTENBERGER 1943.   [4] KERESZTESY, LASZLO und LEUCHTENBERGER 1946.
[5] HESSELBACH und BURK 1944.   [6] HARRIS, KRAHL und CLOWES 1947.
[7] LITTLE, OLESON und SUBBAROW 1948, LITTLE, SAMPATH und SUBBAROW 1948.
[8] DOBROVOLSKAIA-ZAVADSKAIA und CHAINE 1952.
[9] COPELAND und SALMON 1946, ENGEL, COPELAND und SALMON 1947, BENNETT, HELLERMAN und DONNELLY 1954, SALMON und COPELAND 1954.
[10] SCHAEFER, COPELAND, SALMON und HALE 1950.
[11] SCHAEFER, COPELAND und SALMON 1949.   [12] SCHAEFER, COPELAND und SALMON 1951.
[13] WILLIAMS, PAULLUS und ERICKSON 1954.

Dagegen ist das Wachstum des Crocker-Carcinoms bei Ratten und des Adeno-carcinoms E 0771 bei Mäusen und eines Liposarkoms bei Meerschweinchen bei einem durch dasselbe Vitamin C-Analoge verstärkten Ascorbinsäuremangel gehemmt. Die Tumorhemmung ist von Verschiebungen des Nucleinsäuregehaltes im Tumorgewebe begleitet[1].

Ein sicherer Einfluß des Vitamin C-Mangels auf die Entstehung von Lipo-, Osteo- und Fibrosarkomen nach Methylcholanthreninjektionen kann nicht bewiesen werden[2]. Dagegen ist festgestellt, daß die Zerstörung des Tumorgewebes durch Kontaktröntgenbestrahlung bei Ratten mit transplantiertem Crocker-Carcinom durch ein bestehendes Vitamin C-Defizit verstärkt wird[3].

Bei Mäusen wird das Angehen des transplantierbaren Hepatoms C 954 durch zusätzliche Verabreichung von Vitamin C und Rutin, nicht aber der beiden Substanzen einzeln, gefördert, was jedoch nicht mit einer Wirkung der Substanz auf den Tumor erklärt wird, sondern wahrscheinlich auf einem komplexen Mechanismus über andere Organe, vielleicht die Milz, beruhen soll[4].

Über Beziehungen der fettlöslichen Vitamine zum Tumorwachstum ist nicht sehr viel bekannt. Bei Ratten mit Lebercarcinomen nach 2-Acetyl-aminofluoren-Behandlung ist die *Vitamin A*-Speicherung in der Leber unverändert[5]. Bei Mäusen mit Sarkom 180 oder Lymphosarkom 6C3HED sind Nucleinsäure-gehalt im Tumorgewebe und Überlebenszeit bei A-Avitaminose gleich wie bei normal ernährten Tieren[5].

p-Dimethylaminoazobenzol-Fütterung führt sowohl bei normalen wie bei Vitamin A-arm ernährten Ratten zu Erhöhung der Desoxy-Pentosenucleinsäuren in Leber und Milz[6]. Durch Verabreichung von Vitamin A kann die Entstehung von Benzpyrentumoren leicht verzögert werden[7].

Die Ansichten über die Wirkung einer *Vitamin D*-Therapie auf experimentelle Tumoren sind nicht einheitlich. Verschiedene Autoren sehen keinen Einfluß selbst großer Vitamin D-Dosen auf Wachstum und histopathologische Struktur von Benzpyrentumoren der Ratte[8] und Methylcholanthrentumoren der Maus[9]. Dagegen konnten Bennandi, Della Casa und Benatti (1954) die Entwicklung eines transplantierbaren Polymorphzellsarkoms bei Ratten durch sehr große Vitamin D-Dosen subcutan teilweise hemmen, und Rozynek (1950) berichtet über Wachstumshemmung und verschlechtertes Angehen des Benzpyrentumors bei Ratten nach Implantation von 10 mg Calciferol.

Auch über Beziehungen des *Vitamin E* zum Tumorwachstum ist wenig Sicheres bekannt. In einer neuen Arbeit über Tumorbildung in Lungen nach subcutaner Behandlung eines besonders empfindlichen Mäusestammes mit 1,2,3,6-Dibenz-anthrazen wird eine leichte Herabsetzung der Tumorhäufigkeit bei Vitamin-mangeltieren und eine wohl kaum signifikante Vermehrung der Tumorhäufigkeit bei Hypervitaminosis E beschrieben[10]. Rattenhepatome speichern oral aufge-nommenes α-Tocopherol und halten es bei Vitamin E-Mangel länger fest als andere Gewebe. Auch Jensen-Sarkom, Walker-Carcinom und Flexner-Jobling-Carcinom speichern Vitamin E rascher als Leber und Muskel[11]. Bei Ratten treten Hepatome nach Fütterung von 3'-Methyl-dimethylaminoazobenzol bei Vitamin E-Be-handlung seltener auf, sofern das Vitamin nach dem Carcinogen verabreicht wird[11].

---

[1] Sokoloff, Eddy, Beaumont, Williams und Powella 1955.
[2] Russell, Ortega und Wynne 1952.   [3] Miller, Sokoloff und Eddy 1952.
[4] Leise, Schwanfelder und Harvey 1952.   [5] McCarthy und Cerecedo 1952.
[6] Cerecedo, Price und Lombardo 1953.   [7] Rosický und Hatschek 1943.
[8] Hammerschmidt und Korting 1950.   [9] Vaccari 1952.   [10] Telford 1949.
[11] Swick, Baumann, Miller und Rumsfeld 1951.

Über Beziehungen des *Vitamin K* zum Tumorwachstum ist nicht viel bekannt. Dagegen haben gewisse Substanzen mit ähnlicher chemischer Konstitution und zum Teil erhaltener Vitamin K-Wirksamkeit, beispielsweise das Tetranatriumsalz des 1,4-Naphthohydrochinon-Diphosphats (Synkavit) als sog. Radiosensitizer Bedeutung erhalten. Diese Substanzen hemmen das Wachstum verschiedener experimenteller Tumoren beim Tier nicht[1], zeigen jedoch in Fibroblastenkulturen im hängenden Tropfen eine deutliche Mitosehemmung[2]. Die mitosehemmende Wirkung dieser Substanzen und diejenige der Röntgenstrahlen potenzieren sich[2]. Dies ist nicht nur an Fibroblastenkulturen, sondern auch an experimentellen Tumoren nachgewiesen worden[3]. Auch bei der Strahlenbehandlung menschlicher Tumoren konnten Radiosensitizer mit Erfolg verwendet werden [4]. Dagegen konnte die Strahlenempfindlichkeit von Zellkulturen menschlicher Fibrosarkome nicht wesentlich gesteigert werden[5].

G. Toxikologie der Vitamine (Hypervitaminosen).
(Literatur s. S. 1057.)

Eine hochdosierte Vitaminverabreichung hat im allgemeinen keine schädlichen Folgen, da die Substanzen sehr rasch abgebaut und ausgeschieden werden. Erst wenn Vitamine in sehr großen Mengen in den Körper gebracht werden, können sie, wie jede andere chemische Verbindung, auch zu pharmakodynamischen Wirkungen oder sogar zu morphologisch faßbaren Schädigungen Anlaß geben. Die *akute Toxicität* der Vitamine ist bei Berücksichtigung der äußerst geringen Mengen, die zur Entfaltung der physiologischen Wirkungen notwendig sind, als sehr niedrig zu bezeichnen. Eine Sonderstellung beanspruchen die zwei Vitamine A und D: Sie werden, wie bereits im Kapitel über den Vitamingehalt der Organe angeführt, auch beim Menschen stark gespeichert. Aus diesem Grunde können sich durch Überbelastung des Organismus mit Vitamin A und D Schädigungen entwickeln, wie sie bei den übrigen, rascher abgebauten und ausgeschiedenen oder weniger gespeicherten Vitaminen nicht vorkommen. Demgemäß kennt man zwei wohlumschriebene Krankheitsbilder, die Hypervitaminosis A und D, welche z. B. in der Folge einer hochdosierten Therapie mit den reinen Vitaminen oder mit Lebertran nicht so selten beobachtet werden. Diese beiden Hypervitaminose-Syndrome, denen auch in der klinischen Medizin einige Bedeutung zukommt, sollen deshalb von der Toxikologie der übrigen Vitamine abgegrenzt werden.

I. Hypervitaminosis A.

Erkrankungen, die auf Überdosierung von Vitamin A zurückzuführen sind, sind schon sehr lange bekannt. So wird berichtet, daß Polarforscher im Jahre 1598 nach dem Genuß von Eisbärleber, die außerordentlich viel Vitamin A enthält, schwere Krankheitserscheinungen mit fast völliger Abschälung der Haut erlitten[6]. Nach Eliminierung des Vitamin A verursachen solche Lebern keine Toxicitätserscheinungen mehr[7], so daß also nicht irgendeine unbekannte Substanz, wie verschiedentlich angenommen wurde, sondern das Vitamin A selbst für die verursachten Schäden verantwortlich zu machen ist.

Die ersten Tierversuche, die sich mit A-Hypervitaminose befassen, wurden 1925 veröffentlicht[8]. Einmalige orale Gaben von sehr großen Dosen, z. B. 1,6 Millionen IE Vitamin A innerhalb 3 Std mit Schlundsonde verabreicht, führen bei

---

[1] FRIEDMANN und BAILEY 1950, GELLHORN und GAGLIANO 1950.
[2] MITCHELL, HOLMES und MEE 1951, MITCHELL und SIMON-REUSS 1952a und b.
[3] DITTRICH und SCHMERMUND 1953, NEUKOMM, PÉGUIRON, LERCH und RICHARD 1953.
[4] MITCHELL 1953, 1954.   [5] SCHLEICH, GEY und GEY 1957.   [6] RICHARDSON 1943.
[7] RODAHL 1950.   [8] TAKAHASHI, NAKAMIYA, KAWAKIMI und KITASATO 1925.

der Ratte innerhalb weniger Stunden unter Krämpfen zum Tod oder zu Schwäche-
erscheinungen, Zittern und Zuckungen, später zu Diarrhoe und Gewichtssturz.
Abgesehen von Hyperämie und Schwellung der visceralen Lymphknoten und
leichter Leberverfettung lassen sich 24 Std nach der Verabreichung keine pathologisch-anatomischen Veränderungen erkennen[1].

Tägliche Dosen von Vitamin A in der Größenordnung von 50000 IE verursachen bei Ratten von 60—70 g folgende Erscheinungen[2]: Das Gewicht steigt
nicht weiter an, in späteren Stadien nimmt es ab. Das Fell wird struppig, die

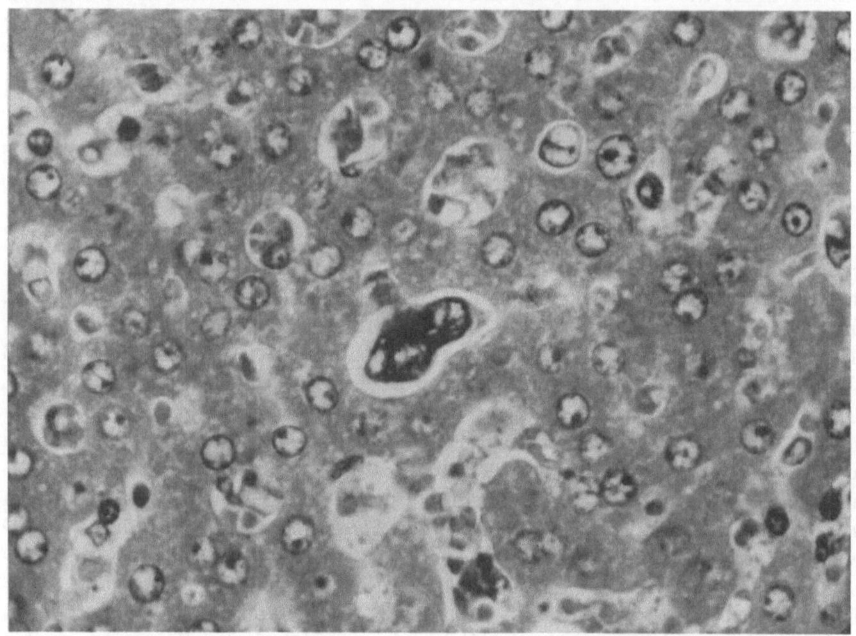

Abb. 83. Leber, Ratte, Hämalaun-Eosin, Vergr. 650×. Status nach oraler Verabreichung von je 50000 IE
Vitamin A pro Tier an 6 aufeinanderfolgenden Tagen. Starke Vergrößerung der Kupfferschen Sternzellen infolge
Speicherung von Vitamin A.

Haut schuppend, es kommt zu Ödem und Verklebung der Lider, Bindehaut-
entzündung, Exophthalmus und Rhinitis. Der Gang wird stelzend, dann hinkend.
Unter den Zeichen von schwerer Kachexie gehen die Tiere nach etwa 14 Tagen
zugrunde.

Schon seit längerer Zeit weiß man, daß eine A-Hypervitaminose Blutungen
im Skeletmuskelsystem verursacht, weil weniger Prothrombin gebildet wird.
Natürliches Vitamin K_1[3] sowie wäßriges synthetisches Vitamin K[4] können diese
Blutungen verhindern.

Die unmittelbare Todesursache ist aus den pathologisch-anatomischen Befunden nicht befriedigend abzuleiten. Die parenchymatösen Organe zeigen in der
Regel keine Veränderung. In der Leber findet man eine enorme Anreicherung
von Vitamin A bis zu 50% des Trockengewichtes[5]. Die Leberepithelien scheinen
morphologisch und färberisch nicht wesentlich verändert, dagegen sind die Kupfferschen Sternzellen stark sudanophil, bisweilen enorm vergrößert (Abb. 83). Im

---

[1] Rodahl 1950.
[2] Nichele und Carlino 1953, Studer und Winkelmann 1954, Becker und Klotzsche
1955.
[3] Dam 1953.   [4] Walker, Eylenburg und Moore 1947.   [5] Davis und Moore 1935.

Fluorescenzlicht leuchten sie intensiv gelb auf. Gelegentlich sieht man kleine Granulome mit Neigung zu Zerfallserscheinungen im Bereich dieser veränderten Kupfferschen Sternzellen.

Die Niere ist stark hyperämisch, die Tubulusepithelien sind trübe geschwollen, zum Teil nekrotisch. Auch Blutungen kommen in den Nieren vor, ebenso in Haut und Darm[1]. Die Blutungsneigung läßt sich auf eine Hypoprothrombinämie zurückführen[2]. In der Milz überwiegt die rote Pulpa, in einzelnen Fällen entsteht das Bild ähnlich einer Retikulose[3] (Abb. 84). Am Herzmuskel lassen sich keine

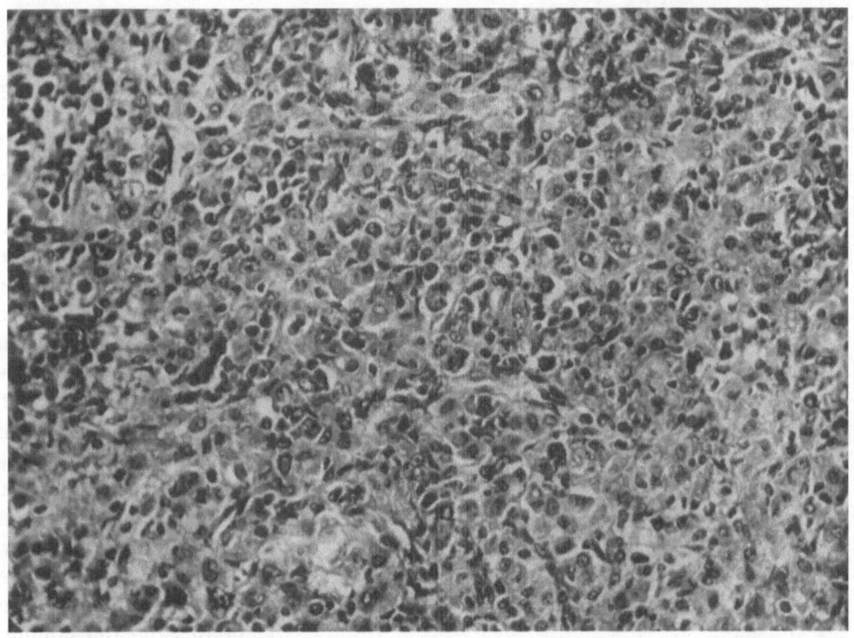

Abb. 84. Milz, Ratte, Hämalaun-Eosin, Vergr. 200×. Status nach oraler Verabreichung von je 50000 IE Vitamin A pro Tier an 6 aufeinanderfolgenden Tagen. Schwund des lymphatischen Gewebes infolge diffuser Wucherung reticulo-endothelialer Zellen.

signifikanten Veränderungen feststellen. Die Nebennieren nehmen an Gewicht zu, sie weisen gesteigerte Aktivität der Zona fasciculata auf[4]. Der Lipoidgehalt ist vermehrt[1].

Ursache der Gangstörungen sind Spontanfrakturen[5] (Abb. 85). Vereinzelt treten solche schon nach 3—4 Versuchstagen auf; nach 8 Tagen findet man sie bei etwa der Hälfte der Tiere[6]. Am häufigsten ist die proximale Metaphyse von Tibia (Abb. 85) und Humerus betroffen, seltener die distale Femurmetaphyse. Ausnahmsweise treten bei einzelnen Tieren keine Knochenbrüche auf. Im allgemeinen stellen sich aber die Knochenbrüche so regelmäßig ein, daß sie zur Testung von Vitamin A-Präparaten herangezogen werden können[7]. Das histologische Schnittbild der Metaphysen zeigt schon nach 48 Std eine starke Wucherung spindeliger Endost- und Periostzellen und zahlreicher Osteoclasten. Innerhalb der metaphysären Periost- und Endostwucherungen differenzieren sich

---

[1] RODAHL 1950.
[2] LIGHT, ALSCHER und FREY 1944, MADDOCK, WOLBACH und JENSEN 1948.
[3] STUDER 1950.   [4] MONEY, FAGER, LUCAS und RAWSON 1952, DE BASTIANI und ZATTI 1953.
[5] WOLBACH 1947, STUDER 1950, NICHELE und CARLINO 1953.
[6] STUDER und WINKELMANN 1954.   [7] WOLBACH und MADDOCK 1951.

balken- und gabelförmige Faserknochenbälkchen aus, die radiär auf die Schaftachse zulaufen (Abb. 86—88). Gleichzeitig graben sich Osteoclasten von beiden Seiten tief in die spitz auslaufende metaphysäre Corticalis ein[1] [2] (Abb. 87 und 89). Nach Wolbach ist die osteolytische Osteoclasie auf seiten des Periosts, die Faserknochenbildung auf seiten des Endosts ausgeprägter. An den schmalsten Stellen kommt es zur Spontanfraktur (Abb. 89). Der ganze Vorgang entspricht einer Beschleunigung und Verstärkung der Remodellierungsvorgänge (Abb. 7). Werden die Versuche fortgesetzt, so festigen sich die Frakturen durch Callusbildung, während gleichzeitig in anderen Schaftabschnitten neue Frakturen auftreten[3].

Parallel der Beschleunigung der Remodellierungsvorgänge geht nach Wolbach auch eine Beschleunigung der enchondralen Ossifikation. Bei 10 Tage alten Meerschweinchen können die Epiphysenfugen unter A-Hypervitaminose schon nach 10—50 Tagen anstatt erst in 30—60 Wochen zum knöchernen Verschluß gebracht werden. Die Beschleunigung der enchondralen Ossifikation bezieht sich lediglich auf die Reifung der Knorpelzellen, d. h. auf die Transformation des Säulenknorpels in den Blasenknorpel, nicht aber auf die Knorpelzellproliferation. Die Zahl der

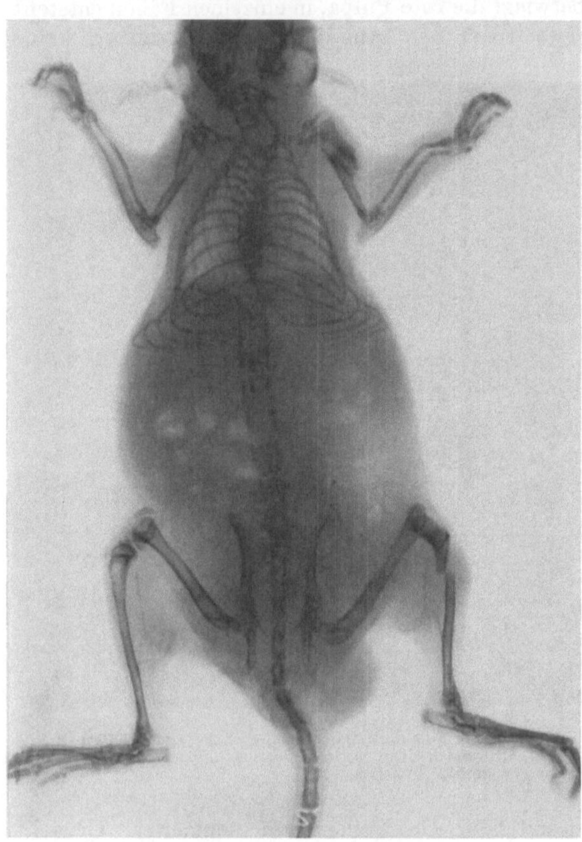

Abb. 85. Ratte, Röntgenbild. Behandlung: 20mal 40000 IE Vitamin A pro Tier per os in Form von Vitamin A-Alkohol. Zahlreiche Spontanfrakturen der Extremitäten.

Mitosen im Säulenknorpel ist nicht vermehrt. Die Blasenknorpelzellen nehmen unter vermehrter Vitamin A-Zufuhr mehr als die Hälfte der Breite der Epiphysenfuge ein. Dementsprechend sprossen die Markcapillaren sehr tief in den Epiphysenfugenknorpel ein und treten vielfach durch Queräste miteinander in Verbindung. Die starke Beschleunigung der Knorpelzellreifung ermöglicht andererseits nur eine ungenügende Ausscheidung von Knorpelzwischensubstanz. Beide Vorgänge, die beschleunigte Knorpelzellreifung und vasculäre Auflösung wie die ungenügende Zwischensubstanzbildung, haben einen raschen Knorpelverschleiß in 15 Tagen zur Folge. Es hat den Anschein, daß sowohl die enchondrale Ossifikation wie der Remodellierungsprozeß aufeinander abgestimmt sind, wobei den absterbenden Knorpelzellen nach Wolbach die Rolle eines Inductors zukommen soll[4].

[1] Studer 1950.   [2] Studer und Winkelmann 1954.   [3] Wolbach 1947.
[4] Wolbach und Bessey 1942.

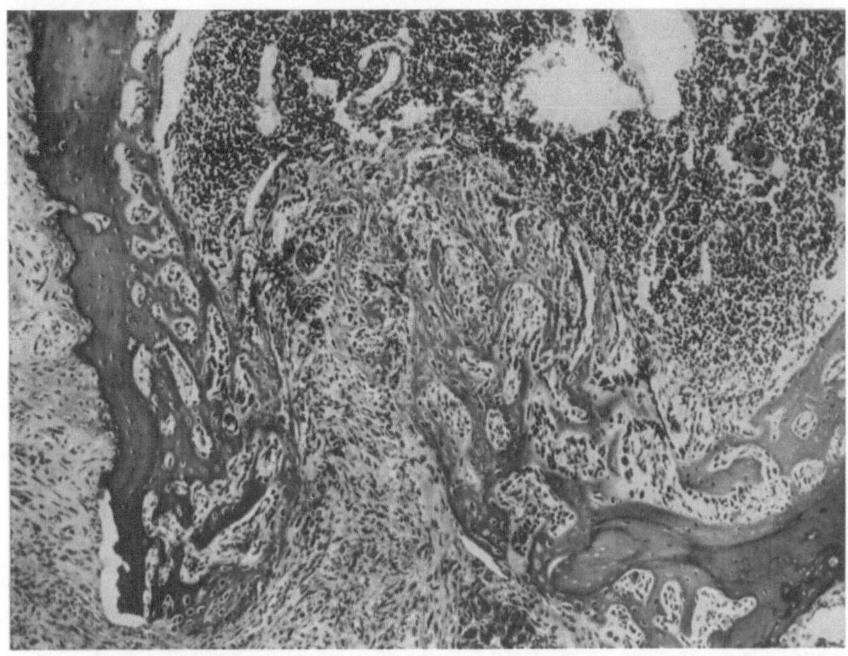

Abb. 86. Tibia, Ratte, Hämalaun-Eosin, Vergr. 80 ×. Status nach oraler Verabreichung von je 50 000 IE Vitamin A pro Tier an 6 aufeinanderfolgenden Tagen. Frakturstelle: Ein zellreiches, neugebildetes Gewebe dringt zapfenförmig gegen das Knochenmark vor.

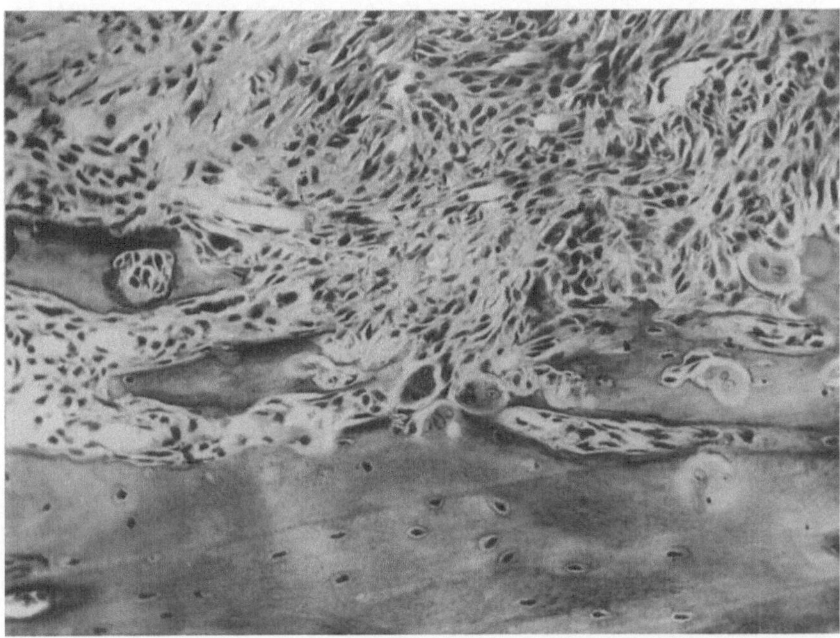

Abb. 87. Tibia, Ratte, Hämalaun-Eosin, Vergr. 200 ×. Status nach oraler Verabreichung von je 50 000 IE Vitamin A pro Tier an 17 Tagen. Im Bereich des normalerweise schmalschichtigen Periosts ist ein zellreiches Gewebe entstanden, das den Knochen in Richtung Knochenmark annagt. Es sind mehrere Osteoclasten sichtbar. (Nach STUDER 1950.)

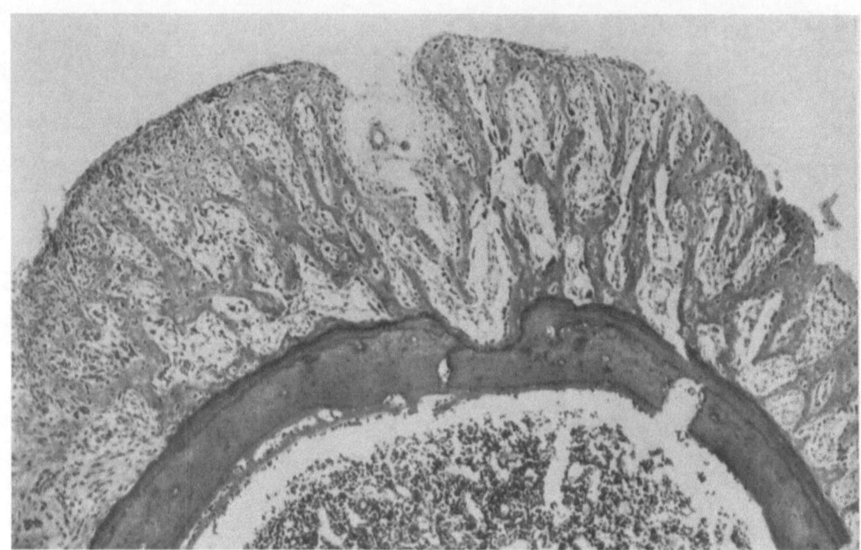

Abb. 88. Hypervitaminose A. Periostale Schaftosteophytose. (Aus Studer 1950.)

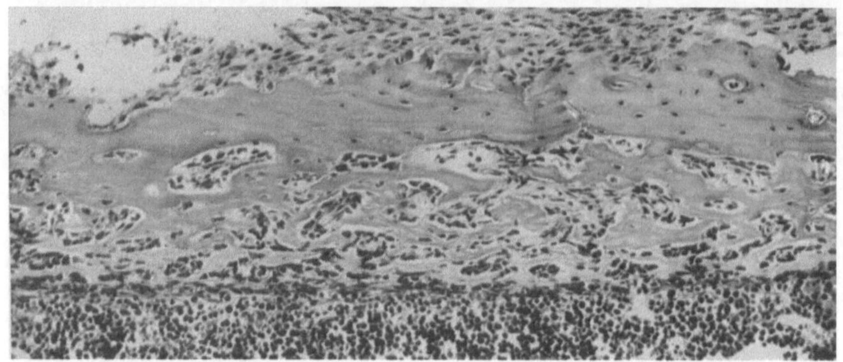

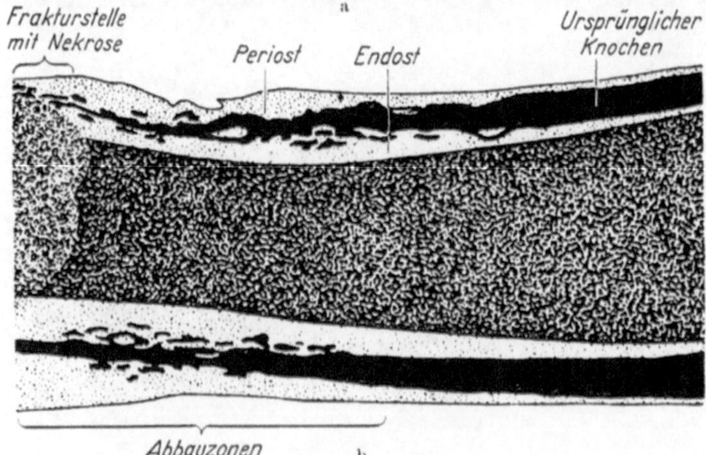

Abb. 89 a u. b. Hypervitaminose A (Ratte). Spindelzellige Periost- und Endostwucherung. Osteoklasie der metaphysären Corticalis. a Mikroskopisch. b Schematische Darstellung des beschleunigten „remodelling". (Aus Studer und Winkelmann 1954.)

An den Schädelknochen führt die Beschleunigung der Ossifikationsvorgänge zu einer externen und internen Hyperostose. Die lokale Steigerung physiologischer Umbauvorgänge kommt auch in einer Vermehrung der alkalischen Phosphatase im Bereich der Epiphysenfugen zum Ausdruck[1]. Der Calcium- und Phosphorgehalt ist weder im Knochen noch im Serum signifikant verändert[2].

Im Gegensatz zu den Nagetieren hat übermäßige Vitamin A-Zufuhr bei jungen Enten keine Störungen der Skeletentwicklung zur Folge[3].

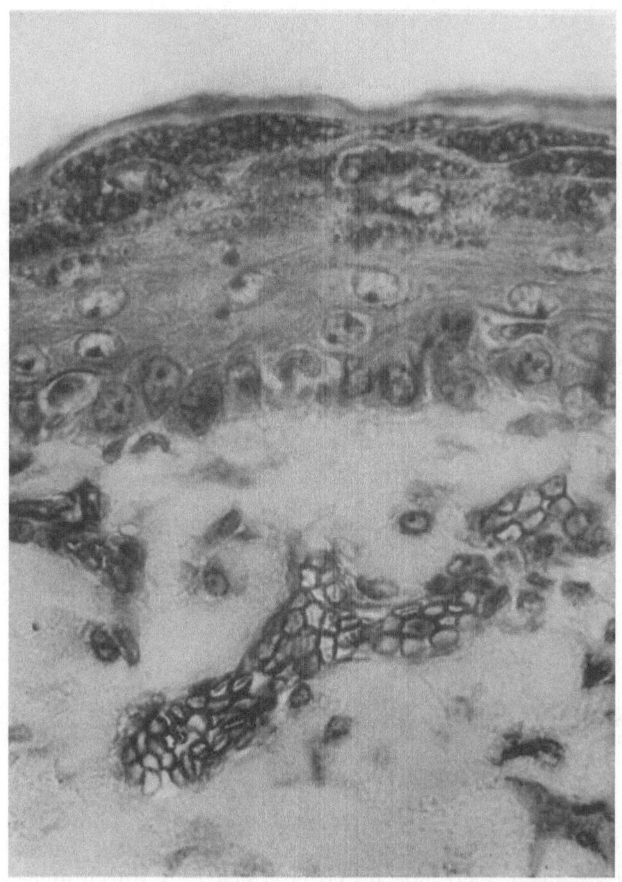

Abb. 90. Haut, Ratte, Hämalaun-Eosin, Vergr. 750×. Status 24 Std nach lokaler Applikation von je 40000 IE Vitamin A an 4 aufeinanderfolgenden Tagen. Starke Verdickung der Epidermis; die basalen Zellen sind vergrößert, vielfach hochgestellt. Das Stratum granulosum ist breit. Die Keratohyalinschollen füllen die lanzettförmigen Zellen ganz aus. Hyperämie des Corium. (Nach STUDER 1953.)

In vitro verschwindet die Grundsubstanz von fetalem Knochengewebe von Mäusen vollständig, wenn der Nährlösung 4000 IE Vitamin A pro cm[3] zugesetzt werden. Nur die Chondroblasten bleiben zurück. Muskelgewebe wird hierbei nicht beeinflußt[4]. Im Gegensatz dazu läßt sich in Kontrollösungen ohne Vitamin A ein geringes Knochenwachstum nachweisen.

Bei etwa 60 g schweren Ratten bewirkt die perorale Verabreichung von je 10000 IE Vitamin A an zwei aufeinanderfolgenden Tagen nach vorheriger

---

[1] LUDWIG 1953.   [2] NERURKAR und SAHASRABUDHE 1956.
[3] RIGDON, RUDE und BIERI 1951.   [4] FELL und MELLANBY 1950.

Schädigung des Knochenmarks, z. B. durch Succinylsulfathiazol, eine kurz-
dauernde Aktivierung der Myelopoese[1].

An der ganzen Körperoberfläche macht die Epidermis eine Verdickung durch,
wobei als Zeichen einer echten Proliferation das Stratum basale mehrschichtig
erscheint[2]. Die Mitosen nehmen zu[3]. Der Höhepunkt der Verdickung auf das
$1^{1}/_{2}$—3fache der Norm wird bei Ratten nach 2 Versuchswochen erreicht[2]. Auch
lokale Applikation von Vitamin A verursacht solche Hautveränderungen[4] (Abb. 90).
Versuche an Meerschweinchen zeigen, daß die Resorption dabei hauptsächlich

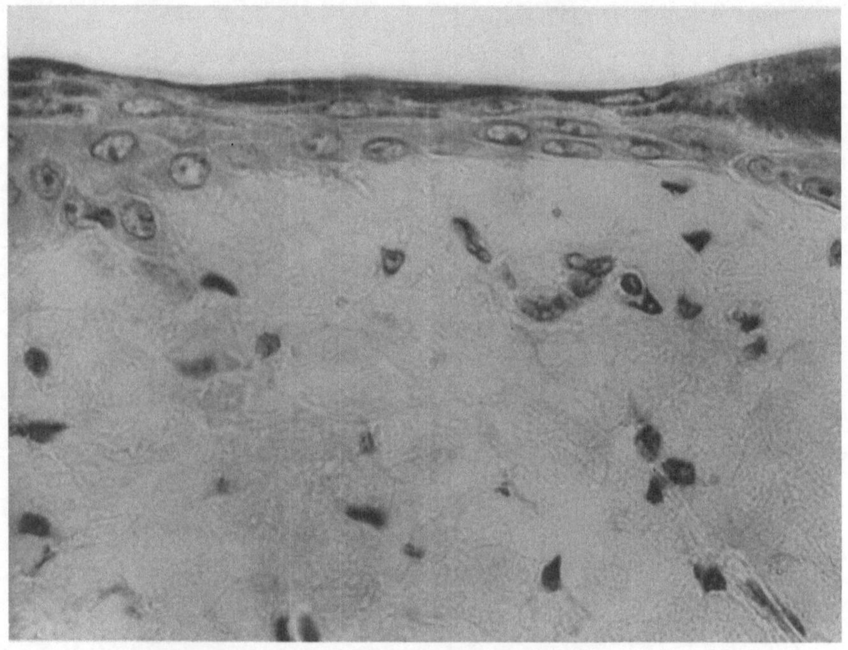

Abb. 91. Haut, Ratte, Hämalaun-Eosin, Vergr. 750×. Status 24 Std nach lokaler Applikation von je 40000 IE
Vitamin A an 4 aufeinanderfolgenden Tagen, dazu täglich 80 mg/kg Cortison. Epidermis ist nur wenig verbreitert,
ihre Zellen sind zumeist flach gelagert. Cortison hemmt den „Acanthoseeffekt" von Vitamin A weitgehend. (Nach
STUDER 1953.)

auf dem Wege über die pilosebazischen Kanäle und die Talgdrüsen erfolgt. Das
Ausmaß der Resorption hängt weitgehend vom verwendeten Vehikel ab. Dieser
lokale Effekt ist nahezu unspezifisch und läßt sich z. B. durch ungesättigte Fettsäuren in ähnlicher Weise hervorrufen[5]. Oral verabreicht, verursachen hohe
Dosen ungesättigter Fettsäuren mittlerer Kettenlänge (C_8 bis C_{12}) jedoch keine
Reaktionen an der Epidermis[6]. Der orale Effekt von Vitamin A kann jedoch
nicht als spezifisch gelten, da nach parenteraler Verabreichung androgener Hormone ähnliche proliferative Veränderungen an der Epidermis der Ratte beobachtet
wurden[3].

Sowohl die lokal ausgelöste wie die nach oralen Gaben von Vitamin A entstehende Acanthose ist durch Cortison hemmbar[7] (Abb. 91). Das Epithel des
Verdauungskanals wird durch Überdosierung von Vitamin A nicht beeinflußt[8].

---

[1] STUDER 1948, JÜRGENS und STUDER 1951.   [2] STUDER und FREY 1949.
[3] STUDER und FREY 1952.   [4] SABELLA, BERN und KAHN 1951, STUDER 1953.
[5] MONTAGNA 1954.   [6] FREY und STUDER, unveröffentlicht.
[7] STUDER und FREY 1952, STUDER 1953.   [8] PLANEL, SARDOU und GUILHEM 1955.

Bei Meerschweinchen, die täglich 300—600 IE Vitamin A pro g Körpergewicht erhalten, findet man nach 10—16 Tagen schwere degenerative Veränderungen in Hirnrinde, Kleinhirn, Thalamus und Mesencephalon: Die Pyramidenzellen der oberen und unteren Körnerschicht sind ödematös und vacuolig verändert, die Kerne pyknotisch und in die Peripherie verlagert. Die Tigroidsubstanz ist verdichtet und grobschollig. Daneben besteht eine gewisse Gliahyperplasie[1].

Bei 21 Tage alten Ratten führen täglich 100—250 IE Vitamin A pro g Körpergewicht zu schweren degenerativen Veränderungen der Samenkanälchen mit Riesenzellbildungen. Dieser Effekt wird durch Vitamin E noch verstärkt[2].

An den Speicheldrüsen werden atrophische Veränderungen gefunden[3].

Vitamin A-Überdosierung an Rattenweibchen kann Fertilitätsstörungen und fetale Mißbildungen wie Schädeldefekte, Hirnvorfall, Lippen- und Gaumenspalten und Augenentwicklungsstörungen verursachen[4].

Bei jungen Hunden, die täglich 300000 IE Vitamin A pro kg Körpergewicht erhalten[5], läßt um den 30. Versuchstag der Appetit nach, und das Gewicht sinkt plötzlich ab. Die Tiere weisen Hyperaesthesie der Haut und Schwäche der Extremitäten auf, und es tritt ein mäßiger Exophthalmus ohne sonstige Augenveränderungen in Erscheinung. Autoptisch findet man nach 8—10 Wochen Versuchsdauer, abgesehen von der hochgradigen Abmagerung, makroskopisch keine auffälligen Veränderungen. Histologisch sind vor allem die Knochen interessant. Die Veränderungen unterscheiden sich grundsätzlich nicht von denjenigen an Ratten und Meerschweinchen, sind aber weniger hochgradig, entsprechend der niedrigeren Dosierung, nämlich 300 IE gegenüber 1000—1250 IE pro g Körpergewicht. Der Epiphysenknorpel zeigt überall vollständige Auflösung der ausgewachsenen Zellen, was zu einer deutlichen Verschmälerung des Knorpels im ganzen führt. Man hat den Eindruck, daß das Wachstum der abgeflachten Zellen in den Knorpelsäulen durch Inanition verlangsamt worden ist. Da und dort sieht man aber tiefes Eindringen von Blutgefäßen in den Knorpel. Ein weiteres Zeichen für die Geschwindigkeit des Wachstums ist das Bestehenbleiben von Knochenbälkchen der primären Spongiosa. Im Knochenschaft, wo normalerweise Umbauvorgänge stattfinden, erkennt man starke Zunahme der subperiostalen Knochenresorption und Vermehrung der Osteoclasten. Im ganzen erscheint die Knochenneubildung viel geringer, auch wenn frisch abgelagerter Knochen in den Umbauzonen vorhanden ist, und zwar in weit größerer Menge als im ruhenden Knochengewebe. Diese geringe Knochenneubildung im Vergleich zu Versuchen an Ratten und Meerschweinchen wird auf den langsameren Versuchsverlauf und die terminale Inanition zurückgeführt. An allen Stellen mit gesteigerter Knochenresorption finden sich auch deutliche Proliferationen der periostalen Zellen und beträchtliche Blutungen, die an die Erscheinungen bei Skorbut erinnern.

In der Leber können Nekrosen vorkommen mit geringer leukocytärer Infiltration. Im ganzen Organ kommt es zu einer grobtropfigen, zentralen Verfettung.

In der Milz fallen kleine und inaktive Follikel auf. Im Reticulum sind wenig lymphoide Zellen vorhanden. Der Herzmuskel zeigt keine signifikanten Veränderungen. In den Nieren kann Atrophie des Epithels zahlreicher distaler Tubuli contorti vorkommen, im übrigen erscheinen die Nieren normal. Die Nebennierenrinde kann verminderten Fettgehalt aufweisen.

Neben mehr oder weniger starker allgemeiner Hyperämie kommen gelegentlich intravasale Gerinnselbildungen vor, ebenso degenerative Veränderungen der Gefäßwand, besonders der Media. Die frühesten Gefäßveränderungen

---

[1] BRUSA und TESTA 1953. [2] MADDOCK, COHEN und WOLBACH 1953.
[3] NICHELE und CARLINO 1953. [4] COHLAN 1953.
[5] MADDOCK, WOLBACH und MADDOCK 1949.

erscheinen als homogene, dichte acidophile Färbung der glatten Muskelzellen. Fortgeschrittenere Läsionen weisen Infiltration der Media mit Fibrin auf. Das Intimaendothel kann proliferieren. In Adventitia und Endothel findet man Zellteilungsfiguren; einige kleine Venen zeigen deutliche Verdickung, das Lumen ist verengert als Folge von Endothelproliferation. Da und dort kommen auch rote Wandthromben vor. Besonders auffällig können diese Gefäßveränderungen in der Gallenblase sein, wo zahlreiche Thrombosen der kleinen Gefäße vorkommen, die sogar zu Infarzierung führen können. Außerdem findet man in Umgebung der betroffenen Gefäße oft kleine Blutungen. Hautveränderungen kommen beim Hund nicht oder nur in geringem Ausmaß vor [1].

Durch einmalige Verabreichung von 350000 IE Vitamin A konnte bei einem vier Monate alten Hund eine akute Steigerung des Liquordruckes verursacht werden [2].

Ähnliche pathomorphologische Überdosierungserscheinungen von Vitamin A wie bei Hund und Ratte werden auch bei Kaninchen [3], Meerschweinchen [4], Mäusen [5], Hühnern [6] und Enten [7] beschrieben.

Die Resorption und damit der Grad der Überdosierungserscheinungen von Vitamin A wird weitgehend von Begleitstoffen und vom Lösungsmittel beeinflußt. In kolloidaler wäßriger Lösung ist Vitamin A wesentlich toxischer als in öliger Lösung, gemessen an Überlebensdauer und Häufigkeit von Frakturen von Ratten [8]. Ferner ist von Bedeutung, auf welchem Weg das Vitamin A verabreicht wird: Durch intraperitoneale Gabe an sich toxischer Dosen lassen sich bei der Ratte keine Hypervitaminoseerscheinungen hervorrufen [9].

Wirkungsmechanismus und Angriffspunkt von Vitamin A sind noch umstritten, und viele diesbezügliche Feststellungen hängen noch mehr oder weniger in der Luft. Besonders gilt dies für die Beziehungen zum hormonalen System.

Auf den Antagonismus zwischen Cortison und Vitamin A in bezug auf die Hautveränderungen wurde schon hingewiesen [10]. Abgesehen von diesem Effekt scheint aber Cortison keine Wirkung auf die A-Hypervitaminose auszuüben [11].

Durch Adrenalektomie wird die toxische Wirkung von Vitamin A bei Ratten verstärkt [12], doch soll die hypervitaminotische Wirkung weder von der Nebenniere noch von der Hypophyse gesteuert werden [7]. Auch bei der hypophysektomierten Ratte führt Vitamin A in toxischen Dosen zu Knochenbrüchen mit guter Heilungstendenz [13].

Entfernung der Nebenschilddrüsen hat keinen Einfluß auf die A-Hypervitaminoseerscheinungen am Rattenskelet [14].

Die Schilddrüse wird unter Vitamin A-Überdosierung bei Ratten kleiner und der Grundumsatz sinkt [15].

Bei Meerschweinchen soll überdosiertes Vitamin A die Wirkung des Follikelhormons auf die Uterusschleimhaut potenzieren [16]. Die perorale Verabreichung von je 60000 IE Vitamin A-Acetat an 12 aufeinanderfolgenden Tagen hemmt bei kastrierten Rattenweibchen die oestrogene Wirkung von Oestradiol auf das Vaginalepithel [17].

---

[1] Maddock, Wolbach und Maddock 1949.   [2] Marie und Sée 1954.   [3] Rodahl 1950.
[4] Cornil, Chevallier und Paillas 1939, Wolbach 1947, Rodahl 1950.
[5] Domagk und v. Dobeneck 1933, Ypsilanti 1935.
[6] Rodahl 1950, Wolbach und Hegsted 1952.   [7] Wolbach und Hegsted 1953.
[8] Lewis und Sohlan 1952, Studer und Winkelmann 1954, Ehrengut 1955.
[9] Klein und Nieman 1953, Gebauer 1954b.   [10] Studer und Frey 1952, Studer 1953.
[11] Studer und Frey 1952, Studer 1953, Wolbach, Maddock und Cohen 1955.
[12] Wolbach, Maddock und Cohen 1955.   [13] Wolbach und Maddock 1952.
[14] Cohen, Maddock und Wolbach 1955.   [15] Sadhu und Brody 1947.
[16] Messina 1950.   [17] Hohlweg 1951a.

Das Wachstum bösartiger Geschwülste soll sich durch exzessive Dosen von Vitamin A hemmen lassen[1].

Schließlich ist noch auf Zusammenhänge zwischen A-Hypervitaminose und Skorbut hinzuweisen, die vor allem in der Art der periostalen Blutungen zum Ausdruck kommen[2]. Bei A-Hypervitaminose läßt sich eine Störung des Ascorbinsäurestoffwechsels nachweisen[3]; doch sind die Verhältnisse außerordentlich komplex[4].

Der celluläre Angriff von Vitamin A ist aus Versuchen an Gewebsexplantaten ersichtlich[5]. Die Wirkung auf das Epithel geht dabei mit Veränderungen des Schwefelstoffwechsels einher[6]. Wahrscheinlich kommt es zu einer Inaktivierung von Sulfhydrylgruppen und deren Enzym, der Succinodehydrogenase[7].

Die Beschreibung des ersten gesicherten Falles von A-Hypervitaminose *beim Menschen* geht auf das Jahr 1944 zurück[8]. Seither wurden mindestens 50 Fälle veröffentlicht[9]. Meistens handelt es sich um chronische Überdosierungserscheinungen bei Kindern. Die Erscheinungen bei dieser Form unterscheiden sich von denjenigen der akuten A-Hypervitaminose sowie von der chronischen Form des Erwachsenen.

Die *akute A-Hypervitaminose* kommt hauptsächlich bei Säuglingen und Kleinkindern im Alter von sieben Wochen bis $4^1/_2$ Jahren vor. Die Dosis liegt um 350000 IE Vitamin A. Die akute Intoxikation ist charakterisiert durch das nach MARIE und SÉE (1954) benannte Syndrom: Etwa 24 Std nach der Verabreichung des Vitamin A entwickelt sich ein hydrocephalieartiges Syndrom mit starker Vorwölbung der Stirnfontanelle, Blässe, Benommenheit und Erbrechen. Der Liquordruck ist erhöht. Es wird dies auf eine Überproduktion von Liquor durch die Plexus chorioidei zurückgeführt, verursacht durch das Vitamin A[10]. Nach Absetzen der Vitaminzufuhr kommt es in der Regel innerhalb 48 Std zu vollständiger Heilung[11].

Beim Erwachsenen ist die akute Form selten. Es werden verschiedene Fälle von akuter oder subakuter Intoxikation nach dem Genuß von besonders Vitamin A-reichen Lebern von Eisbären, Robben, Polarfüchsen, Thun- und Haifischen sowie von Heilbuttlebertran mitgeteilt[12]. Es kann auch beim Erwachsenen zu Hirndrucksymptomen kommen, die sich in Stirnkopfschmerzen und Schwindel äußern. Daneben kommt es zu Benommenheit, Mattigkeit, Reizbarkeit, Erbrechen, später zu kleinfleckiger Schuppung der Haut, vor allem im Gesicht, seltener an Extremitäten und am übrigen Körper.

---

[1] WAGNER-HERING 1942, HOHLWEG 1951 b.

[2] MADDOCK, WOLBACH und MADDOCK 1949, RODAHL 1950.   [3] MOORE und WANG 1945.

[4] RODAHL 1949, 1950, EEG-LARSEN und PIHL 1951, MOREHOUSE, GUERRANT und DUTCHER 1952, SIMIC, SINCLAIR und LLOYD 1953.

[5] BARNICOT 1948, FELL und MELLANBY 1952, 1953.

[6] FELL, MELLANBY und PELC 1954.   [7] FLESCH 1953.   [8] JOSEPHS 1944.

[9] HAWK, OSLER und SUMMERSON 1947, TOOMEY und MORISETTE 1947, DICKEY und BRADLEY 1948, ROTHMAN und LEON 1948, CAFFEY 1950, 1951, FRIED und GRAND 1950, LONIE 1950, WYATT, CARABELLO und FLETCHER 1950, ARENA, SARAZEN und BAYLIN 1951, BAIR 1951, CLÉMENT 1951, GARCIA 1951, GRIBETZ, SILVERMAN und SOBEL 1951, RINEBERG und GROSS 1951, SULZBERGER und LAZAR 1951, CUBERTIER 1952, FLEURY 1952, FREY und SCHOCH 1952, FRONTALI 1952, GOLDZIER, PISACANO und WALD 1952, JAMMET 1952, KANE 1952, NAZ und EDWARDS 1952, BIFULCO 1953, HARRISON und MERCER 1953, KLEIN und NIEMAN 1953, KNUDSON und ROTHMAN 1953, MULLOY 1953, ORLANDI 1953, SHAW und NICCOLI 1953, GERBER, RAAB und SOBEL 1954, HOOFT 1954, MARIE und SÉE 1954, EHRENGUT 1955, ELLIOTT und DRYER 1956, HILLMAN 1956.

[10] KNUDSON und ROTHMAN 1953.

[11] GARCIA 1951, JAMMET 1952, MULLOY 1953, MARIE und SÉE 1954.

[12] KANE 1857, JACKSON 1899, LINDHARD 1913, STEFANSSON 1932, GETZ, HILDEBRAND und FINN 1939, RODAHL und MOORE 1943, LONIE 1950.

Hillman (1956) beschreibt einen Fall von absichtlicher, experimenteller Vitamin A-Überdosierung. Die Erscheinungen lassen sich nach Ansicht des Autors je nach den angewandten Kriterien akut oder chronisch auffassen: Eine gesunde Versuchsperson erhält zunächst während 14 Tagen und nach einem zweiwöchigen Intervall weitere 25 Tage lang täglich bis 2 Millionen IE Vitamin A per os. Die einzelnen klinischen Erscheinungen: schweres, oft unbeeinflußbares Kopfweh, pruriginöse Dermatitis, Xerose, generalisierte Hautdesquamation, Haarausfall, Brüchigkeit der Fingernägel, Entzündung und Sprödigkeit der Lippen, Epistaxis, Anorexie, Erbrechen, wechselweise Verstopfung und Durchfall mit schweren Tenesmen, Verminderung der Sehschärfe, Schwindel, Muskelschwäche, Polyarthralgie und Schmerzen im Bereich der langen Röhrenknochen, treten in völlig unregelmäßig wechselnder Stärke auf; sie stehen in keiner unmittelbaren Beziehung mit der Vitamin A-Konzentration im Serum. An diesem Beispiel ist eindrücklich zu erkennen, daß auch die intraindividuelle Empfindlichkeit gegenüber Vitamin A-Überdosierung sehr stark variieren kann[1].

Die *chronische A-Hypervitaminose* zeigt, abgesehen von Skeletveränderungen, bei Kindern[2] und Erwachsenen[3] ein ähnliches Bild. Die Tagesdosen liegen zwischen 100000 und 600000 IE, ausnahmsweise darunter[4], auch sind zusätzliche Tagesdosen bis zu 6 Millionen IE während kurzer Dauer beschrieben[5]. An Psoriasis-Patienten kamen im Verlauf einer Behandlung mit Vitamin A folgende Nebenwirkungen zur Beobachtung[6]: Tägliche orale Dosen von 400000 IE Vitamin A während 6 Monaten wurden reaktionslos vertragen. Mit Tagesdosen von 1 Million IE Vitamin A traten nach 2 Monaten Trockenheit, Schuppung und Rhagadenbildung der Lippen auf. Diese Veränderungen waren mit Tagesdosen von 2—4 Millionen IE Vitamin A stärker ausgeprägt und auch an der Schleimhaut der Nase und des Anus zu beobachten. Außerdem kam es zu diffuser Rötung und Schuppung an den nicht psoriatisch veränderten Hautstellen. Abgesehen von den schon oben geschilderten Symptomen kommt es als Ausdruck von Vitamin A-Intoxikation zu Appetitlosigkeit, Reizbarkeit, Müdigkeit, Schwächegefühl, Schlaflosigkeit, Exanthem, Verschlimmerung vorbestehender seborrhoischer Erscheinungen. Infolge von Hypoprothrombinämie bestehen verschiedene Zeichen hämorrhagischer Diathese, z. B. periostale Blutungen, die dann als druckempfindliche Schwellungen imponieren können. Gelegentlich kommt es zu Poly- und Pollakisurie, Leber- und Milzschwellung. Gliedschmerzen, besonders im Unterschenkel, können spontan auftreten und das Gehen behindern. Die Sehschärfe ist eher vermindert, ohne daß man anormale ophthalmologische Befunde erheben kann, abgesehen von Exophthalmus. Die Dunkeladaptation erweist sich nicht signifikant verändert[7]. Es können subfebrile Temperaturen bestehen, ferner Tachykardie. Hypochrome Anämien und Leukopenien kommen vor. Auch bei der chronischen A-Hypervitaminose kann es zu Hirndrucksymptomen kommen. Man findet bei Kindern sogar Ventrikelerweiterungen[8].

---

[1] Hillman 1956.

[2] Josephs 1944, Toomey und Morisette 1947, Dickey und Bradley 1948, Rothman und Leon 1948, Fried und Grand 1950, Wyatt, Carabello und Fletcher 1950, Arena, Sarazen und Baylin 1951, Bair 1951, Caffey 1951, Gribetz, Silverman und Sobel 1951, Rineberg und Gross 1951, Goldzier, Pisacano und Wald 1952, Naz und Edwards 1952.

[3] Sulzberger und Lazar 1951, Bifulco 1953, Shaw und Niccoli 1953, Gerber, Raab und Sobel 1954, Elliott und Dryer 1956, Hillman 1956.

[4] Caffey 1951.

[5] Rodahl und Moore 1943, Toomey und Morisette 1947, Sulzberger und Lazar 1951, Gerber, Raab und Sobel 1954.

[6] Frey und Schoch 1952.   [7] Studer und Winkelmann 1954, Hillman 1956.

[8] Gribetz, Silverman und Sobel 1951.

Ein besonders charakteristisches Zeichen der A-Hypervitaminose sind intensive Gliedmaßenschmerzen, Klopfempfindlichkeit der Tibiae, Vorderarm- und Knöchelschwellungen. Über den Weichteilschwellungen ist die Haut frei beweglich. Den Skeletschmerzen liegen periostale Knochenneubildungen zugrunde, die bogenartig die distalen Metaphysen, oft aber auch die ganze Schaftlänge der Röhrenknochen meist halbseitig überspannen. Regelmäßig sind mindestens zwei Röhrenknochen betroffen, meist die Ulna und mehrere Metatarsalia, mit Ausnahme von Metatarsus I. In absteigender Häufigkeit findet sich die periostale Knochenbildung an Ulna, Metatarsalia, Clavicula, Tibia, Metacarpalia, Fibula und Femur. Im Röntgenbild ist die schmale neugebildete Knochenschale zunächst noch durch eine strahlendurchlässige Zwischenschicht von der Schaftcompacta getrennt[1]. Bei Absetzen des Vitamins verschwindet die knochenarme Zwischenzone. Neugebildeter periostaler Knochen und Altknochen verschmelzen. Schließlich gewinnt der Röhrenknochen wieder seine ursprüngliche Form. Histologisch liegt der periostalen Knochenneubildung, wie eine Biopsie aus der Fibula zeigt, eine starke Periostwucherung mit Ausdifferenzierung von kalkarmen Faserknochenbälkchen (sog. „produktive Periostitis“) zugrunde[2]. ARENA, SARAZEN und BAYLIN haben bei einem $6^1/_2$ Monate alten Mädchen, das seit der Geburt täglich zunächst 30000, später 80000 E Vitamin A erhalten hatte, eine schwerste „Craniotabes“ festgestellt. Die Transformation der Schädelkalotte in einen schlaffen, membranösen Sack ist wohl als Parallelerscheinung zu den durch Vitamin A beschleunigten metaphysären Remodellierungsvorgängen zu deuten[3].

Spontanfrakturen sind bei Kindern mit A-Hypervitaminose noch nie beobachtet worden.

Auch die A-Hypervitaminose des *Erwachsenen* ist gekennzeichnet durch Pruritus, Hautpigmentierungen, Gelenksteifigkeit und Knochen-, besonders Tibiaschmerzen. Bis heute sind 4 Fälle von A-Hypervitaminose bei Erwachsenen beschrieben worden[4]. Röntgenologisch nachweisbare Skeletveränderungen sind ausschließlich von GERBER, RAAB und SOBEL festgestellt worden. Es handelt sich in dieser Beobachtung um eine 28jährige Frau, die während $8^1/_2$ Jahren täglich 500000 E Vitamin A eingenommen hatte, angeblich um eine Ichthyose zu bekämpfen. Verhältnismäßig frühzeitig klagte die Frau über Gelenkschmerzen und Sehstörungen. Sie zeigte zugleich einen Exophthalmus, Nackensteifigkeit und hatte Kopfschmerzen, so daß über viele Jahre die Fehldiagnose einer Encephalitis gestellt wurde. Der Nüchternblutspiegel von Vitamin A betrug bei dieser Patientin 2000 mcg gegenüber einer Norm von 30—70 mcg[5]. Die Röntgenuntersuchung des Skeletes nach 8 Jahren ergab Periostspornbildungen am Trochanter minor und am Becken, besonders am Os ilei, Os ischi und Os pubi, spornartige Verkalkungen des Quadricepssehnenansatzes an der Tuberositas tibiae und an der caudalen Fläche der Patella. Die Probeexcision aus der Tuberositas tibiae zeigte, im Gegensatz zum Tierexperiment und zur Biopsie beim Kinde, keine periostale Faserknochenbildung, sondern eine Chondrifikation und fleckige Verkalkung des Quadricepssehnenansatzes an der Tuberositas tibiae[6].

Störungen des Calcium-Phosphathaushaltes sind weder bei A-Hypo-, noch -Hypervitaminose nachzuweisen. Die alkalische Phosphatase ist bei A-Hypervitaminose leicht erhöht.

---

[1] CAFFEY 1951, ROTHMANN und LEON 1948.
[2] RINEBERG und GROSS 1951.
[3] ARENA, SARAZEN und BAYLIN 1951.
[4] BIFULCO 1953, ELLIOTT und DRYER 1956, GERBER, RAAB und SOBEL 1954, SULZBERGER und LAZAR 1951.
[5] MEX, MICHEL und MUTH 1957.   [6] GERBER, RAAB und SOBEL 1954.

Grundsätzlich scheint die Wirkung des A-Vitamins keine spezifische zu sein. Vitamin A fördert in erster Linie die Wuchsprozesse im Gebiet der enchondralen wie der periostalen Ossifikation. Über den genauen Wirkungsmechanismus des Vitamin A auf das Skelet ist aber nichts bekannt.

Wird die Zufuhr von überschüssigem Vitamin A eingestellt, so gehen die krankhaften Veränderungen vollständig zurück, bei der akuten Intoxikation und bei Kindern rascher, bei der chronischen und bei Erwachsenen langsamer[1]. Bei Kindern bleiben Hyperostosis corticalis und Leberschwellung[2], bei Erwachsenen Kopfschmerzen und Exophthalmus meistens über längere Zeit bestehen[3].

Die einzelnen Symptome der A-Hypervitaminose sind mehr oder weniger inkonstant, auch ist die Empfindlichkeit gegenüber Vitamin A-Überdosierung individuell sehr verschieden; bei ein und demselben Individuum wechselt sie je nach Begleitumständen beträchtlich[4]. Von großer Bedeutung ist der Funktionszustand der Leber und des reticuloendothelialen Systems[5]. Unter Umständen sollen auch schon verhältnismäßig sehr niedrige Dosen von Vitamin A eine toxische Wirkung entfalten können, z. B. dann, wenn die Leber gespeichertes Vitamin A plötzlich abgibt[6].

II. Hypervitaminose D.
(Literatur s. S. 1057.)

Schon 1927, also rund 5 Jahre nach der Entdeckung des Vitamins D, ist von Überdosierungserscheinungen bei Versuchstieren[7] und 1 Jahr später beim Menschen[8] die Rede. Über die relative Toxicität von Vitamin D_2 und D_3 bestehen keine einheitlichen Angaben. Bei Ratten soll Vitamin D_3 giftiger sein als Vitamin D_2[9]. Andere Autoren sehen dagegen keine Toxicitätsunterschiede[10]. Aus Gründen der Resorption ist die Applikationsart von großer Bedeutung[11]. So weisen Ratten bei täglicher oraler Verabreichung von 46000 IE* Vitamin D pro kg Körpergewicht bis zu einer Gesamtdosis von 2492000 IE/kg eine Mortalität von 100% auf, während bei intramuskulärer Verabreichung gleicher Tagesdosen bis zu einer Gesamtdosis von 3680000 IE/kg überhaupt keine Todesfälle auftreten[11]. Entsprechende Erfahrungen, wonach oral verabreichtes Vitamin D besser resorbiert wird als intramuskulär injiziertes, liegen auch vom Menschen vor[12]. Die Resorption von oral verabreichtem Vitamin D und damit die Überdosierungserscheinungen lassen sich durch Zusatz von Bolus alba zur Diät verstärken[13]. Ferner spielt, besonders bei Ratten[14], der Calcium- und Phosphorgehalt der Nahrung eine Rolle für das Auftreten der Hypervitaminoseerscheinungen.

Die Empfindlichkeit gegenüber Vitamin D-Überdosierung ist von Art zu Art verschieden: Hunde, Meerschweinchen und Ratten brauchen höhere, Kaninchen relativ geringere Dosen als der Mensch, um Hypervitaminoseerscheinungen zu entwickeln[15]. Die Artempfindlichkeit kann allgemeiner Natur sein oder sich auf bestimmte Organe bzw. Gewebe beziehen. So kommt es beispielsweise bei Katzen besonders leicht zu Gefäßwandverkalkungen[16]. Auch starke individuelle Unter-

---

* 1 IE = 0,000025 mg krist. Vitamin D_3 (UNO 1950); 1 mg krist. Vitamin D_3 = 40000 IE.

[1] Studer und Winkelmann 1954, Hillman 1956.
[2] Studer und Winkelmann 1954.   [3] Bifulco 1953.
[4] Spiesman 1941, Becker und Klotzsche 1955, Elliott und Dryer 1956, Hillman 1956.
[5] Clément 1951.   [6] Popper und Steigmann 1944.   [7] Pfannenstiel 1927.
[8] Hess und Lewis 1928.   [9] Burkl, Formanek und Lindner 1953.
[10] Gebauer 1956.   [11] Ginoulhiac 1950, Gebauer 1956.
[12] Schmidtmann 1953.   [13] Brune und Eger 1954.   [14] Harris und Innes 1931.
[15] Steck, Deutsch, Reed und Struck 1937, Schmidtmann 1953.
[16] Schmidtmann 1953.

schiede werden angegeben[1], die aber wohl vorwiegend auf Begleitumstände wie Alter, Ernährungsbedingungen, körperliche Beanspruchung, interkurrente Erkrankungen usw. zurückzuführen sind[2]. Auch hormonale Faktoren können von entscheidender Bedeutung sein: Hypothyreotische Individuen sind gegenüber Vitamin D besonders empfindlich[3].

Bei konstanter Vitamin D-Überdosierung kann es vorübergehend zu einer gewissen Remission der Hypervitaminoseerscheinungen kommen; bei Ratten z. B., die vom Alter von 30 Tagen an täglich 5000—15000 IE Vitamin D pro Tier erhalten, stellt sich eine solche zwischen dritter und fünfter Versuchswoche ein[4]. Dieses Phänomen wird mit Bezug auf die Nebennieren als „Anpassungssyndrom" mit „Alarm-" und „Resistenzphase" gedeutet[5].

Bei Ratte, Maus, Kaninchen, Hund, Katze, Affe und Mensch kommt es unter entsprechend gesteigerter Vitamin D-Zufuhr zu Hypercalcämie, in der Regel auch zu Hyperphosphatämie[6]. Außerdem läßt sich ein Absinken der alkalischen Phosphataseaktivität feststellen, besonders bei akuter Vergiftung[7]. Daneben besteht eine Alkalose; im arteriellen Blut können p_H-Werte bis zu 7,8 gemessen werden[7].

Nach Vitamin D-Überdosierung kommt es zu Ablagerungen von Calciumcarbonat und anderen Calciumsalzen, z. B. Phosphaten, in Nieren, Herzmuskel, Arterien, Lungenalveolen, Bronchien, Synovialmembranen und periartikulärem Gewebe, Nebenschilddrüsen, Nebennieren, Pankreas, Lymphknoten, Haut, Binde- und Hornhaut, harter Hirnhaut und im säurebildenden Teil des Magens, in Übereinstimmung mit den „Kalkmetastasen" bei Hypercalcämie und Hyperphosphatämie anderer Genese[8]. Die Kalkablagerungen lassen sich manchmal schon makroskopisch an einer kreideweißen Verfärbung des Gewebes erkennen[9]. Die Verkalkungstendenz wird durch Alkalose begünstigt. Gewebe, die saure Stoffe ausscheiden (Niere, Magen, Lunge), sind Prädilektionsstellen für die Ablagerung von Calciumsalzen[10]. Im übrigen ist über den Mechanismus der pathologischen Gewebsverkalkung bei Vitamin D-Vergiftung nichts sicheres bekannt. Ob die Hypercalcämie als solche der Kalkablagerung vorausgehen muß, ist umstritten[11].

Die Nieren sind gewöhnlich am schwersten betroffen. Urämie ist die häufigste unmittelbare Todesursache bei Vitamin D-Vergiftungen. Bei wenig über 50 g schweren *Ratten*, denen an fünf aufeinanderfolgenden Tagen je 10000 IE Vitamin D gegeben wurde, kommt es zur massiven Kalkablagerung in der Nierenrinde. Makroskopisch erscheinen solche Nieren vergrößert, blaßgelblich[4]. Das *histologische Schnittbild* zeigt, daß das in den Primärharn übergetretene Calcium hauptsächlich in den Hauptstücken von den Epithelien rückresorbiert und an die Mucoproteine angelagert wird. Mit Zunahme der Kalkgranula kommt es zur Zellblähung und zum Zellzerfall. Myriaden von verkalkten Mucoproteingranula werden in die Kanälchenlichtung abgestoßen. Diese führen ihr ganzes Enzymsystem mit sich und können auch intratubulär Verkalkungsprozesse fördern. Unabhängig davon erfolgt eine Verkalkung der Basalmembranen, die wahrscheinlich auf einer primären Membranschädigung beruht. Die abgestoßenen Kalkmassen können die Tubuli blockieren und dadurch Ausweitungen von Kanälchen

---

[1] TUMULTY und HOWARD 1942, HOWARD und MEYER 1948, WILSON, WINGFIELD und TOONE 1953, FANCONI 1954, FOLLIS 1956.

[2] SCHMIDTMANN 1953.   [3] FANCONI und CHASTONAY 1950, FANCONI 1954.

[4] BRUNE und EGER 1954.   [5] DE BASTIANI und ZATTI 1953.   [6] FOLLIS 1956.

[7] FOLLIS 1955.   [8] HASS, TRUEHEART, TAYLOR und STUMPE 1958.

[9] FANCONI und CHASTONAY 1950, CHAPLIN, CLARK und ROPES 1951, ROSS 1952, BOLTZ und WÖLKART 1953, RUZICZKA 1953a, SWOBODA 1953.

[10] SCHMIDT 1913.

[11] HAM 1932, STECK, DEUTSCH, REED und STRUCK 1937, VAUGHAN, SOSMAN und KINNEY 1947, WILSON, WINGFIELD und TOONE 1953.

verursachen. In späteren Stadien verschiebt sich das Schwergewicht der pathologischen Erscheinungen von der Rinde nach dem Mark. Die Verkalkungen in Capillaren und Interstitium treten nach Absetzen der Vitaminzufuhr allmählich in den Hintergrund. Am längsten bleiben Kalkablagerungen in den Ausführungsgängen bestehen[1].

Bei akuter Intoxikation, z. B. nach Verabreichung von 100000 IE Vitamin D pro Tier, bzw. von 1,25 Millionen IE/kg, kommt es bei Ratten auch zu Glomerulumschäden[2]: Kalkkörnchen erscheinen zuerst in den der Bowmanschen Kapsel anliegenden Capillaren, anschließend auch in der Kapsel selbst sowie zwischen

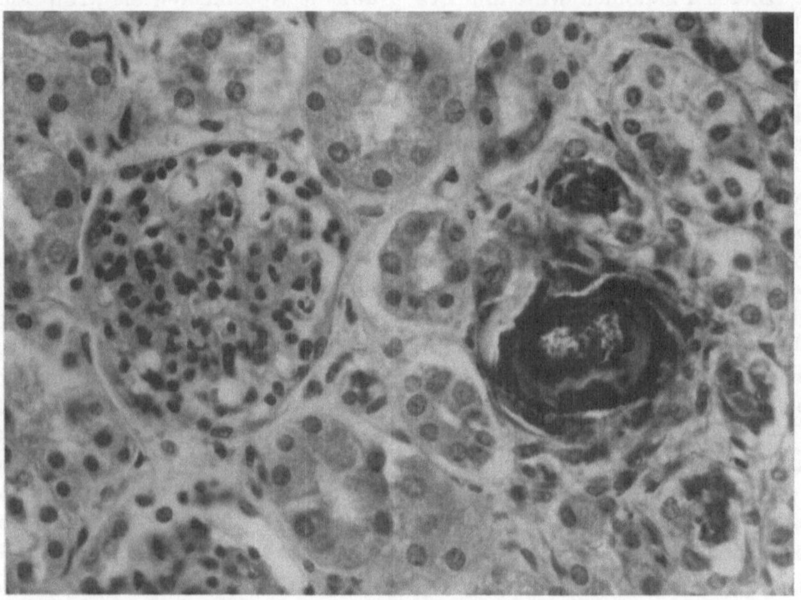

Abb. 92. Nephrocalcinose bei akuter Vitamin D-Intoxikation nach Einnahme von 3000000 E in 9 Tagen in Dosen zu 600000 E. Knabe, 9 Monate, SN. 462/49, St. Gallen.

dieser und den Glomerulumschlingen. Es kann sich auf diese Weise ein Glomerulonephritis-ähnliches Bild entwickeln, wobei jedoch keine Reaktionen von seiten der Endothelzellen, des Interstitiums oder des Capillarsystems eintreten. Die individuelle Empfindlichkeit kommt hier besonders deutlich zum Ausdruck: Einzelne Ratten gehen innert weniger Tage zugrunde, andere überleben und zeigen äußerlich keinerlei erkennbare Schädigungen. Doch weisen auch diese Tiere histologische Nierenveränderungen auf. Die Kalkablagerungen in den Nieren erscheinen mit solcher Regelmäßigkeit, daß die quantitative Bestimmung des Calciumgehaltes der Nieren als Gradmesser für die Hypervitaminose vorgeschlagen wird[3]. Die meisten überlebenden Tiere erholen sich nach Absetzen der Vitaminzufuhr innert weniger Wochen. Sechs Monate nach der letzten Vitamin D-Gabe findet man nur noch Spuren von Kalk in den Nieren.

Bemerkenswerterweise befallen bei *Mäusen* die Kalkablagerungen in den Nieren zuerst das Mark und erst hinterher die Rinde[4].

Auch beim *Menschen* wird die akute Vitamin D-Intoxikation durch die Nephrocalcinose mit Niereninsuffizienz beherrscht. In wenigen Tagen kommt es zur massiven Verkalkung der Hauptstücke und Abstoßung ganzer Ringe verkalkter

---

[1] Gebauer 1956.   [2] Gebauer 1956, Follis 1956.
[3] Gounelle, Teulon, Paulais und Marnay 1951.   [4] Polemann und Froitzheim 1952.

Epithelien. Die gleichzeitige Wucherung von Basiszellen weist auf die ungeheuren Regenerationsmöglichkeiten hin. Das Schnittbild zeigt oft unmittelbar nebeneinander feinkörnige Epithelienverkalkung, Abstoßung und Ruptur verkalkter Epithelien, Kalkzylinder und Kalktrauben in den Lichtungen, neben frischen Regeneraten (Abb. 92).

Auch im Skelet treten charakteristische Veränderungen auf. Die einmalige Vitamin D-Zufuhr über längere Zeit führt bei Ratten in einer ersten Phase zum Sistieren des enchondralen Längenwachstums und gleichzeitig in der Metaphyse zu einer osteoklastischen Spongiosaresorption, in einer zweiten Phase zu einer massiven Überproduktion von Osteoid, sowohl um die arrodierten Knochenbälkchen, wie im Periostknochen[1]. Die Verkalkung des Osteoids ist stark verzögert und zeigt sich initial nur in einer starken Basophilie der welligen Zement- oder Umschlagslinien, welche die arrodierten Spongiosabälkchen von den osteoiden Säumen trennen. Die Ursache der verzögerten Osteoidverkalkung ist ungeklärt, da die Fähigkeit Kalk zu binden in vitro erhalten bleibt. Vielleicht beeinflußt Vitamin D nicht nur den Mineralisationsprozeß, sondern auch die Bildung der organischen Spongiosamatrix[2]. Wird Vitamin D intermittierend über mehrere Tage verabreicht, mit Zwischenpausen von 12 Tagen, so summieren sich die Effekte einer überschüssigen Osteoid-Bildung mit einer überstürzten Verkalkung des in den Vorphasen gebildeten Osteoids. Das Ergebnis ist eine Osteosklerose. Diese zeigt sich in den Schädeldachknochen in einer Verdickung und Verdichtung, in den Epiphysen in der Spongiosklerose, in den rasch wachsenden Metaphysen in einem Etagenwechsel von Sklerosezonen, in dem noch Reste des Epiphysenknorpels eingemauert sind und normaler Spongiosa, in den langsam wachsenden Metaphysen in einer Alternation von enchondraler Ossifikation und Knorpelpersistenz, so daß schmale Knorpelzungen tief in die metaphysäre Spongiosa hineinragen und derselben eine axiale strähnige Struktur verleihen. Die Bilder erinnern dann weitgehend an die Befunde bei der Marmorknochenkrankheit[1].

Beim *Menschen* führt die Vitamin D-Intoxikation zu Osteoporose, besonders im Spongiosagebiet der langen Röhrenknochen. Sie ist fakultativ und beschränkt sich auf die schweren Fälle. Gelegentlich finden sich periostale Appositionen[3], besonders an den Mittelhandknochen. Wiederholte Vitamin D-Stöße zeichnen sich im Röntgenbild in einer bänderförmigen Querstreifung der metaphysären Spongiosa aus. Osteoporotische Bänder, die den einzelnen Vitamin D-Stößen entsprechen, wechseln mit normal dichten Bändern[4].

Die Veränderungen an Herz und Gefäßsystem infolge von D-Hypervitaminose sind besonders schön und ausführlich von GILLMAN und GILBERT (1956) beschrieben worden. Bei kindlichen Vergiftungsfällen kommen in der aufsteigenden Aorta bis fingernagelgroße gelbliche Herde vor, in deren Bereich die Grundsubstanz verquollen, die elastischen Fasern aufgesplittert und Kalkablagerungen vorhanden sind[5]. Bei 50 g schweren Ratten treten nach täglicher Verabreichung von 20000 IE und mehr in der Aorta und oft auch in Herzkranzgefäßen Kalkeinlagerungen zwischen bzw. an den elastischen Fasern der Media auf. Ähnliche Veränderungen wurden an Kaninchen gefunden (s. auch Abb. 93)[6]. Bei stärkerer Schädigung können Intima- und Endokardverkalkungen hinzukommen. Es scheint, als ob die bei Vitamin D-Intoxikation vermehrt auftretenden subendo- oder subepikardialen Blutungen sekundär zu den Verkalkungen Anlaß geben. Unter zusätzlicher körperlicher Belastung begünstigt Vitamin D bei Ratten

---

[1] STOREY 1960.   [2] UEHLINGER und FRICSAY 1958.
[3] BOLTZ und WÖLKART 1953, SWOBODA 1953.
[4] FANCONI und CHASTONAY 1950, SWOBODA 1952.   [5] SCHMIDTMANN 1953.
[6] GEBAUER 1956, HASS, TRUEHEART, TAYLOR und STUMPE 1958.

das Auftreten von Coronarsklerose[1]. An thyreoidektomierten Hunden lassen sich durch tägliche Verabreichung von 50000 IE Vitamin D/kg innerhalb von 6—10 Wochen Gefäßschäden verursachen, die der menschlichen Arteriosklerose ähneln. Am stärksten werden Aorta und Lungenarterien befallen[2].

In der menschlichen Leber kann es infolge von Vergiftung mit Vitamin D zu Auflockerung des Zellprotoplasmas und mäßiger grobtropfiger Verfettung kommen. Die Zellkerne erscheinen gleichmäßig groß und chromatinreich. Kalkablagerungen lassen sich in diesem Organ nicht nachweisen[3].

Verschiedene inkretorische Drüsen beteiligen sich in typischer Weise an den Vitamin D-Überdosierungserscheinungen: An den Epithelkörperchen von Ratten bewirken Tagesdosen von 5000—15000 IE Vitamin D allmähliche Verkleinerung

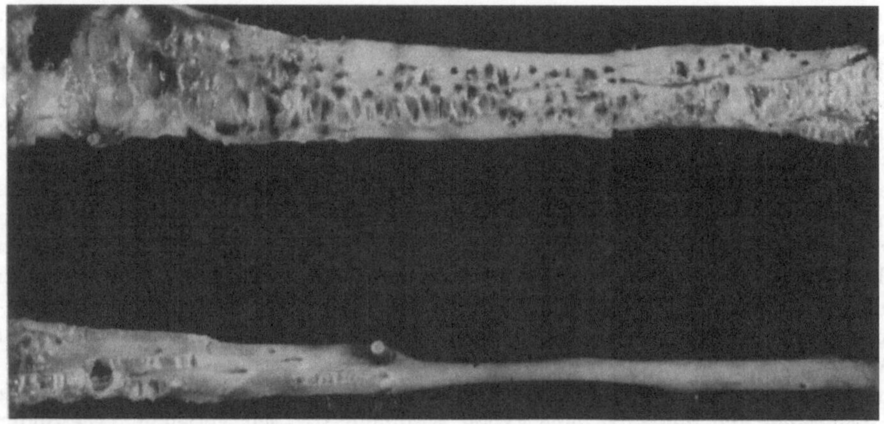

Abb. 93. Aorta, Kaninchen, behandelt mit 30mal 0,5 mg/kg Vitamin D₂ per os. Schwere, herdförmige Aortensklerose hauptsächlich im Bereiche des Arcus aortae und am Übergang von Brust- zu Bauchaorta.

der Zellkerne. Diese Erscheinung, die der Ausdruck einer Funktionshemmung ist, läßt sich durch Vitamin A verhindern[4]. Bei Kaninchen soll die intramuskuläre Verabreichung von insgesamt 2—3 Millionen IE Vitamin D zu Hyperplasie der Epithelkörperchen, besonders der chromophilen Zellen, führen[5]. Als Spätschäden von Vitamin D-Überdosierung findet man bei verschiedenen Tierarten Nebenschilddrüsenadenome mit fibröser Osteoclasie[1]. Die Schilddrüse der Ratte kann durch toxische Dosen von Vitamin D atrophisch werden[6]. Die Nebennieren machen je nach Dosis und Stadium verschiedene Veränderungen durch: Bei jungen Ratten, die täglich 5000—15000 IE Vitamin D erhalten, nimmt das Nebennierengewicht im Vergleich zu Kontrolltieren zunächst deutlich zu und die Lipoidablagerung erscheint in allen Schichten der Rinde vermehrt[7]. Werden täglich 2000 IE Vitamin D pro Ratte gegeben, so kommt es vom 15. Versuchstag an zu mäßiger Atrophie der Nebennieren und nach 5—6 Wochen dauernder Behandlung findet man in der Nebenniere keine sudanophilen Granula mehr[8]. Auch die Hoden können atrophische Veränderungen aufweisen[9].

Bei Ratten, die vom dritten bis zehnten Lebenstag täglich 20000 IE Vitamin D per os erhalten, kann es zu Haarausfall in Scheitel- und Hinterkopfgegend, zum

[1] Schmidtmann 1953.   [2] McAllister und Waters 1950.
[3] Boltz und Wölkart 1953.   [4] Brune und Eger 1954.   [5] Rucart 1951.
[6] Burkl, Formanek und Lindner 1953.
[7] Brune und Eger 1954.   [8] De Bastiani und Zatti 1953.
[9] Burkl, Formanek und Lindner 1953.

Teil auch an Rücken und Brust kommen. Die Haut erscheint in diesen Bezirken induriert, sklerodermieähnlich, schuppend. Histologisch findet man stellenweise Atrophie und leichte Hyperkeratose sowie Ablagerungen von Calciumsalzen, besonders Phosphat[1]. In Schleimhäuten findet man, wie in parenchymatösen Organen, gelegentlich Blutungen[2].

Zum Schluß seien noch die klinischen Erscheinungen erwähnt, die beim Menschen durch toxische Dosen von Vitamin D, d. h. je nach individueller Empfindlichkeit und Dauer der Verabreichung weniger als 2000 bis mehrere Millionen IE pro kg und Tag[3], verursacht werden[4]. Sie entsprechen einem Hypercalcämiesyndrom. An allgemeinen Erscheinungen sind zu nennen: Schwäche, Ermüdbarkeit, Gewichtsabnahme, Durst; an gastrointestinalen Störungen: Nausea, Erbrechen, Darmkrämpfe, Verstopfung, trockener Mund. Die Patienten klagen über Kopfschmerzen, Schwindel, Parästhesien. Hämatologisch findet sich häufig eine normocytäre normochrome Anämie, urologisch eine Polyurie, Proteinurie und, mit zunehmender Niereninsuffizienz, ein Ansteigen des Reststickstoffs und des Blutdrucks. Ophthalmologisch führen die Verkalkungen der Sklera und Cornea zur sog. Bandkeratitis. Die alkalische Serumphosphatase ist vermehrt.

Die Hypervitaminoseerscheinungen nach massiver Überdosierung stellen sich bei Kleinkindern innert 3—9 Tagen, bei älteren Kindern innert 2—3 Wochen ein; sie können unter tonisch-klonischen Krämpfen zum Tode führen[5]. Nach Absetzen der Vitamin D-Zufuhr können die krankhaften Veränderungen bestehen bleiben[6] oder vollständig zurückgehen[7], und zwar umso langsamer, je schwerer die Erscheinungen waren[8].

Im Jahre 1952 hat LIGHTWOOD eine *benigne*, passagere *idiopathische Form der Hypercalcämie* beschrieben[9]. Sie ist verbunden mit einem Stillstand in der körperlichen Entwicklung (*primary hypercalcemia with failure to thrive*). Das Krankheitsbild ist besonders in England wiederholt in größerem Umfang beobachtet und beschrieben worden[10]. Es wird heutzutage auf Vitamin D-Zusätze in Konservenmilch zurückgeführt, wobei angenommen wird, daß diese an sich nicht sehr großen Vitamin-Zusätze bei besonders Vitamin D-empfindlichen Kindern das Syndrom auslösen können. Die Hypercalcämie läßt sich durch Cortison leicht auf die Norm zurückführen[11]. Von dieser Lightwood-Form ist die bösartige *chronische idiopathische Hypercalcämie mit Osteosklerose*, wie sie von FANCONI und GIRARDET und SCHLESINGER, BUTLER und BLACK[12] beschrieben worden ist, streng zu trennen. Die Symptome dieser malignen Hypercalcämie sind Minderwuchs, Elfengesicht, geistiger Entwicklungsrückstand, Strabismus convergens, Hypertonie (fakultativ) und Osteosklerose. Biochemisch findet man neben der Hypercalcämie eine massive Hyperphosphatämie und Erhöhung des Serumcholesterins. Chloride, Gesamtbasen und Harnstoff sind normal. Die Pathogenese der malignen chronischen idiopathischen Hypercalcämie mit Osteosklerose ist noch gänzlich ungeklärt.

---

[1] FROEHLICH 1953.   [2] BURKL, FORMANEK und LINDNER 1953.
[3] TUMULTY und HOWARD 1942, HOWARD und MEYER 1948, WILSON, WINGFIELD und TOONE 1953, FANCONI 1954.
[4] FANCONI und CHASTONEY 1950, HYDE und RICHMOND 1950, WENDT 1950, CHAPLIN, CLARK und ROPES 1951, RUZICZKA 1952, 1953a und b, FANCONI 1954, JOCHIMS 1954, KRAUTER und KARNER 1954, VERNER, ENGEL und McPHERSON 1958.
[5] RUZICZKA 1952.
[6] HYDE und RICHMOND 1950, WILSON, WINGFIELD und TOONE 1953.
[7] WENDT 1950, RUZICZKA 1952, SCHMIDTMANN 1953.   [8] RUZICZKA 1952.
[9] LIGHTWOOD 1952.   [10] CREERY 1954, LOWE, HENDERSON, PARK und McGREAL 1954.
[11] FANCONI 1955.
[12] FANCONI und GIRARDET 1952, SCHLESINGER, BUTLER und BLACK 1956.

III. Toxikologie der übrigen Vitamine.

(Literatur s. S. 1057.)

Wie bereits erwähnt, gibt es mit Ausnahme von Vitamin A und D keine wesentlichen Überdosierungserscheinungen der Vitamine, die sich in morphologisch faßbaren und wohlcharakterisierten Organveränderungen manifestieren. Wohl führen einige Vitamine bei hochdosierter Verabreichung zu pharmakodynamischen Effekten, auf die jedoch in diesem Zusammenhang nicht eingegangen werden kann. In toxischen Dosen ist die Symptomatologie dagegen recht uncharakteristisch: Es kommt zum Absterben der Tiere wie bei Überdosierung jeder anderen Substanz. Die aus solchen akuten Toxicitätsversuchen zu errechnende *Dosis letalis 50%* ist für verschiedene Tierarten in Tabelle 9 aufgeführt und der gebräuchlichen therapeutischen Dosis beim Menschen gegenübergestellt.

Zu den einzelnen Vitaminen sind noch folgende Bemerkungen anzubringen:

Nach intravenöser Injektion letaler *Vitamin B_1*-Dosen sterben die Tiere sehr akut im Schockzustand. Es kommt zu peripherer Vasodilatation, Abnahme der Atmung, asphyktischen Konvulsionen und Tod durch Lähmung des Atemzentrums[1]. Die Toxicität des Aneurins ist abhängig vom p_H der Lösung: Mit 100 mg/kg intravenös sterben Kaninchen bei p_H 7 innerhalb von 25 sec im Schockzustand, bei p_H 9 kommt es mit derselben Dosis lediglich zu Atemstörungen und Muskelzittern[2]. Mit Phenobarbital (30 mg/kg) oder Brenztraubensäure können Kaninchen vor dem tödlichen Schock durch intravenöse Vitamin B_1-Injektionen geschützt werden[3]. Auch nach wiederholten Dosen entwickelt sich bei Kaninchen eine Resistenz gegenüber den toxischen Vitamin B_1-Wirkungen: Gibt man einem Kaninchen intravenös 100 mg/kg, dann verträgt es einige Zeit später häufig die doppelte Dosis und mehr ohne tödliche Schockwirkung[4]. Die akute Toxicität des Aneurin-Monophosphats ist rund fünfmal geringer als diejenige des Hydrochlorids[5]. Chronisch verabreicht wird Vitamin B_1 von Versuchstieren ohne Schädigungen selbst in großen Dosen vertragen[6]. Beim Menschen sind große und monatelang verabreichte Mengen Vitamin B_1 in der Regel unschädlich und verursachen keine pathologischen Blut- und Organveränderungen. Vereinzelt kommt es, namentlich bei intravenöser Verabreichung des Vitamins, zu Schockzuständen, die zu schwerem Kollaps und Tod führen können. Die Ursache dieser seltenen Zwischenfälle ist noch nicht bekannt. Das Zustandsbild des Patienten gleicht in mancher Beziehung dem anaphylaktischen Schock, doch ist eine allergische Genese dieser Zwischenfälle noch keineswegs bewiesen[7].

Eine experimentelle *Vitamin B_2*-Hypervitaminose ist nicht bekannt. Ratten und Mäuse vertragen beispielsweise 40 mg/Tier bzw. 25—50 mg/kg per os, subcutan und intravenös während mehrerer Tage, ohne daß sich Schädigungen des Blutes, des Allgemeinzustandes oder der Organe nachweisen lassen[8]. Bei Ratten, die 10 mg/Tier Riboflavin während 140 Tagen per os erhalten, sind Wachstum, Fertilität und Entwicklung selbst in der dritten Generation unbeeinflußt[9]. Auch bei jungen Hunden, die während fünf Monaten 25 mg/kg Vitamin B_2 aufnehmen, sind keine Schädigungen der Organe festzustellen[9]. In subletalen Dosen schädigt Vitamin B_2 hauptsächlich die Niere: Es kommt zu Anurie infolge Konkrementbildung und Kongestion der Nieren[10].

---

[1] Molitor und Sampson 1936, Haley und Flesher 1946.
[2] Charonnat, Lechat und Chareton 1953.   [3] Charonnat, Lechat und Chareton 1954.
[4] Haley und Flesher 1946.   [5] Mouriquand, Edel und Chighizola 1955.
[6] Hecht und Weese 1937, Williams und Spies 1938.
[7] Benmussa und Diacono 1952, Barazzone und Lambelet 1954, Raychaudhury 1952, Reingold und Webb 1946, Baumgartner und Friedel 1953, Laws 1941 u. a.
[8] Demole 1938, Kuhn 1938.   [9] Unna und Greslin 1942.
[10] Unna und Greslin 1942, Antopol 1942.

Vitamin B$_6$ wird selbst in sehr großen Dosen von allen Versuchstieren während langer Zeit gut vertragen. Mäuse z. B. erhielten 100 mg/kg intravenös während 14 Tagen [1] bzw. 500—1200 mg/kg per os während 28 Tagen [2], Ratten 25 mg/Tier während 100 Tagen [3] bzw. 100 mg/kg intramuskulär während 63 Tagen [4] bzw. 40—320 mg/kg intraperitoneal während 11 Wochen [4] ohne irgendwelche Schädigungen der Entwicklung, des Blutes und des histopathologischen Organbefundes. Lediglich bei höchsten Dosen wird eine Hyperplasie der Milzpulpa mit Zeichen eines gesteigerten Blutabbaus festgestellt [2]. Als einziges toxisches Symptom sind nach Verabreichung exzessiver Dosen an Ratten und Hunden Ataxie und Schwächezustände beschrieben. Histopathologisch werden Degeneration der Rückenmarkshinterstränge, zum Teil auch der dorsalen Wurzel, der dorsalen Spinalganglien und der peripheren Nerven festgestellt [5].

Die *Pantothensäure* ist ebenfalls als sehr wenig toxisch zu bezeichnen. Hunde und Affen vertragen fünfmal 1 g/kg per os, Ratten 50 und 200 mg/Tier während 120 Tagen, Hunde 50 mg/Tier per os und Affen 1 g/Tier per os während 100 Tagen, ohne irgendwelche toxische Symptome [6]. Versuchspersonen bekamen 100 mg Natrium- oder Calciumpantothenat intravenös, ohne daß sich Veränderungen des Pulses, der Temperatur, der Respiration und des Blutdruckes zeigten [7].

Die *Nicotinsäure* und das *Nicotinsäureamid* werden ebenfalls in großen Dosen vertragen; pharmakologisch führen sie vor allem zu Vasodilatation der Hautgefäße, eine Eigenschaft, von der die klinische Medizin zur Therapie von Durchblutungsstörungen aller Art weiten Gebrauch macht. Bei subletalen Dosen werden vereinzelt toxische Schädigungen durch Nicotinsäure beobachtet: So zeigen Hunde nach mehrmaliger Gabe von 2 g pro Tier per os blutige Durchfälle und Konvulsionen, histopathologisch Leberverfettung, Erosionen der Magenschleimhaut, petechiale Blutungen der Colonschleimhaut, Schrumpfung und Dunkelfärbung von Ganglienzellen in der Hirnrinde, im Hippocampus und in den Basalganglien [8]. Dagegen werden 0,06—1 g Nicotinsäure pro Hund per os während acht Wochen ohne wesentliche Schädigungen vertragen [8]. Beim Menschen zeigen sich nach 1—2 g Nicotinsäure per os Eosinophilensturz, Vermehrung der neutrophilen Leukocyten und geringe Verminderung der Lymphocyten, im Urin verminderte Glykokollausscheidung, vermehrte Acidität und Verkleinerung des Harnsäure-Kreatinin-Quotienten. Nach 1—2 g Nicotinsäureamid dagegen beobachtet man im Blut Eosinopenie, Neutro- und Lymphocytose, im Urin Zunahme des Harnsäure-Kreatinin-Quotienten und der Glykokollausscheidung und Abnahme der Acidität [9]. Große Mengen Natriumnicotinat werden von Ratten, Hühnern und Hunden während längerer Zeit ohne toxische Symptome vertragen [10].

Folsäure führt nach einmaligen subletalen Dosen zu Nierenschädigungen. Bei den an Niereninsuffizienz gestorbenen Tieren findet man histopathologisch die Nierentubuli mit gelbgefärbten Zylindern, die wahrscheinlich viel Folsäure enthalten, verstopft [11]. Auch bei länger dauernder Behandlung mit großen Folsäuredosen kommt es zu solchen Nierenschädigungen, bei Kaninchen beispielsweise nach 10wöchiger Verabreichung von 50 mg/kg intraperitoneal, bei Ratten nach mehrwöchiger Behandlung mit 40—75 mg/kg intraperitoneal oder intramuskulär [12]. Bei der histopathologischen Untersuchung findet man Verfettung der Tubuli contorti, trübe Schwellung, zum Teil herdförmige Nekrosen der Nierenepithelien,

---

[1] Weigand, Eckler und Chen 1940.   [2] Hepding und Moll 1939.
[3] Unna und Antopol 1940.   [4] Zbinden und Studer, unveröffentlicht.
[5] Antopol und Tarlov 1942.   [6] Unna und Greslin 1940.
[7] Spies, Stanbery, Williams, Jukes und Babcock 1940.
[8] Chen, Rose und Robbins 1938.   [9] Hoffer 1956.   [10] Unna 1939.
[11] Harned, Cunningham, Smith und Clark 1946.
[12] Harned, Cunningham, Smith und Clark 1946, Beghelli und Rosso 1948.

Tabelle 9. *Akute Toxicität der Vitamine. Dosis letalis 50%.*

Vitamin	Maus mg/kg	Ratte mg/kg	Kaninchen mg/kg	Hund mg/kg	Übrige Tiere mg/kg	Ungefähre therapeutische Dosis Mensch mg/kg/Tag
Vitamin B[1]	per os etwa 3000[1] s.c. >500[1] i.v. 100[5]—125**[2]	s.c. etwa 1500**[2] i.v. 250**[2]	per os etwa 1800**[2] i.v. etwa 100[1, 4]	s.c. 2100**[2] i.v. 350**[2]	Taube per os >300[3] Taube i.m. >100[3] Taube i.v. <100[3] Affe i.m. >600[1]	0,1—2
Vitamin B[2]	per os >10000[5] i.v. 50—100[5] i.p. >340 . . .	per os >10000[6] s.c. >5000[6] i.p. 0,56[6]				0,2—0,6
Vitamin B[6] Pyridoxin HCl	i.v. 545 ± 42,9[7] per os 6000[5] i.v. 700[5]	i.v. 657,5 ± 18,3[7] per os 6000[8] s.c. 3700[8]				1—6
Pyridoxal-5-phosphat	per os 2000[5] i.v. 580[5]					
Pyridoxamin 2 HCl	per os 5000[5] i.v. 500[5]					
Pyridoxin-Base		per os 4000[8] s.c. 3100[8]		i.v. >300[9]	Meerschweinchen i.v. >500[9]	
Pantothensäure	i.v. 1000 (p_H 3)[5] i.v. 2200 (p_H 7)[5]					4—10
Ca-Pantothenat	per os 10000[10] s.c. 2700[10] i.v. 910[10] i.v. 1000—1200[5] i.p. 920[10]	per os >10000[10] s.c. 3400[10] i.p. 820[10]				
Nicotinsäureamid	per os 2000[11] s.c. 3000[11] i.v. 1620[12] i.p. 1800[12]	per os 2500[11] s.c. 3400[11]				2—10
Nicotinsäure	i.v. 4500*[13]	i.v. 3500*[13]			Meerschweinchen i.v. 3560*[13]	
Folsäure	i.v. 600[14]	i.v. 500[14]	i.v. 410[14]		Meerschweinchen i.v. 120[14]	0,04—1
Vitamin B[12]	i.v. >1600[15] i.p. >1600[15]					0,00002—0,0002

Substanz					
PABS, freie Säure	per os 2850±400[16]	per os >6000[16]	per os zwischen 1000—3000[16]		?
Na-Salz	i.v. 4600±210[16]	i.v. 2760±240[16]			20 ? (per os)
Cholin		per os >680[21] i.v. 40[17]			
Inosit			per os >10000[18]		20 ?
Biotin	i.v. >1000[19]				0,1—1
Vitamin C	per os 3500[5]				1—20
Vitamin E	per os >5000[20]	per os >5000[20] s.c. >200[20] i.p. >200[20]	per os >200[20]		0,02—3
Vitamin A (acetat)	per os >5000[5]***				
Vitamin D_2	per os >400[5]****				
Vitamin K_1	i.v. >500[5]*****		s.c. >200[21] i.v. >150[21]		0,2—1

* Minimale letale Dosis. ** Toxische Dosis (von den meisten Versuchstieren nicht mehr vertragen). *** Bei Beobachtung während 10 Tagen: 2500 mg/kg[5]. **** Bei Beobachtung während 10 Tagen: 200 mg/kg[5]. ***** Wäßrige Emulsion.

[1] HECHT und WEESE 1937. [2] MOLITOR und SAMPSON 1936. [3] MOURIQUAND, EDEL und CHIGHIZOLA 1955. [4] CHARONNAT, LECHAT und CHARETON 1953. [5] PELLMONT, unveröffentlicht. [6] UNNA und GRESLIN 1942. [7] WEIGAND, ECKLER und CHEN 1940. [8] UNNA und ANTOPOL 1940. [9] HEPDING und MOLL 1939. [10] UNNA und GRESLIN 1940. [11] UNNA 1939. [12] BERGMANN und WISLICKI 1953. [13] CHEN, ROSE und ROBBINS 1938. [14] HARNED, CUNNINGHAM, SMITH und CLARK 1946. [15] WINTER und MUSHETT 1950. [16] SCOTT und ROBBINS 1942. [17] GREEFF, WESTERMANN und BOHNÉ 1956. [18] ANDERSON 1916. [19] CRITTENDEN 1948. [20] DEMOLE 1939. [21] ZBINDEN und STUDER, unveröffentlicht.

interstitielle Capillarerweiterungen, Blutungen und spärliche Infiltrate[22]. Bei Meerschweinchen werden gleichartige Nierenveränderungen (nach 5 mg/kg parenteral während fünf Tagen bzw. 1 mg/kg parenteral während 21 Tagen) beobachtet. Auch hier finden sich Erweiterung der Tubuli und der Sammelrohre, gelbgraue hyaline Zylinder, wahrscheinlich Folsäurezylinder, Abflachung und Degeneration der Tubulusepithelien[23].

Bei einem dreijährigen Kind, das wegen Poliomyelitis neben anderen Medikamenten 50 bis 60 mg Folsäure pro Tag erhielt, entwickelte sich eine Lipoidnephrose, die möglicherweise ebenfalls auf Folsäureschädigung zurückzuführen ist[24]. Eine andere toxische Wirkung der Folsäure betrifft das Nervensystem. Bei jungen Mäusen werden nach mehrmaliger Injektion von 0,75—1,5 mg Folsäure pro Maus bereits nach vier Tagen schwere Nervenfaserdegenerationen im ganzen Rückenmark beobachtet. Gewöhnlich finden sich auch vereinzelte Veränderungen der Ganglienzellen im Vorderhorn, z. B. vermehrte Färbbarkeit der Kerne und Karyolyse. Durch Vitamin B_6 können diese toxischen Folsäure-Schädigungen verhindert werden[25].

Über toxische Organschädigungen durch *Vitamin B_{12}* ist wenig bekannt. Bei Ratten kommt es nach Dosen von 0,5—1 γ/Tier intramuskulär zu leichten Veränderungen der Milz, insbesondere Aktivierung des retikulo-endothelialen Systems,

[22] BEGHELLI und ROSSO 1948.
[23] DAWSON, WOODRUFF und DARBY 1950.
[24] GAUTIER und BOVET-DUBOIS 1953.
[25] SPAMPINATO 1952.

Auflockerung der Follikelstruktur besonders in den Randzonen, Vacuolisierung der Lymphocyten, Reaktionen, die auf Ausschüttung und erhöhten Abbau der Lymphocyten hinweisen. Die Megakaryocyten der Milz sind vermehrt und zeigen oft geblähte Kerne[1]. Bei der Maus sind einmalige Injektionen von 100 bis 1600 mg/kg Vitamin B_{12} intraperitoneal und intravenös ohne jeden toxischen Effekt[2].

p-Aminobenzoesäure wird von Ratten in der Dosis von 2 g/kg per os während 1—6 Monaten ohne schwere Schädigungen vertragen. Das Wachstum ist ungestört, die Fertilität der Tiere erhalten und die Organe histopathologisch intakt. Lediglich die Schilddrüse zeigt Hypertrophie der Epithelien und Abnahme der Eosinophilie des Kolloids[3]. Bei Ratten, die 7,5 mg p-Aminobenzoesäure pro Tier während 48 Tagen intraperitoneal erhalten, werden neben Wachstumshemmung auch leichte Nebennierenvergrößerung und Darmblähungen, jedoch keine Veränderung des Schilddrüsengewichtes festgestellt[4]. Einige toxische Symptome sind beim Menschen beschrieben, so bei drei Kindern, die während einer Woche 20 g/Tag p-Aminobenzoesäure per os aufnahmen. Alle drei Kinder starben. Histopathologisch fand sich eine Verfettung der Nieren, der Leber und des Myokards[5]. Auch eine Frau, die wegen Dermatomyositis 25 g p-Aminobenzoesäure pro Tag einnahm, starb nach einer Woche. Bei der Sektion zeigten sich wiederum Leberverfettung, Nierenverfettung und leichte Myokardverfettung[6]. Bei Ratten und Meerschweinchen können solche Veränderungen durch Verabreichung von 1,5 g/Tier/Tag per os während zwei Monaten nicht erzeugt werden, dagegen sterben Kaninchen nach Belastung mit 4—8 g p-Aminobenzoesäure pro Tag schon nach ein bis zwei Tagen; histopathologisch finden sich Verfettung von Leber, Nieren und Myokard[5].

Bei narkotisierten Katzen und Ratten führen intravenöse *Cholinchlorid*injektionen zu Atemlähmung[7]. Ratten vertragen 0,01—1% Cholin in der Diät während drei bis vier Monaten ohne Beeinträchtigung des Wachstums, dagegen führen 2,75 und 10% Cholinchlorid zu deutlicher Wachstumshemmung. Histopathologisch fällt lediglich eine verstärkte Hämosiderose der Milz auf[8]. Nach einem andern Bericht vertragen Ratten 1,35% Cholinchlorid in einer „synthetischen" Diät während 20 Tagen gut[9]. Beim Hund entsteht bei Behandlung mit 200 mg/kg Cholin, zweimal täglich per os verabreicht, eine hyperchrome Anämie, die durch Folsäureinjektionen geheilt werden kann[10].

Chronisch-toxische Erscheinungen durch *Inositol*-Verabreichungen sind nicht bekannt. Beim Hund führen 10 g pro Tier per os infolge schlechter Resorption zu Durchfall[11].

Bei Ratten kommt es nach 120tägiger Behandlung mit 5 mg *Biotin*/Tier zu leichter Wachstumshemmung; Blut, Nieren- und Leberfunktion dagegen sind normal. Hunde vertragen 10 × 10 mg Biotin/Tier ohne irgendwelche schädigende Wirkungen[12].

Vitamin C wird in sehr großen Dosen während längerer Zeit ohne irgendwelche Schädigungen vertragen. So nahmen vier Versuchspersonen drei Monate lang täglich 1000 mg, ohne daß sich irgendwelche Unverträglichkeitssymptome zeigten[13]. Beim Hund kommt es während einer Dauerinfusion von 100—300 mg Vitamin C pro Stunde zu vorübergehenden Elektrolytverschiebungen wie beim Morbus

[1] Gebauer 1953, 1954a.   [2] Winter und Mushett 1950.
[3] Upton und Zarafonetis 1950.   [4] Sullivan und Archdeacon 1947.
[5] Cruickshank und Mitchell 1951.   [6] Fetter 1952.
[7] Greeff, Westermann und Bohné 1956.   [8] Hodge 1945.
[9] Roth und Allison 1950.   [10] Davis 1946.   [11] Anderson 1916.
[12] Crittenden 1948.   [13] Lowry, Bessey und Burch 1952.

Addison, ferner zu einer Abnahme des Cholesteringehaltes und einer Zunahme des Vitamin C-Gehaltes der Nebennierenrinde[1]. Wäbrend normale Meerschweinchen 250 mg Vitamin C pro Tag per os ohne weiteres vertragen, kommt es bei graviden Tieren mit Dosen von 25—250 mg/Tag nicht selten zu Störungen der Fertilität und erhöhter Sterblichkeit der Früchte[2]. Andere toxische Zeichen, insbesondere Nierenschädigungen, werden nicht beobachtet. Andere Autoren sahen bei Meerschweinchen mit 100—200 mg Vitamin C pro Tag keine Störung der Tragfähigkeit[3].

Eine eigentliche *E-Hypervitaminose* ist nicht bekannt. Dagegen scheinen große Dosen Vitamin E irgendwie in das innersekretorische Gleichgewicht einzugreifen,

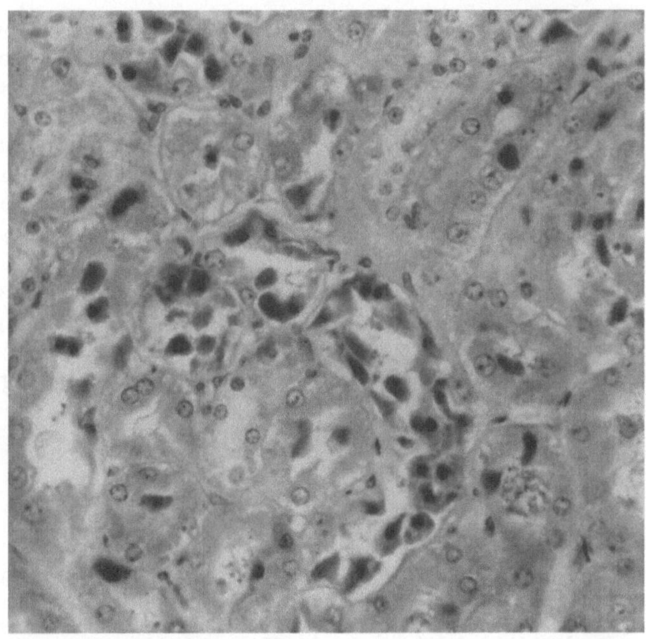

Abb. 94. Niere, Ratte, Hämalaun-Eosin, Vergr. 350×. 8 Monate Vitamin E-freie Ernährung; Status 4 Std nach intravenöser Injektion von 100 mg/kg Menadion-diphosphat (= wasserlösliches Menadionderivat mit Vitamin K-Wirkung). Akute Tubulusdegeneration als Folge der Hämolyse und Hämoglobinurie.

ohne daß der genaue Mechanismus dieser Wirkungen im einzelnen bereits bekannt ist. So werden beispielsweise junge Kaninchen, sowohl Männchen wie Weibchen, mit großen Vitamin E-Dosen früher geschlechtsreif als gleichalte, normal ernährte Kontrolltiere. Hoden und Ovarien sind doppelt so groß wie bei den Normaltieren[4]. Auch bei Ratten kommt es bei Fütterung von großen Dosen Vitamin E häufig zu Frühreife[5]. Beim Menschen sind Beziehungen des Vitamin E zum hormonalen Gleichgewicht, namentlich der weiblichen Sexualhormone, bekannt. Wahrscheinlich führen große Dosen von Vitamin E zu Stimulierung des Corpus luteum, weshalb dieses Vitamin bei der Behandlung des drohenden Abortes verwendet wird[6]. Auch auf die Schilddrüse soll Vitamin E eine gewisse Wirkung haben. So findet man bei Kaninchen nach wiederholter Verabreichung großer Vitamin E-Dosen Aktivierung der Schilddrüse, histopathologisch ein sehr hohes Epithel mit kleinen, wenig Kolloid enthaltenden Follikeln. Bei männlichen Tieren ist das Organ

[1] BOOKER, HAYES, SEWELL und DENT 1951.
[2] NEUWEILER 1950, MOURIQUAND und EDEL 1953.   [3] LAMDEN und SCHWEIKER 1955.
[4] HÜTER 1947.   [5] STRÄHLER 1941.   [6] STRÄHLER 1941, WINKLER 1942.

vergrößert und meist jodfrei[1]. Beim Meerschweinchen dagegen wird keine Aktivierung der Schilddrüse nach großen Vitamin E-Dosen beobachtet[2]. Im übrigen werden von den Versuchstieren große Mengen Vitamin E während längerer Zeit vertragen, so beispielsweise von Ratten $10 \times 0,5$—1 g/kg per os oder total 8 g während 2 Monaten per os, Hunde $10 \times 0,1$ g/kg per os; alle diese Tiere zeigen histopathologisch normale Organbefunde; Fruchtbarkeit, Tragzeit, Trächtigkeit, Anzahl und Gewicht der Jungen, Milchsekretion, Hodengewicht und Spermienbewegungen sind normal[3]. Auch intravenös wird Vitamin E gut vertragen, so beispielsweise vom Hund 20×10 bzw. 20×20 mg/kg intravenös ohne Schädigung der Leberfunktionen, des Blutbildes und des histopathologischen Organbefundes[4].

Die meisten toxikologischen Untersuchungen über *Vitamin K* wurden mit Vitamin K-Ersatzpräparaten (2-Methyl-1,4-naphthochinon und seinen Derivaten = Menadionderivaten) durchgeführt. Diese einfachen, oft wasserlöslichen Derivate besitzen gewisse erythrocytenschädigende Wirkungen. Sie führen in subletalen Dosen, parenteral verabreicht, zu Hämolyse und Methämoglobinbildung[5], wobei besonders Vitamin E-Mangeltiere empfindlich reagieren[6]. Es kommt dabei zu schwerer Hämoglobinurie mit sekundären Tubulusnekrosen der Niere (Abb. 94). In mittleren Dosen können bei Mäusen und Hunden innenkörperhaltige Erythrocyten in großer Zahl erzeugt werden[7]. Vitamin K_1 führt beim Hund lediglich bei intravenöser Verabreichung sehr großer Dosen (100—150 mg/kg) zu leichter Hämolyse. Ratten und Mäuse vertragen wiederholt 100—200 mg/kg subcutan oder intravenös ohne Schädigung. Innenkörperbildung wird nach subcutaner und intravenöser Injektion von Vitamin K_1 in Dosen von 100—150 mg/kg (Hund) und 100—200 mg/kg (Maus) nicht beobachtet[8].

Literatur.

Einleitung (S. 734—735).

Griffith, W. H.: The physiologic role of vitamins. Amer. J. Med. **25**, 666 (1958). — Gsell, O.: Klinik und Pathogenese von Hungerkrankheit und Hungerödem in Hungerkrankheit, Hungerödem und Hungertuberkulose. Basel: Benno Schwabe & Co. 1948.

Uehlinger, E.: Pathologische Anatomie der Hungerkrankheit und des Hungerödems in Hungerkrankheit, Hungerödem und Hungertuberkulose. Basel: Benno Schwabe & Co. 1948.

A. Vitamingehalt der Organe (S. 735—745).

Abt, A. F., and Ch. J. Farmer: Vitamin C. The Vitamins, pp. 411—442. 1939. A symposium arranged under the auspices of the council on pharmacy and chemistry and the council on foods of the American Medical Association, Chicago. — Agate jr., F. J., P. B. Hudson and M. Podberezec: Concentration of ascorbic acid in human cortex before and after ACTH administration. Proc. Soc. exp. Biol. (N.Y.) **84**, 109—112 (1953). — Anderson, E. G., L. J. Teply and C. A. Elvehjem: Effect of nicotinic acid intake on the coenzyme I content of chick tissues. Arch. Biochem. **3**, 357—362 (1944). — Axelrod, A. E., and C. A. Elvehjem: Effect of nicotinic acid deficiency on the cozymase content of tissues. Nature (Lond.) **143**, 281—282 (1939). — Axelrod, A. E., E. S. Gordon and C. A. Elvehjem: The relationship of the dietary intake of nicotinic acid to the coenzyme I content of blood. Amer. J. med. Sci. **199**, 697—705 (1940). — Axelrod, A. E., R. J. Madden and C. A. Elvehjem: The effect

---

[1] Hüter 1947.   [2] Eden und Moore 1951.   [3] Demole 1939.
[4] Zbinden und Studer, unveröffentlicht.
[5] Fromherz 1941, Ansbacher, Corvin und Thomas 1942, Richards und Shapiro 1945, Zbinden, Schärer und Studer 1957.
[6] Moore und Sharman 1955, Allison, Moore und Sharman 1956, Marusich, De Ritter und Rubin 1956.
[7] Gasser 1953, Willi 1956, Zbinden, Schärer und Studer 1957.
[8] Zbinden, Schärer und Studer 1957.

of a nicotinic acid deficiency upon the coenzyme I content of animal tissues. J. biol. Chem. **131**, 85—93 (1939). — AXELROD, A. E., H. A. SOBER and C. A. ELVEHJEM: The α-amino acid-oxydase content of rat tissues in riboflavin deficiency. J. biol. Chem. **134**, 749—759 (1940). — AXELROD, A. E., T. D. SPIES and C. A. ELVEHJEM: The effect of a nicotinic acid deficiency upon the coenzyme I content of the human erythrocyte and muscle. J. biol. Chem. **138**, 667—676 (1941 a). ~ Riboflavin content of blood and muscle in normal and in malnourished humans. Proc. Soc. exp. Biol. (N.Y.) **46**, 146—149 (1941 b).

BACQ, Z. M., M. L. BEAUMARIAGE and P. FISCHER: Protection of suprarenals and liver against X-rays by cysteamine. J. Physiol. (Lond.) **126**, 15P—16P (1954). — BARNES, A. C.: The placental metabolism of vitamin A. Int. Z. Vitaminforsch. **23**, 515 (1952). — BAXTER, J. H., and H. GOODMAN: Renal and hepatic lipid alterations in choline deficiency: relationship to renal necrosis. Proc. Soc. exp. Biol. (N.Y.) **89**, 682—687 (1955). — BECKMANN, E.: Vitamin E. Z. Vitamin-, Hormon- u. Fermentforsch. **7**, 153—222, 281—376 (1955). — BENNETT, M. A., J. JORALEMON and P. E. HALPERN: The effect of vitamin B_{12} on rat growth and fat infiltration of the liver. J. biol. Chem. **193**, 285—291 (1951). — BENNETT, M. A., J. RAMSEY and A. J. DONNELLY: Retardation of induction of p-dimethylaminobenzene liver tumors by vitamin B_{12}. Int. Z. Vitaminforsch. **26**, 417—418 (1956). — BERGER, S.: Results of some studies on the reserves of axerophthol (vitamin A), β-carotene and total carotenoids in human liver. Roczn. Zakt. Hig. (Warsz.) **5**, 207—213 (1954). — BESSEY, O. A., and C. G. KING: The distribution of vitamin C in plant and animal tissues, and its determination. J. biol. Chem. **103**, 687—698 (1933). — BHAGVAT, K., and P. DEVI: Interrelationship of certain vitamins of the B-group in aneurin, riboflavin and biotin deficiencies. Biochem. J. **45**, 32—38 (1949). — BOWODEN, H.: Aneurin bei der Regeneration und Degeneration. Z. Vitamin-, Hormon- u. Fermentforsch. **6**, 81—93 (1954). — BOXER, G. E., C. E. SHONK, E. W. GILFILLAN, G. A. EMERSON and E. L. OGINSKY: Changes in coenzyme A concentration during vitamin B_{12} deficiency. Arch. Biochem. **59**, 24—32 (1955). — BRAUN, H.: Die Ascorbinsäure in Rattennebennieren, ihr Verhalten nach Applikation pharmakologischer wirksamer Substanzen und ihre Beziehung zur Corticosteroidsekretion und zur Entzündungshemmung. Arch. int. Pharmacodyn. **101**, 381—397 (1955). — BRIGGS jr., G. M., T. D. LUCKEY, L. J. TEPLY, C. A. ELVEHJEM and E. B. HART: Studies on nicotinic acid deficiency in the chick. J. biol. Chem. **148**, 517—522 (1943). — BURGESS, R. C., M. GLUCK, G. BRISSON and D. H. LAUGHLAND: Effect of dietary penicillin on liver vitamin A and serum carotenoids in the chick. Arch. Biochem. **33**, 339—340 (1951).

CARLO, L. DE, G. RINDI and E. GRANA: Metabolic effects of neopyrithiamine and aneurin-contents in the tissue of the rat. Experientia (Basel) **10**, 140—141 (1954). — CHANG, S. C.: Availability of citrovorum factor in natural materials. J. biol. Chem. **200**, 827—833 (1953). — CHANG, Y. O., T. J. S. LAURSEN and J. E. KIRK: The total nicotinic acid and pyridine nucleotide content of human aortic tissue. J. Geront. **10**, 165—177 (1955). — CHERNICK, S. S., J. G. MOE and K. SCHWARZ: Dietary necrotic liver degeneration and coenzyme A. Proc. Soc. exp. Biol. (N.Y.) **89**, 520—523 (1955). — CHERNICK, S. S., J. G. MOE and S. SIDNEY: Effects of hypophysectomy on the coenzyme A content of rat liver. Endocrinology **58**, 280—281 (1956). — CHEVALLIER, A.: La physiologie de la vitamine A. Ann. Physiol. Physicochim. biol. **14**, 109—176 (1938). — CHOW, B. F., C. ROSENBLUM, R. H. SILBER, D. T. WOODBURY, R. YAMAMOTO and C. A. LANG: Oral administration of vitamin B_{12} containing cobalt[60] to rats. Proc. Soc. exp. Biol. (N.Y.) **76**, 293—295 (1951). — CHU, H. I., P. T. KUO and K. P. CHANG: Blood and urinary nicotinic acid in normal chinese, pellagra and various pathological conditions. Clin. med. J. **61**, 181—191 (1942). — COATES, M. E., G. F. HARRISON, S. K. KON, J. W. G. PORTER and S. Y. THOMPSON: Antibiotics in chick nutrition and vitamin A metabolism. Chem. and Ind. **1952**, 149. — COMSA, J., et H. LEROUX: Influence d'un extrait de thymus hautement purifié sur la teneur de la surrénale du cobaye en vitamine C. C.R. Acad. Sci. (Paris) **239**, 1539—1540 (1954). — COSTE, F., M. BOUREL et F. DELBARRE: Déplétion ascorbique surrénale sous l'influence du salicylate de sodium chez le rat hypophysectomisé. C. R. Soc. Biol. (Paris) **147**, 668—670 (1953). — COSTE, F., F. DELBARRE et F. LACRONIQUE: Variations du taux de l'acide ascorbique des endocrines sous l'influence des stimulines hypophysaires. Taux de l'acide ascorbique des testicules du rat en fonction de l'âge. C. R. Soc. Biol. (Paris) **147**, 608—611 (1953). — COWDRY, E. V.: Epidermal carcinogenesis. Advanc. Cancer Res. **1**, 57—101 (1953). — CZACZKES, J. W., and K. GUGGENHEIM: The influence of diet on the riboflavin metabolism of the rat. J. biol. Chem. **162**, 267—274 (1946).

DAUBENMERKL, W.: Ascorbinsyrens arstidsvariationer i fuldblod. Nord. Med. **43**, 1017–1019 (1950). — DAVIES, A. W.: Lowered liver vitamin A reserves in avian coccidiosis. Nature (Lond.) **170**, 849 (1952). — DHYSE, F. G., R. G. FISHER, W. W. TULLNER and R. HERTZ: Liver vitamin content and adrenal cortical function. Endocrinology **53**, 447—450 (1953). — DJU, M. Y., K. E. MASON and L. J. FILER jr.: Vitamin E (tocopherol) in human fetuses and placentae. Ét. néo-natal. **1**, 49—62 (1952). — DOISY, R. J., and W. W. WESTERFELD: The effect of diet on riboflavin and xanthine oxidase in rat liver and intestine. Proc.

Soc. exp. Biol. (N.Y.) **80**, 203—205 (1952). — Drouet, P. L., R. Wolff, R. Karlin et G. Rauber: Etude de la vitamine B_{12} hépatique par la ponction-biopsie. Premiers résultats dans la maladie de Biermer. Bull. Soc. méd. Hôp. Paris **67**, 281 (1951). — Duncan, M., and H. P. Sarett: Effect of nicotinic acid and tryptophan on pyridine nucleotides of red blood cells in man. J. biol. Chem. **193**, 317—324 (1951). — Dury, A.: Adrenal weight and ascorbic acid concentration in alloxan-injected rats. Proc. Soc. exp. Biol. (N.Y.) **82**, 92—95 (1953).

Eden, E., and T. Moore: Vitamin A in the kidney of the rat. Biochem. J. **49**, 77—79 (1951). — Engel, R. W.: Modified methods for the chemical and biological determination of choline. J. biol. Chem. **144**, 701—710 (1942).

Freedman, H. H., and A. S. Gordon: Effects of thyroidectomy and of thiouracil on adrenal weight and ascorbic acid. Proc. Soc. exp. Biol. (N.Y.) **75**, 729—732 (1950).

Ganguly, J., and N. I. Krinsky: Absence of relationship between vitamin A alcohol levels in plasma and in liver of rats. Biochem. J. **54**, 177—181 (1953). — Gerschman, R., and W. O. Fenn: Ascorbic acid content of adrenal glands of rat in oxygen poisoning. Amer. J. Physiol. **176**, 6—8 (1954). — Gillis, M. B., G. F. Heuser and L. C. Norris: Pantothenic acid in the nutrition of the hen. J. Nutr. **35**, 351—363 (1948). — Girdwood, H. R.: The relationships between vitamin B_{12}, folic acid and folinic acid. Brit. J. Nutr. **6**, 315—324 (1952). — Giroud, A., G. Lévy et J. Lefebvres: Recherches sur le taux de l'acide pantothénique chez les mères et les foetus normaux et chez les mères carencées. Int. Z. Vitaminforsch. **25**, 148—153 (1954). — Green, J. P., E. Søndergaard and H. Dam: Intracellular distribution of vitamin K in beef liver. Biochim. biophys. Acta **19**, 182—183 (1956). — Greenberg, L. D., and J. F. Rinehart: Studies on the blood pyridoxine of vitamin B_6 deficient monkeys. Proc. Soc. exp. Biol. (N.Y.) **70**, 20—25 (1949). — Gregory, R. A.: A modification of Young's method for the determination of inositol in animal tissues. Biochem. J. **29**, 2798—2802 (1935). — Gruber, M.: Nature of the vitamin B_1-sparing action of fat. Nature (Lond.) **166**, 78 (1950). — Guerrant, N. B.: Influence of age and vitamin A intake on the storage of vitamin A in the liver of the rat. J. Nutr. **37**, 37—51 (1949).

Higgins, H., J. Miller, J. M. Price and F. M. Strong: Levels and intracellular distribution of coenzyme A and pantothenic acid in rat liver and tumors. Proc. Soc. exp. Biol. (N.Y.) **75**, 462—465 (1950). — High, E. G.: Studies on the adsorption, deposition and depletion of vitamin A in the rat. Arch. Biochem. **49**, 19—29 (1954). — Hodler, J.: Über die Farnkrautvergiftung der Ratte. Arch. Physiol. (Lpz.) **259**, 409—421 (1954). — Hoekstra, W. G., A. L. Pope and P. H. Phillips: Synthesis of certain B-vitamins in the cobalt deficient sheep, with special reference to vitamin B_{12}. J. Nutr. **48**, 421—430 (1952). ~ Response of cobalt-deficient sheep to intravenously administered vitamin B_{12}. J. Nutr. **48**, 431—441 (1952). — Houet, R.: Recherches sur le métabolisme de la vitamine D. Ann. paediat. (Basel) **166**, 169—176 (1946). — Hume, E., and H. A. Krebs: Vitamin A requirement of human adults. An experimental study of vitamin A deprivation in man. Spec. Rep. Ser. med. Res. Counc. (Lond.) **1949**, No 264. — Hundley, J. M.: Production of niacin deficiency in rats. J. Nutr. **34**, 253—262 (1947). ~ Influence of fructose and other carbohydrates on the niacin requirement of the rat. J. biol. Chem. **181**, 1—9 (1949).

Imanaga, H., S. Hoshikawa and J. Itoi: Riboflavin content of human liver. Nagoya J. med. Sci. **16**, 212—217 (1953).

Jacobi, H. P., C. A. Baumann and W. J. Meek: The choline content of rats on various choline-free diets. J. biol. Chem. **138**, 571—582 (1941). — Jacobs, A. L., Z. A. Leitner, T. Moore and I. M. Sharman: Vitamin A in rheumatic fever. J. clin. Nutr. **2**, 155—161 (1954). — Jaffé, W. G.: Die Mindestdosis von Vitamin B_{12} für die Fortpflanzung von Ratten und der Einfluß der Diät auf den Vitamin B_{12}-Bedarf. Int. Z. Vitaminforsch. **26**, 403—404 (1956). — Johnson, R. M., and C. A. Baumann: Relative significance of growth and metabolic rate upon the utilization of vitamin A by the rat. J. Nutr. **35**, 703—715 (1948).

Kagan, B. M.: Observations on infection and certain vitamins. N.Y. Acad. Sci. **63**, 214—219 (1955). — Kagan, B. M., and E. Kaiser: Vitamin A concentration in the liver in the nephrotic syndrome. J. Lab. clin. Med. **40**, 12—16 (1952). — Koch, R.: Einfluß des Pyridoxin (Vitamin B_6) und Biotin auf den Glykogengehalt der Rattenleber. Int. Z. Vitaminforsch. **22**, 381—387 (1951). — Kodicek, E.: Storage of vitamins in liver. Proc. Nutr. Soc. **13**, 125—135 (1954). — Kohn, H. I., J. R. Klein and W. J. Dann: The V-factor content and oxygen consumption of tissues of the normal and blacktongue dog. Biochem. J. **33**, 1432—1442 (1939). — Krebs, H. A.: The Sheffield experiment on the vitamin C requirement of human adults. Proc. Nutr. Soc. **12**, 237—246 (1953). — Kuether, C. A., I. R. Telford and J. H. Roe: The relation of the blood level of ascorbic acid to the tissue concentrations of this vitamin and to the histology of the incisor teeth in the guinea pig. J. Nutr. **28**, 347—358 (1944). — Kuhn, R., H. Kaltschmitt u. T. Wagner-Jauregg: Über den Flavingehalt der Leber und Muskulatur von gesunden und B_2-avitaminotischen Ratten. Hoppe-Seylers Z. physiol. Chem. **232**, 36—40 (1935).

LAHIRI, S., and S. BANERJEE: Coenzyme A activity in tissues of normal and scorbutic guinea pigs. Proc. Soc. exp. Biol. (N.Y.) 91, 583—584 (1956). — LAURENCE, A. D., and A. E. SOBEL: Changes in serum vitamin level during human menstrual cycle. J. clin. Endocr. 13, 1192—1200 (1953). — LEBRUN-PAGÈS, J.: Rôle de l'acide ascorbique dans la physiologie du leucocyte polynucléaire. C.R. Acad. Sci. (Paris) 236, 1381—1383 (1953). — LEDER, I. G., and P. HANDLER: Synthesis of nicotinamide mononucleotide by human erythrocytes in vitro. J. biol. Chem. 189, 889—899 (1951). — LÉVY, G., et A. GIROUD: Dosage de l'acide pantothénique du foie d'embryon de rat. Bull. Soc. Chim. biol. (Paris) 35, 507—510 (1953). — LINDAN, O., and E. WORK: Experimental liver necrosis in rats. I. Changes in liver, blood and spleen glutathione and ascorbic acid levels in dietetic liver necrosis. II. The levels of glutathione and ascorbic acid in livers subjected to acute circulatory congestion in relation to the levels found in dietetic liver necrosis. Biochem. J. 55, 554—562 (1953). — LOWRY, O. H.: Biochemical evidence of nutritional status. Physiol. Rev. 32, 431—448 (1952). — LUDEWIG, S., and A. CHANUTIN: The adrenal cholesterol and ascorbic acid contents after injury. Endocrinology 41, 135—143 (1947). — LUECKE, R. W., and P. B. PEARSON: The determination of free choline in animal tissues. J. biol. Chem. 155, 507—512 (1944).

MAIBAUER, D., u. H. HERKEN: Vorkommen und Anreicherung von Inosit und Inositderivaten in den Zellfraktionen von Gehirn und Leber. Naunyn-Schmiedeberg's Arch. exp. Path. Pharmak. 227, 456—466 (1956). — MARNAY, C.: Sur diverses méthodes de dosage de l'acide pantothénique total dans quelques organes du rat. Bull. Soc. Chim. biol. (Paris) 35, 220—224 (1953). — MARTIN, C., and K. LISSAK: The aneurine content of the nerves of B_1-avitaminotic and normal rats. Z. Vitamin-, Hormon- u. Fermentforsch. 3, 494—496 (1949/50). — MARTIUS, C.: Über die intrazelluläre Verteilung des Vitamin K in verschiedenen Organen des Huhnes. Biochem. Z. 327, 407—409 (1956). — MASON, K. E., and M. Y. DJU: Newer knowledge of the metabolism of tocopherols in human tissues. Curr. Res. Vitamins in Trophol. Nat. Vitamin Found, Inc., N.Y., Nutrit. Sympos. Ser. No 7, pp. 1—19, 1953. — MASON, K. E., M. Y. DJU and L. J. FILER jr.: Distribution of tocopherols in human tissues. Fed. Proc. 11, 449—450 (1952). — MOLLIN, D. L., and G. I. M. ROSS: Vitamin B_{12} in practice. Lancet 1953 I, 46.

NISHI, H., T. E. KING and V. H. CHELDELIN: Pantothenic acid studies. IX. The influence of dietary pantothenic acid upon a pantothenic acid conjugate (PAC) in rat tissues. J. Nutr. 41, 279—291 (1950).

OLSEN, N. S., and W. E. MARTINDALE: Studies on chronic vitamin B_6 deficiency in the rat. J. Nutr. 53, 329—340 (1954).

PEARSON, P. B., and V. H. MELASS: The pantothenic acid content of tissues of the hen as influenced by diet. Fed. Proc. 5, 237—238 (1946). — PEARSON, P. B., V. H. MELASS and R. M. SHERWOOD: The effect of the pantothenic acid content of eggs on the amount in newly hatched chicks. Arch. Biochem. 7, 353—356 (1945). ~ The pantothenic acid content of the blood and tissues of the chicken as influenced by the level in the diet. J. Nutr. 32, 187—193 (1946). — PENNEY, J. R., and S. S. ZILVA: The fixation and retention of ascorbic acid by the guinea pig. Biochem. J. 40, 695—706 (1946). — PETERSEN, P. V., and H. WEIDMANN: A study of the effect of various new synthetic compounds on the adrenal ascorbic acid. Acta pharmacol. (Kbh.) 11, 103—110 (1955). — PETERSON, G. E., E. C. DICK and K. R. JOHANSSON: Influence of dietary aureomycin and carbohydrate on growth, intestinal microflora and vitamin B_{12} synthesis on the rat. J. Nutr. 51, 171—189 (1953). — PIERCE, A. W.: The effect of intake of carotene on reproduction in sheep. Aust. J. agric. Res. 5, 470—483 (1954). — PIJOAN, M., and E. L. LOZNER: Vitamin C economy in the human subject. Bull. Johns Hopk. Hosp. 75, 303—314 (1944). — PILIERO, S. J., and A. S. GORDON: The relation of ascorbic acid and the adrenal to blood formation. Acta haemat. (Basel) 11, 114—128 (1954). — POUMEAU-DELILLE, G.: Epreuve de charge à l'acide ascorbique. Variations de son taux dans l'hypophyse, le foie et la surrénale chez le rat. C. R. Soc. Biol. (Paris) 145, 792—794 (1951). ~ Epreuve de charge à l'acide ascorbique. Variations de son taux dans l'hypophyse du rat en insuffisance surrénale. C. R. Soc. Biol. (Paris) 145, 794—797 (1951).

RABINOWITZ, J. C., and E. E. SNELL: The vitamin B_6 group: distribution of pyridoxal, pyridoxamine and pyridoxine in some natural products. J. biol. Chem. 176, 1157—1167 (1948). — RAOUL, Y.: Influence de la vitamine B_2 sur le taux hépatique de vitamine PP chez le rat soumis à certains régimes synthétiques. Bull. Soc. Chim. biol. (Paris) 27, 371—373 (1945). — REID, M. E.: Gastrointestinal tract of guinea pig and elimination of ascorbic acid given intraperitoneally. Proc. Soc. exp. Biol. (N.Y.) 68, 403—406 (1948). — RICHARDSON, L. R., P. W. WITTEN and J. R. COUCH: Diet of mother and vitamin B_{12} content of tissues of infant rats. Proc. Soc. exp. Biol. (N.Y.) 76, 265—267 (1951). — RINDI, G., G. FERRARI e V. PERRI: Correlazione tra piruvato del sangue aneurina nei tessuti e ipertrofia surrenale nell'avitaminosi B_1 del ratto. Int. Z. Vitaminforsch. 25, 210—224 (1954). — RINGLER, I., N. BECKER and L. NELSON: Coenzyme A and diphosphorydine nucleotide in guinea pig mammary tissue. Arch. Biochem. 52, 348—352 (1954). — RINGLER, I., and S. L. LEONARD:

Effects of hormones on the coenzyme A concentration in the rat. Endocrinology **55**, 363—364 (1954). — Roderuck, Ch.: Analysis of certain components of skeletal muscle during vitamin E deficiency. J. biol. Chem. **181**, 11—16 (1949). — Ross, G. I. M., and D. L. Mollin: Vitamin B_{12} in tissues in pernicious anaemia and other conditions. Internat. Z. Vitaminforsch. **26**, 420—421 (1956). — Roth, L. J., E. Leifer, J. R. Hogness and W. H. Langham: Studies on the metabolism of radioactive nicotinic acid and nicotinamide in mice. J. biol. Chem. **176**, 249—257 (1948).

Sapeika, N.: Effect of dicoumarol on the ascorbic acid content of the liver and adrenal glands. Brit. J. exp. Path. **34**, 88—93 (1953). — Sarett, H. P., and W. A. Perlzweig: The effect of protein and E-vitamin levels of the diet upon the tissue content and balance of riboflavin and nicotinic acid in rats. J. Nutr. **25**, 173—183 (1943). — Sauberlich, H. E.: Studies on the reversal of aminopterin toxicity in the rat with citrovorum factor, folacin and related compounds. J. Nutr. **50**, 101—115 (1953). — Schaus, R., and J. E. Kirk: The riboflavin concentration of brain, heart and skeletal muscle in individuals of various ages. J. Geront. **11**, 147—150 (1956). — Schaus, R., J. E. Kirk and T. J. S. Laursen: The riboflavin content of human aortic tissue. J. Geront. **10**, 170—177 (1955). — Schricker, J. A., R. Hertz and W. W. Tullner: B-vitamin content of rat adrenals with respect to exposure to cold. Proc. Soc. exp. Biol. (N.Y.) **78**, 522—524 (1951). — Schwartz, M. A., and J. N. Williams jr.: Effect of dietary sulfasuxidine on the maintenance of liver ascorbic acid in the rat. J. biol. Chem. **198**, 271—279 (1952). — Sebrell jr., W. H., and R. S. Harris: The Vitamins, vol. 1—3. New York: Academic Press Inc., Publ. 1954. — Seifter, S., D. M. Harkness, L. Rubin and E. Muntwyler: The nicotinic acid, riboflavin, D-aminoacid oxydase and arginase levels of the livers of rats on a protein-free diet. J. biol. Chem. **176**, 1371—1381 (1948). — Siebert, G., K. Lang u. H. Lang: Untersuchungen über Stoffwechselvorgänge in Zellkernen. 4. Über Vitamin B_{12} und Kobalt in Zellkernen. Biochem. Z. **321**, 543—548 (1951). — Singal, S. A., V. P. Sydenstricker and J. M. Littlejohn: The effect of some amino acids on the growth and nicotinic acid storage of rats on low casein diets. J. biol. Chem. **171**, 203—207 (1947). ~ Further studies on the effect of some amino acids on the growth and nicotinic acid storage of rats on low casein diets. J. biol. Chem. **176**, 1063—1068 (1948a). ~ The nicotinic acid content of tissues of rats on corn rations. J. biol. Chem. **176**, 1069—1073 (1948b). — Snell, E. E., E. Aline, J. R. Couch and P. B. Pearson: The effect of diet on the pantothenic acid content of eggs. J. Nutr. **21**, 201—205 (1941). — Snell, E. E., D. Pennington and R. J. Williams: The effect of diet on the pantothenic acid content of chick tissues. J. biol. Chem. **133**, 559—565 (1940). — Stegmann, H., u. E. Reichel: Vitamin A und Follikelhormon. Das Verhalten des Serum-Vitamin-A- und β-Carotinspiegels während des menstruellen Cyclus der Frau und die Frage der Abhängigkeit des Serum-Vitamin-A-Spiegels von der Follikelhormonkonzentration. Ärztl. Forsch. **10**, I/324—I/327 (1956). — Stepp, W., J. Kühnau u. H. Schröder: Die Vitamine und ihre klinische Anwendung, 7. Aufl., Bd. 1 u. 2. Stuttgart: Ferdinand Enke 1952. — Swendseid, M. E., F. H. Bethell and W. W. Ackermann: The intracellular distribution of vitamin B_{12} and folinic acid in mouse liver. J. biol. Chem. **190**, 791—798 (1951). —Swendseid, M. E., E. Hvolboll, G. Schick and J. A. Halsted: The vitamin B_{12} content of human liver tissue and its nutritional significance. Blood **12**, 24—28 (1957).

Tatum, E. L., M. G. Ritchey, E. V. Cowdry and L. F. Wicks: Vitamin content of mouse epidermis during methylcholanthrene carcinogenesis. I. Biotin, choline, inositol, p-aminobenzoic acid and pyridoxine. J. biol. Chem. **163**, 675—682 (1946). — Taylor, A., M. A. Pollack and R. J. Williams: Univ. Texas Publ. **4237**, 41 (1942). Zit. nach W. H. Sebrell jr. and R. S. Harris, The Vitamins, vol. 2, p. 647. New York: Academic Press Inc., Publ. 1954. — Terroine, T.: Teneur en biotine de divers tissus du rat dans la phase mortelle de la carence. Arch. Sci. physiol. **10**, 195—200 (1956). — Thompson, R. C., E. R. Isbell and H. K. Mitchell: A microbiological assay method for p-aminobenzoic acid. J. biol. Chem. **148**, 281—287 (1943). — Truscott, B. L.: Food intake and hepatic vitamin A in castrated mice. Science **117**, 63—64 (1953).

Übersicht: Thiamine deficiency in the rhesus monkey. Nutr. Rev. **7**, 149—150 (1949a). ~ Vitamin B_6 deficiency in the monkey. Nutr. Rev. **7**, 184—185 (1949b). ~ Riboflavin deficiency in man. Nutr. Rev. **8**, 133—135 (1950). — Umrath, K.: Aneurin und Acetylcholin bei Nervendegeneration. Z. Vitaminforsch. **4**, 19—26 (1951).

Ugami, S., and S. Nagata: Aminobenzoic acid contents in the organs of rats. Med. and Biol. **9**, 202 (1946). ~ Chem. Abstr. **47**, 1218 (1953). — Vivanco, F.: Zur Flavinbilanz im Tierkörper. Naturwissenschaften **23**, 306 (1935). — Vogel, H., u. H. Knobloch: Chemie und Technik der Vitamine, 3. Aufl. Stuttgart: Ferdinand Enke 1955. — Vollmer, H.: Distribution of vitamin D in the brain after repeated administration of massive doses. Arch. Pediat. **58**, 9—20 (1941).

Wieland, O. P., B. L. Hutchings and J. H. Williams: Studies on the natural occurrence of folic acid and the citrovorum factor. Arch. Biochem. **40**, 205—217 (1952). — Williams jr.,

J. N., P. Feigelson and C. A. Elvehjem: Relation of tryptophan and niacin to pyridine nucleotides of tissue. J. biol. Chem. 187, 597—604 (1950). — Williams, R. J., A. Taylor and V. H. Cheldelin: Univ. Texas Publ. No 4137, 61 (1941). Zit. nach W. H. Sebrell jr. and R. S. Harris, The Vitamins, vol. 2, p. 647. New York: Academic Press Inc., Publ. 1954. — Willis, G. C., and S. Fishman: Ascorbic acid content of human arterial tissue. Canad. med. Ass. J. 72, 500—503 (1955). — Winters, R. W., R. B. Schultz and W. A. Krehl: Studies on adrenal cortex of pantothenic acid-deficient rat. IV. Adrenal and serum cholesterol levels. Proc. Soc. exp. Biol. (N.Y.) 79, 695—696 (1952). — Wolff, R., P.-L. Drouet et R. Karlin-Weissman: L'emploi de la ponction-biopsie pour l'étude de la vitamine B_{12} hépatique chez l'homme. C. R. Acad. Sci. (Paris) 232, 568—569 (1951). — Wolff, R., P. Royer et R. Karlin: Taux de la vitamine B_{12} dans le foie d'animaux intoxiqués par le tétrachlorure de carbone. C. R. Soc. Biol. (Paris) 145, 991—994 (1951a). ~ Répartition de la vitamine B_{12} dans les organes du cobaye. C. R. Soc. Biol. (Paris) 145, 1106—1108 (1951b). ~ Variations du taux hépatique de vitamine B_{12} dans l'intoxication expérimentale par le tétrachlorure de carbone. Bull. Soc. Chim. biol. (Paris) 34, 538—547 (1952). — Wong, W. T., and B. S. Schweigert: Role of vitamin B_{12} in nucleic acid metabolism. II. Liver coenzyme A levels in the rat. Arch. Biochem. 60, 126—127 (1956). — Woolley, D. W.: A method for the estimation of inositol. J. biol. Chem. 140, 453—459 (1941). ~ Niacin deficiency in rabbits and response to tryptophane and to niacin. Proc. Soc. exp. Biol. (N.Y.) 65, 315—317 (1947). — Wright, L. D., J. R. McMahan, V. H. Cheldelin, A. Taylor, E. E. Snell and R. J. Williams: Univ. Texas Publ. No 4137, 38 (1941). Zit. nach W. H. Sebrell jr. and R. S. Harris, The Vitamins, vol. II, p. 647. New York: Academic Press Inc., Publ. 1954. — Wright, L. D., and H. R. Skeggs: Vitamin B complex studies with diets differing in the level of protein. Proc. Soc. exp. Biol. Med. (N.Y.) 63, 327—333 (1946). — Wright, L. D., and A. D. Welch: Folic acid, biotin and pantothenic acid deficiency and the liver storage of various vitamins in rats fed succinylsulfathiazole in highly purified rations. J. Nutr. 27, 55—66 (1944).

Zürcher, H., R. Müller u. F. Schlienger: Pigmentstudien. II. Mitt. Der Vitamin B_1-Gehalt in Hautdialysaten von normaler und vitiliginöser Haut. Dermatologica (Basel) 102, 279—290 (1951). ~ Pigmentstudien. II. Mitt. Der Vitamin B_1-Gehalt in Hautdialysaten von normaler und vitiliginöser Haut. Schweiz. med. Wschr. 1952, 601.

B. Histochemie der Vitamine (S. 745—747).

Araki, M., and S. Chin: Histochemical study on thiamine. J. Vitaminol. 2, 128—140 (1956). — Araki, M., S. Chin and K. Ryo: Histochemical study on vitamin D. J. Vitaminol. 3, 61—67 (1957).

Barnett, S. A., G. Bourne and R. B. Fisher: Use of silver nitrate for the histochemical demonstration of ascorbic acid. Nature (Lond.) 147, 542—543 (1941). — Berger, P., et J. Segal: Etude histochimique des pigments photosensibles de la rétine. C. R. Soc. Biol. (Paris) 143, 308—309 (1949). — Bourne, G.: Vitamin C in the adrenal gland. Nature (Lond.) 131, 874 (1933). ~ Mitochondria, Golgi apparatus and vitamins. Aust. J. exp. Biol. 13, 238—249 (1935). ~ Intra-cellular distribution of vitamin C in the adrenal cortex. Nature (Lond.) 166, 549—550 (1950).

Chèvremont, M., et S. Comhaire: Détection cytochimique de la lactoflavine dans le foie de cobaye et étude de ses variations provoquées par le cyclopentyldinitrophénol. Arch. exp. Zellforsch. 22, 658—664 (1939). — Clara, M.: Ergebnisse und Probleme des histochemischen l-Ascorbinsäurenachweises (unter besonderer Berücksichtigung menschlicher Organe). Vitam. u. Horm. 6, 12—97 (1954).

Deane, H. W., and A. Morse: Cytological distribution of ascorbic acid in adrenal cortex of rat under normal and experimental conditions. Anat. Rec. 100, 127—141 (1948).

Ellinger, P.: Lyochromes in the kidney. With a note on the quantitative estimation of lyochromes. Biochem. J. 32, 376—382 (1938). ~ Fluorescence microscopy in biology. Biol. Rev. 15, 323—350 (1940). — Ellinger, P., u. W. Koschara: Über eine neue Gruppe tierischer Farbstoffe (Lyochrome). Ber. dtsch. chem. Ges. 66, 315—317 (1933). — Eränkö, O.: Histochemical demonstration of ascorbic acid in the adrenal gland. With a critical study of the method. J. Histochem. Cytochem. 2, 167—177 (1954).

Giroud, A.: L'acide ascorbique dans la cellule et les tissus. Protoplasma-Monogr. 16 (1938). Zit. nach W. Lipp, Histochemische Methoden B, c, 5, C_1. München, Dez. 1954, Lief. V, S. 15—24. — Giroud A., et C. P. Leblond: Localisation histo-chimique de la vitamine C dans le cortex-surrénal. C. R. Soc. Biol. (Paris) 115, 705—706 (1934). ~ L'acide ascorbique dans les tissus et sa détection. Paris: Hermann 1936. — Glick, D.: Techniques of histo- and cytochemistry. A manual of morphological and quantitative micromethods in biological materials, pp. 531. New York and London: Interscience Publishers Inc. 1949.

Haase, J.: Das Verhalten der histochemisch nachweisbaren Ascorbinsäure in der Nebennierenrinde von Meerschweinchen nach einseitiger Adrenalektomie, Kälteeinwirkung, Wasserentzug und Hunger. Endocrinology **29**, 1—22 (1952). — Hirt, A., u. K. Wimmer: Luminescenzmikroskopische Beobachtungen über das Verhalten von Vitaminen im lebenden Organismus. Klin. Wschr. **18**, 733—740 (1939). ~ Luminescenzmikroskopische Untersuchungen am lebenden Tier. Die Bedeutung des retikuloendothelialen Systems und der Trägersubstanzen im Vitaminstoffwechsel. Klin. Wschr. **19**, 123—128 (1940).

Lipp, W.: Histochemische Methoden B, c, 5, C_1. München, Dez. 1954, Lief. V, S. 15—24.— Lison, L.: Histochimie animale. Paris: Gauthier-Villars 1936.

Metcalf, R. L.: The storage and interaction of water soluble vitamins in the malpighian system of Periplaneta americana (L.). Arch. Biochem. **2**, 55—62 (1943). — Muralt, A., v.: Die Signalübermittlung im Nerven, S. 78ff.: In der Markscheide von Nervenfasern Fluoreszenznachweis nach Umwandlung in Thichrom. Basel: Birkhäuser 1943.

Pearse, A. G. E.: Histochemistry. Theoretical and applied, 2nd edit. London: J. & A. Churchill 1960. — Popper, H.: Distribution of vitamin A in tissues visualized by fluorescence microscopy. Physiol. Rev. **24**, 205—224 (1944).

Reiner, C. B.: A critical examination of the histochemical staining technic for ascorbic acid. Proc. Soc. exp. Biol. (N.Y.) **80**, 455—457 (1952).

Sjöstrand, F.: The fluorescence microspectrographic localization of riboflavin (vitamin B_2) and thiamin (vitamin B_1) in tissue cells. Acta physiol. Scand. **12**, 42—52 (1946a). ~ Cytological localization of riboflavin (vitamin B_2) and thiamin (vitamin B_1) by fluorescence microspectrography. Nature (Lond.) **157**, 698 (1946b). — Spampinato, V.: Mielosi funicolare da acido folico nel musculus albinus (Nota preventiva). Arch. ital. Anat. Istol. pat. **25**, 23—28 (1952). — Steiger, A.: Mikrochemischer Nachweis des Carotins. Mikrokosmos (Stuttgart) **34**, 121—122 (1941). — Szent-György, A.: Observations on the function of peroxidase systems and the chemistry of the adrenal cortex. Biochem. J. **22**, 1387—1409 (1928).

Wolf-Heidegger, G.: Das Auftreten stark reduzierender Substanzen in den Kupfferschen Sternzellen der Rattenleber nach Nebennierenexstirpation. Z. Vitaminforsch. **12**, 24—52 (1942). — Wolf-Heidegger, G., u. H. Waldmann: Zur Spezifität des histochemischen Vitamin C-Nachweises nach Giroud und Leblond. Z. Vitaminforsch. **12**, 1—24 (1942).

C. Reine (experimentelle) Avitaminosen.

a) Symptomatik der reinen (experimentellen) Avitaminosen (S. 748—754).

Bär, F.: Untersuchungen über den Vitamin B_1-Mangel an Mäusen. Arzneimittel-Forsch. **4**, 81—85 (1954). — Bicknell, F., and F. Prescott: The vitamins in medicine, 3rd. edit. London: William Heinemann 1953.

Coates, M. E., C. D. Dickinson, G. F. Harrison and S. K. Kon: The effect of antibiotics on the growth of chicks deprived of vitamins of the B complex. Biochem. J. **49**, lxviii—lxix (1951). —Cravioto-Munoz, J., H. G. Poncher and H. A. Waisman: Vitamin B_{12} sparing action of aureomycin in the rat. Proc. Soc. exp. Biol. (N.Y.) **77**, 18—19 (1951).

Guggenheim, K., S. Halevy, I. Hartmann and R. Zamir: The effect of antibiotics on the metabolism of certain B vitamins. J. Nutrit. **50**, 245—253 (1953).

Hwa Lih and C. A. Baumann: Effects of certain antibiotics on the growth of rats fed diets limiting in thiamine, riboflavin, or pantothenic acid. J. Nutrit. **45**, 143—152 (1951).

Johansson, K. R., G. E. Peterson and E. C. Dick: Effects of dietary aureomycin upon the intestinal microflora and the intestinal synthesis of vitamin B_{12} in the rat. J. Nutrit. **49**, 135—152 (1953). — Jones, J. D., and C. A. Baumann: Relative effectiveness of antibiotics in rats given limiting B vitamins by mouth or by injection. J. Nutrit. **57**, 61—71 (1955).

Kaunitz, H., C. A. Slanetz and R. E. Johnson: Dietary casein level and B-factor-deficiencies produced by antagonists. Science **122**, 1017—1018 (1955).

Nitzescu, I. I., u. C. Teodoru: Vitamin B_1 (Aneurin) und Acetylcholin. Über die Giftwirkung des Acetylcholins bei Tauben in Avitaminose B_1. Vitam. u. Horm. **5**, 381—385 (1952).

Pecora, L. J., and B. Highman: Organ weights and histology of chronically thiamine-deficient rats and their pair-fed controls. J. Nutrit. **51**, 219—229 (1953). — Peterson, G. E., E. C. Dick and K. R. Johansson: Influence of dietary aureomycin and carbohydrate on growth, intestinal microflora and vitamin B_{12} synthesis of the rat. J. Nutrit. **51**, 171—189 (1953).

Sauberlich, H. E.: Effect of aureomycin and penicillin upon the vitamin requirements of the rat. J. Nutrit. **46**, 99—108 (1952). — Sebrell jr., W. H., and R. S. Harris: The vitamins, vol. I—III. New York: Academic Press Inc., Publ. 1954. — Stepp, W., J. Kühnau u. H. Schröder: Die Vitamine und ihre klinische Anwendung, Bd. II. Stuttgart: Ferdinand Enke 1957.

Waibel, P. E., W. W. Cravens and C. A. Baumann: Effect of dietary antibiotics on the growth of chicks receiving suboptimum amounts of thiamine by mouth or by injection. J. Nutr. **50**, 441—450 (1953).

Zellweger, H., u. W. H. Adolph: Vitamine and Vitaminkrankheiten. In Handbuch der inneren Medizin, 4. Aufl., S. 687. Berlin: Springer 1954.

b) Veränderungen der Organe bei Avitaminosen.
1. Blut (S. 754—763).

AFONSKY, D.: Folic acid deficiency in the dog. Science 120, 803—805 (1954). — ANDERSON, G. C., J. H. HARE, J. K. BLETNER, C. E. WEAKLEY and J. A. MASON: A hemorrhagic condition in chicks fed simplified rations. Poultry Sci. 33, 120—126 (1954). — ANGELICO, R., e M. QUINTILIANI: Condizioni ematologiche di ratti carenti di acido pantotenico. R.C. Ist. sup. Sanità 15, 232—241 (1952). — ANNONI, G.: L'azione dell'acido p. amino-benzoico (vit. H$_1$) sulla crasi sanguigna. Acta vitamin. (Milano) 1, 65—72 (1947). — ASCHKENASY, A., et G. PUYO: Effet aggravant de la thyroïdectomie sur l'anémie hypoprotidique du rat. Neutralisation de cet effet par des injections de vitamine B$_{12}$. C. R. Soc. Biol. (Paris) 146, 352—354 (1952).

BARTLEY, W., H. A. KREBS and J. R. P. O'BRIEN: Vitamin C requirement of human adults. Spec. Rep. Ser. med. Res. Counc. (Lond.) 1953, No 280, 1—179. — BATCHEN, J. M., E. M. CHEESMAN, A. M. COPPING and A. D. TRUSLER: The effect of vitamin B$_6$ on the growth and the blood picture of the rat. Brit. J. Nutr. 9, 49—57 (1955). — BÉNARD, H., A. GAJDOS et M. GAJDOS-TÖRÖK: L'action de la vitamine B$_{12}$, de l'acide folique et des extraits hépatiques sur le taux de la protoporphyrine libre des globules rouges. Presse méd. 1951, 276. — BÉNARD, H., P. RAMBERT et D. DANTCHEV: Action de l'aminoptérine sur l'hématopoïèse des rats soumis à l'action de la vitamine B$_{12}$, de l'acide folique et de l'extrait hépatique. Sang 24, 372 (1953). — BERG, B. N., T. F. ZUCKER and L. M. ZUCKER: Duodenal ulcers, produced on a diet deficient in pantothenic acid. Proc. Soc. exp. Biol. (N.Y.) 75, 374—376 (1949). — BONIN, O.: Über die Wirkung des Vitamin A bei Leukopenie des Menschen. Diss. Frankfurt a. Main 1951. — BORSON, H. J., D. SINGMAN, S. LEPKOVSKY, M. K. DIMICK, V. GASC and R. PERRY: Hematologic changes and death in vitamin B$_{12}$-deficient rats. Amer. J. Physiol. 162, 714—720 (1950). — BRANDT, T. H.: Blutuntersuchungen bei Barlowscher Krankheit. Arch. Kinderheilk. 67, 395—413 (1919). — BROWN, A.: The anemia of scurvy. Glasg. med. J. 32, 95—109 (1951). — BURROUGHS, W., B. H. EDGINGTON, W. L. ROBISON and R. M. BETHKE: Niacin deficiency and enteritis in growing pigs. J. Nutr. 41, 51—62 (1950). — BUTLER, A. M., and M. CUSHMAN: Distribution of ascorbic acid in the blood and its nutritional significance. J. clin. Invest. 19, 459—467 (1940). ~ An ascorbic acid-like reducing substance in the bufty layer of centrifuged oxalated blood. J. biol. Chem. 139, 219—226 (1941). — BUTLER, L. C., and A. F. MORGAN: Leukocyte and thymus changes in the pyridoxine-deficient young and adult male rat. Proc. Soc. exp. Biol. (N.Y.) 85, 441—444 (1954).

CARPENTER, K. J., and E. KODICEK: The blood pictures of pyridoxine and riboflavin-deficient rats. Int. Z. Vitaminforsch. 24, 241—255 (1952). — CARTER, R. E., E. BUSCH and V. STRANG: The effect of vitamin B$_{12}$ on the leukopenia induced by radiation. Blood 5, 753—757 (1950). — CARTWRIGHT, G. E., J. G. PALMER, B. TATTING, H. ASHENBRUCKER and M. M. WINTROBE: Experimental production of nutritional macrocytic anemia in swine. III. Further studies on pteroylglutamic acid deficiency. J. Lab. clin. Med. 36, 675—693 (1950). — CARTWRIGHT, G. E., B. TATTING, D. KURTH and M. M. WINTROBE: Experimental production of nutritional macrocytic anemia in swine. V. Hematologic manifestations of a combined deficiency of vitamin B$_{12}$ and pteroylglutamic acid. Blood 7, 992—1004 (1952). — CARTWRIGHT, G. E., B. TATTING, J. ROBINSON, N. M. FELLOWS, F. D. GUNN and M. M. WINTROBE: Hematologic manifestations of vitamin B$_{12}$ deficiencies in swine. Blood 6, 867—891 (1951). — CARTWRIGHT, G. E., B. TATTING and M. M. WINTROBE: Niacin deficiency anemia in swine. Arch. Biochem. 19, 109—118 (1948). — CARTWRIGHT, G. E., M. M. WINTROBE and S. HUMPHREYS: Studies on anemia in swine due to pyridoxine deficiency, together with data on phenylhydrazine anemia. J. biol. Chem. 153, 171—182 (1944). — CHALMERS, J. N. M.: Haemopoetic activity of vitamins B$_{12}$c and B$_{12}$d in pernicious anaemia. Brit. med. J. 1951 I, 161—164. — CHRISTENSEN, F., H. DAM, R. A. GORTNER and E. SØNDERGAARD: „In vitro" haemolysis of erythrocytes from vitamin E deficient rats and chicks. Acta physiol. scand. 35, 215—224 (1956). — CLARKSON, M. F., and C. H. BEST: Absence of a macrocytic anemia in dogs fed choline or choline plus fat. Science 105, 622—623 (1947). — CUNHA, T. J., L. K. BUSTAD, N. E. HAM, D. R. CORDY, E. C. McCULLOCH, I. F. WOODS, G. H. CONNER and M. A. McGREGOR: Folic acid, para-aminobenzoic acid and antipernicious anemia liver extract in swine nutrition. J. Nutr. 34, 173—187 (1947).

DAFT, F. S., A. KORNBERG, L. L. ASHBURN and W. H. SEBRELL: Anemia and granulocytopenia in rats fed a diet low in pantothenic acid. Publ. Hlth Rep. (Wash.) 60, 1201—1215 (1945). — DAM, H., and E. SØNDERGAARD: Comparison of the action of vitamin K$_1$, menadione and Synkavit administered intravenously to vitamin K-deficient chicks. Acta pharmacol. (Kbh.) 9, 131—136 (1953). — DAVIS, J. E.: Depression of experimental polycythemias by choline hydrochloride or liver administration. Amer. J. Physiol. 127, 322—327 (1939). ~ The mechanism of the depressant action of liver and choline hydrochloride upon experimenta polycythemia. The effect of sodium nitrite and choline derivatives on polycythemic dogs

J. Pharmacol. exp. Ther. 70, 408—417 (1940). ~ Hemolytic depression of the erythrocyte number by the feeding of fat with choline. The experimental production of a hyperchromic anemia in dogs which is responsive to anti-pernicious anemia treatment. Amer. J. Physiol. 142, 213—215 (1944). ~ Hyperchromic anemia produced by choline or acetylcholine and the induced remission of both by folic acid or liver injection. The probable mechanism of action of liver and folic acid in treatment of anemia. Evidence that the haemolytic anemia caused by fat and choline is not due to lipotropic action. Science 105, 43—44 (1947). — Davis, J. E., and D. E. Fletcher: Nervous system changes produced in dogs by choline and carbamyl-choline. J. Pharmacol. exp. Ther. 88, 246—253 (1946). — Davis, J. E., and J. B. Gross: Hemolytic anemia produced by the feeding of fat and choline. Amer. J. Physiol. 144, 444—446 (1945). — Day, P. L.: The nutritional requirements of primates other than man. Vitam. and Horm. 2, 71—105 (1944). — Deb, C., and S. Banerjee: Haematologic studies in normal and scorbutic guinea-pigs. Indian J. med. Res. 41, 27—32 (1953). — Deb, C., S. Banerjee and A. K. Mukherjee: Adrenal-cortical activity in pantothenic acid deficient rats. Indian J. med. Res. 42, 589—597 (1954). — DeBastiani, G., and P. Zatti: General syndromes of response to excess of vitamin A or vitamin D in the albino rat. Boll. Soc. ital. Biol. sper. 29, 231—233 (1953). — DeGuia, E. F., and M. M. Wolfred: Comparative hemopoietic and growth factor responses to vitamin B_{12}, folic acid, and iron. J. Amer. pharm. Ass., sci. Ed. 40, 299—301 (1951). — Dinning, J. S., R. Neatrour and P. L. Day: Interrelationships of pantothenic acid and methionine in lymphocyte production by rats. J. Nutr. 53, 557—562 (1954). — Dinning, J. S., L. D. Payne and P. L. Day: The requirements of rats for methyl groups and vitamin B_{12} in the production of leucocytes. Arch. Biochem. 27, 467—469 (1950). ~ The influence of folic acid, vitamin B_{12}, and methyl donors on white blood cell production in rats. J. Nutr. 43, 525—531 (1951). — Dinning, J. S., J. M. Young jr., M. R. Simmons and P. L. Day: Effects of combined deficiency of vitamins E and B_6 on blood picture of rat. Proc. Soc. exp. Biol. (N.Y.) 85, 280—282 (1954). — Draper, H. H., and B. C. Johnson: Folic acid deficiency in the lamb. J. Nutr. 46, 123—131 (1952). — Dumarzert, C., et M. Vermeulen: Sur le titrage biologique de l'activité antipernicieuse des extraits de foie. Arch. Sci. physiol. 8, 37—49 (1954). — Dunne, H. W., R. W. Luecke, W. N. McMillen, M. L. Gray and F. Thorp jr.: The pathology of niacin deficiency in swine. Amer. J. vet. Res. 10, 351—356 (1949).

Endicott, K. M., A. Kornberg and M. Ott: Hemopoiesis in riboflavin deficient rats. Blood 2, 164—174 (1947). — Engel, R. W.: Anemia and edema of chronic choline deficiency in the rat. J. Nutr. 36, 739—749 (1948). — Ershoff, B. H.: Decreased resistance of pyridoxine-deficient rats to cold exposure. Proc. Soc. exp. Biol. (N.Y.) 78, 385—388 (1951).

Filer, L. J., R. E. Rumery, P. N. G. Yu and K. E. Mason: Studies on vitamin E deficiency in the monkey. Ann. N.Y. Acad. Sci. 52, 284—291 (1949). — Follis jr., R. H.: The pathology of nutritional disease. Springfield, Ill.: Ch. C. Thomas 1948. — Forse, A., and D. R. Webster: The effect of pyridoxine deficiency on gastric secretion and blood. Surg. Forum 1950, 95—100.

Gebauer, H.: Histologische Veränderungen von Milz und Leber von Albinoratten nach Vitamin B_{12}- und Kobaltgaben. Vitam. u. Horm. 6, 98—108 (1954). — Gebauer, H., u. W. Ploetz: Zwiebelanämie, Vitamin B_{12} und Folsäure. Pharmazie 1954, 475—480. — Gehrlich, N., u. R. Remy: Antiperniciös wirksame Stoffe bei der Bleianämie. Naunyn-Schmiedeberg's Arch. exp. Path. Pharmak. 220, 351—357 (1953). — Ghosh, S., and G. Werner: Assay of hemopoietic activity of vitamin B_{12} and liver extracts in anaemic mice. Arch. int. Pharmacodyn. 97, 214—220 (1954). — Golden, R., and F. Sargent: The passage of ascorbic acid across the membrane of the human erythrocyte. Arch. Biochem. 39, 138—146 (1952). — Gordon, A. S., E. D. Goldsmith and H. A. Charipper: Effect of para-aminobenzoic acid and thiouracil on thyroid function and resistance to low pressure. Endocrinology 37, 223—229 (1945). — Gorten, M. K., and J. E. Bradley: The treatment of nutritional anemia in infancy and childhood with oral iron and ascorbic acid. J. Pediat. 45, 1—12 (1954). — Griffenhagen, G. B., and E. DeGuia: A comparison of vitamin B_{12} potentiators. J. Amer. pharm. Ass., sci. Ed. 41, 181—184 (1952). — Griminger, P., H. Fisher, W. B. Morrison, J. M. Snyder and H. M. Scott: Factors influencing blood clotting time in the chick. Science 118, 379—380 (1953). — György, P., and C. S. Rose: Effect of dietary factors on early mortality and hemoglobinuria in rats following administration of alloxan. Science 108, 716—718 (1948). ~ Tocopherol and hemolysis in vivo and in vitro. Ann. N.Y. Acad. Sci. 52, 231—239 (1949).

Handler, P.: Use of highly purified rations in the study of nicotinic acid deficiency. Proc. Soc. exp. Biol. (N.Y.) 52, 263—264 (1943). ~ The present status of nicotinic acid. Int. Z. Vitaminforsch. 19, 393—451 (1948). — Handler, P., and W. J. Dann: The biochemical defect in nicotinic acid deficiency. J. biol. Chem. 145, 145—153 (1942). — Handler, P., and W. P. Featherston: The biochemical defect in nicotinic acid deficiency. II. On the nature of the anemia. J. biol. Chem. 151, 395—404 (1943). — Harman, M. T., and M. S. Kordisch:

Some experiments with vitamin C and its effect on the blood of guinea pigs. Trans. Kansas City Acad. Sci. **47**, 367—372 (1945). — HAWKINS, W. W., and M. K. EVANS: White blood cells and lymphoid tissue in vitamin B_6 insufficiency. Amer. J. Physiol. **170**, 160—167 (1952). — HAWKINS, W. W., B. LECHOW and M. K. EVANS: Vitamin B_6 and hematopoiesis in rat. Amer. J. Physiol. **170**, 155—159 (1952). — HEILMEYER, L., u. H. BEGEMANN: Blut und Blutkrankheiten. In Handbuch der inneren Medizin, 4. Aufl., Bd. 2. Berlin-Göttingen-Heidelberg: Springer 1951. — HEINEMANN, M., and P. M. HALD: Factors that influence the passage of ascorbic acid from serum to cells in human blood. J. clin. Invest. **19**, 469—473 (1940). — HESS, A. F.: Scurvy—Past and present. Philadelphia: J. B. Lippincott Company 1920. — HESS, A. F., and M. FISH: Amer. J. Dis. Child. 8, 385 (1914). Zit. nach W. H. SEBRELL jr. and R. S. HARRIS, The Vitamins, vol. 1, p. 292. New York: Academic Press Inc., Publ. 1954. — HOVE, E. L., D. H. COPELAND and W. D. SALMON: A fatal vitamin E-deficiency disease in rats characterized by massive lung hemorrhage and liver necrosis. J. Nutr. **39**, 379—411 (1949). — HSU, J. M., J. R. STERN and J. McGINNIS: The effect of vitamin B_{12} deficiency on erythrocyte counts and haemoglobin levels of chick embryo blood. Arch. Biochem. **38**, 261—266 (1952).

INDOVINA, J.: Utilization of intravenously injected radioactive colloidal iron in rabbits with myopathy of vitamin E deficiency. Amer. J. Physiol. **165**, 352—355 (1951).

JÜRGENS, R., u. H. PFALTZ: Entzündliche Erkrankungen der Respirationsorgane bei Ratten infolge von Pantothensäuremangel. Int. Z. Vitaminforsch. **14**, 243—269 (1944). — JÜRGENS, R., H. PFALTZ u. J. R. FREY: In L. HEILMEYER u. H. BEGEMANN, Blut und Blutkrankheiten, Handbuch der inneren Medizin, 4. Aufl., Bd. II. Berlin-Göttingen-Heidelberg: Springer 1951. — JÜRGENS, R., u. A. STUDER: Die Erythrocytengröße bei Avitaminose der Ratte. Schweiz. med. Wschr. **78**, 1066—1068 (1948). ~ Experimentelle Leukopenie der Ratte und ihre therapeutische Beeinflussung durch Vitamine, Schwermetalle und andere Wirkstoffe. Acta haemat. (Basel) **5**, 47—64 (1951).

KACZKA, E. A., R. G. DENKEWALTER, A. HOLLAND and K. FOLKERS: Additional data on vitamin B_{12} a. J. Amer. chem. Soc. **73**, 335—337 (1951). — KACZKA, E. A., D. E. WOLF, F. A. KUEHL and K. FOLKERS: Modifications of cyanocobelamin. J. Amer. chem. Soc. **73**, 3569—3573 (1951). — KLEINSORGE, H., u. K. RÖSNER: Über Beeinflussung der basophilen Punktierung der Erythrocyten durch Vitamin B_{12}. Klin. Wschr. **1953**, 880—881. — KODICEK, E., and K. J. CARPENTER: Experimental anemias in the rat. I. Macrocytic anemia in chronic pteroylglutamic acid deficiency and after splenectomy in bartonella muris infection. Blood **5**, 522—539 (1950a). ~ Experimental anemias in the rat. II. The effect of various sulfonamides in producing a pteroylglutamic acid deficiency and the pteroylglutamic acid activity of test substances. Blood **5**, 540—552 (1950b). — KOKIL, S.: Über die Anämie bei Dermatitis seborrhoides und ihre Beeinflussung durch Biotin. Ann. paediat. (Basel) **186**, 79—82 (1956). — KONDO, K.: Beiträge zum experimentellen Skorbut. Folia pharmacol. jap. **32**, 192—218 (1941), engl. Ref. 20*—21*. — KORNBERG, A., F. S. DAFT and W. H. SEBRELL: Granulocytopenia and anemia in riboflavin deficient rats and treatment with casei factor („folic acid") and riboflavin. Arch. Biochem. **8**, 431—437 (1945). — KORNBERG, A., H. TABOR and W. H. SEBRELL: Blood regeneration in pyridoxine-deficient rats. Amer. J. Physiol. **143**, 434—439 (1945a). ~ Blood regeneration in rats deficient in biotin, thiamin or riboflavin. Amer. J. Physiol. **145**, 54—66 (1945b). — KREHL, W. A., and C. A. ELVEHJEM: The importance of „folic acid" in rations low in nicotinic acid. J. biol. Chem. **158**, 173—179 (1945). — KREHL, W. A., P. S. SARMA, L. J. TEPLY and C. A. ELVEHJEM: Factors affecting the dietary niacin and tryptophane requirement of the growing rat. J. Nutr. **31**, 85—106 (1946).

LENGGENHAGER, R.: Beeinflussung von Hypoprothrombinämien verschiedener Genese durch Vitamin K (Synkavit „Roche") und Vitamin K_1 (Konakion „Roche"). Dermatologica (Basel) **108**, 339—343 (1954). — LEVEY, S., and J. M. ORTEN: Vitamin B_{12} and the production of polycythemia by cobalt. J. Nutr. **45**, 487—492 (1951). — LUCKEY, T. D., G. M. BRIGGS jr., C. A. ELVEHJEM and E. B. HART: Activity of pyridoxine derivatives in chick nutrition. Proc. Soc. exp. Biol. (N.Y.) **58**, 340—344 (1945). — LUECKE, R. W., F. THORP jr., W. N. McMILLEN and H. N. DUNNE: Pantothenic acid deficiency in pigs fed diets of natural feedstuffs. J. animal Sci. **8**, 464—469 (1949).

MANN, G. V., P. L. WATSON, A. McNALLY and J. GODDARD: Primate nutrition. II. Riboflavin deficiency in the cebus monkey and its diagnosis. J. Nutr. **47**, 225—241 (1952). — MANYAI, S.: Stoffwechselveränderungen im Laufe der Entwicklung der roten Blutkörperchen. I. Untersuchungen mit dem Blut verschieden alter Ratten. Acta physiol. Acad. Sci. hung. **5**, 19—29 (1954). — MARTIN DU PAN, R., et D. SORG: L'anémie hypochrome du nourrisson et son traitement par le fer. Praxis **1951**, 215—220. — MASCHERPA, P., et L. ROVATI: Recherches sur le rôle du cobalt dans l'hématopoïèse. Bull. Soc. Chim. biol. (Paris) **35**, 787—790 (1953). — MASON, K.: Zit. in W. H. SEBRELL jr. and R. S. HARRIS, The Vitamins, vol. III. New York: Academic Press Inc., Publ. 1954. — McKIBBIN, J. M., A. E. SCHAEFER, D. V. FROST and C. A. ELVEHJEM: Studies on anemia in dogs due to pyridoxine deficiency. J. biol. Chem. **142**,

77—84 (1942). — McLaren, B. A., E. Keller, D. J. O'Donnell and C. A. Elvehjem: The nutrition of rainbow trout. I. Studies of vitamin requirements. Arch. Biochem. 15, 169—178 (1947). — Meyer, A. W., and L. M. McCormick: Studies in scurvy. Stanf. Univ. Publ. med. Sci. 2, 127—233 (1928). — Miller, D. K., and C. P. Rhoads: The experimental production in dogs of acute stomatitis, associated with leucopenia and a maturation defect of the myeloid elements of the bone marrow. J. exp. Med. 61, 173—182 (1935). — Miller, O. N., J. W. Goddard, R. E. Olson and F. J. Stare: Folic acid deficiency in the duck. J. Nutr. 49, 65—77 (1953). — Mirone, L.: Effect of cholin deficient diets on growth, reproduction and mortality of mice. Amer. J. Physiol. 179, 49—52 (1954). — Mücke, D., u. A. Morczek: Der Schutzeffekt von Vitamin B_{12} und Folsäure auf das Blutbild bei Röntgenbestrahlung. Naturwissenschaften 1954, 579—580. — Mueller, J. F., and R. W. Vilter: Pyridoxine deficiency in human beings induced with desoxypyridoxine. J. clin. Invest. 29, 193—201 (1950). — Mueller, J. F., D. R. Weir and R. W. Heinle: Relationship of pyridoxine deficiency to adrenal function in production of leucocytes in mice. Proc. Soc. exp. Biol. (N.Y.) 77, 312—315 (1951). — Muytjens, E. E.: Haemolysis of erythrocytes from vitamin E-deficient chickens. Biochem. biophys. Acta 20, 553 (1956).

Paul, R. M., J. A. Lewis and H. A. DeLuca: The lack of effect of vitamin E on the blood clotting mechanism. Canad. J. Biochem. 32, 347—353 (1954). — Perosa, L., e A. Tarantini: Influenza dell'acido p-amino- benzoico sulla utilizzazione del ferro. Boll. Soc. ital. Biol. sper. 23, 970—972 (1947). — Polosa, P., G. DeFranciscis e L. Negro: Variazioni delle resistenze globulari dopo trattamento con acido folico e vitamina B_{12} nei cani salassati. Arch. Fisiol. 52, 394—406 (1953). — Poppen, K. J., L. D. Greenberg and J. F. Rinehart: The blood picture of pyridoxine deficiency in the monkey. Blood 7, 436—444 (1952). — Proehl, E. C., and C. D. May: Protoporphyrin, coproporphyrin, urobilinogen and iron in blood and excreta. Blood 7, 671—682 (1952).

Ramalingaswami, V., and H. M. Sinclair: Polycythaemia in pyridoxin deficiency in the rat. Brit. J. Nutr. 8, 386—392 (1954). — Reid, M. E.: Nutritional studies with the guinea pig. J. Nutr. 56, 215—229 (1955). — Reid, M. E., and G. M. Briggs: Nutritional studies with the guinea pig. J. Nutr. 52, 507—517 (1954). — Reid, M. E., M. G. Martin and G. M. Briggs: Nutritional studies with the guinea pig. IV. Folic acid. J. Nutr. 59, 103—119 (1956). — Reymond, R., e P. Longo: Le modificazioni del diametro e della resistenza osmotica delle emazie in anemici perniciosi trattati con vitamina B_{12}. Acta med. patav. 10, 620 (1949).— Rhoads, C. P., and D. K. Miller: The production in dogs of chronic black tongue with anemia. J. exp. Med. 58, 585—606 (1933). — Ruegamer, W. R., L. Michaud, C. A. Elvehjem and E. B. Hart: Growth and hemoglobin production in dogs on purified rations. Amer. J. Physiol. 145, 23—27 (1945). — Russell, W. C., and A. E. Teeri: Blood constituents of swine in a pantothenic acid deficient condition. Fed. Proc. 7, 297—298 (1948).

Sanjivi, K. S.: Folic acid and pernicious anaemia. Brit. med. J. 1954 I, 1325. — Schaefer, A. E., D. H. Copeland and W. D. Salmon: Duodenal ulcers, liver damage, anaemia and edema of chronic choline deficiency in dogs. J. Nutr. 43, 201—221 (1951). — Schaefer, A. E., J. M. McKibbin and C. A. Elvehjem: Importance of choline in synthetic rations for dogs. Proc. Soc. exp. Biol. (N.Y.) 47, 365—368 (1941). — Schwarz, K., u. J. Wüst: Untersuchungen über die Wirkung des Vitamin E auf das Blutbild und einzelne Stoffwechselgrößen. Z. klin. Med. 152, 118—128 (1953). — Sebrell, W. H.: Anemias caused primarily by malnutrition. Fed. Proc. 8, 568—578 (1949). — Shukers, G. F., and P. L. Day: The effects of inanition and riboflavin deficiency upon the blood picture of the rat. J. Nutr. 25, 511—520 (1943). — Silva, A. C., da, R. C. DeAngelis, M. A. Pontes and M. F. M. Guérios: The domestic cat as a laboratory animal for experimental nutrition studies. IV. Folic acid deficiency. J. Nutr. 56, 199—213 (1955). — Slungaard, R. K., and G. M. Higgins: Experimental megaloblastic anemia in young guinea pigs. Blood 11, 123—142 (1956). — Smith, S. C., and C. A. Elvehjem: Further studies on the monkey antianemia factor deficiency produced by riboflavin deficiency. J. Nutr. 45, 583—591 (1951). — Spicer, S. S., F. S. Daft, W. H. Sebrell and L. L. Ashburn: Prevention and treatment of agranulocytosis and leukopenia in rats given sulfanilylguanidine or succinylsulfathiazole in purified diets. Publ. Hlth Rep. (Wash.) 57, 1559—1566 (1942). — Spies, T. D., and A. S. Dowling: The experimental production of anemia in dogs by means of a blacktongue-producing diet. Amer. J. Physiol. 114, 25—29 (1935). — Stepantschitz, G., u. B. Schreiner: Über die Bedeutung des Vitamins B_6 bei der Blutbildung. Wien. Z. inn. Med. 34, 105—117 (1953). — Stepantschitz, G., u. K. Wagner: Die Wirkung von Vitamin B_6 auf den Ablauf experimenteller hämolytischer Anämien. Klin. Wschr. 33, 70 (1955). — Stephens, J. J., and E. E. Hawley: The partition of reduced ascorbic acid in blood. J. biol. Chem. 115, 653—658 (1936). — Stern, J. R., J. M. Hsu and J. McGinnis: Vitamin B_{12} and hemoglobin regeneration in the chick. J. biol. Chem. 194, 191—197 (1952). — Studer, A.: Beeinflussung tierexperimenteller Leukopenien durch Vitamin A. Experientia (Basel) 4, 445—447 (1948). ~ In L. Heilmeyer u. H. Begemann, Blut und Blutkrankheiten, Handbuch der inneren Medizin, 4. Aufl., Bd. II. Berlin-Göttingen-

Heidelberg: Springer 1951. ~ Zur Frage der Angriffsorte von Compound E (Cortison). Z. ges. exp. Med. **121**, 287—418 (1953). ~ In L. HEILMEYER u. A. HITTMAIR, Handbuch der allgemeinen Hämatologie. München u. Berlin: Urban & Schwarzenberg 1960.

THIELE, H., u. I. MEISSNER: Erfolglose Lebertherapie bei perniziöser Anämie in Gegenwart von Knochenerkrankungen. Z. ges. inn. Med. **1950**, 422—426. — TOBLER, W.: Der Skorbut im Kindesalter. Z. Kinderheilk. **18**, 63—158 (1918). — TURNOCK, D. M., and R. B. WELBOURN: The effects of glucose on blood pyruvic acid levels in mild thiamine deficiency. J. Lab. clin. Med. **42**, 261—268 (1953).

Übersicht: Thiamine deficiency in the rhesus monkey. Nutr. Rev. **7**, 149—150 (1949a). ~ Vitamin B_6 deficiency in the monkey. Nutr. Rev. **7**, 184—185 (1949b). ~ Pyridoxine deficiency in man. Nutr. Rev. **8**, 182—184 (1950). — UNGLEY, C. C., and H. CAMPBELL: Effect of vitamin B_{12} c in pernicious anaemia and subacute combined degeneration of the cord. Brit. med. J. **1951**I, 152—157.

VIJAYARAGHAVAN, P. K., and M. S. DUNN: Effect of cristalline vitamin B_{12} on experimental anemia in mice. Proc. Soc. exp. Biol. (N.Y.) **75**, 754—756 (1950). — VILTER, R. W., J. F. MUELLER, H. S. GLAZER, T. JARROLD, J. ABRAHAM, C. THOMPSON and V. R. HAWKINS: The effect of vitamin B_6 deficiency induced by desoxypyridoxine in human beings. J. Lab. clin. Med. **42**, 335—357 (1953).

WALLERSTEIN, R. O., J. W. HARRIS and G. J. GABUZDA jr.: Ascorbic acid deficiency in pernicious anemia. Proc. Amer. Fed. Clin. Res. **1952**, No 119. — WASSERMAN, S.: Das Verhalten des Blutes beim Skorbut. Folia haemat. **23**, 1—10 (1918). — WEICKER, H., u. P. BIGLIARDI: A-Avitaminose und Thrombocytenzahl. Z. Kinderheilk. **72**, 532—539 (1953). — WEIR, D. R.: Leukocyte production in pantothenic acid-deficient mice. J. Nutr. **49**, 425—433 (1953). — WEIR, D. R., and R. W. HEINLE: Similarity of hematologic effect of pyridoxine deficiency, cortisone, and myeloid metaplasia factor of human urine. Proc. Soc. exp. Biol. (N.Y.) **75**, 655—658 (1950a). ~ Similarity of hematologic effect in mice of pyridoxine deficiency, cortisone, and myeloid metaplasia factor of human urine. J. Lab. clin. Med. **36**, 1003 (1950b). — WEIR, D. R., R. W. HEINLE and A. D. WELCH: Role of pyridoxine in the production of leukocytes in normal and leukemic mice. Proc. Soc. exp. Biol. (N.Y.) **72**, 457—461 (1948). — WERTMAN, K., R. ROTUNDO and R. YEE: Blood and bone marrow study of vitamin-deficient rats. J. Nutr. **50**, 479—485 (1953). — WERTMAN, K., L. W. SMITH and W. M. O'LEARY: The effects of vitamin deficiencies in some physiological factors of importance in resistance to infection. I. Niacin-tryptophane deficiency. J. Immunol. **72**, 196—202 (1954).— WINTROBE, M. M., W. BUSCHKE, R. H. FOLLIS jr. and S. HUMPHREYS: Riboflavin deficiency in swine. Bull. Johns Hopk. Hosp. **75**, 102—114 (1944). — WINTROBE, M. M., R. H. FOLLIS jr., R. ALCAYAGA, M. PAULSON and S. HUMPHREYS: Pantothenic acid deficiency in swine. Bull. Johns Hopk. Hosp. **73**, 313—341 (1943). — WOOLLEY, J. G.: Niacin deficiency in rabbits and response to tryptophane and to niacin. Proc. Soc. exp. Biol. (N.Y.) **65**, 315—317 (1947). — WRIGHT, L. D., and A. D. WELCH: The production of folic acid by rat liver in vitro. Science **98**, 179—182 (1943).

2. *Knochenmark* (S. 763—769).

ADAMSTONE, F. B., J. L. KRIDER and M. F. JAMES: Response of swine to vitamin E-deficient rations. Ann. N.Y. Acad. Sci. **52**, 260—268 (1949). — AFONSKY, D.: Folic acid deficiency in the dog. Science **120**, 803—805 (1954). — ALESSANDRI, H., R. ETCHEVERRY et C. GUZMAN: Etude en série du myélogramme dans l'anémie de Biermer traitée par la vitamine B_{12}. Bull. Schweiz. Akad. med. Wiss. **7**, 257—263 (1951). — ANTOPOL, W., and K. UNNA: Pathologic aspect of nutritional deficiencies in rats. I. Lesions produced by diets free of vitamin B_6 (pyridoxine) and the response to vitamin B_6. Arch. Path. (Chicago) **33**, 241—258 (1942). — ASHBURN, L. L., F. S. DAFT and R. R. FAULKNER: Hematopoiesis in pantothenic acid-deficient rats. Blood **2**, 451—462 (1947).

BIANCHI, D., e L. MAGGIORA: Carenza piridossinica da desossipiridossina nel ratto. Studio del sangue periferico e del midollo osseo. Acta vitamin. (Milano) **9**, 211 (1955). Ref. Int. Z. Vitaminforsch. **26**, 445 (1956).

CARTER, C. W., R. G. MACFARLANE, J. R. P. O'BRIEN and A. H. T. ROBB-SMITH: Effect of high protein acid-forming diets on the excretion of ammonia by rabbits. Biochem. J. **39**, 339—346 (1945). — CARTWRIGHT, G. E., B. TATTING, J. ROBINSON, N. M. FELLOWS, F. D. GUNN and M. M. WINTROBE: Hematologic manifestations of vitamin B_{12} deficiency in swine. Blood **6**, 867—891 (1951). — CARTWRIGHT, G. E., M. M. WINTROBE and S. HUMPHREYS: Studies on anemia in swine due to pyridoxine deficiency, together with data on phenylhydrazine anemia. J. biol. Chem. **153**, 171—182 (1944).

DAFT, F. S., A. KORNBERG, L. L. ASHBURN and W. H. SEBRELL: Anemia and granulocytopenia in rats fed a diet low in pantothenic acid. Publ. Hlth Rep. (Wash.) **60**, 1201—1215 (1945). — DAY, P. L.: Vitamins and Hormones, vol. II, p. 71—105. New York: Academic Press, Inc. 1944.

ENDICOTT, K. M., A. KORNBERG and M. OTT: Hemopoiesis in riboflavin-deficient rats. Blood **2**, 164—174 (1947).

FERGUSON, T. M., R. H. RIGDON and J. R. COUCH: A pathologic study of vitamin B_{12}-deficient chick embryos. Arch. Path. (Chicago) **60**, 393—400 (1955). — FOLLIS jr., R. H.: The pathology of nutritional disease. Springfield, Ill.: Ch. C. Thomas 1948. ~ Deficiency disease. Springfield, Ill.: Ch. C. Thomas 1957.

GIRDWOOD, R. H.: The metabolic effects of 4-aminopteroylglutamic acid in the guinea pig. Brit. J. Nutr. **5**, 1—10 (1951). — GIRELLI, M., e G. PANAGIA: L'acido ascorbico nel midollo osseo normale e patologico. Minerva med. (Torino) **44**, 1804—1807 (1953). — GLAZER, H. S., J. F. MUELLER, T. JARROLD, K. SAKURAI, J. J. WILL and R. W. VILTER: The effect of vitamin B_{12} and folic acid on nucleic acid composition of the bone marrow of patients with megaloblastic anemia. J. Lab. clin. Med. **43**, 905—913 (1954). — GYÖRGY, P., H. GOLD-BLATT, F. R. MILLER and R. P. FULTON: Paramyelophthisis with hemorrhagic manifestations in rats on a nutritional basis. J. exp. Med. **66**, 579—602 (1937).

HARMAN, M. T., and L. E. WARREN: Some embryological aspects of vitamin C-deficiency in the guinea pig (cavia cobaya). Trans. Kansas Acad. Sci. **54**, 42—57 (1951). — HORRIGAN, D., and R. W. VILTER: Direct action of vitamin B_{12} upon human bone marrow; the effect of instillations of vitamin B_{12} and folic acid into the bone marrow as studied by histochemical techniques. J. clin. Invest. **29**, 823 (1950).

JENNINGS, G. H., and A. J. GLAZEBROOK: A comparison of clinical and blood pictures in adult scurvy. Brit. med. J. **1938** II, 784—789. — JÜRGENS, R., u. A. STUDER: Experimentelle Leukopenie der Ratte und ihre therapeutische Beeinflussung durch Vitamine, Schwermetalle und andere Wirkstoffe. Acta haemat. **5**, 47—64 (1951). — JUKES, T. A.: B-vitamins for blood function. Springfield, Ill.: Ch. C. Thomas 1952.

KLEINSORGE, H., E. MORIGEROWSKI u. K. RÖSNER: Bleianämie und Vitamin B_{12}. Z. ges. inn. Med. **9**, 903—906 (1954). — KODICEK, E., and K. J. CARPENTER: Experimental anemias in the rat. I. Macrocytic anemia in chronic pteroylglutaminic acid deficiency and after splenectomy in bartonella muris infection. Blood **5**, 522—539 (1950). — KORNBERG, A., F. S. DAFT and W. H. SEBRELL: Granulocytopenia and anemia in riboflavin deficient rats and treatment with casei factor („folic acid") and riboflavin. Arch. Biochem. **8**, 431—437 (1945).

LECOQ, R., et P. ISIDOR: Modifications histopathologiques de l'avitaminose E. Thérapie **4**, 84—88 (1949). — LIPPINCOTT, S. W., and H. P. MORRIS: Morphologic changes associated with pantothenic acid deficiency in the mouse. J. nat. Cancer Inst. **2**, 39—46 (1941). — LUT-WAK-MANN, C.: Effect of vitamin B-deficiency on nucleic acid phosphorus content of rat bone marrow. Biochem. J. **48**, xxv—xxvi (1951).

MADDOCK, C. L., S. B. WOLBACH and S. J. MADDOCK: Hypervitaminosis A in the dog. J. Nutr. **39**, 117—137 (1949). — MAGNUSSEN, J. D.: The influence of liver extract and vit-amin B_{12} on the production of erythrocytes in vitro. Acta pharmacol. (Kbh.) **6**, 263—268 (1950). — MAY, C. D., E. N. NELSON, C. V. LOWE and R. J. SALMON: Pathogenesis of megalo-blastic anemia in infancy. An interrelationship between pteroylglutaminic acid and ascorbic acid. Amer. J. Dis. Child. **80**, 191—206 (1950). — MOLLIN, D. L., and J. V. DACIE: Obser-vations on the relationship between the red cell and reticulocyte responses and changes in the bone marrow of patients suffering from pernicious anemia treated with injections of liver extracts or vitamin B_{12}. Proc. roy. Soc. Med. **43**, 541—546 (1950).

NELSON, A. A.: Hemorrhagic cortical necrosis of adrenals in rats on deficient diets. Publ. Hlth Rep. (Wash.) **54**, 2250—2256 (1939). — NELSON, M. M., E. SULON, H. BECKS and H. M. EVANS: Chronic riboflavin deficiency in the rat. I. Ossification in the proximal tibial epi-physis. Proc. Soc. exp. Biol. (N.Y.) **66**, 631—635 (1947).

PECORA, L. J., and B. HIGHMAN: Organ weights and histology of chronically thiamine-deficient rats and their pair-fed controls. J. Nutr. **51**, 219—229 (1953).

REID, M. E., M. G. MARTIN and G. M. BRIGGS: Nutritional studies with the guinea pig. IV. Folic acid. J. Nutr. **59**, 103—119 (1956). — ROHR, K.: Das menschliche Knochenmark, 3. Aufl. Stuttgart: Georg Thieme 1960.

SHORVON, I. M.: Pyridoxine in treatment of radiation sickness. Brit. J. Radiol. **19**, 369—370 (1946). — SLUNGAARD, R. K., and G. M. HIGGINS: Experimental megaloblastic anemia in young guinea pigs. Blood **11**, 123—142 (1956). — SPICER, S. S., F. S. DAFT, W. H. SEBRELL and L. L. ASHBURN: Prevention and treatment of agranulocytosis and leukopenia in rats given sulfanilylguanidine or succinylsulfathiazole in purified diets. Publ. Hlth Rep. (Wash.) **57**, 1559—1566 (1942). — STUDER, A.: Zur Wirkung großer Dosen von Vitamin A im Tier-experiment. Schweiz. Z. allg. Path. **13**, 799—802 (1950). ~ Zur Frage der Angriffsorte von Compound E (Cortison). Eine experimentelle Studie. Z. ges. exp. Med. **121**, 287—418 (1953).— SUNDBERG, D., F. SCHAAR and C. D. MAY: Experimental nutritional megaloblastic anemia. II. Hematology. Blood **7**, 1143—1181 (1952).

THOMPSON, R. B.: Observations on the effects of vitamin B_{12}, liver extracts, folic acid and thymine on the maturation of megaloblasts in culture. Blood **7**, 522—525 (1952).

VOLTA, A.: Modificazioni anatomo-funzionali del midollo osseo nei ratti in carenza ed in trattamento di vitamina A. Haematologica **36**, 917—934 (1952).

WANG, H., H. E. SCHEID and B. S. SCHWEIGERT: Histological studies with rats fed diets containing iodinated casein and different levels of vitamin B_{12}. Proc. Soc. exp. Biol. (N.Y.) **85**, 382—384 (1954). — WEICKER, H.: Cytomorphologie des B_{12}-Mangels in vivo. Int. Z. Vitaminforsch. **26**, 407—408 (1956). — WEIR, D. R.: Leukocyte production in pantothenic acid deficient mice. J. Nutr. **49**, 425—433 (1953). — WERTMAN, K., R. ROTUNDO and R. YEE: Blood and bone marrow study of vitamin-deficient rats. J. Nutr. **50**, 479—485 (1953). — WOLBACH, S. B., and O. A. BESSEY: Tissue changes in vitamin deficiency. Physiol. Rev. **22**, 233—289 (1942). — WOODRUFF, C. W., S. L. CLARK jr. and E. B. BRIDGEFORTH: Folic acid deficiency in the guinea pig. J. Nutr. **51**, 23—34 (1953).

ZACCONE, G.: La vitamina B_6 o piridoxina nel trattamento del male da raggio. Radiol. med. (Torino) **34**, 84—90 (1948).

3. Thymus (S. 769—770).

ASHBURN, L. L., F. S. DAFT and R. R. FAULKNER: Hematopoiesis in pantothenic acid-deficient rats. Blood **2**, 451—462 (1947).

BEGEMANN, H.: Zur Aetiologie und Pathogenese der Perniciosa. Dtsch. med. Wschr. **1952**, 55—56. — BRODY, G.: Use of the thymus gland in chicks to elucidate interrelationships between pteroylglutamic acid and biologically related substances. Science **118**, 720—721 (1953).— BRUNE, H., u. W. EGER: Der Einfluß von Adsorbentien (Bolus alba) auf wachsende Ratten bei der chronischen D_3-Vergiftung: das Verhalten des Knochens und innersekretorischer Drüsen, insbesondere der Epithelkörperchen, untersucht mittels chemischanalytischer, histologischer und röntgenologischer Methoden. Arch. Tierernähr. **1954**, Beih. Nr 5, 244—269. — BÜSING, K. H.: Über die Bedeutung des Vitamin B_6 für die Immunkörpersynthese bei der Ratte. Int. Z. Vitaminforsch. **22**, 313—334 (1950). — BUTLER, L. C., and A. F. MORGAN: Leucocyte and thymus changes in the pyridoxine-deficient young and adult male rat. Proc. Soc. exp. Biol. (N.Y.) **85**, 441—444 (1954).

CHRISTENSEN, K., and W. H. GRIFFITH: Involution and regeneration of thymus in rats fed choline-deficient diets. Endocrinology **30**, 574—580 (1942).

DEANE, H. W., and J. M. MCKIBBIN: The chemical cytology of the rats adrenal cortex in pantothenic acid deficiency. Endocrinology **38**, 385—400 (1946). — DEANE, H. W., and J. H. SHAW: A cytochemical study of the responses of the adrenal cortex of the rat to thiamine, riboflavine, and pyridoxine deficiencies. J. Nutr. **34**, 1—15 (1947). — DEBASTIANI, G., e P. ZATTI: Iperdosaggio di riboflavina o di piridossina o di acido pantotenico e sindromo generale di adattamento nel ratto albino. Boll. Soc. ital. Biol. sper. **28**, 1030—1032 (1952). ~ General syndromes of response to excess of vitamin A or vitamin D in the albino rat. Boll. Soc. ital. Biol. sper. **29**, 231—233 (1953).

GEBAUER, H.: Histologische Veränderungen von Milz und Leber von Albinoratten nach Vitamin B_{12}- und Kobaltgaben. Vitam. u. Horm. **6**, 98—108 (1954). — GRÉGOIRE, C.: Effects of pyridoxine deficiency on the normal and neoplastic lymphoid tissue of the rat. Arch. int. Pharmacodyn. **78**, 313—335 (1949).

HANSSLER, H.: Experimentelle Untersuchungen über den Einfluß des D-Vitamins auf die Funktion von Thymus und Milz. Z. ges. exp. Med. **126**, 105—115 (1955). — HAWKINS, W. W.: The effect of vitamin B_6 deprivation upon lymphoid tissue and white blood cells. Rev. canad. Biol. **10**, 72—73 (1951). — HAWKINS, W. W., and M. K. EVANS: White blood cells and lymphoid tissue in vitamin B_6 insufficiency. Amer. J. Physiol. **170**, 160—167 (1952).

LECOQ, R., et P. ISIDOR: Modifications histopathologiques de l'avitaminose E. Thérapie **4**, 84—88 (1949).

MANN, J. D., F. D. MANN and J. L. BOLLMAN: Hypoprothrombinemia due to loss of intestinal lymph. Amer. J. Physiol. **158**, 311—314 (1949). — MASON, K. E., and I. R. TELFORD: Some manifestations of vitamin E deficiency in the monkey. Arch. Path. (Chicago) **43**, 363—373 (1947). — MCCARTHY, P. T., and L. R. CERECEDO: Vitamin A deficiency in the mouse. J. Nutr. **46**, 361—376 (1952). — MCQUEENEY, A. J., L. L. ASHBURN, F. S. DAFT and R. FAULKNER: Tissue changes and sodium balance in pantothenic acid-deficient rats. Endocrinology **41**, 441—450 (1947). — MONEY, W. L., J. FAGER, V. LUCAS and R. W. RAWSON: The effects of vitamin A and Reichsteins's compound L on the thyroid, adrenal and lymphoid systems of the rat. Endocrinology **51**, 87—93 (1952). — MORGAN, A. F., and E. M. LEWIS: Modification of choline deficiency by simultaneous pantothenic acid deficiency. Fed. Proc. **11**, 451 (1952). — MUSHETT, C. W., R. B. STEBBINS and M. N. BARTON: Studies on pathologic effects produced by 2 analogues of pyridoxine. Trans. N.Y. Acad. Sci. **9**, 291—296 (1947).

NICHOL, C. A.: Studies of the mechanism of the resistance to folic acid antagonists by leucemic cells. Cancer Res. **14**, 522—526 (1954).

Owen jr., C. A.: Studies on the conversion of prothrombin to thrombin; effect of conversion variations on prothrombin tests. Thesis, Graduate School, University of Minnesota, 1950.

Pentz, E. I., C. E. Graham, D. E. Ryan and D. Klein: The ability of liver preparations and vitamin B_{12} to maintain thymus weight in thyroid-fed rats having greatly hypertrophied adrenal glands. Endocrinology 47, 30—35 (1950).

Shaw, J. H., and P. H. Phillips: The pathology of riboflavin deficiency in the rat. J. Nutr. 22, 345—385 (1941). — Shwartzman, G., and L. Strauss: Vitamin B_6 deficiency in the syrian hamster. J. Nutr. 38, 131—153 (1949). — Skelton, F. R.: Some specific and non-specific effects of thiamine deficiency in the rat. Proc. Soc. exp. Biol. (N.Y.) 73, 516—519 (1950). — Stoerk, H. C.: Effects of calcium deficiency and pyridoxin deficiency on thymic atrophy (accidental involution). Proc. Soc. exp. Biol. (N.Y.) 62, 90—96 (1946). — Studer, A.: Experimentelle Differenzierung der Angriffsorte von Cortison. Z. Rheumaforsch. 9, 337—351 (1950).

Weir, D. R.: Leukocyte production in pantothenic acid-deficient mice. J. Nutr. 49, 425—433 (1953). — Weir, D. R., R. W. Heinle and A. D. Welch: Role of pyridoxine in the production of leukocytes in normal and leukemic mice. Proc. Soc. exp. Biol. (N.Y.) 72, 457—461 (1948). — Wolbach, S. B., and O. A. Bessey: Tissue changes in vitamin deficiency. Physiol. Rev. 22, 233—289 (1942).

4. Milz (S. 771—773).

Adamstone, F. B., J. L. Krider and M. F. James: Response of swine to vitamin E-deficient rations. Ann. N.Y. Acad. Sci. 52, 260—268 (1949). — Arvy, L., et M. Gabe: Action du rachitisme expérimental sur la rate du rat albinos. C.R. Soc. Biol. (Paris) 144, 187—188 (1950). — Asenjo, C. F.: Pteroylglutamic acid requirement of the rat and a characteristic lesion observed in the spleen of the deficient animal. J. Nutr. 36, 601—612 (1948). — Asenjo, C. F., M. L. Quintana and A. P. Lebrón: Presence of bacteria in the spleen of pteroylglutamic acid depleted rats. Proc. Soc. exp. Biol. (N.Y.) 79, 561—565 (1952). — Ashburn, L. L.: The effect of administration of pantothenic acid on the histopathology of the filtrate factor deficiency state in rats. Publ. Hlth Rep. (Wash.) 55, 1337—1346 (1940). — Ashburn, L. L., F. S. Daft and R. R. Faulkner: Hematopoiesis in pantothenic-acid-deficient rats. Blood 2, 451—462 (1947).

Bourne, G. H.: Histological changes in rats on nicotinic acid-deficient diets. Brit. J. Nutr. 4, XVI (1950).

Cartwright, G. E., M. M. Wintrobe and S. Humphreys: Studies on anemia in swine due to pyridoxine deficiency, together with data on phenylhydrazine anemia. J. biol. Chem. 153, 171—182 (1944).

Engel, R. W., and W. D. Salmon: Improved diets for nutritional and pathologic studies of choline deficiency in young rats. J. Nutr. 22, 109—117 (1941).

Ferguson, T. M., R. H. Rigdon and J. R. Couch: A pathologic study of vitamin B_{12}-deficient chick embryos. Arch. Path. (Chicago) 60, 393—400 (1955). — Follis jr., R. J.: The pathology of nutritional disease. Springfield, Ill.: Ch. C. Thomas 1948.

Gebauer, H.: Die Milz der Albinoratte bei Vitamin A-Mangel. Naturwissenschaften 41, 288—289 (1954).

Hill, C. R., and G. H. Bourne: Histochemical changes in scurvy. Proc. Nutr. Soc. 13, X—XI (1954). — Höjer, J. A.: Studies in scurvy. Acta paediat. Suppl. 3, 1—278 (1924). — Hotz, H. W., u. K. Rohr: Die einheimische Sprue (auf Grund von 22 eigenen Fällen). Ergebn. inn. Med. Kinderheilk. 54, 174—268 (1938).

Jones, C. C., S. O. Brown, L. R. Richardson and J. G. Sinclair: Tissue abnormalities in newborn rats from vitamin B_{12} deficient mothers. Proc. Soc. exp. Biol. (N.Y.) 90, 135—140 (1955).

Lautsch, E., and F. Gagné: Experimental amyloidosis in vitamin C deficient guinea pigs. Rev. canad. Biol. 10, 119—122 (1951). — Lecoq, R., et P. Isidor: Modifications histopathologiques de l'avitaminose E. Thérapie 4, 84—88 (1949a). ~ Studies on the histopathology of vitamin E deficiency. Internat. conf. on vitamin E, Friday morning session, April 15, New York 1949b). — Lillie, R. D.: Nat. Inst. Hlth Bull. 162, 13 (1933). Zit. nach J. M. Hundley in W. R. Sebrell jr. and R. S. Harris, The Vitamins, vol. 2, p. 566. New York: Academic Press Inc., Publ. 1954.

Mann, G. V., P. L. Watson, A. McNally and J. Goddard: Primate nutrition. II. Riboflavin deficiency in the cebus monkey and its diagnosis. J. Nutr. 47, 225—241 (1952). — Mason, K. E., and I. R. Telford: Some manifestations of vitamin E deficiency in the monkey. Arch. Path. (Chicago) 43, 363—373 (1947). — McCarthy, P. T., and L. R. Cerecedo: Vitamin E deficiency in the mouse. J. Nutr. 46, 361—376 (1952). — Melampy, R. M., D. W. Cheng and L. C. Northrop: Effect of pantothenic acid deficiency upon adrenal cortex, thymus, spleen and circulating lymphocytes in mice. Proc. Soc. exp. Biol. (N.Y.)

76, 24—27 (1951). — Mouriquand, G., L. Revol et V. Edel: Erythroblastose expérimentale au cours de l'avitaminose C subaiguë. Sang **1952**, 311—323.

Nelson, A. A.: Hemorrhagic cortical necrosis of adrenals in rats on deficient diets. Publ. Hlth Rep. (Wash.) **54**, 2250—2256 (1939). — Nieweg, H. O., and A. Arends: Erythroblastic anaemia. A manifestation of folic acid deficiency. Blood **8**, 175—181 (1953).

Patek, A. J., J. Post and J. Victor: Riboflavin deficiency in the pig. Amer. J. Physiol. **133**, 47—55 (1941). — Pecora, L. J., and B. Highman: Organ weights and histology of chronically thiamine-deficient rats and their pair-fed controls. J. Nutr. **51**, 219—229 (1953).

Ruppel, W.: Organveränderungen bei E-avitaminotischen Ratten. Naunyn-Schmiedeberg's Arch. exp. Path. Pharmak. **206**, 584—601 (1949).

Shaw, J. H., and P. H. Phillips: The pathology of riboflavin deficiency in the rat. J. Nutr. **22**, 345—385 (1941).

Teilum, G., N. Harboe and H. Lieck: Plasma cellular reactions and reticulosis of the spleen in experimental scurvy in relation to the electrophoretic pattern of the serum proteins. Acta path. microbiol. scand. **32**, 109—123 (1953).

Waisman, H. A., K. B. McCall and C. A. Elvehjem: Acute and chronic biotin deficiencies in the monkey (macaca mulatta). J. Nutr. **29**, 1—11 (1945). — Weir, D. R.: Leukocyte production in pantothenic acid-deficient mice. J. Nutr. **49**, 425—433 (1953). — Weir, D. R., R. W. Heinle and A. D. Welch: Role of pyridoxine in the production of leukocytes in normal and leukemic mice. Proc. Soc. exp. Biol. (N.Y.) **72**, 457—461 (1948). — Wolbach, S. B., and O. A. Bessey: Tissue changes in vitamin deficiency. Physiol. Rev. **22**, 233—289 (1942).

Zbinden, G., u. A. Studer: Einfluß quantitativer Mangelernährung auf Wachstum, Blut und Blutbildung von Ratten verschiedenen Lebensalters. Verh. naturforsch. Ges. Basel **67**, 341—366 (1956).

5. Skelet.

Vitamin A (S. 773—775).

Arena, J. M., P. Sarazen jr. and G. J. Baylin: Hypervitaminosis A; report of unusual case with marked craniotabes. Pediatrics **8**, 788 (1951).

Bair, G.: Chronic vitamin A poisoning; report of a case. J. Amer. med. Ass. **146**, 1573 (1957). — Berdjis, C. C.: Late effects of hypervitaminosis A in the rat. Arch. Path. (Chicago) **66**, 278 (1958). — Bifulco, E.: Vitamin A intoxication; report of a case in adult. New Engl. J. Med. **248**, 690 (1953).

Caffey, J.: Chronic poisoning due to excess of vitamin A. Description of clinical and roentgenological manifestations in 7 infants and young children. Pediatrics **5**, 672 (1950). ~ Amer. J. Roentgenol. **65**, 12 (1951). — Collazo, J. A., u. J. Sànchez-Rodriguez: Hypervitaminose A. I. Symptomatologie der durch Fütterung von reinem A-Vitamin an jungen Ratten hervorgerufenen Hypervitaminose A. II. Exophthalmus und Spontanfrakturen. Klin. Wschr. **1933**, 1732, 1768.

Drigalski, W. v.: Über Schädigung durch Vitamin A. Klin. Wschr. **1933**, 308. — Dziewiatkowski, D. D.: Vitamin A and endochondral ossification in the rat as indicated by the use of sulfur-35 and phosphorus-32. J. exp. Med. **100**, 11 (1954).

Elliott, R. A., and R. L. Dryer: Hypervitaminosis A; report of a case in an adult. J. Amer. med. Ass. **161**, 1157 (1956).

Fingerland, A.: Ein Fall von A-Avitaminose beim Erwachsenen. Zbl. allg. Path. path. Anat. **96**, 58 (1957). — Follis, R. H.: Vitamins A — Xerophthalmia and other manifestations of hypovitaminosis A. In Deficiency disease, p. 125 and 355. Springfield, Ill.: Ch. C. Thomas 1958. — Fried, C. T., and M. J. H. Grand: Hypervitaminosis A. Amer. J. Dis. Child. **79**, 475 (1950).

Gerber, A., A. P. Raab and A. E. Sobel: Vitamin A poisoning in adults with description of case. Amer. J. Med. **16**, 729 (1954). — Gribetz, D., S. H. Silverman and A. E. Sobel: Vitamin A poisoning. Pediatrics **7**, 372 (1951).

Irving, J. T.: Frühe histologische Veränderungen der Knochenformation bei Vitamin A-Mangel. Med. Klin. **1956**, 690.

Mellanby, E.: Experimental production of deafness in young animals by diet. J. Physiol. (Lond.) **94**, 380 (1938). ~ A story of nutritional research. Baltimore: Williams & Wilkins Company 1950. — Metre, T. E. van: Influence of hypervitaminosis A on bone growth. Bull. John Hopk. Hosp. **81**, 305 (1947). — Millen, J. W., D. H. M. Woollam and G. E. Lamming: Hydrocephalus associated with deficiency of vitamin A. Lancet **1953** II, 1234.

Oliver, T. K.: Chronic vitamin A intoxication; report of a case in an older child and review of the literature. Amer. J. Dis. Child. **95**, 57 (1958).

Rigdon, R. H., J. C. Rude and J. G. Bieri: Effect of hypervitaminosis A and hypovitaminosis A on the skeleton of a duck. Arch. Path. (Chicago) **52**, 299 (1951). — Rineberg, I. E., and R. J. Gross: Hypervitaminosis A with infantile cortical hyperostosis. J. Amer. med.

Ass. **146**, 1222 (1951). — Rothman, P. E., and E. E. Leon: Hypervitaminosis A; report of 2 cases in infants. Radiology **51**, 368 (1948).

Sulzberger, M. B., and M. P. Lazar: Hypervitaminosis A; report of a case in adult. J. Amer. med. Ass. **146**, 788 (1951). — Studer, A.: Zur Einwirkung großer Dosen von Vitamin A im Tierexperiment. Schweiz. Z. Path. **13**, 799 (1950). — Studer, A., u. W. Winkelmann: Zur Frage der A-Hypervitaminose. Mod. Probl. Pädiatrie. Bibl. paediat. (Basel) **1**, 293 (1954).

Toomey, J. A., and R. A. Morissette: Hypervitaminosis A. Amer. J. Dis. Child. **73**, 473 (1947). — Trueta, J., and J. D. Morgan: The vascular contributions to osteogenesis. I. Studies by the injection method. J. Bone Jt Surg. B **42**, 97 (1960).

Weinmann, J. P., and H. Sicher: Bone and bones, fundamentals of bone biology. St. Louis: C. V. Mosby Comp. 1947. — Wolbach, S. B.: Vitamin A deficiency and excess in relation to skeletal growth. J. Bone Jt Surg. **29**, 171 (1947). — Wolbach, S. B., and O. A. Bessey: Vitamin A deficiency and the nervous system. Arch. Path. (Chicago) **32**, 689 (1941). ~ Tissue changes in vitamin deficiencies. Physiol. Rev. **22**, 233 (1942).

Vitamin C (S. 775—785).

Aschoff, L., u. W. Koch: Skorbut. Eine pathologisch-anatomische Studie. Veröff. Kriegs- u. Konstit.-Path. **1**, 1 (1919).

Barlow, T.: On cases described as „acute Rachitis" which are probably a combination of scurvy and rickets, the scurvy being an essential and the rickets a variable element. Med. chir. Trans. **66**, 159 (1883). ~ A case of an infant showing signs of rickets, which had probably started during intrauterine life, continued after birth for a time and then undergone partial retrogression. Trans. clin. Soc. (Lond.) **21**, 209 (1888). ~ Der infantile Skorbut und seine Beziehungen zur Rachitis (übersetzt von Elkind). Zbl. inn. Med. **16**, 21—22 (1891). — Boyle, P. E.: The effect of ascorbic acid deficiency on enamel formation in the teeth of guinea pigs. Amer. J. Path. **14**, 843 (1938). — Boyle, P. E., S. B. Wolbach and O. A. Bessey: Histopathology of teeth of guinea pigs in acute and chronic vitamin C deficiency. J. dent. Res. **15**, 331 (1936). — Boyle, P. E., O. A. Bessey and P. R. Howe: Rate of dentine formation in incisor teeth of guinea pigs on normal and on ascorbic acid-deficient diets. Arch. Path. (Chicago) **30**, 90 (1940). — Boyle, P. E., O. A. Bessey and S. B. Wolbach: Experimental production of the diffuse alveolar bone atrophy type of peridontal disease by diets deficient in ascorbic acid (vitamin C). J. Amer. dent. Ass. **24**, 1768 (1937).

Chamberlain, D., and N. V. Addison: Scurvy following bilateral adrenalectomy. Brit. med. J. **1958**II, 1128. — Crandon, J. H., C. C. Lund and D. B. Dill: Experimental human scurvy. New Engl. J. Med. **223**, 353 (1940).

Felix, K.: Die Bildung und Verwendung der Ascorbinsäure. Dtsch. med. Wschr. **1959**, 1107. — Follis, R. H.: Deficiency disease. Scurvy in adults. Thomas publ. 1958, p. 385. — Follis, R. H., E. A. Park and D. Jackson: The prevalence of scurvy at autopsy during the first two years of age. Bull. Johns Hopk. Hosp. **80**, 569 (1950). — Fraenkel, E.: Die Möller-Barlowsche Krankheit. Fortschr. Röntgenstr. Erg.-Bd. 18 (1908).

Gabe, M., et J.-L. Parrot: Apport de l'histophysiologie à l'étude de la vitamine C. Presse méd. **1951**, 1740. — Gould, B. S., and J. F. Woessner: Biosynthesis of collagen. The influence of ascorbic acid on the prolin, hydroxyprolin, glycine and collagen content of regenerating guinea pig skin. J. biol. Chem. **226**, 289 (1957).

Ham, A. W., and H. C. Elliott: The bone and cartilage lesions of pretracted moderate scurvy. Amer. J. Path. **14**, 323 (1938). — Hart, C., u. O. Lessing: Der Skorbut der kleinen Kinder. Stuttgart 1913. — Heise, A.: On the identity of imperfect congenital osteogenesis and idiopathic osteopsathyrosis, and on the diagnosis of the latter from infantile scurvy. Acta radiol. (Stockh.) **13**, 319 (1932). — Holst, A., and T. Frölich: Experimental studies relating to ship beriberi and scurvy. II. On the etiology of scurvy. J. Hyg. (Lond.) **7**, 634 (1907).

Judge, T. G.: Scorbutic arthritis complicating triamcinolone therapy. Brit. med. J. **1960**I, 329.

Lind, J.: Treatise on scurvy. Edit. by C. P. Stewart and D. Guthrie. Edinburgh: University Press 1953. — Looser, E.: Über die Knochenveränderungen beim Skorbut und bei der Barlowschen Krankheit. Jb. Kinderheilk. **62**, 743 (1905).

Meiklejohn, A. P.: The physiology and biochemistry of ascorbic acid. Vitam. and Horm. **11**, 61 (1953). — Möller: Akute Rachitis. Königsberg. med. Jb. **1**, 377 (1859). ~ Zwei Fälle von akuter Rachitis. Königsberg. med. Jb. **3**, 135 (1862). — Mouriquand, G.: Rhumatisme chronique ankylosant par hypovitaminose C collagénose et „syndrome d'adaptation". Presse méd. **1951**, 1473. — Mouriquand, G., et M. Dauvergne: Ostéopathie par carence. Evolution des ostéoses et périostéoses par avitaminose C chronique. Presse méd. **1938**, 1081. — Mouriquand, G., M. Dauvergne et V. Edel: Ostéopathie par carence. Décalcification „irréversible" du col fémoral dans l'avitaminose C chronique. Presse méd. **1940**, 268. — Mouriquand, G., H. Tète et P. Viennois: Ostéose et périostéoses par carence alimentaire chronique. Presse méd. **1937**, 1419.

PIJOAN, M., and E. L. LOZNER: The physiologic significance of vitamin C in men. New Engl. J. Med. **231**, 14 (1944).

SILBERBERG, M., and R. SILBERBERG: A comparison of the skeletal effects of estrogenic hormone in vitamin C depleted young and old guinea-pigs. Anat. Rec. **102**, 141 (1948). — SILVERMAN, F. N.: An unusual osseous sequel to infantile scurvy. J. Bone Jt Surg. A **35**, 215 (1953). — STRELLING, M. K.: Infantile scurvy. Brit. med. J. **1960I**, 701.

WERSCH, H. J. VAN: Scurvy as a skeletal disease. A comparative study of scurvy and rickets, clinically, histologically, histochemically, biochemically and roentgenologically. Utrecht-Nijmegen: Dekker & van de Vegt 1955. — WOLBACH, S. B.: Controlled formation of collagen and reticulum. A study of the source of intercellular substance in recovery from experimental scorbutus. Amer. J. Path. Suppl. **9**, 689 (1933). — WOLBACH, S. B., and P. R. HOWE: Intercellular substances in experimental scorbutus. Arch. Path. **1**, 1 (1926).

Vitamin C (Editorial): Dtsch. med. Wschr. **1957**, 974. Pituitary adrenocorticotropic hormone and scurvy. (Editorial). J. Amer. med. Ass. **145**, 825 (1951).

Vitamin D-Mangel (S. 785—811).

ALBRIGHT, F., C. H. BURNETT, W. PARSONS, E. C. REIFENSTEIN jr. and A. ROOS: Osteomalacia and late Rickets. The various etiologies met in the United States with emphasis on that resulting from a specific form of renal acidosis, the therapeutic indications for each etiological sub-group, and the relationship between osteomalacia and Milkman's syndrome. Medicine (Baltimore) **25**, 399 (1946). — ALBRIGHT, F., and E. C. REIFENSTEIN jr.: The parathyroid glands and metabolic bone disease. Baltimore: Williams & Wilkins Company 1948.

BAILIE, J. M., and J. T. IRVING: Development and healing of rickets in intramembranous bone. Acta med. scand. **152**, Suppl. 306, 1 (1955).

CARLSSON, A.: The influence of vitamin D on the uptake of S^{35}-labelled sulfate in the bones. Acta physiol. scand. **31**, 312 (1954). — CLAASSEN, V.: Studies of the effect of rickets and administration of Vitamin D on the uptake of radio-active phosphate by the skeleton. Inaug.-Diss. Amsterdam 1952.

DENT, C. E., and H. HARRIS: Hereditary forms of rickets and osteomalacia. J. Bone Jt Dis. B **38**, 204 (1956). — DETTMER, N., J. M. SCHMITT-RHODE u. F. J. HABERICH: Über histologisch und mikrodensometrisch nachweisbare postmortale Veränderungen der Knochengrundsubstanz. Virchows Arch. path. Anat. **328**, 324 (1956). — DIKSHIT, P. K., and V. N. PATWARDHAN: Studies in experimental rickets: The alkaline serum phosphatase in rachitic albino rats. Indian J. med. Res. **35**, 91 (1947). ~ Mode of action of vitamin D. Indian. J. med. Sci. **6**, 107 (1952). — DUTHIE, R. B., and A. N. BARKER: The histochemistry of the preosseous stage of bone repair studied by autoradiography. J. Bone Jt Surg. B **37**, 691 (1955). — DZIEWIATKOWSKI, D. D.: Vitamin D and endochondral ossification in the rat as indicated by the use of sulfur 35 and phosphorus 32. J. exp. Med. **100**, 25 (1954).

EGER, W., u. H. VAN LESSEN: Beiträge zu einer funktionellen Deutung der Zelltypen menschlicher Epithelkörperchen mit Wertung ihres Verhaltens bei einzelnen Krankheitszuständen. Beitr. path. Anat. **114**, 323 (1954). — ERDHEIM, J.: Tetania parathyreopriva. Mitt. Grenzgeb. Med. Chir. **16**, 632 (1906). ~ Rachitis und Epithelkörperchen. Denkschr. Akad. Wiss. math.-naturwiss. Kl. Wien **1914**, 90.

FANCONI, G.: Über chronische Störungen des Calcium- und Phosphatstoffwechsels im Kindesalter. Schweiz. med. Wschr. **81**, 908 (1951). ~ Das Vitamin D als Heilmittel und als Gift. Schweiz. med. Wschr. **85**, 1253 (1955). — FANCONI, G., u. P. GIRARDET: Familiärer persistierender Phosphatdiabetes mit D-vitaminresistenter Rachitis. Helv. paediat. Acta **7**, 14 (1952). — FANCONI, G., P. GIRARDET, B. SCHLESINGER, N. BUTLER u. J. BLACK: Chronische Hypercalcaemie kombiniert mit Osteosklerose, Hyperazotaemie, Minderwuchs und kongenitalen Mißbildungen. Helv. paediat. Acta **7**, 314 (1952). — FELLERS, F. X., and R. SCHWARTZ: Etiology of severe forms of idiopathic hypercalcemia of infancy: a defect in vitamin D metabolism. New Engl. J. Med. **259**, 1050 (1958). — FOLLIS, R. H.: Deficiency disease, p. 141 and 361. Springfield, Ill.: Ch. C. Thomas 1958. — FOLLIS jr., R. H.: Glycogen in rachitic cartilage and its relation to healing. Proc. Soc. exp. Biol. (N.Y.) **71**, 441 (1949). ~ Cartilage and bone matrix: Chemical structure, formation and destruction. Metabolic Interrelations Trans. Fourth Conference. New York, Josiah Macy, Jr. Found. 1952. ~ A survey of bone disease. Amer. J. Med. **22**, 469 (1957). — FOLLIS jr., R. H., E. A. PARK and D. JACKSON: The relationship of vitamin D administration to the prevalence of rickets observed at autopsy during the first two years of life. Bull. Johns Hopk. Hosp. **93**, 426 (1953). — FRICSAY, M.: Polarisationsoptische und histologische Untersuchungen am entkalkten Knochengewebe rachitischer Ratten nach therapeutischer Vitamin D-3-Gabe. Schweiz. Z. allg. Path. **20**, 85 (1957). — FRICSAY, M., u. G. SCHÖNHOLZER: Das histologische Bild der Epiphysenplatte rachitischer Ratten in Abhängigkeit vom Calcium- und Phosphorgehalt der Ernährung und der Zufuhr von Vitamin D 3. Pharm. Acta Helv. **33**, 511 (1958).

GLISSON, F. (Glissonius): De rachitide sive morbo puerili tractatus. Edit. 3, Lugdani Bat. 1671. — GORDONOFF, T., u. W. MINDER: Versuche mit dem Kalziumisotop Ca^{45} an rachitischen und mit Vitamin D geheilten Ratten. Int. Z. Vitaminforsch. **23**, 504 (1952).

Harrel, G. T., and S. Fisher: Blood chemical changes in Boeck's sarcoid. J. clin. Invest. 18, 687 (1939). — Harrison, H. E., and H. C. Harrison: The uptake of radiocalcium by the skeleton: the effect of vitamin D and calcium intake. J. biol. Chem. 185, 857 (1950). — Hess, A. F.: Rickets including osteomalacia and tetany. Philadelphia: Lea and Febiger 1929. — Howland, J., and B. Kramer: Calcium and phosphorus in the serum in relation to rickets. Amer. J. Dis. Child. 22, 105 (1921). ~ Factors concerned in the calcification of bone. Trans. Amer. pediat. Soc. 34, 204 (1922).

Jaffe, H. L.: Giant-cell reparative granuloma, traumatic bone cyst, and fibrous (fibro-osseus) dysplasia of the jawbones. Oral Surg. 6, 159 (1953).

Krupski, A., F. Almasy u. E. Uehlinger: Weitere Untersuchungen über den Calcium-Phosphorstoffwechsel von Tieren der Braunviehrasse. Schweiz. landwirtsch. Mh. 16, 29, 62 (1938). ~ Untersuchungen über den Kalzium-Phosphorstoffwechsel beim Kalb. Schweiz. landwirtsch. Mh. 16, H. 6/7 (1938). — Krupski, A., A. Jung, E. Uehlinger, F. Almasy u. H. Ulrich: Untersuchungen über den Einfluß von Kalziumphosphat und Vitamin D auf die Schweinerachitis. Schweiz. landwirtsch. Mh. 19, 317, 366 (1941). — Krupski, A., E. Uehlinger u. F. Almasy: Epiphysäre Osteoporose beim Rind. Schweiz. Arch. Tierheilk. 83, H. 1 (1941). ~ Osteoporose bei jungen Tieren der Braun- und Fleckviehrasse. Schweiz. Arch. Tierheilk. 83, H. 10 (1941).

Lamm, M., and W. F. Neuman: On the role of vitamin D in calcification. Arch. Path. (Chicago) 66, 204 (1958). — Lightwood, R.: A case of dwarfism and calcinosis associated with widespread arterial degeneration. Arch. Dis. Childh. 7, 191 (1932). — Lightwood, R., and W. W. Payne: Discussion of British Paediatric Association: proceedings of twenty-third general meeting. Arch. Dis. Childh. 27, 302 (1952). — Looser, E.: Spätrachitis und die Beziehungen zwischen Rachitis und Osteomalacie. Mitt. Grenzgeb. Med. Chir. 18, 679 (1908). ~ Über Spätrachitis und Osteomalacie. Dtsch. Z. Chir. 152, 210 (1920).

Marchand, R. F.: Über die chemische Zusammensetzung der Knochen. J. prakt. Chem. 27, 83 (1842). — McCance, R. A.: Osteomalacia with Looser's nodes (milkman's syndrome) due to a raised resistance to vitamin D acquired about the age of 15 years. Quart. J. Med. 16, 33 (1947). ~ The problem of parathyroid activity in the first year of life. Metabolic interrelations. 5. Conf. Macy Found. 1954, p. 245. — McCollum, E. V., N. Simmonds, J. E. Becker and P. G. Shipley: Studies on experimental rickets. XXI. An experimental demonstration of the existence of a vitamin which promotes calcium deposition. J. biol. Chem. 53, 293 (1922). — McCollum, E. V., N. Simmonds, H. T. Parsons, P. G. Shipley and E. A. Park: Studies on experimental rickets. I. The production of rachitis and similar diseases in the rat by deficient diets. J. biol. Chem. 45, 333 (1921). — McCollum, E. V., N. Simmonds, P. G. Shipley and E. A. Park: Studies on experimental rickets. XV. The effect of starvation on the healing of rickets. Bull. Johns Hopk. Hosp. 33, 31 (1922). — Mellanby, E.: The part played by an „accessory factor" in the production of experimental rickets. J. Physiol. (Lond.) 52 (1918). ~ An experimental investigation on rickets. Lancet 1919 I, 407. ~ Accessory food factors (vitamines) in feeding of infants. Lancet 1920 I, 856. ~ Experimental Rickets. Med. Res. Council, His Maj. Stat. Office 1921. — Milkman, L. A.: Multiple spontaneous idiopathic fractures. Amer. J. Roentgenol. 32, 622 (1934). — Müller, H.: Über die Entwicklung der Knochensubstanz nebst Bemerkungen über den Bau rachitischer Knochen. Z. wiss. Zool. 9, 208 (1858).

Nicolaysen, R., and N. Eeg-Larsen: The biochemistry and physiology of vitamin D. In Vitamins and Hormones von Harris, Marrian and Thimann, vol. 11, p. 29. New York: Academic Press Inc. 1953.

Patwardhan, V. N., R. G. Chitre and D. R. Sukhatankar: Studies in calcium and phosphorus metabolism. VII. The ionic products of calcium phosphates in experimentally induced vitamin D deficiency. Indian J. med. Res. 33, 195 (1945). — Plimpton, C. H., and A. Gellhorn: Hypercalcemia in malignant disease without evidence of bone destruction. Amer. J. Med. 21, 750 (1956). — Pommer, G.: Untersuchungen über Osteomalazie und Rachitis. Leipzig: F. C. W. Vogel 1885. — Prader, A., R. Illig, E. Uehlinger u. G. Stalder: Rachitis infolge Knochentumors. Helv. paediat. Acta 14, 554 (1959).

Ramalingaswami, V., S. Sriramachari, P. K. Dikshit, P. G. Tulpule and V. N. Patwardhan: Mode of action of vitamin D. Histochemical study of rachitic epiphyseal cartilage during healing in albino rat. Indian J. med. Sci. 8, 509 (1954). — Recklinghausen, F. v.: Untersuchungen über Rachitis und Osteomalacie. Jena: Gustav Fischer 1910.

Schmidt, M. B.: Rachitis. In Handbuch der speziellen pathologischen Anatomie von Henke-Lubarsch, Bd. IX/1, S. 1. Berlin: Springer 1929. — Schmorl, G.: Die pathologische Anatomie der rachitischen Knochenerkrankung mit besonderer Berücksichtigung ihrer Histologie und Pathologie. Ergebn. inn. Med. Kinderheilk. 4, 403 (1909). — Schlesinger, B. E., N. R. Butler and J. A. Black: Severe type of infantile hypercalcaemia. Brit. med. J. 1956 I, 127. — Sherman, H. C., and A. M. Pappenheimer: A dietetic production of rickets in rats and its prevention by an inorganic salt. Proc. Soc. exp. Biol. (N.Y.) 18, 193 (1921). — Shipley, P. G., E. A. Park, E. V. McCollum, N. Simmonds and H. T. Parsons: Studies on experimental rickets. II. The effect of cod liver oil administered to rats with experimental rickets. J. biol. Chem. **45**, 343 (1921). — SHIPLEY, P. G., and F. A. PARK: Is there more than one kind of rickets ? Amer. J. Dis. Child. **23**, 91 (1922). — STEENBOCK, H., and A. BLACK: Fat-soluble vitamins; induction of growth-promoting and calcifying properties in fats and their unsaponifiable constituents by exposure to light. Amer. J. biol. Chem. **64**, 263 (1925).

THOMAS, W. C., J. E. HOWARD and T. B. CONNOR: Studies on rickets induced by a low calcium diet. Effect of starvation, citrates and succinates. Bull. Johns Hopkins Hosp. **101**, 123 (1957).

UEHLINGER, E.: D-Avitaminose und renale Osteomalacie. Schweiz. med. Wschr. **85**, 521 (1955a). ~ Die pathologische Anatomie des Morbus Boeck. Beitr. Klin. Tuberk. **114**, 17 (1955b). ~ Pathogenese des primären und sekundären Hyperparathyreoidismus und der renalen Osteomalacie. Verh. dtsch. Ges. inn. Med. **62**, 368 (1956). ~ Zur Diagnose und Differentialdiagnose des Lungenkarzinoms. Regensburg. Jb. ärzt. Fortbild. **5**, 1 (1956/57). — UEHLINGER, E., u. M. FRICSAY: Pathologisch-anatomische Gesichtspunkte zur Vitamin D-Prophylaxe. Int. Z. Vitaminforsch. Beih. **7**, 109 (1958). — URIST, M. R., and F. C. McLEAN: Accumulation of mast cells in endosteum of bones of calcium-deficient rats. Arch. Path. (Chicago) **63**, 239 (1957).

VERAGUTH, F.: Über den Einfluß des Ca/P-Verhältnisses in der Nahrung auf die Bildung von Kalkmetastasen nach Vitamin D-Verabreichung. Z. ges. exp. Med. **133**, 203 (1960). — VIRCHOW, R.: Das normale Knochenwachstum und die rachitische Störung desselben. Virchows Arch. path. Anat. **5**, 409 (1853).

WEINMANN, J. P., and I. SCHOUR: Experimental studies in calcification. I. The effect of a rachitogenic diet on the dental tissues of the white rat. Amer. J. Path. **21**, 821 (1945). — WINDAUS, A., K. DITHMAR u. E. FERNHOLZ: Über das Lumisterin. Justus Liebigs Ann. Chem. **493**, 259 (1932). — WOLBACH, S. B., and O. A. BESSEY: Tissue changes in vitamin deficiency. Physiol. Rev. **22**, 233 (1942).

6. Gelenke (S. 811—817).

ALBEAUX-FERNET, DANEL et DERIBREUX: Premiers résultats du traitement du rhumatisme chronique par l'association: Vitamin C-désoxycorticostérone par voie intraveineuse. Bull. Soc. méd. Hôp. Paris **66**, 497 (1950).

BYWATERS, E. G. L., A. ST. J. DIXON and J. B. WILD: DCA and Vit. C treatment of rheumatoid arthritis. Lancet **1950I**, 951.

CRUCHAUD, A.: Lésions articulaires et périarticulaires de l'hypovitaminose C chronique chez le cobaye. Schweiz. Z. Path. **19**, 369 (1956). — CURRIE, J. P., and G. WILL: Treatment of rheumatoid arthritis with deoxycortone and vitamin C. Lancet **1950I**, 708.

DOUTHWAITE, A. H.: Deoxycortone acetate and ascorbic acid in rheumatoid arthritis. Lancet **1949II**, 1244. — DRESNER, E., L. G. C. PUGH and J. H. WILD: ACTH in rheumatoid arthritis compared with adrenalin. Lancet **1950I**, 1149.

FAULKNER, J. M.: The effect of administration of vitamin C on the reticulocytes in certain infectious diseases. A preliminary report. New Engl. J. Med. **213**, 19 (1935). — FAULKNER, J. M., and F. H. L. TAYLOR: Vitamin C and infection. Ann. intern. Med. **10**, 1867 (1937). — FLETCHER, E., B. LUSH, J. F. BUCHAN and S. WOLFF: Deoxycortone acetate and ascorbic acid in rheumatoid arthritis. Lancet **1950I**, 94. — Fox, W. W.: Deoxycortone acetate and ascorbic acid in rheumatoid arthritis. Lancet **1949II**, 1156. — FREYBERG, R. H.: Treatment of arthritis with vitamin and endocrine preparations. Emphasis of their limited value. J. Amer med. Ass. **119**, 1165 (1942).

HALL, G. M., R. C. DARLING and F. H. L. TAYLOR: Vitamin C requirement in rheumatoid arthritis. Ann. intern. Med. **13**, 415 (1939). — HART, V. L., and F. STARER: Deoxycortone acetate and ascorbic acid in rheumatoid arthritis. Lancet **1949II**, 1203. — HARTFALL, S. J., and R. HARRIS: Deoxycortone acetate and ascorbic acid in rheumatoid arthritis. Lancet **1949II**, 1202. — HENCH, P. S., E. C. KENDALL, C. H. SLOCUMB and H. F. POLLEY: The effect of a hormone of the adrenal cortex (17-Hydroxy-11-Dehydrocorticosterone: Compound E) and of pituitary adrenocorticotropic hormone on rheumatoid arthritis. Proc. Mayo Clin. **24**, 181—197 (1949).

JOHNSON, L. C.: Kinetics of osteoarthritis. Lab. Invest. **8**, 1223 (1959).

KELLGREN, J. H.: Deoxycortone acetate and ascorbic acid in rheumatoid arthritis. Lancet **1949II**, 1108. — KERSLEY, G. D., L. MANDEL and M. R. JEFFREY: Steroid therapy in rheumatoid arthritis. Lancet **1950I**, 703. — KLING, D. H.: Desoxycorticosterone acetate and ascorbic acid injections in rheumatoid arthritis. Lancet **1949II**, 1134. — KÜHNAU: Die Rolle des C-Vitamins in der Entstehung und Behandlung des chronischen Gelenkrheumatismus. Tagg der Dtsch. Ges. für Rheumabekämpfung am 14. 3. 1937. Ther. d. Gegenw. **1937**, 175.

LEWIN, E., and E. WASSÉN: Effect of combined injections of desoxycortone acetate and ascorbic acid on rheumatoid arthritis. Lancet **1949II**, 993.

McLEAN, K. S.: Deoxycortone acetate and ascorbic acid in rheumatoid arthritis. Lancet **1951I**, 444. — MORELLI, A., e G. PUSATERI: La terapia di Lewin e Wassén nelle affezioni reumatiche. Rif. Med. **63**, 1233 (1949). — MOURIQUAND, G.: Rhumatisme chronique ankylosant par hypovitaminose C collagénose et „syndrome d'adaptation". Presse méd. **1951**, 1473.—

Mouriquand, P., et M. Dauvergne: Ostéopathies par carence. Evolution des ostéoses et périostéoses par avitaminose C chronique. Presse méd. 1938, 1080.

Nashat, F.: Deoxycortone acetate and ascorbic acid in rheumatoid arthritis. Lancet 1950 I, 134.

Pirani, C. L., Ch. G. Bly and K. Sutherland: Scorbutic arthropathy in guinea pig. Arch. Path. (Chicago) 49, 710 (1950).

Rinehart, J. F.: Studies relating vitamin C deficiency to rheumatic fever and rheumatoid arthritis; experimental, clinical and general considerations. I. Rheumatic fever. Ann. intern. Med. 9, 586 (1935). ~ II. Rheumatoid (atrophic) arthritis. Ann. intern. Med. 9, 671 (1935). ~ Vitamin C nutrition and metabolism in rheumatoid spondylitis. J. clin. Invest. 18, 470 (1939). — Rinehart, J. F., C. L. Connor and S. R. Mettier: Further observations on pathologic similarities between experimental scurvy combined with infection and rheumatic fever. J. exp. Med. 59, 97 (1934). — Rinehart, J. F., L. D. Greenberg, F. Baker, S. R. Mettier, F. Bruckman and F. Choy: Metabolism of vitamin C in rheumatoid arthritis. Arch. intern. Med. 61, 537 (1938). — Rinehart, J. F., L. D. Greenberg, M. Olney and F. Choy: Metabolism of vitamin C in rheumatic fever. Arch. intern. Med. 61, 552 (1938). — Rinehart, J. F., and S. R. Mettier: The heart valves and muscle in experimental scurvy with superimposed infection. With notes on the similarity of the lesions to those of rheumatic fever. Amer. J. Path. 10, 61 (1934). — Robertson, J. A.: Deoxycortone acetate and ascorbic acid in rheumatoid arthritis. Lancet 1950 I, 94.

Selye, H.: Further studies concerning participation of adrenal cortex in pathogenesis of arthritis. Brit. med. J. 1949 II, 1129. — Siebenmann, R. E.: Die Wirkung von Desoxycorticosteron-Acetat (DCA), Ascorbinsäure und Cortison (Compound E) auf die Formalinarthritis der Ratte. Schweiz. Z. Path. 15, 174 (1952). — Spanopoulos, G. J.: Deoxycortone acetate and ascorbic acid in rheumatoid arthritis. Lancet 1950 I, 463. — Spies, T. D., R. E. Stone, E. de Maeyer and W. Niedermeier: Deoxycortone with ascorbic acid versus adrenocorticotropic hormone in rheumatoid arthritis. Lancet 1949 II, 1219.

Talaat, S. M.: Treatment of rheumatoid arthritis. Lancet 1950 I, 326. — Traut, E. F., and F. L. Matousek: Relation of ascorbic acid to chronic arthritis. Illinois med. J. 95, 38 (1949).

Vay, D. le, and G. E. Loxton: Desoxycortone acetate and ascorbic acid in the treatment of rheumatoid arthritis. Lancet 1949 II, 1134.

Zondek, H.: Deoxycortone acetate and ascorbic acid in ankylosing spondylitis. Lancet 1950 I, 517.

7. Knorpel (S. 817—818).

Follis, R. H.: Deficiency disease, p. 184. Springfield: Ch. C. Thomas 1958.

Wolbach, S. B.: Vitamin A deficiency and excess in relation to skeletal growth. J. Bone Jt Surg. 29, 171 (1947). — Wolbach, S. B., and C. L. Maddock: Cortisone and matrix formation in experimental scorbutus and repair therefrom. Arch. Path. (Chicago) 53, 54 (1952).

8. Glatte Muskulatur (S. 818—820).

Atkinson, W. B., H. Kaunitz and C. A. Slanetz: Effects of ovarian hormones upon uterine pigmentation in vitamin E-deficient rats. Ann. N.Y. Acad. Sci. 52, 68—71 (1949).

Beckmann, R.: Vitamin E. Z. Vitamin-, Hormon- u. Fermentforsch. 7, 153—222, 281—376 (1955). — Blandau, R. J., H. Kaunitz and C. A. Slanetz: Ovulation, fertilization, and transport of ova in old, vitamin E deficient rats. J. Nutr. 38, 97—104 (1949). — Bragdon, J. H., and H. D. Levine: Myocarditis in vitamin E-deficient rabbits. Amer. J. Path. 25, 265—271 (1949).

Casselman, W. G. B.: The in vitro preparation and histochemical properties of substances resembling ceroid. J. exp. Med. 94, 549—562 (1951).

Dam, H., and H. Granados: Peroxidation of body fat in vitamin E deficiency. Acta physiol. scand. 10, 162—171 (1945). — Dam, H., I. Kruse, I. Prange and E. Søndergaard: Substances affording a partial protection against certain vitamin E deficiency symptoms. Acta physiol. scand. 22, 299—310 (1951). — Demole, V.: Pharmakologisches über Vitamin E (Verträglichkeit des synthetischen dl-α-Tocopherols und seines Acetats). Int. Z. Vitaminforsch. 8, 338—347 (1939). ~ Guérison des lésions dégénératives de l'utérus de la ratte carencée par l'acétate de tocophérol. Schweiz. med. Wschr. 71, 1251—1253 (1941).

Elftman, H., H. Kaunitz and C. A. Slanetz: Histochemistry of uterine pigment in vitamin E-deficient rats. Ann. N.Y. Acad. Sci. 52, 72—79 (1949). — Emerson, G. A., and H. M. Evans: Restoration of fertility in successively older E-low female rats. J. Nutr. 18, 501—506 (1939). — Evans, H. M., and G. A. Emerson: The prophylactic requirement of the rat for alpha tocopherol. J. Nutr. 26, 555—568 (1943).

Filer jr., L. J., R. E. Rumery and K. E. Mason: Trans. 1st Conf. on Biol. Antioxidants, Josiah Macy jr. Foundation, New York 1946, p. 67. Zit. nach W. H. Sebrell jr. and R. S. Harris, The Vitamins, vol. 3, p. 517. New York: Academic Press Inc., Publ. 1954.

GRANADOS, H., E. AAES-JØRGENSEN and H. DAM: Influence of certain nutritient on changes in adipose and dental tissues of vitamin E-deficient rats. Brit. J. Nutr. 3, 320—334 (1949).

HESSLER, W.: Effet de la carence en vitamine E sur la structure et la réactivité de l'utérus de la ratte. Int. Z. Vitaminforsch. 11, 9—29 (1941).

KAUNITZ, H., and C. A. SLANETZ: Influence of alpha tocopherol on implantation in old rats. Proc. Soc. exp. Biol. (N.Y.) 66, 334—337 (1947). ~ Implantation in normal and vitamin E deficient rats. J. Nutr. 36, 331—338 (1948).

LILLIE, R. D.: Ethylenic reaction of ceroid with performic acid and Schiff reagent. Stain Technol. 27, 37—45 (1952). — LILLIE, R. D., L. L. ASHBURN, W. H. SEBRELL and J. V. LOWRY: Histogenesis and repair of the hepatic cirrhosis in rats produced on low protein diets and preventable with choline. Publ. Hlth Rep. (Wash.) 57, 502—509 (1942). — LINDNER, E.: Elektronenmikroskopische Untersuchungen von braunen fluoreszierenden Pigmenten bei Vitamin E-Mangel. Ärztl. Forsch. 1954 I, 505—513. ~ Die submikroskopische Struktur der pigmenthaltigen glatten Muskelzelle im Uterus von Vitamin E-Mangel-Ratten. Beitr. path. Anat. 117, 1—16 (1957).

MARTIN, A. J. P., and T. MOORE: Some effects of prolonged vitamin E deficiency in the rat. J. Hyg. (Lond.) 39, 643—650 (1939). — MASON, K. E., and A. F. EMMEL: Yale J. Biol. Med. 17, 189 (1944). Zit. nach W. H. SEBRELL jr. and R. S. HARRIS, The Vitamins, vol. 3, p. 516. New York: Academic Press Inc., Publ. 1954. ~ Vitamin E and muscle pigment in the rat. Anat. Rec. 92, 33—59 (1945). — MASON, K. E., and I. R. TELFORD: Some manifestations of vitamin E deficiency in the monkey. Arch. Path. (Chicago) 43, 363—373 (1947). — MEYER, A. N., and L. M. McCORMICK: Studies in scurvy. Stanf. Univ. Publ. med. Sci. 2, 127—233 (1928). — MOORE, T., and Y. L. WANG: The fluorescence of the tissues in avitaminosis E. Biochem. J. 37, Proc. i (1943). ~ Formation of fluorescent pigment in vitamin E-deficiency. Brit. J. Nutr. 1, 53—64 (1947).

PAPPENHEIMER, A. M., and J. VICTOR: „Ceroid" pigment in human tissues. Amer. J. Path. 22, 395—413 (1946).

RADICE, J. C., and M. L. HERRAIZ: Fluorescent pigments in the uteri of vitamin E-deficient rats. Ann. N.Y. Acad. Sci. 52, 126—128 (1949). — RUPPEL, W.: Organveränderungen bei E-avitaminotischen Ratten. Naunyn-Schmiedeberg's Arch. exp. Path. Pharmak. 206, 584—601 (1949).

TVERDY, G., A. L. FRÖHLICH et B. FIERENS: L'avitaminose E au cours de la sprue. Acta gastro-ent. belg. 12, 221—232 (1949).

VICTOR, J., and A. M. PAPPENHEIMER: The influence of choline, cystine, and of α-tocopherol upon the occurrence of ceroid pigment in dietary cirrhosis of rats. J. exp. Med. 82, 375—383 (1945).

WOLBACH, S. B., and O. A. BESSEY: Tissue changes in vitamin deficiency. Physiol. Rev. 22, 233—289 (1942).

9. Quergestreifte Muskulatur (S. 820—828).

ADAMSTONE, F. B., J. L. KRIDER and M. F. JAMES: Response of swine to vitamin E-deficient rations. Ann. N.Y. Acad. Sci. 52, 260—268 (1949). — ALOISI, M.: Lesioni biochimiche delle proteine muscolari nella avitaminosi E. 3. Internat. Vitamin E-Kongr. Venedig 5.—8. Sept. 1955, S. 475—520. — ALOISI, M., A. ASCENZI and E. BONETTI: Submicroscopical changes in muscles of vitamin E deficient rabbits. J. Path. Bact. 64, 321—327 (1952). — ALOISI, M., e E. BONETTI: Estese lesioni muscolari provocate nel ratto per prolongata carenza di donatori di metili. Arch. Sci. biol. (Bologna) 36, 205—218 (1952). — AMES, S. R., and H. A. RISLEY: Aminoaciduria in progressive muscular dystrophy. Proc. Soc. exp. Biol. (N.Y.) 68, 131—135 (1948). — ANDERSON, H. D., C. A. ELVEHJEM and J. E. GONCE jr.: Vitamin E deficiency in dogs. Proc. Soc. exp. Biol. (N.Y.) 42, 750—755 (1939). — ANTOPOL, W., and C. E. SCHOTLAND: The use of vitamin B₆ in pseudohypertrophic muscular dystrophy. J. Amer. med. Ass. 114, 1058—1059 (1940). — ASCHOFF, L., u. W. KOCH: Eine pathologisch-anatomische Studie. Jena: Gustav Fischer 1919. — ASHBURN, L. L., F. S. DAFT, K. M. ENDICOTT and L. L. SEBRELL: Lesions in rats given sulfaguanidine in purified diets. Publ. Hlth Rep. (Wash.) 57, 1883—1891 (1942). — AZZONE, G. F., and M. ALOISI: Early changes of myosin in vitamin E deficient rabbits. Biochim. biophys. Acta 18, 451 (1955).

BECKMANN, R.: Therapeutische Erfahrungen bei der Behandlung der Erbschen Dystrophia musculorum progressiva mit Tocopherylphosphat und Inosit. Dtsch. Z. Nervenheilk. 167, 16—30 (1951). ~ Vitamin E. Z. Vitamin-, Hormon- u. Fermentforsch. 7, 153—222, 281—376 (1955a). ~ Über die Beziehungen des Vitamin E zu anderen Vitaminen. In: Vitamina E. Atti del terzo Congr. Internaz., Venezia, 1955b. Verona: Edizioni Valdonega 1956. S. 183 bis 208. — BECKMANN, R., u. E. BUDDECKE: Zum Verhalten der Aldolaseaktivität bei muskeldystrophischen Vitamin E-Mangelratten. Klin. Wschr. 34, 818—819 (1956). — BLAXTER, K. L.: Prevention and cure of enzootic muscular dystrophy in beef cattle. Nature (Lond.) 172, 1006—1007 (1953). — BLAXTER, K. L., F. BROWN and A. M. MACDONALD: The nutrition of the young ayrshire calf. Brit. J. Nutr. **7**, 105—123 (1953). — Blaxter, K. L., P. S. Watts and W. A. Wood: The nutrition of the young ayrshire calf. Brit. J. Nutr. **6**, 125—144 (1952). — Blaxter, K. L., and W. A. Wood: The nutrition of the young ayrshire calf. Brit. J. Nutr. **6**, 144—163 (1952). — Blaxter, K. L., W. A. Wood and A. M. Macdonald: The nutrition of the young ayrshire calf. 11. The toxicity of cod-liver oil. Brit. J. Nutr. **7**, 34—50 (1953). — Boas, M. A.: The effect of desiccation upon the nutritive properties of egg-white. Biochem. J. **21**, 712—724 (1927). — Bonetti, E., M. Aloisi e P. Merucci: Modificazioni nelle proteine muscolari contrattili del coniglio in corso di avitaminosi E. Experientia (Basel) **8**, 69—70 (1952). — Boyle, P. E., and J. T. Irving: Skeletal muscle changes in scurvy with a note on the mechanism of the attachment of myofibrils to tendon. Science **114**, 572—573 (1951). — Braunsteiner, H., u. F. Mlczoch: Über den Einfluß des α-Tocopherols auf den Stoffwechsel. Experientia (Basel) **6**, 234 (1950).

Cartwright, G. E., B. Tatting, J. Robinson, N. M. Fellows, F. D. Gunn and M. M. Wintrobe: Hematologic manifestations of vitamin B_{12} deficiency in swine. Blood **6**, 867—891 (1951). — Christensen, H. N., and E. L. Lynch: Decrease of glycine and glutamine in skeletal muscle and of glutamine in liver in ascorbic acid deficiency in the guinea pig. J. biol. Chem. **172**, 107—110 (1948).

Dalldorf, G.: The lesions in the skeletal muscles in experimental scorbutus. J. exp. Med. **50**, 293—298 (1929). — Dam, H., I. Prange and E. Søndergaard: Muscular degeneration (white striation of muscles) in chicks reared on vitamin E-deficient, low fat diets. Acta path. microbiol. scand. **31**, 172—184 (1952). — Denny-Brown, D.: The nature of muscular diseases. Canad. med. Ass. J. **67**, 1—6 (1952). — Dinning, J. S., L. D. Seager and P. L. Day: Acute vitamin E deficiency in the monkey. Fed. Proc. **10**, 380—381 (1951). — Draper, H. H., M. F. James and B. C. Johnson: Tri-o-cresyl phosphate as a vitamin E antagonist for the rat and lamb. J. Nutr. **47**, 583—600 (1952).

Evans, H. M.: New light on the biological rôle of vitamin E. J. Mt Sinai Hosp. **6**, 233—244 (1940). — Evans, H. M., and G. O. Burr: Development of paralysis in the suckling young of mothers deprived of vitamin E. J. biol. Chem. **76**, 273—297 (1928).

Ferguson, T. M., R. H. Rigdon and J. R. Couch: A pathologic study of vitamin B_{12}-deficient embryos. Arch. Path. (Chicago) **60**, 393—400 (1955). — Follis jr., R. H.: The pathology of nutritional disease. Springfield, Ill.: Ch. C. Thomas 1948.

Gruber, M.: The influence of carbohydrate on the origin of symptoms and the onset of death in thiamine deficient pigeons. Biochim. biophys. **9**, 333 (1952). — György, P.: In Handbuch der Kinderheilkunde, 4. Aufl., Kap. 10, S. 45. Berlin: F. C. W. Vogel 1935. ~ Dietary treatment of scaly desquamative dermatoses of the seborrheic type. Arch. Derm. Syph. (Chicago) **43**, 230—247 (1941).

Hart, C., u. O. Lessing: Der Skorbut der kleinen Kinder. Stuttgart: Ferdinand Enke 1913. — Hines, H. M., B. Lazere, J. D. Thomson and C. H. Cretzmeyer: A study of neuro-muscular regeneration under different levels of vitamin C intakes. J. Nutr. **27**, 303—308 (1944). — Höjer, J. A.: Studies in scurvy. Acta paediat. (Uppsala), Suppl. **3**, 8—278 (1924). — Holst, A., and T. Frölich: Experimental studies relating to ship-beri-beri and scurvy. J. Hyg. (Lond.) **7**, 634—671 (1907). — Hove, E. L., and D. H. Copeland: Progressive muscular dystrophy in rabbits as result of chronic choline deficiency. J. Nutr. **53**, 391—405 (1954). — Hove, E. L., and H. R. Seibold: Liver necrosis and altered fat composition in vitamin E-deficient swine. J. Nutr. **56**, 173—186 (1955).

Iwabuchi, T.: Über Organanalysen bei experimentellem Skorbut der Meerschweinchen nebst einigen Angaben über den Blutbefund. Z. ges. Med. **30**, 65—79 (1922).

Jones, T. C., and W. O. Reed: Muscular dystrophy in a foal. J. Amer. vet. med. Ass. **113**, 170—175 (1948).

Kircher, W.: Zur Behandlung von schlaffen Paresen und Muskelatonien im Kindesalter mit Vitamin B_6 (Pyridoxin). Med. Klin. **1952**, 1026—1030. ~ Untersuchungen über die Wirksamkeit des Vitamins B_6 (Pyridoxin) bei diphtherischen Lähmungen. Int. Z. Vitamin-forsch. **25**, 175—185 (1954). — Kwiatkowski, W., u. C. Szmigiel: Kaliumgehalt der Muskeln bei experimenteller C-Avitaminose. Przegl. lek., Krakow **7**, 173—174 (1953). Ref. Schweiz. med. Wschr. **1954**, 1049.

Landauer, W.: The effect of estradiol benzoate and corn oil on bone structure of growing cockerels exposed to vitamin D-deficiency. Endocrinology **55**, 686—695 (1954). — Lecoq, R., et P. Isidor: Modifications histopathologiques de l'avitaminose E. Thérapie **4**, 84—88 (1949).

Macdonald, A. M., K. L. Blaxter, P. S. Watts and W. A. Wood: The nutrition of the young ayrshire calf. 10. Histopathology of muscular dystrophy and its relation to muscle chemistry. Brit. J. Nutr. **6**, 164—169 (1952). — Machlin, L. J., and W. D. Shalkop: Muscular degeneration in chickens fed diets low in vitamin E and sulfur. J. Nutr. **60**, 87—96 (1956). — Mackenzie, J. B., H. Rosenkrantz, S. Ulick and A. T. Milhorat: The biological activity of α-tocopherylquinone. J. biol. Chem. **183**, 655—662 (1950). — Madsen, L. L., C. M. McCay and L. A. Maynard: Possible relationships between cod liver oil and muscular degeneration of herbivora fed synthetic diets. Proc. Soc. exp. Biol. (N.Y.) 30, 1434—1438 (1933). ~ Synthetic diets for herbivora, with special reference to the toxicity of cod-liver oil. Cornell Univ. agric. exp. St. Mem. 178, 3—53 (1935). — MALAMUD, N., M. M. NELSON and H. M. EVANS: The effect of chronic vitamin E deficiency on the nervous system in the rat. Ann. N.Y. Acad. Sci. 52, 135—138 (1949). — MARKEES, S.: Über die Wirkungsweise von Vitamin E. Helv. med. acta 21, 516—519 (1954). — MASON, K. E., M. Y. DJU and S. J. CHAPIN: Vitamin E content of tissues in progressive muscular dystrophy. Fed. Proc. 12, 422 (1953). — MASON, K. E., and A. F. EMMEL: Vitamin E and muscle pigment in the rat. Anat. Rec. 92, 33—59 (1945). — MASON, K. E., and G. R. HARTSOUGH: „Steatitis" or „yellow fat" in mink, and its relation to dietary fats and inadequacy of vitamin E. J. Amer. vet. med. Ass. 119, 72—75 (1951). — MASON, K. E., and I. R. TELFORD: Some manifestations of vit-amin E deficiency in the monkey. Arch. Path. (Chicago) 43, 363—373 (1947). — MAXIMO-WITSCH, N. A., D. L. FERDMAN u. W. A. GRIGORIEWA: Morphologische Veränderungen in den Muskeln von Kaninchen bei experimenteller Muskeldystrophie. Dtsch. Gesundh.-Wes. 1953, 92—95. — McEACHERN, D.: Diseases and disorders of muscle function. Bull. N.Y. Acad. Med. 27, 3—23 (1951). — MEYER, A. W., and L. M. McCORMICK: Studies in scurvy. Stanf. Univ. Publ. med. Sci. 2, 1—107 (1928). — MILHORAT, A. T., and W. E. BARTELS: The defect in utilization of tocopherol in progressive muscular dystrophy. Science 101, 93—94 (1945). — MILHORAT, A. T., J. B. MACKENZIE, S. ULICK, H. ROSENKRANTZ and W. E. BARTELS: Obser-vations on a biologically active vitamin E derivate present in hog gastric mucin and in hog stomach lining. The biologic activity of DL α-tocopherylhydroquinone. Ann. N.Y. Acad. Sci. 52, 334—340 (1949). — MILHORAT, A. T., F. C. WEBER and V. TOSCANI: Metabolic studies in dermatomyositis, with a note on the effect of wheat germ. Proc. Soc. exp. Biol. (N.Y.) 43, 470—473 (1940). — MINOT, A. S., and H. E. FRANK: Serum tocopherol. Its relation to failure of vitamin E therapy of pseudohypertrophic muscular dystrophy. Amer. J. Dis. Child. 67, 371—375 (1944). — MINOT, A. S., H. FRANK and D. DZIEWIATKOWSKI: The occur-rence of pentose and phosphorus-containing complexes in the urine of patients with progressive muscular dystrophy. Arch. Biochem. 20, 394—399 (1949). — MINOT, A. S., and M. GRIMES: The urinary excretion of pentose and phosphorus-containing complexes in nutritional muscular dystrophy. J. Nutr. 39, 159—165 (1949). — MONFOORT, C. H.: On the ratio of thiamine pyro-phosphate content and rate of acetoin production in homogenates of various muscles of normal and thiamine deficient pigeons. Biochim. biophys. Acta 9, 331—332 (1952). — MORETTI, I.: La muscolatura striata nel rachitismo sperimentale. Acta vitamin. (Milano) 1953, 240—245.

NELSON, A. A.: Hemorrhagic cortical necrosis of adrenals in rats on deficient diets. Publ. Hlth Rep. (Wash.) 54, 2250—2256 (1939). — NITOWSKY, H. M., H. H. GORDON and J. T. TILDON: Studies of tocopherol deficiency in infants and children. IV. The effect of alpha-tocopherol on creatinuria in patients with cystic fibrosis of the pancreas and biliary atresia. Bull. Johns Hopk. Hosp. 98, 361—371 (1956). — NOTHACKER, E. G., and M. G. NETSKY: Myo-cardial lesions in progressive muscular dystrophy. Arch. Path. (Chicago) 50, 578—590 (1950).

OLCOTT, H. S.: The paralysis in the young of vitamin E deficient female rats. J. Nutr. 15, 221—227 (1938). — OPPENHEIMER, E. H.: Focal necrosis of striated muscle in an infant cystic fibrosis of the pancreas and evidence of lack of absorption of fat soluble vitamins. Bull. Johns Hopk. Hosp. 98, 353—359 (1956). — ORR, W. F., and A. S. MINOT: Ribosuria. A clinical test for muscular dystrophy. Arch. Neurol. Psychiat. (Chicago) 67, 483—486 (1952).

PAPPENHEIMER, A. M.: The pathology of nutritional muscular dystrophy in young rats. Amer. J. Path. 15, 179—184 (1939). ~ Certain nutritional disorders of laboratory animals due to vitamin E deficiency. J. Mt Sinai Hosp. 7, 65—76 (1940). ~ Muscular disorders associated with deficiency of vitamin E. Physiol. Rev. 23, 37—50 (1943). ~ On certain aspects of vitamin E deficiency. Amer. lectures series No 17. Springfield, Ill.: Ch. C. Thomas 1948. — PAPPENHEIMER, A. M., and M. GOETTSCH: Nutritional myopathy in ducklings. J. exp. Med. 59, 35—42 (1934). — PECORA, L. J.: Electrolyte changes in tissues of chronic thiamine deficient rats and influence of certain steroids. Amer. J. Physiol. 169, 554—560 (1952). — PIANA, C.: Vitamine E e processi di riparazione delle ferite sperimentali nei muscoli striati. Acta vitamin. (Milano) 6, 69—75 (1952).

RABINOVITCH, R., W. C. GIBSON and D. McEACHERN: Neuromuscular disorders amenable to wheat germ oil therapy. J. Neurol. Psychiat. 14, 95—100 (1951). — RUPPEL, W.: Organ-veränderungen bei E-avitaminotischen Ratten. Naunyn-Schmiedeberg's Arch. exp. Path. Pharmak. 206, 584—601 (1949).

SCHUHMACHER, H. H., u. R. SCHINDLER: Zur Morphologie der E-Avitaminose. Zbl. allg. Path. path. Anat. 96, 563—571 (1957). — SEKIZIMA, K.: Vergleichende Beobachtung der Veränderung der Skelettmuskulatur bei experimenteller A-, B- oder C-Avitaminose. Mitt. med. Akad. Kioto 32, 836—838 (1941). — SERVIGNE, M., et T. TERROINE: Troubles moteurs et teneur en potassium musculaire chez le rat carencé en biotine. Arch. Sci. physiol. 8, 227—232 (1954). — SHAW, J. H., and P. H. PHILLIPS: Pathological studies of acute biotin deficiency in the rat. Proc. Soc. exp. Biol. (N.Y.) 51, 406—407 (1942). — SHY, G. M., and

D. McEachern: The clinical features and response to cortisone of menopausal muscular dystrophy. J. Neurol. Psychiat. 14, 101—107 (1951). — Stevens, F. E., and F. H. Tyler: Studies in disorders of muscle. V. The inheritance of childhood progressive muscular dystrophy in 33 kindreds. Amer. J. hum. Genet. 3, 111—125 (1951). — Studer, A.: Unveröffentlicht. — Swank, R. L., and R. D. Adams: Pyridoxine and pantothenic acid deficiency in swine. J. Neuropath. exp. Neurol. 7, 274—286 (1948).

Telford, I. R., G. A. Emerson and H. M. Evans: Histological changes in skeletal musculature of paralyzed suckling young of E-low rats. Proc. Soc. exp. Biol. (N.Y.) 41, 291—295 (1939). ~ Microscopic lesions without functional impairment of striated musculature of suckling E-low rats. Proc. Soc. exp. Biol. (N.Y.) 45, 135—139 (1940). — Tentori, L., G. Toschi e G. Vivaldi: L'effetto dell'ipertiroidismo sperimentale sulla comparsa di lesioni muscolari nel ratto mantenuto ad una dieta carente di vitamine E. R. C. Ist. sup. Sanità 47, 106—114 (1954). — Tonutti, E.: Degeneration und Regeneration der quergestreiften Muskelfaser bei Vitamin E-freier Ernährung. Z. ges. exp. Med. 114, 453—493 (1945). — Torda, C., and H. G. Wolff: Effect of vitamins on sensitivity of striated muscle to acetylcholine and potassium. Exp. Med. Surg. 4, 50—53 (1946). — Tyler, F. H., and F. E. Stevens: Studies in disorders of muscle. II. Clinical manifestations and inheritance of facioscapulo humeral dystrophy in a large family. Ann. intern. Med. 32, 640—660 (1950). ~ Studies in disorders of muscle. IV. The clinical manifestations and inheritance of childhood progressive muscular dystrophy. Ann. intern. Med. 35, 169—185 (1951).

Vawter, L. R., and E. Records: Muscular dystrophy (white muscle disease) in young calves. J. Amer. vet. med. Ass. 110, 152—157 (1947). — Verzár, F.: Kreatinurie bei Mangel an Vitamin E und ihre Heilung durch dl-α-Tocopherol. Schweiz. med. Wschr. 69, 738—741 (1939). ~ Experimentelle Befunde für eine Theorie des Angriffspunktes von Vitamin E. In: Vitamina E. Atti del terzo Congr. Internaz., Venezia, 1955. Verona: Edizioni Valdonega 1956, S. 161—182.

Wang, H., H. E. Scheid and B. S. Schweigert: Histological studies with rats fed diets containing iodinated casein and different levels of vitamin B_{12}. Proc. Soc. exp. Biol. (N.Y.) 85, 382—384 (1954). — Willman, J. P., J. K. Loosli, S. A. Asdell, F. B. Morrison and P. Olafson: Prevention and cure of muscular stiffness (stiff-lamb-disease) in lambs. J. anim. Sci. 4, 128—132 (1945). ~ Vitamin E prevents and cures the „stiff-lamb-disease". Cornell Vet. 36, 200—204 (1946). — Wolbach, S. B., and O. A. Bessey: Tissue changes in vitamin deficiency. Physiol. Rev. 22, 233—289 (1942). — Woolley, D. W.: Relationship of pantothenic acid and inositol to alopecia in mice. Proc. Soc. exp. Biol. (N.Y.) 46, 565—569 (1941).

Yakovlev, N. N.: J. physiol. USSR. 30, 391 (1941). Zit. nach M. E. Reid in W. H. Sebrell jr. and R. S. Harris, The Vitamins, vol. I, p. 284. New York: Academic Press Inc. Publ. 1954. — Young, J. M., and J. S. Dinning: Relationship of vitamin E to nucleic acid metabolism. J. biol. Chem. 193, 743—747 (1951).

Zatuchni, J., E. E. Aegerter, L. Molthan and C. R. Shuman: The heart in progressive muscular dystrophy. Circulation 3, 846—853 (1951).

10. Herzmuskel (S. 828—839).

Aalsmeer, W. C., u. K. F. Wenckebach: Herz und Kreislauf bei der Beriberi-Krankheit. Wien. Arch. inn. Med. 16, 193—272 (1929). — Ames, S. R., P. S. Sarma and C. A. Elvehjem: Transaminase and pyridoxine deficiency. J. biol. Chem. 167, 135—141 (1947). — Ashburn, L. L., F. S. Daft, K. M. Endicott and L. L. Sebrell: Lesions in rats given sulfaguanidine in purified diets. Publ. Hlth Rep. (Wash.) 57, 1883—1891 (1942). — Ashburn, L. L., and J. V. Lowry: Development of cardiac lesions in thiamine-deficient rats. Arch. Path. (Chicago) 37, 27—33 (1944).

Bacigalupo, F. A., B. V. Alfredson, R. W. Luecke and F. Thorp: Electrocardiographic changes in vitamin E-deficient lambs. Amer. J. vet. Res. 14, 214—218 (1953). — Baer, S., W. I. Heine and D. B. Gelfond: Some experiences with the use of vitamin E in various cardiac conditions. Ann. N.Y. Acad. Sci. 52, 412 (1949). — Ball, J. D., A. W. Williams and J. N. P. Davies: Endomyocardial fibrosis. Lancet 1954 I, 1049—1054. — Baron, J. H., and L. C. Oliver: Fulminating beriberi. Lancet 1958 I, 354—356. — Baum, G. L., and W. Stein: Vitamin E therapy in heart disease. Wis. med. J. 48, 315—317 (1949). — Benchimol, A. B., and P. Schlesinger: Beriberi heart disease. Amer. Heart J. 46, 245—263 (1953). — Blankenhorn, M. A.: The diagnosis of beriberi heart. Ann. intern. Med. 23, 398—404 (1945). — Blaxter, K. L., P. S. Watts and W. A. Wood: The nutrition of the young ayrshire calf. 8. Muscular dystrophy in the growing calf. Brit. J. Nutr. 6, 125—144 (1952). — Blaxter, K. L., and W. A. Wood: The nutrition of the young ayrshire calf. 9. Composition of the tissues of normal and dystrophic calves. Brit. J. Nutr. 6, 144—163 (1952). — Bragdon, J. H., and H. D. Levine: Myocarditis in vitamin E-deficient rabbits. Amer. J. Path. 25, 265—271 (1949). — Burlamaqui, B. A., and P. Schlesinger: Beriberi heart disease. Amer. Heart J. 46, 245—263 (1953).

CARTWRIGHT, G. E., B. TATTING, J. ROBINSON, N. M. FELLOWS, F. D. GUNN and M. M. WINTROBE: Hematologic manifestations of vitamin B_{12} deficiency in swine. Blood 6, 867—891 (1951). — CULIK, R., F. A. BACIGALUPO, F. THORP jr., R. W. LUECKE and R. H. NELSON: Vitamin E deficiency in the lamb. J. anim. Sci. 10, 1006—1016 (1951).

DAGIANTI, A.: L'esame elettrocardiografico nel colombo. Contributo di tecnica. Contributo alla conoscenza del quadro elettrocardiografico del colombo beriberico per dieta orizanica. Boll. Soc. ital. Biol. sper. 30, 82—83, 84—86 (1954). — DAVIS, R. A., and A. WOLF: Infantile beriberi associated with Wernicke's encephalopathy. Pediatrics (USA) 21, 409—420 (1958). — DESSAU, F. I., L. LIPCHUCK and S. KLEIN: Heart lesions in mice given diets deficient in vitamin E and K. Proc. Soc. exp. Biol. (N.Y.) 87, 522—524 (1954). — DONEGAN, CH. D., A. L. MESSER, E. S. ORGAIN and J. M. RUFFIN: Negative results of tocopherol therapy in cardiovascular disease. Amer. J. med. Sci. 217, 294—299 (1949). — DRURY, A. N., L. J. HARRIS and C. MAUDSLEY: Vitamin B deficiency in the rat. Bradycardia as a distinctive feature. Biochem. J. 24, 1632—1649 (1930).

EICHERT, H.: Vitamin E, therapeutic perpetration. Sth. med. J. (Bgham, Ala.) 42, 717—720 (1949). — ENGEL, R. W., and W. D. SALMON: Improved diets for nutritional and pathologic studies of choline deficiency in young rats. J. Nutr. 22, 109—117 (1941). — ETTEN, C. VAN, N. R. ELLIS and L. L. MADSEN: Studies on the thiamine requirement of young swine. J. Nutr. 20, 607—625 (1940). — EVANS, C. A., W. E. CARLSON and R. G. GREEN: The pathology of chastek paralysis in foxes. A counterpart of Wernicke's hemorrhagic polioencephalitis of man. Amer. J. Path. 18, 79—91 (1942).

FEIL, H.: A clinical study of the electrocardiogram and of the phases of cardiac systole in pellagra. Amer. Heart J. 11, 173—184 (1936). — FERGUSON, T. M., and J. R. COUCH: Further gross observations on the B_{12} deficient chick embryo. J. Nutr. 54, 361—370 (1954). — FERGUSON, T. M., R. H. RIGDON and J. R. COUCH: A pathologic study of vitamin B_{12}-deficient chick embryos. Arch. Path. (Chicago) 60, 393—400 (1955). — FOLLIS jr., R. H.: Myocardial necroses in rats on a potassium low diet prevented by thiamine deficiency. Bull. Johns Hopk. Hosp. 71, 235—241 (1942). ~ The pathology of nutritional disease. Springfield, Ill.: Ch. C. Thomas 1948. ~ Beriberi. Fed. Proc. 17, Suppl. No 2, 20—31 (1958). ~ Deficiency disease. Springfield, Ill.: Ch. C. Thomas 1958. — FOLLIS jr., R. H., M. H. MILLER, M. M. WINTROBE and H. J. STEIN: Development of myocardial necrosis and absence of nerve degeneration in thiamine deficiency in pigs. Amer. J. Path. 19, 341—357 (1943). — FOLLIS jr., R. H., E. ORENT-KEILES and E. V. MCCOLLUM: The production of cardiac and renal lesions in rats by a diet extremely deficient in potassium. Amer. J. Path. 18, 29—39 (1942).

GATZ, A. J., and O. B. HOUCHIN: The histology of vitamin E deficient rabbit hearts. Anat. Rec. 94, 462 (1946). ~ Studies on the heart of E-deficient rabbits. Anat. Rec. 99, 578 (1947). ~ Studies on the heart of E-deficient rabbits. Anat. Rec. 110, 249—265 (1951). — GENARD, P.: Les résultats du traitement de l'infarctus du myocarde par l'acide nicotinique comparés aux résultats du traitement classique. Etude de quelques cas personnels. Rev. méd. Liège 5, 398 (1950). — GILLANDERS, A. D.: Nutritional heart disease. Brit. Heart J. 13, 177—196 (1951). — GILLMAN, J.: Effects on rats of prolonged feeding with staple African diet. Brit. med. J. 1944 I, 149—150. — GILLMAN, J., and T. GILLMAN: Structure of liver in pellagra. Arch. Path. (Chicago) 40, 239—263 (1945). — GILLMAN, T., and J. GILLMAN: Hepatic damage in infantile pellagra and its response to vitamin, liver and dried stomach. Therapy as determined by repeated liver biopsies. J. Amer. med. Ass. 129, 12 (1945). — GREELEY, H. P.: Beriberi heart disease. Geriatrics 13, 232—234 (1958). — GULLICKSON, T. W.: The relation of vitamin E to reproduction in dairy cattle. Ann. N.Y. Acad. Sci. 52, 256—259 (1949). — GULLICKSON, T. W., and CH. E. CALVERLEY: Cardiac failure in cattle on vitamin E-free rations as revealed by electrocardiograms. Science 104, 312—315 (1946).

HACKEL, D. B., W. T. GOODALE and J. KLEINERMAN: Effects of thiamine deficiency on myocardial metabolism in intact dogs. Amer. Heart J. 46, 883—894 (1953). — HARRER, C. J., and C. G. KING: Ascorbic acid deficiency and enzyme activity in guinea pig tissues. J. biol. Chem. 138, 111—121 (1941). — HARTROFT, W. S., and G. F. BUCKLEY: Dietary choline and cardiovascular system of the rats. Ref. Fed. Proc. 13, 431 (1954). — HIGGINSON, J.: Beriberi. Fed. Proc. 17, Suppl. 2, 21—22 (1958). — HIGGINSON, J., A. D. GILLANDERS and J. F. MURRAY: The heart in chronic malnutrition. Brit. Heart J. 14, 213—224 (1952). — HOUCHIN, O. B., and P. W. SMITH: Cardiac insufficiency in the vitamin E deficient rabbit. Amer. J. Physiol. 141, 242—248 (1944).

JOHNSON, B. C., J. A. PINKOS and K. A. BURKE: Pyridoxine-deficiency in the calf. J. Nutr. 40, 309—322 (1950). — JONES, C. C., S. O. BROWN, L. R. RICHARDSON and J. G. SINCLAIR: Tissue abnormalities in newborn rats from vitamin B_{12} deficient mothers. Proc. Soc. exp. Biol. (N.Y.) 90, 135—140 (1955).

KING, W. D., and W. H. SEBRELL: Alterations in the cardiac conduction mechanism in experimental thiamine deficiency. Publ. Hlth Rep. (Wash.) 61, 410—414 (1946).

LANGEN, C. D. DE, and A. LICHTENSTEIN: A clinical text-book of tropical medicine. Amsterdam 1936. — LECOQ, R., et P. ISIDOR: Modifications histopathologiques de l'avitaminose E. Thérapie 4, 84—88 (1949). — LEITNER, Z. A.: Postoperative malabsorption. Secondary protein malnutrition syndrome. Lancet 1958 II, 507. — LEUTHARDT, F.: Lehrbuch der physiologischen Chemie. Vitamin B₁, S. 681. Berlin: W. de Gruyter & Co. 1955. — LEVY, H., and E. P. BOAS: Vitamin E in heart disease. Ann. intern. Med. 28, 1117—1124 (1948). — LILLIE, R. D.: Pathology of experimental blacktongue. Nat. Inst. Hlth Bull. 162, 13—21 (1933). — LIPPINCOTT, S. W., and H. P. MORRIS: Morphologic changes associated with pantothenic acid deficiency in the mouse. J. nat. Cancer Inst. 2, 39—46 (1941). — LÖFFLER, W.: Endocarditis parietalis fibroplastica mit Bluteosinophilie. Schweiz. med. Wschr. 66, 817—820 (1936). — LOHMANN, K., u. P. SCHUSTER: Zit. nach F. LEUTHARDT, Lehrbuch der physiologischen Chemie. Vitamin B₁. Berlin: W. de Gruyter & Co. 1955.

MACDONALD, A. M., K. L. BLAXTER, P. S. WATTS and W. A. WOOD: The nutrition of the young ayrshire calf. 10. Histopathology of muscular dystrophy and its relation to muscle chemistry. Brit. J. Nutr. 6, 164—169 (1952). — MADSEN, L. L., C. M. McCAY and L. A. MAYNARD: Possible relationship between cod liver oil and muscular degeneration of herbivora fed synthetic diets. Proc. Soc. exp. Biol. (N.Y.) 30, 1434—1438 (1933). ~ Synthetic diets for herbivora, with special reference to the toxicity of cod-liver oil. Cornell Univ. agric. exp. Sta. Mem. 178, 3—53 (1935). — MAKINSON, D. H., S. OLEESKY and R. V. STONE: Vitamin E in angina pectoris. Lancet 1948 I, 102. — MARTIN, G. J., and F. B. FAUST: The heart in avitaminosis E. Exp. Med. Surg. 5, 405—410 (1947). — MASON, K. E., and A. F. EMMEL: Vitamin E and muscle pigment in the rat. Anat. Rec. 92, 33—59 (1945). — MASON, K. E., and I. R. TELFORD: Some manifestations of vitamin E deficiency in the monkey. Arch. Path. (Chicago) 43, 363—373 (1947). — McBROOM, J., D. A. SUNDERLAND, J. R. MOTE and T. D. JONES: Effect of acute scurvy on the guinea-pig heart. Arch. Path. (Chicago) 23, 20—32 (1937). — McCARTHY, P. T., and L. R. CERECEDO: Vitamin A deficiency in the mouse. J. Nutr. 46, 361—376 (1952). — MERUCCI, P., e G. B. GILOT: Alterazioni elettrocardiografiche ed istopatologiche nel miocardio di conigli in avitaminosi E. Arch. De Vecchi Anat. pat. 19, 737—747 (1953). — MEYER, A. W., and L. M. McCORMICK: Studies in scurvy. Stanf. Univ. Publ. med. Sci. 2, 127—233 (1928). — MILLER, O. N., J. W. GODDARD, R. E. OLSON and F. J. STARE: Folic acid deficiency in the duck. J. Nutr. 49, 65—77 (1953). — MULDER, A. G., A. J. GATZ and B. TIGERMAN: Phosphate and glycogen determinations in the hearts of vitamin E-deficient rabbits. Amer. J. Physiol. 179, 246—248 (1954).

NELSON, A. A.: Hemorrhagic cortical necrosis of adrenals in rats on deficient diets. Publ. Hlth Rep. (Wash.) 54, 2250—2256 (1939).

OLSON, R. E., and F. J. STARE: The metabolism in vitro of cardiac muscle in pantothenic acid deficiency. J. biol. Chem. 190, 149—164 (1951).

PAPPENHEIMER, A. M., and J. VICTOR: „Ceroid" pigment in human tissues. Amer. J. Path. 22, 395—413 (1946). — PASCOE, A. L., and W. E. SHUTE: A review of the status of 250 cardiac patients (consecutive, unselected) treated with alpha tocopherol in 1946—1947. Summary 1, 50—55 (1949). — PECORA, L. J., and B. HIGHMAN: Organ weights and histology of chronically thiamine-deficient rats and their pair-fed controls. J. Nutr. 51, 219—229 (1953). — PLATT, B. S.: Beriberi. Fed. Proc. 17, Suppl. 2, 8—20 (1958).

RACHMILEWITZ, M., and K. BRAUN: The presence of electrocardiographic changes in nicotinic acid deficiency and their elimination by nicotinic acid. Amer. Heart J. 27, 203—208 (1944). — RAVIN, I. S., and K. H. KATZ: Vitamin E in treatment of angina pectoris. New Engl. J. Med. 240, 331—333 (1949). — RINEHART, J. F., L. D. GREENBERG and M. FRIEDMAN: Experimental thiamine deficiency in the rhesus monkey. Amer. J. Path. 23, 879—880 (1947). — RUPPEL, W.: Organveränderungen bei E-avitaminotischen Ratten. Naunyn-Schmiedeberg's Arch. exp. Path. Pharmak. 206, 584—601 (1949). — RUSH, H. P.: Experience with vitamin E in coronary disease. Calif. Med. 71, 391—393 (1949).

SEBRELL jr., W. H., and R. S. HARRIS: The Vitamins, vol. I, p. 614. New York: Academic Press Inc., Publ. 1954. — SHUTE, W. E.: Studies on coronary heart disease. I. The fundamentals of alphatocopherol therapy. II. Electrocardiograph changes on alpha tocopherol therapy. Summary 1, 13—18, 18—29 (1949). — SHUTE, W. E., E. V. SHUTE and A. VOGELSANG: Physiological and biochemical basis for use of vitamin E in cardiovascular disease. Ann. intern. Med. 30, 1004—1008 (1949). — SKELTON, F. R.: Some specific and non-specific effects of thiamine deficiency in the rat. Proc. Soc. exp. Biol. (N.Y.) 73, 516—519 (1950). — STREET, H. R., G. R. COWGILL and H. M. ZIMMERMAN: Some observations of vitamin B₆ deficiency in the dog. J. Nutr. 21, 275—290 (1941). — SUPPLEE, G. C., R. C. BENDER and O. J. KAHLENBERG: Interrelated vitamin requirements: kidney damage, adrenal hemorrhage and cardiac failure correlated with inadequacy of pantothenic acid. Endocrinology 30, 355—364 (1942). — SWANK, R. L.: Avian thiamine deficiency. A correlation of the pathology and clinical behavior. J. exp. Med. 71, 683—702 (1940). — SWANK, R. L., R. R. PORTER and A. YEOMANS: The production and study of cardiac failure in thiamine deficient dogs. Amer. Heart J. 22, 154—168 (1941).

THOMAS, R. M., E. MYLON and M. C. WINTERNITZ: Myocardial lesions resulting from dietary deficiency. Yale J. Biol. Med. 12, 345—360 (1940). — TOBIN, C. E.: Effects of vitamin E deficiency and cod liver oil on myopathy in mice. Arch. Path (Chicago) 50, 385 to 392 (1950). — TOMAN, J. E. P., G. M. EVERETT, R. H. OSTER and D. C. SMITH: Origin of cardiac disorders in thiamine-deficient cats. Proc. Soc. exp. Biol. (N.Y.) 58, 65—67 (1945). — TRAVELL, J., S. M. RINZLER, H. BAKST, Z. H. BENJAMIN and A. L. BOBB: Comparison of effects of alpha-tocopherol and a matching placebo on chest pain in patients with heart disease. Ann. N.Y. Acad. Sci. 52, 345—353 (1949).

UEHLINGER, E.: Pathologische Anatomie der Hungerkrankheit und des Hungerödems in: Hungerkrankheit, Hungerödem und Hungertuberkulose. Basel: Benno Schwabe & Co. 1948. ~ Beriberi. Fed. Proc. 17, Suppl. 2, 23 (1958).

VALLOTTON, M.: Zur pathologischen Anatomie der B_1-Avitaminose (Myokard- und Duraveränderungen im Rattenexperiment). Int. Z. Vitaminforsch. 21, 61—83 (1949). — VOGELSANG, A. B., E. V. SHUTE and W. E. SHUTE: Vitamin E in heart disease. Med. Rec. (N.Y.) 160, 21, 163, 230, 279 (1947). ~ Some medical uses of vitamin E. Med. Rec. (N.Y.) 161, 83, 155 (1948).

WAISMAN, H. A., and K. B. MCCALL: A study of thiamine deficiency in the monkey (macaca mulatta). Arch. Biochem. 4, 265—279 (1944). — WEISS, S., F. W. HAYNES and P. M. ZOLL: Electrocardiographic manifestations and the cardiac effect of drugs in vitamin B_1 deficiency in rats. Amer. Heart. J. 15, 206—220 (1938). — WEISS, S., and W. WILKINS: The nature of cardiovascular disturbances in nutritional deficiency states (Beriberi). Ann. intern. Med. 11, 104—148 (1937). — WENCKEBACH, K. F.: Heart and circulation in a tropical avitaminosis (Beriberi). Lancet 1928 II, 265—268. ~ Das Beriberi-Herz. Morphologie, Klinik, Pathogenese. Berlin u. Wien: Springer 1934. — WERNLY, M.: Zur Morphologie des einheimischen Beriberi-Herzens. Schweiz. med. Wschr. 75, 365—368 (1945). — WILGRAM, G. F., C. H. BEST and J. BLUMENSTEIN: Aggravating effect of cholesterol on cardiovascular changes in choline deficient rats. Proc. Soc. exp. Biol. (N.Y.) 89, 476—479 (1955). — WILLIAMS, R. D., H. L. MASON, B. F. SMITH and R. M. WILDER: Induced thiamine (vitamin B_1) deficiency and the thiamine requirement of man. Arch. intern. Med. 69, 721—738 (1942). — WILLMAN, J. P., J. K. LOOSLI, S. A. ASDELL, F. M. MORRISON and P. OLAFSON: Prevention and cure of muscular stiffness („stiff-lamb" disease) in lambs. J. anim. Sci. 4, 128—132 (1945). ~ Vitamin E prevents and cures the „stiff-lamb" disease. Cornell Vet. 36, 200—204 (1946). — WINTROBE, M. M., R. ALCAYAGA, S. HUMPHREYS and R. H. FOLLIS jr.: Electrocardiographic changes associated with thiamine deficiency in pigs. Bull. Johns Hopk. Hosp. 73, 169—195 (1943). — WINTROBE, M. M., H. J. STEIN, M. H. MILLER, R. H. FOLLIS jr., V. NAJJAR and S. HUMPHREYS: A study of thiamine deficiency in swine together with a comparison of methods of assay. Bull. Johns Hopk. Hosp. 71, 141—162 (1942). — WOLBACH, S. B., and O. A. BESSEY: Tissue changes in vitamin deficiency. Physiol. Rev. 22, 233—289 (1942).

Blutgefäße (S. 839—844).

AMES, S. R.: Role of vitamin E (α-tocopherol) in poultry nutrition and disease. Poultry Sci. 35, 145—159 (1956). — ASHBURN, L. L., F. S. DAFT, K. M. ENDICOTT and L. L. SEBRELL: Lesions in rats given sulfaguanidine in purified diets. Publ. Hlth Rep. (Wash.) 57, 1883—1891 (1942).

BECKMANN, R.: Vitamin E. Z. Vitamin-, Hormon- u. Fermentforsch. 7, 153—222 (1955). — BELL, G. H., S. LAZARUS and H. N. MUNRO: Capillary fragility. Lancet 1940 II, 155—157. — BRAGDON, J. H., and H. D. LEVINE: Myocarditis in vitamin E-deficient rabbits. Amer. J. Path. 25, 265—271 (1949).

COLLAZO, J. A.: Artério-sclérose et alimentation. Schweiz. med. Wschr. 70, 816 (1940).

DALLDORF, G., and H. RUSSELL: The effect of cevitamic acid injections on capillary resistance. J. Amer. med. Ass. 104, 1701—1702 (1935). — DAM, H.: Studies on vitamin E deficiency in chicks. J. Nutr. 27, 193—211 (1944a). ~ Ineffectiveness of vitamin E in preventing cholesterol deposition in the aorta. J. Nutr. 28, 289—295 (1944b). — DAM, H., and J. GLAVIND: Alimentary exsudative diathesis, a consequence of E-avitaminosis. Nature (Lond.) 143, 810—811 (1939). — DAM, H., I. KRUSE, I. PRANGE and E. SØNDERGAARD: Substances affording a partial protection against certain vitamin E-deficiency symptoms. Acta physiol. Scand. 22, 299—310 (1951). — DAVIS, O., and Y. T. OESTER: Experimental arteriosclerosis: inhibitory effects of ascorbic acid and inositol. Proc. Soc. exp. Biol. (N.Y.) 81, 284—286 (1952).

ELSTER, S. K., and J. A. SCHACK: Effect of vitamin C deficiency on the diffusion of T-1824 across the capillary wall. Amer. J. Physiol. 161, 283—288 (1950). — ELVEHJEM, C. A., J. E. GONCE jr. and G. W. NEWELL: The effect of vitamin E on reproduction in dogs on milk diets. J. Pediat. 24, 436—441 (1944).

GOLDHABER, P., L. ZACHARIAS and V. E. KINSEY: Vitamin E deficiency in chicks. II. Plasma xanthophyll levels and vitamin E deficiency symptoms. J. Nutr. 42, 453—462 (1950).

Hartroft, W. S., J. H. Ridout, E. A. Sellers and C. H. Best: Atheromatous changes in aorta, carotid and coronary arteries of choline-deficient rats. Proc. Soc. exp. Biol. (N.Y.) 81, 384—398 (1952).

Lecoq, R., et P. Isidor: Modifications histopathologiques de l'avitaminose E. Thérapie 4, 84—88 (1949). — Lee, R. E., and N. Z. Lee: The peripheral vascular system and its reactions in scurvy: an experimental study. Amer. J. Physiol. 149, 465—475 (1947).

Maggioni, G., e A. Borsatti: Rapporti fra ascorbinemia, resistenza vasale e prove di saturazione con vitamine C nel bambino. Arch. ital. Pediat. 13, 3 (1949). — Mann, G. V., P. L. Watson, A. McNally and J. Goddard: Primate nutrition. II. Riboflavin deficiency in the cebus monkey and its diagnosis. J. Nutr. 47, 225—241 (1952). — Mason, K. E., and I. R. Telford: Some manifestations of vitamin E deficiency in the monkey. Arch. Path. (Chicago) 43, 363—373 (1947). — McFarland, W.: Effect of high pyridoxine intake in cholesterol-fed chicks. Arch. Path. (Chicago) 55, 503—505 (1953). — Minkowski, A.: Essai de prévention des hémorrhagies cérébroméningées des prématurés par l'administration à la mère, pendant le travail, de substances „anti-fragilité vasculaire". Arch. franç. Pédiat. 6, 276—280 (1949). ~ La résistance vasculaire du nouveau-né et la prévention des hémorrhagies cérébroméningées du prématuré. Ann. paediat. (Basel) 174, 80—86 (1950). — Mushett, C. W., and G. A. Emerson: Arteriosclerosis in pyridoxine-deficient monkeys and dogs. Fed. Proc. 15, 526 (1956).

Reid, M. E.: Effects of vitamin C-deficiency in animals. Zit. nach W. H. Sebrell jr. and R. S. Harris: The Vitamins, vol. I, p. 269—347. New York: Academic Press Inc., Publ. 1954. — Rinehart, J. F., and L. D. Greenberg: Arteriosclerotic lesions in pyridoxine-deficient monkeys. Amer. J. Path. 25, 481—491 (1949). ~ Studies of the pathogenesis of human arteriosclerosis and experimental arteriosclerosis in the pyridoxine-deficient monkey. Amer. J. Path. 26, 689—690 (1950). ~ Pathogenesis of experimental arteriosclerosis in pyridoxine deficiency. With notes on similarities to human arteriosclerosis. Arch. Path.(Chicago) 51, 12—18 (1951). — Rumery, R. E.: Thesis. Histological and biochemical reactions of the immature rat to diets low in tocopherols (vitamin E) and high in unsaturated fatty acid. University of Rochester, 1952. Zit. nach W. H. Sebrell jr. and R. S. Harris, The Vitamins, vol. III, p. 536. New York: Academic Press Inc., Publ. 1954. — Ruppel, W.: Organveränderungen bei E-avitaminotischen Ratten. Naunyn-Schmiedeberg's Arch. exp. Path. Pharmak. 206, 584—601 (1949).

Sevestre, J., J. Fabianek, J. Neumann et J. Lavollay: Recherches sur les vitamines P', le scorbut expérimental et la fragilité vasculaire. Bull. Soc. Chim. biol. (Paris) 33, 291—301 (1951a). ~ Recherches sur vitamines P', le scorbut expérimental et la fragilité vasculaire. Bull. Soc. Chim. biol. (Paris) 33, 1571—1576 (1951b). ~ Recherches sur les vitamines P', le scorbut expérimental et la fragilité vasculaire. Bull. Soc. Chim. biol. (Paris) 34, 135—143 (1952). — Søndergaard, E., I. Prange and H. Dam: Vitamin A and experimental conditions with vascular changes. 3. Internat. Vitamin E-Kongr., Venedig 5.—8. Sept. 1955. S. 329—334.

Weitzel, G., u. E. Buddecke: Antiatherosklerotische Wirkstoffe. Klin. Wschr. 34, 1172—1174 (1956). — Weitzel, G., H. Schön u. F. Gey: Anti-atherosklerotische Wirkung fettlöslicher Vitamine. Klin. Wschr. 33, 772—773 (1955). — Weitzel, G., H. Schön, F. Gey u. E. Buddecke: Fettlösliche Vitamine und Atherosklerose. Hoppe-Seylers Z. physiol. Chem. 304, 247—272 (1956). — Wilgram, G. F., W. S. Hartroft and C. H. Best: Abnormal lipid in coronary arteries and aortic sclerosis in young rats fed a choline-deficient diet. Science 119, 842—843 (1954). — Willis, G. C.: An experimental study of the intimal ground substance in atherosclerosis. Canad. med. Ass. J. 69, 17—22 (1953). — Wolbach, S. B., and O. A. Bessey: Tissue changes in vitamin deficiency. Physiol. Rev. 22, 233—289 (1942).

12. Bindegewebe einschließlich Wundheilung (S. 844—848).

Bartley, W., H. A. Krebs and J. R. P. O'Brien: Vitamin C requirement of human adults. Spec. Rep. Ser. med. Res. Counc. (Lond.) No 280, 1—179 (1953). — Boschi, E., e A. Gaspari: Azione della vitamina „E" sulla cicatrizzazione delle ferite cutanee. Acta chir. patav. 7, 387—404 (1951). — Bosse, M. D., and A. E. Axelrod: Wound healing in rats with biotin, pyridoxin, or riboflavin deficiencies. Proc. Soc. exp. Biol. (N.Y.) 67, 418—421 (1948). — Bourne, G. H.: Effect of vitamin C deficiency on experimental wounds. Lancet 1944 I, 688—691. ~ Cortisone and vitamin C in wound healing. Int. Rev. Vitamin Res. 24, 318—330 (1952). — Bradfield, J. R. C., and E. Kodicek: Abnormal mucopolysaccharide and „percollagen" in vitamin C-deficient skin wounds. Biochem. J. 49, xvii—xviii (1951). — Burgess, J. F., and J. E. Pritchard: Vitamin E (tocopherols) in the collagenoses. Lancet 1948 II, 215—217.

Chevallier, A., A. Escarras et J. Paillas: Influence de la réserve hépatique en vitamine A sur les réactions pleurales, chez le cobaye. C. R. Soc. Biol. (Paris) 128, 916—917 (1938). — Crandon, J. H., C. C. Lund and D. B. Dill: Experimental human scurvy. New

Engl. J. Med. **223**, 353—369 (1940). — Crittenden, P. J., A. Dickinson, I. Fernandez, J. Glaser and M. Gundel: Studies on the pharmacology of biotin. Arch. int. Pharmacodyn. **76**, 417—423 (1948).

Daubenmerkl, W.: On the spreading effect of ascorbic acid. Acta pharmacol. (Kbh.) **7**, 153—166 (1951).

Edgerton jr., M. T., E. M. Hanrahan and W. B. Davis: Use of vitamin E in the treatment of keloids. Plast. reconstr. Surg. 8, 224—233 (1951). — Elster, S. K.: Effect of ascorbic acid deficiency on collagen content of guinea pig tissues. J. biol. Chem. **186**, 105—112 (1950). — Escarras, A., et J. Paillas: Sur la production d'une hypervitaminose A locale. C.R. Soc. Biol. (Paris) **79**, 312—314 (1938).

Findlay jr., C. W.: Effect of vitamin B_{12} on wound healing. Proc. Soc. exp. Biol. (N.Y.) **82**, 492—495 (1953). — Fromm, H. J., and R. C. Nordlie: in Williamson, M. B.: The healing of wounds, p. 93—112. New York: McGraw-Hill Book Company 1957.

Gordonoff, T., u. F. Ludwig: Über die Bedeutung der Vitamine für die Krebstherapie. Z. Krebsforsch. **46**, 73—104 (1937). — Grifa, P.: Sul meccanismo d'azione della vitamina E nelle malattie del collageno. Minerva med. (Torino) **43**, 270—274 (1952).

Höjer, J. A.: Studies in scurvy. Acta paediat. (Uppsala) Suppl. **3**, 1—278 (1924).

King, R. A.: Vitamin E therapy in Dupuytren's contracture; examination of claim that vitamin therapy is successful. J. Bone Jt Surg. B **31**, 443 (1949). — Kirk, J. E., and M. Chieffi: Tocopherol administration to patients with Dupuytren's contracture; effect on plasma tocopherol levels and degree of contracture. Proc. Soc. exp. Biol. (N. Y.) **80**, 565—568 (1952).

Masella, T.: Influenza della vitamina B_2 sul processo di guarigione delle ferite sperimentali. Acta vitamin. (Milano) **3**, 154—157 (1949). — Mayer, J., and W. A. Krehl: Scorbutic symptoms in vitamin A-deficient rats. Arch. Biochem. **16**, 313—314 (1948). — Meyer, K.: The mucopolysaccharides of the interfibrillar substance of the mesenchyme. Ann. N.Y. Acad. Sci. **52**, 961—963 (1950). — Mouchette, R.: Action de l'acide pantothénique sur la régénération de la peau de cobaye. C.R. Soc. Biol. (Paris) **147**, 1306—1309 (1953).

Numers, C. V.: The role of vitamin C in the mucopolysaccharide metabolism of the skin. Studies on free mucopolysaccharides and mast cells in the intact skin and during wound healing in normal and scorbutic guinea-pigs. Ann. Med. exp. Fenn. **31**, 398—408 (1953).

Penney, J. R., and B. M. Balfour: The effect of vitamin C on mucopolysaccharide production in wound healing. J. Path. Bact. **61**, 171—178 (1941). — Perrone, J. C., and H. G. B. Slack: The metabolism of collagen from skin, bone and liver in the normal rat. Biochem. J. **49**, lxxii—lxxiii (1951). — Peters, R. A., K. H. Coward, H. A. Krebs, L. W. Mapson, L. G. Parsons, B. S. Platt, J. C. Spence and J. R. P. O'Brien: Vitamin C requirement of human adults. Lancet 1948I, 853—858. — Petrina, N.: Influenza dell'acido pantotenico sul processo di cicatrizzazione delle ferite. Arch. Sci. med. **91**, 285—295 (1951). — Pijoan, M., and E. L. Lozner: Vitamin C economy in the human subject. Bull. Johns Hopk. Hosp. **75**, 303—314 (1944). — Pirani, C. L., and H. R. Catchpole: Serum glycoproteins in experimental scurvy. U.S. Army Med. Nitr. Lab. Rep. 81, 1—6 (1951). — Pirani, C. L., and S. M. Levenson: Effect of vitamin C deficiency on healed wounds. U.S. Army Med. Nutr. Lab. Rep. **94**, 1—6 (1952). ~ Effect of vitamin C deficiency on healed wounds. Proc. Soc. exp. Biol. (N.Y.) **82**, 95—99 (1953).

Richards, H. J.: Dupuytren's contracture treated with vitamin E. Brit. med. J. 1952I, 1328. — Robertson, W. v. B.: Concentration of collagen in guinea pig tissues in acute and prolonged scurvy. J. biol. Chem. **187**, 673—677 (1950). ~ Effect of ascorbic acid deficiency on the collagen concentration of newly induced fibrous tissue. J. biol. Chem. **196**, 403—408 (1952). ~ Influence of ascorbic acid on N^{15} incorporation into collagen in vivo. J. biol. Chem. **197**, 495—501 (1952). — Robertson, W. v. B., and V. Cross: Collagen formation in vitamin A-deficient rats. Fed. Proc. **11**, 454 (1952). ~ Collagen formation in vitamin A-deficient rats. J. Nutr. **54**, 81—86 (1954).

Schilling, J. A., M. Radakovich, B. V. Favata, L. J. Filer and H. W. Jespersen: The relationship of vitamin C and ACTH in experimental wounds. Surg. Gynec. Obstet. **97**, 434—438 (1953). — Steinberg, C. L.: Tocopherols in treatment of primary fibrositis including Dupuytren's contracture, periarthritis of shoulders, and Peyronie's disease. Arch. Surg. (Chicago) **63**, 824—833 (1951). — Sullivan, M.: Nutritional dermatoses in the rat. XII. The influence of deficiencies on the extent of injury and healing time of liquid mustard gas burns. Bull. Johns Hopk. Hosp. **81**, 367—399 (1947).

Thomson, G. R.: Treatment of Dupuytren's contracture with vitamin E. Brit. med. J. 1949II, 1382—1383. ~ The treatment of Dupuytren's contracture with vitamin E: report of a case. Glasg. med. J. **30**, 329—332 (1949). — Turesky, S. S., and I. Glickman: Histochemical evaluation of gingival healing in experimental animals on adequate and vitamin C deficient diets. J. dent. Res. **33**, 273—280 (1954).

Upton, A. C., and T. T. Odell: Utilization of S^{35} labelled sulfate in scorbutic guinea pigs. Arch. Path. (Chicago) **62**, 194—199 (1956).

WOLBACH, S. B., and O. A. BESSEY: Tissue changes in vitamin deficiencies. Physiol. Rev. **22**, 233, 275—289 (1942). — WOLBACH, S. B., and P. R. HOWE: Intercellular substances in experimental scorbutus. Arch. Path. (Chicago) **1**, 1—24 (1926).

13. Mund-, Rachen- und Zungenschleimhaut (S. 848—850).

AFONSKY, D.: Oral aspect of vitamin B-complex deficiency. Oral Surg. **3**, 1299—1330 (1950). ~ Lingual lesions in experimental niacin and riboflavin deficiencies in dogs. J. dent. Res. **32**, 633—634 (1953). ~ Oral lesions in experimental vitamin B deficiencies in adult dogs. J. dent. Res. **33**, 645—646 (1954). ~ Oral lesions in niacin, riboflavin, pyridoxine, folic acid and pantothenic acid deficiencies in adult dogs. Oral Surg. 8, 206 (1955).

BRIGGS, G. M. jr., A. C. GROSCHKE and R. J. LILLIE: Effect of proteins low in tryptophane on growth of chickens and on laying hens receiving nicotinic acid-low rations. J. Nutr. **32**, 659—675 (1946). — BRIGGS, G. M. jr., R. C. MILLS, C. A. ELVEHJEM and E. B. HART: Nicotinic acid in chick nutrition. Proc. Soc. exp. Biol. (N.Y.) **51**, 59—61 (1942).

DARBY, W. J., E. JONES and H. C. JOHNSON: The use of synthetic L. casei factor in the treatment of sprue. Science **103**, 108 (1946).

HEE, E.: Oral lesions of vitamin B-complex deficiencies. Contact Pt **26**, 179—183 (1948). — HILLS, A. W., E. LIEBERT, D. L. STEINBERG and M. K. HORWITT: Clinical aspects of dietary depletion of riboflavin. Arch. intern. Med. **87**, 682—693 (1951).

NEUMANN, A. L., B. C. JOHNSON and J. B. THIERSCH: Crystalline vitamin B_{12} in the nutrition of the baby pig. J. Nutr. **40**, 403—414 (1950).

ROSENBLUM, L. A., and N. JOLLIFFE: The oral manifestations of vitamin deficiencies. J. Amer. med. Ass. **117**, 2245—2248 (1941).

SCHOENBACH, E. B., M. E. GREENSPAN and J. COLSKY: Reversal of aminopterin and amethopterin toxicity by citrovorum factor. J. Amer. med. Ass. **144**, 1558—1560 (1950). — SCHOUR, I., and M. MASSLER: The effect of dietary deficiencies upon the oral structures. Physiol. Rev. **25**, 442—482 (1945). — SMITH, S. G., R. CURRY and H. HAWFIELD: Nicotinic acid storage in the dog at different dose levels of the vitamin. J. Nutr. **25**, 341—348 (1943). — SULLIVAN, M., and V. J. EVANS: Nutritional dermatoses in the rat. VIII. Vitamin A deficiency. J. Nutr. **25**, 319—339 (1943).

WIESE, A. C., B. C. JOHNSON, H. H. MITCHELL and W. B. NEVENS: Riboflavin deficiency in the dairy calf. J. Nutr. **33**, 263—270 (1947).

ZISKIN, D. E., M. KARSHAN, G. STEIN and D. A. DRAGIFF: Oral manifestations in rats fed synthetic diets deficient in pantothenic acid and biotin. I. Methods and general gross symptoms. J. Nutr. **37**, 457—466 (1949).

14. Zähne und Zahnfleisch (S. 850—856).

AAES-JØRGENSEN, E., H. DAM and H. GRANADOS: The influence of antabuse (Tetraethylthiuramdisulphide) and methylene blue on certain vitamin E deficiency symptoms and on growth in rats. Acta pharmacol. (Kbh.) **7**, 171—180 (1951). — AFONSKY, D.: Oral aspect of vitamin B-complex deficiency. Oral Surg. **3**, 1299—1330 (1950).

BAUME, L. J., and A. M. FRANDSEN: Phase contrast microscope study of oral epithelium of normal and vitamin A-deficient rats. Proc. Soc. exp. Biol. (N.Y.) **83**, 356—360 (1953). — BECKS, H., and A. F. MORGAN: The effects of deficiencies of the filtrate fraction of the vitamin B-complex and of nicotinic acid on teeth and oral structures. J. Periodont. **13**, 18—30 (1942). — BECKS, H., and W. B. RYDER: Experimental rickets and calcification of dentin. Arch. Path. (Chicago) **12**, 358—386 (1931). — BECKS, H., W. W. WAINWRIGHT and A. F. MORGAN: Comparative study of oral changes in dogs due to deficiencies of pantothenic acid, nicotinic acid and unknowns of the B-vitamin complex. Amer. J. Orthodont. **29**, 183—207 (1943). — BICKNELL, F., and F. PRESCOTT: The vitamins in medicine, 3. edit., p. 569—572. London: William Heinemann 1953. — BOYLE, P. E.: Manifestations of vitamin A-deficiency in a human tooth germ. J. dent. Res. **13**, 39—50 (1933). ~ The tooth germ in acute scurvy. J. dent. Res. **14**, 172 (1934). ~ The effect of ascorbic acid deficiency on enamel formation in the teeth of guinea pigs. Amer. J. Path. **14**, 843—848 (1938). — BOYLE, P. E., O. A. BESSEY and P. R. HOWE: Rate of dentine formation in incisor teeth of guinea pigs on normal and on ascorbic acid-deficient diets. Arch. Path. (Chicago) **30**, 90—107 (1940). — BOYLE, P. E., O. A. BESSEY and S. B. WOLBACH: Experimental production of the diffuse alveolar bone atrophy type of periodontal disease by diets deficient in ascorbic acid (vitamin C). J. Amer. dent. Ass. **24**, 1768—1777 (1937). — BOYLE, P. E., and J. T. IRVING: Occurrence of mitotic figures among odontoblasts and other cells of the dental pulp in the teeth of scorbutic guinea pigs. J. dent. Res. **31**, 466 (1952). — BOYLE, P. E., S. B. WOLBACH and O. A. BESSEY: Histopathology of teeth of guinea pigs in acute and chronic vitamin C deficiency. J. dent. Res. **15**, 331—332 (1936).

CRAMPTON, E. W.: The growth of the odontoblasts of the incisor tooth as a criterion of the vitamin C intake of the guinea pig. J. Nutr. **33**, 491—504 (1947). — CRAMPTON, E. W., and

L. E. Lloyd: A quantitative estimation of the effect of rutin on the biological potency of vitamin C. J. Nutr. **41**, 487—498 (1950).

Dam, H., H. Granados and L. Maltesen: Changes in the mineral composition of enamel and dentin of the incisors in vitamin E-deficient rats. Acta physiol. scand. **21**, 124—130 (1950). — Day, P. L., W. C. Langshan and C. F. Shukers: Leukopenia and anemia in the monkey resulting from vitamin deficiency. J. Nutr. **9**, 637—644 (1935).

Follis jr., R. H.: The pathology of nutritional disease. Springfield, Ill.: Ch. C. Thomas 1948. — Franklin, A. L., E. L. R. Stokstad, M. Belt and T. H. Jukes: Biochemical experiments with a synthetic preparation having an action antagonistic to that of pteroylglutamic acid. J. biol. Chem. **169**, 427—435 (1947).

Glickman, I.: Acute vitamin C deficiency and periodontal disease. I. The periodontal tissues of the guinea pig in acute vitamin C deficiency. J. dent. Res. **27**, 9—23 (1948). — Goldbach, H., u. F. Kaindl: Über den Einfluß von Vitamin E auf die Paradontose. Z. Stomat. **45**, 150—162 (1948). — Goldman, H. M., and B. S. Gould: Histologic bioassay of 3-methyl-L-ascorbic acid. J. Nutr. **43**, 193—200 (1951). — Granados, H., E. Aaes-Jørgensen and H. Dam: Influence of certain nutrients on changes in adipose and dental tissues of vitamin E-deficient rats. Brit. J. Nutr. **3**, 320—334 (1949). — Granados, H., and H. Dam: Histology of the depigmented enamel in the incisors of vitamin E-deficient albino rats. J. dent. Res. **31**, 505 (1952). — Granados, H., J. Glavind and H. Dam: Observations on experimental dental caries. Int. Rev. Vitamin Res. **21**, 52—61 (1949).

Hee, E.: Oral lesions of vitamin B-complex deficiencies. Contact Pt **26**, 179—183 (1948).— Howe, P. R., L. G. Wesson, P. E. Boyle and S. B. Wolbach: Low calcium rickets in the guinea pig. Proc. Soc. exp. Biol. (N.Y.) **45**, 298—301 (1940).

Irving, I. T., and P. E. Boyle: Gerüstmark-like areas in the tooth pulp, periosteum and in the epiphysis of long bones in scorbutic guinea pigs. J. dent. Res. **31**, 508 (1952).

Jump, E. B.: Changes within the mandible and teeth in a case of rickets. Amer. J. Orthodont. **25**, 484 (1939).

Krebs, H. A.: The Sheffield experiment on the vitamin C requirement of human adults. Proc. Nutr. Soc. **12**, 237—246 (1953).

Levy, B. M.: The effect of pantothenic acid deficiency on the periodontal structures of mice. J. dent. Res. **26**, 443 (1947). ~ Effects of pantothenic acid deficiency on the mandibular joints and periodontal structures of mice. J. Amer. dent. Ass. **38**, 215—223 (1949). ~ The effect of pyridoxine deficiency on the jaws of mice. A. Periodontal structures. B. Mandibular condyle. J. dent. Res. **29**, 349—357 (1950).

Meessen, H.: Experimentelle Histopathologie. Stuttgart: Georg Thieme 1952. — Mellanby, M.: Diet and the teeth. An experimental study. Part. II. A. Diet and dental disease. B. Diet and dental structure in mammals other than the dog. Spec. Rep. Ser. med. Res. Counc. (Lond.) **1930**, No 153. ~ Defective tooth structure in young albino rats as a result of vitamin A deficiency in the maternal diet. Brit. dent. J. **67**, 187—194 (1939). — Moore, T.: Dental depigmentation in the rat. Biochem. J. **37**, 112—115 (1943). — Moore, T., and R. L. Mitchell: Dental depigmentation and lowered content of iron in the incisor teeth of rats deficient in vitamin A or E. Ber. ges. Physiol. **179**, 161—162 (1956). — Mushett, C. W., and G. A. Emerson: Arteriosclerosis in pyridoxine-deficient monkeys and dogs. Fed. Proc. **15**, 526 (1956).

Peters, R. A., K. H. Coward, H. A. Krebs, L. W. Mapson, L. G. Parsons, B. S. Platt, J. C. Spence and J. P. R. O'Brien: Vitamin C requirement of human adults. Experimental study of vitamin C deprivation in man. Lancet **1948I**, 853—858. — Pindborg, J. J.: The effect of methyl folic acid on the periodontal tissues in rat molars (experimental granulocytopenia). Oral Surg. **2**, 1485—1496 (1949). ~ The effect of antabuse upon dental changes in vitamin E deficient rats. J. dent. Res. **31**, 464 (1952a). ~ The effect of vitamin E deficiency on the rat incisor. J. dent. Res. **31**, 805—811 (1952b).

Saslaw, S., J. L. Schwab, O. C. Woolpert and H. E. Wilson: Reactions of monkeys to experimental respiratory infections. VI. Spontaneous and experimental infections in nutritional deficiency states. Proc. Soc. exp. Biol. (N.Y.) **51**, 391—394 (1942). — Schour, I., M. M. Hoffman and M. C. Smith: Changes in the incisor teeth of albino rats with vitamin A deficiency and the effects of replacement therapy. Amer. J. Path. **17**, 529—561 (1941). — Schour, I., and M. Massler: The effect of dietary deficiencies upon the oral structures. Physiol. Rev. **25**, 442—482 (1945).

Tomlinson, T. H.: Oral pathology in monkeys in various experimental dietary deficiencies. Publ. Hlth Rep. **54**, 431—439 (1939). — Turesky, S. S., and I. Glickman: A histochemical evaluation of gingival healing on adequate and vitamin C deficient diets. J. dent. Res. **32**, 688 (1953). ~ Histochemical evaluation of gingival healing in experimental animals on adequate and vitamin C deficient diets. J. dent. Res. **33**, 273—280 (1954).

Vilter, R. W.: Effects of vitamin C-deficiency in human beings. Zit. in W. H. Sebrell jr. and R. S. Harris, The Vitamins, vol. I, p. 348. New York: Academic Press Inc., Publ. 1954.

Wainwright, W. W., and M. M. Nelson: Changes in the oral mucosa accompanying acute pantothenic acid deficiency in young rats. Amer. J. Orthodont. 31, 406—421 (1945). — Wolbach, S. B., and O. A. Bessey: Tissue changes in vitamin deficiency. Physiol. Rev. 22, 233—289 (1942). — Wolbach, S. B., and P. R. Howe: The incisor teeth of albino rats and guinea pigs in vitamin A deficiency and repair. Amer. J. Path. 9, 275—294 (1933).

15. Oesophagus, Magen, Darm (S. 856—858).

Beck, S., and P. R. Peacock: Gastro-papillomatosis due to vitamin A deficiency induced by heated fats. Brit. med. J. 1941 II, 81—83. — Berg, B. N., T. F. Zucker and L. M. Zucker: Duodenal ulcus, produced on a diet deficient in pantothenic acid. Proc. Soc. exp. Biol. (N.Y.) 71, 374—376 (1949). — Bourne, G. H., and L. J. Harris: Histological changes in rats on nicotinic acid-deficient diets. Brit. J. Nutr. 4, xvi—xvii (1950). — Bragdon, J. H., and H. D. Levine: Myocarditis in vitamin E-deficient rabbits. Amer. J. Path. 25, 265—271 (1949). — Braude, R., S. K. Kon and E. G. White: Observations on the nicotinic acid requirement of pigs. Biochem. J. 40, 843—855 (1946). — Burroughs, W., B. H. Edgington, W. L. Robison and R. M. Bethke: Niacin deficiency and enteritis in growing pigs. J. Nutr. 41, 51—62 (1950).

Deane, H. W., and J. M. McKibbin: The chemical cytology of the rats adrenal cortex in pantothenic acid deficiency. Endocrinology 38, 385—400 (1946). — Denton, J.: A study of the tissue changes in experimental black tongue of dogs compared with similar changes in pellagra. Amer. J. Path. 4, 341—351 (1928). — Dunne, H. W., R. W. Luecke, W. N. McMillen, M. L. Gray and F. Thorp jr.: The pathology of niacin deficiency in swine. Amer. J. vet. Res. 10, 351—356 (1949).

Felten, H.: Pantothensäure bei postoperativer Wind- und Stuhlverhaltung. Zbl. Chir. 78, 981—984 (1953). — Ferguson, T. M., R. H. Rigdon and J. R. Couch: A pathologic study of vitamin B_{12}-deficient chick embryos. Arch. Path. (Chicago) 60, 393—400 (1955). — Fouts, P. J.: Vitamin B complex studies in dogs: production of cirrhosis of liver. J. Nutr. 25, 217—228 (1943).

Gilman, J. W. P., F. Perry and D. C. Hill: Some effects on a maternal riboflavin deficiency on reproduction in the rat. Canad. J. med. Sci. 30, 383—389 (1952).

Hawk, E. A., and J. M. Hundley: Effect of certain B vitamin deficiencies on gastric secretion in the rat. Proc. Soc. exp. Biol. (N.Y.) 78, 318—322 (1951). — Howe, E. L., and P. L. Harris: Interrelation between α-tocopherol and protein metabolism. IV. The cure and prevention of stomach ulcers in rats. J. Nutr. 40, 177—191 (1950). — Hundley, J. M.: Production of niacin deficiency in rats. J. Nutr. 34, 253—262 (1947).

Jacques, J. E.: Pantothenic acid in paralytic ileus. Lancet 1951 II, 861—862. — Jensen, J. L.: The effect of tocopherols in preventing gastric ulcus in rats. Science 103, 586—587 (1946). — Johnson, B. C., J. A. Pinkos and K. A. Burke: Pyridoxine-deficiency in the calf. J. Nutr. 40, 309—322 (1950). — Jürgens, R., u. H. Pfaltz: Entzündliche Erkrankungen der Respirationsorgane bei Ratten infolge von Pantothensäuremangel. Int. Z. Vitaminforsch. 14, 243—269 (1944).

Lecoq, R., et P. Isidor: Modifications histopathologiques de l'avitaminose E. Thérapie 4, 84—88 (1949).

Mann, G. V., P. L. Watson, A. McNally and J. Goddard: Primate nutrition. II. Riboflavin deficiency in the cebus monkey and its diagnosis. J. Nutr. 47, 225—241 (1952). — Massey, B. W., and C. E. Rubin: The stomach in pernicious anemia: a cytologic study. Amer. J. Med. Sci. 227, 481—492 (1954). — Miller, O. N., J. W. Goddard, R. E. Olson and F. J. Stare: Folic acid deficiency in the duck. J. Nutr. 49, 65—77 (1953).

Nelson, A. A.: Hemorrhagic cortical necrosis of adrenals in rats on deficient diets. Publ. Hlth Rep. (Wash.) 54, 2250—2256 (1939).

Planel, H., R. Sardou et A. Guilhem: Etude expérimentale de l'action de la vitamine A sur les épithéliums digestifs du rat. C. R. Soc. Biol. (Paris) 149, 199—201 (1955).

Sharma, G. L., R. L. Johnston, R. W. Luecke, J. A. Hoefer, M. L. Gray and F. Thorp: A study of the pathology of the intestine and other organs of weanling pigs when fed a ration of natural feedstuffs low in pantothenic acid. Amer. J. vet. Res. 13, 298—303 (1952). — Sharpless, G. R., and M. Sabol: Choline and pyridoxine as factors in prevention of epithelial hyperplasia in the forestomach of rats fed white flour. J. Nutr. 25, 113—117 (1943). — Skley, G.: Anregung der Darmmotilität durch Bepanthen. Medizinische 1956, Nr 36, 1267—1269.

Stothers, S. C., D. A. Schmidt, R. L. Johnston, J. A. Hoefer and R. W. Luecke: The pantothenic acid requirement of the baby pig. J. Nutr. 57, 47—53 (1955).

Vitale, J. J., N. Zamchek, J. DiGeorgio and D. M. Hegsted: Effects of aminopterin administration on the respiration and morphology of gastrointestinal mucosa of rats. J. Lab. clin. Med. 43, 583—594 (1954).

WINTROBE, M. M., R. H. FOLLIS jr., R. ALCAYAGA, M. PAULSON and S. HUMPHREYS: Pantothenic acid deficiency in swine with particular reference to the effects on growth and on the alimentary tract. Bull. Johns Hopk. Hosp. **73**, 313—340 (1943). — WINTROBE, M. M., H. J. STEIN, R. H. FOLLIS jr. and S. HUMPHREYS: Nicotinic acid and the level of protein nitrate in the nutrition of the pig. J. Nutr. **30**, 395—412 (1945). — WOLBACH, S. B.: Effects of vitamin A deficiency and hypervitaminosis in animals. Zit. in W. H. SEBRELL and R. S. HARRIS, The Vitamins, vol. I, p. 106. New York: Academic Press Inc., Publ. 1954. — WOLBACH, S. B., and O. A. BESSEY: Tissue changes in vitamin deficiency. Physiol. Rev. **22**, 233—289 (1942).

16. Speicheldrüsen und Pankreas (S. 858—861).

ADAMSTONE, F. B., J. L. KRIDER and M. F. JAMES: Response of swine to vitamin E-deficient rations. Ann. N.Y. Acad. Sci. **52**, 260—268 (1949). — ALLEGRETTI, N.: Pancreatic islet cells and ascorbic acid in guinea pigs. Int. Z. Vitaminforsch. **25**, 125—135 (1954). — ASHBURN, L. L.: The effect of administration of pantothenic acid on the histopathology of the filtrate factor deficiency state in rats. Publ. Hlth Rep. (Wash.) **55**, 1337—1346 (1940).

BOURNE, G. H.: Changes in the pancreatic islets in guinea pigs on a vitamin P-deficient and a stiffness producing diet. Brit. J. Nutr. **4**, xii (1950).

FALLER, A.: Die cytotoxische Wirkung von Alloxan und Dialursäure auf die Zellen der Pankreasinseln und die dadurch bedingten Regenerationserscheinungen. Bull. schweiz. Akad. med. Wiss. **10**, 221—238 (1954). ~ Über den Einfluß der B_1-Avitaminose auf den Inselapparat und das exokrine Pankreas der Ratte. Acta anat. (Basel) **28**, 382—383 (1956). — FERGUSON, T. M., R. H. RIGDON and J. R. COUCH: A pathologic study of vitamin B_{12}-deficient chick embryos. Arch. Path. (Chicago) **60**, 393—400 (1955).

GABE, M.: Action de la vitamine C_2 (vitamine P) sur le pancréas endocrine du cobaye. Bull. histol. appl. **27**, 149—156 (1950).

HELMBOLDT, C. F., E. L. JUNGHERR, H. D. EATON and L. A. MOORE: The pathology of experimental hypovitaminosis A in young dairy animals. Amer. J. vet. Res. **14**, 343—354 (1953). — HESS, A. F.: Scurvy — Past and present. Philadelphia: J. B. Lippincott Company 1920. — HÖJER, J. A.: Studies in scurvy. Acta paediat. (Uppsala) **3**, Suppl., 1—278 (1924).

JÜRGENS, R., u. H. PFALTZ: Speicheldrüsenerkrankungen als Mangelsymptome bei avitaminotischen Ratten und ihre Heilung durch Vitamine und Follikelhormone. Festschrift für EMIL CHRISTOPH BARELL, Basel 1946, S. 45—56. — JUNGHERR, E. L., C. F. HELMBOLDT and H. D. EATON: Parotid gland lesions in experimental bovine vitamin A deficiency. J. dairy Sci. **33**, 666—675 (1950).

KREUZER, F., u. A. FALLER: Über das Verhalten rachitischer Ratten gegenüber Alloxaninjektion. Int. Z. Vitaminforsch. **22**, 179—190 (1950).

LECOQ, R., et P. ISIDOR: Modifications histopathologiques de l'avitaminose E. Thérapie **4**, 84—88 (1949a). ~ Studies on the histopathology of vitamin E deficiency. Internat. Conf. on Vitamin E, New York 1949b, Friday morning session, April 15. — LÖWY, E.: Histologische Untersuchung einiger Drüsen mit innerer Sekretion bei skorbutkranken Meerschweinchen. Z. ges. exp. Med. **38**, 407—409 (1923).

MCCARTHY, P. T., and L. R. CERECEDO: Vitamin A deficiency in the mouse. J. Nutr. **46**, 361—376 (1952). — MEYER, A. W., and L. M. MCCORMICK: Studies in scurvy. Stanf. Univ. Publ. med. Sci. **2** (1928). — MILLER, O. N., J. W. GODDARD, R. E. OLSON and F. J. STARE: Folic acid deficiency in the duck. J. Nutr. **49**, 65—77 (1953).

NELSON, A. A.: Hemorrhagic cortical necrosis of adrenals in rats on deficient diets. Publ. Hlth Rep. (Wash.) **54**, 2250—2256 (1939).

PATEK, A. J., J. POST and J. VICTOR: Riboflavin deficiency in the pig. Amer. J. Physiol. **133**, 47—55 (1941).

SHAW, J. H., and P. H. PHILLIPS: The pathology of riboflavin deficiency in the rat. J. Nutr. **22**, 345—385 (1941).

WERTHEMANN, A., E. GROGG u. W. FREY: Zur Pathogenese der cystischen Pankreasfibrose. Virchows Arch. path. Anat. **321**, 411—457 (1952). — WOLBACH, S. B.: The pathologic changes resulting from vitamin deficiency. J. Amer. med. Ass. **108**, 7—13 (1937). — WOLBACH, S. B., and O. A. BESSEY: Tissue changes in vitamin deficiency. Physiol. Rev. **22**, 233—289 (1942).

17. Leber (S. 861—882).

ADAMSTONE, F. B., J. L. KRIDER and M. F. JAMES: Response of swine to vitamin E-deficient rations. Ann. N.Y. Acad. Sci. **52**, 260—268 (1949). — ALBEGGIANI, A.: Reperti istologici ottenuti mediante biopsia-puntato del fegato in bambini affetti da malattie carenziali con particolare riguardo alla malattia da carenza riboflavinica. Pediatria (Napoli) **62**, 175 bis 208 (1954). — ALMQUIST, H. J.: In W. H. SEBRELL jr. and R. S. HARRIS, The Vitamins, vol. II, p. 401—402. New York: Academic Press Inc. 1954. — ANTOPOL, W., and K. UNNA: Pathologic aspect of nutritional deficiencies in rats. I. Lesions produced by diets free of vitamin B_6 (Pyridoxine) and the response to vitamin B_6. Arch. Path. (Chicago) **33**, 241 bis 258 (1942). — Artom, C., and W. H. Fishman: The relation of the diet to the composition of tissue phospholipids. I. The normal composition of liver and muscle lipids of the rat, with a note on the analytical procedures. J. biol. Chem. 148, 405—414 (1943). ~ II. Changes in tissue phospholipids induced by experimental diets. J. biol. Chem. 148, 415—422 (1943). ~ III. Effects of supplemented experimental diets on tissue phospholipids in rats of two age groups. J. biol. Chem. 148, 423—430 (1943). ~ The relation of the diet to the composition of tissue phospholipids. J. biol. Chem. 170, 587—595 (1947). — Ashburn, L. L., F. S. Daft, K. M. Endicott and L. L. Sebrell: Lesions in rats given sulfaguanidine in purified diets. Publ. Hlth Rep. (Wash.) 57, 1883—1891 (1942). — Ashburn, L. L., K. M. Endicott, F. S. Daft and R. D. Lillie: The nonportal distribution of the trabeculae in dietary cirrhosis of rats and in carbon tetrachloride cirrhosis of rats and guinea-pigs. Amer. J. Path. 23, 159—171 (1947). — Ashburn, L. L., and J. V. Lowry: Development of cardiac lesions in thiamine-deficient rats. Arch. Path. (Chicago) 37, 27—33 (1944). — Ashworth, C. T.: Production of fatty infiltration of liver in rats by alcohol in spite of adequate diet. Proc. Soc. exp. Biol. (N.Y.) 66, 382—385 (1947).

Baldwin, A. R., H. E. Longenecker and C. G. King: Tissue lipids in ascorbic-acid-deficient guinea pigs. Arch. Biochem. 5, 137—146 (1944). — Barrett, H. M., C. H. Best and J. H. Ridout: A study of the source of liver fat using deuterium as an indicator. J. Physiol. (Lond.) 93, 367—381 (1938). — Baxter, J. H.: A study of the hemorrhagic-kidney syndrome of choline deficiency. The protective effect of starch. J. Nutr. 34, 333—349 (1947). — Beeston, A. W., H. J. Channon and A. P. Platt: Aminoacids and production of fatty livers. J. Soc. chem. Ind. (Lond.) 56, 292 (1937). — Beeston, A. W., H. J. Channon and H. Wilkinson: The influence of the caseinogen content of diets on the nature of the „cholesterol" fatty liver. Biochem. J. 29, 2659—2667 (1935). — Beghelli, G., e G. Rosso: Alterazioni epatiche e renali da acido folico nel ratto. Boll. Soc. ital. Biol. sper. 24, 1330—1331 (1948). — Benard, H., et M. Gajdos-Torok: L'action comparative de la méthionine et de la choline sur l'anémie déterminée par tetrachlorure de carbone chez le rat. C. R. Soc. Biol. (Paris) 141, 122—123 (1947). — Bennett, L. L., R. E. Kreiss, C. H. Li and H. M. Evans: Production of helosis by the growth and adrenocorticotropic hormones. Amer. J. Physiol. 152, 210—215 (1948). — Bennett, M. A., J. Hellerman and A. J. Donnelly: Liver lesions due to prolonged feeding of a „labile methyl"-free diet and the protective influence of vitamin B_{12}. Proc. Amer. Ass. Cancer Res. 1, 4—5 (1954). ~ Influence of vitamin B_{12} on liver disease due to a „labile methyl"-free diet. Cancer Res. 15, 398—403 (1955). — Bessey, O. A., M. L. Menten and C. G. King: Pathologic changes in the organs of scorbutic guinea-pigs. Proc. Soc. exp. Biol. (N.Y.) 31, 455—460 (1934). — Best, C. H., and J. Campbell: Anterior pituitary extracts and liver fat. J. Physiol. (Lond.) 86, 190—203 (1936). ~ On the effect of anterior pituitary extracts on the liver fat of various animals. J. Physiol. (Lond.) 92, 91—110 (1938). — Best, C. H., H. J. Channon and J. H. Ridout: Choline and the dietary production of fatty livers. J. Physiol. (Lond.) 81, 409—421 (1934). — Best, C. H., W. S. Hartroft, C. C. Lucas and J. H. Ridout: Liver damage produced by feeding alcohol or sugar and its prevention by choline. Brit. med. J. 1949 II, 1001—1006. — Best, C. H., W. S. Hartroft and E. A. Sellers: The protection of the liver by dietary factors. Gastroenterology 20, 375—384 (1952). — Best, C. H., J. M. Hershey and M. E. Huntsman: The control of the deposition of liver fat. Amer. J. Physiol. 101, 7 (1932). ~ The effect of lecithin on fat deposition in the liver of the normal rat. J. Physiol. (Lond.) 75, 56—66 (1932b). — Best, C. H., and M. E. Huntsman: The effects of the components of lecithine upon deposition of fat in the liver. J. Physiol. (Lond.) 75, 405—412 (1932). ~ The effect of choline on the liver fat of rats in various states of nutrition. J. Physiol. (Lond.) 83, 255—274 (1935). — Best, C. H., M. E. Huntsman and J. H. Ridout: The „lipotropic" effect of protein. Nature (Lond.) 135, 821—822 (1935). — Best, C. H., C. C. Lucas, J. M. Patterson and J. H. Ridout: The influence of biotine upon the relative lipotropic effects of choline and inositol. Biochem. J. 40, 368—373 (1946). ~ The rates of lipotropic action of choline and inositol under special dietary conditions. Biochem. J. 48, 452—458 (1951). — Best, C. H., C. C. Lucas and J. H. Ridout: The lipotropic factors. Ann. N.Y. Acad. Sci. 57, 646—653 (1954). — Best, C. H., C. C. Lucas, J. H. Ridout and J. M. Patterson: Dose-response curves in the estimation of potency of lipotropic agents. J. biol. Chem. 186, 317—329 (1950). — Best, C. H., and J. H. Ridout: The effects of cholesterol and choline on deposition of liver fat. J. Physiol. (Lond.) 78, 415—418 (1933). ~ Dietary casein and cholesterylesters in liver. J. Physiol. (Lond.) 87, 55P—56P (1936). — Beveridge, J. M. R., C. C. Lucas and M. K. O'Grady: The effect of the nature and of protein and amino acid intake upon the accumulation of fat in the liver. J. biol. Chem. 154, 9—19 (1944). ~ The effect of dietary proteins and amino acids on liver fat. J. biol. Chem. 160, 505—518 (1945). — Beyer, K. H.: Protective action of vitamin C against experimental hepatic damage. Arch. intern. Med. 71, 315—324 (1943). — Bloomberg, E., and E. V. McCollum: The prevention by choline of liver cirrhosis in the rat on high fat diets.

Science **93**, 598—599 (1941). — Boxer, G. E., and D. Stetten: The role of thiamine in the synthesis of fatty acids from carbohydrate precursors. J. biol. Chem. **153**, 607—616 (1944). — Braganca, B. M., and M. V. Radhakrishna Rao: Hypoprothrombinaemia produced by sulphathiazole in rats on a diet free of vitamin K and cured by synthetic vitamin K. Indian J. med. Res. **35**, 15—21 (1947). — Brante, G.: Phosphatides in choline deficiency and in adrenal insufficiency. Acta physiol. scand. **6**, 291—304 (1943). — Buckley, G. F., and W. S. Hartroft: Pathology of choline deficiency in the mouse. Observations with special reference to liver. Arch. Path. (Chicago) **59**, 185—197 (1955). — Burns, M. M., and J. M. McKibbin: The lipotropic effect of vitamin B_{12} in the dog. J. Nutr. **44**, 487—499 (1951).

Cartwright, G. E., B. Tatting, J. Robinson, N. M. Fellows, F. D. Gunn and M. M. Wintrobe: Hematologic manifestations of vitamin B_{12} deficiency in swine. Blood **6**, 867 bis 891 (1951). — Cartwright, G. E., M. M. Wintrobe and S. Humphreys: Studies on anemia in swine due to pyridoxine deficiency, together with data on phenylhydrazine anemia. J. biol. Chem. **153**, 171—182 (1944). — Casselman, W. G. B., and G. R. Williams: Choline deficiency in the guinea-pig. Nature (Lond.) **173**, 210 (1954). — Cedrangolo, F., e V. Baccari: Sul contenuto in fosfolipidi del fegato durante l'azione lipotropica della colina. Arch. Sci. biol. (Bologna) **24**, 311—318 (1938). — Chaikoff, I. L., and C. L. Connor: Production of cirrhosis of the liver of the normal dog by high fat diets. Proc. Soc. exp. Biol. (N.Y.) **43**, 638—641 (1940). — Channon, H. J., S. W. F. Hanson and P. A. Loizides: The effect of variations of diet fat on dietary fatty livers in rats. Biochem. J. **36**, 214—220 (1942). — Channon, H. J., M. C. Manifold and A. P. Platt: The action of cystine and methionine on liver fat deposition. Biochem. J. **32**, 969—975 (1938). — Channon, H. J., and H. Wilkinson: Choline and the „cholesterol" fatty liver. Biochem. J. **28**, 2026—2033 (1934). — Channon, H. J., and H. Wilkinson: The effect of various fats in the production of dietary fatty livers. Biochem. J. **30**, 1033—1039 (1936). — Chevrel, M. L., M. Beltan et M. Cormier: Modifications histochimiques du foie au cours de l'avitaminose E. C. R. Acad. Sci. (Paris) **232**, 1024—1025 (1951). — Christensen, H. N., and E. L. Lynch: Decrease of glycine and glutamine in skeletal muscle and of glutamine in liver in ascorbic acid deficiency in the guinea-pig. J. biol. Chem. **172**, 107—110 (1948). — Coates, M. E., S. K. Kon and E. E. Shepheard: The use of chicks for the biological assay of members of the vitamin B complex. I. Test with pure substances. Brit. J. Nutr. **4**, 203—224 (1950). — Cooperman, J. M., H. A. Waisman, K. B. McCall and C. A. Elvehjem: Studies on the requirements of the monkey for riboflavin and a new factor found in liver. J. Nutr. **30**, 45—57 (1945). — Coulson, R. A., and F. G. Brazda: Effect of feeding pyridine derivatives to young rats on a high protein diet. Proc. Soc. exp. Biol. (N.Y.) **65**, 1—5 (1947). ~ Influence of choline, cystine and methionine on toxic effects of pyridine and certain related compounds. Proc. Soc. exp. Biol. (N.Y.) **69**, 480—482 (1948).

Daft, F. S.: Experimental differentiation between liver necrosis and liver cirrhosis and some dietary factors affecting their development. Ann. N.Y. Acad. Sci. **57**, 623—632 (1954). — Daft, F. S., W. H. Sebrell and R. D. Lillie: Prevention by cystine or methionine of hemorrhage and necrosis of the liver in rats. Proc. Soc. exp. Biol. (N.Y.) **50**, 1—5 (1942). — Dam, H., and H. Granados: The influence of certain substances on massive hepatic necrosis and lung hemorrhage in rats fed low-protein, vitamin E deficient diets. Acta pharmacol. (Kbh.) **7**, 181—188 (1951). — Davidson, C. S.: Zit. in W. S. Hartroft, The sequence of pathologic events in the development of experimental fatty liver and cirrhosis. Ann. N.Y. Acad. Sci. **57**, 633—645 (1954). — Deane, H. W., and J. M. McKibbin: The chemical cytology of the rats adrenal cortex in pantothenic acid deficiency. Endocrinology **38**, 385—400 (1946). — Deane, H. W., and J. H. Shaw: A cytochemical study of the responses of the adrenal cortex of the rat to thiamine, riboflavin, and pyridoxine deficiencies. J. Nutr. **34**, 1—15 (1947). — Dinning, J. S., C. K. Keith, J. T. Parsons and P. L. Day: The influence of pteroylglutamic acid and vitamin B_{12} on the metabolism of pyridine-fed rats. J. Nutr. **42**, 81—88 (1950). — Dubin, I. N.: Zit. in W. S. Hartroft, The sequence of pathologic events in the development of experimental fatty liver and cirrhosis. Ann. N.Y. Acad. Sci. **57**, 633—645 (1954).

Emerson, W. J., P. C. Zamecnik and I. T. Nathanson: The effect of sex hormones on hepatic and renal lesions induced in rats by a choline-deficient diet. Endocrinology **48**, 548—559 (1951). — Endicott, K. M., F. S. Daft and W. H. Sebrell: Dietary cirrhosis without ceroid in rats. Proc. Soc. exp. Biol. (N.Y.) **57**, 330—331 (1944). — Engel, R. W.: The relation of B-vitamins and dietary fat to the lipotropic action of choline. J. Nutr. **24**, 175—185 (1942a). ~ Modified methods for the chemical and biological determination of choline. J. biol. Chem. **144**, 701—710 (1942b). — Engel, R. W., and W. D. Salmon: Improved diets for nutritional and pathologic studies of choline deficiency in young rats. J. Nutr. **22**, 109—117 (1941).

Ferguson, J. H.: Blood coagulation, thrombosis, and hemorrhagic disorders. Ann. Rev. Physiol. **8**, 231—262 (1946). — Ferguson, T. M., and J. R. Couch: Further gross observations on the B_{12} deficient chick embryo. J. Nutr. **54**, 361—370 (1954). — Ferguson, T. M.,

R. H. Rigdon and J. R. Couch: A pathologic study of vitamin B_{12}-deficient chick embryos. Arch. Path. (Chicago) 60, 393—400 (1955). — Field, J. B., and H. Dam: Effect of vitamin K deficiency on liver lipids in the chick. Proc. Soc. exp. Biol. (N.Y.) 60, 146—148 (1945). — Fishman, W. H., and C. Artom: The action of choline, vitamins, aminoacids, and their combinations in two month old rats. J. biol. Chem. 154, 117—127 (1944a). ~ The action of choline and choline precursors in weanling rats. J. biol. Chem. 154, 109—115 (1944b). — Follis jr., R. H.: The pathology of nutritional disease. Springfield, Ill.: Ch. C. Thomas 1948. — Forbes, J. C.: Vitamin B complex and fat metabolism. J. Nutr. 22,359—364 (1941).— Fortner, J. G., and A. N. Kohen: Experimental studies of gallstone formation. Surgery 36, 932—940 (1954).

Gavin, G., and E. W. McHenry: The effects of biotin upon fat synthesis and metabolism. J. biol. Chem. 141, 619—625 (1941). — Gavin, G., J. M. Patterson and E. W. McHenry: Comparison of the lipotropic effects of choline, inositol, and lipocaic in rats. J. biol. Chem. 148, 275—279 (1943). — Glynn, L. E., H. P. Himsworth and O. Lindan: The experimental production and development of diffuse hepatic fibrosis („portal cirrhosis"). Brit. J. exp. Path. 29, 1—9 (1948). — Goettsch, M.: The role of vitamin E in the production of nutritional liver injury in rats on low casein diets. J. Nutr. 44, 443—454 (1951). — Green, B., J. S. Lowe and R. A. Morton: The effect of vitamin A deficiency on the cholesterol levels of the plasma and liver of the rat. Biochem. J. 61, 447—453 (1955). — Griffith, W. H.: The effect of cystine, fat, and cholesterol on hemorrhagic degeneration in young rats. J. biol. Chem. 132, 639—644 (1940a). ~ The relation of the age, weight and sex of young rats to the occurrence of hemorrhagic degeneration on a low choline diet. J. Nutr. 19, 437—448 (1940b). ~ The effect of supplementary choline, methionine and cystine and of casein, lactalbumine, fibrin, edestin and gelatin in hemorrhagic degeneration in young rats. J. Nutr. 21, 291—306 (1941). — Griffith, W. H., and D. J. Mulford: Some dietary factors affecting the incidence and severity of hemorrhagic degeneration in young rats. J. Nutr. 21, 633—646 (1941a). ~ Cholin metabolism. VI. Hemorrhagic degeneration and the labile methyl supply. J. Amer. chem. Soc. 63, 929—932 (1941b). — Griffith, W. H., and J. F. Nyc: In W. H. Sebrell jr. and R. S. Harris, The Vitamins, vol. II, p. 62—63. New York: Academic Press Inc., Publ. 1954. — Griffith, W. H., and N. J. Wade: Some effects of low choline diets. Proc. Soc. exp. Biol. (N.Y.) 41, 188—190 (1939). ~ The interrelationship of choline, cystine, and methionine in the occurrence and prevention of hemorrhagic degeneration in young rats. J. biol. Chem. 132, 627—637 (1940). — Guehring, R. R., L. S. Hurley and A. F. Morgan: Cholesterol metabolism in pantothenic acid deficiency. J. biol. Chem. 197, 485—493 (1952). — Günther, P. G., u. E. Kiefer: Über den Einfluß hoher Dosen von Vitamin K_1 auf die Gerinnungsfaktoren Prothrombin, Faktor V und Faktor VII bei Lebererkrankungen. Med. Klin. 46, 1944—1948 (1955). — György, P.: Zit. in F. S. Daft, Experimental differentiation between liver necrosis and liver cirrhosis and some dietary factors affecting their development. Ann. N.Y. Acad. Sci. 57, 623—632 (1954). ~ Zit. in W. H. Sebrell jr. and R. S. Harris, The Vitamins, vol. I, p. 614. New York: Academic Press Inc., Publ. 1954. ~ Zit. in R. Beckmann, Vitamin E. Z. Vitamin-, Hormon- u. Fermentforsch. 7, 153—222 (1955) I. Teil; 7, 281—376 (1955) II. Teil. — György, P., and H. Goldblatt: Hepatic injury on a nutritional basis in rats. J. exp. Med. 70, 185—192 (1939). ~ Choline as a member of the vitamin B_2 complex. J. exp. Med. 72, 1—10 (1940). ~ Observations on the conditions of dietary hepatic injury (necrosis, cirrhosis) in rats. J. exp. Med. 75, 355—368 (1942). ~ Further observation on the production and prevention of dietary hepatic injury in rats. J. exp. Med. 89, 245—268 (1949a). ~ Treatment of experimental dietary cirrhosis of the liver in rats. J. exp. Med. 90, 73—84 (1949b).

Halliday, N.: Fatty livers in vitamin B_6 deficient rats. J. Nutr. 16, 285—290 (1938). — Hamre, C. J.: Dilatation of bile ducts and intrahepatic lesions with obstructive jaundice in rats fed diets deficient in vitamin A. Amer. J. med. Sci. 220, 183—194 (1950). — Handler, P.: The effect of simultaneous mineral and choline deficiencies on liver fat. J. biol. Chem. 149, 291—293 (1943). ~ Factors affecting the occurrence of hemorrhagic kidneys due to choline deficiency. J. Nutr. 31, 621—633 (1946). ~ The influence of thyroid activity on the liver and plasma lipids of choline- and cystine-deficient rats. J. biol. Chem. 173, 295—303 (1948). — Handler, P., and F. Bernheim: Choline deficiency in the hamster. Proc. Soc. exp. Biol. (N.Y.) 72, 569—571 (1949). — Handler, P., and W. J. Dann: The inhibition of rat growth by nicotinamide. J. biol. Chem. 146, 357—368 (1942).—Handler, P., and I. N. Dubin: The significance of fatty infiltration in the development of hepatic cirrhosis due to choline deficiency. J. Nutr. 31, 141—157 (1946).— Handler, P., and R. H. Follis jr.: The role of thyroid activity in the pathogenesis of hepatic lesions due to choline and cystine deficiency. J. Nutr. 35, 669—687 (1948).—Hartroft, W. S.: Accumulation of fat in liver cells and lipodiastaemata preceding experimental dietary cirrhosis. Anat. Rec. 106,61—87 (1950). ~ In vitro and in vivo production of a ceroidlike substance from erythrocytes and certain lipids. Science 113, 673—674 (1951). ~ The sequence of pathologic events in the development of

experimental fatty liver and cirrhosis. Ann. N.Y. Acad. Med. **57**, 633—645 (1954). — HART-
ROFT, W. S., and J. H. RIDOUT: Pathogenesis of the cirrhosis produced by choline deficiency.
Amer. J. Path. **27**, 951—990 (1951). — HARTROFT, W. S., and E. A. SELLERS: The dissolution
of fatty cysts in precirrhotic and cirrhotic livers of choline-deficient rats treated with lipotropic factors. Amer. J. Path. **28**, 387—399 (1952). — HAWKINS, W. B., and K. M. BRINK-
HOUS: Prothrombin deficiency the cause of bleeding in bile fistula dogs. J. exp. Med. **63**,
795—801 (1936). — HEPPEL, L. A., B. HIGHMAN and V. T. PORTERFIELD: Influence of
dietary factors on the toxicity of dichloropropane. J. Pharmacol. exp. Ther. **87**, 11—17
(1946). — HEPPEL, L. A., P. A. NEAL, F. S. DAFT, K. M. ENDICOTT, M. L. ORR and V. T.
PORTERFIELD: Toxicology of 1,2 dichloroethane (ethylene dichloride). II. Influence of dietary
factors on the toxicity of dichloroethane. J. Indian. Toxicol. **27**, 15—21 (1945). — HERSHEY,
J. M.: Substitution of lecithin for raw pancreas in the diet of the depancreatized dog. Amer.
J. Physiol. **93**, 657—658 (1930). — HÖJER, J. A.: Studies in scurvy. Acta paediat. (Uppsala)
Suppl. **3**, 8—278 (1924). — HORNING, M. G., and H. C. ECKSTEIN: Influence of choline and
methionine on phospholipids activity and total lipids content of livers of young white rats.
J. biol. Chem. **166**, 711—720 (1946). — HOVE, E. L.: 1949, unpublished data. Zit. in E. L.
HOVE, D. H. COPELAND and W. D. SALMON, A fatal vitamin E deficiency disease in rats
characterized by massive lung hemorrhage and liver necrosis. J. Nutr. **39**, 397—411 (1949). —
HOVE, E. L., D. H. COPELAND and W. D. SALMON: A fatal vitamin E deficiency disease in
rats characterized by massive lung hemorrhage and liver necrosis. J. Nutr. **39**, 397—411
(1949). — HOVE, E. L., and J. O. HARDIN: Effect of vitamin E and CCl_4 on fat, respiration
and choline oxidase of rat livers. Proc. Soc. exp. Biol. (N.Y.) **78**, 858—861 (1951). — HOVE,
E. L., and H. R. SEIBOLD: Liver necrosis and altered fat composition in vitamin E-deficient
swine. J. Nutr. **56**, 173—186 (1955).

JOHNSON, B. C., H. H. MITCHELL, J. A. PINKOS and C. C. MORRILL: Choline deficiency
in the calf. J. Nutr. **43**, 37—48 (1951). — JOHNSON, B. C., A. L. NEUMANN, R. O. NESHEIM,
M. S. MARIAN, J. L. KRIDER, A. S. DANA, B. S. URBANA and I. J. B. THIERSCH: The interrelationship of vitamin B_{12} and folic acid in the baby pig. J. Lab. clin. Med. **36**, 537—546
(1950). — JONES, C. C., S. O. BROWN, L. R. RICHARDSON and J. G. SINCLAIR: Tissue abnormalities in newborn rats from vitamin B_{12} deficient mothers. Proc. Soc. exp. Biol. (N.Y.)
90, 135—140 (1955). — JÜRGENS, R., u. H. PFALTZ: Entzündliche Erkrankungen der
Respirationsorgane bei Ratten infolge von Pantothensäuremangel. Int. Z. Vitaminforsch.
14, 243—269 (1944). — JÜRGENS, R., u. A. STUDER: Beeinflussung der Bildung des Prothrombins im Tierversuch. Schweiz. med. Wschr. **82**, 1119—1121 (1952). ~ Zur antagonistischen Wirkung von Vitamin K_1 gegenüber Dicumarol—Analogen. Thrombose und Embolie,
I. Internat. Tagg, Basel, 1954, S. 341—346.

KAHANE, E., J. LÉVY et O. TANGUY: Synthèse de la choline chez le rat et la souris. Arch.
Sci. physiol. **4**, 185—196 (1950). — KENSLER, C. J., M. RUDDEN, E. SHAPIRO and H. LANGE-
MANN: Choline oxydase activity in young rats. Proc. Soc. exp. Biol. (N.Y.) **79**, 39—42
(1952). — KESTEN, H. D., J. SALCEDO jr. and D. STETTEN jr.: Fatal myocarditis in choline
deficient rats fed ethyl laurate. J. Nutr. **29**, 171—177 (1945). — KOCH, R.: Der Einfluß
des Vitamin B_1 und B_2 auf den Glycogengehalt der Rattenleber. Int. Z. Vitaminforsch. **22**,
136—145 (1950). — KOCH-WESER, D., P. SZANTO, E. FARBER and H. POPPER: Further
investigations on the effect of vitamin B_{12} concentrate upon hepatic injury produced by
carbon tetrachloride. J. Lab. clin. Med. **36**, 694—704 (1950). — KRONE, H.-A.: Über den
Einfluß von Vitamin E auf den Ablauf der histologischen Leberveränderungen bei Ratten
nach Tetrachlorkohlenstoff-Vergiftung. Int. Z. Vitaminforsch. **24**, 12—37 (1952). — KÜLEY,
M.: Vitamin K bei der Behandlung der Lebercirrhose. Schweiz. med. Wschr. **79**, 365—367
(1949).

LASCH, H. G., u. A. LINKE: Blutgerinnung und Leberfunktion. III. Mitt. Der Vitamin K-
Test zur Differentialdiagnose des Ikterus. Dtsch. Arch. klin. Med. **200**, 442—450 (1953). —
LEWIS, U. J., U. D. REGISTER and C. A. ELVEHJEM: Vitamin B_{12} content of various organs
and tissues of the rat. Proc. Soc. exp. Biol. (N.Y.) **71**, 509—511 (1949). — LI, C. H., M. E.
SIMPSON and H. M. EVANS: The influence of growth and adrenocorticotropic hormones on
the fat content of the liver. Arch. Biochem. **23**, 51—54 (1949). — LILLIE, R. D. (1933): Zit.
nach J. M. HUNDLEY in W. H. SEBRELL jr. and R. S. HARRIS, The Vitamins, vol. II, p. 566.
New York: Academic Press Inc., Publ. 1954. — LILLIE, R. D., L. L. ASHBURN, W. H. SE-
BRELL, F. S. DAFT and J. V. LOWRY: Histogenesis and repair of the hepatic cirrhosis in rats
produced on low protein diets and preventable with choline. Publ. Hlth Rep. (Wash.) **57**,
502—509 (1942). — LINDAN, O.: Pregnancy as a precipitating factor in dietetic liver
necrosis in rats. Brit. J. exp. Path. **32**, 471—480 (1951). — LINDAN, O., and E. WORK:
The aminoacid composition of two yeasts used to produce massive dietetic liver necrosis in
rats. The nutritive properties of two yeasts used to produce massive dietetic liver necrosis
in rats. Biochem. J. **48**, 337—344, 344—349 (1951). — LIPPINCOTT, S. W., and H. P. MORRIS:
Morphologic changes associated with pantothenic acid deficiency in the mouse. J. nat.

Cancer Inst. **2**, 39—46 (1941). — Litwack, G., L. V. Hankes and C. A. Elvehjem: Effect of factors other than choline on liver fat deposition. Proc. Soc. exp. Biol. (N.Y.) **81**, 441—445 (1952). — Longenecker, H. E., G. Gavin and E. W. McHenry: Fatty acids synthesized by the action of thiamine. J. biol. Chem. **134**, 693—699 (1940). — Lowry, J. V., F. S. Daft, L. L. Ashburn and R. D. Lillie: Treatment of dietary liver cirrhosis in rats with choline and casein. Publ. Hlth Rep. (Wash.) **56**, 2216—2219 (1941). — Lucas, C. C., J. H. Ridout and W. S. Hartroft: Unpublished data, 1952.

MacFarland, M. L., and E. W. McHenry: The dietary production of fatty livers resistant to the action of choline. J. biol. Chem. **159**, 605—609 (1945). — MacLean, D. L., and C. H. Best: Choline and liver fat. Brit. J. exp. Path. **15**, 193—199 (1934). — MacLean, D. L., M. Sheppard and E. W. McHenry: Tissue changes in ascorbic acid-deficient guinea pigs. Brit. J. exp. Path. **20**, 451—457 (1939). — Mallov, S., and J. L. Bloch: Role of hypophysis and adrenals in fatty infiltration of liver resulting from acute ethanol intoxication. Amer. J. Physiol. **184**, 29—34 (1956). — Mann, G. V., P. L. Watson, A. McNally and J. Goddard: Primate nutrition. II. Riboflavin deficiency in the cebus monkey and its diagnosis. J. Nutr. **47**, 225—241 (1952). — Mason, K. E., and I. R. Telford: Some manifestations of vitamin E deficiency in the monkey. Arch. Path. (Chicago) **43**, 363—373 (1947). — Matet, A., J. Matet et O. Fridenson: Action du dl-α-tocophérol sur la nécrose hépatique du rat provoquée par le soja cru. C. R. Soc. Biol. (Paris) **143**, 235—236 (1949). — McHenry, E. W.: Vitamin B_1 and the synthesis of fat from carbohydrate. Science **86**, 200 (1937). — McHenry, E. W., and G. Gavin: The effect of biotin upon the synthesis of lipids in rats. J. biol. Chem. **140**, Lxxx VII—VIII (1941a). ~ The synthesis of fat from protein. J. biol. Chem. **138**, 471—475 (1941b). — McHenry, E. W., and J. M. Patterson: Lipotropic factors. Physiol. Rev. **24**, 128—167 (1944). — McLean, J. R., and J. M. R. Beveridge: The prevention of liver necrosis by α-tocopherol, methionine and cysteine, and cysteine by oral and parenteral routes. Canad. J. med. Sci. **31**, 417—420 (1953). — Meneghello, J., and H. Niemeyer: Evaluation of choline treatment with repeated liver biopsies. Amer. J. Dis. Child. **80**, 905 (1950). — Menschik, Z., and T. J. Szczesniak: Vitamin E and liver lipids in mice. Anat. Rec. **103**, 349—364 (1949). — Meyer, A. W., and L. M. McCormick: Studies on scurvy. Stanf. Univ. Publ. med. Sci. **2**, 1—107 (1928). — Miller, O. N., J. W. Goddard, R. E. Olson and F. J. Stare: Folic acid deficiency in the duck. J. Nutr. **49**, 65—77 (1953). — Morgan, A. F., and R. R. Guehring: Types of liver glycogen. Fed. Proc. **10**, 226 (1951). — Morgan, A. F., and E. M. Lewis: Modification of choline deficiency by simultaneous pantothenic acid deficiency. Fed. Proc. **11**, 451 (1952). ~ The modifications of choline deficiency by simultaneous pantothenic acid deficiency. J. biol. Chem. **200**, 839—850 (1953). — Mossberg, H.-O.: Vitamin K in the treatment of acute hepatitis. Brit. med. J. **1952** I, 1382—1384. — Mouriquand, G., L. Revol et V. Edel: Erythroblastose expérimentale au cours de l'avitaminose C subaiguë. Sang **1952**, Nr 4, 311—323. — Mulford, D. J., and W. H. Griffith: The relation of cystine and of methionine to the requirement of choline in young rats. J. Nutr. **23**, 91—100 (1942). — Mushett, C. W.: Influence of crystalline vitamin B_{12} on carbon tetrachloride poisoning. Fed. Proc. **9**, 339 (1950). — Mushett, C. W., and A. O. Seeler: Hypoprothrombinemia resulting from the administration of sulfaquinoxaline. J. Pharmacol. exp. Ther. **91**, 84—91 (1947).

Nadel, E. M., A. S. Mulay and L. D. Saslaw: On the failure of glycogen deposition in the livers of scorbutic guinea pigs. Endocrinology **56**, 584—589 (1955). — Nelson, A. A.: Hemorrhagic cortical necrosis of adrenals in rats on deficient diets. Publ. Hlth Rep. (Wash.) **54**, 2250—2256 (1939). — Neumann, A. L., J. L. Krider, M. F. James and B. C. Johnson: The choline requirement of the baby pig. J. Nutr. **38**, 195—213 (1949). — Nino-Herrera, H., H. E. Harper and C. A. Elvehjem: Histological differentiation of fatty livers produced by threonine or choline deficiency. J. Nutr. **53**, 469—480 (1954). — Novoselsky, A.: Neue Wege in der Behandlung der Lebererkrankungen. Med. Klin. **1952**, Nr 6, 190—191.

Okey, R.: Biotin and avidin intake and liver cholesterol. J. biol. Chem. **165**, 383—384 (1946). — Okey, R., R. Pencharz and S. Lepkovsky: Sex hormonal effects in incipient biotin deficiency. Amer. J. Physiol. **161**, 1—13 (1950). — Okey, R., R. Pencharz, S. Lepkovsky and E. R. Vernon: Dietary constituents which may influence the use of food cholesterol. I. Egg: Biotin and avidin. J. Nutr. **44**, 83—99 (1951). — Olson, R. E., and H. W. Deane: A physiological and cytochemical study of the kidney and the adrenal cortex during acute choline deficiency in weanling rats. J. Nutr. **39**, 31—55 (1949).

Pappenheimer, A. M., and J. Victor: „Ceroid" pigment in human tissues. Amer. J. Path. **22**, 395—413 (1946). — Pecora, L. J., and B. Highman: Organ weights and histology of chronically thiamine-deficient rats and their pair-fed controls. J. Nutr. **51**, 219—229 (1953). — Perlman, I., and I. L. Chaikoff: The influence of cholesterol upon phospholipid turnover in the liver. J. biol. Chem. **128**, 735—743 (1939). — Pessagno Espora, M. A. (1950): Zit. nach Owen, C. E. jr., in W. H. Sebrell jr. and R. S. Harris, The Vitamins, vol. II, p. 437. New York: Academic Press Inc., Publ. 1954. — Pittoni, A., e C. R. Rossi: Sul meccanismo d'azione dei fattori lipotropi. IV. Metabolismo lipidico epatico, metionina e inositolo. Arch. Sci. biol. (Bologna) 38, 47—55 (1954). — POPPER, H.: Zit. in W. S. HART-ROFT, The sequence of pathologic events in the development of experimental fatty liver and cirrhosis. Ann. N.Y. Acad. Sci. 57, 633—645 (1954). — POPPER, H., P. GYÖRGY and H. GOLDBLATT: Fluorescent material (ceroid) in experimental nutritional cirrhosis. Arch. Path. (Chicago) 37, 161—168 (1944). — POPPER, H., D. KOCH-WESER and P. B. SZANTO: Protective effect of vitamin B_{12} upon hepatic injury produced by carbon tetrachloride. Proc. Soc. exp. Biol. (N.Y.) 71, 688—690 (1949). — POTTER, R. L., A. E. AXELROD and C. A. ELVEHJEM: The riboflavin requirement of the dog. J. Nutr. 24, 449—460 (1942). — PRICE, I. M., E. C. MILLER and J. A. MILLER: Intracellular distribution of vitamin B_6 in rat and mouse liver and induced rat liver tumors. Proc. Soc. exp. Biol. (N.Y.) 71, 575—578 (1949).

QUASTEL, J. H., and A. H. M. WHEATLEY: An effect of ascorbic acid on fatty acid oxydations in the liver. Biochem. J. 28, 1014—1027 (1934). — QUICK, A. J., M. STANLEY-BROWN and F. W. BANCROFT: A study of the coagulation defect in hemophilia and jaundice. Amer. J. med. Sci. 190, 501—511 (1935).

RADHAKRISHNA RAO, M. V., N. C. DATTA and L. S. KRISHNAN: Effect of choline and methionine on the experimentally produced hepatic lesions in rats. Curr. Sci. 19, 14 (1950). — RAMAN, C. S.: Effect of choline deficiency on the fatty acids of liver and body lipids in the rat. Biochem. J. 52, 320—324 (1952). — REID, M. E.: Nutritional studies with the guinea pig. J. Nutr. 56, 215—229 (1955). — REID, M. E., M. G. MARTIN and G. M. BRIGGS: Nutritional studies with the guinea pig. IV. Folic acid. J. Nutr. 59, 103—119 (1956). — RICH, A. R., and J. D. HAMILTON: The experimental production of cirrhosis of the liver by means of a deficient diet. Bull. Johns Hopk. Hosp. 66, 185—198 (1940). — RINEHART, J. F., and L. D. GREENBERG: Arteriosclerotic lesions in pyridoxine-deficient monkeys. Amer. J. Path. 25, 481—491 (1949). — ROSE, I. A., and B. S. SCHWEIGERT: Effect of vitamin B_{12} on nucleic acid metabolism of the rat. Proc. Soc. exp. Biol. (N.Y.) 79, 541—544 (1952). — ROSECAN, M., G. P. RODNAM, S. S. CHERNICK and K. SCHWARZ: C14-acetate utilization in dietary necrosis of the liver. J. Lab. Clin. Med. 44, 919 (1954). — ROYER, P., R. WOLFF et R. KARLIN: Taux de la vitamine B_{12} dans le foie de cobayes intoxiqués par le tétrachlorure de carbone et traités par injections de vitamine B_{12}. C. R. Soc. Biol. (Paris) 146, 482—484 (1952). — RUPPEL, W.: Organveränderungen bei E-avitaminotischen Ratten. Naunyn-Schmiedeberg's Arch. exp. Path. Pharmak. 206, 584—601 (1949). — RUSCH, H. P., and B. E. KLINE (1941): Zit. nach M. E. REID in W. H. SEBRELL jr. and R. S. HARRIS, The Vitamins, vol. I, p. 319. New York: Academic Press Inc., Publ. 1954. — RUSSELL, W. O., and C. P. CALLAWAY: Pathologic changes in the liver and kidneys of guinea pigs deficient in vitamin C. Arch. Path. (Chicago) 35, 546—552 (1943).

SADHU, D. P. (1952): Zit. nach M. E. REID in W. H. SEBRELL jr. and R. S. HARRIS, The Vitamins, vol. I, p. 280. New York: Academic Press Inc., Publ. 1954. — SALMON, W. D.: Some physiological relationships of protein, fat, choline, methionine, cystine, nicotinic acid and tryptophane. J. Nutr. 33, 155—168 (1947). — SCHAEFER, A. E., D. H. COPELAND and W. D. SALMON: Duodenal ulcers, liver damage, anemia and edema of chronic choline deficiency in dogs. J. Nutr. 43, 201—221 (1951). — SCHAEFER, A. E., J. M. MCKIBBIN and C. A. ELVEHJEM: Pantothenic acid deficiency studies in dogs. J. biol. Chem. 143, 321—330 (1942).— SCHAEFER, A. E., C. K. WHITEHAIR and C. A. ELVEHJEM: The importance of riboflavin, pantothenic acid, niacin and pyridoxine in the nutrition of foxes. J. Nutr. 34, 131—139 (1947). — SCHWARZ, K.: Tocopherol als Leberschutzstoff. Hoppe-Seylers Z. physiol. Chem. 281, 109—116 (1944). ~ Production of dietary necrotic liver degeneration using American torula yeast. Proc. Soc. exp. Biol. (N.Y.) 77, 818—823 (1951a). ~ A hitherto unrecognized factor against dietary necrotic liver degeneration in American yeast (factor 3). Proc. Soc. exp. Biol. (N.Y.) 78, 852—856 (1951b). ~ Liver necrosis versus fatty liver and cirrhosis. Ann. N.Y. Acad. Sci. 57, 617—621 (1954). — SCHWARZ, K., and C. M. FOLTZ: Selenium as an integral part of factor 3 against dietary necrotic liver degeneration. J. Amer. chem. Soc. 79, 3292—3293 (1957). — SCHWEIGERT, B. S., H. E. SAUBERLICH, C. A. ELVEHJEM and C. A. BAUMANN: Dietary protein and the vitamin B_6 content of mouse tissue. J. biol. Chem. 165, 187—196 (1946). — SEALOCK, R. R., B. ZIEGLER and R. L. DRIVER: The relation of vitamin C to the metabolism of the melanin pigment precursors, tyrosine and dihydroxyphenylalanine. J. biol. Chem. 128, LXXIX (1939). — SEBRELL, W. H.: „Yellow liver" of dogs (fatty infiltration) associated with deficient diets. Nat. Inst. Hlth Bull. 162, 23—35 (1933). — SELLERS, E. A., and R. W. YOU: Prevention of dietary fatty livers by exposure to a cold environment. Science 110, 713 (1949). ~ Propylthiouracil, thyroid, and dietary liver injury. J. Nutr. 44, 513—535 (1951). ~ Effects of cold environment on deposition of fat in the liver in choline deficiency. Biochem. J. 51, 573—577 (1952). — SELLERS, E. A., R. W. YOU and C. C. LUCAS: Lipotropic agents in liver damage produced by selenium or carbon tetrachloride. Proc. Soc. exp. Biol. (N.Y.) 75, 118—121 (1950). — SELLERS, E. A., R. W. YOU, J. H. RIDOUT and C. H. BEST: Partial protection by cortisone against renal lesions produced by hypolipotropic diets. Nature (Lond.) 166, 514 (1950). — SELLERS, E. A., and S. S. YOU:

Role of the thyroid in metabolic responses to a cold environment. Amer. J. Physiol. **163**, 81—91 (1950). — Sellers, E. A., S. S. You and N. Thomas: Acclimatization and survival of rats in the cold: effects of clipping of adrenalectomy and of thyroidectomy. Amer. J. Physiol. **165**, 481—485 (1951). — Sharma, G. L., R. L. Johnston, R. W. Luecke, J. A. Hoefer, M. L. Gray and F. Thorp: A study of the pathology of the intestine and other organs of weanling pigs when fed a ration of natural feedstuffs low in pantothenic acid. Amer. J. vet. Res. **13**, 298—303 (1952). — Shaw, J. H., and P. H. Phillips: The pathology of riboflavin deficiency in the rat. J. Nutr. **22**, 345—385 (1941). — Sherlock, S.: Aspiration liver biopsy. Technic and diagnostic application. Lancet **1945** II, 397—401. — Shils, M. E., R. de Giovanni and W. B. Stewart: Fatty liver of portal type: effects of choline, methionine and vitamin B_{12}. J. Nutr. **56**, 95—104 (1955). — Shipley, R. A., E. B. Chudzik and P. György: The effect of extirpation of various endocrine glands on the production of fatty liver. Arch. Biochem. **16**, 301—307 (1948). — Silber, R. H.: Studies of pantothenic acid deficiency in dogs. J. Nutr. **27**, 425—433 (1944). — Skelton, F. R.: Some specific and non-specific effects of thiamine in the rat. Proc. Soc. exp. Biol. (N.Y.) **73**, 516—519 (1950). — Smith, H. P., E. D. Warner, K. M. Brinkhous and W. H. Seegers: Bleeding tendency and prothrombin deficiency in biliary fistula dogs: Effect of feeding bile and vitamin K. J. exp. Med. **67**, 911—920 (1938). — Spector, H.: The metabolic interrelationship between tryptophan, pyridoxine, and nicotinic acid; forced feeding studies in rats. J. biol. Chem. **173**, 659—676 (1948). — Spector, H., and F. B. Adamstone: Tryptophan deficiency in the rat induced by forced feeding of an acid hydrolyzed casein diet. J. Nutr. **40**, 213—229 (1950). — Staub, H., G. Viollier u. A. Werthemann: Über das Auftreten von multiplen Adenomen in der Leber bei cholinarm ernährten Ratten. Experientia (Basel) **4**, 233—234 (1948). — Stern, J. R., M. W. Taylor and W. C. Russell: Relation of vitamin B_{12} to liver basophilia. Proc. Soc. exp. Biol. (N.Y.) **70**, 551—552 (1949). — Stetten jr., D., and G. F. Grail: Effect of dietary choline, ethanolamine, serine, cystine, homocysteine and guanidoacetic acid on the liver lipids of rats. J. biol. Chem. **144**, 175—181 (1942). — Stetten jr., D., and J. Salcedo jr.: The effect of chain length of the dietary fatty acid upon the fatty liver of choline deficiency. J. Nutr. **29**, 167—170 (1945). — Street, H. R., G. R. Cowgill and H. M. Zimmermann: Further observations of riboflavin deficiency in the dog. J. Nutr. **22**, 7—24 (1941). — Supplee, G. C., R. C. Bender and Z. M. Hanford: Interrelated vitamin requirements. The influence of thiamine, riboflavin, pantothenic acid and vitamin B_6 on liver glycogen reserves. J. Amer. pharm. Ass., sci. Ed. **31**, 194—198 (1942). — Swendseid, M. E., F. H. Bethell and W. W. Ackermann: The intracellular distribution of vitamin B_{12} and folinic acid in mouse liver. J. biol. Chem. **190**, 791—798 (1951).

Terbrüggen, A.: Die Beeinflussung der Leberverfettung und Lipämie durch das Vitamin C (Ascorbinsäure). Verh. dtsch. Path. Ges. **31**, 114—121 (1938). — Tolbert, M. E., and R. Okey: The relative rates of renewal of choline and phosphate in liver phospholipids in the rat. J. biol. Chem. **194**, 755—768 (1952). — Tomlinson, T. H.: Pathology of artificially induced scurvy in the monkey with and without chronic calcium deficiency. Publ. Hlth Rep. (Wash.) **57**, 987—993 (1942). — Tyner, E. P., H. B. Lewis and H. C. Eckstein: Niacin and the ability of cystine to augment deposition of liver fat. J. biol. Chem. **187**, 651—654 (1950).

Victor, J., and A. M. Pappenheimer: The influence of choline, cystine, and of α-tocopherol upon the occurrence of ceroid pigment in dietary cirrhosis of rats. J. exp. Med. **82**, 375—383 (1945).

Waisman, H. A.: Production of riboflavin deficiency in the monkey. Proc. Soc. exp. Biol. (N.Y.) **55**, 69—71 (1944). — Wang, H., H. E. Scheid and B. S. Schweigert: Histological studies with rats fed diets containing iodinated casein and different levels of vitamin B_{12}. Proc. Soc. exp. Biol. (N.Y.) **85**, 382—384 (1954). — Ward, J., R. Haslam and L. Schiff: Effect of choline deficiency and hepatic cirrhosis on absorption of fat in the rat. Proc. Soc. exp. Biol. (N.Y.) **85**, 401 (1954). — Wilgram, G. F., C. H. Best and J. Blumenstein: Aggravating effect of cholesterol on cardiovascular changes in choline deficient rats. Proc. Soc. exp. Biol. (N.Y.) **89**, 476—479 (1955). — Williams jr., J. N., G. Litwack and C. A. Elvehjem: Studies on rat liver choline oxydase: an assay method. J. biol. Chem. **192**, 73—80 (1951). — Wintrobe, M. M., R. H. Follis jr., M. H. Miller, H. J. Stein, R. Alcayaga, S. Humphreys, A. Suksta and C. E. Cartwright: Pyridoxine deficiency in swine, with particular reference to anemia, epileptiform convulsions and fatty liver. Bull. Johns Hopk. Hosp. **72**, 1—25 (1943). — Wolbach, S. B., and O. A. Bessey: Tissue changes in vitamin deficiency. Physiol. Rev. **22**, 233—289 (1942).

18. Nieren und ableitende Harnwege (S. 882—886).

Adamstone, F. B., J. L. Krider and M. F. James: Response of swine to vitamin E-deficient rations. Ann. N.Y. Acad. Sci. **52**, 260—268 (1949). — Agnew, L. R. C.: Renal lesions in pyridoxin deficient rats. J. Path. Bact. **63**, 699—705 (1951). — Ames, S. R., P. S. Sarma and C. A. Elvehjem: Transaminase and pyridoxine deficiency. J. biol. Chem.

167, 135—141 (1947). — ARMSTRONG, K. L., C. FELDOTT and H. A. LARDY: Relationship of vitamin B_6 to the metabolism of D-amino acids. Proc. Soc. exp. Biol. (N.Y.) **73**, 159—163 (1950).

BAXTER, J. H.: Protective effect of thiouracil and dibenamine against renal injury due to choline deficiency: Influence of endocrine and autonomic systems. J. Pharmacol. exp. Ther. **107**, 394—401 (1953). — BAXTER, J. H., and H. GOODMAN: Renal and hepatic lipid alterations in choline deficiency: Relationship to renal necrosis. Proc. Soc. exp. Biol. (N.Y.) **89**, 682—687 (1955). — BEATON, J. R., and M. E. GOODWIN: Renal glutaminase activities in vitamin B_6-deficient rats. J. biol. Chem. **212**, 195—200 (1955). — BEST, C. H.: The significance of choline as a dietary factor. Science **94**, 523—527 (1941). — BEST, C. H., and W. S. HARTROFT: Nutrition, renal lesions and hypertension. Fed. Proc. **8**, 610—617 (1949). — BEST, C. H., C. C. LUCAS, J. M. PATTERSON and J. H. RIDOUT: Some effects of vitamin B_{12} in weanling rats consuming hypolipotropic diets. Canad. J. med. Sci. **31**, 135—145 (1953). — BLACKFAN, K. D., and S. B. WOLBACH: Vitamin A deficiency in infants. J. Pediat. **3**, 679—706 (1933). — BOURNE, G. H., and L. J. HARRIS: Histological changes in rats on nicotinic acid-deficient diets. Brit. J. Nutr. **4**, xvi—xvii (1950). — BOYLE, P. E.: Manifestations of vitamin A-deficiency in a human tooth germ. J. dent. Res. **13**, 39—50 (1933). — BUCKLEY, G. F., and W. S. HARTROFT: Pathology of choline deficiency in the mouse. Observations with special reference to liver. Arch. Path. (Chicago) **59**, 185—197 (1955).

CHRISTENSEN, K.: A microscopic study of the effects of choline deficiency in young rats. J. biol. Chem. **133**, xx (1940). ~ Renal changes in the albino rat on low choline and choline-deficient diets. Arch. Path. (Chicago) **34**, 633—646 (1942). — CHRISTENSEN, K., and W. H. GRIFFITH: Involution of the thymus in rats fed choline-deficient diets. Endocrinology **30**, 574—580 (1942). — CRUICKSHANK, A. H., and G. W. MITCHELL jr.: Myocardial, hepatic and renal damage resulting from p-aminobenzoic acid therapy. Observations in human cases and experimental animals. Bull. Johns Hopk. Hosp. **88**, 211—229 (1951).

DEANE, H. W., and J. M. MCKIBBIN: The chemical cytology of the rats adrenal cortex in pantothenic acid deficiency. Endocrinology **38**, 385—400 (1946). — DESSAU, F. I., and J. J. OLESON: Nature of renal changes in acute choline deficiency. Proc. Soc. exp. Biol. (N.Y.) **64**, 278—279 (1947).

ENGEL, R. W.: Choline deficiency in rats of various age. Proc. Soc. exp. Biol. (N.Y.) **50**, 193—196 (1942).

FERGUSON, T. M., and J. R. COUCH: Further gross observations on the B_{12} deficient chick embryo. J. Nutr. **54**, 361—370 (1954). — FERGUSON, T. M., R. H. RIGDON and J. R. COUCH: A pathologic study of vitamin B_{12}-deficient chick embryos. Arch. Path. (Chicago) **60**, 393—400 (1955). — FETTER, B. F.: Toxic lesions associated with p-aminobenzoic acid. N.C. med. J. **13**, 663—665 (1952).

GRIFFITH, W. H.: Choline metabolism. III. The effect of cystine, fat and cholesterol on hemorrhagic degenerations in young rats. J. biol. Chem. **132**, 639—644 (1940). ~ The nutritional importance of choline. J. Nutr. **22**, 239—253 (1941). — GRIFFITH, W. H., and D. J. MULFORD: Choline metabolism. VII. Some dietary factors affecting the incidence and severity of hemorrhagic degeneration in young rats. J. Nutr. **21**, 633—646 (1941). — GYÖRGY, P., and H. GOLDBLATT: Choline as a member of the vitamin B complex. J. exp. Med. **72**, 1—10 (1940).

HANDLER, P.: Factors affecting the occurrence of hemorrhagic kidneys due to choline deficiency. J. Nutr. **31**, 621—633 (1946). — HANDLER, P., and F. BERNHEIM: Effect of renal decapsulation on hypertension induced by single episode of acute choline deficiency. Proc. Soc. exp. Biol. (N.Y.) **76**, 338—341 (1951). — HARTROFT, W. S.: Pathogenesis of renal lesions in weanling and young adult rats fed choline-deficient diets. Brit. J. exp. Path. **29**, 483—494 (1948). — HARTROFT, W. S., and C. H. BEST: Lipoid substance in the cells of proximal convoluted tubules of the kidneys of young rats on a choline-deficient diet. Science **105**, 315 (1947). ~ Hypertension of renal origin in rats following less than one week of choline deficiency in early life. Brit. med. J. **1949 I**, 423—426. — HAWK, E. A., and C. A. ELVEHJEM: The effects of vitamins B_{12} and B_{12f} on growth, kidney, hemorrhage, and liver fat in rats fed purified diets. J. Nutr. **49**, 495—504 (1953). — HEDENBERG, I.: A-vitaminbrist och njursten. Nord. Med. **46**, 1271—1273 (1951). ~ Macroscopic and microscopic changes and stone formation in the urinary tract in experimentally produced vitamin A deficiency in rats. Diss. Stockholm. Acta chir. scand. Suppl. **192**, 87 (1954). — HEGSTED, D. M., J. M. MCKIBBIN and F. J. STARE: The effect of atabrine on choline deficiency in the young rat. J. Nutr. **27**, 149—153 (1944). — HOVE, E. L., D. H. COPELAND and W. D. SALMON: Choline deficiency in the rabbit. J. Nutr. **53**, 377—389 (1954).

JOHNSON, B. C., H. H. MITCHELL, J. A. PINKOS and C. C. MORRILL: Choline deficiency in the calf. J. Nutr. **43**, 37—48 (1951). — JONES, C. C., S. O. BROWN, L. R. RICHARDSON and J. G. SINCLAIR: Tissue abnormalities in newborn rats from vitamin B_{12} deficient mothers. Proc. Soc. exp. Biol. (N.Y.) **90**, 135—140 (1955). — JÜRGENS, R., u. H. PFALTZ: Entzündliche

Erkrankungen der Respirationsorgane bei Ratten infolge von Pantothensäuremangel. Int. Z. Vitaminforsch. 14, 243—269 (1944).

Lecoq, R., et P. Isidor: Modifications histopathologiques de l'avitaminose E. Thérapie 4, 84—88 (1949). — Lippincott, S. W., and H. P. Morris: Morphologic changes associated with pantothenic acid deficiency in the mouse. J. nat. Cancer Inst. 2, 39—46 (1941).

Mann, G. V., P. L. Watson, A. McNally and J. Goddard: Primate nutrition. II. Riboflavin deficiency in the cebus monkey and its diagnosis. J. Nutr. 47, 225—241 (1952). — Martin, A. J. P., and T. Moore: Some effects of prolonged vitamin E deficiency in the rat. J. Hyg. (Lond.) 39, 643—650 (1939). — Mason, K. E., and A. F. Emmel: Vitamin E and muscle pigment in the rat. Anat. Rec. 92, 33—59 (1945). — Mason, K. E., and I. R. Telford: Some manifestations of vitamin E deficiency in the monkey. Arch. Path. (Chicago) 43, 363—373 (1947). — McCarthy, P. T., and L. R. Cerecedo: Vitamin A deficiency in the mouse. J. Nutr. 46, 361—376 (1952).

Nelson, A. A.: Hemorrhagic cortical necrosis of adrenals in rats on deficient diets. Publ. Hlth Rep. (Wash.) 54, 2250—2256 (1939).

Olson, R. E., and H. W. Deane: A physiological and cytochemical study of the kidney and the adrenal cortex during acute choline deficiency in weanling rats. J. Nutr. 39, 31—55 (1949).

Patek, A. J., J. Post and J. Victor: Riboflavin deficiency in the pig. Amer. J. Physiol. 133, 47—55 (1941). — Pecora, L. J., and B. Highman: Organ weights and histology of chronically thiamine-deficient rats and their pair-fed controls. J. Nutr. 51, 219—229 (1953).

Reid, M. E.: Nutritional studies with the guinea pig. J. Nutr. 56, 215—229 (1955). — Ruppel, W.: Organveränderungen bei E-avitaminotischen Ratten. Naunyn-Schmiedeberg's Arch. exp. Path. Pharmak. 206, 584—601 (1949). — Russell, W. O., and C. P. Callaway: Pathologic changes in the liver and kidneys of guinea pigs deficient in vitamin C. Arch. Path. (Chicago) 35, 546—552 (1943).

Schaefer, A. E., D. H. Copeland and W. D. Salmon: Duodenal ulcers, liver damage, anaemia and edema of chronic choline deficiency in dogs. J. Nutr. 43, 201—221 (1951). — Shaw, J. H., and P. H. Phillips: The pathology of riboflavin deficiency in the rat. J. Nutr. 22, 345—385 (1941). — Silber, R. H.: Studies of pantothenic acid deficiency in dogs. J. Nutr. 27, 425—433 (1944). — Skelton, F. R.: Some specific and non-specific effects of thiamine deficiency in the rat. Proc. Soc. exp. Biol. (N.Y.) 73, 516—519 (1950). — Stoerk, H. C., H. Kaunitz and C. A. Slanetz: Pathological changes in acute and protracted vitamin A deficiency. Arch. Path. (Chicago) 53, 15—21 (1952). — Sweet, K., and H. J. K'Ang: Clinical and anatomic study of avitaminosis A among the chinese. Amer. J. Dis. Child. 50, 699—734 (1935).

Wachstein, M.: Renal phosphatase in choline deficiency. Arch. Path. (Chicago) 38, 297—304 (1944). — Welch, A. D.: The relation of the structure of choline-like compounds to renal antihemorrhagic action. J. Nutr. 40, 113—131 (1950). — Wilgram, G. F., C. H. Best and J. Blumenstein: Aggravating effect of cholesterol on cardiovascular changes in choline deficient rats. Proc. Soc. exp. Biol. (N.Y.) 89, 476—479 (1955). — Wintrobe, M. M., W. Buschke, R. H. Follis jr. and S. Humphreys: Riboflavin deficiency in swine. Bull. Johns Hopk. Hosp. 75, 102—114 (1944). — Wolbach, S. B., and O. A. Bessey: Tissue changes in vitamin deficiency. Physiol. Rev. 22, 233—289 (1942).

19. Atmungsorgane (S. 886—888).

Adamstone, F. B., J. L. Krider and M. F. James: Response of swine to vitamin E-deficient rations. Ann. N.Y. Acad. Sci. 52, 260—268 (1949). — Ashburn, L. L., and J. V. Lowry: Development of cardiac lesions in thiamine-deficient rats. Arch. Path. (Chicago) 37, 27—33 (1944).

Bicknell, F., and F. Prescott: The vitamins in medicine, 3rd edit, p. 698. London: William Heinemann 1953. — Blackfan, K. D., and S. B. Wolbach: Vitamin A deficiency in infants. J. Pediat. 3, 679—706 (1933). — Bourne, G. H., and L. J. Harris: Histological changes on nicotinic acid-deficient diets. Brit. J. Nutr. 4, xvi—xvii (1950). — Buckley, G. F., and W. S. Hartroft: Pathology of choline deficiency in the mouse. Observations with special reference to liver. Arch. Path. (Chicago) 59, 185—197 (1955).

Czina, G., L. Középesy u. L. Biró: Der Vitamin C-Haushalt bei der Lungentuberkulose. Int. Z. Vitaminforsch. 26, 262—271 (1955).

Dam, H., and H. Granados: The influence of certain substances on massive hepatic necrosis and lung hemorrhage in rats fed low-protein, vitamin E deficient diets. Acta pharmacol. (Kbh.) 7, 181—188 (1951).

Engel, R. W., and W. D. Salmon: Improved diets for nutritional and pathologic studies of choline deficiency in young rats. J. Nutr. 22, 109—117 (1941).

Ferguson, T. M., R. H. Rigdon and J. R. Couch: A pathologic study of vitamin B_{12}-deficient chick embryos. Arch. Path. (Chicago) 60, 393—400 (1955). — Finocchi, F., e

G. DE RITIS: Le modificazioni della mucosa tracheo-bronchiale negli animali in avitaminosi A. Ann. Ist. Forlanini 13, 25—32 (1951).

HOVE, E. L., D. H. COPELAND and W. D. SALMON: A fatal vitamin E deficiency disease in rats characterized by massive lung hemorrhage and liver necrosis. J. Nutr. 39, 397—411 (1949).

JÜRGENS, R., u. H. PFALTZ: Entzündliche Erkrankungen der Respirationsorgane bei Ratten infolge von Pantothensäuremangel. Int. Z. Vitaminforsch. 14, 243—269 (1944).

LALICH, J. J., B. E. KLINE and H. P. RUSCH: Degenerative renal lesions induced by prolonged choline deficiency. Arch. Path. (Chicago) 48, 583—592 (1949). — LECOQ, R., et P. ISIDOR: Modifications histopathologiques de l'avitaminose E. Thérapie 4, 84—88 (1949).

MASON, K. E., and I. R. TELFORD: Some manifestations of vitamin E deficiency in the monkey. Arch. Path. (Chicago) 43, 363—373 (1947). — MEYER, A. W., and L. M. MCCORMICK: Studies in scurvy. Stanf. Univ. Publ. med. Sci. 2, 127—233 (1928).

NELSON, A. A.: Hemorrhagic cortical necrosis of adrenals in rats on deficient diets. Publ. Hlth Rep. (Wash.) 54, 2250—2256 (1939).

RANDOIN, L., et A. MICHAUX: Variations comparatives de la teneur des surrénales en eau, acides gras et cholestérol, chez le cobaye normal et chez le cobaye soumis à un régime déséquilibré par absence de vitamine antiscorbutique. C. R. Acad. Sci. (Paris) 183, 1055—1057 (1926). — RUPPEL, W.: Organveränderungen bei E-avitaminotischen Ratten. Naunyn-Schmiedeberg's Arch. exp. Path. Pharmak. 206, 584—601 (1949).

SALMON, W. D., and R. W. ENGEL: Pantothenic acid and hemorrhagic adrenal necrosis in rats. Proc. Soc. exp. Biol. (N.Y.) 45, 621—623 (1940). — STUDER, A.: Unveröffentlicht.

WOLBACH, S. B., and O. A. BESSEY: Tissue changes in vitamin deficiency. Physiol. Rev. 22, 233—289 (1942).

20. Weibliche Geschlechtsorgane (S. 888—891).

ATKINSON, W. B., H. KAUNITZ and C. A. SLANETZ: Effects of ovarian hormones upon uterine pigmentation in vitamin E-deficient rats. Ann. N.Y. Acad. Sci. 52, 68—71 (1949).

BARRIE, M. M. O.: Vitamin E deficiency in the rat. III. Fertility in the female. Biochem. J. 32, 2134—2137 (1938). — BLANDAU, R. J., H. KAUNITZ and C. A. SLANETZ: Ovulation, fertilization, and transport of ova in old, vitamin E deficient rats. J. Nutr. 38, 97—104 (1949). — BROWN, W. O.: Effect of dietary penicillin on blood composition and oestrogen-induced oviduct growth in the folic-acid deficient chick. Nature (Lond.) 171, 845—846 (1953). — BRUGSCH, H.: Der Epitheltest zur Erkennung von latentem Vitamin-Mangel und drohender Keratomalacie beim Säugling. Z. Kinderheilk. 68, 267—275 (1950).

COWARD, K. H., B. G. E. MORGAN and L. WALLER: The influence of a deficiency of vitamin B_1 and of riboflavin on the reproduction of the rat. J. Physiol. (Lond.) 100, 423—431 (1942). — CRITTENDEN, P. J., A. DICKINSON, I. FERNANDEZ, J. GLASER and M. GUNDEL: Observations on the biotin deficient rat. Arch. int. Pharmacodyn. 77, 29—38 (1948).

EVANS, H. M.: The effects of inadequate vitamin A on the sexual physiology of the female. J. biol. Chem. 77, 651—654 (1928).

FIGGE, F. H. J., and E. ALLEN: Genital atrophy during pantothenic acid deficiency and responses to gonadotropic and estrogenic hormones. Endocrinology 30, S 1028 (1942). — FOLLIS jr., R. H.: The pathology of nutritional disease. Springfield, Ill.: Ch. C. Thomas 1948.

HERTZ, R.: The quantitative relationship between stilbestrol response and dietary „folic acid" in the chick. Endocrinology 37, 1—6 (1945). ~ Dietary impairment of estrogen response in the immature monkey. Proc. Soc. exp. Biol. (N.Y.) 67, 113—115 (1948). ~ Endocrine and vitamin factors in hormone induced tissue growth. Tex. Rep. Biol. Med. 8, 154 (1950). — HERTZ, R., and W. H. SEBRELL: Impairment of response to stilbestrol in the oviduct of chicks deficient in L. casei factor („folic acid"). Science 100, 293—294 (1944).

KAHN, R. H.: Effect of oestrogen and of vitamin A on vaginal cornification in tissue culture. Nature (Lond.) 174, 317 (1954). — KLINE, I. T., and R. I. DORFMAN: Testosterone stimulation of the oviduct in vitamin-deficient chicks. Endocrinology 48, 39—43 (1951). — KRAMER, M. M., M. T. HARMAN and A. K. BRILL: Disturbances of reproduction and ovarian changes in the guinea-pig in relation to vitamin C deficiency. Amer. J. Physiol. 106, 611—622 (1933). — KUNCZ, C.: Histologische Veränderungen bei infantilen Rattenweibchen als Folge von Vitamin A-Mangel. Klin. Wschr. 21, 1103—1105 (1942).

LAMMING, G. E., G. W. SALISBURY, R. L. HAYS and K. A. KENDALL: The effect of incipient vitamin A deficiency on reproduction in the rabbit. I. Decidua, ova and fertilization. J. Nutr. 52, 217—225 (1954). — LOPES DE FARIA, J.: Uterine and vaginal changes in rats with avitaminoses E. II. Collagenous fibers content of the endometrium of normal rats at different ages. Ann. N.Y. Acad. Sci. 52, 121—124 (1949).

MASON, K. E.: Effects of vitamin E deficiency. In W. H. SEBRELL jr. and R. S. HARRIS, The vitamins, vol. 3, p. 514—562. New York: Academic Press Inc., Publ. 1954. — MASON, K. E., and I. R. TELFORD: Some manifestations of vitamin E deficiency in the monkey. Arch. Path. (Chicago) 43, 363—373 (1947). — MENSCHIK, Z.: The influence of vitamin E on ovarian structure in mice. Quart. J. exp. Physiol. **34**, 97—113 (1948). — Moore, T., I. M. Sharman and R. J. Ward: The partial vitamin E activity of certain redox dyes. Biochem. J. **58**, vii (1954). — Morris, H. P., T. B. Dunn and B. P. Wagner: Influence of gonadotrophin on pyridoxine-deficient and diet-restricted female mice. J. nat. Cancer Inst. **14**, 493—511 (1953).

Overbeek, G. A., and M. Tausk: The influence of folic acid on the effect of oestrone and testosterone propionate in rats. Acta physiol. pharmacol. neerl. **1**, 364 (1950).

Phillips, W. E. J., W. A. Maw and R. H. Common: Some effects of a folic acid antagonist on the responses of the immature pullet to treatment with gonadal hormones. Canad. J. Zool. **31**, 342—350 (1953). — Piccioni, V.: Carenza di riboflavina e sviluppo sessuale nella ratta albina. Boll. Soc. ital. Biol. sper. **27**, 1526—1527 (1951).

Ruppel, W.: Organveränderungen bei E-avitaminotischen Ratten. Naunyn-Schmiedeberg's Arch. exp. Path. Pharmak. **206**, 584—601 (1949).

Silver, M.: Observations on the effect of aminopterin on hormonally induced growth. J. Endocr. **9**, xxix—xxx (1953). ~ The role of folic acid in hormonally-induced tissue growth. J. Endocr. **10**, 95—110 (1954).

Wolbach, S. B.: Effects of vitamin A deficiency and hypervitaminosis A in animals. In W. H. Sebrell jr. and R. S. Harris, vol. 1, p. 106—137. New York: Academic Press Inc., Publ. 1954. — Wolbach, S. B., and O. A. Bessey: Tissue changes in vitamin deficiency. Physiol. Rev. **22**, 233—289 (1942). — Wooten, E., M. M. Nelson, M. E. Simpson and H. M. Evans: Effect of pyridoxine deficiency on the gonadotrophic content of the anterior pituitary in the rat. Endocrinology **56**, 59—66 (1955).

21. Männliche Geschlechtsorgane (S. 891—897).

Antopol, W., and K. Unna: Pathologic aspect of nutritional deficiencies in rats. I. Lesions produced by diets free of vitamin B_6 (Pyridoxine) and the response to vitamin B_6. Arch. Path. (Chicago) **33**, 241—258 (1942). — Ashburn, L. L.: The effect of administration of pantothenic acid on the histopathology of the filtrate factor deficiency state in rats. Publ. Hlth Rep. (Wash.) **55**, 1337—1346 (1940).

Bishop, D. W., and E. Kosarick: Biotin deficiency and cryptorchidism in rats. Proc. Soc. exp. Biol. (N.Y.) **78**, 323—325 (1951). — Bourne, G. H., and L. J. Harris: Histological changes in rats on nicotinic acid-deficient diets. Brit. J. Nutr. **4**, xvi—xvii (1950). — Brendler, H.: Effect of a folic acid antagonist on hormonally induced changes in the rat prostate. Science **110**, 119—126 (1949). — Brinkhous, K. M., and E. D. Warner: Muscular dystrophy in biliary fistula dogs: possible relationship to vitamin E deficiency. Amer. J. Path. **17**, 81—86 (1941).

Chevrel-Bodin, M. L., et M. Cormier: Effets de la carence en vitamine E sur le système génital mâle du lapin. C. R. Acad. Sci. (Paris) **226**, 2013—2014 (1948). ~ Etude histophysiologique des lésions de l'appareil génital du lapin, consécutives aux carences en vitamines A, vitamines E et à l'inanition. Ann. Endocr. (Paris) **10**, 19—30 (1949). — Curto, G. M.: Ricerche sull'avitaminosi E sperimentale della cavia maschio. Acta vitamin. (Milano) 8, 7—10 (1954).

Delost, P., et T. Terroine: Effets de la carence en biotine sur certaines glandes endocrines au cours du développement post-natal du rat. C. R. Acad. Sci. (Paris) **239**, 902—904 (1954). ~ Etude des modifications pathologiques du développement du testicule provoquées par la carence en biotine chez le rat. C. R. Soc. Biol. (Paris) **149**, 907—910 (1955a). ~ Action inhibitrice de la carence en biotine sur le développement du tractus génital du rat mâle. C. R. Soc. Biol. (Paris) **149**, 1236—1239 (1955b).

Engel, C., and L. H. Bretschneider: The activity of α-tocopherol against sterility and testicular degeneration in male rats on vitamin E-low rations. Int. Z. Vitaminforsch. **13**, 58—77 (1943). — Evans, H. M., and G. A. Emerson: The prophylactic requirement of the rat for alpha tocopherol. J. Nutr. **26**, 555—567 (1943).

Gassner, F. X., A. R. Patton, H. S. Wilgus and L. W. Charkey: Failure of cockerel comb and testis development on sesame meal and its prevention by vitamin B_{12}. Proc. Soc. exp. Biol. (N.Y.) **75**, 630—633 (1950). — Goldsmith, E. D., H. M. Black and R. F. Nigrelli: Interference with testosterone induced growth of the seminal vesicles and coagulating glands in male mice by a folic acid antagonist. Nature (Lond.) **164**, 62—63 (1949).

Haque, M. E., R. J. Lillie, C. S. Shaffner and G. M. Briggs: Response of vitamin-deficient chicks to the sex hormones. Poultry Sci. **28**, 914—920 (1949). — Harman, M. T.: Some effects of vitamin C-deficiency upon the male guinea pig. Transact. Kansas City Acad. Sci. **53**, 319—327 (1950). — Hedenberg, I.: Macroscopic and microscopic changes and stone formation in the urinary tract in experimentally produced vitamin A deficiency in rats. Diss. Stockholm, Acta chir. scand. Suppl. **192**, 87 (1954).

Juhász-Schäffer, A.: Arbeiten über das E-Vitamin. I. Mitt. Veränderungen der Keimdrüsen während der E-Avitaminose. Virchows Arch. path. Anat. **281**, 3—34 (1931). ~

Arbeiten über das Vitamin E. VII. Mitt. Gewebemengeanalyse der Zwischenzellen in den E-Avitaminosehoden. Virchows Arch. path. Anat. 286, 834—863 (1932). — JUNGHERR, E. L., C. F. HELMBOLDT and H. D. EATON: Parotid gland lesions in experimental bovine vitamin A deficiency. J. Dairy Sci. 33, 666—675 (1950).

KLINE, I. T., and R. I. DORFMAN: Testosterone stimulation of seminal vesicles in pteroylglutamic acid-deficient rats. Endocrinology 48, 34—38 (1951). — KÜTTNER, H.: Vitamin A-Mangel und Keimdrüsen (Versuche an Ratten). Frankfurt. Z. Path. 51, 133—150 (1939).

LEBLOND, C. P., and Y. CLERMONT: Definition of the stages of the cycle of the seminiferous epithelium in the rat. Ann. N.Y. Acad. Sci. 55, 548—573 (1952). — LECOQ, R., et P. ISIDOR: Modifications histopathologiques de l'avitaminose E. Thérapie 4, 84—88 (1949). — LINDSAY, B., and G. MEDES: Histological changes in the testis of the guinea pig during scurvy and inanition. Amer. J. Anat. 37, 213—235 (1926). — LUTWAK-MANN, C., and T. MANN: Restoration of secretory function in male accessory glands of vitamin B-deficient rats by means of chorionic gonadotropin. Nature (Lond.) 165, 556—557 (1950).

MANN, G. V., P. L. WATSON, A. McNALLY and J. GODDARD: Primate nutrition. II. Riboflavin deficiency in the cebus monkey and its diagnosis. J. Nutr. 47, 225—241 (1952). — MANNING, W. K.: Biotin deficiency as the causative agent of induced cryptoorchidism in albino rats. Science 112, 89 (1950). — MASON, K. E.: Testicular degeneration in albino rats fed a purified food ration. J. exp. Zool. 45, 159—229 (1926). ~ The specifity of vitamin E for the testis. I. Relation between vitamins A and E. J. exp. Zool. 55, 101—122 (1930). ~ Differences in testis injury and repair after vitamin A-deficiency, vitamin E-deficiency, and inanition. Amer. J. Anat. 52, 153—239 (1933). ~ Minimal requirements of male and female rats for vitamin E. Amer. J. Physiol. 131, 268—280 (1940). ~ Zit. nach W. H. SEBRELL jr. and R. S. HARRIS, The vitamins, vol. 3, p. 518. New York: Academic Press Inc., Publ. 1954.— MASON, K. E., and I. R. TELFORD: Some manifestations of vitamin E deficiency in the monkey. Arch. Path. (Chicago) 43, 363—373 (1947). — MAYER, J., and J. W. GODDARD: Effects of administration of gonadotropic hormone on vitamin A deficient rats. Proc. Soc. exp. Biol. (N.Y.) 76, 149—151 (1951). — MAYER, J., and A. P. TRUANT: Effects of administration of testosterone on vitamin A-deficient rats. Proc. Soc. exp. Biol. (N.Y.) 72, 436—438 (1948). — McCARTHY, P. T., and L. R. CERECEDO: Vitamin A deficiency in the mouse. J. Nutr. 46, 361—376 (1952). — MELAMPY, R. M., and L. F. CAVAZOS: Effects of pantothenate deficiency on mouse seminal vesicles. Fed. Proc. 13, 98—99 (1954). — MENSCHIK, Z., M. K. MUNK, T. ROGALSKI, O. RYMASZEWSKI and T. J. SZCZESNIAK: Vitamin E studies on mice with special reference to the distribution and metabolism of lipids. Ann. N.Y. Acad. Sci. 52, 94—103 (1949). — MORGAN, A. F., and H. D. SIMMS: Greying of fur and other disturbances in several species due to a vitamin deficiency. J. Nutr. 19, 233—250 (1940).

NELSON, A. A.: Hemorrhagic cortical necrosis of adrenals in rats on deficient diets. Publ. Hlth Rep. (Wash.) 54, 2250—2256 (1939).

PAPPENHEIMER, A. M., and M. GOETTSCH: A cerebellar disorder in chicks, apparently of nutritional origin. J. exp. Med. 53, 11—26 (1931). — PECORA, L. J., and B. HIGHMAN: Organ weights and histology of chronically thiamine-deficient rats and their pair-fed controls. J. Nutr. 51, 219—229 (1953). — PENHOS, J. C.: Action de l'acide folique et de la testostérone sur le rat mâle impubère. C. R. Soc. Biol. (Paris) 148, 1131 (1954). — PIERANGELI, E., J. C. RADICE and M. L. HERRAIZ: Deposits of fluorescent pigment in the atrophic testes of vitamin E-deficient rats. Ann. N.Y. Acad. Sci. 52, 129—131 (1949).

REBER, E. F., C. C. MORRILL, H. W. NORTON and H. E. RHOADES: Studies of the effects of chlortetracycline, vitamin E and vitamin K in the nutrition of the rat. J. Nutr. 58, 19—28 (1956). — ROSENKRANTZ, H., and A. T. MILHORAT: Arginase activity in vitamin E deficient rats. Proc. Soc. exp. Biol. (N.Y.) 83, 57—59 (1953).

SHAW, J. H., and P. H. PHILLIPS: The pathology of riboflavin deficiency in the rat. J. Nutr. 22, 345—385 (1941). ~ Pathologic studies of acute biotin deficiency in the rat. Proc. Soc. exp. Biol. (N.Y.) 51, 406—407 (1942). — SIPERSTEIN, D. M.: The effects of acute and chronic inanition upon the development and structure of the testis in the albino rat. Anat. Rec. 20, 355—381 (1921). — SKELTON, F. R.: Some specific and non-specific effects of thiamine deficiency in the rat. Proc. Soc. exp. Biol. (N.Y.) 73, 516—519 (1950). — STRAUSS, L., and G. SCHWARTZMAN: Vitamin B_6 deficiency in the Syrian hamster. J. Amer. med. Wom. Ass. 4, 187—188 (1949).

WANG, H., H. E. SCHEID and B. S. SCHWEIGERT: Histological studies with rats fed diets containing iodinated casein and different levels of vitamin B_{12}. Proc. Soc. exp. Biol. (N.Y.) 85, 382—384 (1954). — WENNER, R.: Über die Wirkung östrogener Stoffe auf die Genitalorgane avitaminotischer Ratten. Verh. Schweiz. Naturforsch. Ges., 124. Verslg 2.—4. 9. 1944, S. 179—180. — WOLBACH, S. B., and O. A. BESSEY: Tissue changes in vitamin deficiency. Physiol. Rev. 22, 233—289 (1942).

ZAHLER, H.: Über das Verhalten der Hoden und Hypophysen A-avitaminotischer Ratten und ihre Beeinflußbarkeit durch androgenen Wirkstoff. Virchows Arch. path. Anat. 314,

45—61 (1947). — Zarrow, M. X., I. B. Koretsky and I. G. Zarrow: Failure of folic acid antagonist to interfere with the action of testosterone propionate on the combs and testes of young cockerels. Endocrinology 48, 125—132 (1951).

22. Haut und Anhangsorgane, Milchdrüsen (S. 897—902).

Ansbacher, S.: p-aminobenzoic acid, a vitamin. Science 93, 164—165 (1941). — Antopol, W., and K. Unna: Pathology of B_6 deficiency in the rat and response to treatment with 2-methyl-3-hydroxy-4,5-dihydroxymethyl-pyridine (vitamin B_6). Proc. Soc. exp. Biol. (N.Y.) 42, 126—127 (1939). ~ Pathologic aspect of nutritional deficiencies in rats. I. Lesions produced by diets free of vitamin B_6 (pyridoxine) and the response to vitamin B_6. Arch. Path. (Chicago) 33, 241—258 (1942). — Argyris, T. S.: Loss of sebaceous glands in skin of thiamine-deficient mice. Science 123, 634—635 (1956).

Barrie, M. M. O.: The effect of vitamin E deficiency in the rat. II. Lactation. Biochem. J. 32, 1474—1478 (1938). — Berger, H.: Die Biotinausscheidung im Harn bei hautgesunden und hautkranken Kindern. (Unter besonderer Berücksichtigung der Verhältnisse bei Dermatitis seborrhoides und Ekzem.) Int. Z. Vitaminforsch. 22, 190—226 (1950).

Cartwright, G. E., M. M. Wintrobe and S. Humphreys: Production of anemia in a pig which responded to purified liver extract. J. Lab. clin. Med. 31, 423—427 (1946). — Charpy, M. J.: Mise au point d'un traitement du lupus tuberculeux. Ann. Derm. Syph. (Paris) 3, 340 (1943). — Charpy, M. J., Marcussen, Nielsen et Riehl: Le traitement de la tuberculose de la peau. (Marseille, Danemark et Autriche, Xe Congr. Int. Derm., Londres, 21 à 26. 7. 1952.) Presse méd. 1952, 1669—1670. — Charpy, M. J., P. Témine, E. Calas et G. Tramier: Sarcoïdes annulaires centrifuges. Deuxième présentation. Résultats considérables après vitamine-thérapie D_2. Bull. Soc. franç. Derm. Syph. 1951, 633. — Crandon, J. H., C. C. Lund and D. B. Dill: Experimental human scurvy. New Engl. J. Med. 223, 353—369 (1940). — Cunha, T. J., S. Kirkwood, P. H. Phillips and G. Bohstedt: Effect of inositol upon rat alopecia. Proc. Soc. exp. Biol. (N.Y.) 54, 236—240 (1943).

Denton, J.: The pathology of pellagra. Amer. J. trop. Med. 5, 173—210 (1925). ~ A study of the tissue changes in experimental black tongue of dogs compared with similar changes in pellagra. Amer. J. Path. 4, 341—352 (1928). — Dowling, G. B., and E. W. P. Thomas: Treatment of lupus vulgaris with calciferol. Lancet 1946 I, 919—922.

Evans, H. M., and G. O. Burr: On the amount of vitamin B required during lactation. J. biol. Chem. 76, 263—272 (1928).

Ferguson, T. M., R. H. Rigdon and J. R. Couch: A pathologic study of vitamin B_{12} deficient chick embryos. Arch. Path. (Chicago) 60, 393—400 (1955). — Findlay, G. M., and R. O. Stern: A syndrome in the rat resembling pink disease in man. Arch. Dis. Childh. 4, 1—11 (1929). — Fouts, P. J.: Vitamin B-complex studies in dogs: production of cirrhosis of lifer. J. Nutr. 25, 217—228 (1943). — Frost, D. V., F. P. Dann and F. C. McIntire: Adequacy of the known synthetic vitamins for normal feathering and pigmentation in chicks. Proc. Soc. exp. Biol. (N.Y.) 61, 65—69 (1946).

Garton, G. A., and J. M. Naftalin: Vet. Rec. 65, 262 (1953). Zit. nach W. Stepp, J. Kühnau u. H. Schröder, Die Vitamine und ihre klinische Anwendung, Bd. 2. Stuttgart 1957. — Germeraad, W. E.: Vitamine A behandeling bij acne vulgaris. Diss. Amsterdam 1952. — Germeraad, W. E., H. Vasbinder, A. M. T. A. Verbeek u. H. R. van der Sijde: De behandeling von acne vulgaris met vitamine A. Ned. T. Geneesk. 1955, 2358—2363. — Giroud, A., J. Lefebvres et R. Dupuis: Carence en biotine et réproduction chez le rat. C.R. Soc. Biol. (Paris) 150, 2066—2067 (1956). — Graciansky, P. de, et Ch. Grupper: Pityriasis rubra pilaire guéri par la vitamine A (action pharmacodynamique). Bull. Soc. franç. Derm. Syph. 1953, 453—454. — Griesemer, R. D., C. N. Frazier and I. H. Blank: Nutritional influences on the physiology of the skin: observations on the metabolism of vitamin A. Medicine (Baltimore) 32, 293—321 (1953). — György, P., M. Sullivan and H. T. Karsner: Nutritional dermatoses in rats. Proc. Soc. exp. Biol. (N.Y.) 37, 313—315 (1937).

Hartzell, J. B., and W. E. Stone: The relationship of the concentration of ascorbic acid of the blood to the tensile strength of wounds in animals. Surg. Gynec. Obstet. 75, 1—7 (1942).

Kalkoff, K. W., and H. Conraths: Zur peroralen Vitamin A-Therapie von Dermatosen. Münch. med. Wschr. 98, 1129—1135 (1956).

Larsson, L. G., A. Liljestrand and H. Wahlund: Treatment of sarcoidosis with calciferol. Acta med. scand. 143, 280—287 (1952). — Leclercq, R.: La „vitamine A" en dermatologie. Ann. Derm. Syph. (Paris) 78, 173—187 (1951). — Lippincott, S. W., and H. P. Morris: Morphologic changes associated with pantothenic acid deficiency in the mouse. J. nat. Cancer Inst. 2, 39—46 (1941a). ~ Pathological changes in the mouse due to pantothenic acid deficiency. Amer. J. Path. 17, 588—589 (1941b). ~ Pathologic changes associated with riboflavin deficiency in the mouse. J. nat. Cancer Inst. 2, 601—610 (1942).

Miescher, G.: Die Behandlung der Ichthyosis mit Vitamin A. Dermatologica (Basel) 108, 300—303 (1954). — Mills, R. C., G. M. Briggs, C. A. Elvehjem and E. B. Hart: Lactobacillus casei factor in nutrition of the chick. Proc. Soc. exp. Biol. (N.Y.) 49, 186—189 (1942). — Montagna, W.: Effect of biotin deficiency upon the skin of mice. Proc. Soc. exp. Biol. (N.Y.) 73, 127—131 (1950). — Moore, R. A., T. D. Spies and Z. K. Cooper: Histopathology of the skin in pellagra. Arch. Derm. Syph. (Chicago) 46, 100—111 (1942). — Morgan, A. F., and H. D. Simms: Greying of fur and other disturbances in several species due to a vitamin deficiency. J. Nutr. 19, 233—250 (1940). — Morris, H. P., T. B. Dunn and B. P. Wagner: Influence of gonadotropin on pyridoxine-deficient and diet-restricted female mice. J. nat. Cancer Inst. 14, 493—511 (1953). — Moult, F. H.: Histopathology of rat skin in avitaminosis A. Arch. Derm. Syph. (Chicago) 47, 768—777 (1943).

Numers, C. v.: The role of vitamin C in the mucopolysaccharide metabolism of the skin. Studies on free mucopolysaccharides and mast cells in the intact skin and during wound healing in normal and scorbutic guinea-pigs. Ann. Med. exp. Fenn. 31, 398—408 (1953).

Okey, R., R. Pencharz and S. Lepkovsky: Sex hormonal effects in incipient biotin deficiency. Amer. J. Physiol. 161, 1—13 (1950). — Owens, H. S., M. Trautman and E. Woods: Nutritional factors concerned in rusting of albino rats. Science 93, 406—407 (1941).

Patek, A. J., J. Post and J. Victor: Riboflavin deficiency in the pig. Amer. J. Physiol. 133, 47—55 (1941). — Peters, R. A., K. H. Coward, H. A. Krebs, L. W. Mapson, L. G. Parsons, B. S. Platt, J. C. Spence and J. R. P. O'Brien: Vitamin C requirement of human adults. Experimental study of vitamin C deprivation in human. Lancet 1948 I, 853—858. — Piana, G.: Effect of vitamin E on growth of the mammary gland. Boll. Soc. ital. Biol. sper. 29, 18—19 (1953a). ~ Meso-inositol as activator of the effect of vitamin E on the mammary gland. Zootec. vet. (Milano) 11, 337—343 (1953b).

Ramalingaswami, V., and H. M. Sinclair: Lesions of mucocutaneous junctions in rat in deficiency of pyridoxine. J. Invest. Derm. 20, 81—92 (1953a). ~ The relation of deficiencies of vitamin A and of essential fatty acids to follicular hyperkeratosis in the rat. Brit. J. Derm. 65, 1—22 (1953b).

Sadhu, D. P.: Indian J. Physiol. 6, 49 (1952). Zit. nach W. H. Sebrell jr. and R. S. Harris, The vitamins, vol. 1. New York 1954. — Shaw, J. H., and P. H. Phillips: Pathological studies of acute biotin deficiency in the rat. Proc. Soc. exp. Biol. (N.Y.) 51, 406—407 (1942). — Sinclair, H. M.: Pyridoxal phosphate as coenzyme of histaminase. Biochem. J. 51, x—xi (1952). — Smith, S. G., D. T. Smith and J. L. Callway: Dysfunctions of the sebaceous glands associated with pellagra. J. Invest. Derm. 4, 23—40 (1941). — Studer, A., u. J. R. Frey: Über Hautveränderungen der Ratte nach großen oralen Dosen von Vitamin A. Schweiz. med. Wschr. 79, 382—384 (1949). — Sullivan, M., and V. J. Evans: Nutritional dermatoses in the rat. VIII. Vitamin A deficiency. J. Nutr. 25, 319—339 (1943). ~ Nutritional dermatoses in the rat. XI. Vitamin A deficiency superimposed on vitamin B-complex deficiency. Arch. Derm. Syph. (Chicago) 51, 17—25 (1945). — Sullivan, M., L. Kolb and J. Nicholls: Nutritional dermatoses in the rat. VII. Notes on the posture, gait and hypertonicity resulting from a diet containing unheated, dried egg white as the source of protein. Bull. Johns Hopk. Hosp. 70, 177—183 (1942). — Sullivan, M., and J. Nicholls: The nutritional approach to experimental dermatology. Nutritional dermatoses in rats. I. Vitamin B$_6$ deficiency. J. Invest. Derm. 3, 317—335 (1940a). ~ II. Skin changes in rats deficient in the entire vitamin B$_6$ complex other than thiamine. J. Invest. Derm. 3, 337—345 (1940b). ~ IV. Riboflavin deficiency. J. Invest. Derm. 4, 181—191 (1941a). ~ III. Gangrene and spontaneous amputation of the digitis produced by the combined deficiency of vitamin B$_6$ and the filtrate components. J. Invest. Derm. 4, 123—133 (1941b). ~ V. Signs and symptoms resulting from a diet containing unheated, dried egg white as the source of protein. Arch. Derm. Syph. (Chicago) 45, 295—313 (1942a). ~ VI. The effect of pantothenic acid deficiency. Arch. Derm. Syph. (Chicago) 45, 917—932 (1942b). — Svejcar, J., and J. Homolka: Experimental experiences with biotin in babies. Ann. paediat. (Basel) 174, 175—193 (1950).

Thélin, F.: Dermatite seborrhoide et biotine. Ann. paediat. (Basel) 172, 193—197 (1949).

Wiltshire, H.: Hyperkeratosis of the hair follicles in scurvy. Lancet 1919 II, 564—565. — Wolbach, S. B.: The pathologic changes resulting from vitamin deficiency. J. Amer. med. Ass. 108, 7—13 (1937). — Wolbach, S. B., and O. A. Bessey: Tissue changes in vitamin deficiency. Physiol. Rev. 22, 233—289 (1942). — Woolley, D. W.: Identification of the mouse antialopecia factor. J. biol. Chem. 139, 29—34 (1941). ~ Production of nicotinic acid deficiency with 3-acetylpyridine, the ketone analogue of nicotinic acid. J. biol. Chem. 157, 455—459 (1945).

23. Hypophyse (S. 902—904).

Beckmann, E.: Vitamin E. Z. Vitamin-, Hormon- u. Fermentforsch. 7, 153—222, 281—376 (1955). — Bourne, G. H., and L. J. Harris: Histological changes in rats on nicotinic acid-deficient diets. Brit. J. Nutr. 4, xvi—xvii (1950).

Engel, R. W., and W. D. Salmon: Improved diets for nutritional and pathologic studies of choline deficiency in young rats. J. Nutr. 22, 109—117 (1941). — Ershoff, B. H., R. B. A. Slater and J. G. Gaines: Effects of pantothenic acid deficiency on pituitary-adrenal function in the rat. J. Nutr. 50, 299—316 (1953).

Herrick, E. H., I. M. Eide and M. R. Snow: Vitamin E in pituitary gland function of fowls. Proc. Soc. exp. Biol. (N.Y.) 79, 441—444 (1952). — Hüter, F.: Anzeichen der tierexperimentellen E-Hypervitaminose. Z. Naturforsch. 2, 414—419 (1947).

Julesz, M., u. E. Winkler: Die Wirkung von Aneurin auf die Hypophyse geschlechtsreifer weiblicher Kaninchen. Schweiz. med. Wschr. 1952, 946—947. — Jungherr, E. L., C. F. Helmboldt and H. D. Eaton: Parotic gland lesions in experimental bovine vitamin A deficiency. J. Dairy Sci. 33, 666—675 (1950).

Lecoq, R., et P. Isidor: Modifications histopathologiques de l'avitaminose E. Thérapie 4, 84—88 (1949).

Niwelinski, J.: The effects of thiamine deficiency on the histological structure of the adenohypophysis in rats. Folia biol. (Warszawa) 1, 50—58 (1953).

P'An, S. Y., H. B. van Dyke, H. Kaunitz and C. A. Slanetz: Effect of vitamin E-deficiency on amount of gonadotropin in the anterior pituitary of rats. Proc. Soc. exp. Biol. (N.Y.) 72, 523—526 (1949). — Pecora, L. J., and B. Highman: Organ weights and histology of chronically thiamine-deficient rats and their pair-fed controls. J. Nutr. 51, 219—229 (1953).

Ruppel, W.: Organveränderungen bei E-avitaminotischen Ratten. Naunyn-Schmiedeberg's Arch. exp. Path. Pharmak. 206, 584—601 (1949).

Shaw, J. H., and P. H. Phillips: The pathology of riboflavin deficiency in the rat. J. Nutr. 22, 345—385 (1941). — Slungaard, R. K., and G. M. Higgins: Experimental megaloblastic anemia in young guinea pigs. Blood 11, 123—142 (1956).

Verzár, F., A. V. Árváy u. E. V. Kokas: Der Grundstoffwechsel von Vitamin E-frei ernährten Ratten und die Ergänzung des E-Vitamin-Mangels durch Hypophysenvorderlappenhormon. (Inkretion und Avitaminose.) Biochem. Z. 240, 19—27 (1931).

Wolbach, S. B., and O. A. Bessey: Tissue changes in vitamin deficiency. Physiol. Rev. 22, 233—289 (1942). — Wooten, E., M. M. Nelson, M. E. Simpson and H. M. Evans: Effect of pyridoxine deficiency on the gonadotrophic content of the anterior pituitary in the rat. Endocrinology 56, 59—66 (1955).

Zahler, H.: Über das Verhalten der Hoden und Hypophysen A-avitaminotischer Ratten und ihre Beeinflußbarkeit durch androgenen Wirkstoff. Virchows Arch. path. Anat. 314, 45—61 (1947).

24. Nebenniere (S. 904—909).

Antopol, W., and K. Unna: Pathologic aspect of nutritional deficiencies in rats. I. Lesions produced by diets free of vitamin B_6 (Pyridoxine) and the response to vitamin B_6. Arch. Path. (Chicago) 33, 241—258 (1942). — Ashburn, L. L.: The effect of administration of pantothenic acid on the histopathology of the filtrate factor deficiency state in rats. Publ. Hlth Rep. (Wash.) 55, 1333—1337 (1940).

Becker, R. R., H. B. Burch, L. L. Salomon, T. A. Venkitasubramanian and C. G. King: Ascorbic acid deficiency and cholesterol synthesis. J. Amer. chem. Soc. 75, 2020 (1953). — Bessey, O. A., M. L. Menten and C. G. King: Pathologic changes in the organs of scorbutic guinea pigs. Proc. Soc. exp. Biol. (N.Y.) 31, 455—460 (1934). — Blumenthal, H. T., and L. Loeb: The antagonistic effects of underfeeding on the adrenal cortex of the guinea pig. Amer. J. Path. 18, 615—631 (1942). — Booker, W. M., A. H. Maloney, F. DaCosta, W. Jones and C. Froix: Implications of the potentiating effects of ascorbic acid and adreno-cortical function. J. Pharmacol. exp. Ther. 106, 374 (1952). — Bourne, G. H., and L. J. Harris: Histological changes in rats on nicotinic acid-deficient diets. Brit. J. Nutr. 4, XIV—XVII (1950). — Brüggemann, J., H. Karg u. O. Käppeler: Über den Vitamin C-Gehalt der Nebennieren und seine Bestimmung. Vitam. u. Horm. 7, 200—211 (1956). — Butler, L. C., and A. G. Morgan: Weight, ascorbic acid and cholesterol changes in adrenals of pyridoxine-deficient adult male rats. Proc. Soc. exp. Biol. (N.Y.) 86, 264—266 (1954).

Clayton, B. E., I. H. Mills and F. T. G. Prunty: Further studies on adrenocortical function in ascorbic acid deficiency. J. Endocr. 11, vi—vii (1954). — Comsa, J., and H. Leroux: Influence of a highly purified thymus extract upon the adrenals of guinea-pigs. J. Endocr. 13, 7—10 (1955). — Costa, E., G. Galansino and P. P. Foà: Glycogen stores in glucagon-treated rats. I. Time factors. Proc. Soc. exp. Biol. (N.Y.) 91, 308—312 (1956). — Cowgill, R. G., R. W. Winters, B. A. Schultz and W. A. Krehl: Pantothenic acid deficiency and the adrenals: some recent experiments and their interpretation. Int. Rev. Vitamin Res. 23, 276—298 (1952). — Creutzfeld, W., M. Husten u. K. Haager: Zur histologischen Funktionsdiagnostik der Nebennieren. Beitr. path. Anat. 113, 428—449 (1953).

Daft, F. S., and W. H. Sebrell: Hemorrhagic adrenal necrosis in rats on deficient diets. Publ. Hlth Rep. (Wash.) 54, 2247—2250 (1939). — Daft, F. S., W. H. Sebrell,

S. H. Babcock and T. H. Jukes: Effect of synthetic pantothenic acid on adrenal hemorrhage, atrophy and necrosis in rats. Publ. Hlth Rep. (Wash.) 55, 1333—1337 (1940). — D'Angelo, S. A., A. S. Gordon and H. A. Charipper: A differential response of the rodent adrenal gland to acute starvation. Proc. Soc. exp. Biol. (N.Y.) 68, 527—531 (1948). — Deane, H. W., and J. M. McKibbin: The chemical cytology of the rats adrenal cortex in pantothenic acid deficiency. Endocrinology 38, 385—400 (1946). — Deane, H. W., and J. H. Shaw: A cytochemical study of the responses of the adrenal cortex of the rat to thiamine, riboflavin and pyridoxine deficiencies. J. Nutr. 34, 1—15 (1947). — Delost, P., et T. Terroine: Effets de la carence en biotine sur certaines glandes endocrines au cours du développement postnatal du rat. C.R. Acad. Sci. (Paris) 239, 902—904 (1954). — Dugal, L. P., et M. Therien: Influence de l'acide ascorbique sur la surrénale au froid. Rev. canad. Biol. 8, 315 (1949). — Dumm, M. E., H. Gershberg, E. M. Beck and E. P. Ralli: Effect of pantothenate deficiency on synthesis of adrenal cholesterol following stress. Proc. Soc. exp. Biol. (N.Y.) 82, 659—662 (1953). — Dumm, M. E., and E. P. Ralli: Factors influencing the response of adrenalectomized rats to stress. Metabolism 2, 153—164 (1953).

Engel, R. W., and W. D. Salmon: Improved diets for nutritional and pathologic studies of choline deficiency in young rats. J. Nutr. 22, 109—117 (1941). — Ershoff, B. H.: Effects of prolonged exposure to cold on the vitamin A requirement of the rat. Proc. Soc. exp. Biol. (N.Y.) 74, 586—587 (1950). ~ Decreased resistance of pyridoxine-deficient rats to cold exposure. Proc. Soc. exp. Biol. (N.Y.) 78, 385—388 (1951). ~ Decreased resistance of riboflavin-deficient rats to cold stress. Proc. Soc. exp. Biol. (N.Y.) 79, 559—561 (1952a). ~ Effects of vitamin A malnutrition on resistance to stress. Proc. Soc. exp. Biol. (N.Y.) 79, 580—584 (1952b). ~ Comparative effects of pantothenic acid deficiency and inanition on resistance to cold stress in the rat. J. Nutr. 49, 373—385 (1953). — Ershoff, B. H., and S. M. Greenberg: Effects of a transient vitamin A deficiency on subsequent resistance to cold. Proc. Soc. exp. Biol. (N.Y.) 75, 604—607 (1950). ~ Effects of a transient vitamin A deficiency on survival following x-irradiation. Exp. Med. 11, 46—48 (1953). — Ershoff, B. H., R. B. A. Slater and J. G. Gaines: Effects of pantothenic acid deficiency on pituitary-adrenal function in the rat. J. Nutr. 50, 299—316 (1953).

Ferguson, T. M., R. H. Rigdon and J. R. Couch: A pathologic study of vitamin B_{12}-deficient chick embryos. Arch. Path. (Chicago) 60, 393—400 (1955). — Follis jr., R. H.: The pathology of nutritional disease. Springfield, Ill.: Ch. C. Thomas 1948.

Grégoire, C.: Effects of pyridoxine deficiency on the normal and neoplastic lymphoid tissue of the rat. Arch. int. Pharmacodyn. 78, 313—335 (1949). — Griffiths, W. J.: Diet selections of rats subjected to stress. Ann. N.Y. Acad. Sci. 67, 1—9 (1956). — Guehring, R. R., L. S. Hurley and A. F. Morgan: Cholesterol metabolism in pantothenic acid deficiency. J. biol. Chem. 197, 485—493 (1952). — György, P., and H. Goldblatt: Hepatic injury on a nutritional basis in rats. J. exp. Med. 70, 185—192 (1939).

Hurley, L. S.: Adrenal function in pantothenic acid deficient rats. Fed. Proc. 13, 74 (1954). — Hurley, L. S., and J. B. Mackenzie: Adrenal function in the pantothenic acid-deficient rat. Liver glycogen, blood glucose, adrenal cholesterol and adrenal ascorbic acid levels. J. Nutr. 54, 403—415 (1954). — Hurley, L. S., and A. F. Morgan: Carbohydrate metabolism and adrenal cortical function in the pantothenic acid-deficient rat. J. biol. Chem. 195, 583—590 (1952).

Jürgens, R., u. H. Pfaltz: Entzündliche Erkrankungen der Respirationsorgane bei Ratten infolge von Pantothensäuremangel. Z. Vitaminforsch. 14, 243—269 (1944).

Kar, A. B.: Changes in the distribution of ascorbic acid and sudanophilia in the adrenal cortex of mice after prolonged stimulation with adrenocorticotrophic hormone (ACTH). Anat. Anz. 100, 39—46 (1952). — Knigge, K. M.: Influence of DCA and cortisone on adrenal glands of fed and acutely starved hamsters. Proc. Soc. exp. biol. Med. (N.Y.) 88, 348—351 (1955). — Knobil, E., and M. J. Fregly: Effect of ascorbic acid on the adrenal gland after hypophysectomy and after exposure to cold. Endocrinology 56, 614—616 (1955).

Lefebvres-Boisselot, J., et A. R. Ratsimamanga: Preuves physiologiques du dysfonctionnement surrénal au cours de la déficience en acide pantothénique. C. R. Soc. Biol. (Paris) 147, 2012—2016 (1953). — Levy, B. M.: Effect of pantothenic acid deficiency on the mandibular joints and periodontal structures of mice. J. Amer. dent. Ass. 38, 215—223 (1949). — Lewis, L. A., and I. H. Page: Pantothenic acid deficiency in experimental renal hypertension in dogs. Amer. J. Physiol. 173, 359—363 (1953). — Libretti, A., e G. Tusini: Influsso dell'ACTH sul contenuto in colesterolo e sul quadro istochimico dei surreni di cavie in avitaminosi C. Arch. int. Pharmacodyn. 92, 223—227 (1952). — Lippincott, S. W., and H. P. Morris: Morphologic changes associated with pantothenic acid deficiency in the mouse. J. nat. Cancer Inst. 2, 39—46 (1941). — Lowe, J. S., R. A. Morton and R. G. Harrison: Aspects of vitamin A deficiency in rats. Nature (Lond.) 172, 716—719 (1953). — Ludewig, S., and A. Chanutin: The adrenal cholesterol and ascorbic acid contents after injury. Endocrinology 41, 135—143 (1947).

Mason, K. E., and I. R. Telford: Some manifestations of vitamin E deficiency in the monkey. Arch. Path. (Chicago) 43, 363 (1947). — McCarthy, P. T., and L. R. Cerecedo: Vitamin A deficiency in the mouse. J. Nutr. 46, 361—376 (1952). — McQueeney, A. J., L. L. Ashburn, F. S. Daft and R. Faulkner: Tissue changes and sodium balance in pantothenic acid-deficient rats. Endocrinology 41, 441—450 (1947). — Melampy, R. M., D. W. Cheng and L. C. Northrop: Effect of pantothenic-acid deficiency upon adrenal cortex, thymus, spleen and circulating lymphocytes in mice. Proc. Soc. exp. Biol. (N.Y.) 76, 24—27 (1951). — Menschik, Z., M. K. Munk, T. Rogalski, O. Rymaszewski and T. J. Szczesniak: Vitamin E studies on mice with special reference to the distribution and metabolism of lipids. Ann. N.Y. Acad. Sci. 52, 94—103 (1949). — Morgan, A. F.: The effect of vitamin deficiencies on adrenocortical function. Vitam. and Horm. 9, 161—212 (1951). — Morgan, A. F., and R. R. Guehring: Cholesterol metabolisms in pathogenic acid deficiency. Fed. Proc. 10, 226 (1951). — Morgan, A. F., and E. M. Lewis: Modification of choline deficiency by simultaneous pantothenic acid deficiency. Fed. Proc. 11, 451 (1952). — Morgan, A. F., and H. D. Simms: Greying of fur and other disturbances in several species due to a vitamin deficiency. J. Nutr. 19, 233—250 (1940). — Mushett, C. W., R. B. Stebbins and M. N. Barton: Studies on pathologic effects produced by 2 analogues of pyridoxine. Trans. N.Y. Acad. Sci. 9, 291—296 (1947).

Nelson, A. A.: Hemorrhagic cortical necrosis of adrenals in rats on deficient diets. Publ. Hlth Rep. (Wash.) 54, 2250—2256 (1939).

Oesterling, M. J., and C. N. H. Long: Adrenal cholesterol in the scorbutic guinea pig. Science 113, 241—242 (1951). — Olson, R. E., and H. W. Deane: A physiological and cytochemical study of the kidney and the adrenal cortex during acute choline deficiency in weanling rats. J. Nutr. 39, 31—55 (1949).

Patek, A. J., J. Post and J. Victor: Riboflavin deficiency in the pig. Amer. J. Physiol. 133, 47—55 (1941). — Pecora, L. J., and B. Highman: Organ weights and histology of chronically thiamine-deficient rats and their pair-fed controls. J. Nutr. 51, 219—229 (1953). — Perry, W. F., W. W. Hawkins and G. R. Cumming: Adrenal function in pantothenic acid deficiency. Amer. J. Physiol. 172, 259—264 (1953). — Pirani, C. L.: Review: Relation of vitamin C to adrenocortical function and stress phenomena. Metabolism 1, 197—222 (1952).

Race, G. J., and R. F. Green: Studies on zonation and regeneration of the adrenal cortex of the rat. Arch. Path. (Chicago) 59, 578 (1955). — Reid, M. E.: Ascorbic acid. Effects of deficiency in animals. Zit. nach W. H. Sebrell jr. and R. S. Harris, The vitamins, vol. 1, p. 269—348. New York: Academic Press Inc., Publ. 1954. ~ Nutritional studies with the guinea pig. J. Nutr. 56, 215—229 (1955). — Reid, M. E., and G. M. Briggs: Nutritional studies with the guinea pig. J. Nutr. 52, 507—517 (1954). — Reid, M. E., M. G. Martin and G. M. Briggs: Nutritional studies with the guinea pig. IV. Folic Acid. J. Nutr. 59, 103—119 (1956). — Ruppel, W.: Organveränderungen bei E-avitaminotischen Ratten. Naunyn-Schmiedeberg's Arch. exp. Path. Pharmak. 206, 584—601 (1949).

Salmon, W. D., and R. W. Engel: Pantothenic acid and hemorrhagic adrenal necrosis in rats. Proc. Soc. exp. Biol. (N.Y.) 45, 621—623 (1940). — Sayers, G., M. A. Sayers, T. Liang and C. N. H. Long: The effect of pituitary adrenotrophic hormone on the cholesterol and ascorbic acid content of the adrenal of the rat and guinea pig. Endocrinology 38, 1—9 (1946). — Selye, H.: Studies on adaption. Endocrinology 21, 169—188 (1937). ~ The general adaption syndrome and the diseases of adaption. J. clin. Endocr. 6, 117—230 (1946). — Sesmarais, A., et L. P. Dugal: Variations de l'acide ascorbique en fonction du poids des surrénales après des brûlures. Rev. canad. Biol. 8, 315 (1949). — Sharma, G. L., R. L. Johnston, R. W. Luecke, J. A. Hoefer, M. L. Gray and F. Thorp: A study of the pathology of the intestine and other organs of weanling pigs when fed a ration of natural feedstuffs low in pantothenic acid. Amer. J. vet. Res. 13, 298—303 (1952). — Shaw, J. H., and P. H. Phillips: The pathology of riboflavin deficiency in the rat. J. Nutr. 22, 345—385 (1941). — Skelton, F. R.: Some specific and non-specific effects of thiamine deficiency in the rat. Proc. Soc. exp. Biol. (N.Y.) 73, 516—519 (1950). — Slungaard, R. K., and G. M. Higgins: Experimental megaloblastic anemia in young guinea pigs. Blood 11, 123—142 (1956). — Stebbins, R. B.: Impaired wales metabolism in pyridoxine deficiency and effects of pyridoxine and adrenal cortical hormone. Amer. J. Physiol. 166, 538—540 (1951a). ~ Cytochemical changes in the adrenal cortex of the rat in pyridoxine deficiency. Endocrinology 49, 25—35 (1951b). — Stepto, R. C., C. L. Pirani, C. F. Consolazio and J. H. Bell: Ascorbic acid intake and the adrenal cortex. Endocrinology 49, 755—773 (1951). — Stoerk, H. C., H. Kaunitz and C. A. Slanetz: Pathological changes in acute and protracted vitamin A deficiency. Arch. Path. (Chicago) 53, 15—21 (1952). — Stothers, S. C., D. A. Schmidt, R. L. Johnston, J. A. Hoefer and R. W. Luecke: The pantothenic acid requirement of the baby pig. J. Nutr. 57, 47—53 (1955).

Therien, M., J. Leblanc, O. Heroux et L. P. Dugal: Effets de l'acide ascorbique sur plusieurs variables biologiques normalement affectées par le froid. Canad. J. Res., E 27,

349 (1949). Ref. Int. Z. Vitaminforsch. **23**, 234 (1951). — Tobin, C. E., and J. P. Birnbaum: Some factors influencing brown degeneration of the adrenal gland in the Swiss albino mouse. Arch. Path. (Chicago) **44**, 269—281 (1947). — Tonutti, E.: Über die Nebennierenrinde bei Vitamin E-freier Ernährung. Int. Z. Vitaminforsch. **13**, 1—9 (1943). ∼ Experimentelle Untersuchungen zur Pathophysiologie der Nebennierenrinde. Verh. Dtsch. Ges. Path., 36. Tagg, Freiburg 3.—7. Juni 1952, S. 123—158.

Weir, D. R., R. W. Heinle and A. D. Welch: Role of pyridoxine in the production of leucocytes in normal and leucemic mice. Proc. Soc. exp. Biol. (N.Y.) **72**, 457—461 (1948). — Whitehead, R.: The fat of the adrenal cortex in fasting guinea pigs and rabbits. J. Path. Bact. **54**, 169—176 (1942). — Winters, R. W., R. B. Schultz and W. A. Krehl: The adrenal cortex of the pantothenic acid-deficient rat: eosinophile and lymphocyte responses. Endocrinology **50**, 377—384 (1952a). ∼ Studies on adrenal cortex of pantothenic acid-deficient rat. IV. Adrenal and serum cholesterol levels. Proc. Soc. exp. Biol. (N.Y.) **79**, 695—696 (1952b).— Wintrobe, M. M., R. H. Follis jr., R. Alcayaga, M. Paulson and S. Humphreys: Pantothenic acid deficiency in swine. With particular reference to the effects on growth and on the alimentary tract. Bull. Johns Hopk. Hosp. **73**, 313—341 (1943). — Wolbach, S. B.: Experimental scurvy. Its employment for the study of intercellular substances. Proc. Nutr. Soc. **12**, 247—255 (1953). — Wolbach, S. B., and O. A. Bessey: Tissue changes in vitamin deficiency. Physiol. Rev. **22**, 233—289 (1942).

Zbinden, G., u. A. Studer: Einfluß quantitativer Mangelernährung auf Wachstum, Blut und Blutbildung von Ratten verschiedenen Lebensalters. Verh. naturforsch. Ges. Basel **67**, 341—366 (1956).

25. Schilddrüse (S. 909—913).

26. Nebenschilddrüse (S. 913).

Abelin, I.: Über die antithyreotische Wirkung der Pantothensäure. Experientia (Basel) **1**, 231—232 (1945). — Abercrombie, W. F.: Histologic effects of potassium iodide and thyroid substance on thyroid gland of guinea-pig in experimental scurvy. Ref. J. Amer. med. Ass. **105**, 310 (1935).

Barrie, M. M. O.: The relation of vitamin E to the anterior lobe of the pituitary gland. Lancet **1937 II**, 251—254. — Beaton, J. R., J. L. Beare, G. H. Beaton, J. M. White and E. W. McHenry: The basal metabolic rate and the effects of thiouracil administration and of thyroidectomy on control and vitamin B_6-deficient rats. J. Nutr. **51**, 599—608 (1953). — Beaton, J. R., and M. E. Goodwin: Thyroid feeding and vitamin B_6 deprivation in the rat. Proc. Soc. exp. Biol. (N.Y.) **86**, 426—428 (1954). — Betheil, J. J., and H. A. Lardy: Comparative effectiveness of vitamin B_{12}, whole liver substance and extracts high in APA activity, as growth promoting materials for hyperthyroid animals. J. Nutr. **37**, 495—509 (1949). — Bolene, C., O. B. Ross and R. MacVicar: The growth-promoting action of various supplements in the hyperthyroid rat. Proc. Soc. exp. Biol. (N.Y.) **75**, 610—616 (1950). — Bomskov, Chr., u. E. Schneider: Über Beziehungen des Vitamins E zur Ovarial- und Schilddrüsenfunktion. Naunyn-Schmiedeberg's Arch. exp. Path. Pharmak. **191**, 715—734 (1939). — Bukatsch, F., H. Haubold u. F. Lackner: Carotinoidmangel als ein ätiologischer Faktor der neuen Kropfwelle in Deutschland. Klin. Wschr. **1951**, Nr 25/26, 450—452.

Carpenter, M. D., and G. R. Sharpless: A study of the effect of vitamin B and iodine on the weight, iodine content and structure of the thyroid gland of the rat. J. Nutr. **13**, 235—247 (1937). — Coplan, H. M., and M. M. Sampson: The effects of a deficiency of iodine and vitamin A on the thyroid gland of the albino rat. J. Nutr. **9**, 469—487 (1935).

Delost, P., et T. Terroine: Effets de la carence en biotine sur certaines glandes endocrines au cours du développement post-natal du rat. C. R. Acad. Sci. (Paris) **239**, 902—904 (1954). — Drill, V. A.: Interrelations between thyroid function and vitamin metabolism. Physiol. Rev. **23**, 355—379 (1943). — Dyke, J. H. van: Experimental thyroid metaplasia in the rat. Arch. Path. (Chicago) **59**, 73—81 (1955).

Ehrengut, W.: Die therapeutische Anwendung von Pantothensäure im Kindesalter. Arch. Kinderheilk. **143**, 140—147 (1951). — Emerson, G. A.: Growth promoting activity of vitamin B_{12} in rats receiving thyroid substance. Proc. Soc. exp. Biol. (N.Y.) **70**, 392—394 (1949). — Erdheim, J.: Tetania parathyreopriva. Mitt. Grenzgeb. **16**, 632 (1906). ∼ Über Epithelkörperbefunde bei Osteomalacie. S.-B. ksl. Akad. Wiss. Wien. math.-naturw. Kl., Abt. III **116**, 311—370 (1907). ∼ Morphologische Studien über die Beziehungen der Epithelkörperchen zum Kalkstoffwechsel. Frankfurt. Z. Path. **7**, 175 (1911). ∼ Rachitis und Epithelkörperchen. Denkschr. Akad. Wiss. Wien, math.-naturw. Kl. **1914**, 90.

Ferguson, T. M., R. H. Rigdon and J. R. Couch: A pathologic study of vitamin B_{12}-deficient chick embryos. Arch. Path. (Chicago) **60**, 393—400 (1955). ∼ Thyroid in B_{12} deficient chick embryos. Endocrinology **60**, 13—21 (1957). — Ferguson, T. M., J. B. Trunnell,

B. Dennis, P. Wade and J. R. Couch: The influence of vitamin B_{12} deficiency on the uptake of I^{131} by the thyroid gland in adult and embryonic chickens. Endocrinology 60, 28—32 (1957).

Gordon, A. S., E. D. Goldsmith and H. A. Charipper: Effects of para aminobenzoic acid and thiouracil on thyroid function and resistance to low pressures. Endocrinology 37, 223—229 (1945). — Grégoire, Ch.: Effects of pyridoxine deficiency on the normal and neoplastic lymphoid tissue of the rat. Arch. int. Pharmacodyn. 78, 313—335 (1949). — Guarini, G.: Die Wirkung von Vitamin B_{12} auf Nebennieren- und Schilddrüsenveränderungen sowie auf Körperentwicklungsstörungen, die durch Methylthiouracil verursacht werden. Ref. Schweiz. med. Wschr. 1952, Nr 44, 1154.

Harris, P. L., and R. E. Remington: The effect of vitamin A and carotene on goiter due to low iodine intake. J. biol. Chem. 128, xl—xli (1939). ~ The effect of yeast and of the thiamin on the production of low iodine goiter. J. Nutr. 17, 31—34 (1939). — Harris, K. D., and A. E. Smith: Histological study of the thyroid of the guinea pig in experimental scurvy. Amer. J. Physiol. 84, 599—602 (1928). — Hüter, F.: Anzeichen der tierexperimentellen E-Hypervitaminose. Z. Naturforsch. 2, 414—419 (1947).

Jungherr, E. L., C. F. Helmboldt and H. D. Eaton: Parotid gland lesions in experimental bovine vitamin A deficiency. J. Dairy Sci. 33, 666—674 (1950).

Landauer, W.: The effect of estradiol benzoate and corn oil on bone structure of growing cockerels exposed to vitamin D-deficiency. Endocrinology 55, 686—695 (1954). — Lecoq, R., et P. Isidor: Modifications histopathologiques de l'avitaminose E. Thérapie 4, 84—88 (1949). — Lipsett, M. B., and R. J. Winzler: Effects of vitamin A on thyroid function studied with radioactive iodine. Endocrinology 41, 494—500 (1947).

Mann, G. V., P. L. Watson, A. McNally and J. Goddard: Primate nutrition. II. Riboflavin deficiency in the cebus monkey and its diagnosis. J. Nutr. 47, 225—241 (1952). — May, M. M.: Das Verhalten von Schilddrüse und Nebennieren beim experimentellen Skorbut und unter dem Einfluß von Vitamin C (Redoxon). Z. Vitaminforsch. 6, 239—250 (1937). — McCarthy, P. T., and L. R. Cerecedo: Vitamin A deficiency in the mouse. J. Nutr. 46, 361—376 (1952). — Meites, J.: Effects of vitamin B_{12} on normal thyroid function in rats. Proc. Soc. exp. Biol. (N.Y.) 75, 195—197 (1950). — Meyer, A. W., and L. M. McCormick: Studies on scurvy. Stanf. Univ. Publ. med. Sci. 2, 133—233 (1928). — Money, W. L., J. Fager, V. Lucas and R. W. Rawson: The effects of vitamin A and Reichstein's compound L on the thyroid, adrenal and lymphoid systems of the rat. Endocrinology 51, 87—93 (1952). — Morgan, A. F., and H. D. Simms: Greying of fur and other disturbances in several species due to a vitamin deficiency. J. Nutr. 19, 233—250 (1940).

Patek, A. J., J. Post and J. Victor: Riboflavin deficiency in the pig. Amer. J. Physiol. 133, 47—55 (1941).

Robertis, E. de: The cytology of the parathyroid and thyroid glands of rats with experimental rickets. Anat. Rec. 79, 417—425 (1941). — Rupp, J., K. E. Paschkis and A. Cantarow: Influence of vitamin B_{12} and liver extract on nitrogen balance of normal and hyperthyroid rats. Proc. Soc. exp. Biol. (N.Y.) 76, 432—435 (1951). — Ruppel, W.: Organveränderungen bei E-avitaminotischen Ratten. Naunyn-Schmiedeberg's Arch. exp. Path. Pharmak. 206, 584—601 (1949).

Sadhu, D. P.: Vitamin A, iodide and thyrotropic hormone content of the anterior pituitary. Amer. J. Physiol. 152, 263—266 (1948). — Sadhu, D. P., and S. Brody: Excess vitamin A ingestion, thyroid size and energy metabolism. Amer. J. Physiol. 149, 400—403 (1947). — Schulze, E., u. H. Linnemann: Über die Beziehungen zwischen Hypophysenvorderlappen und Schilddrüse bei Skorbut. Naunyn-Schmiedeberg's Arch. exp. Path. Pharmak. 189, 448—455 (1938). — Shaw, J. H., and P. H. Phillips: The pathology of riboflavin deficiency in the rat. J. Nutr. 22, 345—385 (1941). — Singer, E.: Effects of vitamin E deficiency on the thyroid gland of the rat. J. Physiol. 87, 287—290 (1936). — Spence, A. W., and E. F. Scowen: The effect of ascorbic acid on experimental goiter. Biochem. J. 29, 562—566 (1935). — Studer, A.: Zur Frage der Hemmung des Thiouracilkropfes der Ratte. Experientia (Basel) 5, 362—364 (1949). — Sure, B., and L. Easterling: The protective action of vitamin B_{12} against the toxicity of DL-thyroxine. J. Nutr. 42, 221—225 (1950).

Telford, I. R., G. A. Emerson and H. M. Evans: Claim for thyroid subnormality in vitamin E-low rats. Proc. Soc. exp. Biol. (N.Y.) 38, 623—624 (1938).

Upton, A. C., and Ch. J. D. Zarafonetis: Histologic findings in rats subjected to prolonged administration of para-aminobenzoic acid. Proc. Soc. exp. Biol. (N.Y.) 75, 450—452 (1950).

Wang, H., H. E. Scheid and B. S. Schweigert: Histological studies with rats fed diets containing iodinated casein and different levels of vitamin B_{12}. Proc. Soc. exp. Biol. (N.Y.) 85, 382—384 (1954). — Watts, A. B., O. B. Ross, C. K. Whitehair and R. MacVicar: Response of castrated male and female hyperthyroid rats to vitamin B_{12}. Proc. Soc. exp.

Biol. (N.Y.) **77**, 624—626 (1951). — WAYNE, E. J., A. G. MacGREGOR and H. MILLER: Vitamin B_{12} and thyroid function. Lancet **1950**I, 327. — WENDT, H.: Über Veränderungen im Karotin-Vitamin A-Haushalt beim Myödem und bei Kretins. Münch. med. Wschr. **82**, 1679—1681 (1935). — WHEELER, R. S., and J. D. PERKINSON: Influence of induced hypo- and hyperthyroidism on vitamin E requirement of chicks. Amer. J. Physiol. **159**, 596 (1949). — WOHL, M. G., and J. B. FELDMAN: Vitamin A deficiency in disease of the thyroid gland. Its detection by dark adaptation. Endocrinology **24**, 389—396 (1939). — WOLBACH, S. B., and O. A. BESSEY: Tissue changes in vitamin deficiency. Physiol. Rev. **22**, 233—289 (1942).

27. Zentrales und peripheres Nervensystem (S. 913—927).

ADAMSTONE, F. B.: Brain degeneration in young chicks reared on an iron-treated vitamin E-deficient ration. Arch. Path. (Chicago) **31**, 603—621 (1941). — ADAMSTONE, F. B., J. L. KRIDER and M. F. JAMES: Response of swine to vitamin E-deficient rations. Ann. N.Y. Acad. Sci. **52**, 260—268 (1949). — ALEXANDER, L.: Wernicke's disease. Identity of lesions produced experimentally by B_1 avitaminosis in pigeons with hemorrhagic polioencephalitis occurring in chronic alcoholism in man. Amer. J. Path. **16**, 61—70 (1940). — ALEXANDER, W. F.: Neuropathology in vitamin B_{12} deficiency. Curr. Res. Vitamins Trophol. **1953**, 47—65. ~ Pathomorphology of the nervous systems in vitamin B_{12}-deficiency. Int. Z. Vitaminforsch. **26**, 408—410 (1956). — ALEXANDER, L., M. PIJOAN, A. MYERSON and H. N. KEANE: Beriberi and scurvy; an experimental study. Trans. Amer. neurol. Ass. **64**, 135 (1938). — AMES, S. R.: Role of vitamin E (α-tocopherol) in poultry nutrition and disease. Poultry Sci. **35**, 145—159 (1956). — AXT, F., P. BÜNGER u. A. LASS: Vitamin B-Stoffwechsel und Polyneuritis bei Isoniazidbehandlung. Fortschr. Neurol. **24**, 369—391 (1956).

BEAN, W. B., and R. E. HODGES: Pantothenic acid deficiency induced in human subjects. Proc. Soc. exp. Biol. (N.Y.) **86**, 696—698 (1954). — BERRY, CH., CH. NEUMANN and J. C. HINSEY: Nerve regeneration in cats on vitamin B_1 deficient diets. J. Neurophysiol. **8**, 315—322 (1945). — BIEHL, J. P., and R. W. VILTER: Effect of isoniazid on vitamin B_6 metabolism; its possible significance in producing isoniazid neuritis. Proc. Soc. exp. Biol. (N. Y.) **85**, 389—392 (1954). — BIRD, F. H., F. H. KRATZER, V. S. ASMUNDSON and S. LEPKOVSKY: Pyridoxin deficiency in turkeys. Proc. Soc. exp. Biol. (N.Y.) **52**, 44—45 (1943). — BIRKMAYER, W., u. S. SCHMID: Über den Einfluß des Pyridoxins auf Erkrankungen des Zentralnervensystems. Klin. Med. (Wien) **1950**a, 417—421. ~ Über die neuroregeneratorische Wirkung des Pyridoxins. Wien. klin. Wschr. **1950**b, 180. — BUNNELL, R. H., L. D. MATTERSON, E. P. SINGSEN, L. M. POTTER, A. KOZEFF and E. L. JUNGHERR: Studies on encephalomalacia in the chick. 3. The influence of feeding or injecting various tocopherols or other antioxydants on the incidence of encephalomalacia. Poultry Sci. **33**, 1046 (1954); **34**, 1068—1075 (1954).

CHICK, H., M. M. ELSADR and A. N. WORDEN: Occurrence of fits of an epileptiform nature in rats maintained for long periods on a diet deprived of vitamin B_6. Biochem. J. **34**, 595—600 (1940). — CHURCH, CH. F.: Functional studies of the nervous system in experimental beriberi. Amer. J. Physiol. **111**, 660—680 (1935). — COUJARD, R., et H. DAUM: Lésions du sympathique génital provoquées par l'avitaminose E. C. R. Acad. Sci. (Paris) **238**, 840—842 (1954). — COURSIN, D. B.: Convulsive seizures in infants with pyridoxine-deficient diet. J. Amer. med. Ass. **154**, 406—408 (1954). ~ Vitamin B_6 deficiency in infants. Amer. J. Dis. Child. **90**, 344 (1955).

DAM, H., I. KRUSE, I. PRANGE and E. SØNDERGAARD: Substances affording a partial protection against certain vitamin E deficiency. Acta physiol. scand. **22**, 299—310 (1951). — DANIEL, E. P., O. L. KLINE and CH. D. TOLLE: A convulsive syndrome in young rats associated with pyridoxine deficiency. J. Nutr. **23**, 205—216 (1942). — DAVISON, C., and L. STONE: Lesions of the nervous system of the rat in vitamin B deficiency. Arch. Path. (Chicago) **23**, 207—223 (1937).

EDDY, W. H., and G. DALLDORF: The avitaminoses. Baltimore: Williams & Wilkins Company 1941. — EIJKMAN, C.: Eine Beri-Beri-ähnliche Krankheit der Hühner. Virchows Arch. path. Anat. **148**, 523—532 (1897). ~ Über Ernährungspolyneuritis. Arch. Hyg. (Berl.) **58**, 150—170 (1906). — EINARSON, L.: Notes on the histochemical aspect of the changes of the spinal motor cells in anoxia, vitamin E deficiency and poliomyelitis. Acta orthop. scand. **19**, 55—85 (1949). ~ Deposits of fluorescent acid-fast products in the nervous system and skeletal muscles of adult rats with chronic vitamin E-deficiency. J. Neurol. Psychiat. **16**, 98—109 (1953). — EINARSON, L., and A. RINGSTED: Effect of chronic vitamin E deficiency on the nervous system and the skeletal musculature in adult rats. Copenhagen: Levin and Munksgaard 1938. — ENGEL, R. W., and P. H. PHILLIPS: The lack of nerve degeneration in uncomplicated vitamin B_1 deficiency in the chick and the rat. J. Nutr. **16**, 585—596 (1938). ~ Effect of riboflavin-low diets upon nerves, growth and reproduction in the rat. Proc. Soc. exp. Biol. (N.Y.) **40**, 597—598 (1939). — ENGEL, R. W., and W. D. SALMON: Improved diets for nutritional and pathologic studies of choline deficiency in young rats. J. Nutr. **22**, 109—117

(1941). — Evans, C. A., W. E. Carlson and R. G. Green: The pathology of Chastek paralysis in foxes. A counterpart of Wernicke's hemorrhagic polioencephalitis of man. Amer. J. Path. 18, 79—92 (1942).

Ferguson, T. M., R. H. Rigdon and J. R. Couch: A pathologic study of vitamin B_{12}-deficient chick embryos. Arch. Path. (Chicago) 60, 393—400 (1955). — Fernández, G. J.: Vitamin B_6 (pyridoxine hydrochloride) in diseases of peripheral nervous system. Arch. urug. Med. 38, 141 (1951). — Férond, M.: Premiers essais de thérapie antineuralgique et antineuritique par la vitamine B_{12} à hautes doses. Rev. Rhum. 20, 2 (1953). — Ferraro, A., and L. Roizin: Histopathology of the central nervous tissue in experimental vitamin K-deficiency (vitamin K-deficiency hemorrhagic diathesis). J. Neuropath. exp. Neurol. 2, 392—410 (1943). — Follis jr., R. H.: The pathology of nutritional diseases. Springfield, Ill.: Ch. C. Thomas 1948. — Follis jr., R. H., M. H. Miller, M. M. Wintrobe and H. J. Stein: Development of myocardial necrosis and absence of nerve degeneration in thiamine deficiency in pigs. Amer. J. Path. 19, 341—357 (1943). — Follis jr., R. H., and M. M. Wintrobe: A comparison of the effects of pyridoxine and pantothenic acid deficiencies on the nervous tissues of swine. J. exp. Med. 81, 539—551 (1945).

Goettsch, M., and A. M. Pappenheimer: Nutritional muscular dystrophy in the guinea pig and rabbit. J. exp. Med. 54, 145—166 (1931). — Goldhaber, P., L. Zacharias and V. E. Kinsey: Vitamin E-deficiency in chicks. II. Plasma xantophyll levels and vitamin E deficiency symptoms. J. Nutr. 42, 453—462 (1950). — Gomirato, G.: Quantitative evaluation of the metabolic variations in the spinal motor root cells, studied by biophysical method and following adequate stimulation (muscular fatigue). Action on metabolism of vitamin B_{12}. J. Neuropath. exp. Neurol. 13, 359—368 (1954). — Green, R. G., W. E. Carlson and C. A. Evans: A deficiency disease of foxes produced by feeding fish. J. Nutr. 21, 243—256 (1941). — Green, R. G., and C. A. Evans: A deficiency disease of foxes. Science 92, 154—155 (1940). — Gringschgl, G.: Über Vitamin B_6 (Pyridoxin) und seinen therapeutischen Wirkungsmechanismus, unter besonderer Berücksichtigung extrapyramidaler Störungen. Wien. klin. Wschr. 1951, 659—663. — György, P., and H. Goldblatt: Choline as a member of the vitamin B_2-complex. J. exp. Med. 72, 1—10 (1940).

Helmboldt, C. F., E. L. Jungherr, H. D. Eaton and L. A. Moore: The pathology of experimental hypovitaminosis A in young dairy animals. J. Amer. vet. med. Ass. 123, 240 (1953). — Hove, E. L., and J. F. Herndon: Vitamin B_6 deficiency in rabbits. J. Nutr. 61, 127—136 (1957).

Irving, J. T., and M. B. Richards: Early lesions of vitamin A deficiency. J. Physiol. (Lond.) 94, 307—321 (1938).

Jervis, G. A.: Occurrence of brain hemorrhages in choline-deficient rats. Proc. Soc. exp. Biol. (N.Y.) 51, 193—195 (1942). — Johnson, B. C., J. A. Pinkos and K. A. Burke: Pyridoxine-deficiency in the calf. J. Nutr. 40, 309—322 (1950). — Jukes, T. H.: Vitamin B_6 deficiency in chicks. Proc. Soc. exp. Biol. (N.Y.) 42, 180—182 (1939). — Jungherr, E. L.: Tenyear incidence of field encephalomalacia in chicks and observations on its pathology. Ann. N.Y. Acad. Sci. 52, 104—112 (1949).

Kalm, H., H. Luckner u. R. Magun: Klinik und Pathologie der neurologischen Störungen bei tierexperimenteller B_1-Avitaminose. Dtsch. Z. Nervenheilk. 167, 334—354 (1952). — Kircher, W.: Untersuchungen über die Wirksamkeit des Vitamins B_6 (Pyridoxin) bei diphtherischen Lähmungen. Int. Z. Vitaminforsch. 25, 175—185 (1954). — Klinghardt, G. W.: Experimentelle Nervenfasernschädigungen durch Isonicotinsäurehydrazid und ihre Bedeutung für die Klinik. 60. Kongr. Dtsch. Ges. Inn. Med., München 25.—29. 4. 1954, S. 764. — Klinghardt, G. W., K. L. Radenbach u. S. Mrowka: Neurologische Komplikationen bei der Tuberkulosebehandlung mit Isonicotinsäurehydrazid. Wien. med. Wschr. 104, 301—306 (1954). — Krampitz, L. O., and D. W. Woolley: The manner of inactivation of thiamine by fish tissue. J. biol. Chem. 152, 9—17 (1944).

Lazere, B., J. D. Thomson and H. M. Hines: Studies on muscle and nerve in biotin-deficient rats. Proc. Soc. exp. Biol. (N.Y.) 53, 81—82 (1943). — Lecoq, R., et P. Isidor: Modifications histopathologiques de l'avitaminose E. Thérapie 4, 84—88 (1949a). ~ Studies on the histopathology of vitamin E deficiency. Internat. Conf. on vitamin E, New York, Friday Morning Session, April 15 (1959b). — Leigh, D.: Pellagra and the nutritional neuropathies. A neuropathological review. J. ment. Sci. 98, 130—142 (1952). — Lepkovsky, S., and F. H. Kratzer: Pyridoxine deficiency in chicks. J. Nutr. 24, 515—521 (1942). — Lepkovsky, S., M. E. Krause and M. K. Dimick: The occurrence of fits in pyridoxine deficient rats. Science 95, 331—332 (1942). — Lereboulet, J., et R. Pluvinage: L'utilisation en neurologie des doses massives de vitamine B_{12} (100 γ par injection). Sem. Hôp. Paris 37, 1849—1855 (1953). — Lippincott, S. W., and H. P. Morris: Morphologic changes associated with pantothenic acid deficiency in the mouse. J. nat. Cancer Inst. 2, 39—46 (1941). ~ Pathologic changes associated with riboflavin deficiency in the mouse. J. nat. Cancer Inst. 2, 601—610 (1942). — Luckner, H., u. R. Magun: Der notwendige Wandel in der Deutung der experimentellen B_1-Avitaminose und in der Auffassung des Vitamin B_1 als antineuritischen Wirkstoffes. Dtsch. med. Wschr. 77, 225—229 (1952). — LUTTRELL, C. N., and K. E. MASON: Vitamin E deficiency, dietary fat and spinal cord lesions in the rat. Ann. N.Y. Acad. Sci. 52, 113—120 (1949).

MALAMUD, N., M. M. NELSON and H. M. EVANS: The effect of chronic vitamin E deficiency on the nervous system in the rat. Ann. N.Y. Acad. Sci. 52, 135—138 (1949). — MANN, G. V., P. L. WATSON, A. McNALLY and J. GODDARD: Primate nutrition. II. Riboflavin deficiency in the cebus monkey and its diagnosis. J. Nutr. 47, 225—241 (1952). — MELLANBY, E.: Durch mangelhafte Ernährung bedingte Erkrankungen des Nervensystems. Schweiz. med. Wschr. 1937, 349—356. ~ The experimental production of deafness in young animals by diet. J. Physiol. (Lond.) 94, 380—398 (1938). ~ Nutrition in relation to bone growth and the nervous system. Proc. roy. Soc. B 132, 28—46 (1944). — MEYER, A. W., and L. M. McCORMICK: Studies in scurvy. Stanf. Univ. Publ. med. Sci. 2 (1928). — MILLEN, J. W., D. H. M. WOOLLAM and G. E. LAMMING: Hydrocephalus associated with deficiency of vitamin A. Lancet 1953 II, 1234—1236. — MINZ, P.: Sur la libération de la vitamine B_1 par le tronc isolé du nerf pneumogastrique soumis à l'excitation électrique. C. R. Soc. Biol. (Paris) 127, 1251—1253 (1938). — MOLONY, C. J., and A. H. PARMELEE: Convulsions in young infants as a result of pyridoxine (vitamin B_6) deficiency. J. Amer. med. Ass. 154, 405—406 (1954). — MONNIER, M.: Altérations du système nerveux et des muscles striés chez le rat adulte carencé en vitamine E. Int. Z. Vitaminforsch. 11, 235—258 (1941). — MURALT, A. v.: Die Signalübermittlung im Nerven. Basel: Birkhäuser 1945.

NAIDOO, D., and O. E. PRATT: The activity and localisation of adenosin 5 phosphase in the thiamine deficient chicken brain. Biochim. biophys. Acta 15, 291—292 (1954). — NEWBERNE, P. M., and B. L. O'DELL: Hydrocephalus in infant rats from vitamin B_{12}-deficient dams. Int. Z. Vitaminforsch. 26, 411—412 (1956). — NORTH, J. D. K., and H. M. SINCLAIR: Nutritional neuropathy. Chronic thiamine deficiency in the rat. Arch. Path. (Chicago) 62, 341—353 (1956).

OLCOTT, H. S.: The paralysis in the young of vitamine E deficient female rats. J. Nutr. 15, 221—225 (1938).

PAPPENHEIMER, A. M.: The pathology of nutritional muscular dystrophy in young rats. Amer. J. Path. 15, 179—184 (1939). — PAPPENHEIMER, A. M., and M. GOETTSCH: Cerebellar disorder in chicks, apparently of nutritional origin. J. exp. Med. 53, 11—26 (1931). — PATEK, A. J., J. POST and J. VICTOR: Riboflavin deficiency in the pig. Amer. J. Physiol. 133, 47—55 (1941). — PATTON, R. A., H. W. KARN and H. E. LONGENECKER: Studies on the nutritional basis of abnormal behavior in albino rats. IV. Convulsive seizures associated with pyridoxine deficiency. J. biol. Chem. 152, 181—191 (1944). — PECORA, L. J., and B. HIGHMAN: Organ weights and histology of chronically thiamine-deficient rats and their pair-fed controls. J. Nutr. 51, 219—229 (1953). — PETERS, R. A.: Pharmacology and biochemical lesions. Proc. roy. Soc. Med. 41, 781—792 (1948). — PHILLIPS, P. H., and R. W. ENGEL: The histopathology of neuromalacia and „curled toe" paralysis in the chick fed low riboflavin diets. J. Nutr. 16, 451—463 (1938). ~ Some histopathologic observations on chicks deficient in the chick antidermatitis factor or pantothenic acid. J. Nutr. 18, 227—232 (1939). — PRADOS, M., and R. L. SWANK: Vascular and interstitial cell changes in thiamine-deficient animals. Arch. Neurol. Psychiat. (Chicago) 47, 626—644 (1942). — PRICKETT, C. O.: The effect of a deficiency of vitamin B_1 upon the central and peripheral nervous systems of the rat. Amer. J. Physiol. 107, 459—470 (1934).

RICHARDSON, L. R.: Nutritional hydrocephalus in infant rats. Proc. Soc. exp. Biol. (N.Y.) 76, 142—144 (1951). — RIGGS, H. E., and R. S. BOLES: Wernicke's disease. A clinical and pathological study of 42 cases. Quart. J. Stud. Alcohol 5, 361—370 (1944). — RINEHART, J. F., M. FRIEDMAN and L. D. GREENBERG: The neuropathology of thiamine deficiency in the rhesus monkey with observations on the frequent occurrence of degeneration in the basal ganglion. Trans. Amer. Neurol. Ass., 71. ann. meeting, Fairmont, San Francisco, June 26—28, 1946, S. 174—176. — RINEHART, J. F., L. D. GREENBERG and M. FRIEDMAN: Experimental thiamine deficiency in the rhesus monkey. Amer. J. Path. 23, 879—880 (1947).

SAUER, H., u. A. DÜSSLER: Über das Krankheitsbild der diabetischen Polyneuritis und seine Behandlung mit Vitamin B_{12}. Dtsch. med. Wschr. 1, 1046—1048 (1954). — SEBRELL jr., W. H., and R. S. HARRIS: The vitamins, vol. 1. New York: Academic Press Inc., Publ. 1954. — SETTERFIELD, H. E., and T. S. SUTTON: The use of polarized light in the study of myelin degeneration. II. The degeneration of myelinated nerves in avitaminosis A in the white rat. J. Nutr. 9, 645—655 (1935). — SHAW, J. H., and P. H. PHILLIPS: The pathology of riboflavin deficiency in the rat. J. Nutr. 22, 345—385 (1941). ~ Pathological studies of acute biotin deficiency in the rat. Proc. Soc. exp. Biol. (N.Y.) 51, 406—407 (1942). ~ Neuropathologic studies of pantothenic acid, biotin and folic acid complex deficiencies in the chick. J. Nutr. 29, 107—112 (1945 a). ~ Neuropathologic studies of acute and chronic thiamine deficiencies and of inanition. J. Nutr. 29, 113—125 (1945 b). — SHIMIZU, N., Y. HANDA, J. HANDA and T. Kumamoto: Histochemical studies of phosphatases in the nervous system of thiamine deficient pigeons. Proc. Soc. exp. Biol. (N.Y.) 75, 696—699 (1950). — Shuman, C. R., and S. F. Gilpin: Diabetic neuropathy: controlled therapeutic trials. Amer. J. med. Sci. 227, 612—617 (1954). — Sigwald, J., D. Bouter, J. Guilbert et P. J. Nicolas-Charles: Intoxication aiguë par le bromure de méthyle: amélioration rapide des séquelles par de fortes doses de méthyle. Presse méd. 1955, 887. — Sinclair, H. M.: Vitamins and the nervous system. Brit. med. Bull. 12, 18—23 (1956). — Singsen, E. P., R. H. Bunnell, A. Kozeff, L. D. Matterson and E. L. Jungherr: Studies on encephalomalacia in the chick. II. Protective action of diphenyl-p-phenylenediamine against encephalomalacia. Poultry Sci. 32, 924—925 (1953). — Snyderman, S. E., L. E. Holt jr., R. Carretero and K. G. Jacobs: Pyridoxine deficiency in the human infant. J. clin. Nutr. 1, 200—207 (1953). — Sønder- gaard, E., I. Prange and H. Dam: Vitamin E and experimental conditions with vascular changes. 3. Internat. Vitamin E-Kongress, Venedig 5.—8. Sept. 1955, S. 329—334. — Stepp, W.: Kritische Betrachtungen zur Vitamintherapie der Erkrankungen des Nerven- systems. Dtsch. med. Wschr. 1950, 1513—1516, 1561—1566, 1587—1591. — Stothers, S. C., D. A. Schmidt, R. L. Johnston, J. A. Hoefer and R. W. Luecke: The pantothenic acid requirement of the baby pig. J. Nutr. 57, 47—53 (1955). — Street, H. R., G. R. Cow- gill and H. M. Zimmerman: Some observations of vitamin B_6 deficiency in the dog. J. Nutr. 21, 275—290 (1941a). ~ Further observations of riboflavin deficiency in the dog. J. Nutr. 22, 7—24 (1941b). — Sullivan, M., L. Kolb and J. Nicholls: Nutritional dermatoses in the rat. VII. Notes on the posture, gait and hypertonicity resulting from a diet containing unheated, dried egg white as the source of protein. Bull. Johns. Hopk. Hosp. 70, 177—200 (1942). — Sure, B.: The essential nature of choline for lactation and growth of the albino rat. J. Nutr. 19, 71—76 (1940). — Sutton, T. S., H. E. Setterfield and W. E. Krauss: Nerve degeneration in the albino rat (mus norvegicus albinus) associated with vitamin A avitaminosis. The use of the polarizing microscope in diagnosing degenerative changes in the myelin sheath. J. biol. Chem. 105, Proc. IXXXIX—XC (1934). — Swank, R. L.: Avian thiamin deficiency. A correlation of the pathology and clinical behavior. J. exp. Med. 71, 683—702 (1940). — Swank, R. L., and R. D. Adams: Pyridoxine and pantothenic acid deficiency in swine. J. Neuropath. exp. Neurol. 7, 274—286 (1948). — Swank, R. L., and O. A. Bessey: III. Avian thiamin deficiency, characteristic symptoms and their pathogenesis. J. Nutr. 22, 77—89 (1941). — Swank, R. L., and L. Prados: Avian thiamine deficiency. II. Pathologic changes in the brain and cranial nerves (especially the vestibular) and their relation to the clinical behavior. Arch. Neurol. Psychiat. (Chicago) 47, 97—131 (1942).

Tobin, C. E.: Effects of vitamin E deficiency and cod liver oil on myopathy in mice. Arch. Path. (Chicago) 50, 385—392 (1950).

Vedder, E. B.: Pellagra. In: Clinical tropical medicine, p. 618. Edit. Z. T. Bercovitz, London and New York 1944. — Victor, M., and A. A. Lear: Subacute combined degeneration of the spinal cord. Current concepts of the disease process. Value of serum vitamin B_{12} determinations in clarifying some of the common clinical problems. Amer. J. Med. 20, 896 to 911 (1956). — Vilter, R. W., J. F. Mueller, H. S. Glazer, T. Jarrold, J. Abraham, C. Thompson and V. R. Hawkins: The effect of vitamin B_6 deficiency induced by desoxy- pyridoxine in human beings. J. Lab. clin. Med. 42, 335—357 (1953). — Vogel, F. S.: Nutritional deficiencies that impair axonal regeneration and remyelinization after Wallerian degeneration in rats, with special reference to vitamin B_{12} and pyridoxine. Amer. J. Path. 33, 586—587 (1957).

Waisman, H. A.: Production of riboflavin deficiency in the monkey. Proc. Soc. exp. Biol. (N.Y.) 55, 69—73 (1944). — Wiese, A. C., B. C. Johnson and W. B. Nevens: Biotin defi- ciency in the dairy calf. Proc. Soc. exp. Biol. (N.Y.) 63, 521—522 (1946). — Wintrobe, M. M., R. H. Follis jr., S. Humphreys, H. Stein and M. Lauritsen: Absence of nerve degeneration in chronic thiamine deficiency in pigs. J. Nutr. 28, 283—288 (1944). — Wint- robe, M. M., R. H. Follis jr., M. H. Miller, H. J. Stein, R. Alcayaga, S. Humphreys, A. Suksta and G. E. Cartwright: Pyridoxine deficiency in swine, with particular reference to anemia, epileptiform convulsions and fatty liver. Bull. Johns Hopk. Hosp. 72, 1—25 (1943). — Wolbach, S. B., and O. Bessey: Relative overgrowth of the central nervous system in vitamin A deficiency in young animals. Science 92, 483—484 (1940). ~ Tissue changes in vitamin deficiency. Physiol. Rev. 22, 233—289 (1942). — Wolf, A., and A. M. Pappenheimer: The histopathology of nutritional encephalomalacia of chicks. J. exp. Med. 54, 399—406 (1931). ~ Central nervous system in vitamin E-deficient rats. Arch. Neurol. Psychiat. (Chicago) 48, 538—551 (1942). — Woollam, D. H. M., and J. W. Millen: Effect of vitamin A deficiency on the cerebro-spinal fluid pressure of the chick. Nature (Lond.) 175, 41—42 (1955). — Woolley, D. W.: Relationship of pantothenic acid and inositol to alopecia in mice. Proc. Soc. exp. Biol. (N.Y.) 46, 565—569 (1941).

Zacharias, L., P. Goldhaber and V. E. Kinsey: Vitamin E deficiency in chicks. I. The effects of dietary supplements on plasma tocopherol levels and vitamin E deficiency symptoms. J. Nutr. **42**, 359—373 (1950). — ZBINDEN, G., u. A. STUDER: Experimenteller Beitrag zur Frage der Isoniazidneuritis und ihrer Beeinflussung durch Pyridoxin. Z. Tuberk. **107**, 97—108 (1955a). ~ Vergleichende Untersuchungen über die Wirkung von Pyridoxin, Pyridoxal-5'-phosphat und Pyridoxalisonicotinyl-hydrazon auf die experimentelle Isoniazid-„Neuritis" der Ratte. Int. Z. Vitaminforsch. **26**, 130—137 (1955b). ~ Zur Wirkung von Vitaminen der B-Gruppe auf die experimentelle Isoniazid-„Neuritis". Schweiz. Z. Path. **18**, 1198—1213 (1955c). ~ Unveröffentlicht. — ZIMMERMAN, H. M.: Die histologischen Veränderungen des Nervensystems bei experimenteller Avitaminose A, B (B$_1$) und G (B$_2$). Schweiz. Arch. Neurol. Psychiat. **39**, 195—208 (1937).

28. Auge und Tränendrüse (S. 927—934).

AGARWAL, L. P., and K. DATT: Role of nicotinic acid in healing of corneal ulcers. Amer. J. Ophthal. **37**, 764—767 (1954). — APPELMANS, M., et J. WEYTS: L'ariboflavinose chez l'indigène du Congo Belge. Arch. Ophthal. (Paris) **2**, 71—72; **11**, 333—338 (1951).

BELLOWS, J. G., and H. CHINN: Intraocular hemorrhages in choline deficiency. Arch. Ophthal. (Chicago) **30**, 105—109 (1943). — BERGER, P.: La présence de caroténoides dans les noyaux des cellules rétiniennes. C. R. Soc. Biol. (Paris) **144**, 606—607 (1950). — BESSEY, O. A., and O. H. LOWRY: Factors influencing the riboflavin content of the cornea. J. biol. Chem. **155**, 635—643 (1944). — BESSEY, O. A., and S. B. WOLBACH: Vascularization of the cornea of the rat in riboflavin deficiency with a note on corneal vascularization in vitamin A deficiency. J. exp. Med. **69**, 1—12 (1939). — BHATIA, I. S.: Studies on vitamin A-deficiency. Bull. Centr. Food Technol. Res. Mysore **2**, 204—207 (1953). — BOKIL, M. D.: Hypovitaminosis A: its general and ocular manifestation. J. Indiana med. Ass. **22**, 165—168 (1952/53). — BOWLES, L. L., A. ALLEN, V. P. SYDENSTRICKER, C. W. HOCK and W. K. HALL: The development and demonstration of corneal vascularization in rats deficient in vitamin A and in riboflavin. J. Nutr. **32**, 19—35 (1946). — BOWLES, L. L., W. K. HALL, V. P. SYDENSTRICKER and C. W. HOCK: Corneal changes in the rat with deficiencies of pantothenic acid and of pyridoxine. J. Nutr. **37**, 9—20 (1949).

CALLISON, E. C., and E. ORENT-KEILES: Abnormalities of the eye occurring in young vitamin E-deficient rats. Proc. Soc. exp. Biol. (N.Y.) **76**, 295—297 (1951). — CAMERON, A. J.: Effects of vitamin deficiency in ophthalmology. Med. Press. **227**, 543—546 (1952). — CAMPBELL, F. W., and I. D. FERGUSON: The role of ascorbic acid in corneal vascularization. Brit. J. Ophthal. **34**, 329—334 (1950). — CASCIO, G., e F. CASELLI: L'azione dell'acido pantotenico sulla cicatrizzazione di lesioni corneali asettiche sperimentali. G. ital. Oftal. **5**, 207—214 (1952). — CORCOS, A., M. KORTOBI et S. ZARKA-CORCOS: Xérophthalmie et kératomalacie chez les enfants en Tunisie. Nourrisson **42**, 19—22 (1954).

DAY, P. L.: Vitamin G deficiency. Amer. J. publ. Hlth **24**, 603—608 (1934). — DAY, P. L., W. J. DARBY and K. W. COSGROVE: The arrest of nutritional cataract by the use of riboflavin. J. Nutr. **15**, 83—90 (1938). — DAY, P. L., W. J. DARBY and W. C. LANGSTON: The identity of flavin with the cataract-preventive factor. J. Nutr. **13**, 389—399 (1937). — DAY, P. L., W. C. LANGSTON and C. S. O'BRIEN: Cataract and other ocular changes in vitamin G deficiency; experimental study on albino rats. Amer. J. Ophthal. **14**, 1005—1009 (1931). — DEMOLE, V., u. P. KNAPP: Augenerkrankungen bei einigen Vitamin E-frei ernährten Ratten. Ophthalmologica (Basel) **101**, 65—73 (1941).

GORDON, H. H.: Retrolental fibroplasia. Moderne Probleme der Pädiatrie. I. Bibl. paediat. (Basel) **58**, 76—84 (1954). — GORDON, O. E., et D. VAIL: Absence de vascularisation cornéenne anormale dans l'insuffisance expérimentale de riboflavine chez l'homme. Presse méd. **1950**, 1403. — GREENSPOON, M. K.: Ocular manifestations of avitaminosis. Amer. J. Optom. **30**, 151—156 (1953). — GRIESEBACH, H.: Chemische Reaktionen beim Sehprozeß. Dtsch. med. Wschr. **82**, 888—889 (1957). — GRIFFITH, W. H., and N. J. WADE: Choline metabolism. I. The occurrence and prevention of hemorrhagic degeneration in young rats on a low choline diet. J. biol. Chem. **131**, 567—577 (1939).

HALL, W. K., L. L. BOWLES, V. P. SYDENSTRICKER and H. J. SCHMIDT jr.: Cataracts due to deficiencies of phenylalanine and of histidine in the rat. A comparison with other types of cataracts. J. Nutr. **36**, 277—291 (1948). — HASELMANN, G., K. PULFRICH u. H. HASELMANN: Zur Behandlung der Epithelschäden der Cornea. Ophthalmologica (Basel) **123**, 357—364 (1952). — HÖRMANN, E.: Über die Pathogenese des Milchzuckerstars der weißen Ratte. Albrecht v. Graefes Arch. Ophthal. **154**, 561—573 (1954). — HORWITT, M. K.: Riboflavin deficiency in man. In: W. H. SEBRELL jr. and E. S. HARRIS, The vitamins, vol. III. New York: Academic Press Inc., Publ. 1954. — HOSOYA, Y., H. S. FANG and M. T. PENG: The effect of nicotinic acid amide on dark adaption. Tôhoku J. exp. Med. **53**, 103—108 (1950). — HUBBARD, R., and G. WALD: Cis-trans isomers of vitamin A and retinene in vision. Science **115**, 60—63 (1952).

JACKSON, C. R. S.: Riboflavin deficiency with ocular signs: report of a case. Brit. J. Ophthal. **34**, 259—260 (1950). — JOHNSON, M. L.: Degeneration and repair of rat retina in avitaminosis A. Arch. Ophthal. (Chicago) **29**, 793—810 (1943). — Jones, J. H., C. Foster, F. Dorfman and G. L. Hunter: Effects on the albino mouse of feeding diets very deficient in each of several vitamin B factors. J. Nutr. **29**, 127—136 (1945).

Kinsey, V. E., and J. F. Chisholm jr.: Retrolental fibroplasia: evaluation of several changes in dietary supplements of premature infants with respect to incidence of disease. Amer. J. Ophthal. **34**, 1259 (1951).

La Motte jr., W. O., G. S. Tyner and H. G. Scheie: Treatment of retrolental fibroplasia with vitamin E, corticotropin (ACTH) and cortisone. Arch. Ophthal. (Chicago) **47**, 556—569 (1952). — Lehrer jr., W. P., A. C. Wiese, P. R. Moore and M. E. Ensminger: Pyridoxine deficiency in baby pigs. J. anim. Sci. **10**, 65—72 (1951). — Lippincott, S. W., and H. P. Morris: Pathologic changes associated with riboflavin deficiency in the mouse. J. nat. Cancer Inst. **2**, 601—610 (1942).

Mann, G. V., P. L. Watson, A. McNally and J. Goddard: Primate nutrition. II. Riboflavin deficiency in the cebus monkey and its diagnosis. J. Nutr. **47**, 225—241 (1952). — Morton, R. A., and T. W. Goodwin: Carotenoids and vitamin A. Brit. med. Bull. **12**, 37—44 (1956). — Mouriquand, G., J. Rollet et V. Edel: Sur les conditions d'apparition des manifestations oculaires de l'avitaminose A du pigeon. C. R. Soc. Biol. (Paris) **147**, 706—708 (1953). — Müller, W., u. A. Nover: Kernveränderung in den Ganglienzellen der Netzhaut bei experimentellem Vitamin C-Mangel. Z. Vitamin-, Hormon- u. Fermentforsch. **7**, 277—280 (1955). — Musini, A., and L. T. Tenconi: Parallel study of lesions, structural (eye) and biochemical (metabolism of tryptophan), in rats deprived of vitamin A or pyridoxine. Acta vitamin. (Milano) **7**, 200—212 (1953).

Nelson, A. A.: Hemorrhagic cortical necrosis of adrenals in rats on deficient diets. Publ. Hlth Rep. (Wash.) **54**, 2250—2256 (1939).

Owens, W. C., and E. U. Owens: Retrolental fibroplasia and vitamin E. Amer. J. Ophthal. **32**, 1631 (1949).

Patek, A. J., J. Post and J. Victor: Riboflavin deficiency in the pig. Amer. J. Physiol. **133**, 47—55 (1941). — Pike, R. L.: Congenital cataract in albino rats fed different amounts of tryptophan and niacin. J. Nutr. **44**, 191—204 (1951). — Pirie, A.: Comparison of eye changes in riboflavin deficiency and in tryptophan deficiency in the rat. Brit. J. Nutr. **2**, 14—20 (1948). ~ Vitamin deficiency and vision. Brit. med. Bull. **12**, 32—34 (1956). — Potter, R. L., A. E. Axelrod and C. A. Elvehjem: The riboflavin requirement of the dog. J. Nutr. **24**, 449—460 (1942).

Ramalingaswami, V., E. H. Leach and S. Sriramachari: Ocular structure in vitamin A deficiency in the monkey. Quart. J. exper. Physiol. **40**, 337—347 (1955). — Rodger, F. C.: Persönliche Mitteilung. — Roels, O. A., O. Debeir and M. Trout: Vitamin A deficiency in Ruanda-Urundi. Trop. geogr. Med. (Amst.) **10**, 77—92 (1958).

Salmon, W. D., and R. W. Engel: Pantothenic acid and hemorrhagic adrenal necrosis in rats. Proc. Soc. exp. Biol. (N.Y.) **45**, 621—623 (1940). — Simonelli, M.: Ricerche sul contenuto in acido nicotinico del cristallino normale e cataractoso. Boll. Soc. ital. Biol. sper. **20**, 692—694 (1945). — Smith, C. A.: Nutrition of premature infants. Nutr. Rev. **8**, 353—355 (1950). — Stern, J. J.: The ocular manifestations of riboflavin deficiency. Amer. J. Ophthal. **33**, 1127—1136 (1950). — Street, H. R., G. R. Cowgill and H. M. Zimmerman: Further observations of riboflavin deficiency in the dog. J. Nutr. **22**, 7—24 (1941). — Sullivan, M., and V. J. Evans: Nutritional dermatoses in the rat. VIII. Vitamin A deficiency. J. Nutr. **25**, 319—339 (1943).

Übersicht: Ocular changes in deficiencies of riboflavin or tryptophan. Nutr. Rev. **7**, 60—61 (1949a). ~ Pantothenic acid, pyridoxine and corneal vascularization. Nutr. Rev. **7**, 335—336 (1949b).

Wiesinger, H., H. Kaunitz and C. A. Slanetz: Hornhautveränderungen bei Ratten im Riboflavinmangel. Ophthalmologica (Basel) **129**, 389—395 (1955). — Wolbach, S. B., and O. A. Bessey: Tissue changes in vitamin deficiency. Physiol. Rev. **22**, 233—289 (1942). — Wolbach, S. B., and P. R. Howe: Tissue changes following deprivation of fat soluble A vitamin. J. exp. Med. **42**, 753—777 (1925). — Woolley, D. W: Relationship of pantothenic acid and inositol to alopecia in mice. Proc. Soc. exp. Biol. (N.Y.) **46**, 565—569 (1941).

29. Gehör- und Gleichgewichtsorgan (S. 934—936).

Anderson, J. R., H. J. Zoller and L. W. Alexander: Observations on the treatment of deafness and tinnitus with parenteral vitamin A in massive doses. Eye, Ear, Nose, Thr. Monthly **29**, 75—79 (1950).

Blackfan, K. D., and S. B. Wolbach: Vitamin A deficiency in infants: clinical and pathological study. J. Pediat. **3**, 679—706 (1933). — Burian, K.: Über die Behandlung der Ozaena und der Rhinitis chronica atrophica simplex mit hohen Dosen Vitamin A. Mschr. Ohrenheilk. **89**, 95—99 (1955).

COVELL, W. P.: Pathologic changes in the peripheral auditory mechanism due to avitaminosis (A, B complex, D and E). Laryngoscope (St. Louis) **50**, 632—647 (1941a). ~ Vitamins and the ear. Laryngoscope (St. Louis) **51**, 683—691 (1941b).

ESCHER, F., u. H. P. ROOST: Streptomycinintoxikation und Streptomycinausscheidung. Pract. oto-rhino-laryng. (Basel) **13**, 300—312 (1951). — ESCHER, F., u. F. RUPP: Die Schutzfunktion des Vitamin A bei der Streptomycin-Intoxikation. Acta oto-laryng. (Stockh.) **43**, 311—321 (1953).

LE MAGNEN, J., et A. RAPAPORT: Essai de détermination du rôle de la vitamine A dans le mécanisme de l'olfaction chez le rat blanc. C. R. Soc. Biol. (Paris) **145**, 800—803 (1951). — LOCH, W. E.: Veränderungen der Labyrinthkapsel bei tierexperimentellen Avitaminosen (A, C, D, E). Mschr. Ohrenheilk. **73**, 542—561 (1939). — LOVINO, M., e V. LECCO: Avitaminose „A" sperimentale ed orecchio. Arch. ital. Otol. **61**, 177—188 (1950).

MELLANBY, E.: The experimental production of deafness in young animals by diet. J. Physiol. (Lond.) **94**, 380—398 (1938). — MILAS, N. A., W. M. POSTMAN and R. HEGGIE: Evidence for the presence of vitamin A and carotinoids in the olfactory area of the steer. J. Amer. chem. Soc. **61**, 1929—1930 (1949).

NAGER, G.: Erfahrungen mit Vitamin A (Arovit „Roche") in der Behandlung von Innenohrschwerhörigkeit und Tinnitus. Pract. oto-rhino-laryng. (Basel) **14**, 129—157 (1952).

PERLMAN, H. B., and J. WILLARD: The ear in the experimental vitamin A deficiency. Ann. Otol. (St. Louis) **50**, 349—362 (1941).

RÜEDI, L.: Wirkungen des Vitamin A im menschlichen und tierischen Gehörorgan. Die Schutzwirkung von Vitamin A bei der Streptomycin- und Neomycinvergiftung des Gehörorgans. Schweiz. med. Wschr. **1954**, 1411—1415.

STRANDBYGARD, E.: Ozaena treated with vitamin A. Ärztl. Wschr. **1952**, 591.

TSCHIRREN, B.: Die Wirkung von Vitamin A bei der Streptomycinvergiftung des Gehörorgans. Helv. physiol. pharmacol. Acta **9**, C 82—C 85 (1951). ~ Die Schutzwirkung von Vitamin A bei der Streptomycin- und Neomycinvergiftung des Gehörorgans. Schweiz. med. Wschr. **1954**, 1414—1415.

WILLEMSE, C.: Protection contre la surdité professionnelle. Rôle de la vitamine A. Acta otorhino-laryng. belg. **4**, 319—323 (1952). — WOLBACH, S. B., and P. R. HOWE: Tissue changes following deprivation of fat-soluble A vitamin. J. exp. Med. **42**, 753—777 (1925).

D. Embryonalentwicklung (S. 937—951).

ADAMSTONE, F. B., J. L. KRIDER and M. F. JAMES: Response of swine to vitamin E-deficient rations. Ann. N.Y. Acad. Sci. **52**, 260—268 (1949). — AFONSKY, D.: Oral lesions in experimental vitamin E deficiencies in adult dogs. J. dent. Res. **33**, 645—646 (1954). — ALMQUIST, H. J., E. MECCHI and A. A. KLOSE: Estimation of the antihemorrhagic vitamin. Biochem. J. **32**, 1897—1903 (1938). — ALMQUIST, H. J., and E. L. R. STOKSTAD: Factors influencing the incidence of dietary hemorrhagic disease in chicks. J. Nutr. **12**, 329—335 (1936). — ANDERSON, G. C., and A. G. HOGAN: Adequacy of synthetic diets for reproduction of swine. Proc. Soc. exp. Biol. (N.Y.) **75**, 288—290 (1950). — ANDERSON, P. H.: Effect of diet during pregnancy upon the incidence of congenital hereditary diaphragmatic hernia in the rat. Amer. J. Path. **25**, 163—185 (1949). — ATHANASSIU, G.: Beziehungen zwischen Vitamin E und Fruchtbarkeit. Fruchtentwicklung und Fehlgeburt. Z. Geburtsh. Gynäk. **127**, 169 (1946). — ATKINSON, R. L., T. M. FERGUSON, J. H. QUISENBERRY and J. R. COUCH: Vitamin E and reproduction in turkeys. J. Nutr. **55**, 387—397 (1955).

BACHARACH, A. L.: Vitamin E and habitual abortion. Brit. med. J. **1940I**, 890. ~ Passage of vitamin E to the human foetus. Brit. med. J. **1948I**, 567. — BAIRD, C. D., N. M. NELSON, I. W. MONIE and H. M. EVANS: Congenital cardiovascular anomalies induced by pteroylglutamic acid deficiency during gestation in the rat. Circulation Res. **2**, 544—554 (1954). — BARNES, A. C.: Placental metabolism of vitamin C. Amer. J. Obstet. Gynec. **53**, 645—649 (1947). — BARRETT, M., and G. EVERSON: Deposition of B vitamins in normally developing fetuses as evidence for increased vitamin needs of the rat for reproduction. I. Thiamine and riboflavin. J. Nutr. **45**, 493—505 (1951). — BECKMANN, R.: Vitamin E. Z. Vitamin-, Hormon- u. Fermentforsch. **7**, 153—222, 281—376 (1955). — BEILER, J. M., V. R. SWAYNE, J. MENAKER and G. J. MARTIN: Anti-fertility activity of pisum sativum. Exp. Med. **11**, 179—185 (1953). — BICKNELL, F.: Foetal pathology and vitamin A. Brit. med. J. **1950II**, 576. — BLANDAU, R. J., H. KAUNITZ and C. A. SLANETZ: Ovulation, fertilization and transport of ova in old, vitamin E deficient rats. J. Nutr. **38**, 97—101 (1949). — BLAXTER, K. L., F. BROWN and A. M. MACDONALD: Muscular abnormalities of newborn calves in relation to the tocopherol nutrition of their dams. Brit. J. Nutr. **6**, i (1952). — BODENHEIMER, F. S., and W. LASCH: On E-hypervitaminosis in the levante vole. Int. Z. Vitaminforsch. **22**, 1—14 (1950). — BOISSELOT, J.: Malformations foetales par insuffisance en acide pantothénique. Arch. franç. Pédiat. **6**, 225—230 (1949). — BOLAGNA, W.: L'acido pantotenico nella alimentazione della ratta albina gravida. Boll. Soc. ital. Biol. sper. **27**, 1528—1529 (1951). — Boyer, P. D., M. Rabinovitz and E. Liebe: Chemical structure in relation to vitamin E function. J. biol. Chem. **192**, 95—103 (1951).

Charlet-Léry, G., A. C. François et A. M. Leroy: Influence du facteur vitaminique A (axérophtol ou carotène d'huile de palme associé au tocophérol) sur la ponte et les phénomènes de reproduction chez la poule. Ann. Zootech. **2**, 163—176 (1953). — Chung, N.Y., L. Northrop, R. Getty and G. Everson: Histological and histochemical studies of the liver, adrenal, duodenum, and tibia of the young at birth. J. Nutr. **53**, 341—350; **54**, 97—105 (1954). — Climenko, D. R., and E. W. McChesney: Rôle of inositol and p-aminobenzoic acid in normal lactation. Proc. Soc. exp. Biol. (N.Y.) **51**, 157—159 (1942). — Cohlan, S. Q.: Excessive intake of vitamin A during pregnancy as a cause of congenital anomalies in the rat. Amer. J. Dis. Child. **86**, 348—349 (1953a). ~ Excessive intake of vitamin A as a cause of congenital anomalies in the rat. Science **117**, 535—536 (1953b). ~ Congenital anomalies in the rat produced by excessive intake of vitamin A during pregnancy. Pediatrics **13**, 556—567 (1954). — Couch, J. R., W. W. Cravens, C. A. Elvehjem and J. G. Halpin: Relation of biotin to congenital deformities in the chick. Anat. Rec. **100**, 29—48 (1948). ~ Studies on the function of biotin in the domestic fowl. Arch. Biochem. **21**, 77—86 (1949). — Couch, J. R., O. Olcese, B. G. Sanders and J. V. Halick: Vitamin B_{12}, APF concentrates, dried whey, fish solubles and liver fraction „L" in the nutrition of the mature fowl. J. Nutr. **42**, 473—485 (1950). — Coward, K. H., B. G. E. Morgan and L. Waller: The influence of a deficiency of vitamin B_1 and of riboflavin on the reproduction of the rat. J. Physiol. (Lond.) **100**, 423—431 (1942). — Cravens, W. W., W. H. McGibbon and E. E. Sebesta: Effect of biotin deficiency on embryonic development in the domestic fowl. Anat. Rec. **90**, 55—64 (1944). — Cravens, W. W., S. B. Randle, C. A. Elvehjem and J. G. Halpin: Effect of the vitamin K content of the hen's ration on the clotting ability of chick blood. Poultry Sci. **20**, 313—316 (1941). — Cravens, W. W., E. E. Sebesta, J. G. Halpin and E. B. Hart: Effect of biotin on reproduction in the domestic fowl. Proc. Soc. exp. Biol. (N.Y.) **50**, 101—104 (1942). ~ Effect of vitamin B_6 on egg production and hatchability. Poultry Sci. **22**, 94—95 (1943). ~ Studies on the pyridoxin requirements of laying and breeding hens. Poultry Sci. **25**, 80—82 (1946). — Cravens, W. W., and E. E. Snell: Effects of desoxypyridoxine and vitamin B_6 on development of the chick embryo. Proc. Soc. exp. Biol. (N.Y.) **71**, 73—76 (1949). ~ Reversal of aminopterin inhibition in the chick embryo with the leuconostoc citrovorum factor. Proc. Soc. exp. Biol. (N.Y.) **75**, 43—50 (1950).

Dam, H., and H. Granados: The effect of dietary methylene blue on the reproduction capacity of vitamin E deficient rats. Acta pharmacol. (Kbh.) **8**, 47—54 (1952). — Daniel, L. J., M. Gardiner and L. J. Ottey: Effect of vitamin B_{12} in the diet of the rat on the vitamin B_{12} contents of milk and livers of young. J. Nutr. **50**, 275—289 (1953). — Day, C. D. M.: Antiscorbutic deficiency during lactation as a cause of infantile scurvy and dental dystrophies. Indian J. med. Res. **35**, 185—213 (1947). — Delfs, E., and G. E. S. Jones: Obstet. gynec. Surv. **3**, 680 (1948). Zit. nach K. E. Mason in W. H. Sebrell jr. and R. S. Harris, The vitamins, vol. III, p. 561. New York: Academic Press Inc., Publ. 1954. — Dryden, L. P., A. M. Hartman and C. A. Cary: The relation of vitamin B_{12} deficiency to fertility of the female and birth weight of the young in rats fed purified casein rations. J. Nutr. **45**, 377—391 (1951). ~ The effect of vitamin B_{12} deficiency upon the survival of young born to rats fed purified casein rations. J. Nutr. **46**, 281—297 (1952). ~ Influence of vitamin B_{12} upon vaginal patency in the rat. Proc. Soc. exp. Biol. (N.Y.) **87**, 195—197 (1954).

Editorial: Überschuß an Vitamin A und congenitale Mißbildungen. J. Amer. med. Ass. **153**, 1176 (1953). Ref. Schweiz. med. Wschr. **1954**, 959. — Emerson, G. A., and H. M. Evans: Restoration of fertility in successively older E-low female rats. J. Nutr. **18**, 501—506 (1939). ~ Growth and reproductive physiology in vitamin B_6 deficiency. Amer. J. Physiol. **129**, 352 (1940). — Ershoff, B. H.: Failure to demonstrate an interrelationship between inositol and p-aminobenzoic acid in the rat. Proc. Soc. exp. Biol. (N.Y.) **56**, 190—191 (1944). ~ Effects of massive doses of p-aminobenzoic acid and inositol on reproduction in the rat. Proc. Soc. exp. Biol. (N.Y.) **63**, 479—480 (1946). — Ershoff, B. H., and H. B. McWilliams: Reproduction on purified rations containing sulfaguanidine. Proc. Soc. exp. Biol. (N.Y.) **54**, 227—228 (1943). — Evans, H. M., and G. O. Burr: The oestrous cycle in the rat and its associated phenomena. Mem. Univ. Calif. **8**, 1—148 (1927).

Farris, E. J.: The effect of vitamin E upon spermatogenesis. Ann. N.Y. Acad. Sci. **52**, 409—410 (1949). — Ferguson, T. M., R. L. Atkinson and J. R. Couch: Relationship of vitamin E to embryonic development of avian eye. Proc. Soc. exp. Biol. (N.Y.) **86**, 868—871 (1954). — Ferguson, T. M., and J. R. Couch: Further gross observations on the B_{12}-deficient chick embryo. J. Nutr. **54**, 361—370 (1955). — Fey, W., u. H. E. Thomann: Über die Deckergebnisse bei Zuchtstuten sowie über Versuche zu deren Verbesserung durch Vitamin E-Behandlung. Schweiz. Arch. Tierheilk. **40**, 113—133 (1948). — Follis jr., R. H.: The pathology of nutritional disease. Springfield, Ill.: Ch. C. Thomas 1948.

GILLIS, M. B., G. F. HEUSER and L. C. NORRIS: The need for pantothenic acid and an unidentified factor in reproduction in the domestic fowl. J. Nutr. **23**, 153—163 (1942). ~ The pantothenic acid requirement of hens fed a heated diet. J. Nutr. **26**, 285—292 (1943). ~ Pantothenic acid in the nutrition of the hen. J. Nutr. **35**, 351—363 (1948). — GILMAN, J. W. P., F. PERRY and D. C. HILL: Some effects of a maternal riboflavin deficiency on reproduction in the rat. Canad. J. med. Sci. **29/30**, 383—389 (1952). — GIROUD, A., et J. LEFEBVRES: Anomalies provoquées chez le foetus en l'absence d'acide folique. Arch. franç. Pédiat. **1951**, 648—656. — GIROUD, A., J. LEFEBVRES et R. DUPUIS: Répercussions sur l'embryon de la carence en acide folique. Int. Z. Vitaminforsch. **24**, 420—429 (1952). — GIROUD, A., J. LEFEBVRES et H. PROST: Anomalies des membres chez les foetus de rat par carence en riboflavine. Arch. Anat. micr. Morph. exp. **42**, 41—48 (1953a). ~ Au sujet de la micromélie et de la syndactylie dues à la carence B$_2$. Arch. franç. Pédiat. **10**, 292—295 (1953b). — GIROUD, A., G. LÉVY et J. LEFEBVRES: Taux de la riboflavine chez le foetus de rat présentant des malformations dues à la déficience B$_2$. Int. Z. Vitaminforsch. **22**, 308—312 (1950). ~ Recherches sur le taux de l'acide pantothénique chez les mères et les foetus normaux et chez les mères carencées. Int. Z. Vitaminforsch. **25**, 148—153 (1954). — GIROUD, A., G. LÉVY, J. LEFEBVRES et R. DUPUIS: Chute du taux de la riboflavine au stade où se déterminent les malformations embryonnaires. Rev. int. vitamin. **23**, 490—494 (1952). — GIROUD, A., et M. MARTINET: Fentes du palais chez l'embryon de rat par hypervitaminose A. C. R. Soc. Biol. (Paris) **148**, 1742—1743 (1954). ~ Malformations diverses du foetus de rat suivant les stades d'administration de vitamine E en excès. C. R. Soc. Biol. (Paris) **149**, 1088—1090 (1955a). ~ Hypervitaminose A et anomalies chez le foetus de rat. Int. Z. Vitaminforsch. **26**, 10—18 (1955b). ~ Malformations embryonnaires par hypervitaminose A. Presse méd. **1955**c, 214. — GIROUD, A., A. SANTOS RUIZ, H. RATSIMAMANGA, M. RABINOWICZ et E. HARTMANN: Capacité de synthèse de l'acide ascorbique chez le foetus. C. R. Soc. Biol. (Paris) **121**, 1062—1063 (1936). — GOETTSCH, W.: Untersuchungen über den Einfluß des „T-Komplexes" auf Keimdrüsen und Keime. Z. Vitamin-, Hormon- u. Fermentforsch. **4**, 334—335 (1951). — GRAINGER, R. B., B. L. O'DELL and A. G. HOGAN: Congenital malformations as related to deficiencies of riboflavin and vitamin B$_{12}$ source of protein, calcium to phosphorus ratio and skeletal phosphorus metabolism. J. Nutr. **54**, 33—48 (1954).

HALE, F.: The relation of vitamin A to anophthalmos in pigs. Amer. J. Ophthal. **18**, 1087—1093 (1935). — HALICK, J. V., and J. R. COUCH: Antibiotics in mature fowl nutrition. Proc. Soc. exp. Biol. (N.Y.) **76**, 58—62 (1951). — HAMILTON, J. W., and A. G. HOGAN: Nutritional requirements of the syrian hamster. J. Nutr. **27**, 213—224 (1944). — HARMAN, M. T., and L. E. WARREN: Some embryological aspects of vitamin C-deficiency in the guinea pig (cavia cobaya). Trans. Kansas Acad. Sci. **54**, 42—57 (1951). — HERTIG, A. T., and R. G. LIVINGSTONE: Spontaneous, threatened and habitual abortion: their pathogenesis and treatment. New Engl. J. Med. **230**, 797—805 (1944). — HOUET, R., et S. LECOMTE-RAMIOUL: Repercussions sur l'enfant des avitaminoses de la mère pendant la grossesse. Un cas de bec-de-lièvre et xérophthalmie néonatale chez un enfant dont la mère présente une carence en vitamine A et B$_2$. Ann. paediat. (Basel) **175**, 378—388 (1950). — HOVE, E. L., and H. R. SEIBOLD: Liver necrosis and altered fat composition in vitamin E-deficient swine. J. Nutr. **56**, 173—186 (1955). — HSU, J. M., J. R. STERN and J. McGINNIS: The effect of vitamin B$_{12}$ deficiency on erythrocytes counts and hemoglobin levels of chick embryo blood. Arch. Biochem. **38**, 261—266 (1952).

INGELMAN-SUNDBERG, A.: Abruptio placentae in vitamin E deficient guinea pigs. Acta endocr. (Kbh.) **2**, 335—346 (1949). ~ The value of vitamin E in the treatment of toxaemia of late pregnancy. Gynaecologia (Basel) **137**, 15—16 (1954). — ISSIDORIDES, A., and H. A. MATTILL: The biological activity of α-tocopheryl-hydroquinone in rats. J. biol. Chem. **188**, 313—316 (1951).

JAFFÉ, W. G.: Influence of cobalt on reproduction of mice and rats. Science **115**, 265—267 (1952). ~ Die Mindestdosis von Vitamin B$_{12}$ für die Fortpflanzung von Ratten und der Einfluß der Diät auf den Vitamin B$_{12}$-Bedarf. Int. Z. Vitaminforsch. **26**, 403—404 (1956a). ~ Requirement of rats for vitamin B$_{12}$ during growth, reproduction and lactation. J. Nutr. **59**, 135—146 (1956b). ~ Die Mindestdosis von Vitamin B$_{12}$ für die Fortpflanzung von Ratten und der Einfluß der Diät auf den Vitamin B$_{12}$-Bedarf. Vitamin B$_{12}$ und Intrinsic Factor. 1. Europ. Symposion Hamburg 1956, 23.—26. 5. Stuttgart: Ferdinand Enke 1957. S. 333 bis 341. — JAVERT, C. T., W. F. FINN and H. J. STANDER: Primary and secondary spontaneous habitual abortion. Amer. J. Obstet. Gynec. **57**, 878—889 (1949). — JONES, C. C., S. O. BROWN, L. R. RICHARDSON and J. G. SINCLAIR: Tissue abnormalities in newborn rats from vitamin B$_{12}$ deficient mothers. Proc. Soc. exp. Biol. (N.Y.) **90**, 135—140 (1955). — JONES, O. P., and A. SMITH: Transmission of antianemic principle across the placenta and its influence on embryonic erythropoiesis. II. Comparison of the effect of liver extract and pteroyl-glutamic acid. Blood **5**, 499—521 (1950).

KAUNITZ, H., and C. A. SLANETZ: Influence of alpha tocopherol on implantation in old rats. Proc. Soc. exp. Biol. (N.Y.) **66**, 334—337 (1947). ~ Implantation in normal and vitamin E deficient rats. J. Nutr. **36**, 331—338 (1948). — Kennedy, C., and L. S. Palmer: Biotin deficiency in the relation to reproduction and lactation. Arch. Biochem. **7**, 9—13 (1945). Lamming, G. E., J. W. Millen and D. H. M. Woollam: Hydrocephalus in rabbits associated with maternal vitamin A deficiency. Proc. Nutr. Soc. **13**, xii—xiii (1954). — Lamming, G. E., G. W. Salisbury, R. L. Hays and K. A. Kendall: The effect of incipient vitamin A deficiency on reproduction in the rabbit. I. Decidua, ova and fertilization. J. Nutr. **52**, 217—225 (1954a). ~ II. Embryonic and fetal development. J. Nutr. **52**, 227—240 (1954b). — Lamming, G. E., D. H. M. Woollam and J. W. Millen: Hydrocephalus in young rabbits associated with maternal vitamin A deficiency. Brit. J. Nutr. **8**, 363—369 (1954). — Lawson, D. F., and C. N. Degaris: Folic acid and reproductive efficiency. Med. J. Aust. **1**, 848 (1953). — Lefebvres-Boisselot, J.: Rôle tératogène de la déficience en acide pantothénique chez le rat. Ann. Méd. **52**, 225—298 (1951). ~ Influence d'une déficience pantothénique légère sur les résultats de la gestation chez la ratte. C. R. Acad. Sci. (Paris) **238**, 2123—2125 (1954). — Leitner, Z. A.: Foetal pathology and vitamin A. Brit. med. J. **1950**II, 730. — Lewis, H., and G. Everson: Deposition of B-vitamins in normally developing fetuses as evidence for increased vitamin needs of the rat for reproduction. VI. Pantothenic acid and biotin. J. Nutr. **46**, 27—35 (1952).

Mackenzie, J. B., and C. G. Mackenzie: Vitamin E activity of alpha-tocopherylhydroquinone and muscular dystrophy. Proc. Soc. exp. Biol. (N.Y.) **84**, 388—392 (1953). — Manyai, S.: Stoffwechselveränderungen im Laufe der Entwicklung der roten Blutkörperchen. 1. Untersuchungen mit dem Blut verschieden alter Ratten. Acta physiol. Akad. Sci. hung. **5**, 19—29 (1954). — Mariakulandai, A., Than Myint and J. McGinnis: Effect of terramycin and vitamin B_{12} on hatchability. Proc. Soc. exp. Biol. (N.Y.) **79**, 242—244 (1952). — Markees, S.: Zum Problem der antiabortiven Wirksamkeit des Methylenblaus bei E-avitaminotischen Ratten. Experientia, Suppl. I: Symposium über Gegenwartsprobleme der Ernährungsforschung 1953. Basel: Birkhäuser. S. 4. ~ Substitution von Vitaminen durch Fremdsubstanzen. Int. Z. Vitaminforsch. **25**, 316—317 (1954a). ~ Über die Wirkungsweise von Vitamin E. Helv. med. Acta **21**, 516—519 (1954b). — Mason, K. E.: Foetal death, prolonged gestation, and difficult parturition in the rat as a result of vitamin A-deficiency. Amer. J. Anat. **57**, 303—349 (1935). ~ Yale J. Biol. **14**, 605 (1942). Zit. nach K. E. Mason in W. H. Sebrell jr. and R. S. Harris, The vitamins, vol. III, p. 520. New York: Academic Press Inc., Publ. 1954. — Maw, A. J. G.: Inherited riboflavin deficiency in chicken eggs. Poultry Sci. **33**, 216—217 (1954). — McCarthy, P. T., and L. R. Cerecedo: Vitamin A deficiency in the mouse. J. Nutr. **46**, 361—376 (1952). — McGanity, W. J., E. W. McHenry, H. B. van Wyck and G. L. Watt: An effect of pyridoxine on blood urea in human subjects. J. biol. Chem. **178**, 511—516 (1949). — Mellanby, H.: Defective tooth structure in young albino rats as a result of vitamin A deficiency in the maternal diet. Brit. dent. J. **67**, 187—191 (1939). — Millen, J. W., D. H. M. Woollam and G. E. Lamming: Hydrocephalus associated with deficiency of vitamin A. Lancet **1953**II, 1234—1236. ~ Congenital hydrocephalus due to experimental hypovitaminosis A. Lancet **1954**II, 679—683. — Mirone, L.: Effect of cholin deficient diets on growth, reproduction and mortality of mice. Amer. J. Physiol. **179**, 49—52 (1954). — Mirone, L., and L. R. Cerecedo: The hypotensive action of 7-methylpteroylglutamic acid. Arch. Biochem. **15**, 324—326 (1947). — Mirone, L., and E. M. Wade: Vitamin B_{12} and cobalt chloride in growth and reproduction of four strains of mice. Amer. J. Physiol. **175**, 11—12 (1953). — Monie, I. W., M. M. Nelson and H. M. Evans: Abnormalities of the urinary system of rat embryos resulting from maternal pteroylglutamic acid deficiency. Anat. Rec. **120**, 119—129 (1954). — Moore, L. A., C. F. Huffman and C. W. Duncan: Blindness in cattle associated with a constriction of the optic nerve and probably of nutritional origin. J. Nutr. **9**, 533—551 (1935). — Moore, T., I. M. Sharman and R. J. Ward: The vitamin E activity of methylen blue. Biochem. J. **53**, xxxi (1953). — Mouriquand, G., et V. Edel: Rapports nutritionnels mère-foetus et régimes pseudo-équilibrés (en particulier dans l'avitaminose C). C. R. Acad. Sci. (Paris) **232**, 1724—1726 (1951). ~ Sur l'hypervitaminose C. C. R. Soc. Biol. (Paris) **147**, 1432—1434 (1953a). ~ Remarques sur l'hypervitaminose C. Lyon méd. **85**, 233—235 (1953b). ~ Hypervitaminose C et gestations. C. R. Soc. Biol. (Paris) **148**, 1422—1423 (1954).

Naber, E. C., W. W. Cravens, C. A. Baumann and H. R. Bird: The effect of thiamine analogs on embryonic development and growth of the chick. J. Nutr. **54**, 579—591 (1954). — Narpozzi, A.: Influence of vitamins on seminal fluid. Riv. e Ginec. prat. **36**, 254—260 (1954). Ref. J. Amer. med. Ass. **156**, 1289 (1954). — Nelson, M. M., C. W. Asling and H. M. Evans: Production of multiple congenital abnormalities in young rats by maternal pteroylglutamic acid deficiency during gestation. J. Nutr. **48**, 61—79 (1952). — Nelson, M. M., C. D. Baird, H. V. Wright and H. M. Evans: Multiple congenital abnormalities in the rat resulting from riboflavin deficiency induced by the antimetabolite galactoflavin. J. Nutr. **58**, 125—134 (1956). — Nelson, M. M., and H. M. Evans: Pantothenic acid deficiency and reproduction in the rat. J. Nutr. **31**, 497—507 (1946). ~ Effect of desoxypyridoxine on reproduction in the rat. Proc. Soc. exp. Biol. (N.Y.) **68**, 274—276 (1948). ~ Effect of pyridoxine deficiency on reproduction in the rat. J. Nutr. **43**, 281—294 (1951). ~ Effect of thiamine deficiency on reproduction in the rat. Fed. Proc. **13**, 470 (1954). ~ Relation of thiamine to reproduction in the rat. J. Nutr. **55**, 151—163 (1955). — NELSON, M. M., E. SULON, H. BECKS and H. M. EVANS: Chronic riboflavin deficiency in the rat. I. Ossification in the proximal tibial epiphysis. Proc. Soc. exp. Biol. (N.Y.) **66**, 631—635 (1947). — NELSON, M. M., H. V. WRIGHT, C. W. ASLING and H. M. EVANS: Multiple congenital abnormalities resulting from transitory deficiency of pteroylglutamic acid during gestation in the rat. J. Nutr. **56**, 349—369 (1955). — NEUWEILER, W.: Über den Gehalt der Plazenta an Vitamin C. Schweiz. med. Wschr. **1935**, 539—554. ~ Vitamin C und Plazenta. Arch. Gynäk. **162**, 384—396 (1936). ~ Über die Vitamin C-Resorption aus der Plazenta. Klin. Wschr. **16**, 1650—1651 (1938). ~ Über das Vorkommen von Vitamin C in der Plazenta. Z. Geburtsh. Gynäk. **118**, 27—38 (1939). ~ Die Hypervitaminose und ihre Beziehung zur Schwangerschaft. Gynaecologia (Basel) **130**, 363—364 (1950). ~ Die Hypervitaminose und ihre Beziehungen zur Schwangerschaft. Int. Z. Vitaminforsch. **22**, 392—396 (1951). ~ Vitamin D_2-Hypervitaminose und Schwangerschaft. Int. Z. Vitaminforsch. **25**, 203—204 (1953/54). — NEWBERNE, P. M., and B. L. O'DELL: Hydrocephalus in infant rats from vitamin B_{12}-deficient dams. Int. Z. Vitaminforsch. **26**, 411—412 (1956).

O'DELL, B. L., J. R. WHITLEY and A. G. HOGAN: Vitamin B_{12}, a factor in prevention of hydrocephalus in infant rats. Proc. Soc. exp. Biol. (N.Y.) **76**, 349—353 (1951). — OLCESE, O., J. R. COUCH, J. H. QUISENBERRY and P. B. PEARSON: Congenital anomalies in the chick due to vitamin B_{12} deficiency. J. Nutr. **41**, 423—431 (1950).

PAPPENHEIMER, A. M., and M. GOETTSCH: Death of embryos in guinea pigs on diets low in vitamin E. Proc. Soc. exp. Biol. (N.Y.) **47**, 268—270 (1941). — PARRISH, D. B., R. N. WILLIAMS, J. S. HUGHES and L. F. PAYNE: Transfer of vitamin A from the yolk to the chick embryo during incubation. Arch. Biochem. **29**, 1—6 (1950). — PERLA, D.: Toxic effects of an excess of vitamin B_1 in rats. Proc. Soc. exp. Biol. (N.Y.) **37**, 169—172 (1937). — PETERSEN, C. F., A. C. WIESE, C. E. LAMPMAN and R. V. DAHLSTROM: Role of crystalline vitamin B_{12} for hatchability. Poultry Sci. **29**, 618—619 (1956). — PFALTZ, H.: Einfluß von Vitaminmangel auf Fertilität, Trächtigkeitsverlauf und Entwicklung der Embryonen bei der Ratte. Münch. med. Wschr. **1955**, 1677—1681. ~ Weitere Untersuchungen zur Frage: Vitaminmangel und seine Auswirkungen. Internat. Z. Vitaminforsch. **26**, 147—149 (1955). — PICCIONI, M., A. RABBI and G. MORUZZI: Animal protein factor for the rat present in crude casein and its relationship with vitamin B_{12}. Science **113**, 179—181 (1951). — PIERCE, A. W.: The effect of intake of carotene on reproduction in sheep. Aust. J. Agric. Res. **5**, 470—483 (1954).

RANSDELL, J. F.: Eye abnormalities in vitamin B_{12}-deficient rats. Int. Z. Vitaminforsch. **26**, 412—413 (1956). — REID, M. E.: In W. H. SEBRELL jr. and R. S. HARRIS: The vitamins, vol. I, p. 380. New York: Academic Press Inc., Publ. 1954a. ~ Nutritional studies with the guinea-pig. J. Nutr. **56**, 215—229 (1955b). — REINIGER, M., u. H. THÖLEN: Untersuchungen über den Einfluß des Sauerstoffmangels auf die foetale Entwicklung von Säugetieren. Schweiz. Z. allg. Path. **13**, 756—779 (1950). — RICHARDSON, L. R.: Nutritional hydrocephalus in infant rats. Proc. Soc. exp. Biol. (N.Y.) **76**, 142—144 (1951). ~ Effect of large doses of vitamin B_{12} on reproduction in rats. Fed. Proc. **13**, 475 (1954). — RICHARDSON, L. R., and R. BROCK: Studies of reproduction in rats using large doses of vitamin B_{12} and highly purified soybean proteins. J. Nutr. **58**, 135—145 (1956). — RICHARDSON, L. R., and A. G. HOGAN: Diet of mother and hydrocephalus in infant rats. J. Nutr. **32**, 459—465 (1946). — ROSS, M. L., and R. L. PIKE: The relationship of vitamin B_6 to protein metabolism during pregnancy in the rat. J. Nutr. **58**, 251—268 (1956).

SANSONE, G., e C. ZUNIN: Embriopatie sperimentali da somministrazione di antifolici. Acta vitamin. (Milano) **8**, 73—79 (1954). — SCHROEDER, H.: Pränatale Ernährung und kongenitale Anomalien. Dtsch. med. Wschr. **1950**, 351—354. — SCHWEIGERT, B. S., H. L. GERMAN, P. B. PEARSON and R. W. SHERWOOD: Effect of the pteroylglutamic acid intake on the performance of turkeys and chickens. J. Nutr. **35**, 89—102 (1948). — SCHWEIZER, R.: Ein Beitrag zur Sterilitätsbekämpfung. Schweiz. Arch. Tierheilk. **87**, 374—378 (1945). — SCRIMSHAW, N. S., R. B. GREER and R. L. GOODLAND: Serum vitamin E levels in complications of pregnancy. Ann. N.Y. Acad. Sci. **52**, 312—321 (1949). — SHUTE, E.: Vitamin E and premature labor. Amer. J. Obstet. Gynec. **44**, 271—279 (1942a). ~ (1942b) zit. nach K. E. MASON in W. H. SEBRELL jr. and R. S. HARRIS, The vitamins, vol. III, p. 561. New York: Academic Press Inc., Publ. 1954. ~ The prevention of premature labour. J. Obstet. Gynaec. Brit. Emp. **52**, 571—574 (1945). ~ Non-eclamptic late toxemias treated by vitamin E. Amer. J. Surg. **71**, 470—478 (1946). — SHUTE, E., and W. E. SHUTE: Vitamin E in habitual abortion and habitual miscarriage. J. Obstet. Gynaec. Brit. Emp. **49**, 534—541 (1942). — SINGSEN, E. P., L. D. MATTERSON, A. KOZEFF, R. H. BUNNELL and E. L. JUNGHERR: Studies on encephalomalacia in the chick. I. The influence of a vitamin E deficiency on the performance of breeding hens and their chicks. Poultry Sci. **33**, 192—201 (1954). — SNELL.

E. E., and W. W. Cravens: Reversal of aminopterin inhibition in the chick embryo with desoxyribosides. Proc. Soc. exp. Biol. (N.Y.) 74, 87—91 (1950). — Soumalainen, P.: Effect of E-avitaminosis on the histiotrophic nutrition of the mouse embryo. Nature (Lond.) 165, 364 (1950). — Steenbock, H., and D. C. Herting: Vitamin D and growth. J. Nutr. 57, 449—468 (1955). — Sure, B.: Dietary requirements for fertility and lactation. Role of p-aminobenzoic acid and inositol in lactation. Science 94, 167 (1941). ~ Dietary requirements for fertility and lactation. J. Nutr. 26, 275—283 (1943). — Swyer, G. J. M.: Nutrition and human fertility. Brit. J. Nutr. 3, 100—107 (1949).

Tamburello, G.: Contributo istologico allo studio dell'influenza del complesso vitaminico B sulla mammella. Acta vitamin. (Milano) 1—3, 131—132 (1947—1949). — Taylor, A., D. Pennington and J. Thacker: The effect of high levels of pantothenic acid on reproduction in the rat and the mouse. J. Nutr. 25, 389—393 (1943). — Taylor, L. W.: The effect of folic acid on egg production and hatchability. Poultry Sci. 26, 372—376 (1947). — Teague, H. S., L. E. Carpenter and L. M. Winters: The effect of moderate states of vitamin A deficiency on reproductive performance in gilts. J. anim. Sci. 12, 955 (1953). — Thomas, B. H., and D. W. Cheng: Congenital abnormalities associated with vitamin E malnutrition. Proc. Iowa Acad. Sci. 59, 218—225 (1952). — Tidrick, R. T., F. W. Stamler, F. T. Joyce and E. D. Warner: Vitamin K storage and prothrombin levels in chicks obtained from injected eggs. Proc. Soc. exp. Biol. (N.Y.) 47, 438—440 (1941). — Tison, F.: Heureuse influence de l'introduction de vitamines dans la nourriture des cobayes élevés pour usage de laboratoire. Bull. Acad. vét. Fr. 23, 139 (1950). — Tonutti, E., u. E. Plate: Über das Vitamin C in der menschlichen Plazenta. Arch. Gynäk. 164, 385—397 (1937).

Urner, J. A.: The intra-uterine changes in the pregnant albino rat (mus norvegians) deprived of vitamin C. Anat. Rec. 50, 175—187 (1931).

Wachstein, M., and A. Gudaitis: Disturbance of vitamin B_6 metabolism in pregnancy. J. Lab. clin. Med. 40, 550—557 (1952). — Warkany, J.: Manifestations of prenatal nutritional deficiency. Vitam. and Horm. 3, 73—103 (1945). ~ Disturbance of embryonic development by maternal vitamin deficiencies. J. cell. comp. Physiol. Suppl. 43, 207—236 (1954). — Warkany, J., and F. M. Deuschle: Congenital malformations induced in rats by maternal riboflavin deficiency: dentofacial changes. J. Amer. dent. Ass. 51, 139—154 (1955). — Warkany, J., and R. C. Nelson: Appearance of skeletal abnormalities in the offspring of rats reared on a deficient diet. Science 92, 383—384 (1940). ~ Skeletal abnormalities induced in rats by maternal nutritional deficiency. Arch. Path. (Chicago) 34, 375—384 (1942). — Warkany, J., and C. B. Roth: Congenital malformations induced in rats by maternal vitamin A deficiency. J. Nutr. 35, 1—11 (1948). — Warkany, J., and E. Schraffenberger: Congenital malformations induced by maternal nutritional deficiency. VI. The preventive factor. J. Nutr. 27, 475—484 (1944). — Watteville, H. de, R. Jürgens u. H. Pfaltz (mit N. P. Schenker, B. Fust, R. Borth, B. Pellmont u. B. Lunenfeld): Einfluß von Vitaminmangel auf Fruchtbarkeit, Schwangerschaft und Nachkommen. Schweiz. med. Wschr. 84, 875—883 (1954). — Watts, A. B., W. Swank, R. J. Ohman, O. B. Ross and R. W. MacVicar: The effect of supplementation of high corn diets on rat reproduction and lactation. J. Nutr. 41, 533—543 (1950). — Werthemann, A., u. M. Reiniger: Über Augenentwicklungsstörungen bei Ratten-Embryonen durch Sauerstoffmangel in der Frühschwangerschaft. Acta anat. (Basel) 11, 329—347 (1950). — Whitson, D., H. W. Titus and H. R. Bird: Effect of dietary level of soybean meal on hatchability. Poultry Sci. 25, 52—58 (1946a). ~ The effect of feeding cow manure on egg production and hatchability. Poultry Sci. 25, 143—147 (1946b). — Widenbauer, F.: Versuche mit Weizenkeimöl (Vitamin E) bei der Aufzucht von Frühgeburten. Z. Kinderheilk. 60, 216—221 (1939). — Wiese, A. C., C. F. Petersen, R. V. Dahlstrom and C. E. Lampman: Effect of vitamin B_{12} intake of hens upon carry-over in chicks. Poultry Sci. 31, 851—854 (1952). — Wilson, J. G., and S. Barch: Fetal death and maldevelopment resulting from maternal vitamin A deficiency in the rat. Proc. Soc. exp. Biol. (N.Y.) 72, 687—693 (1949). — Wilson, J. G., C. B. Roth and J. Warkany: An analysis of the syndrome of malformations induced by maternal vitamin A deficiency. Effects of restoration of vitamin A at various times during gestation. Amer. J. Anat. 92, 189—217 (1953). — Wilson, J. G., and J. Warkany: Epithelial keratinization as evidence of fetal vitamin A deficiency. Proc. Soc. exp. Biol. (N.Y.) 64, 419—422 (1947). ~ Malformations in the genito-urinary tract induced by maternal vitamin A deficiency in the rat. Amer. J. Anat. 83, 357—407 (1948). ~ Congenital anomalies of heart and great vessels in offspring of vitamin A-deficient rats. Amer. J. Dis. Child. 79, 963—967 (1950a). ~ Cardiac and aortic arch anomalies in the offspring of vitamin A-deficient rats correlated with similar human anomalies. Pediatrics 5, 708—725 (1950b). — Wolbach, S. B., and O. A. Bessey: Tissue changes in vitamin deficiency. Physiol. Rev. 22, 233—289 (1942). — Wooten, E., M. M. Nelson, M. E. Simpson and H. M. Evans: Effect of pyridoxine deficiency on the gonadotrophic content of the anterior pituitary in the rat. Endocrinology 56, 59—66 (1955).

ZUNIN, C., e C. BORRONE: Embriopatie da carenza di acido pantotenico. Effetto della pantoiltaurin antivitamina dell'acido pantotenico. Acta vitamin. (Milano) 8, 263—268 (1954).

E. Avitaminosen und Infektionskrankheiten (S. 951—956).

AXELROD, A. E., and J. PRUZANSKY: The role of the vitamins in antibody production. Vitam. and Horm. 13, 1—27 (1955).

BOSSE, M. D., and A. E. AXELROD: Wound healing in rats with biotin, pyridoxin, or riboflavin deficiency. Proc. Soc. exp. Biol. (N.Y.) 67, 418—421 (1948).

CALDWELL, F. E., and P. GYÖRGY: Effect of biotin deficiency on duration of infection with trypanosoma lewisi in the rat. Proc. Soc. exp. Biol. (N.Y.) 53, 116—119 (1943). — CLARK, P. F., H. A. WAISMAN, H. C. LICHSTEIN and E. S. JONES: Influence of thiamine deficiency in macaca mulatta on susceptibility to experimental poliomyelitis. Proc. Soc. exp. Biol. (N.Y.) 58, 42—45 (1945). — CLAUSEN, S. W.: Limits of the antiinfective value of provitamin A (carotene). J. Amer. med. Ass. 101, 1384—1388 (1933).

DAY, H. G., and L. S. McCLUNG: Influence of pantothenic acid deficiency on resistance of mice and rats to experimental pneumococcal infection. Proc. Soc. exp. Biol. (N.Y.) 59, 37—39 (1945). — DAY, P. L.: The nutritional requirements of primates other than man. Vitam. and Horm. 2, 71—102 (1944). — DELAUNAY, A., J. LEBRUN, R. ROBINEAUX et S. BAZIN: La notion du terrain en microbiologie à la lumière des découvertes récentes. I. Carences nutritionnelles et résistance aux infections. Presse méd. 1951, Nr 62, 1283—1287.

ELVEHJEM, C. A.: Tryptophan vital to growth of polio virus. Chem. engng. News 30, 4166 (1952).

FOSTER, C., J. H. JONES, W. HENLE and F. DORFMAN: Response to murine poliomyelitis virus (Lansing strain) of mice on different levels of thiamine intake. Proc. Soc. exp. Biol. Med. (N.Y.) 51, 215—216 (1942).

GREEN, H. N., and E. MELLANBY: Vitamin A as an anti-infective agent. Brit. med. J. 1928 II, 691—696. ~ Carotene and vitamin A: The anti-infective action of carotene. Brit. J. exp. Path. 11, 81—89 (1930). — GREEN, H. N., D. PINDAR, G. DAVIS and E. MELLANBY: Diet as a prophylactic agent against puerperal sepsis. Brit. med. J. 1931 II, 595—598. — GUGGENHEIM, K., and E. BUECHLER: Thiamine deficiency and susceptibility of rats and mice to infection with salmonella typhi murium. Proc. Soc. exp. Biol. (N.Y.) 61, 413—416 (1946).

HEGSTED, D. M.: Nutritional studies with the duck. IV. The effect of vitamin deficiencies on the course of P. lophurae infection in the duck and the chick. J. Nutr. 32, 473—484 (1946). — HOGAN, A. G.: The vitamin requirements of poultry. Nutr. Abstr. Rev. 19, 751—784 (1950).

JANOTA, M., and G. M. DACK: Bacillary dysentery developing in monkeys on a „vitamin M" deficient diet. J. infect. Dis. 65, 219—224 (1939).

KLIGLER, I. J., K. GUGGENHEIM and E. BUECHLER: Relation of riboflavin deficiency to spontaneous epidemics of salmonella in mice. Proc. Soc. exp. Biol. (N.Y.) 57, 132—133 (1944). — KLIGLER, I. J., K. GUGGENHEIM and H. HERRNHEISER: Nutritional deficiency and resistance to infection. J. infect. Dis. 78, 60—62 (1946).

LEFTWICH, W. B., and G. S. MIRICK: The effect of diet on the susceptibility of the mouse to pneumonia virus of mice; influence of pyridoxine in the period after the inoculation of virus. J. exp. Med. 89, 155—173 (1949). — LICHSTEIN, H. C., H. A. WAISMAN, C. A. ELVEHJEM and P. F. CLARK: Influence of pantothenic acid deficiency on resistance of mice to experimental poliomyelitis. Proc. Soc. exp. Biol. (N.Y.) 56, 3—5 (1944). — LICHSTEIN, H. C., H. A. WAISMAN, K. B. McCALL, C. A. ELVEHJEM and P. F. CLARK: Influence of pyridoxine, inositol, and biotin on susceptibility of Swiss mice to experimental poliomyelitis. Proc. Soc. exp. Biol. (N.Y.) 60, 279—284 (1945). — LONG, D. A.: Influence of proteine metabolism on bacterial allergy. Its relation to cortisone desensitisation. Lancet 1954 I, 231—234. — LONG, D. A., A. A. MILES and W. L. M. PERRY: Action of ascorbic acid on tuberculin-sensitivity in guinea pigs, and its modification by dietary and hormonal factors. Lancet 1951 I, 1085—1088. ~ The action of dehydro-ascorbic acid and alloxan on tuberculin-sensitivity in guinea-pigs. Lancet 1951 II, 902—904.

McKEE, R. W., and Q. M. GEIMAN: Studies on malarial parasites. V. Effects of ascorbic acid on malaria (plasmodium knowlesi) in monkeys. Proc. Soc. exp. Biol. (N.Y.) 63, 313—315 (1946). — MILLS, C. A.: Bone marrow nutrition in relation to the phagocytic activity of blood granulocytes. Blood 4, 150—159 (1949). — MIRICK, G. S., and W. B. LEFTWICH: The effect of diet on the susceptibility of the mouse to pneumonia virus of mice. Exp. Med. 89, 175—184 (1949).

PINKERTON, H., and O. A. BESSEY: The loss of resistance to murine typhus infection resulting from riboflavin deficiency in rats. Science 89, 368—370 (1939).

RASMUSSEN, A. F., H. A. WAISMAN, C. A. ELVEHJEM and P. F. CLARK: Influence of the level of thiamine intake on the susceptibility of mice to poliomyelitis virus. J. infect. Dis. 74, 41—47 (1944). — RASMUSSEN, A. F., H. A. WAISMAN and H. C. LICHSTEIN: Influence of riboflavin on susceptibility of mice to experimental poliomyelitis. Proc. Soc. exp. Biol. (N.Y.) 57, 92—95 (1944). — Rigdon, R. H.: Effect of vitamin A deficiency on plasmodium lophurae infections in ducks. J. infect. Dis. 79, 272—277 (1946). — Robinson, H. J., and H. Siegel: The influence of B vitamins on the resistance of rats to induced pneumococcal lobar pneumonia. J. infect. Dis. 75, 127—133 (1944).

Sabin, A. B., and C. E. Duffy: Nutrition as a factor in the development of constitutional barriers to involvement of the nervous system by certain viruses. Science 91, 552—554 (1940). — Seeler, A. O., W. H. Ott and M. E. Gundel: Effect of biotin deficiency on course of plasmodium lophurae infection in chicks. Proc. Soc. exp. Biol. (N.Y.) 55, 107—109 (1944). — Seronde jr., J., L. M. Zucker and T. F. Zucker: The influence of duration of pantothenate deprivation upon natural resistance of rats to a corynebacterium. J. infect. Dis. 97, 35—38 (1955). — Seronde jr., J., T. F. Zucker and L. M. Zucker: Thiamine, pyridoxine and pantothenic acid in the natural resistance of the rat to a corynebacterium infection. J. Nutr. 59, 287—298 (1956). — Sporn, E. M., E. J. Schantz and F. B. Engley: Nutritional status of mice and their susceptibility to infection with shigella dysenteriae. Fed. Proc. 9, 232 (1950). — Stoerk, H. C.: Desoxypyridoxine observations in „acute pyridoxine deficiency". Ann. N.Y. Acad. Sci. 52, 1302—1317 (1950). — Stoligvo, N. C., u. E. Zielens: Über die Wirkung der Folsäure auf die Resistenz des Organismus gegenüber der Tuberkulose. Wopr. Pitan 5, 13 (1955). Ref. Z. Vitaminforsch. 28, 203 (1957).

Toomey, J. A.: Poliomyelitis, a critical review. J. Pediat. 19, 103—130 (1941). — Trager, W.: The influence of biotin upon susceptibility to malaria. J. exp. Med. 77, 557—582 (1943). ~ The relation to the course of avian malaria of biotin and a fat-soluble material having the biological activities of biotin. J. exp. Med. 85, 663—683 (1947).

Weaver, H. M., H. Ammon and N. Hastings: The effect of rachitogenic diets, partial inanition, and sex on the resistance of cotton rats to the virus of poliomyelitis. J. Pediat. 24, 88—105 (1944). — Wertman, K., W. M. O'Leary and L. W. Smith: The effects of vitamin deficiencies on some physiological factors of importance in resistance to infection. II. Pyridoxine deficiency. J. Nutr. 57, 203—214 (1955). — Wertman, K., R. J. Lynn, D. T. Disque, G. W. Kohr and M. E. Carroll: The effects of vitamin deficiency on some physiological factors of importance in resistance to infection. J. Nutr. 60, 473—487 (1956). — Wertman, K. L., W. Smith and W. M. O'Leary: The effects of vitamin deficiencies on some physiological factors of importance in resistance to infection. I. Niacin-tryptophane deficiency. J. Immunol. 72, 196—201 (1954). — West, H. D., M. J. Bent, R. E. Rivera and R. E. Tisdale: The influence of pantothenic acid upon susceptibility to pneumonia (with note on mechanism of action of sulfapyridine in pneumococcic pneumonia). Arch. Biochem. 3, 321—324 (1944). — Wiss, O., F. Weber u. H. Isliker: Die Beeinflussung des Properdingehaltes im Serum durch Pantothensäure- und Vitamin B_1-Mangel bei der Ratte. Schweiz. med. Wschr. 87, 1430—1431 (1957). — Wooley, J. G., and W. H. Sebrell: Influence of riboflavin or thiamine deficiency on fatal experimental pneumococcal infection in white mice. J. Bact. 44, 148 (1942).

Young, G. A., N. R. Underdahl and L. E. Carpenter: Vitamin D intake and susceptibility of mice to experimental swine influenza virus infection. Proc. Soc. exp. Biol. (N.Y.) 72, 695—697 (1949).

Zucker, T. F., and L. M. Zucker: Pantothenic acid deficiency and loss of natural resistance to a bacterial infection in the rat. Proc. Soc. exp. Biol. (N.Y.) 85, 517—521 (1954).

F. Vitamine und Tumoren (S. 956—963).

Antopol, W., and K. Unna: The effect of riboflavin on the liver changes produced in rats by p-dimethylaminobenzene. Cancer Res. 2, 694—696 (1942). — Aposhian, H. V., and J. P. Lambooy: Retardation of growth of walker rat carcinoma 256 by administration of diethyl riboflavin. Proc. Soc. exp. Biol. (N.Y.) 78, 197—199 (1951).

Bennandi, A., O. Della Casa and G. Benatti: Effect of vitamin D_2 in massive doses on the growth and phosphatase activity of a transplantable fibrosarcoma of the rat. Arch. int. Pharmacodyn. 99, 91—96 (1954). — Bennett, M. A., J. Hellerman and A. J. Donnelly: Liver lesions due to prolonged feeding of a „labile methyl"-free diet and the protective influence of vitamin B_{12}. Proc. Amer. Ass. Cancer Res. 1, 4—5 (1954). — Bennett, M. A., J. Ramsey and A. J. Donnelly: Retardation of induction of p-dimethylaminobenzene liver tumors by vitamin B_{12}. Int. Z. Vitaminforsch. 26, 417—418 (1956). — Bischoff, F., L. P. Ingraham and J. J. Rupp: Influence of vitamin B_6 and pantothenic acid on growth of sarcoma 180. Arch. Path. (Chicago) 35, 713—716 (1943). — Burchenal, J. H., S. F. Johnston and G. B. Waring: Mechanisms of amethopterin in resistance in leukemia. I. Effects of weak folic acid antagonists on mouse leukemias. Proc. Soc. exp. Biol. (N.Y.) 78, 348—351 (1951). — Burchenal, J. H., L. F. Webber and S. F. Johnston: Mechanisms of amethopterin resistance in leukemia. II. Effect of cortisone on sensitive and resistant mouse leukemias. Proc. Soc. exp. Biol. (N.Y.) 78, 352—354 (1951).

CERECEDO, L. R., M. E. LOMBARDO, D. V. N. REDDY and J. J. TRAVERS: Nucleic acids and their components in tumor-bearing mice during growth and regression of tumors. Proc. Soc. exp. Biol. (N.Y.) 80, 648—652 (1952). — CERECEDO, L. R., H. P. PRICE and M. E. LOMBARDO: Nucleic acid changes in rats receiving butter yellow, and the effects of vitamin A deficiency on these changes. Exp. Med. 11, 31—45 (1953). — CERECEDO, L. R., H. P. PRICE, N. M. RODRIGUEZ and M. L. RODRIGUEZ: Nucleic acid changes in the spleens of rats fed p-dimethylaminoazobenzene, and the effects of a high dietary level of riboflavin on the changes. Exp. Med. 14, 313—317 (1956). — CHRISTENSEN, H. N., T. R. RIGGS and B. A. COYNE: Effects of pyridoxal and indolacetate on cell uptake of amino acids and potassium. J. biol. Chem. 209, 413—427 (1954). — CHUBB, L. G., and A. L. LAURSEN: Further observations on the effect of aminopterin, A-methopterin and citrovorum factor on the growth of transplantable avian lymphoid tumours. Brit. J. Pharmacol. 9, 419—422 (1954). — COPELAND, D. H., and W. D. SALMON: The occurrence of neoplasms in the liver, lungs and other tissues of rats as a result of prolonged choline deficiency. Amer. J. Path. 22, 1059—1079 (1946).

DAY, P. L., L. D. PAYNE and J. S. DINNING: Procarcinogenic effect of vitamin B_{12} on p-dimethyl-aminobenzene in rats. Proc. Soc. exp. Biol. (N.Y.) 74, 854—855 (1950). — DESSI, P.: Über die Wirkung von Vitamin B_{12} auf die Krebserzeugung durch Buttergelb. Naunyn-Schmiedeberg's Arch. exp. Path. Pharmak. 230, 499—501 (1957). — DITTRICH, W., u. H. J. SCHMERMUND: Über die Wirkung des 2-Methyl-1:4-naphthohydrochinondiphosphats (Synkavit) auf das röntgenbestrahlte und unbestrahlte Ehrlichkarzinom der Maus. Strahlentherapie 90, 88—92 (1953). — DOBROVOLSKAIA-ZAVADSKAIA, N., et J. CHAINE: L'effet de l'acide para-aminobenzoïque (vitamine H_1) sur les adénocarcinomes mammaires de la souris. Bull. Ass. franç. Cancer 39, 170—173 (1952).

EARLE, A. M., W. A. REILLY and W. G. LAWSON: Citrovorum factor in leucemia. Two cases with autopsy findings. J. Pediat. 39, 560—564 (1951). — EMERSON, G. W., E. WURTZ and M. E. ZANETTI: Regression of lymphosarcoma transplants in mice. J. Amer. chem. Soc. 72, 4839—4840 (1950). — ENGEL, R. W., D. H. COPELAND and W. D. SALMON: Carcinogenic effects associated with diets deficient in choline and related nutritients. Ann. N.Y. Acad. Sci. 49, 49—67 (1947). — ENGELBRETH-HOLM, J., R. RASK-NIELSEN, E. HOFF-JØRGENSEN and H. KALCKAR: The growth of Rous sarcoma in folic acid deficient chicks. Acta path. microbiol. scand. 29, 84—95 (1951). — EULER, H. v.: Biochemische Vorgänge bei der Bildung und beim Wachstum von Tumoren. Dtsch. med. Wschr. 78, 1755—1758 (1953).

FARBER, S.: Proceedings of the second conference on folic acid antagonists in the treatment of leukemia. Evaluation of clinical results. Blood 7, Suppl. 107—190 (1952). — FRIEDMANN, E., and N. T. J. BAILEY: Action of 1:4-naphthohydroquinone-diphosphate and its 2-methyl derivative on irradiated and non-irradiated rats with Jensen sarcoma. Biochim. biophys. Acta 6, 274—282 (1950).

GASSER, C., u. R. CRAMER: Leukämie im Kindesalter unter Cortison und Aminopterin. Helv. paediat. Acta 8, 10—89 (1953). — GELLHORN, A., and T. GAGLIANO: The effect of tetra-sodium 2-methyl-1:4-naphthohydroquinone diphosphate (synkavite) on a variety of malignant tumours in experimental animals. Brit. J. Cancer 4, 103—107 (1950). — GELLHORN, A., and L. O. JONES: Pyridoxine deficient diet and desoxypyridoxine in the therapy of lymphosarcoma and acute leukemia in man. Blood 4, 60—65 (1949). — GOLDEN, A., N. MANTEL, S. W. GREENHOUSE, J. M. VENDITTI and S. R. HUMPHREYS: Effect of delayed administration of citrovorum factor on the antileukemic effectiveness of aminopterin in mice. Cancer Res. 14, 43—48 (1954). — GRÉGOIRE, CH.: Effects of pyridoxine deficiency on the normal and neoplastic lymphoid tissue of the rat. Arch. int. Pharmacodyn. 78, 313—335 (1949). — GYÖRGY, P.: Unveröffentlicht. Zitiert in W. H. SEBRELL jr. and R. S. HARRIS, The vitamins, vol. I, p. 610. New York: Academic Press Inc., Publ. 1954.

HAMMERSCHMIDT, E., u. G. KORTING: Zur Frage der Geschwulstförderung durch die Vitamin D_2-Intensivtherapie. Z. Haut- u. Geschl.-Kr. 9, 1—4 (1950). — HARKNESS, D. M., S. SEIFTER, B. NOVIC and E. MUNTWYLER: The effect of dietary protein restriction on the coenzyme A content of rat liver. Arch. Biochem. 22, 204—207 (1949). — HARRIS, P. N., M. E. KRAHL and G. H. A. CLOWES: p-Dimethylaminoazobenzene carcinogenesis with purified diets varying in content of cysteine, cystine, liver extract, protein, riboflavin, and other factors. Cancer Res. 7, 162—175 (1947). — HESSELBACH, M. L., and D. BURK: Chemotherapeutic regression of malignant mouse tumours. Rec. chem. Progr. 5, 37—46 (1944). — HOLLY, F. W., E. W. PEEL, R. MOZINGO and K. FOLKERS: Studies on carcinolytic compounds. I. 6,7-dichloro-9-(1'-D-sorbityl)-isoalloxazine. J. Amer. chem. Soc. 72, 5416—5418 (1950).

KAUNITZ, H., C. A. SLANETZ and H. C. STOERK: Enhancement of growth of lymphosarcoma transplants in riboflavin-deficient rats by low protein feeding. Fed. Proc. 13, 433 (1954). — KENSLER, C. J., C. WADSWORTH, K. SUGIURA, C. P. RHOADS, K. DITTMER and V. DU VIGNEAUD: The influence of egg white and avidin feeding on tumor growth. Cancer Res. 3, 823—824 (1943). — KERESZTESY, J. C., D. LASZLO and C. LEUCHTENBERGER: Neutralization of inhibition of tumor growth. Cancer Res. 6, 128—130 (1946). — KIRSCHBAUM, A.,

N. C. Geisse, T. Judd and L. M. Meyer: Effect of certain folic acid antagonists on transplanted myeloid and lymphoid leukemias of the F strain of mice. Cancer Res. 10, 762—768 (1950). — Kline, B. E., J. A. Miller and H. P. Rusch: Certain effects of egg white and biotin on the carcinogenicity of p-dimethylaminoazobenzene in rats fed a subprotective level of riboflavin. Cancer Res. 5, 641—643 (1945). — Kline, B. E., H. P. Rusch, C. A. Baumann and P. S. Lavik: The effect of pyridoxine on tumor growth. Cancer Res. 3, 825 to 829 (1943).

Laszlo, D., and C. Leuchtenberger: Inositol, a tumor growth inhibitor. Science 97, 515 (1943). — Leise, E. M., A. B. Schwanfelder and E. K. Harvey: The effects of the administration of ascorbic acid and of rutin on the transplantability of a hepatoma and the ascorbic levels of mouse organs. Cancer Res. 12, 643—646 (1952). — Little, P. A., J. J. Oleson and Y. Subbarow: The effect of nutrition on the tumor response in Rous chickens sarcoma. J. Lab. clin. Med. 33, 1139—1143 (1948). — Little, P. A., A. Sampath and Y. Subbarow: The use of antagonists of pteroylglutamic acid in controlling Rous chicken sarcoma. J. Lab. clin. Med. 33, 1144—1149 (1948). — Loefer, J. B.: Effect of pyridoxine and desoxypyridoxine on rat fibrosarcoma grafts. Cancer Res. 11, 481—484 (1951).

McCall, F. C., and J. H. Scherer: Treatment of acute leukemia with folic acid antagonist, aminopterin. Virginia med. Monthly 77, 273 (1950). — McCarthy, P. T., and L. Cerecedo: Liver storage of vitamin A in tumor-bearing mice. Fed. Proc. 11, 450 (1952). — Miller, E. C., C. A. Baumann and H. P. Rusch: Certain effects of dietary pyridoxine and casein on the carcinogenicity of p-dimethylaminoazobenzene. Cancer Res. 5, 713—716 (1945). — Miller, E. C., and J. A. Miller: The presence and significance of bound aminoazo dyes in the livers of rats fed p-dimethylaminoazobenzene. Cancer Res. 7, 468—480 (1947). — Miller, T. L., B. Sokoloff and W. H. Eddy: Effect of vitamin C-free diet on radiosensitivity of malignant tumors. Cancer Res. 12, 284 (1952). — Miner, D. L., J. A. Miller, C. A. Baumann and H. P. Rusch: The effect of pyridoxine and other B vitamins on the production of liver cancer with p-dimethylaminoazobenzene. Cancer Res. 3, 296—302 (1943). — Mitchell, J. S.: Clinical assessment of tetra-sodium 2-methyl-1:4-naphthohydrochinone diphosphate as a radiosensitizer in the radiotherapy of malignant tumours. Brit. J. Cancer 7, 313—318 (1953). ~ Experimentelle Studien und klinisch-therapeutische Anwendung einiger Substanzen, welche die Strahlenempfindlichkeit heraufsetzen. Ärztl. Forsch. 1954 II, 44. — Mitchell, J. S., B. E. Holmes and L. K. Mee: Laboratory studies and clinical trials of a chemical agent, tetrasodium 2-methyl-1,4-naphthohydroquinone diphosphate, in conjunction with X-ray therapy. A. R. Brit. Emp. Cancer Campgn. 1951, 190—195. — Mitchell, J. S., and I. Simon-Reuss: Experiments on the mechanism of action of tetrasodium 2-methyl-1,4-naphthohydroquinone diphosphate as a mitotic inhibitor and radiosensitiser, using the technique of tissue culture. I. Experimental methods and quantitative results. Brit. J. Cancer 6, 305—316 (1952a). ~ II. Relation between cytological effects and chemical constitution. Brit. J. Cancer 6, 317—338 (1952b). — Montañez, G., E. Murphy and M. S. Dunn: Influence of pantothenic acid deficiency on the viability and growth of a rat fibrosarcoma. Cancer Res. 11, 834—838 (1951). — Morris, H. P.: Effects on the genesis and growth of tumors associated with vitamin intake. Ann. N.Y. Acad. Sci. 49, 119—140 (1947).— Morris, H. P., and S. W. Lippincott: Effect of pantothenic acid on growth of the spontaneous mammary carcinoma in female C₃H mice. J. nat. Cancer Inst. 2, 47—54 (1941). — Morris, H. P., and W. V. B. Robertson: Growth rate and number of spontaneous mammary carcinomas and riboflavin concentration of liver, muscle, and tumor of C₃H mice as influenced by dietary riboflavin. J. nat. Cancer Inst. 3, 479—489 (1943).

Neukomm, S., L. Péguiron, P. Lerch et M. Richard: Répartition et fixation du synkavit hydrosoluble marqué par P³² dans les organes du rat adulte. Arch. int. Pharmacodyn. 93, 373—384 (1953). — Nichol, C. A.: Studies of the mechanism of the resistance to folic acid antagonists by leucemic cells. Cancer Res. 14, 522—526 (1954).

Oleson, J. J., and P. A. Little: Effect of pteroyl-glutamic acid and vitamin B₁₂ on growth of Rous tumor implants. Proc. Soc. exp. Biol. (N.Y.) 71, 226—227 (1949).

Poncher, H. G., H. A. Waisman, J. B. Richmond, O. A. Horak and L. R. Limarzi: Treatment of acute leukemia in children with and without folic acid antagonists. J. Pediat. 41, 377—394 (1952).

Riggs, T. R., B. Coyne and H. N. Christensen: Intensification of the cellular accumulation of amino acids by pyridoxal. Biochim. biophys. Acta 11, 303—305 (1953). — Rosický, R., u. R. Hatschek: Über die Beeinflußbarkeit der Krebsbildung nach Benzpyrenpinselung. Z. Krebsforsch. 54, 26—38 (1943). — Rozynek, W.: Über die Wirkung von Calziferol auf das Angehen und die Entwicklung von Benzpyrentumoren und -transplantaten bei Ratten. Z. Krebsforsch. 57, 105—112 (1950). — Rusch, H. P.: Extrinsic factors that influence carcinogenesis. Physiol. Rev. 24, 177—204 (1944). — Russell, W. O., L. R. Ortega and S. Wynne: Studies on methylcholanthrene induction of tumors in scorbutic guinea pigs. Cancer Res. 12, 216—218 (1952).

Salmon, W., and D. H. Copeland: Liver carcinoma and related lesions in chronic choline deficiency. Ann. N.Y. Acad. Sci. 57, 464—477 (1954). — Sauberlich, H. E.: Studies on the reversal of aminopterin toxicity in the rat with citrovorum factor, folacin and related compounds. J. Nutr. 50, 101—115 (1953). — Schaefer, A. E., D. H. Copeland and W. D. Salmon: The occurrence of neoplasms in chickens as a result of prolonged choline deficiency. Cancer Res. 9, 608 (1949). ~ Duodenal ulcers, liver damage, anaemia and edema of chronic choline deficiency in dogs. J. Nutr. 43, 201—221 (1951). — Schaefer, A. E., D. H. Copeland, W. D. Salmon and O. M. Hale: The influence of riboflavin, pyridoxine, inositol, and protein depletion upon the induction of neoplasms by choline deficiency. Cancer Res. 10, 786—792 (1950). — Schleich, A., G. O. Gey and M. K. Gey: Radiation responses of cell strains maintained in continuous cultures. II. Further studies on responses of strain A. Fi. Human fibrosarcoma to X-rays. III. Effect of synkavit on radiation response in strains A. Fi and Hela. Proc. Amer. Ass. Cancer Res. 2, 247—248 (1957). — Schoenbach, E. B., A. Goldin, B. Goldberg and L. G. Ortega: The effect of folic acid derivatives on sarcoma 180. Cancer (Philad.) 2, 57—64 (1949). — Shapiro, D. M., and A. Gellhorn: Combinations of chemical compounds in experimental cancer therapy. Cancer Res. 11, 35—41 (1951). — Silverstone, H., and A. Tannenbaum: The influence of dietary fat and riboflavin on the formation of spontaneous hepatomas in the mouse. Cancer Res. 11, 200—203 (1951). — Skipper, H. E., H. B. Chapman and M. Bell: Studies on the role of folic acid in the leukemic process. Cancer (Philad.) 3, 871—873 (1950). — Smith, C. H., and W. R. Bell: Aminopterin in treatment of leukemia in children. Serial aspirations of bone marrow as guide to management and appraisal of treatment. Amer. J. Dis. Child. 79, 1031 (1950). — Sokoloff, B., W. H. Eddy, J. Beaumont, J. Williams and R. Powella: Effect of ascorbic acid and glucoascorbic acid on nucleic acids in tumor tissue. Cancer Res. 15, 147—150 (1955). — Sokoloff, B., W. H. Eddy, R. Powella, J. Beaumont and H. Relos: Ascorbic acid analog in experimental cancer. Cancer Res. 13, 639—645 (1953). ~ Ascorbic acid analog in experimental leukemia. Cancer Res. 14, 307—310 (1954). — Staub, H., G. Viollier und A. Werthemann: Über das Auftreten von multiplen Adenomen in der Leber bei cholinarm ernährten Ratten. Experientia (Basel) 4, 233—234 (1948). — Stoerk, H. C.: The regression of lymphosarcoma implants in pyridoxine-deficient mice. J. biol. Chem. 171, 437—438 (1947). ~ Desoxypyridoxine observations in „acute pyridoxine deficiency". Ann. N.Y. Acad. Sci. 52, 1302—1317 (1950a). ~ Suppression of tumor „immunity" by cortisone and following pyridoxine deprivation. Abstract of paper presented at the ACTH adrenocortical steroid conference of the Amer. Cancer Soc., Oct. 28—29 1950b. ~ Growth retardation of lymphosarcoma implants in pyridoxine-deficient rats by testosterone and cortisone. Proc. Soc. exp. Biol. (N.Y.) 74, 798—800 (1950c). — Stoerk, H. C., and G. A. Emerson: Complete regression of lymphosarcoma implants following temporary induction of riboflavin deficiency in mice. Proc. Soc. exp. Biol. (N.Y.) 70, 703—704 (1949). — Swick, R. W., |C. A. Baumann, W. L. Miller jr. and H. W. Rumsfeld jr.: Tocopherol in tumor tissues and effects of tocopherol on the development of liver tumor. Cancer Res. 11, 948—953 (1951).

Tannenbaum, A.: The role of nutrition in the origin and growth of tumors. Amer. Ass. for the advancement of science, Washington 1947. — Tannenbaum, A., and H. Silverstone: The genesis and growth of tumors. V. Effects of varying the level of B vitamins in the diet. Cancer Res. 12, 744—749 (1952). — Telford, I. R.: The effects of hypo- and hypervitaminosis E on lung tumor growth in mice. Ann. N.Y. Acad. Sci. 52, 132—134 (1949).

Vaccari, R.: Vitamin D_2 e carcinogenesi sperimentale. Boll. Soc. ital. Biol. sper. 28, 1567—1569 (1952). — Vigneaud, V. du, J. M. Spangler, D. Burk, C. J. Kensler, K. Sugiura and C. P. Rhoads: The procarcinogenic effect of biotin in butter yellow tumor formation. Science 95, 174—176 (1942).

Weir, D. R., R. W. Heinle and A. D. Welch: Role of pyridoxine in the production of leucocytes in normal and leukemic mice. Proc. Soc. exp. Biol. (N.Y.) 72, 457—461 (1948). — Weir, D. R., and W. A. Morningstar: The effect of pyridoxine deficiency induced by desoxypyridoxine on acute lymphatic leukemia of adults. Blood 9, 173—182 (1954). — West, P. M., and W. H. Woglom: Abnormalities in the distribution of biotin in certain tumors and embryo tissues. Cancer Res. 2, 324—331 (1942). — Williams, W. L., K. Paullus and C. C. Erickson: Relationship of a choline-deficient diet to incidence of mammary tumors in estrogen treated Bagg albino mice. Fed. Proc. 13, 446 (1954). — Woolley, D. W.: Evidence for the synthesis of vitamin B_{12} by spontaneous tumors. Proc. nat. Acad. Sci. (Wash.) 39, 6—18 (1953).

G. Toxikologie der Vitamine (S. 963—988).

(Hypervitaminosen)

Allison, A. C., T. Moore and I. M. Sharman: Haemolysis and haemoglobinuria in vitamin E deficient rats after injections of vitamin K-substitutes. Brit. J. Haemat. 2, 197—204 (1956). — Anderson, R. J.: The utilization of inosite in the dog. J. biol. Chem.

25, 391—397 (1916). — Ansbacher, S., W. C. Corvin and B. G. H. Thomas: Toxicity of menadione, menadiol and esters. J. Pharmacol. exp. Ther. 75, 111—124 (1942). — Antopol, W.: Pathological changes in the urinary tract following excessively large doses of riboflavin. J. med. Soc. N. J. 39, 285—287 (1942). — Antopol, W., and I. M. Tarlov: Experimental study of the effects produced by large doses of vitamin B_6. J. Neuropath. exp. Neurol. 1, 330—336 (1942). — Arena, J. M., P. Sarazen and G. J. Baylin: Hypervitaminosis A. Report of an unusual case with marked craniotabes. Pediatrics 8, 788—793 (1951).

Bair, G.: Chronic vitamin A poisoning. Report of a case. J. Amer. med. Ass. 146, 1573—1574 (1951). — Barazzone, J., et F. Lambelet: Accidents mortels après injections de thiamine (vitamine B_1). Presse méd. (Lond.) 1954, 1867—1868. — Barnicot, N. A.: Local action of calciferol and vitamin A on bone. Nature (Lond.) 162, 848—849 (1948). — Baumgartner, G., u. G. Friedel: Bedrohlicher anaphylaktischer Schock nach intravenösen B-Vitamin-Injektionen. Nervenarzt 24, 303—304 (1953). — Becker, W., u. C. Klotzsche: Die Hypervitaminose A. Ärztl. Wschr. 10, 545—550 (1955). — Beghelli, G., e G. Rosso: Alterazioni epatiche e renali da acido folico nel ratto. Boll. Soc. ital. Biol. sper. 24, 1330—1331 (1948). — Benmussa, M. M., et G. Diacono: Un cas de choc grave à l'aneurine. Bull. Soc. méd. Hôp. Paris 68, 41—44 (1952). — Bergmann, F., and L. Wislicki: The pharmacological effects of massive doses of nicotinamide. Brit. J. Pharmacol. 8, 49—53 (1953). — Bifulco, E.: Vitamin A intoxication. Report of case in an adult. New Engl. J. Med. 248, 690—692 (1953). — Boltz, W., u. N. Wölkart: Über tödliche Vergiftungen durch Überdosierung von Fortedol (Calciferol). Öst. Z. Kinderheilk. 9, 66—75 (1953). — Booker, W. M., R. L. Hayes, M. B. Sewell and F. M. Dent: Experimental studies on ascorbic acid metabolism. Amer. J. Physiol. 166, 374—379 (1951). — Brune, H., u. W. Eger: Der Einfluß von Adsorbentien (Bolus alba) auf wachsende Ratten bei der chronischen Vitamin D_3-Vergiftung: das Verhalten des Knochens und innersekretorischer Drüsen, insbesondere der Epithelkörperchen, untersucht mittels chemisch-analytischer, histologischer und röntgenologischer Methoden. Arch. Tierernähr. 1954, Beih. Nr 5, 244 bis 269. — Brusa, A., e F. Testa: Lesioni nel sistema nervoso centrale di cavie in ipervitaminosi A. Int. Z. Vitaminforsch. 25, 55—62 (1953). — Burkl, W., K. Formanek u. A. Lindner: Vergleichende Untersuchungen über die Toxizität des Vitamin D_2 und D_3. Sci. pharm. (Wien) 21, 296—308 (1953).

Caffey, J.: Chronic poisoning due to excess of vitamin A: description of clinical and roentgen manifestations in 7 infants and young children. Pediatrics 5, 672—687 (1950). ~ Chronic poisoning due to excess of vitamin A; description of clinical and roentgen manifestations in 7 infants and young children. Amer. J. Roentgenol. 65, 12—26 (1951). — Chaplin jr., H., L. D. Clark and W. M. Ropes: Vitamin D intoxication. Amer. J. med. Sci. 221, 369—378 (1951). — Charonnat, R., P. Lechat et J. Chareton: Recherches sur le choc provoqué par les injections intraveineuses de vitamine B_1. Etude chimique de l'origine du choc thiaminique. Ann. pharm. franç. 11, 17—26, 26—30 (1953). ~ Recherches biologiques sur la nature du choc thiaminique. Ann. pharm. franç. 11, 735—739 (1954). — Chen, K. K., C. L. Rose and E. B. Robbins: Toxicity of nicotinic acid. Proc. Soc. exp. Biol. (N.Y.) 38, 241—245 (1938). — Clément, R.: Hypervitaminose A. Presse méd. 59, 1570—1572 (1951). — Cohen, J., C. L. Maddock and S. B. Wolbach: The effects of parathyreoidectomy in the evolution of hypervitaminosis A in the rat. Arch. Path. (Chicago) 59, 723—726 (1955). — Cohlan, S. Q.: Excessive intake of vitamin A as a cause of congenital anomalies in the rat. Science 117, 535—536 (1953). — Cornil, L., A. Chevallier et J. E. Paillas: Etude histologique des lésions expérimentales de la survitaminose A chez le cobaye. Ann. anat. path. 16, 74—83 (1939). — Creery, R. D. G., and D. W. Nell: Idiopathic hypercalcaemia in infants with failure to thrive. Lancet 1954 II, 110. — Crittenden, P. J.: Studies on the pharmacology of biotin. Arch. int. Pharmacodyn. 76, 417—423 (1948). — Cruickshank, A. H., and G. W. Mitchell jr.: Myocardial, hepatic and renal damage resulting from para-aminobenzoic acid therapy. Observations in human cases and experimental animals. Bull. Johns Hopk. Hosp. 88, 211 — 229 (1951). — Cubertier, S.: Sur les accidents toxiques causés par de fortes doses de vitamine A. Etude chez l'animal et chez l'enfant. Thèse Paris 1949. Ref. Int. Z. Vitaminforsch. 24, 355—356 (1952).

Dam, H.: Recent studies on vitamin K. Proc. Nutr. Soc. 12, 114—121 (1953). — Davis, J. E.: Hyperchromic anemia produced by choline or acetylcholine and the induced remission of both by folic acid or liver injection. The probable mechanism of action of liver and folic acid in treatment of anemia. Amer. J. Physiol. 147, 404—411 (1946). — Davis, A. W., and T. Moore: Vitamin A and carotene. The elimination of vitamin A from the livers of rats previously given massive doses of vitamin A concentrate. Biochem. J. 29, 147—150 (1935). — Dawson jr., J. R., C. W. Woodruff and W. J. Darby: Occurrence of renal lesions in guinea-pigs given parenteral PGA. Proc. Soc. exp. Biol. (N.Y.) 73, 646—650 (1950). — DeBastiani, G., and P. Zatti: General syndromes of response to excess of vitamin A or vitamin D in the albino rat. Boll. Soc. ital. Biol. sper. **29**, 231—233 (1953). — DEMOLE, V.: Verträglichkeit des Lactoflavins. Int. Z. Vitaminforsch. **7**, 138—143 (1938). ~ Pharmakologisches über Vitamin E (Verträglichkeit des synthetischen dl-α-Tocopherols und seines Acetates). Int. Z. Vitaminforsch. **8**, 338—341 (1939). — DICKEY, L. B., and E. J. BRADLEY: Hypervitaminosis A; case report. Stanf. med. Bull. **6**, 345—348 (1948). — DOMAGK, G., u. P. v. DOBENECK: Über histologische Befunde bei der Überdosierung mit Vitamin A-Konzentrat. Virchows Arch. path. Anat. **290**, 385—395 (1933).

EDEN, E., and T. MOORE: Vitamin A in the kidney of the rat. Biochem. J. **49**, 77—79 (1951). — EEG-LARSEN, N., and A. PIHL: Hypervitaminosis A and ascorbic acid. Acta pharmacol. (Kbh.) **7**, 367—375 (1951). — EHRENGUT, W.: Akuter benigner Hydrocephalus durch Hypervitaminose A (Syndrom Marie-Sée) bei Keratomalacie. Z. Kinderheilk. **77**, 468—482 (1955). — ELLIOTT jr., R. A., and R. L. DRYER: Hypervitaminosis A; report of a case in an adult. J. Amer. med. Ass. **161**, 1157—1159 (1956).

FANCONI, G.: Gefahren der Vitamin D-Stoßtherapie. Schweiz. med. Wschr. **1954**, 1394 (Fragekasten). ~ Das Vitamin D als Heilmittel und als Gift. Die idiopathische Hypercalcämie und die Vitamin D-resistenten Rachitisformen. Schweiz. med. Wschr. **1955**, 1253. — FANCONI, G., u. E. CHASTONAY: Die D-Hypervitaminose im Säuglingsalter. Helv. paediat. Acta **5**, 5—36 (1950). — FANCONI, G., u. P. GIRARDET: Chronische Hypercalcämie, kombiniert mit Osteosklerose, Hyperazotämie, Minderwuchs und kongenitalen Mißbildungen. Helv. paediat. Acta **7**, 314 (1952). — FELL, H. B., and E. MELLANBY: Effects of hypervitaminosis A on foetal mouse bones cultivated in vitro. Brit. med. J. **1950** II, 535—539. ~ The effect of hypervitaminosis A on embryonic limb-bones cultivated in vitro. J. Physiol. (Lond.) **116**, 320—349 (1952). ~ Metaplasia produced in cultures of chick ectoderm by high vitamin A. J. Physiol. (Lond.) **119**, 470—488 (1953). — FELL, H. B., E. MELLANBY and S. R. PELC: Influence of excess vitamin A on the sulphate metabolism of chick ectoderm grown in vitro. Brit. med. J. **1954** II, 611. — FETTER, B. F.: Toxic lesions associated with para-aminobenzoic acid. N. C. med. J. **13**, 663—665 (1952). — FLESCH, P.: Studies on the mode of action of vitamin A. J. invest. Derm. **21**, 421—434 (1953). — FLEURY, J.: Hydrocéphalie éphémère après dose forte de vitamines A et D_2. Arch. franç. Pédiat. **9**, 1061—1062 (1952). — FOLLIS jr., R. H.: Studies on hypervitaminosis D. Amer. J. Path. **31**, 567—569 (1955). ~ Hypervitaminosis D. Amer. J. clin. Path. **26**, 400—401 (1956). — FREY, J. R., u. M. A. SCHOCH: Therapeutische Versuche bei Psoriasis mit Vitamin A, zugleich ein Beitrag zur A-Hypervitaminose. Dermatologica (Basel) **104**, 80—86 (1952). — FREY, J. R., u. A. STUDER: Unveröffentlicht. — FRIED, C. T., and M. J. H. GRAND: Hypervitaminosis A. Amer. J. Dis. Child. **79**, 475—486 (1950). — FROEHLICH, A.: Hautveränderungen und Krampfverhütung unter D_2-Hypervitaminose bei jungen Albinoratten. Naunyn-Schmiedeberg's Arch. exp. Path. Pharmak. **219**, 512—517 (1953). — FROMHERZ, K.: Pharmakologische Wirkungen von Vitamin K-Präparaten. Int. Z. Vitaminforsch. **11**, 65—75 (1941). — FRONTALI, G.: Syndrome ostéosclérotique et surdosage de vitamines A et D. Schweiz. med. Wschr. **1952**, 430—433.

GARCIA, J. M. C.: Otro caso de hidrocefalia aguda benigna del lactante después de una dosis masiva de vitamina A. Acta pediat. esp. **9**, 1448—1449 (1951). — GASSER, C.: Die hämolytische Frühgeburtenanaemie mit spontaner Innenkörperbildung. Helv. paediat. Acta **6**, 491—529 (1953). — GAUTIER, P., et N. BOVET-DUBOIS: Un cas de néphrose lipoïdique causée par l'acide folique au cours du traitement de la poliomyélite. Rev. méd. Suisse rom. **73**, 453—457 (1953). — GEBAUER, H.: Histologische Veränderungen in Milz und Leber von Albinoratten nach Vitamin B_{12}-Gaben und Kobaltfütterung. Naturwissenschaften **40**, 558—559 (1953). ~ Vitam. u. Horm. **6**, 98—108 (1954a). ~ Zur A-Hypervitaminosis und Schwangerschaft. Pharmazie **9**, 684—685 (1954b). ~ Pathologische Veränderungen an Niere, Herz und den Gefäßen nach Hypervitaminosen D_2 und D_3 bei Albinoratten. Vitam. u. Horm. **7**, 129—147 (1956). — GERBER, A., A. P. RAAB and A. E. SOBEL: Vitamin A poisoning in adults. Amer. J. Med. **16**, 729—745 (1954). — GETZ, H. R., G. B. HILDEBRAND and M. FINN: Vitamin A deficiency in normal and tuberculous persons as indicated by the biophotometer. J. Amer. med. Ass. **112**, 1308—1311 (1939). — GILLMAN, J., and C. GILBERT: Calcium, phosphorus and vitamin D as factors regulating the integrity of the cardiovascular system. Exp. Med. **14**, 136—168 (1956). — GINOULHIAC, E.: Osservazioni sperimentali sulla tossicità di alcune preparazioni vitaminiche: acido folico, vitamine K, D, complesso B. Acta vitamin. (Milano) **1950**, 27—32. — GOLDZIER, S. E., J. C. PISACANO and A. M. WALD: Hypervitaminosis A. J. Pediat. **41**, 198—201 (1952). — GOUNELLE, H., H. TEULON, R. PAULAIS et C. MARNAY: Expérimentation type pour l'étude de l'intoxication par la vitamine D_2. Rev. Path. comp. **51**, 119—122 (1951). — GREEFF, K., E. WESTERMANN u. G. BOHNÉ: Zur Pharmakologie und Toxikologie des Cholins. Naunyn-Schmiedeberg's Arch. exp. Path. Pharmak. **228**, 481—492 (1956). — GRIBETZ, D., S. H. SILVERMAN and A. E. SOBEL: Vitamin A poisoning. Pediatrics **7**, 372—384 (1951). — GRIMES, W. A.: A phase contrast study of the mechanisms of renal calcification. J. Urol. (Baltimore) **78**, 553 (1957).

Haley, T. J., and A. M. Flesher: A toxicity study of thiamine hydrochloride. Science 104, 567—570 (1946). — Ham, A. W.: Mechanism of calcification in the heart and aorta in hypervitaminosis D. Arch. Path. (Chicago) 14, 613—626 (1932). — Harned, B. K., R. W. Cunningham, H. D. Smith and M. C. Clark: Pharmacological studies of pteroylglutamic acid. Ann. N.Y. Acad. Sci. 48, 289—298 (1946). — Harris, L. J., and J. R. M. Innes: Mode of action of vitamin D. Biochem. J. 25, 367—390 (1931). — Harrison, M. T., and R. D. Mercer: Vitamin A intoxication. Cleveland Clin. Quart. 20, 424—429 (1953). — Hass, G. M., R. E. Trueheart, C. B. Taylor and M. Stumpe: An experimental histologic study of hypervitaminosis D. Amer. J. Path. 34, 395 (1958). — Hawk, P. B., B. L. Osler and W. H. Summerson: Practical physiological chemistry, 12th edit., p. 1047. New York 1947. — Hecht, G., u. H. Weese: Pharmakologisches über Vitamin B_1 (Betaxin). Klin. Wschr. 16, 414—415 (1937). — Hepding, L., u. T. Moll: Über Tierversuche mit hohen Gaben von Vitamin B_6-Adermin. Mercks Ber. 53, 37—44 (1939). — Hess, A. F., and J. M. Lewis: Clinical experience with irradiated ergosterol. J. Amer. med. Ass. 91, 783—788 (1928). — Hillman, R. W.: Hypervitaminosis A. Experimental introduction on the human subject. Amer. J. clin. Nutr. 4, 603—608 (1956). — Hodge, H. C.: Chronic oral toxicity of cholinechloride in rats. Proc. Soc. exp. Biol. (N.Y.) 58, 212—215 (1945). — Hoffer, A.: Effect of niacin and nicotinamide on leukocytes and some urinary constituents. Canad. med. Ass. J. 74, 448—451 (1956). — Hohlweg, W.: Über die Hemmung der Oestrusreaktion durch Vitamin A-Überdosierung. Klin. Wschr. 29, 193—195 (1951a). ~ Z. ges. inn. Med. 6, 272—277 (1951b). — Hooft, C.: Acute hypervitaminosis A. Mschr. Kindergeneesk. 22, 271—279 (1954). — Howard, J. E., and R. J. Meyer: Intoxication with vitamin D. J. clin. Endocr. 8, 895—910 (1948). — Hüter, F.: Anzeichen der tierexperimentellen E-Hypervitaminose. Z. Naturforsch. 2, 414—419 (1947). — Hyde, J. S., and J. B. Richmond: Vitamin D intoxication in child with rheumatoid arthritis. Amer. J. Dis. Child. 80, 379—389 (1950).

Jackson, F. G.: A thousand days in the arctic, vol. I, p. 80, 105. New York: Harper & Bros 1899. — Jammet, M. L.: Zit. nach A. G. Knudson and P. E. Rothman, Hypervitaminosis A. Amer. J. Dis. Child. 85, 316—334 (1952). — Jochims, J.: Zur Praxis der D-Vitamin-Intoxikation im Säuglingsalter. Med. Klin. 49, 546—548 (1954). — Josephs, H.: Hypervitaminosis A and carotenemia. Amer. J. Dis. Child. 67, 33—43 (1944). — Jürgens, R., u. A. Studer: Experimentelle Leukopenie der Ratte und ihre therapeutische Beeinflussung durch Vitamine, Schwermetalle und andere Wirkstoffe. Acta haemat. (Basel) 5, 47—64 (1951).

Kane, A. L.: Hypervitaminosis A; study of unusual case. Ariz. Med. 9, 29—31 (1952).— Kane, E. K.: Arctic explorations in the years 1853, 1854, 1855, vol. 1, p. 392. Philadelphia: Childs & Peterson 1857. — Klein, H. J., and C. Nieman: A-Hypervitaminose. Ned. T. Geneesk. 97, 872 (1953). Ref. Schweiz. med. Wschr. 1954, 234. — Knudson, A. G., and P. E. Rothman: Hypervitaminosis A. Review with discussion of vitamin A. Amer. J. Dis. Child. 85, 316—334 (1953). — Krauter, S., u. A. Karner: Klinik der Vitamin D-Intoxikation. Wien. med. Wschr. 104, 948—952 (1954). — Kuhn, R.: Ist Lactoflavin giftig? Klin. Wschr. 17, 222—223 (1938).

Lamden, M. P., and C. E. Schweiker: Effect of prolonged massive administration of ascorbic acid to guinea-pigs. Fed. Proc. 14, 439—440 (1955). — Laws, C. L.: Sensitization to thiamine hydrochloride. J. Amer. med. Ass. 117, 176 (1941). — Lewis, J. M., and S. Q. Sohlan: Comparative toxicity of aqueous and oily preparations of vitamin A. Pediatrics 9, 589—596 (1952). — Light, R. F., R. P. Alscher and C. N. Frey: Vitamin A toxicity and hyperprothrombinemia. Science 100, 225—226 (1944). — Lightwood, R.: Idiopathic hypercalcaemia with failure to thrive. Arch. Dis. Childh. 7, 193 (1952). — Lindhard, J.: Health conditions on the Danmark expedition. Medd. om Gronland 41, 457—468 (1913). — Lonie, T. C.: Excess vitamin A as a cause of food poisoning. N. Z. med. J. 49, 680—685 (1950). — Lowe, K. G., J. L. Henderson, W. W. Park and D. A. McGreal: The idiopathic hypercalcaemic syndromes of infancy. Lancet 1954II, 101. — Lowry, O. H., O. A. Bessey and H. B. Burch: Effects of prolonged high dosage with ascorbic acid. Proc. Soc. exp. Biol. (N.Y.) 80, 361—362 (1952). — Ludwig, K. S.: Vitamin A-Mangel und Überdosierung und ihre Beziehungen zum Gehalt an alkalischer Phosphatase der Epiphysenfuge. Int. Z. Vitaminforsch. 25, 98—103 (1953).

Maddock, C. L., J. Cohen and S. B. Wolbach: Effect of hypervitaminosis A on the testes of the rat. Arch. Path. (Chicago) 56, 333—340 (1953). — Maddock, C. L., S. B. Wolbach and D. Jensen: Hypoprothrombinemia with hemorrhage as a cause of death in the rat in hypervitaminosis A. Fed. Proc. 7, 275 (1948). — Maddock, C. L., S. B. Wolbach and S. Maddock: Hypervitaminosis A in the dog. J. Nutr. 39, 117—138 (1949). — Marie, J., and G. Sée: Acute hypervitaminosis A of the infant. Its clinical manifestations with benign acute hydrocephalus and pronounced bulge of the fontanel; a clinical and biologic study. Amer. J. Dis. Child. 87, 731—736 (1954). — Marusich, W., E. DeRitter and S. H. Rubin:

Hemoglobinuria induced in the vitamin E-deficient rat by massive injections of water-soluble vitamin K. Fed.Proc. 15, 562—563 (1956). — McAllister,W. B., and L.L.Waters: Vascular lesions in the dog following thyroidectomy and viosterol feeding. Yale J. Biol. 22, 651—660 (1950). — Messina, A. U.: Vitamina A ed apparato femminile: influenza della ipersomministrazione di vitamina A sulla mucosa uterina di animali castrati. Ref. Int. Z. Vitaminforsch. 22, 236 (1950). — Mex,A.,W. Michel u. W. H. Muth: Der normale Vitamin A-Spiegel im Serum. Ärztl. Forsch. 11, 98—102 (1957). — Molitor, H., u. W. L. Sampson: Über die Wirkung hoher Gaben von natürlichem und synthetischem Vitamin B₁. Merck's Ber. 50, 51—64 (1936). — Money, W. L., J. Fager, V. Lucas and R. W. Rawson: The effects of vitamin A and Reichstein's compound L on the thyroid, adrenal and lymphoid systems of the rat. Endocrinology 51, 87—93 (1952). — Montagna, W.: Penetration and local effect of vitamin A on the skin of the guinea-pig. Proc. Soc. exp. Biol. (N.Y.) 86, 668—672 (1954). — Moore, T., and I. M. Sharman: Danger of vitamin K analogues to newborn. Lancet 1955I, 819. — Moore, T., and Y. L. Wang: Hypervitaminosis A. Biochem. J. 39, 222—228 (1945). — Morehouse, A. L., N. B. Guerrant and R. A. Dutcher: Effect of hypervitaminosis A on hepatic ascorbic acid in the rat. Arch. Biochem. 35, 335—339 (1952). — Mouriquand, G., et V. Edel: Sur l'hypervitaminose C. C. R. Soc. Biol. (Paris) 147, 1432—1434 (1953). — Mouriquand, G., V. Edel et R. Chighizola: Nouvelles remarques sur le choc thiaminique. Action comparée du chlorhydrate et du monophosphate de thiamine. Presse méd. 1955, 1193—1194. ~ Sur le choc thiaminique. Action comparée du chlorhydrate et du monophosphate de thiamine. C. R. Acad. Sci. (Paris) 240, 138—140 (1955). — Mulloy: Zit. nach A. G. Knudson and P. E. Rothman, Hypervitaminosis A. Review with discussion of vitamin A. Amer. J. Dis. Child. 85, 316—334 (1953).

Naz, J. F., and W. M. Edwards: Hypervitaminosis A; case report. New Engl. J. Med. 246, 87—89 (1952). — Nerurkar, M. K., and M. B. Sahasrabudhe: Metabolism of calcium, phosphorus and nitrogen in hypervitaminosis A in young rats. Biochem. J. 63, 344—349 (1956). — Neuweiler, W.: Die Hypervitaminose und ihre Beziehungen zur Schwangerschaft. Int. Z. Vitaminforsch. 22, 392—396 (1950). — Nichele, G., e L. Carlino: Superdosaggio di vitamina A nel ratto albino. Ricerche sperimentali. Pediatr. int. (Roma) 3, 401—434 (1953).

Orlandi, E.: Idrocefalo acuto da ipervitaminosi A. Lattante 24, 332—334 (1953).

Pellmont, B.: Unveröffentlicht. — Pfannenstiel: Diskussion in Vogt, Demonstration zur Vigantolwirkung. Med.-naturwiss. Ges., München (Westf.), med. Abt., 25. 7. 1927. Klin. Wschr. 6, 2310 (1927). — Planel, H., R. Sardou et A. Guilhem: Etude expérimentale de l'action de la vitamine A sur les épithéliums digestifs du rat. C.R. Soc. Biol. (Paris) 149, 199—201 (1955). — Polemann, G., u. G. Froitzheim: Tierexperimentelle Untersuchungen zur Therapie der D₂-Hypervitaminose. Z. Vitamin-, Hormon- u. Fermentforsch. 5, 329—357 (1952/53). — Popper, H., and F. Steigmann: Endogenous hypovitaminemia A and hypervitaminemia A. J. Amer. med. Ass. 124, 733 (1944).

Raychaudhury, A. K.: Toxicity of thiamine hydrochloride. J. Indian med. Ass. 22, 27—28 (1952). — Reingold, I. M., and F. R. Webb: Sudden death following intravenous injection of thiamine hydrochloride. J. Amer. med. Ass. 130, 491—492 (1946). — Richards, R. K., and S. Shapiro: Experimental and clinical studies on the action of high doses of hykinone and other menadione derivates. J. Pharmacol. exp. Ther. 84, 93—104 (1945). — Richardson, J.: In K. Rodahl and T. Moore, The vitamin A content and toxicity of bear and seal liver. Biochem. J. 37, 166—168 (1943). — Rigdon, R. H., J. C. Rude and J. G. Bieri: Effect of hypervitaminosis A and hypovitaminosis A on the skeleton of a duck. Arch. Path. (Chicago) 52, 299 (1951). — Rineberg, I. E., and R. J. Gross: Hypervitaminosis A with infantile cortical hyperostosis. J. Amer. med. Ass. 146, 1222—1225 (1951). — Rodahl, K.: Toxicity of polar bear liver. Nature (Lond.) 164, 530—531 (1949). ~ Hypervitaminosis A. A study of the effect of excess of vitamin A in experimental animals. Norsk Polarinstitutt Skrifter, Oslo, No 95, 1—206 (1950). — Rodahl, K., and T. Moore: The vitamin A content and toxicity of bear and seal liver. Biochem. J. 37, 166—168 (1943). — Ross, S. G.: Vitamin D intoxication in infancy. A report of four cases. J. Pediat. 41, 815—822 (1952). — Roth, J. S., and J. B. Allison: The effects of feeding excess DL-methionine and choline chloride to rats on a casein diet. J. biol. Chem. 183, 173—178 (1950). — Rothman, P. E., and E. E. Leon: Hypervitaminosis A; report of 2 cases in infants. Radiology 51, 368—374 (1948). — Rucart, G.: Hyperplasie parathyroïdienne expérimentale par hypervitaminose D₂. Interprétation physiologique. C. R. Soc. Biol. (Paris) 145, 342—344 (1951). — Ruziczka, O.: Schäden nach Vitamin D-Überdosierung. Wien. klin. Wschr. 64, 964—966 (1952). ~ Aus Verhandlungsbericht der 52. Tagung für Kinderheilkunde. Dtsch. med. Wschr. 78, 679 (1953a). ~ Klinische Untersuchungen bei Vitamin D-Überdosierung. Öst. Z. Kinderheilk. 9, 4—21 (1953b).

Sabella, J. D., H. A. Bern and R. H. Kahn: Effect of locally applied vitamin A and estrogen on rat epidermis. Proc. Soc. exp. Biol. (N.Y.) 76, 499—503 (1951). — Sadhu, D. P., and S. Brody: Excess vitamin A ingestion, thyroid size and energy metabolism. Amer. J. Physiol. 149, 400—403 (1947). — Schlesinger, B. E., N. R. Butler and J. A. Black: Severe type of infantile hypercalcaemia. Brit. med. J. 1956/I, 127. — Schmidt, M. B.: Kalkmetastasen und Kalkgicht. Dtsch. med. Wschr. 39, 59 (1913). — Schmidtmann, M.: 25 Jahre Vitamin D-Behandlung (vom pathologisch-anatomischen Standpunkt aus betrachtet). Dtsch. med. Wschr. 1953, 1300—1302. — Scott, C. C., and E. B. Robbins: Toxicity of p-aminobenzoic acid. Proc. Soc. exp. Biol. (N.Y.) 49, 184—186 (1942). — Shaw, E. W., and J. F. Niccoli: Hypervitaminosis A. Report of a case in an adult male. Ann. intern. Med. 39, 131—134 (1953). — Simic, B. S., H. M. Sinclair and B. B. Lloyd: The activity of ascorbic acid in hypervitaminosis A in the guinea-pig. Int. Z. Vitaminforsch. 25, 7—20 (1953). — Spampinato, V.: Mielosi funicolare da acido folico nel musculus albinus (nota preventiva). Arch. ital. anat. Istol. pat. 25, 23—28 (1952). — Spies, T. D., S. R. Stanbery, R. J. Williams, T. H. Jukes and S. H. Babcock: Pantothenic acid in human nutrition. J. Amer. med. Ass. 115, 523—524 (1940). — Spiesman, I. G.: Massive doses of vitamins A and D in the prevention of the common cold. Arch. Otolaryng. (Chicago) 34, 787—791 (1941). — Steck, I. E., H. Deutsch, C. I. Reed and H. C. Struck: Further studies on intoxication with vitamin D. Ann. intern. Med. 10, 951—964 (1937). — Stefánsson, V.: The friendly arctic, p. 479. New York: MacMillan & Co. 1932. — Storey, E.: Osteosclerosis after intermittent administration of large dosis of Vitamin D in rat. A note on the pathogenesis of osteopetrosis. J. Bone Jt Surg. B 42, 606 (1960). — Strähler, F.: Synthetisches Vitamin E (Tocopherol) beeinflußt die Wirkung des Ovarialhormons. Klin. Wschr. 20, 356—361 (1941). — Studer, A.: Beeinflussung tierexperimenteller Leukopenien durch Vitamin A. Experientia (Basel) 4, 445 (1948). ~ Zur Wirkung großer Dosen von Vitamin A im Tierexperiment. Schweiz. Z. allg. Path. 13, 799—802 (1950). ~ Zur Frage der Angriffsorte von Compound E (Cortison). Z. ges. exp. Med. 121, 287—418 (1953). — Studer, A., u. J. R. Frey: Über Hautveränderungen der Ratte nach großen oralen Dosen von Vitamin A. Schweiz. med. Wschr. 79, 382—384 (1949). ~ Wirkung von Cortison auf die ruhende und die mit Vitamin A oder Testosteronpropionat zur Proliferation gebrachte Epidermis der Ratte. Dermatologica (Basel) 104, 1—18 (1952). — Studer, A., u. W. Winkelmann: Zur Frage der A-Hypervitaminose. Mod. Probl. Pädiat. 1, 293—305 (1954). — Sullivan, C. D., and J. W. Archdeacon: The effect of a large dose of para-amino-benzoic acid on the body and endocrine gland weights of rats: toxic manifestations. Endocrinology 41, 325—329 (1947). — Sulzberger, M. B., and M. P. Lazar: Hypervitaminosis A. Report of a case in an adult. J. Amer. med. Ass. 146, 788—793 (1951). — Swoboda, W.: Die Röntgensymptomatik der Vitamin D-Intoxikation im Kindesalter. Fortschr. Röntgenstr. 77, 534 (1952). ~ Die Röntgenbefunde bei der Vitamin D-Überdosierung. Öst. Z. Kinderheilk. 9, 32—46 (1953).

Takahashi, K., Z. Nakamiya, K. Kawakimi and T. Kitasato: On the physical and chemical properties of biosterin (a name given to fat-soluble A) and on its physiological significance. Sc. Pap. Inst. Phys. Chem. Res. (Tokyo) 3, 81—145 (1925). — Toomey, J. A., and R. A. Morisette: Hypervitaminosis A. Amer. J. Dis. Child. 73, 473—480 (1947). — Tumulty, P. A., and J. E. Howard: Irradiated ergosterol: report of 2 cases. J. Amer. med. Ass. 119, 233—236 (1942).

Uehlinger, E., u. M. Fricsay: Pathologisch-anatomische Gesichtspunkte der Vitamin D-Prophylaxe. Int. Z. Vitaminforsch. Beih. 7 (1958). — Unna, K.: Studies on the toxicity and pharmacology of nicotinic acid. J. Pharmacol. exp. Ther. 65, 95—103 (1939). — Unna, K., and W. Antopol: Toxicity of vitamin B_6. Proc. Soc. exp. Biol. (N.Y.) 43, 116—118 (1940). — Unna, K., and J. Greslin: Toxicity of pantothenic acid. Proc. Soc. exp. Biol. (N.Y.) 45, 311—312 (1940). ~ Studies on the toxicity and pharmacology of riboflavin. J. Pharmacol. exp. Ther. 76, 75—80 (1942). — Upton, A. C., and Ch. J. D. Zarafonetis: Histologic findings in rats subjected to prolonged administration of para-aminobenzoic acid. Proc. Soc. exp. Biol. (N.Y.) 75, 450—452 (1950).

Vaughan, J. H., M. C. Sosman and T. D. Kinney: Nephrocalcinosis. Amer. J. Roentgenol. 58, 33—45 (1947). — Verner, J. V., Fr. R. Engel and H. T. McPherson: Vitamin D-Intoxication: report of two cases treated with cortisone. Ann. intern. Med. 48, 765 (1958).

Wagner-Hering, E.: Vitamine und Tumorwachstum. Dtsch. Z. Verdau.- u. Stoffwechselkr. 6, 29—36 (1942). — Walker, S. E., E. Eylenburg and T. Moore: The action of vitamin K in hypervitaminosis A. Biochem. J. 41, 575—580 (1947). — Weigand, C. G., C. R. Eckler and K. K. Chen: Action and toxicity of vitamin B_6 hydrochloride. Proc. Soc. exp. Biol. (N.Y.) 44, 147—151 (1940). — Wendt, R.: Untersuchungen über Stoffwechselstörungen und ihre Therapie bei schwerer Calciferol-Vergiftung. Ther. d. Gegenw. 89, 13—21 (1950). — Willi, H.: Synkavit-Schädigung bei Frühgeborenen. Helv. paediat. Acta 11, 325—334 (1956). — Williams, R. R., and T. D. Spies: Vitamin B_1 (thiamine) and its use in medicine, p. 286. New York: Macmillan & Co. 1938. — Wilson, C. W., W. L. Wingfield and E. C. Toone: Vitamin D poisoning with metastatic calcification. Report of a case and

review of the mechanism of intoxication. Amer. J. Med. **14**, 116—123 (1953). — WINKLER,
H.: Der Einfluß des Vitamin E auf das Corpus luteum graviditatis. Klin. Wschr. **21**, 669—671
(1942). — WINTER, C. A., and C. W. MUSHETT: Absence of toxic effects from single injections
of crystalline vitamin B_{12}. J. Amer. pharm. Ass., sci. Ed. **39**, 360—361 (1950). — WOLBACH,
S. B.: Vitamin A deficiency and excess in relation to skeletal growth. J. Bone Jt Surg.
A **29**, 171—192 (1947). — WOLBACH, S. B., and O. A. BESSEY: Tissue changes in vitamin
deficiencies. Physiol. Rev. **22**, 233—289 (1942). — WOLBACH, S. B., and D. M. HEGSTED:
Hypervitaminosis A and the skeleton of growing chicks. Arch. Path. (Chicago) **54**, 30—38
(1952). ~ Hypervitaminosis A in young ducks. Arch. Path. (Chicago) **55**, 47—54 (1953). —
WOLBACH, S. B., and C. L. MADDOCK: Hypervitaminosis A. An adjunct to present methods
of vitamin A identification. Proc. Soc. exp. Biol. (N.Y.) **77**, 825—829 (1951). ~ Vitamin A-
acceleration of bone growth sequences in hypophysectomized rats. Arch. Path. (Chicago)
53, 273—278 (1952). — WOLBACH, S. B., C. L. MADDOCK and J. COHEN: The hypervitaminosis A syndrome in adrenalectomized rats. Arch. Path. (Chicago) **60**, 130—135 (1955). —
WYATT, T. C., C. A. CARABELLO and M. E. FLETCHER: Hypervitaminosis A. Report of a
case. J. Amer. med. Ass. **144**, 304—305 (1950).

YPSILANTI, H.: Über den Einfluß des Vitamin A auf die weiße Maus. Klin. Wschr. **14**,
90—91 (1935).

ZBINDEN, G., K. SCHÄRER und A. STUDER: Experimentelle Untersuchungen über Erythro-
cytenschädigung durch Menadion-Derivate im Vergleich zu Vitamin K_1. Schweiz. med.
Wschr. **87**, 1238—1241 (1957). — ZBINDEN, G., u. A. STUDER: Unveröffentlicht.

Namenverzeichnis.

Die *kursiv* gedruckten Seitenzahlen beziehen sich auf die Literatur.

Elkes, J. J. s. Cook, R. P. 153, 156, *362*
Elkinton, J. R. 27, *368*
— u. M. Taffel *368*
Ellinger, P. 746, 747, *993*
— u. M. M. Abdel Kader 669, *729*
— u. W. Koschara 746, *993*
— s. Rhode, E. 340, *419*
Ellingson, R. C. s. Cox jr., W. M. 288, *363*
Elliot, A. H., u. F. R. Nuzum 241, *368*
Elliot, H. A. s. Lindgren, F. T. *401*
Elliot, R. F. s. Forbes, E. B. 162, 177, 181, *373*
Elliott, H. s. Gofman, J. W. 232, 246, *377*
Elliott, H. C. s. Ham, A. W. 777, *1004*
Elliott jr., R. A., u. R. L. Dryer 973, 974, 975, 976, *1003*, *1059*
Ellis, G. H., S. E. Smith u. E. M. Gates 52, *368*
— s. Keener, H. A. 53, *391*
— s. Smith, S. E. 50, 52, *429*
— s. Thompson, J. F. 53, 54, *435*
Ellis, M., u. H. H. Mitchell 15, 17, *368*
Ellis, M. E. s. Price, J. M. 659, 676, *732*
Ellis, N. R., u. O. G. Hankins 148, 166, *368*
— u. H. S. Isbell 147, 166, *369*
— u. J. H. Zeller 166, *369*
— s. Etten, C. van 834, *1013*
— s. Hankins, O. G. 147, *381*
Ellison, E. H., u. E. C. Mueller 158, *369*
— s. Ashare, R. *350*
Elman, R. 127, 128, 289, 292, 294, *369*
— H. W. Davey u. R. Kiyasu 128, *369*
— — u. Y. Loo 292, *369*
— u. C. J. Heifetz *567*
— M. D. Pareira, E. J. Conrad, T. E. Weichselbaum, J. A. Moncrief u. Ch. Wren 131, 135, 296, 311, *369*
— L. A. Sachar, A. Horwitz u. H. Wolf *567*
— M. G. Smith u. L. A. Sachar 470, *567*
— u. D. O. Weiner 292, *369*
— s. Cox jr., W. M. 308, *444*
— s. Moncrief, J. A. 128, *409*
— s. Weichselbaum, Th. E. 128, 131, *440*
El Sadr, M. M. s. Chick, H. 918, *1041*
Elsom, K. O. s. Reinhold, J. G. 179, *418*

Elste 50, *444*
Elster, S. K. 845, *1017*
— u. J. A. Schack 842, *1015*
Elvehjem, C. A. 49, 180, 304, 307, *369*, 956, *1053*
— J. E. Gonce jr. u. G. W. Newell 843, *1015*
— u. W. A. Krehl 180, 309, *369*
— u. W. H. Krehl 15, 136, 306, 307, *369*
— u. W. C. Sherman 50, *369*
— s. Ames, S. R. 832, 885, *1012*, *1028*
— s. Anderson, E. G. 741, *988*
— s. Anderson, H. D. 43, *348*, 822, *1009*
— s. Arata, D. 309, *349*
— s. Arnold, A. 179, *349*
— s. Axelrod, A. E. 741, *988*, *989*
— s. Barki, V. H. 161, 162, *351*
— s. Benton, D. A. 309, *353*
— s. Boutwell, R. K. 161, 162, 163, 164, *357*
— s. Brickson, W. L. 309, *358*
— s. Briggs jr., G. M. 741, 849, *989*, *1018*
— s. Cohen, E. 50, *362*
— s. Collins, R. A. 707, *729*
— s. Cooperman, J. M. 867, 1023
— s. Couch, J. R. 948, *1048*
— s. Cravens, W. W. 943, *1048*
— s. Denton, A. E. 311, *365*
— s. Deshpande, P. D. 309, *365*
— s. Geyer, R. P. 161, 163, *376*
— s. Hankes, L. V. 307, *381*
— s. Harper, A. E. 132, 307, 308, 309, *382*
— s. Hart 55, *444*
— s. Hawk, E. A. 885, *1029*
— s. Henderson, L. M. 307, *384*
— s. Hove, E. 48, 59, *388*
— s. Kemmerer, A. R. 52, *392*
— s. Krehl, W. A. 306, 311, *396*, 761, *997*
— s. Lewis, U. J. 869, *1025*
— s. Lichstein, H. C. 955, *1053*
— s. Litwack, G. 874, 877, 878, *1026*
— s. Luckey, T. D. 760, *997*
— s. Mannering, G. J. 180, *403*
— s. McKibbin, J. M. 760, *997*
— s. McLaren, B. A. 760, *998*
— s. Meyer, M. L. 183, *407*
— s. Mills, R. C. 900, *1035*
— s. Nath, H. 163, *411*
— s. Nino-Heerera, H. 873, *1026*
— s. Potter, R. L. 180, 867, 932, *417*, *1027*, *1046*

Elvehjem, C. A. s. Rasmussen, A. F. 956, *1053*
— s. Riesen, W. H. 105, 114, 300, *419*, *583*
— s. Roine, P. 39, *420*
— s. Ruegamer, W. R. 24, 42, *422*, 760, *998*
— s. Sarma, P. S. 180, *423*
— s. Schaefer, A. E. 760, 867, 870, *998*, *1027*
— s. Schantz, E. J. 160, 161, *423*
— s. Schreiber, M. 133, *425*
— s. Schurr, P. E. 298, *426*
— s. Schweigert, B. S. 867, *1027*
— s. Smith, S. C. 759, *998*
— s. Stirn, F. E. 48, 179, *431*
— s. Strin, F. F. *432*
— s. Thompson, H. T. 298, *435*
— s. Todd, W. R. 48, *435*
— s. Waisman, H. A. 771, *1003*
— s. Williams jr., J. N. 741, 743, 878, *992*, *1028*
— s. Winje, M. E. 307, *442*
Elvove, E. s. Dean, H. T. 56, *364*
Embden, G. 22, *369*
— u. E. Grafe 22, *369*
— — u. E. Schmitz 22, *369*
Embre, N. D. 625, *729*
Emde, van der s. Moog *409*
Emerson, G. A. 911, *1039*
— u. H. M. Evans 819, 940, 945, *1008*, *1048*
— s. Boxer, G. E. 717, *728*, 743, *989*
— s. Evans, H. M. 819, 892, *1008*, *1032*
— s. Mushett, C. W. 839, 840, 854, *1016*, *1019*
— s. Stoerk, H. C. 957, *1057*
— s. Telford, I. R. 821, 910, *1012*, *1040*
Emerson, G. W., E. Wurtz u. M. E. Zanetti 957, *1055*
Emerson, K. s. Farr, L. E. 292, *371*
Emerson, W. J., P. C. Zamecnik u. I. T. Nathanson 878, *1023*
Emmel, A. F. s. Mason, K. E. 819, 822, 829, 886, *1009*, *1011*, *1014*, *1030*
Emmerich, R. 212, *369*
— u. E. Neeb 160, *369*
Emminger, E. s. Dormanns, E. 250, *366*
Endell, E. s. Konitzer, K. *576*
Enders, A. *567*
Endicott, K. M., F. S. Daft u. W. H. Sebrell 875, *1023*
— A. Kornberg u. M. Ott 759, 764, *996*, *1000*

Jackson, C. M. 449, 450, 458, 466, 479, 482, 498, 506, 508, 512, 513, 516, 517, 519, 522, 526, 528, 531, 532, 544, *574*
Jackson, C. R. S. 932, *1045*
Jackson, D. s. Follis, R. H. 778, *1004*
— s. Follis jr., R. H. *1005*
Jackson, F. G. 973, *1060*
Jackson, F. L., u. H. E. Longenecker 144
Jackson, L. s. Ohlson, M. A. 17, 21, *413*
Jackson, L. E. s. Mertz, E. T. 319, *407*
Jackson, R. S., u. C. F. Wilkinson 248, *389*
— s. Wilkinson, C. F. 232, *441*
Jackson, S. H., F. F. Tisdall, T. G. H. Drake u. D. Wightman 55, *389*
— s. Drake, T. G. H. 15, *366*
Jackson, W. P. U. 105, *389*
Jackson, W. P. V., u. G. C. Linder *574*
Jacobi, H. P., C. A. Baumann u. W. J. Meek 738, 741, *990*
Jacobs, A. L., Z. A. Leitner, T. Moore u. I. M. Sharman 739, *990*
Jacobs, E. C. 518, *574*
Jacobs, K. G. s. Snyderman, S. E. 918, *1044*
Jacobsohn, D. s. Haeger, K. *571*
Jacobson, K. B., u. N. O. Kaplan 666, *730*
Jacoby, W. *574*
Jacques, J. E. 856, *1020*
Jänsch, H. s. Mangold, E. 87, *403*
Jaffe, H. s. Master, A. M. *404*
Jaffe, H. J. s. Master, A. M. 271, *404*
Jaffe, H. L. 810, *1006*
— E. Corday u. A. M. Master 105, *389*
— s. Master, A. M. 273, *404*
Jaffé, R. 262, *389*, 516, *574*
— u. B. v. Gavallér 512, *574*
Jaffé, R. H., u. H. Sternberg 499, 531, 537, *574*
Jaffé, W. G. 741, 945, 946, 947, *990, 1049*
Jahn, J. P. s. Kinsell, L. W. 234, 236, *393*
Jailer, J. W., u. L. Seaman *574*
Jakob, M. s. Mandel, P. *579*
Jakobsen, N. K., u. Sveistrup 262, *389*
Jakovliv, G. s. Casimir, J. 313, *361*
James, A. T., u. J. E. Lovelock *574*
— — J. Webb u. W. R. Trotter 167, 224, *389*

James, A. T. s. Insull, W. 239, *388*
James, M. F. s. Adamstone, F. B. 764, 773, 822, 861, 865, 886, 887, 925, 942, *999, 1002, 1009, 1021, 1028, 1030, 1041, 1047*
— s. Draper, H. H. 822, *1010*
— s. Neumann, A. L. 881, *1026*
James, S. s. Kirch, E. R. 42, *393*
James, Th. N., H. W. Post u. F. J. Smith *389*
James, W. H. s. Forbes, E. B. 162, 177, 181, 182, *373*
Jamieson, G. S., u. W. F. Baugham 145
— s. Mc Kinney, R. S. 144
Jammet, M. L. 973, *1060*
— s. Lamy, M. *577*
Janota, M., u. G. M. Dack 953, *1053*
Jansen, B. C. P. s. Boer, J. 161, 163, *356*
— s. Nieman, C. 161, *412*
Jansen, J. s. Nicolaysen, R. *411*
Jansen, W. H. 37, 64, *389*, 459, 511, 530, 531, 548, 549, 551, 552, *574*
Janssen, S., u. H. Rein 76, *389*
Jantzen, E., u. H. H. Witgert 142, *389*
Januszewska, G. *574*
Jaques, L. B. s. Taylor, J. D. 642, *732*
Jaquet, R. s. Guillement, R. 19, 89, *380*
Jarchi, J. s. Fliederbaum, J. 546, *568*
Jarrald, T. s. Glazer, H. S. 767, *1000*
— s. Vilter, R. W. 760, 918, *999, 1044*
Jarsch, G. s. Schenck, E. G. 279, *423*
Jasinski, B., u. E. Diener 45, *389*
— s. Wuhrmann, F. *591*
Jasper, J. J. s. Boyle, A. J. *357*
Jasperson, H. s. Hilditch, T. P. 144
Javert, C. T., W. F. Finn u. H. J. Stander 942, *1049*
Jaworski, J. *574*
Jayle, M. F. s. Decourt, J. *566*
Jeandelice, P. s. Haushalter, P. 270, *383*
Jeckel, D. s. Pfleiderer, G. 667, *731*
Jeffers, W. A. s. Littman, D. S. *401*
Jeffrey, M. R. s. Kersley, G. D. 817, *1007*
Jellinek, H. L. *389*

Jencks, W. P., M. R. Hyatt, M. R. Jetton, T. W. Mattingly u. E. I. Durrum *389*
Jennings, G. H., u. A. J. Glazebrook 768, *1000*
Jensen, D. s. Maddock, C. L. 965, *1060*
Jensen, J. L. 858, *1020*
— K. C. D. Hickman u. P. L. Harris 173, *389*
Jensen, R. A. s. Strøm, A. 258, 259, 261, *432*
Jepson, R. P. s. Black, D. A. K. 25, *355*
Jervis, G. A. 924, *1042*
Jespersen, H. W. s. Schilling, J. A. 845, *1017*
Jessel, U. *389*
Jesserer, H. 529, *574*
— u. W. Kirchmayr 527, *574*
Jetter, K. 186, 187, *389*
Jetton, M. R. s. Jencks, W. P. *389*
Jezler, A. 317, *389*
Joachimoglu, G. 35, *389*
— u. G. Locabas *574*
Jobin, S. B. *574*
Jobling, J. W. s. Meeker, D. R. 196, 208, *406*
Jobst, H., u. G. Schettler 227, *389*
— s. Brückel, K. W. 218, 253, *359*
— s. Schettler, G. 253, *424*
Jochims, J. 981, *1060*
Joffe, N. s. Schiff, E. 50, *424*
Johansen, A. H. s. Hagedorn, H. C. 95, *380*
Johansson, J. E. 80, *389*
— u. G. Koraen 75, *389*
Johansson, K. R., G. E. Peterson u. E. C. Dick 753, *994*
— s. Peterson, G. E. 741, 753, *991, 994*
Johnson, B. C. 652, *730*
— H. H. Mitchell, J. A. Pinkos u. C. C. Morrill 881, 883, *1025, 1029*
— A. L. Neumann, R. O. Nesheim, M. S. Marian, J. L. Krider, A. S. Dana, B. S. Urbana u. I. J. B. Thiersch 869, *1025*
— J. A. Pinkos u. K. A. Burke 832, 857, 919, *1013, 1020, 1042*
— s. Alaupovic, P. 644, *728*
— s. Chang, M. L. W. 670, *729*
— s. Draper, H. H. 757, 822, *996, 1010*
— s. Mameesch, M. S. 635, *731*
— s. Neumann, A. L. 849, 881, *1018, 1026*
— s. Wagle, S. R. 712, 715, *733*

Kleemann, Ch. R. s. Quinn, M. *417*
Kleiber, M. 73, 78, *393*
— A. L. Black, G. P. Lofgreen, J. R. Luick u. A. H. Smith 11, *393*
— D. Boelter u. D. M. Greenberg 17, *393*
— A. H. Smith, N. R. Ralston u. A. L. Black 20, *393*
— s. Lofgreen, G. P. 84, *401*
Klein, D. s. Pentz, E. I. 769, *1002*
Klein, E., u. F. H. Franken 252, *393*
Klein, G. F. s. Morris, D. M. 167, 168, *409*
— s. Panos, Th. C. 167, 168, *414*
Klein, H. J., u. C. Nieman 972, 973, *1060*
Klein, J. R. s. Kohn, H. I. 741, *990*
Klein, M. s. Natelson, S. 131, *411*
Klein, P. D., u. R. M. Johnston 167, 168, *393*
Klein, R. L. s. Cagan, R. N. *563*
Klein, S. s. Dessau, F. I. 828, 830, *1013*
Kleinberg, J. s. Kirch, E. R. 42, *393*
Kleinberg, W. 51, *393*
Kleiner, I. S. s. Menaker, W. 39, *407*
Kleinerman, J. s. Hackel, D. B. 834, *1013*
Kleinschmidt, H. 133, *393*
Kleinsorge, H., E. Morigerowski u. K. Rösner 765, *1000*
— u. K. Rösner 755, *997*
Klempien, E. J. s. Voigt, K. D. *438*
Klenow, H. s. Horecker, B. L. *730*
Kletzien, S. W. 43, *393*
Klewitz, F., u. H. Habs 87, *393*
Kligler, D., u. W. A. Krehl 309, *393*
Kligler, I. J., K. Guggenheim u. E. Buechler 953, *1053*
— — u. H. Herrnheiser 953, *1053*
Kline, B. E., J. A. Miller u. H. P. Rusch 961, *1056*
— H. P. Rusch, C. A. Baumann u. P. S. Lavik 958, *1056*
— s. Lalich, J. J. 888, *1031*
— s. Rusch, H. P. 871, *1027*
Kline, E. M. s. Curtis, A. C. 172, *363*
Kline, I. T., u. R. I. Dorfman 891, 896, *1031*, *1033*

Kline, O. L. s. Daniel, E. P. 918, *1041*
Kling, D. H. 817, *1007*
Klinge, F. 510, *575*
Klingenberg, J. R. s. Gitlin, D. *569*
Klinghardt, G. W. 919, *1042*
— K. L. Radenbach u. S. Mrowka 919, 920, *1042*
Klinghoffer, K. A. s. Lavietes, P. H. *577*
Klinke, K. 11, 12, 14, 15, 23, 40, 60, *393*
— u. B. Schillert 14, *393*
Kloos, K. 510, *575*
Klose, A. A. s. Almquist, H. J. 635, *728*, 943, *1047*
Klosterman, E. W. s. Bolin, D. W. 311, *356*
Klotz *575*
Klotz, O. 199, *394*
Klotzbücher, E. *575*
— u. W. Dalicho *575*
— s. Dalicho, W. *565*
Klotzsche, C. s. Becker, W. 964, 976, *1058*
Klumbies, G. *394*
Knack, A. V. *575*
— u. J. Neumann 531, 549, *575*
Knapp, A. s. Dold, H. 330, *366*
Knapp, P. s. Demole, V. 930, *1045*
Knappe, J. s. Lynen, F. 695, *731*
Knappwost, A. 56, *394*
— u. A. Effinger 56, *394*
Knick, B. *394*
Knigge, K. M. *575*, 904, *1037*
Knipping, H. W. P. s. Kestner, O. 80, *392*
Knisely, M. H., E. H. Bloch, Th. S. Eliot u. L. Warner 252, *394*
— u. L. Warner 252, *394*
Knobil, E., u. M. J. Fregly 906, *1037*
Knobloch, H. s. Vogel, H. 735, 739, *992*
Knoebel, L. K. s. French, C. E. 183, *373*
Knol, H. W. s. Boer, J. 163, *356*
Knorr, G. 528, 529, *575*
Knothe, W. s. Kief, H. 522, *575*
Knott, E. M. s. Hansen, A. E. 169, *382*
Knowles, J. s. Schaefer, A. E. 311, *423*
Knowlton, K. s. Landau, H. L. *577*
Knuchel, M. s. Abelin, I. 181, *346*
Knudson, A. G., u. P. E. Rothman 973, *1060*
Knüchel, K. 248, *394*

Kny, W. 31, *394*
Koback, M. W., E. P. Benditt, R. W. Wissler u. C. H. Steffee *575*
Kobori, B. 24
— s. Abelin, I. *346*
Koburg, E. 528, *575*
Koch s. Wagner-Jauregg, T. 26, *445*
Koch, A. 4, *394*, *575*
Koch, E., u. P. Lübbers *575*
Koch, Fr. E., u. H. Haase 12, *394*
Koch, H. s. Heilmeyer, L. 42, 44, *383*
Koch, J. s. Thurnherr, A. *435*
Koch, O. *575*
Koch, P. J. s. Rickes, E. L. 310, *419*
Koch, R. 740, 872, *990*, *1025*
Koch, W. 558, *575*
— s. Aschoff, L. 777, 779, 782, 783, 785, 828, *1004*, *1009*
Koch-Weser, D., P. Szanto, E. Farber u. H. Popper 869, *1025*
— s. Popper, H. 869, *1027*
Kochakian, C. D., u. E. Robertson *575*
Kochmann, M., u. L. Maier 60, *394*
— u. H. Seel 46, *394*
Kochmann, R. s. Gottlieb, A. *570*
Kodicek, E. 736, 737, 738, 740, 741, 742, 743, *990*
— u. K. J. Carpenter 756, 767, *997*, *1000*
— s. Bradfield, J. R. C. 846, *1016*
— s. Carpenter, K. J. 759, *995*
— s. Cruickshank, E. M. 622, *729*
Koecher 518, *575*
Kögler, A. 132, *394*
Köhler, E. 131, 132, *394*
Koehler, H. 517, *575*
Köhler, R. 125, *394*
Köhn, K. 318, *394*, 522, *575*
Koehne, M., u. L. B. Mendel 157, *394*
Kölwel-Kirstein, G. *575*
Koenig, H. s. Karrer, P. 166, *391*
Koeppe, O. J. s. Henderson, L. M. 307, 311, *384*
Körner 232, *394*
Kötschau, K. 327, *444*
Közepésy, L. s. Czina, G. 888, *1030*
Kofrányi, E. 300, *394*
Kohen, A. N. s. Fortner, J. G. 862, *1024*
Kohl, H. *575*
Kohlhaas 216, 300, *394*

Sachverzeichnis.

SONDERABDRUCK AUS

HANDBUCH DER ALLGEMEINEN PATHOLOGIE

HERAUSGEGEBEN VON

F. BÜCHNER · E. LETTERER · F. ROULET

ELFTER BAND / ERSTER TEIL

SPRINGER-VERLAG · BERLIN · GÖTTINGEN · HEIDELBERG 1962

(PRINTED IN GERMANY)

DIE GRUNDSTOFFE DER NAHRUNG

VON

HANS GLATZEL

MIT 33 ABBILDUNGEN

SONDERABDRUCK AUS
HANDBUCH DER ALLGEMEINEN PATHOLOGIE
HERAUSGEGEBEN VON
F. BÜCHNER · E. LETTERER · F. ROULET
ELFTER BAND / ERSTER TEIL
SPRINGER-VERLAG · BERLIN · GÖTTINGEN · HEIDELBERG 1962
(PRINTED IN GERMANY)

ALLGEMEINE PATHOLOGIE DES EXOGENEN QUANTITATIVEN NAHRUNGSMANGELS

VON

W. GIESE UND R. HÖRSTEBROCK

MIT 46 ABBILDUNGEN

SONDERABDRUCK AUS

HANDBUCH DER ALLGEMEINEN PATHOLOGIE

HERAUSGEGEBEN VON

F. BÜCHNER · E. LETTERER · F. ROULET

ELFTER BAND / ERSTER TEIL

SPRINGER-VERLAG · BERLIN · GÖTTINGEN · HEIDELBERG 1962

(PRINTED IN GERMANY)

DIE PHYSIOLOGIE DER VITAMINE

VON

KONRAD LANG

SONDERABDRUCK AUS

HANDBUCH DER ALLGEMEINEN PATHOLOGIE

HERAUSGEGEBEN VON

F. BÜCHNER · E. LETTERER · F. ROULET

ELFTER BAND / ERSTER TEIL

SPRINGER-VERLAG · BERLIN · GÖTTINGEN · HEIDELBERG 1962

(PRINTED IN GERMANY)

DIE PATHOLOGIE
DER AVITAMINOSEN UND HYPERVITAMINOSEN

VON

A. STUDER · G. ZBINDEN UND E. UEHLINGER

MIT 94 ABBILDUNGEN

Handbuch der allgemeinen Pathologie

Herausgegeben von Professor Dr. F. BÜCHNER, Freiburg i. Br., Professor Dr. E. LETTERER, Tübingen, und Professor Dr. F. ROULET, Basel. In 11 Bänden.

Bisher erschienen folgende Bände

Zweiter Band: **Die Zelle** (In 3 Teilen)

Redigiert von F. BÜCHNER
Erster Teil: **Das Cytoplasma**
Mit 246 Abbildungen. XII, 735 Seiten Gr.-8⁰. 1955.　　　　Ganzleinen DM 174,—
　　　　　　　　　　　　　　　　　Subskriptionspreis Ganzleinen DM 139,—

Dritter Band: **Zwischensubstanzen, Gewebe, Organe** (In 3 Teilen)

Redigiert von F. ROULET
Zweiter Teil: **Die Organe**
　　　　Die Organstruktur als Grundlage der Organleistung
　　　　und Organerkrankung I
Mit 220 zum Teil farbigen Abbildungen. XII, 733 Seiten (davon 126 Seiten in englischer Sprache) Gr.-8⁰. 1960.　　　　Ganzleinen DM 248,—
　　　　　　　　　　　　　　　　　Subskriptionspreis Ganzleinen DM 198,—

Vierter Band: **Der Stoffwechsel** (In 2 Teilen)

Redigiert von E. LETTERER
Zweiter Teil: **Der Stoffwechsel II**
Mit 177 Abbildungen. XII, 861 Seiten Gr.-8⁰. 1957.　　　　Ganzleinen DM 198,—
　　　　　　　　　　　　　　　　　Subskriptionspreis Ganzleinen DM 158,40

Fünfter Band: **Hilfsmechanismen des Stoffwechsels** (In 2 Teilen)

Redigiert von E. LETTERER
Erster Teil: **Hilfsmechanismen des Stoffwechsels I**
Mit 326 zum Teil farbigen Abbildungen. XVI, 1065 Seiten (davon 65 Seiten in englischer Sprache) Gr.8⁰. 1961.　　　　Ganzleinen DM 335,—
　　　　　　　　　　　　　　　　　Subskriptionspreis Ganzleinen DM 268,—
Zweiter Teil: **Hilfsmechanismen des Stoffwechsels II**
Mit 164 zum Teil farbigen Abbildungen. XII, 689 Seiten Gr.-8⁰. 1959.
　　　　　　　　　　　　　　　　　Ganzleinen DM 178,—
　　　　　　　　　　　　　　　　　Subskriptionspreis Ganzleinen DM 142,40

Sechster Band: **Entwicklung, Wachstum, Geschwülste** (In 3 Teilen)

Redigiert von F. BÜCHNER
Erster Teil: **Entwicklung, Wachstum I**
Mit 233 Abbildungen. X, 542 Seiten Gr.-8⁰. 1955.　　　　Ganzleinen DM 122,50
　　　　　　　　　　　　　　　　　Subskriptionspreis Ganzleinen DM 98,—
Dritter Teil: **Geschwülste**
Mit 98 Abbildungen. VIII, 493 Seiten Gr.-8⁰. 1956.　　　　Ganzleinen DM 120,—
　　　　　　　　　　　　　　　　　Subskriptionspreis Ganzleinen DM 96,—

Siebenter Band: **Reaktionen** (In 2 Teilen)

Redigiert von F. ROULET
Erster Teil: **Entzündung und Immunität**
Mit 164 Abbildungen. X, 742 Seiten Gr.-8⁰. 1956.　　　　Ganzleinen DM 188,—
　　　　　　　　　　　　　　　　　Subskriptionspreis Ganzleinen DM 150,40

Zehnter Band: **Umwelt I** (In 2 Teilen)

Redigiert von F. ROULET
Erster Teil: **Strahlung und Wetter**
Mit 283 Abbildungen. X, 434 Seiten Gr.-8⁰. 1960.　　　　Ganzleinen DM 180,—
　　　　　　　　　　　　　　　　　Subskriptionspreis Ganzleinen DM 144,—

Subskriptionspreise werden gewährt bei Verpflichtung zur Abnahme des gesamten Handbuches.

Weitere Bände und Teilbände befinden sich in Vorbereitung

SPRINGER-VERLAG · BERLIN · GÖTTINGEN · HEIDELBERG

Druck der Universitätsdruckerei H. Stürtz AG., Würzburg